기능해부학

Functional Anatomy for Physical Therapists

기능해부학

Functional Anatomy for Physical Therapists

정형국 외 옮김

Jutta Hochschild

Physical Therapist
Former Head, Physical Therapy school
Department of Orthopaedics
Academic Teaching Hospital
University of Frankfurt
frankfurt, Germany

1000 illustrations

영 문 출 판 사

■ 옮긴이(가나다 순)

강동연 가야대학교 특수체육 교육학과 교수
김성호 신구대학교 물리치료과 교수
김인섭 대전보건대학교 물리치료과 교수
김효철 원광디지털대학교 한방미용예술학과 교수
박용남 휴내리교육센터 소장
서현규 대구보건대학교 물리치료과 교수
안창식 을지대학교 물리치료학과 교수
양상진 동원대학교 보건건강운동관리과 교수
엄기매 여주대학교 물리치료과 교수
정연옥 동원대학교 보건건강운동관리과 교수
정형국 안산대학교 물리치료과 교수
조현래 마산대학교 물리치료과 교수

Functional Anatomy for Physical Therapists

by Jutta Hochschild

중요한 언급

의학은 일종의 지속적인 발전을 이어가는 영원히 변화하는 과학이다. 연구와 임상적인 경험은 각별히 고유한 치료와 약물치료의 지식에서, 우리의 지식을 끊임없이 넓혀주고 있다. 이 책이 어떠한 용량이나 적용법을 언급하는 한에서, 독자들은 그러한 기준이 이 책의 출간 시점에서 지식의 상황을 기반으로 만들어진 것을 확신하도록 저자, 편집자 그리고 출판사에서 만전을 기했음에 안심할 수 있을 것이다. 그럼에도 불구하고, 이러한 용량은 이 책에서 주장된 적용의 형태와 모든 용량의 방법설명에 관하여 출판사의 어떠한 입장에서 책임이나 보장을 담보하거나, 의미하거나 또는 표현하는 것은 절대 아니다. 모든 사용자들은 모든 약에 동반되는 제조사의 설명서를 반드시 주의 깊게 살펴야 하고 거기에서 언급된 치료용량 계획이나 제조사에 의하여 주장된 금기증 등이 기존의 교재들에서 만들어진 주장과 상이한가, 의사나 전문가와 상담이 필요한가에 대하여 반드시 확인해야 한다. 그러한 살펴봄은 드물게 사용되거나 시장에 새롭게 유포된 약품에 대하여 각별히 더 중요하다. 모든 용량 계획이나 사용된 적용법의 모든 형태는 전적으로 사용자 자신의 위험과 책임에 놓이는 것이다. 저자와 출판사는 모든 사용자들에게 확인된 모든 부정확함과 오류를 출판사에게 알려주도록 요청한다. 만약 출판 이후 이 책에서 실수가 확인된다면, 그 실수는 상품 선전 페이지인 www.thieme.com에서 게시할 것이다.

이러한 사실에 대한 특정 기준이 항상 교재 내용에서 설명되지 않을지라도 이 책 안에서 언급된 제품 명칭, 특허 그리고 의장등록 등의 일부는 사실 등록상표에 속하거나 특허등록명칭에 속한다. 그럼에도, 소유자의 지정이 없는 명칭의 등장은 고유재산에 속하는 출판사에 의한 제시인 것으로 해석되지 않는다.

기능해부학

2020년 5월 21일 초판인쇄
2020년 5월 28일 초판발행

지은이 : Jutta Hochschild
옮긴이 : 정 형 국 외
발행인 : 박 병 조
발행처 : 도서출판 영문출판사
등 록 : 1987년 12월 21일 제2-419호
주 소 : 서울시 강남구 삼성동 69-1
전 화 : (02) 514-5590, 776-5590
팩 스 : (02) 756-8943
E-mail : yeongmunsa@empas.com
홈페이지 : www.ymsbook.net
정 가 : 50,000 원
ISBN 978-89-7224-481-3 93510

※ 파본은 교환해 드립니다.

목차 / Contents

10. 발과 발목 / Foot and Ankle 512

서문 / Preface

해부학은 나의 천직이고, 연구는 물론, 학생들을 가르치는 측면에서도 매우 매혹적인 분야이다. 구조물 사이의 상호연결을 보다 깊게 탐구하고, 또 그것을 통해 환자가 가지는 많은 기능적 문제를 명확히 하는 것이 나에게 무엇보다 중요하다.

나의 학생들은 항상 많은 것을 배웠지만, 나에게 중요한 것은 그들이 해부학을 단지 기억하는 것이 아니라 이해하는 것이다. 나는 내 책을 그들에게 바치고 싶다. 나는 기능해부학을 25년간에 걸쳐 약 7,000시간 가르쳐 왔다. 이 책은 수년간의 나의 노력으로부터 만들어진 것이다.

내 책은 전통적인 해부학 교재가 아니며, 또 그것을 대체할 수도 없다. 오히려 해부학 교재를 보충해 줄 뿐이다. 그래서 나는 뼈에 대해서는 간단하게 설명하고, 관절면과 관절의 형성에 대해 철저하게 설명하려고 노력했다. 내가 근육의 이는곳과 닿는곳에 대한 지식을 습득할 때, 근육의 기능적 측면을 기술하는 것이 중요함을 느꼈다.

여러 구조물의 촉진은 이 책의 큰 부분을 차지한다. 촉진은 물리치료의 검진과 치료에 있어 중요한 요소이다.

나는 여러분이 일상의 직무에서 “병리”와 “임상 팁”의 상자를 유용하게 사용하길 바란다.

나는 일러스트레이터인 Piotr Gusta와 그의 부인에게 감사드리고 싶다. 본 책에서 볼 수 있는 훌륭하고 섬세한 그림이 증거이다.

나는 훌륭하게 번역해 준 Dr. Alan Wiser에게 감사드리고 싶다. 그리고 훌륭한 지지를 보내 준, Angelika-Marie Findgott와 Garbriele Kuhn-Giovannini에게도 감사드린다. 그리고 이 책이 출간되는데 참여해 준 Thieme 출판사의 임직원에게도 감사드린다.

나는 University Hospital Frankfirt의 물리치료학과 동료 교수에게도 감사드린다. 그들은 중요한 데이터를 수집하는데 항상 많은 도움을 주셨다.

Jutta Hochschild

역자 서문

많은 기능해부학 교재들이 이미 출간되었고,
현재에도 출간을 준비하고 있을 것으로 생각된다.

이 책이 갖는 특징은 무엇인가? 첫 번째는 매우 쉽게 설명되어 있다. 촉진에서부터, 뼈, 근육, 인대, 관절주머니, 신경 및 혈관, 그리고 X선 영상에 이르기까지 근육뼈대계를 다루는 전문가이나 학생들에게 매우 유용한 책이다. 가급적 한 페이지에 절반은 내용이고 나머지 절반을 내용을 이해하는데 도움을 주는 그림으로 구성되어 있다.

두 번째는 내용의 설명이 풍부하다. 임상 팁 상자와 병리 상자를 제공하여 학생들에게 임상적인 측면을 쉽게 설명하고 있다. 세 번째 특징은 물리치료사에게 꼭 맞는 내용을 다루고 있다는 점이다. 필요하다면 도수관절가동술에 대해서도 설명하고 있다.

이 책을 번역하면서 느꼈던 점은 간단한 설명과 풍부한 내용이 잘 어울어져 있다는 것이다. 내용에 도움을 주는 그림도 잘 그려져 있고, 본문의 내용도 간단한 서술식으로 구성되어 있어 독자들이 쉽게 접할 수 있을 것이다.

이 책을 번역 출간하는데 많은 도움을 주신 박병조 사장님과 임원진에게 감사드리고, 이 책을 통해 많은 학생들이나 임상 선생님이 많은 것을 배우고 익혔으면 한다.

끝으로, 이 책이 번역출간되는데 도움을 주신
영문출판사 박병조 사장님과 직원분들께 감사드린다.

역자 대표 정 형 국

1 장

척주의 기본

Fundamentals of the spinal Column

1. 척주의 기본 / Fundamentals of the Spinal Column

1.1 척주의 발달과 구조(그림 1.1)

측면에서 볼 때, 척주는 태아 때 뒤굽음 만곡에서 7살 때의 만곡(2개의 앞굽음과 2개의 뒤굽음)으로 발달한다.

성장하는 동안 다음과 같은 이벤트가 일어난다: 영아가 네발자세에서 움직이고, 엎드린 자세에서 고개를 들기 시작할 때 목뼈의 앞굽음이 발달한다. 허리뼈의 앞굽음 만곡은 똑바른 서기 자세를 취하는 과정에서 발달한다. 엉덩관절 굽힘근의 유연성 부족 때문에, 엉덩관절의 폄이 골반의 경사를 초래하고, 또 골반의 경사로 인해 허리뼈의 앞굽음이 뚜렷하게 발달한다. 이런 과정은 7살 때까지 계속된다.

1.1.1 이상적인 척주 만곡(그림 1.2)

이상적인 척주 만곡은 컴퓨터 분석의 도움으로 결정되어 왔다. 똑바로 선 자세 때, 측연선(plumb line)은 고리뼈의 앞쪽결절(**그림 1.2의 a**), 6번 목뼈(b), 9번 등뼈(c), 3번 엉치뼈(d), 꼬리뼈끝(e)을 통과한다.

임상 팁

척주의 정적 평가는 물리치료 기록의 중요한 부분이다. 어느 것보다도 시상면의 척주 만곡 특성을 기록한다. 비정상의 만곡으로는 허리뼈 앞굽음의 증가와 등뼈 뒤굽음의 증가를 가진 둥근 등(hollow round back)과 생리적 만곡이 뚜렷한 일자등(**편평등**, flat back)이 있다.

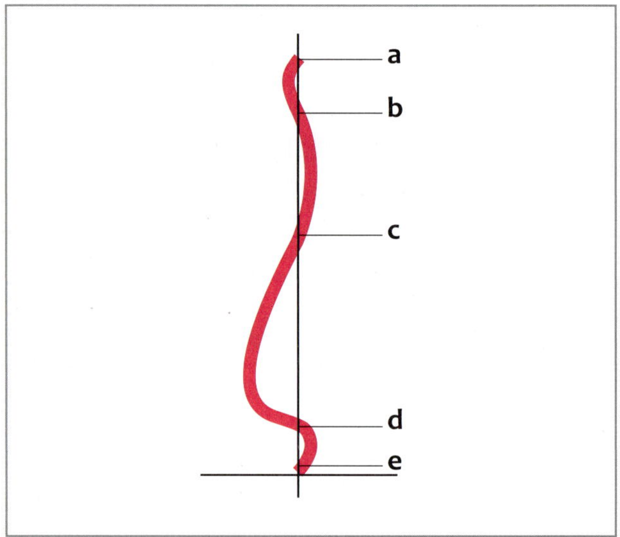

그림 1.2 척주의 이상적인 만곡과 중력중심선과의 교차지점

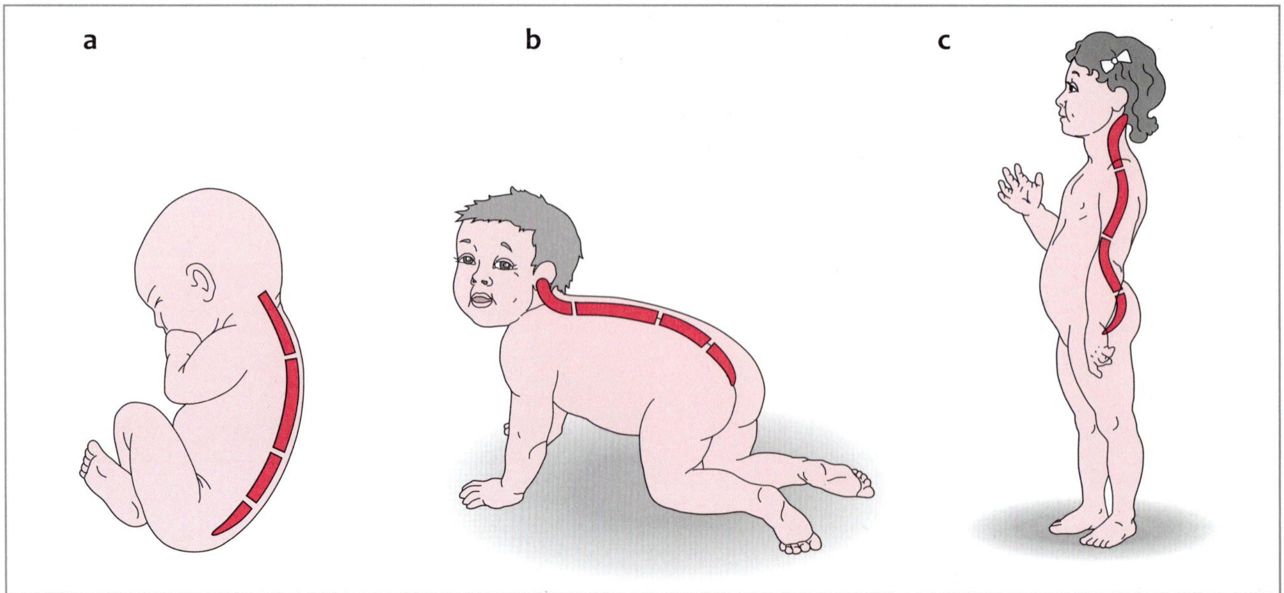

그림 1.1 척주 만곡의 발달: (a) 태아기, (b) 유아기, (c) 초기 아동기

1.1.2 해면뼈(뼈잔기둥)의 건축학적 구조(그림 1.3)

역학적 스트레스가 뼈잔기둥의 구조적 정렬에 영향을 미친다. 이런 스트레스 분포 때문에, 뼈밀도가 영역에 따라 다르게 발생한다.

척추뼈몸통을 통과하는 시상 절단면의 앞쪽 부분은 덜 치밀한 뼈밀도를 보여준다. 척추뼈몸통의 위쪽면에서 위쪽관절돌기와 가시돌기로 스트레스가 부채꼴 모양으로 가해지고, 또 척추뼈몸통의 아래쪽면에서 아래쪽관절돌기와 가시돌기로 스트레스가 부채꼴 모양으로 가해진다.

우리가 이마 절단면을 보면, 스트레스 라인이 수직과 수평의 부채꼴 모양으로 주행함을 알 수 있다.

뼈잔기둥의 구조물 정렬은 장력 하중과 압박 하중에 좌우되고, 힘의 변화에 적응할 수 있다.

장시간 동안 하중 한계들이 지나치거나 미치지 못해도 변화들이 일어난다.

예:

- 뼈 구조물은 나쁜 자세 때문에 변하고, 또 골절이 올바르게 치유되지 않았을 때도 변화들이 일어난다.
- 장시간 동안 하중 한계가 지나치거나 하중 한계에 미치지 못할 때, 뼈대 구조물이 약해진다.
- 구조적 질환은 골다공증에서의 어추(fish vertebra)와 척추뼈염에서의 쐐기형 척추뼈와 같은, 척추뼈몸통의 형태를 초래한다.

임상 팁

근불균형 해소, 과도한 체중 감소, 그리고 자세 자각력의 향상은 뼈에 대한 균형잡힌 장력 스트레스와 압박 스트레스를 초래한다. 뼈잔기둥 구조물의 강도와 형태가 장기간 체중부하와 체중부하 상태 변화를 조정함에 있어 긍정적으로 영향을 받고 유지될 수 있다.

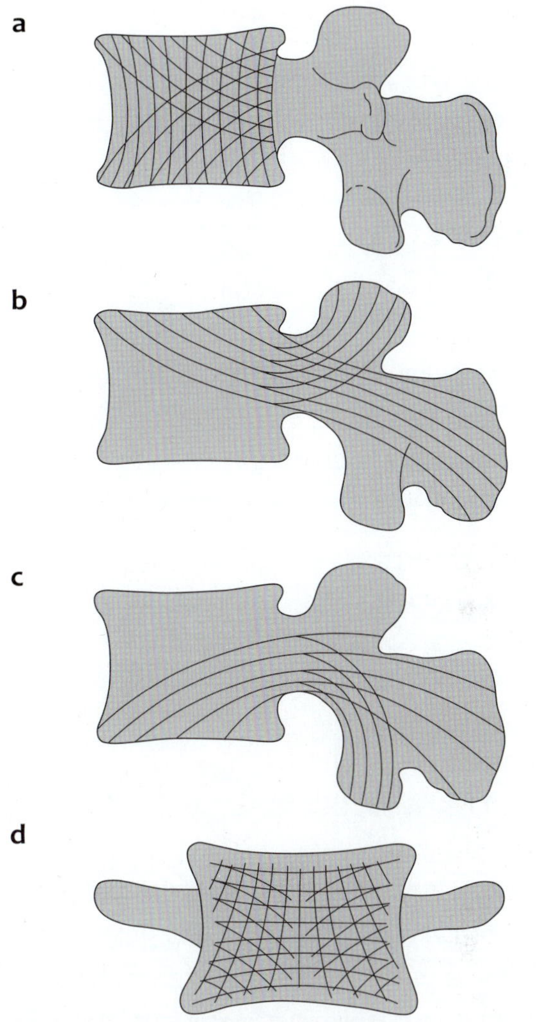

그림 1.3 해면뼈의 구조. (a)–(c)는 시상 절단면이고, (d)는 이마 절단면이다.

1.2 운동분절(그림 1.4)

운동분절은 2개 척추뼈 사이의 움직임 공간에 해당하는 기능적 단위로서, 다음과 같은 구조물이 있다(**그림 1.4**).

- **후관절**:
  - **1** = 관절주머니
  - **2** = 황색인대
- **척추관과 척추사이구멍**:
  - **3** = 척수신경
  - **4** = 척수신경의 수막분지
  - **5** = 혈관
- **원반 공간**:
  - **6** = 연골판
  - **7** = 척추뼈몸통의 모서리능선
  - **8** = 속질핵
  - **9** = 섬유테
  - **10** = 앞세로인대
  - **11** = 뒤세로인대

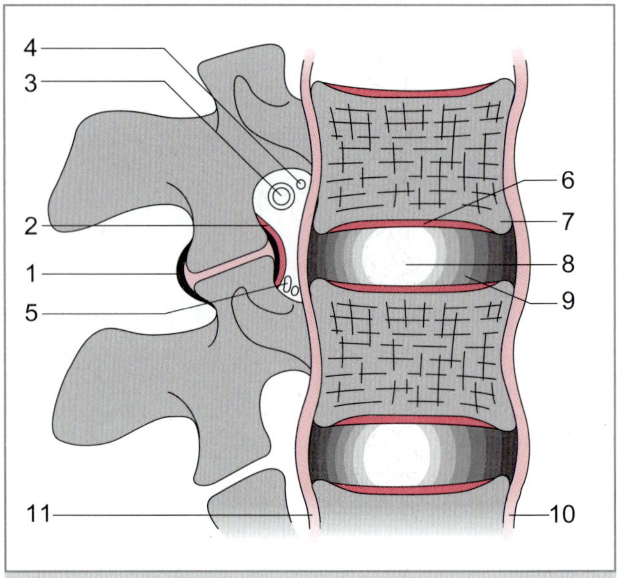

그림 1.4 운동분절

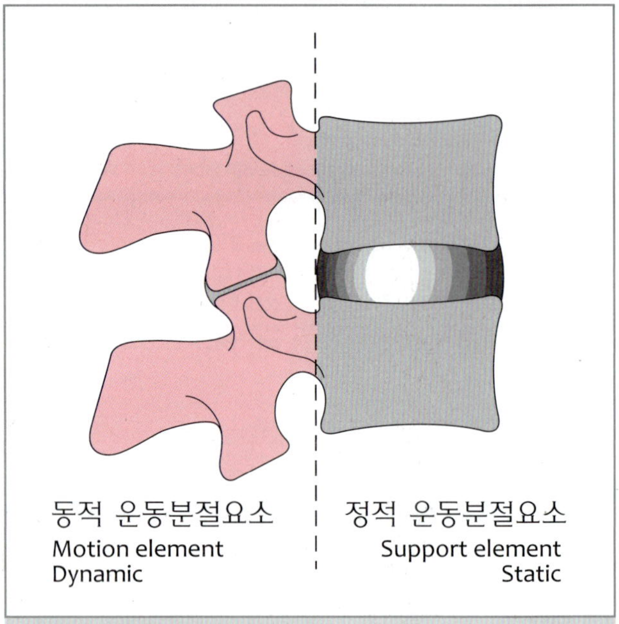

그림 1.5 운동분절의 분할

척추뼈고리 사이의 공간, 가시돌기와 가로돌기, 그리고 모든 인대와 근육도 운동분절에 포함된다.

이런 운동 복합체는 해부학적으로 그리고 기능적으로 협응된다. 운동분절은 앞쪽 영역과 뒤쪽 영역으로 나누어질 수 있다(**그림 1.5**). 앞쪽 영역(**척추뼈몸통과 원반공간**)은 지지 영역으로서, 축성 압박의 힘을 직접 흡수하고 통과시킨다. 뒤쪽 영역(**척추뼈고리 사이에 위치하는 모든 구조물와 후관절**)은 움직임의 방향을 결정한다. 즉, 어떤 움직임을 허용하고, 다른 움직임을 차단한다. 후관절의 위치와 인대 구조물, 그리고 섬유테도 가동범위의 제한에 영향을 준다.

운동분절은 하나의 단위체로 기능한다. 운동분절의 한쪽 부위가 자극을 받으면, 이것으로 인해 다른 쪽 구조물들도 영향을 받게 된다.

1.2.1 척추뼈의 구조

척추뼈몸통(그림 1.6)

척추뼈몸통은 중심의 해면뼈와 이를 둘러싸는 치밀뼈로 구성되어 있다. 겉질뼈는 척추뼈고리가 분지를 내지 않는 뒤가쪽에서 매우 강한 편이다.

위쪽끝판과 아래쪽끝판은 척추뼈몸통과 척추사이원반 사이의 전이 영역이다. 그들은 연골로 구성되어 있고, 모서리능선에 의해 둘러싸여 있다.

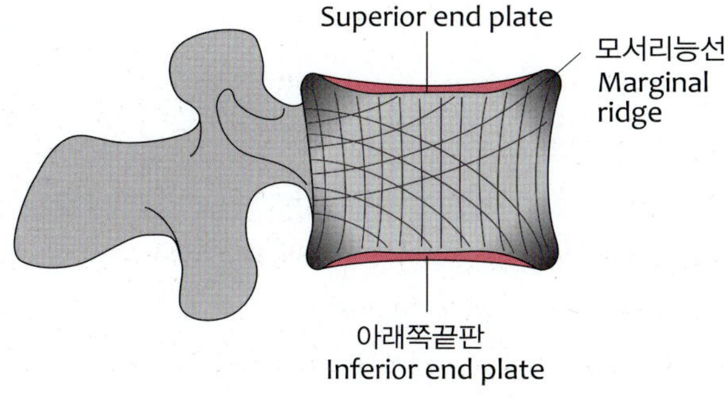

그림 1.6 척추뼈몸통

척추뼈고리(그림 1.7)

척추뼈고리는 대칭적 모양을 띤 좌우의 2개 뼈가 하나로 융합되어, 척추뼈구멍을 형성한다.

척추뼈고리는 앞쪽 영역(**척추뼈다리**)과 뒤쪽 영역(**척추뼈층판**)로 구성되어 있다.

각 척추뼈다리에는 좌우 위쪽관절돌기와 좌우 아래쪽돌기가 돌출되어 있다.

가로돌기(그림 1.7)

각 척추뼈 영역의 가로돌기는 다른 모양을 띠고 있다.

목뼈의 경우, 가로돌기는 척추동맥을 통과시키는 가로구멍을 가지고 있다.

등뼈의 가로돌기는 매우 뚜렷하고 갈비뼈와 관절을 이룬다.

허리뼈의 가로돌기는 흔적으로 남아 있는 부속돌기를 가지고 있다.

가시돌기(그림 1.7)

척추뼈고리는 가시돌기를 형성하기 위해 뒤쪽으로 융합된다. 가시돌기는 근육의 이는곳과 닿는곳을 위한 중요한 지점이다. 가시돌기의 모양은 매우 다양하다. 예를 들어, 목뼈의 가시돌기는 끝이 2개로 갈라져 있고, 등뼈의 가시돌기는 매우 길고, 아래쪽 방향으로 향하고 있다. 허리뼈의 가시돌기는 뒤쪽 방향으로 향하며, 매우 강하게 잘 발달되어 있다.

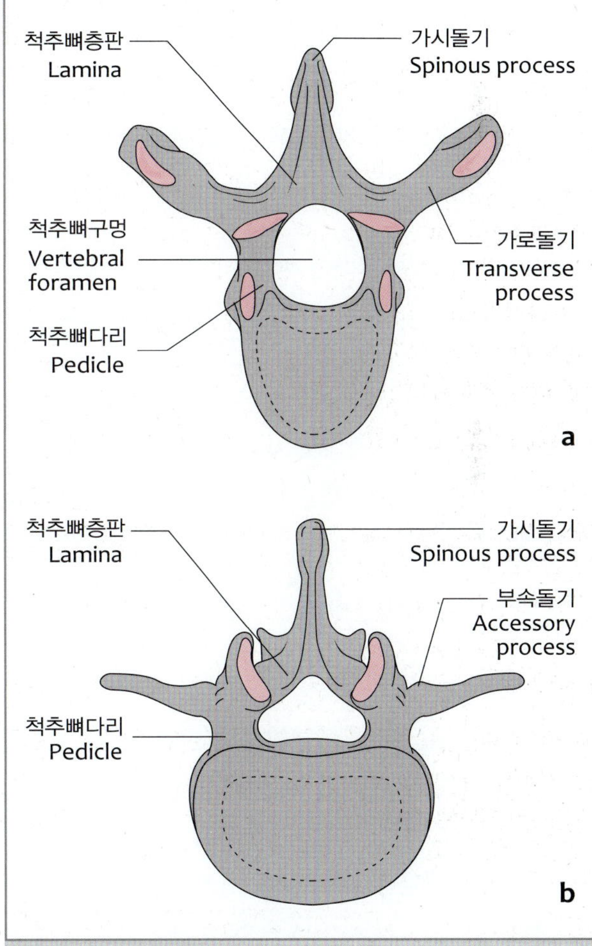

그림 1.7 척추뼈고리, 가시돌기, 가로돌기.
(a) 등뼈, (b) 허리뼈

척추뼈구멍(그림 1.8)

척추뼈구멍의 크기와 형태는 분절에 따라 매우 다양하다. 횡단면으로 볼 때, 허리뼈의 척추뼈구멍은 삼각형 모양이고, 목뼈의 척추뼈구멍은 둥근 삼각형 모양이다. 등뼈의 척추뼈구멍은 허리뼈와 목뼈의 척추뼈구멍보다 작고 둥근 편이다.

척추뼈를 아래위로 쌓았을 때, 여러 척추뼈구멍이 모여 척주관을 형성하고, 그 안에 척수가 들어 있다.

척추사이구멍(그림 1.9)

척추사이구멍은 이웃한 2개의 척추뼈 사이에 위치한다. 척추사이구멍의 위쪽면과 아래쪽면은 아래쪽과 위쪽의 척추뼈다리에 의해 형성된다. 척추사이구멍의 앞쪽면은 척추뼈몸통의 양쪽 가쪽면과 척추사이원반의 뒤쪽면에 의해 형성된다. 관절돌기들이 척추사이구멍의 뒤쪽면을 형성한다.

신경뿌리의 경질막은 척수사이구멍내에서 뼈막과 연결되어 있고, 이로 인해 척수뿌리를 고정시킨다. 척수신경의 수막분지는 척추사이구멍을 통해 뒤쪽으로 뻗어 척주관 안으로 들어간다.

옆굽힘을 할 때, 동측 척추사이구멍은 1/3 정도 좁아지고, 반대쪽 척추사이구멍은 1/3 정도 넓어진다. 굽힘은 척추사이구멍을 넓히는 반면, 폄은 척추사이구멍을 좁게 만든다.

관절돌기(그림 1.9)

척추뼈고리로부터 4개의 관절돌기(**2개의 위쪽관절돌기와 2개의 아래쪽관절돌기**)가 나온다. 그래서 위쪽 척추뼈의 아래쪽관절돌기는 아래쪽 척추뼈의 위쪽 관절돌기와 관절을 이루어 후관절(zygapophysial joint)을 형성한다.

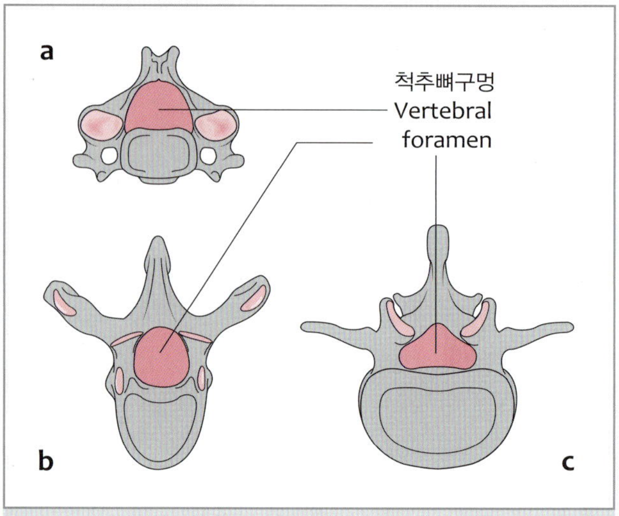

그림 1.8 척추뼈구멍. (a) 목뼈, (b) 등뼈, (c) 허리뼈

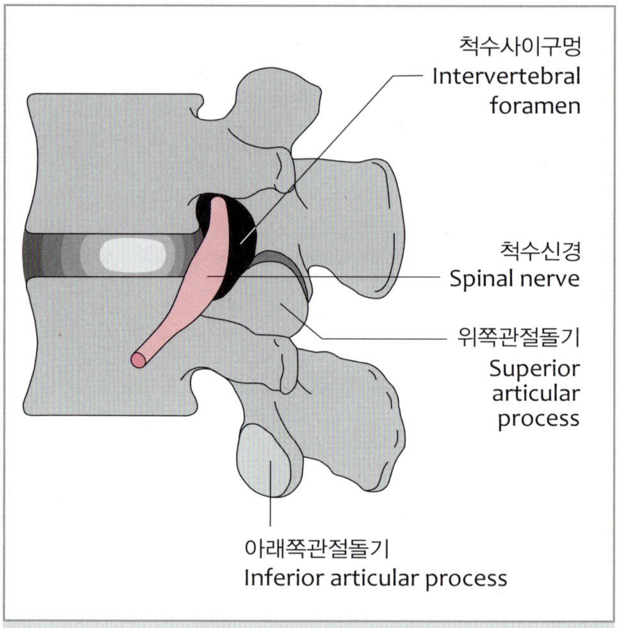

그림 1.9 척수사이구멍

1.2.2 후관절(그림 1.10)

관절면

후관절은 압박의 힘을 흡수하고 또 그 힘을 통과시키는 기능을 한다. 후관절은 움직임을 유도하는데, 이들 움직임은 관절면의 구조와 관절주머니-인대에 의해 좌우된다.

목뼈(그림 1.10a): 관절면이 경사져 있기 때문에, 후관절은 수평면으로부터 약 45°의 각도를 형성한다. 위쪽 관절면은 뒤쪽과 위쪽 방향으로 향한다.

등뼈(그림 1.10b): 관절면은 수평면으로부터 약 80°의 각도와 이마면으로부터 약 20° 가쪽으로 벌어진 각도를 형성한다. 그래서 위쪽 관절면은 뒤쪽과 약간 위쪽 방향으로 향하고 있다.

허리뼈(그림 1.10c): 관절면은 수평면으로부터 90°를 형성한다. 시상면상에서 위쪽에서 아래쪽으로 봤을 때, 앞쪽으로 15° 향하고 있어, 위쪽 관절면은 안쪽과 약간 뒤쪽으로 향하고 있다. 이 각은 아래쪽 허리뼈로 내려갈 수록 증가하여, L5의 아래쪽 관절면은 시상면과 75°를 형성한다.

관절면의 공간적 위치가 가동범위와 복합 움직임을 결정한다.

> 예: 허리뼈의 후관절은 굽힘되었을 때, 관절면이 서로 떨어지고, 이때 돌림이 가능하다. 굽힘했을 때만 돌림에 대한 여유가 생기고, 돌림과 같은 방향으로 옆굽힘이 일어난다. 다른 움직임과 비교해 볼 때, 돌림의 범위가 매우 적음을 알 수 있다.

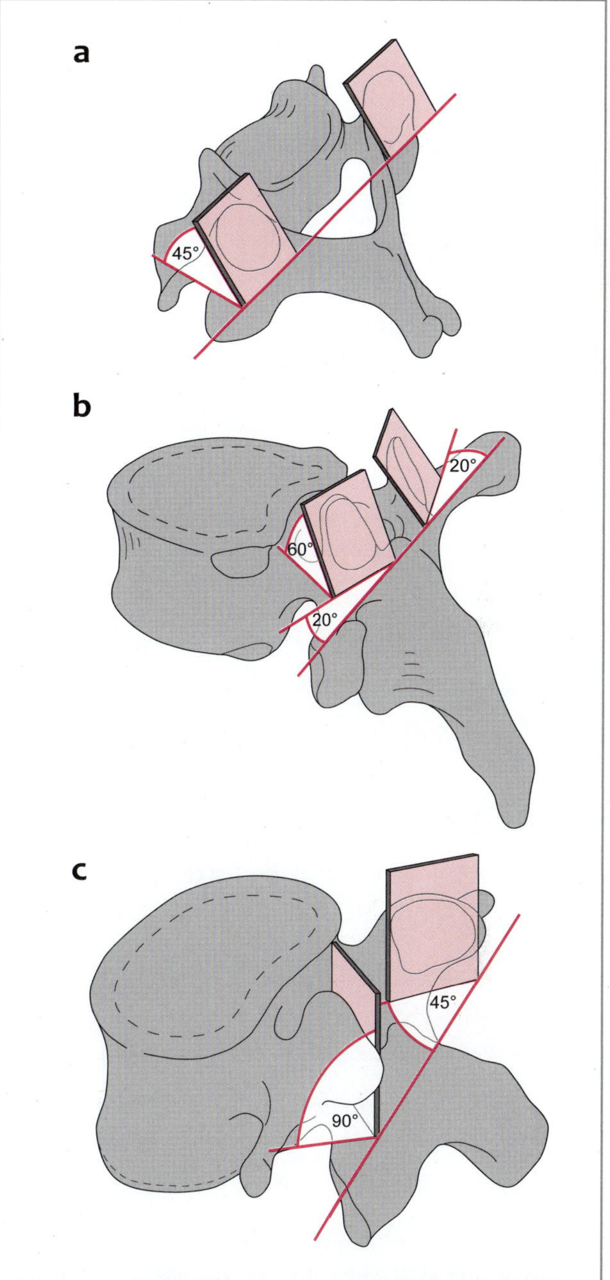

그림 1.10 후관절의 위치. (a) 목뼈, (b) 등뼈, (c) 허리뼈

관절주머니(그림 1.11)

윤활막

윤활막은 뼈-연골 경계에서, 관절돌기의 뼈막 안으로 연장된다. 이것은 극단적인 움직임을 위한 예비 공간을 나타내는 섬유층 쪽으로서 함몰이나 팽창 부위를 형성한다.

부가적으로, 윤활막은 관절의 안쪽으로 들어가는 많은 뒤집음(eversion)을 형성한다. 이들이 소위 척추관절의 봉쇄로 불리는 역할을 한다고 알려져 있다. 윤활 주름과 융모인 이들 부위는 척추의 앞굽음 부분에서 더 많이 나타난다.

허리뼈 영역의 경우에는 윤활막이 관절강 안으로 6㎜까지 들어간다. 이런 형태 때문에, 그들은 원반이나 반달판으로 불리기도 한다. 그들은 매우 두꺼운 결합조직과 약간의 지방조직으로 구성되어 있다. 이들 원반은 마모될 수 있고, 이로 인해 관절 안에서 찢어질 수도 있다.

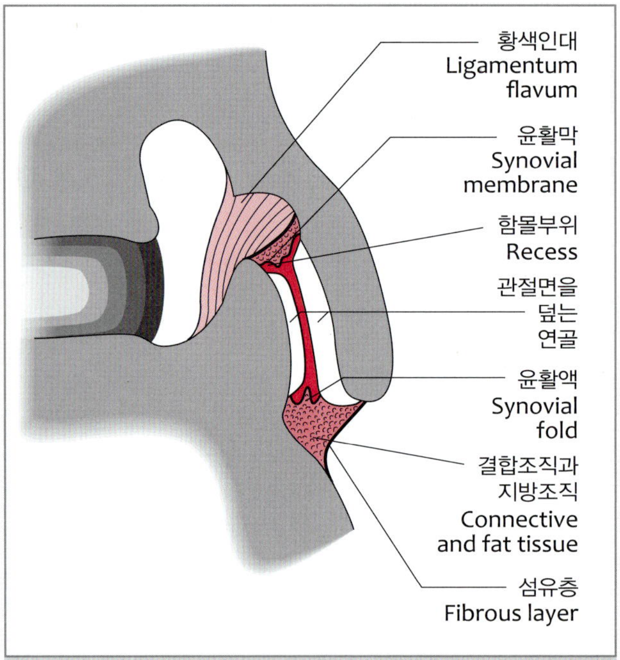

그림 1.11 관절주머니

섬유층(그림 1.11과 그림 1.12)

관절주머니의 일부는 해당 뼈막에서 나와서 관절면의 가장자리에서 멀리 떨어진 관절돌기바닥에 착지하는데, 그 이유는 섬유층과 윤활막 사이에 들어 있는 결합조직과 지방조직 때문이다.

섬유층은 강화밴드를 가지고 있다. **허리뼈**의 관절주머니 섬유층은 아래쪽 관절돌기의 가쪽 가장자리에서 젖꼭지돌기까지 그리고 위쪽관절돌기(아래쪽에 위치하는)까지 수평으로 주행한다. 뭇갈래근이 강화밴드 위를 주행하여, 관절주머니를 긴장시킬 수 있다.

등뼈와 목뼈에서의 강화밴드의 방향은 수직이다. 모든 척추 영역에서, 황색인대는 관절주머니의 가쪽 가장자리에 위치하고, 그의 일부 섬유가 관절주머니 안으로 들어간다. 가로사이인대도 안쪽섬유에 연결되어 있다.

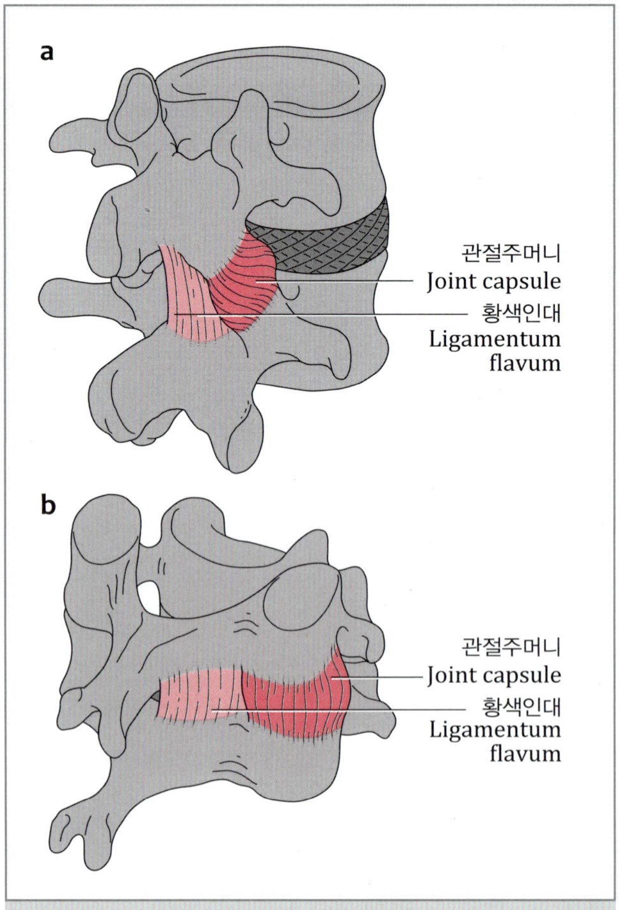

그림 1.12 섬유층: (a) 허리뼈, (b) 목뼈

혈관분포(그림 1.13)

후관절의 동맥공급은 척추 부위에 따라 다르다. **등뼈와 허리뼈**의 경우는 분절 동맥이 1차 공급 동맥이다:

- 뒤갈비사이동맥
- 허리동맥
- 엉덩허리동맥

관절 혈관망이 형성되어 뼈막 경계 부위에 혈액을 공급한다.

목뼈의 경우에는, 1차 공급이 척추동맥에서 나온다.

임상 팁

척추뼈몸통의 앞쪽과 가쪽에 위치하는 큰 혈액공급 채널은 전체 척추 가동술에 의해 운동분절의 관류가 자극받을 수 있음을 의미한다.

병리

이웃한 2개의 분절동맥은 각각의 후관절에 혈액을 제공한다. 그래서 만약 하나의 혈액이 조직내의 부종이나 다른 원인으로 인해 차단되거나 좁아지면, 다른 동맥이 혈액을 공급하게 된다.

목뼈 영역의 경우, 척추동맥의 좁아지면, 여러 분절에 걸쳐 있는 관절주머니-인대의 관류가 편측으로 감소될 것이다.

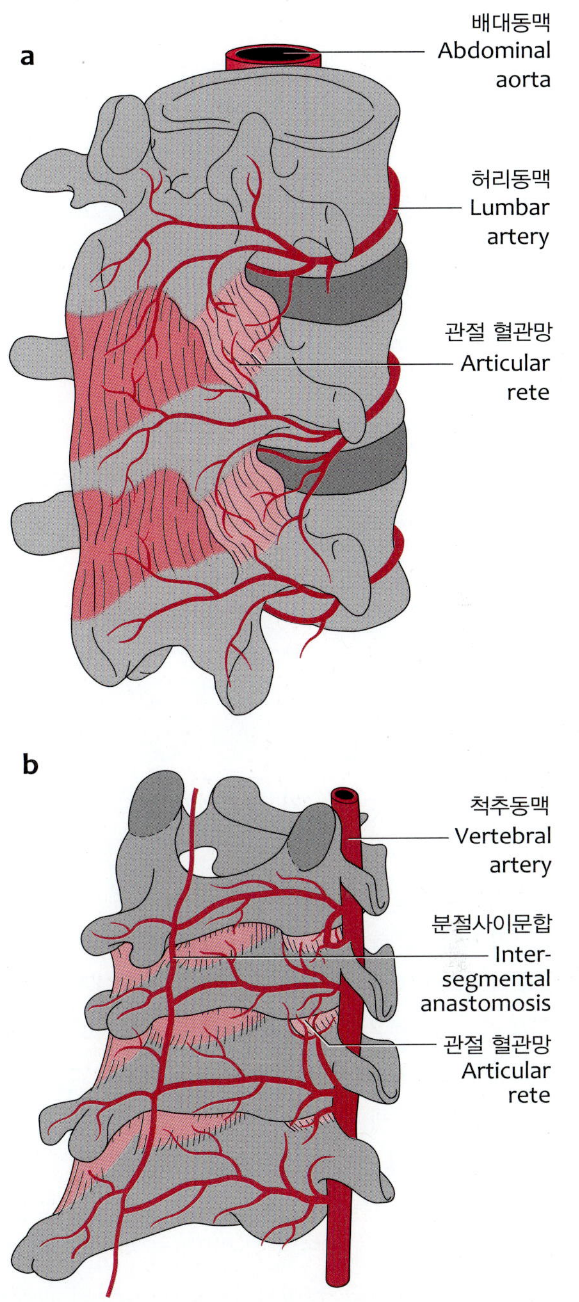

그림 1.13 관절주머니의 혈액 공급. (a) 허리뼈와 등뼈. (b) 목뼈

감각기관으로서의 관절

관절주머니와 인대 및 힘줄은 많은 수용기를 가지고 있다. 다음과 같은 수용기들이 관절주머니에 존재한다.

고유수용기(그림 1.14)

골지 형태의 수용기가 관절주머니-인대 부위에 위치한다. 그들은 결합조직 주머니에 의해 둘러싸여 있고, 말이집신경에 연결되어 있다. 그들은 빠른 전도속도를 가지고 있다.

루피니 수용기는 관절주머니의 섬유층에서 주로 발견된다. 루피니 수용기는 느린 전도속도를 가진 그물모양의 구조물이다.

이들 수용기는 관절주머니의 긴장을 감지하고, 근육에 대한 반사적 긴장성 효과와 위상성 효과를 가진다.
이것은 운동신경을 통해 전달된다.

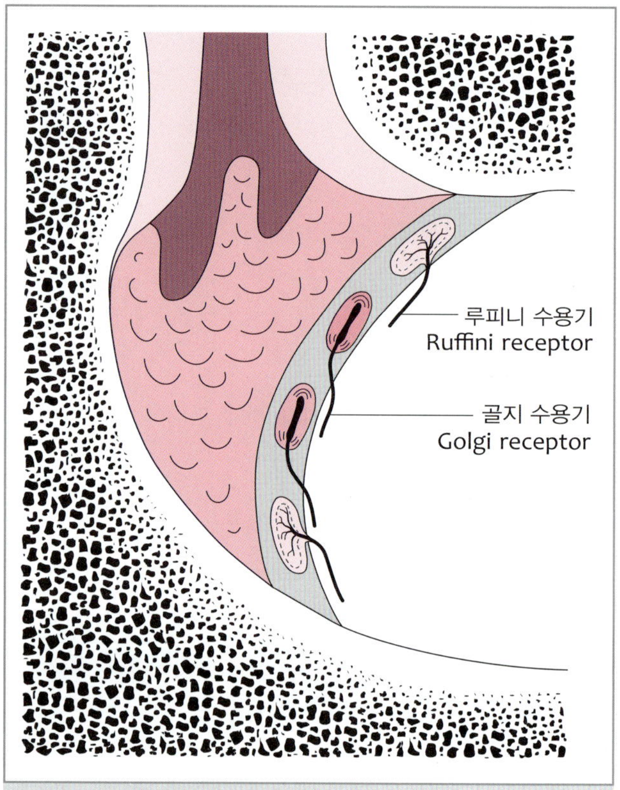

그림 1.14 관절주머니의 고유수용기

유해수용기(그림 1.15)

유해수용기는 통증 수용기로 알려져 있다. 이들 수용기는 자유신경종말로서, 대부분이 민말이집신경에 연결되어 있다. 그들은 얼기처럼 퍼져 있고, 매우 느린 전도속도를 가진다. 그들은 관절주머니의 섬유층에 위치하며, 역학적 자극과 화학적 자극에 반응한다. 신체에서 생성되고, 부종이나, 또는 기타 급성 또는 만성 압박으로 유리되는 폴리펩티드, 세로토닌, 히스타민 등과 같은 염증성 물질에 자유신경종말이 반응한다. 이들 화학성 통증 감각은 운동신경을 통해 관절 주변의 근육을 긴장시킨다.

후관절에 있는 고유수용기와 유해수용기의 그물망은 그것들이 왜 운동 장애의 주된 원인인지를 설명해 준다.

예; 유해 차단 효과는 방어기전으로서, 손상된 관절의 해로운 움직임을 막아준다.

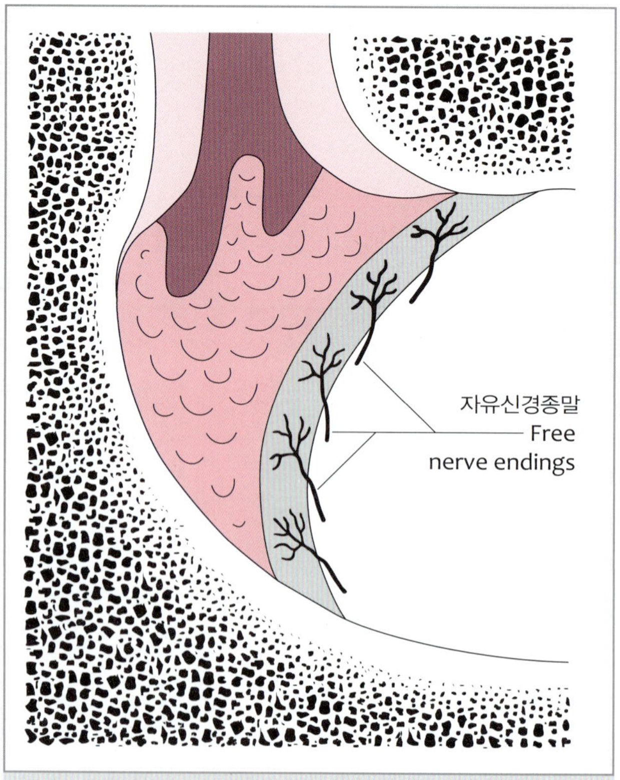

그림 1.15 관절주머니의 유해수용기

관절근육 악순환 고리(그림 1.16)

운동신경과 뇌의 운동중추 함께, 수용기도 척수연결로 전이되는 근육 긴장에 변화를 일으킨다. 정상 상황일 때, 근육이 균형을 이루고, 관절주머니가 접히지 않고, 또 관절이 자유롭게 움직일 것이다.

관절의 잘못된 하중으로 관절주머니가 팽창할 수 있는데, 이것이 수용기를 자극할 수 있다. 이런 정보는 들신경을 통해 뇌줄기와 대뇌겉질로 전달되고, 다시 척수의 앞뿔에 있는 운동중추로 전달된다. 척수 앞뿔에서 날신경이 α–운동신경과 γ–운동신경으로 나온다. 예를 들어, 이것은 근육방추속섬유의 수축을 야기하고, 연이어 휴식 상태에 있는 근육의 긴장을 증가시킨다.

관절이 장애를 받으면, 그 관절과 관련된 근육이 만성적인 긴장 증가를 보일 것이고, 이런 관절 장애가 해결되었을 때만 그 긴장이 가라앉을 것이다.

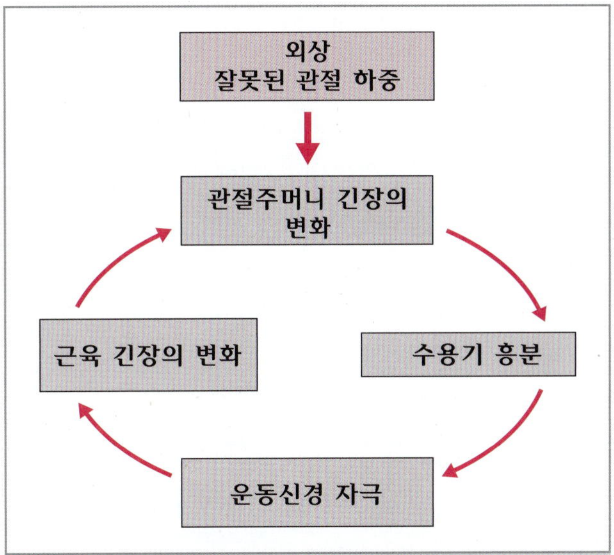

그림 1.16 관절근육 악순환 고리

임상 팁

물리치료의 치료 기법은 수용기를 통해 움직임, 움직임 협응, 자세에 영향을 준다.

수축–이완 기법과 율동적 안정화 기법과 같은 특별한 기법을 이용하는 PNF는 근육을 이완하고 신장함으로서 고유수용성 감각을 자극하여 근육 긴장에 영향을 줄 수 있다. 방어 기전으로서 근육 긴장이 작동하기 때문에, 이들 절차의 타이밍은 매우 조심스럽게 이루어져야 한다.

부정정렬이 견인과 가동술에 의해 교정된다는 점에서 도수치료가 관절주머니–인대의 수용기에 어느 정도의 효과를 가진다.

그러므로 악순환 고리가 여러 지점에서 끊어질 수 있지만, 영구적으로 장애를 제거하기 위해서는, 원인을 찾아내고 치료해야 한다.

1.2.3 운동 분절의 신경지배

앞쪽 신경뿌리와 뒤쪽의 감각신경뿌리는 척수신경을 형성하기 위해 결합한다.

척추사이구멍이나 척추사이구멍에서 나온 직후, 수막분지가 척수신경으로부터 갈라져 나와 뒤쪽 방향으로 돌아서 척추관 안으로 다시 들어간다. 이것이 되돌이분지(recurrent branch)로 알려진 이유이다.

척수신경의 수막분지(그림 1.17)

이것은 순수한 감각-교감신경섬유이고, 앞쪽가지와 뒤쪽가지와 함께 다음과 같은 구조물을 지배한다:

- **척추관 안으로:** 뼈막, 수막 및 경질바깥막의 혈관
- 뒤세로인대
- 섬유테의 가장 가층

종말섬유는 인접한 분절에서 나온 수막분지의 섬유와 함께 그물망을 형성한다. 그래서 분절이 중첩된다.

수막분지가 나온 이후, 척수신경은 앞쪽가지와 뒤쪽가지로 다시 나누어진다.

뒤쪽가지(그림 1.18)

뒤쪽가지(posterior ramus)에서 많은 분지들이 나온다. 관절분지를 통한 안쪽분지는 동일 분절의 관절주머니를 지배하고, 또 아래위로 1개 또는 2개 걸쳐 있는 후관절로 곁분지를 낸다. 이것은 모든 뒤쪽 가지가 적어도 2개 또는 3개의 운동분절을 지배한다는 의미이다. 관절분지도 이웃한 인대와 뼈막을 지배한다. 안쪽분지의 몇몇 분지는 관절 근처에 있는 근육을 지배한다.

가쪽분지는 등 근육과 피부를 지배한다.

앞쪽가지(그림 1.18)

앞쪽가지는 허리신경얼기, 엉치신경얼기, 팔신경얼기 및 목신경얼기를 형성하고, 해당 근육과 기타 구조물을 지배한다.

교통가지(그림 1.18)

척추사이구멍에서 나온 직후, 교통가지는 교감신경 몸통과 연결한다. 이것은 들신경과 날신경 모두를 운반한다.

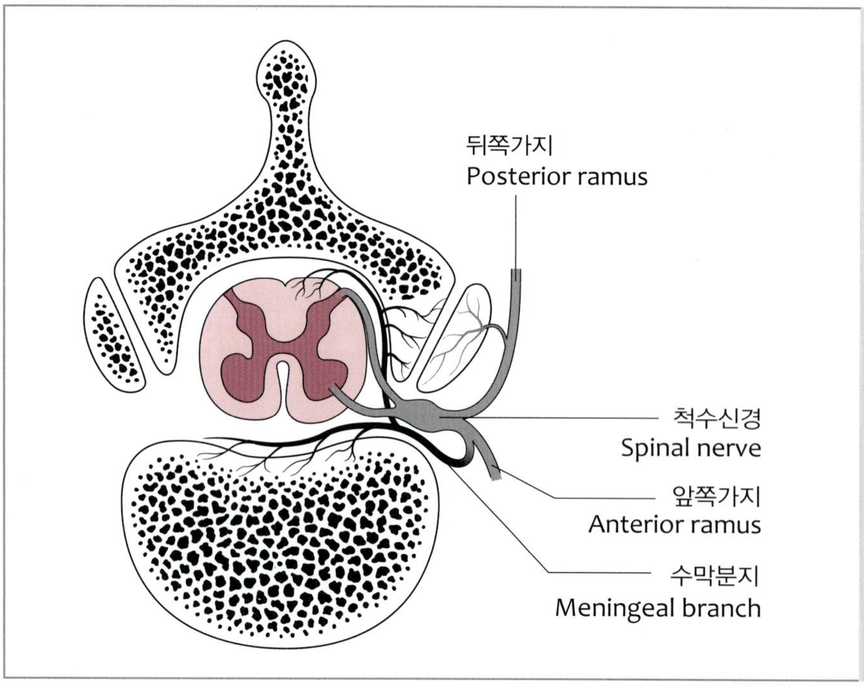

그림 1.17 척수신경 수막분지가 지배하는 영역

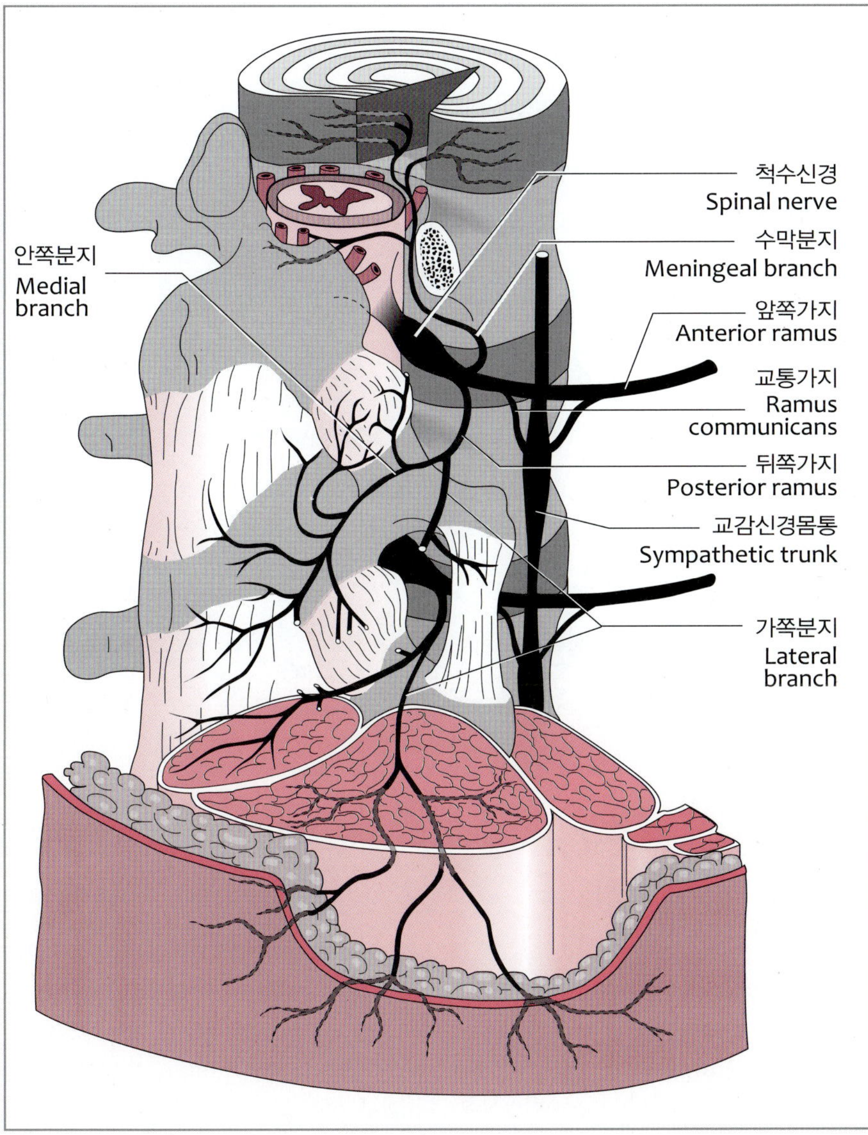

그림 1.18 운동분절의 신경지배

1.2.4 척주의 인대

가시사이인대(그림 1.19)

이 인대는 서로 이웃한 가시돌기 사이의 공간을 채워준다. 이것의 장력 방향은 뒤쪽과 위쪽에서 앞쪽과 아래쪽으로 향한다. 이것은 후관절의 관절주머니의 섬유층과 연결된다.

가시위인대(그림 1.19)

가시위인대는 여러 가시돌기의 끝들을 연결하는 인대로서, 매우 강한 수직 방향의 띠를 형성한다. 가시위인대는 C7에서 엉치뼈까지 이어져 있다. 목뼈 부위에서는 목덜미인대가 가시위인대를 대신하고 있다.

황색인대(그림 1.19)

황색인대는 위아래 척추뼈층판사이를 연결하는 인대로서, 척추관의 뒤쪽면을 폐쇄하는 역할을 한다. 등뼈와 허리뼈의 황색인대는 후관절의 관절주머니와 가쪽으로 연결되어 있다.

각 인대는 두껍고 강하게 형성되어 있고, 탄성섬유가 75% 이상 구성되어 있어, 황색의 색깔을 띤다. 탄성섬유의 높은 비율 때문에, 어느 자세에서도 인대가 팽팽해지고, 척추관을 좁게 만들지 않는다. 황색인대는 길이 변화가 큰 편이다. 예를 들어, 최대 굽힘 시, 그것들은 원래 길이의 50%에 해당되는 길이 증가를 보인다.

이들 인대가 후관절의 관절주머니 근처에 위치하기 때문에, 굽힘시 황색인대가 뒤쪽 압박을 가하게 되어, 후관절을 고정해 주는 역할을 한다.

가로사이인대(그림 1.19)

이 인대는 가로돌기 사이를 주행한다.

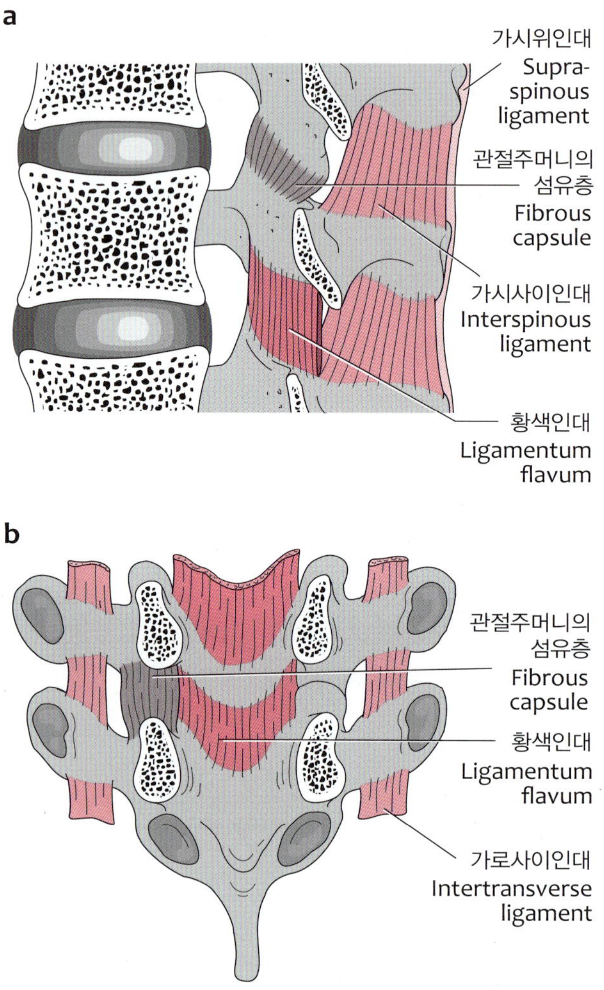

그림 1.19 척주의 인대. (a) 가쪽면(왼쪽 척추뼈고리가 제거됨). (b) 뒤쪽면(척추뼈고리가 제거됨)

뒤세로인대(그림 1.20)

이 인대는 척추뼈몸통의 뒤쪽면에 위치한다. 뒤세로인대는 원반 부위에서는 넓은 편이지만, 척추뼈몸통 부위에서는 좁게 형성되어 있어, 마름모 형태를 띤다. 뒤세로인대는 척추사이원반에 부착하여, 섬유의 일부가 사선방향으로 아래쪽으로 주행하여 척추뼈다리에 부착한다. 그리고 원반의 위쪽 부분을 덮지 않는다. 정맥얼기(속척추정맥얼기)가 척추뼈와 뒤세로인대 사이에 위치한다. 뒤세로인대는 뒤통수뼈에서 시작하여 엉치뼈 관까지 이어지고, 위쪽 부분이 아래쪽 부분보다 넓은 편이다.

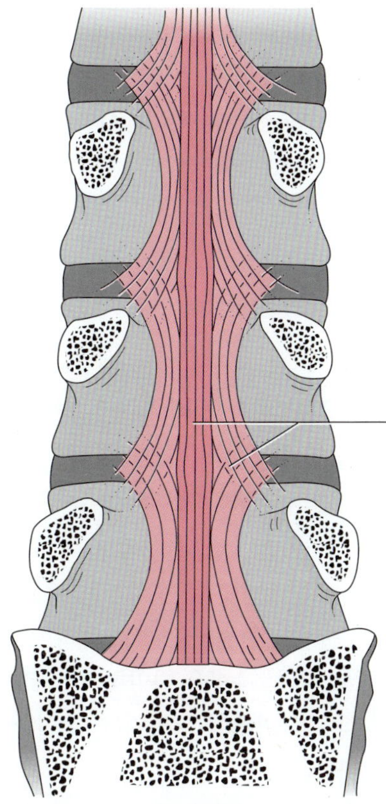

그림 1.20 뒤세로인대(뒤쪽면, 척추뼈고리가 제거됨)

앞세로인대(그림 1.21)

이 인대는 척추뼈몸통의 앞쪽면에 위치하고, 고리뼈의 앞쪽결절에서 시작해 1번 엉치뼈까지 이어져 있다. 앞세로인대는 넓고 강한 인대이다. 앞세로인대는 척추뼈몸통과 연결되어 있지만, 원반공간 위를 덮고 있다.

앞세로인대는 긴 얕은층 다발(4개 또는 5개의 척추뼈에 걸쳐 있는)과 짧은 깊은층 다발(2개의 척추뼈에 걸쳐 있는)로 구성되어 있다.

앞세로인대는 모든 방향으로 운동분절을 제한한다.

예:

왼쪽 옆굽힘은 오른쪽의 가로사이인대와 관절주머니-인대를 긴장시키고, 또 황색인대와 뒤세로인대의 오른쪽 부분을 긴장시킨다. 그래서 이들 구조물이 손상을 당할 수 있다. 이들 성분이 깊은 곳에 위치하기 때문에, 손상된 구조물을 촉진하는 것이 불가능하다.

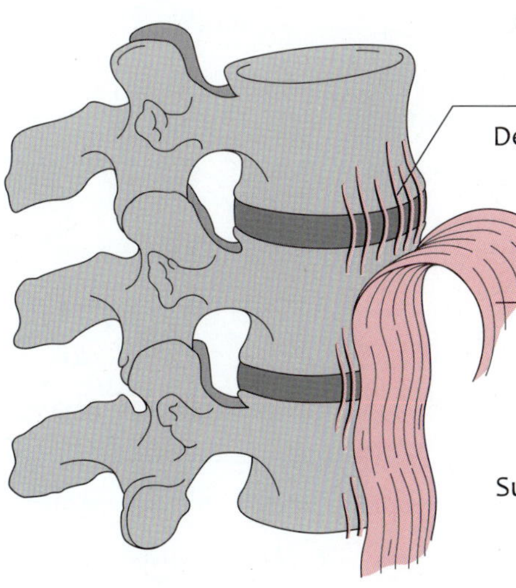

그림 1.21 앞세로인대

1.2.5 척추사이원반

인체에는 23개의 척추사이원반이 있다. 척주 중에서 뒤통수뼈–고리뼈와 고리뼈–중쇠뼈 사이에서만 원반이 없다. 목뼈에서 허리뼈 쪽으로 내려갈수록, 원반의 높이가 점차 증가한다. 원반은 속질핵, 섬유테 및 연골판(**척추뼈끝판**)으로 구성된다.

섬유테(그림 1.22)

가층은 콜라겐 I형 섬유로 구성되어 있고, 장력 하중을 담당한다. 섬유 안에 두꺼운 원섬유(fibrils)가 존재하고, 서로에 대해 평행하게 주행한다. 탄성섬유도 존재하지만, 그 양은 매우 적다. 층판이 고리 형태로 배열되어 있지만, 이들이 반드시 완전한 고리를 형성하는 것은 아니다. 즉, 그들이 원반 전체를 완전히 감싸지 못하고, 이웃한 층판과 연결되기도 한다. 층판은 다양한 강도로 배열되어 있다. 층판의 앞쪽과 가쪽이 두꺼워서, 속질핵이 정중앙에 위치하지 못한다.

섬유테의 가장 가층은 관통 섬유로 불리는 **Sharpey 섬유**에 의해 척추뼈몸통의 모서리능선에 고정된다.

섬유테의 뒤쪽 가장 가층은 뒤세로인대와 섞여 있다. 작은 혈관이 이 부위 안으로 성장하지만, 얕은층에서만 머물려고, 작은 숫자만 존재한다.

층판의 뒤쪽을 지배하는 신경은 척수신경 수막분지이다. 척추사이원반의 나머지 부분에는 신경지배가 없다.

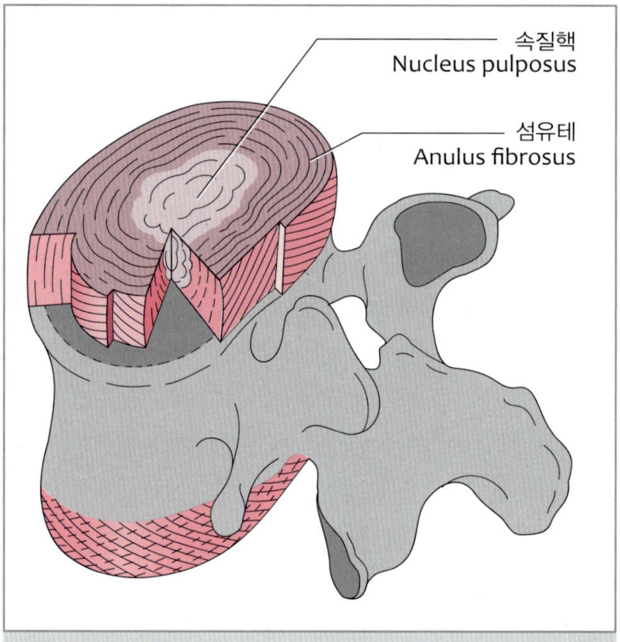

그림 1.22 섬유테의 섬유층

속질핵(그림 1.23과 그림 1.24)

척추사이원반의 핵심으로 알려진, 속질핵은 젤과 같은 물질로서, 원반 속에 위치한다. 속질핵과 섬유테와 구분하는 명확한 경계는 없는데, 그 이유는 속질핵의 가층이 섬유테의 안쪽 층판과 섞여 있기 때문이다. 허리뼈의 경우, 속질핵은 원반의 중심과 뒤쪽 1/3지점 사이의 전이 영역에 위치한다. 속질핵에는 혈관이나 신경의 지배가 없고, 얇은 탄성의 콜라겐 원섬유로 구성되어 있다. 이것은 현미경으로 관찰했을 때 3차원의 그물망처럼 생겼다.

속질핵은 유체탄성(hydroelastic) 완충장치로 작용하는데, 그 이유는 그것의 거대분자(**주로**, mucopolysaccharides)가 물과 결합하는 능력을 가지고 있기 때문이다. 어린 사람의 경우에는, 물 함량이 속질핵의 88%에 해당하지만,

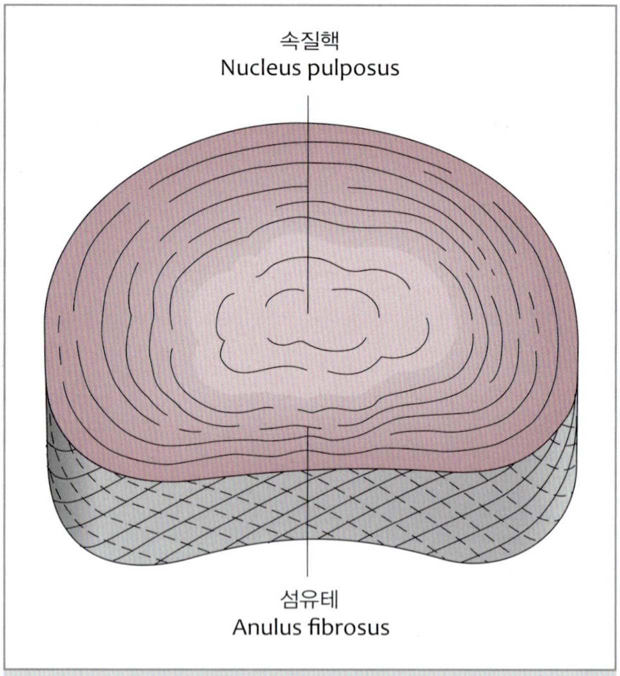

그림 1.23 횡단면으로 본, 척추사이원반

연령이 증가함에 따라 점차 물 함량이 감소하고, 그것와 함께 탄성도 점차 감소한다. 속질핵은 내압을 모든 방향으로 방출한다. 속질핵은 이웃한 척추뼈몸통 사이의 공간을 유지하지만, 섬유테의 수직으로 주행하는 층판 압력에 의해 짓물리기도 한다.

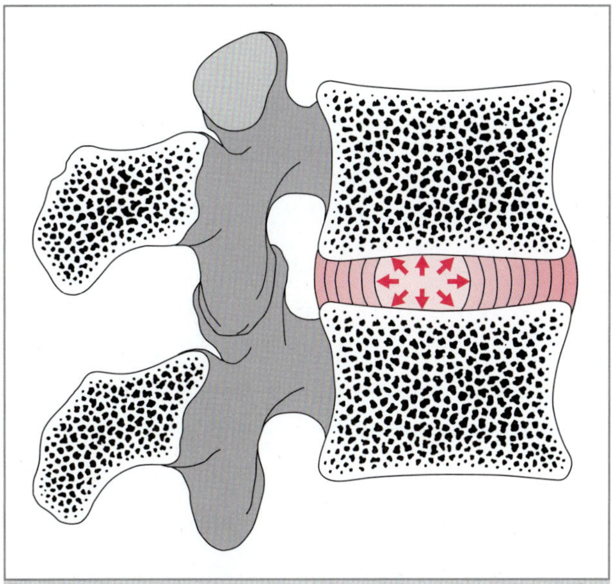

그림 1.24 속질핵

연골판(그림 1.25)

해부학적으로, 연골판의 아래쪽 끝판과 위쪽 끝판은 척추뼈몸통의 일부이지만, 기능적으로는 척추사이원반의 일부이다. 섬유테의 층판이 연골판 안으로 연결되고 있다. 이것은 연골판의 일부가 왜 섬유연골로 구성되어 있는지를 말해 준다.

척추뼈몸통으로부터의 연장인 끝판은 유리연골로 구성되어 있다. 연골판의 두께는 약 1 mm 정도이고, 척추뼈몸통 모서리능선의 안쪽 가장자리에서 끝난다. 태아나 영아 때는 연골판에 혈관이 많이 분포되지만, 성장이 멈출 때는 혈관의 분포가 없다.

연골판은 혈관이 풍부한 해면질에서 무기질이 원반의 중심으로 확산하고 대사 노폐물을 방출하는 중요한 지점이다. 연골판의 중앙 부위는 얇은 편이고, 대부분의 물질 교환이 이 부분에서 일어난다.

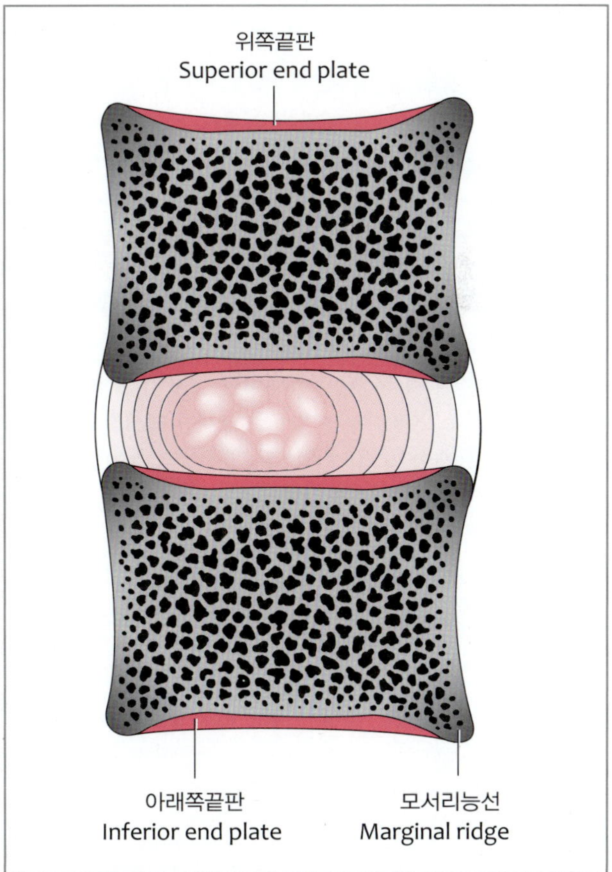

그림 1.25 연골판

병리

성장기 동안, 위쪽끝판에 변화가 생길 수 있다.

Scheuermann 질환의 경우, 혈관 채널 영역의 작은 큰에서 골화가 발생한다. 이로 인해 척추뼈몸통 쪽으로 원반의 조직이 침투할 수 있는 결손이 위쪽끝판에서 발생한다.

방사선학적으로, 이들 침투는 Schmorl 결절로 알려진 결절처럼 보인다.

척추사이원반의 영양 공급 (그림 1.26과 그림 1.27)

척추사이원반과 주변 조직 사이에서 체액과 영양분 교환이 일어나는데, 이들은 연골판을 통해 대부분이 일어나고, 섬유테 가쪽 층판의 혈관을 통해 극소수가 일어난다. 이들 구조물은 반투막이어서, 특정 물질만 투과시킨다.

속질핵 바탕질의 기본 성분은 단백질, 탄수화물, 나트륨, 칼슘이 복합된 거대분자이다. 이것은 강한 친수성 물질이고, 속질핵의 부종과 탄성에 크게 영향을 미친다. 이런 혼합물은 원반의 삼투압을 담당하고, 외부에서 원반 공간에 가하는 하중 압박을 상쇄시킨다. 만약 외부 하중이 더 우세하다면, 원반이 체액과 대사 노폐물을 유리시킨다. 압박이 감소하면, 원반이 다시 체액과 영양분을 흡수한다.

거대분자가 체액의 흡수에 의해 희석되기 때문에, 원반의 흡수가 감소하고 평형이 이루어진다. 이것은 원반의 과도한 부종을 방지하는 방어기전이다. 한편, 혼합물 농도의 증가는 지나치게 원반이 압축되는 것을 보호한다. 여기에서 흡수가 증가하여 하중 압박을 상쇄시킨다.

임상 팁

하중을 완화하기 위한 원반 하중의 변화는 대사물의 교환을 촉진하고, 덜 하중 받은 쪽으로 움직임 분포를 촉진한다. 이들 양쪽 과정은 원반의 영양 공급에 매우 중요한 역할을 한다. 척추사이원반 문제의 관리를 할 때, 이들 요구를 충족시키기 위해 적절한 치료법을 선택해야 한다.

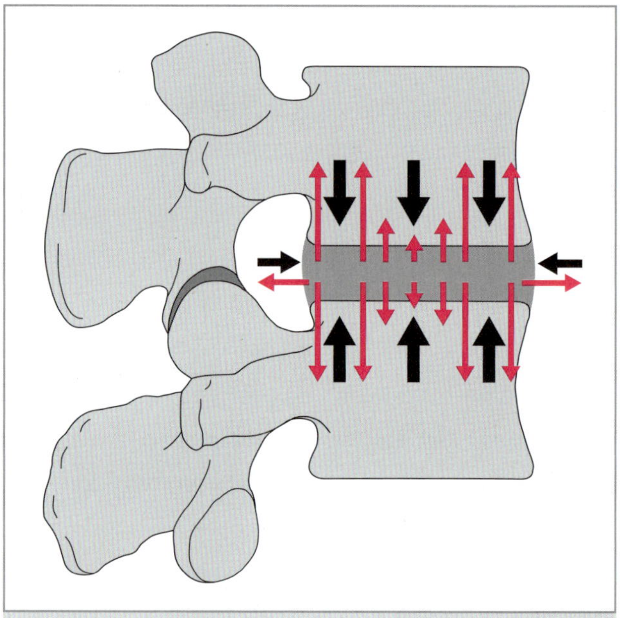

그림 1.26 하중이 높을 때(검은색 화살표) 척추사이원반이 체액을 유리한다 (빨간색 화살표).

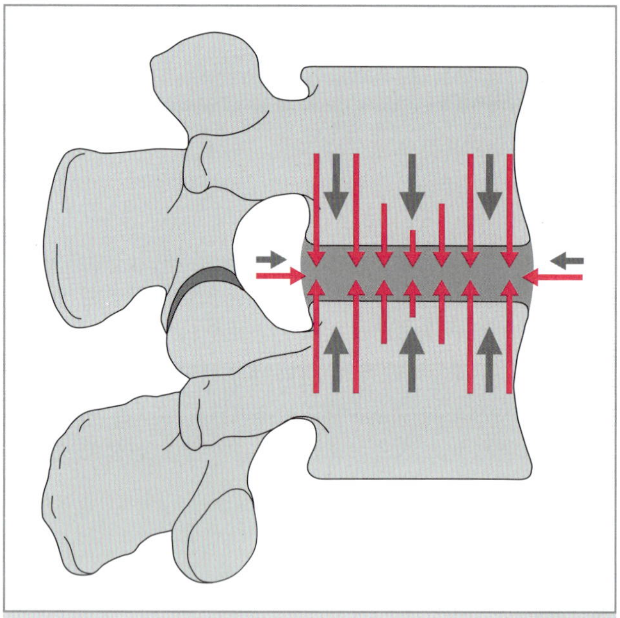

그림 1.27 하중이 감소할 때(회색 화살표), 척추사이원반은 체액을 흡수한다 (빨간색 화살표).

원반내압

수화와 탈수화 사이의 경계(그림 1.28)

체액의 흡수와 유리 사이의 경계는 소위 원반내압으로 불리는 800 N(400 kPa)의 원반 하중 압박이다. 체액의 유리는 탈수화를 의미하고, 반대로 체액의 흡수는 수화를 의미한다. 원반내압은 특정 신체 자세와 운동에 의해 크게 영향을 받는다.

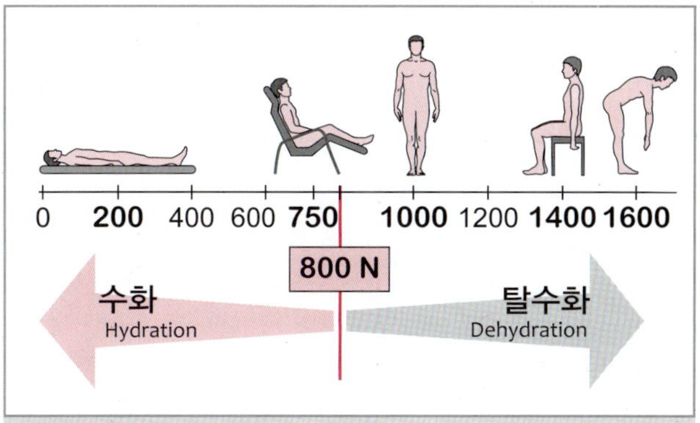

그림 1.28 수화와 탈수화의 경계

다양한 자세에서의 원반내압(그림 1.29)

Nachemson(1966)은 신체 자세와 원반내압 비율 사이의 상호관계를 최초로 언급했다. 그의 L3 체외 측정이 오늘날에도 여전히 받아들여지고 있다. 예를 들어,

누운 자세 = 250 N(125 kPa)
선 자세 = 1000 N(500 kPa)
앉은 자세 = 1400 N(700 kPa)

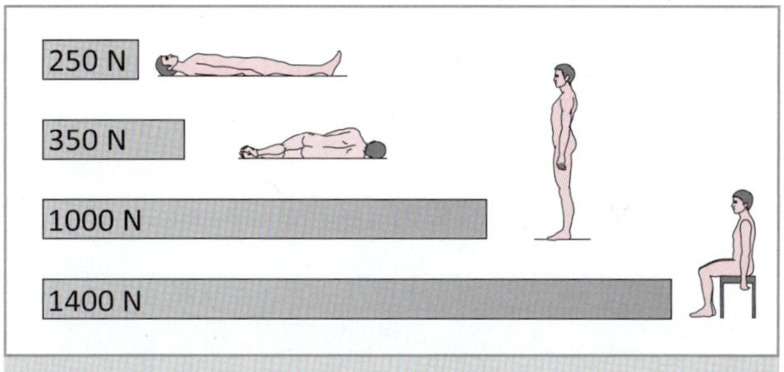

그림 1.29 다양한 자세에서의 원반내압

다양한 하중 상태의 원반내압(그림 1.30)

재치기와 기침을 할 때, 그리고 크게 웃을 때 갑작스런 근육의 긴장이 발생하고, 이것은 뚜렷한 압박의 증가를 의미한다. 즉, 체액의 유리가 빠르게 일어난다. 몇몇 등 근육과 배근육의 운동도 동일한 결과를 가진다.

척추사이원반은 역학적 압박에 높은 적응성을 가지고 있다. 그래서 건강한 원반의 경우에는 단기간의 압박이 증가해도 큰 문제를 야기하지 않는다.

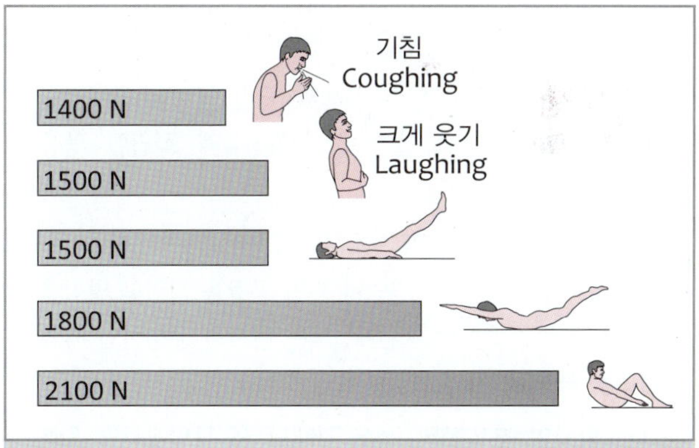

그림 1.30 원반내압은 다양한 하중 상태에서 증가한다.

원반 높이의 변화

원반의 높이가 체액의 이동으로 변한다. 아침과 저녁 때 키를 측정하면, 뚜렷한 키 차이가 나타날 수 있다. 선 자세, 보행 및 앉은 자세가 체액의 유리를 일으킨다–신장이 2cm 정도 감소됨을 발견할 수 있다. 이것의 범위는 하중 상태에 좌우되고, 연령이 높은 사람보다 젊은 사람에게서 더 뚜렷하게 나타난다. 잠을 잘 때, 즉 누운 자세는 하중을 완화하기 때문에, 원반의 체액이 재흡수되어 원반의 높이가 증가한다.

들기와 운반할 때의 하중 (그림 1.31과 그림 1.32)

원반의 하중은 들기와 운반 때 매우 높아질 수 있다. 등을 곧게 하고 약 20°만 앞쪽으로 기울이면, 원반내압이 1400 N까지 올라간다. 만약 이런 자세로 물건을 운반한다면, 원반의 내압은 체중의 3배나 4배까지 상승한다.

만약 등을 구부정하게 하고 물건을 들어올린다면, 압박은 체중의 7배이나 8배까지 상승할 것이다. 이것은 들기를 할 때 자세가 매우 중요하다는 것을 의미한다. 하중이 한계를 초과하지 않기 위해서는, 척주는 적절한 자세를 취해야 한다(즉, 정상적인 만곡을 유지해야 한다).

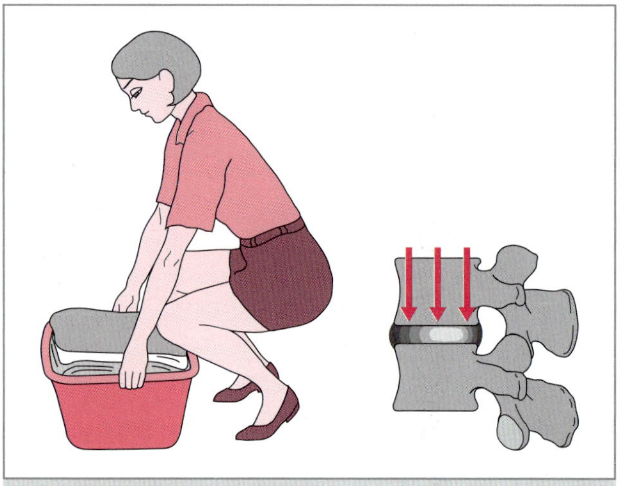

그림 1.31 생리적 자세에서 물건을 들 때의 하중

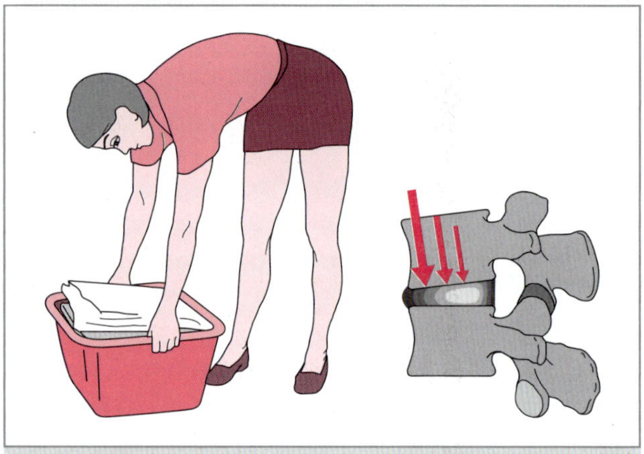

그림 1.32 등을 구부정하게 하고 물건을 들 때의 하중

임상 팁

(그림 1.33)

압박 하중의 증가를 피하기 위해, 치료 방법을 선택할 때 위에서 언급한 요소들을 고려해야 한다. 하나의 예로서, 근불균형을 해소하는 치료를 할 때, 근육의 약증이 있을 때, 도수치료 기법, PNF 기법, 그리고 Klein-Vogelbach의 기능적 배근육과 등근육 훈련을 할 때와 같이, 분절 안정화와 같은 치료 방법을 고려해야 한다.

보다 중요한 목표는 앉은 자세와 굽힘 역학을 모니터링하고 교정하는 것과 같이, 일상생활에 적합한 행동 패턴을 익히는 것이다.

원반공간의 견인은 수화를 촉진한다. 예를 들어, 허리뼈의 경우에는 10~15분의 견인이 원반 공간을 넓히고 압박을 감소시키기 충족하다고 한다. 모든 환자가 긍정적인 수화 반응을 하지 않는다.

그런 환자의 경우에는, 누운 자세나 선 자세에서의 통증 완화에 대한 환자의 이력과 여러 가지의 치료를 통해 적절한 치료법을 찾아야 한다.

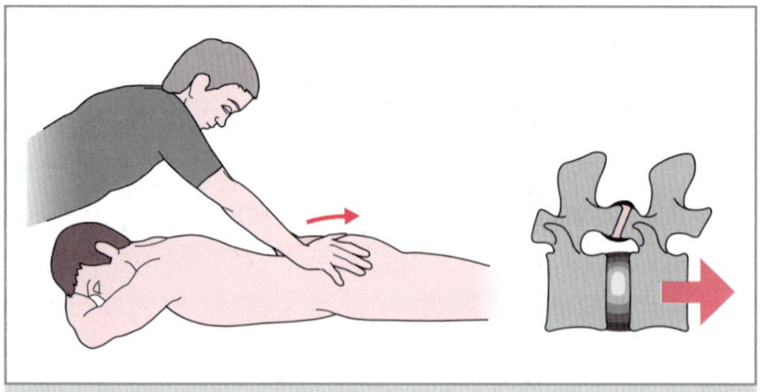

그림 1.33 원반 공간의 견인

움직임 동안 척추사이원반의 양상 (그림 1.34)

특정 한계 내에서, 움직임 동안 원반의 안쪽 탄성 부분이 이동한다.

굽힘 동안, 척추뼈몸통이 앞쪽으로 기울어져, 뒤쪽의 원반공간이 넓어지는 쐐기모양을 띤다. 가쪽 콜라겐 층의 뒤쪽은 팽팽해지고, 앞쪽은 압박을 받는다. 그들은 약간 가쪽으로 삐져나온다. 속질핵은 이런 쐐기모양에 적응하여 뒤쪽으로 변위된다.

섬유테의 안쪽 탄성 부분도 속질핵과 같은 양상을 띤다. 이런 변위는 점성의 결과로서 특정 시간까지만 이루어질 것이다. 뒤쪽 척추뼈몸통들이 벌어지기 때문에, 섬유테의 가층이 빠르게 신장성 한계에 도달할 것이고, 변위 과정이 천천히 일어날 것이다. 그러므로 이런 긴장은 척추뼈를 유지할 뿐만 아니라, 움직임을 천천히 함으로서 뚜렷한 경사가 일어나지 않도록 만든다.

돌림을 할 때, 돌림 반대 방향으로 섬유가 팽팽해진다.

운동축(그림 1.35)

운동축은 속질핵이 얼마만큼 변위되었는지에 따라 좌우되기 때문에, 정확하게 결정될 수 없다. 굽힘의 축은 원반 앞쪽 영역 안에 위치하고, 폄의 축은 뒤쪽 영역에 위치한다. 왼쪽 옆굽힘의 축은 왼쪽 영역에 위치하고, 오른쪽 옆굽힘의 축은 오른쪽 영역에 위치한다. 돌림의 축은 거의 원반 정중앙에 위치하거나 약간 앞쪽에 위치한다.

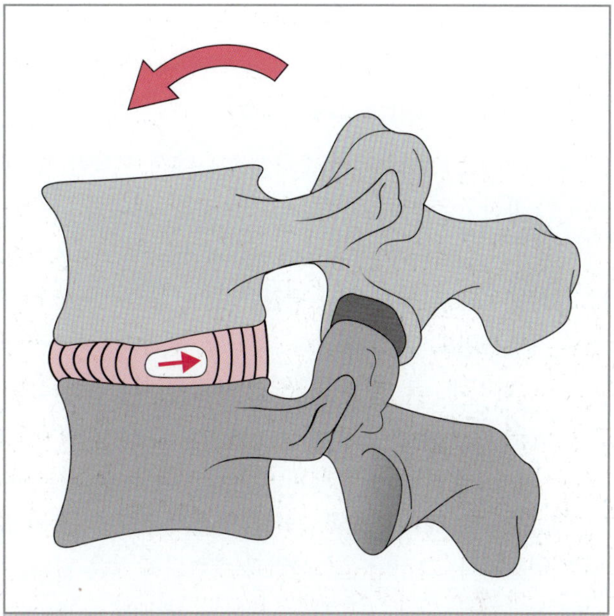

그림 1.34 굽힘 동안의 척추사이원반의 양상

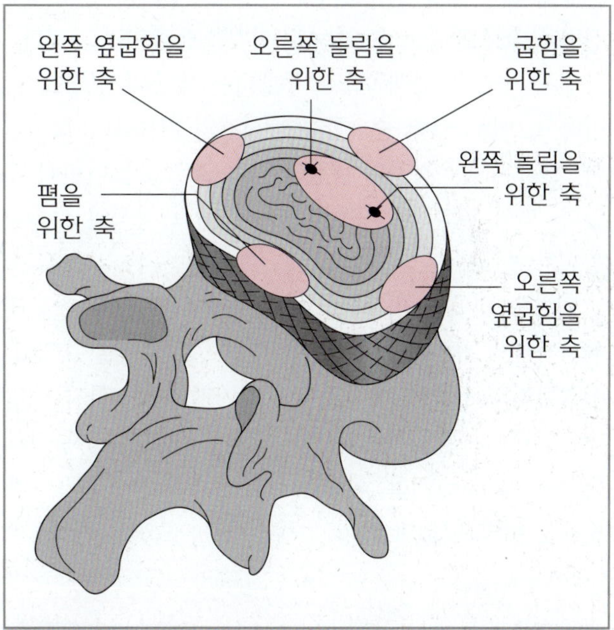

그림 1.35 운동축

병리적 변화

팽창(protrusion, 그림 1.36)

원반의 퇴행은 섬유테의 콜라겐 섬유에서 시작한다. 지속적인 과하중은 섬유의 열상을 일으킨다. 비대칭 하중이 가해지면 속질핵이 찢어진 섬유 안으로 들어가고, 온전한 섬유테 가층을 이동시킨다. 팽창은 원반이 척추뼈몸통의 뒤쪽 가장자리로 부풀어오르는 것이다. 팽창 치유의 전망은 좋은 편인데, 그 이유는 팽창한 조직이 다시 뒤쪽으로 이동할 수 있기 때문이다.

팽창 시의 통증은 돌출 때의 통증과 비교될 수 있는데, 그 이유는 섬유테의 가층과 뒤세로인대가 과도하게 신장되기 때문이다. 그러나 운동신경과 관련된 증상은 없다.

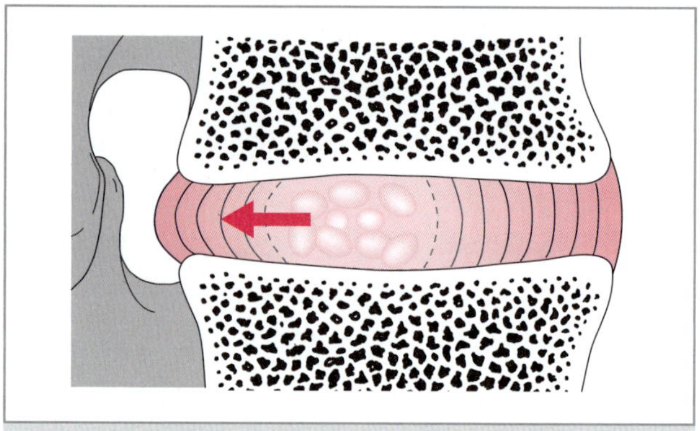

그림 1.36 팽창

돌출(Prolapse, 그림 1.37과 그림 1.38)

만약 모든 섬유테가 찢어졌다면, 속질핵은 척수와 척수신경 쪽으로 관통할 수 있는데, 이것을 돌출이라고 한다.

안쪽 돌출은 아래쪽으로 주행하는 말총의 신경을 압박하고, 이로 인해 중요한 운동신경의 기능을 손상시킨다. 환자는 곧은창자와 방광의 기능 조절을 잃어버릴 수 있다. 만약 말총 증후군이 나타난다면 즉각적인 수술이 필요하다.

뒤가쪽 방향의 돌출은 척수신경을 압박하며, 돌출의 위치에 따라 척수신경을 안쪽이나 가쪽으로 밀어낼 수 있다. 신경뿌리의 압박과 통증을 감소시키기 위해, 환자는 압박이 최소로 일어나는 자세를 취한다. 이것은 강제 자세(forced posture)이고, 환자는 심한 통증이 발생해도 강제 자세를 버릴 수 있다.

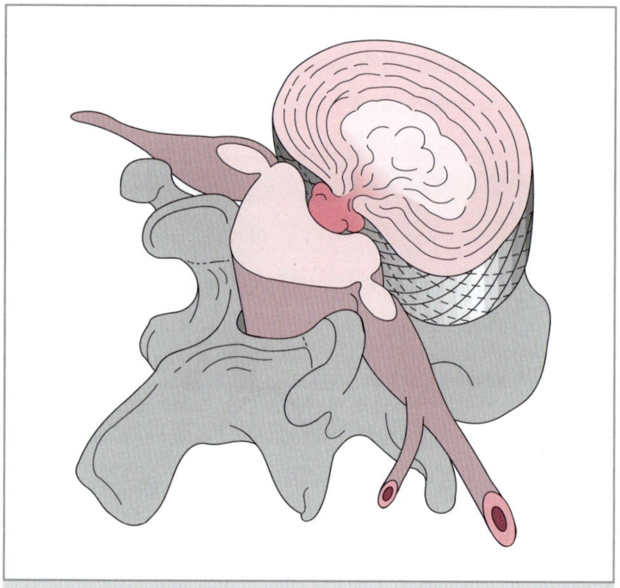

그림 1.37 안쪽 돌출

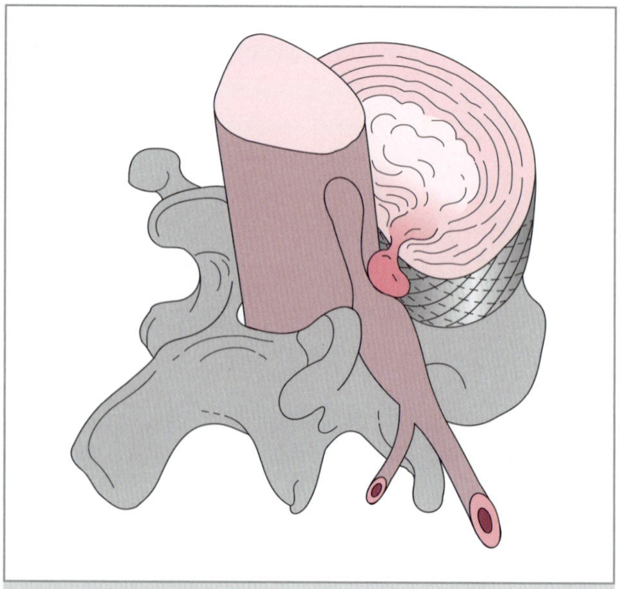

그림 1.38 뒤가쪽 돌출

> **임상 팁**
>
> 급성 단계의 돌출일 때는, 편안한 자세를 절대로 교정할 수 없다.

국소 돌출 시의 통증 패턴

만약 돌출이 신경의 출구 지점보다 아래쪽에 있다면(**겨드랑이형**), 반대쪽으로 옆굽힘했을 때 통증이 증가한다. 그러므로 환자는 신경의 압박과 통증을 감소시키기 위해, 돌출된 쪽으로 몸을 옆굽힘할 것이다(**그림 1.39**).

만약 돌출이 신경 출구 지점의 위쪽에 위치한다면(**어깨형**), 돌출 부위 쪽으로 옆굽힘했을 때 통증이 악화될 것이고, 반면 반대쪽으로 옆굽힘하면 통증이 감소될 것이다(**그림 1.40**).

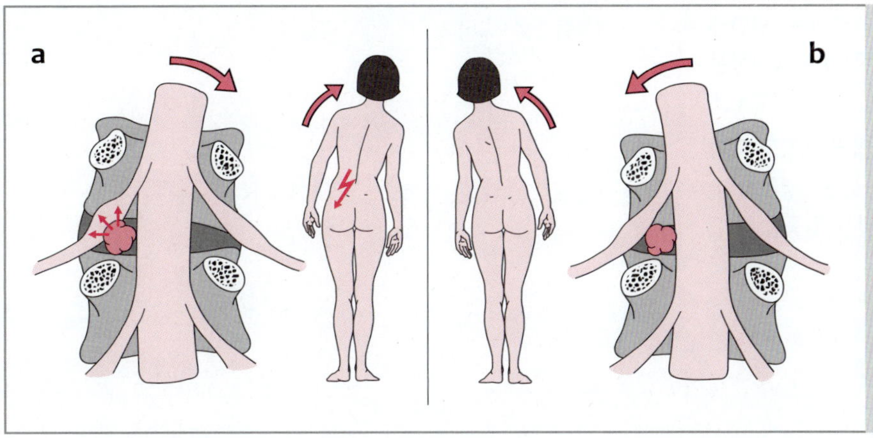

그림 1.39 돌출이 신경 출구 지점의 아래쪽에 위치한다. (a) 통증 유발. (b) 통증 완화

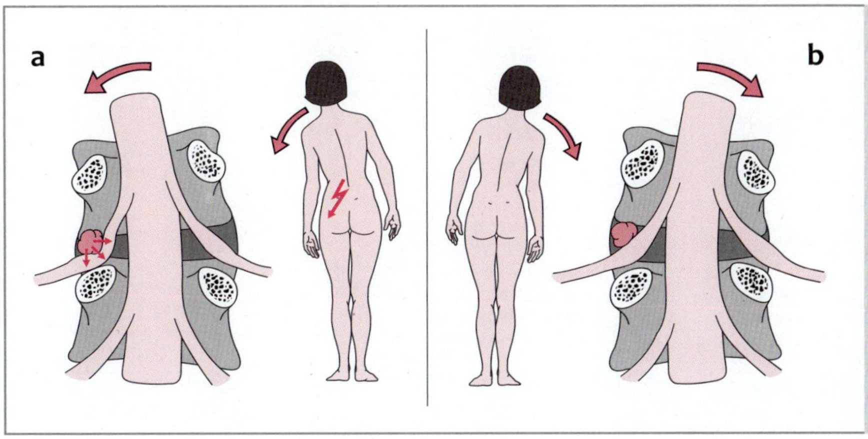

그림 1.40 돌출이 신경 출구 지점의 위쪽에 위치한다. (a) 통증 유발. (b) 통증 완화

척추사이원반의 퇴행 결과(그림 1.41)

퇴행성 변화가 있는 원반의 경우에는, 확산 과정이 방해를 받고, 속질핵의 팽창이 감소하고, 압박의 균등한 분포와 다양한 자세에 대한 적응성이 소실된다. 퇴행의 결과로 원반공간이 좁아지고, 후관절의 압박이 증가하고, 뼈가시(척추뼈몸통의 모서리에서 튀어나온)가 형성된다.

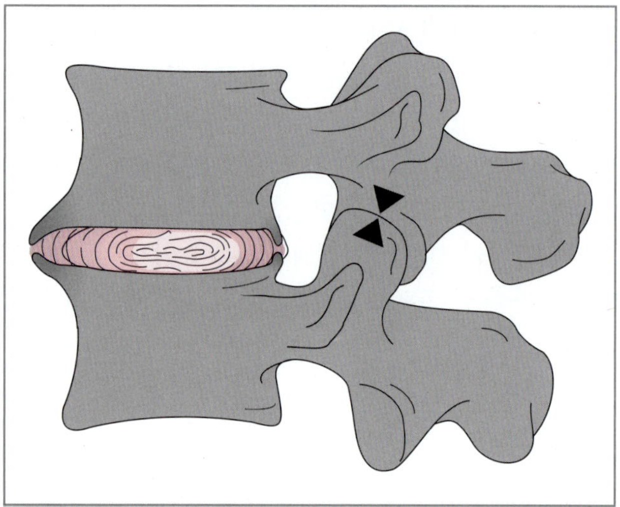

그림 1.41 척추사이원반의 퇴행 결과

임상 팁

척추사이원반이 찢어진 후에 재생이 시작하는데, 이것은 상처 치유의 일반적인 과정을 따른다. 최종의 치유는 1 년이 소요할 것으로 예상된다.

치유되는 동안, 1 주일간 지속하는 급성기에서는, 원반에 부하가 가해지지 않아야 한다. 즉 침상 안정이 필요하다는 의미이다.

급성기가 지나면, 영양 공급에 대한 움직임의 긍정적 효과 때문에, 조심스런 가동술을 시작한다. 시간이 경과하면, 환자의 증상을 조심스럽게 관찰하면서 확산 활동을 촉진하기 위해 다른 하중을 적용한다.

2장

머리뼈와 목뼈

Cranium and Cervical Spine

2. 머리뼈와 목뼈 / Cranium and Cervical Spine

2.1 머리뼈와 목뼈의 뼈표식점 촉진

▷ 뼈, 인대 및 관절

바깥뒤통수뼈융기(그림 2.1)

이것은 뒤통수뼈 영역의 정중앙 부위에서 튀어나온 뚜렷한 돌출 부위이다.

위쪽 목덜미선(그림 2.1)

위쪽목덜미선은 바깥뒤통수뼈융기에서 좌우로 뻗어 있다. 이것은 작은 능선으로 좌우 가쪽으로 주행하며, 볼록한 쪽이 위쪽을 향하는 약간의 만곡을 형성한다.

이것은 얕은층 목 근육을 위한 이는곳과 닿은곳으로 작용한다:

- 안쪽: 등세모근
- 가쪽: 목빗근

꼭지돌기(그림 2.1)

꼭지돌기는 위쪽목덜미선의 가쪽 끝에서 튀어나온 돌기이다. 이것은 목빗근의 닿는곳으로 작용한다. 귀는 부가적인 기준점으로서 작용한다. 꼭지돌기는 귓불 바로 뒤쪽 위치한다.

아래쪽 목덜미선(그림 2.1과 그림 2.2)

아래쪽 목덜미선은 위쪽 목덜미선과 평행하게 주행하며, 손가락 2개의 폭만큼 간격을 두고 있다.

이것은 다음과 같은 근육의 이는곳이나 닿는곳으로 작용한다:

- 안쪽과 약간 위쪽: 머리반가시근
- 안쪽에서 가쪽 순으로: 뒤작은머리곧은근, 뒤큰머리곧은근, 위머리빗근
- 꼭지돌기 쪽으로 향하는 가쪽 끝: 머리가장긴근과 머리널판근

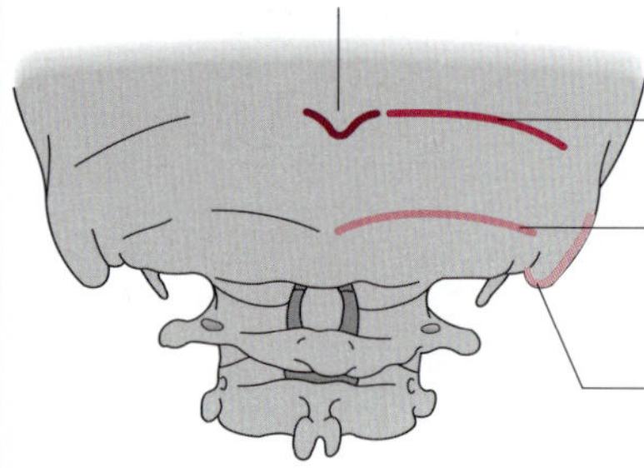

그림 2.1 머리뼈의 촉진: 뼈 구조물

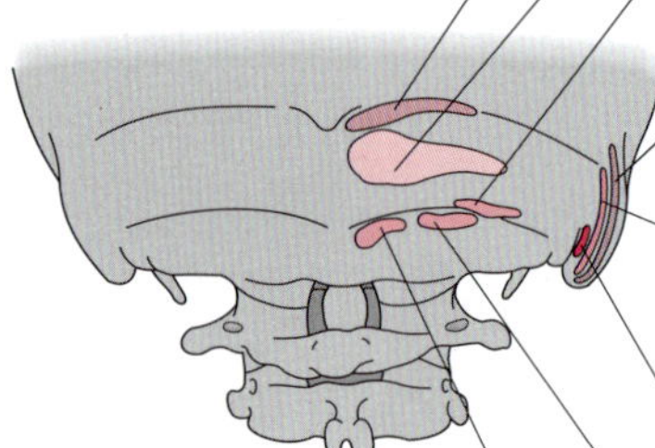

그림 2.2 머리뼈의 촉진: 근육 부착점

임상 팁

목덜미선의 가쪽 부위를 촉진할 때, 위쪽목뼈에 있는 통증유발점과 힘줄염을 구분해야 한다.

이들 통증유발점은 C0–C1 후관절의 부정정렬을 의미한다.

턱관절(그림 2.3)

귀 바로 앞쪽에서 아래턱머리를 촉진할 수 있는데(특히, 입을 다물었을 때), 그 이유는 입을 벌릴 때 아래턱머리가 앞쪽으로 사라지기 때문이다. 입을 벌릴 때, 입을 다물 때, 그리고 좌우로 턱을 움직일 때의 좌우측 턱관절을 직접 비교함으로써 비대칭에 대한 정보를 얻는다.

갈고리돌기(그림 2.3)

갈고리돌기는 입을 다물 때 광대활 뒤쪽에 위치하기 때문에 촉진할 수 없다. 입을 벌리면, 갈고리돌기가 광대활의 뒤쪽에서 앞쪽으로 움직인다. 그리고 갈고리돌기는 관자근의 부착점으로 작용한다.

깨물근거친면(그림 2.4)

깨물근의 닿는곳은 아래턱각의 바깥면에 위치하고, 입을 다물었을 때 아래턱의 아래쪽 가장자리에서 깨물근을 촉진할 수 있다.

C1의 가로돌기(그림 2.5)

C1 가로돌기는 꼭지돌기의 약간 밑과 아래턱 위쪽가지 바로 뒤쪽에 위치한다. C1의 가로돌기가 많은 근육의 이는곳과 닿는곳으로 작용하기 때문에, 깊게 촉진했을 때 볼록한 지점처럼 느껴질 수 있다.

다른 목뼈의 가로돌기들은 많은 물렁조직으로 덮여 있기 때문에, 압박을 강하게 적용했을 때만 촉진이 가능하다.

임상 팁

C1 가로돌기의 촉진은 C1의 위치를 확인하고, 통증과 부종의 평가에 이용된다. 돌림의 부정정렬이 있는 경우에는, 한쪽의 가로돌기가 다른 쪽보다 더 두껍고, 뒤쪽에 위치하게 된다. 그리고 다른 쪽 가로돌기는 앞안쪽으로 이동하여 아래턱가지의 뒤쪽에 위치하게 된다.

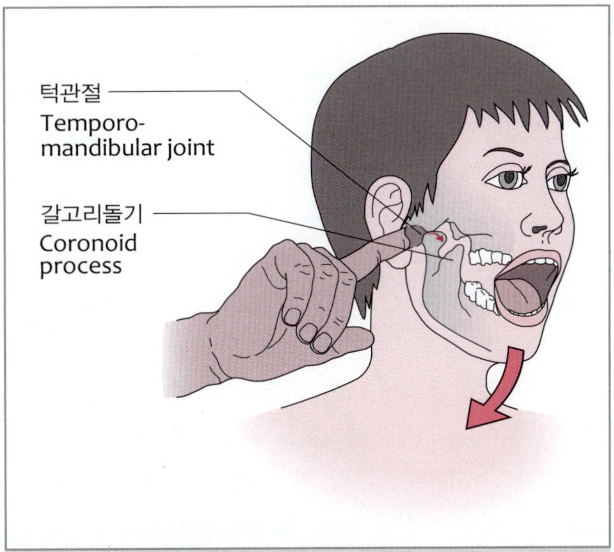

그림 2.3 턱관절의 촉진

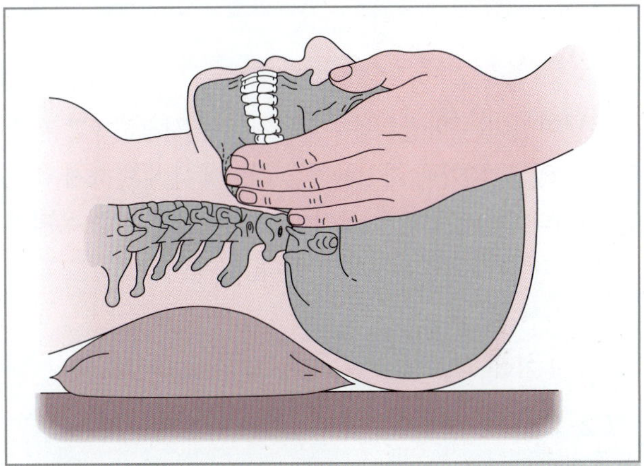

그림 2.4 깨물근거친면의 촉진

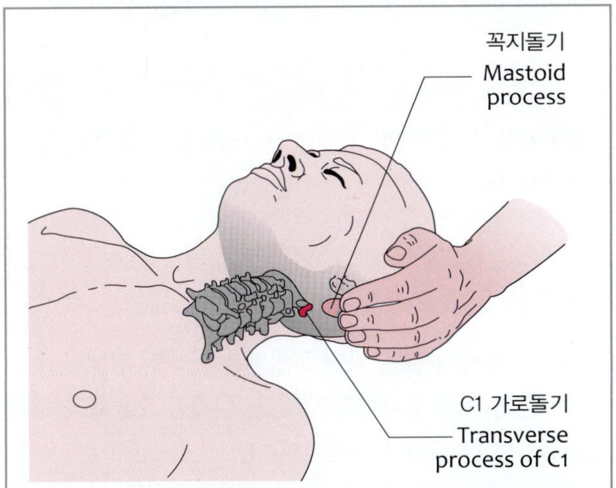

그림 2.5 가로돌기의 촉진

가시돌기(그림 2.6)

바깥뒤통수뼈융기의 아래쪽과 머리뼈의 바로 밑 부분에 오목한 함몰 부위가 있고, 오목한 부위 안에 돌출된 부위가 있는데 바로 C2의 가시돌기이다.

다른 목뼈의 가시돌기들은 끝이 2개로 갈라져 있어, 촉진하기가 쉽지 않다. C7의 가시돌기만이 뚜렷하게 튀어나와 있기 때문에, C7을 융추(vertebra prominens)라고 한다.

가장 뚜렷하게 튀어나온 척추가 C7이라고 생각되면, 목뼈–등뼈 이음부라고 생각되는 지점의 각 가시돌기 위에 집게손가락, 가운데손가락 및 반지손가락을 배치한 후, 환자에게 매우 천천히 목을 최대로 펴하도록 주문한다. 이렇게 하면, 손가락 밑에 있는 C6의 가시돌기는 사라지고, C7의 가시돌기만 촉진될 것이다.

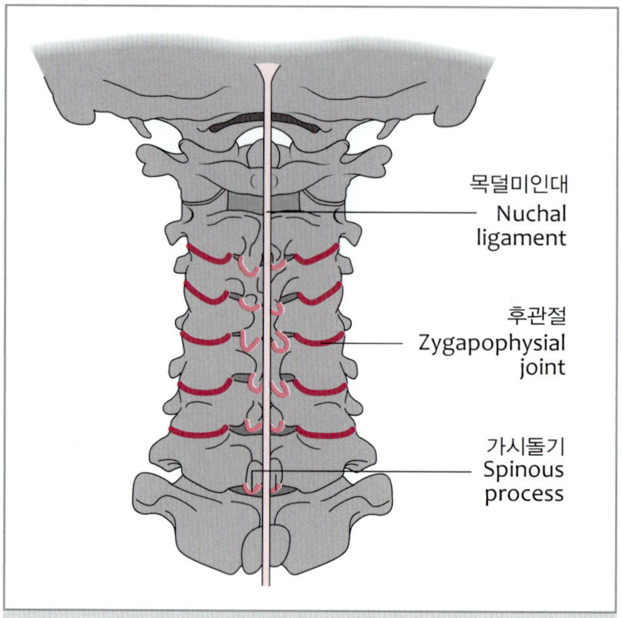

그림 2.6 가시돌기와 목덜미인대의 촉진

목덜미인대(그림 2.6)

목덜미인대는 바깥뒤통수뼈융기에서 시작해 C7 까지 이어져 있고, 위아래 가시돌기들 사이에서 뚜렷하게 촉진될 것이다. 목의 굽힘은 목덜미인대를 신장시켜, 목덜미인대를 더 쉽게 촉진하도록 만든다.

척추사이관절(그림 2.7)

C2–C3 후관절은 C2 가시돌기와 같은 높이에서 약간 튀어나와 있고, C2의 가시돌기로부터 가쪽으로 손가락 2개의 폭만큼 떨어진 지점에서 촉진될 것이다. 다른 목뼈의 후관절은 해당 가시돌기의 높이에서 발견될 것이다.

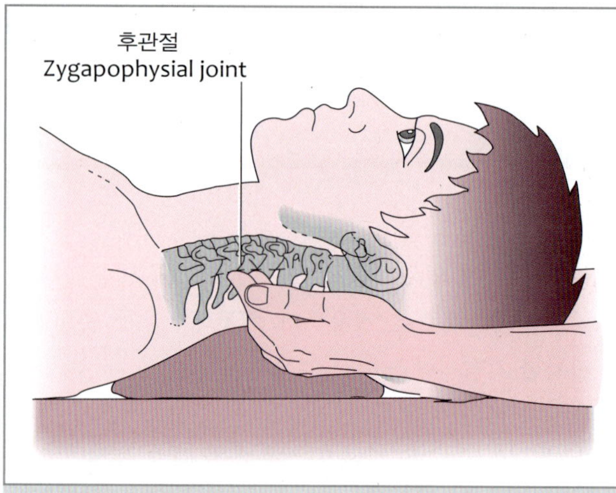

그림 2.7 후관절의 촉진

> **임상 팁**
>
> 움직임이 차단된 쪽 후관절에서 압통과 부종이 종종 발견된다.

목뿔뼈(그림 2.8)

커다란 한쌍의 뿔을 가진 목뿔뼈는 아래턱 밑에서 촉진될 수 있고, 말의 편자처럼 생겼다. 이것은 오른쪽과 왼쪽으로 동일한 가동성을 가져야 한다.

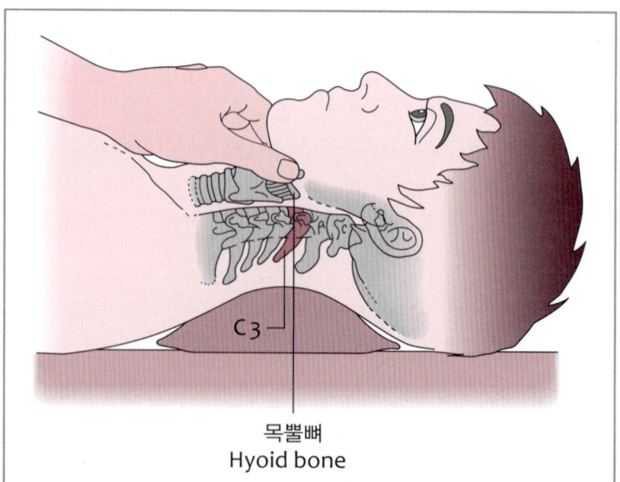

그림 2.8 목뿔뼈의 촉진

목동맥(그림 2.9)

목동맥 맥박은 목빗근 중간지점의 앞쪽 경계 부위에서 느껴질 수 있다.

▷ 근육

이는곳에서 닿는곳까지 근육의 전체 길이가 촉진되어야 한다. 다음을 평가한다:

- 통증 지점
- 긴장이 나타난 지점
- 부종 부위

근육의 지점에 따라 달라지겠지만, 2개 또는 3개의 손가락으로 약간의 압박을 적용하면서 섬유의 길이를 따라 촉진하고, 또 섬유를 횡단하면서 촉진한다.

등세모근(그림 2.10)

등세모근은 바깥뒤통수뼈융기, 위쪽 목덜미선, 목덜미인대 및 T1–T12의 가시돌기끝에서 시작하여 빗장뼈의 가쪽 1/3, 봉우리돌기 및 어깨뼈가시에 부착한다.

어깨올림근(그림 2.11)

가로돌기의 어깨올림근 이는곳은 촉진이 불가능하다. 어깨뼈 윗각이 닿는곳이고, 이 부위에서 통증유발점과 긴장이 종종 발생한다.

머리널판근(그림 2.11)

비록 근힘살의 대부분이 등세모근에 의해 덮여 있지만, 꼭지돌기와 위쪽 목덜미선에서 시작해 C3–T3의 가시돌기까지 아래쪽과 안쪽으로 주행하고 있음을 알 수 있다.

목널판근(그림 2.11), 머리반가시근, 목가장긴근, 머리가장긴근, 목엉덩갈비근

이들 근육이 깊은층에 위치하기 때문에, 섬세하게 촉진하는 것은 거의 불가능하다: 그 대신, 척주와 나란하게 주행하는 근육의 띠처럼 느껴진다.

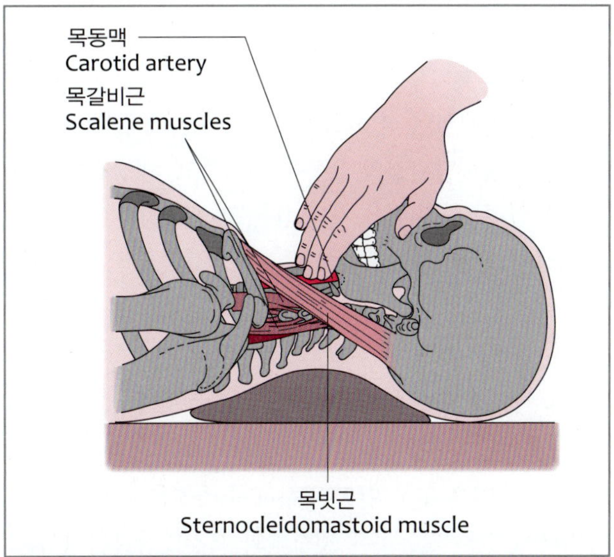

그림 2.9 목동맥의 촉진

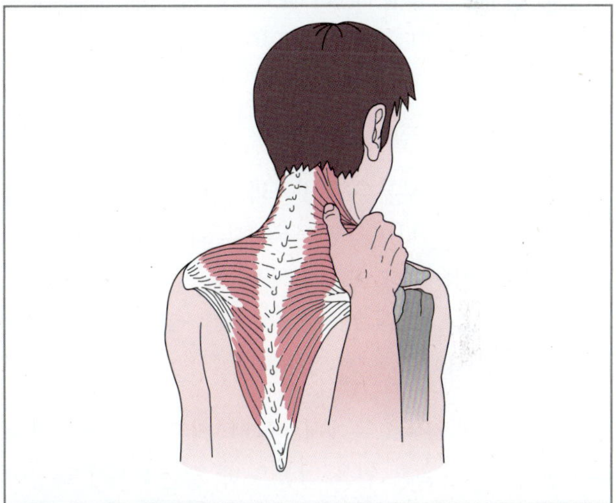

그림 2.10 등세모근

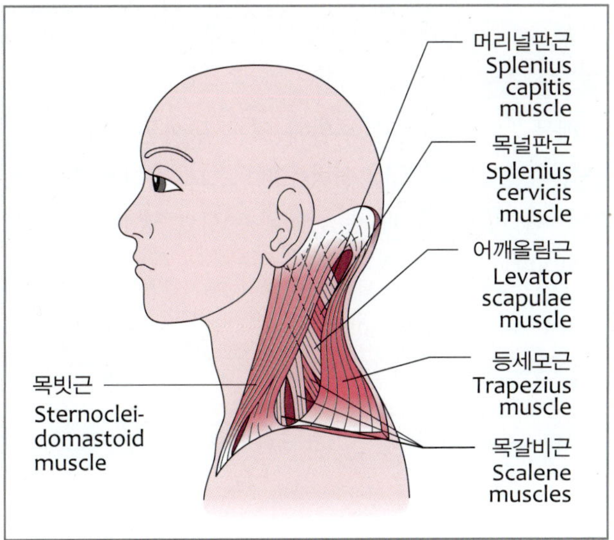

그림 2.11 깊은층 목 근육의 촉진

목빗근(그림 2.12)

목빗근은 꼭지돌기와 위쪽 목덜미선의 넓은 닿는곳으로부터 복장뼈 쪽으로 아래쪽과 앞쪽으로 주행한다. 복장갈래는 복장빗장관절의 안쪽에 위치하고, 빗장갈래는 빗장뼈의 안쪽 1/3 지점을 차지한다. 그리고 이들 갈래 사이의 틈을 촉진할 수 있다.

목갈비근(그림 2.13)

앞목갈비근과 중간목갈비근의 이는곳은 C3–C7의 가로돌기이고, 사람이 목을 옆굽힘했을 때, 기관(trachea)의 좌우측 깊은 곳을 앞쪽 방향에서 촉진할 수 있다. 1번 갈비뼈에 있는 닿는곳은 빗장뼈와 복장빗장관절의 뒤쪽에서 촉진이 가능하다.

뒤목갈비근은 등세모근의 앞쪽 경계선으로 직접 주행하고, 일부가 등세모근에 의해 덮여 있다.

목긴근

목긴근의 위쪽 부분은 목빗근과 후두 사이에 위치하여 촉진이 가능하다. 나머지 부분은 후두와 기관의 뒤쪽으로 주행하고, 목갈비근에 의해 덮여 있다.

관자근(그림 2.14)

관자근은 관자뼈오목에서 아래턱의 갈고리돌기까지 주행한다. 이 근육은 입을 벌렸을 때 닿는곳에서 촉진이 가능하다. 그리고 입을 다물었을 때는 관자뼈오목에서 촉진이 가능하다.

깨물근(그림 2.15)

깨물근은 아래턱각 부위에 있는 두꺼운 직사각형의 근육 다발로, 입을 약간 벌렸을 때도 쉽게 촉진될 수 있다. 입을 꽉 다물었을 때는, 근육의 커다란 팽창이 뺨에서 느껴진다.

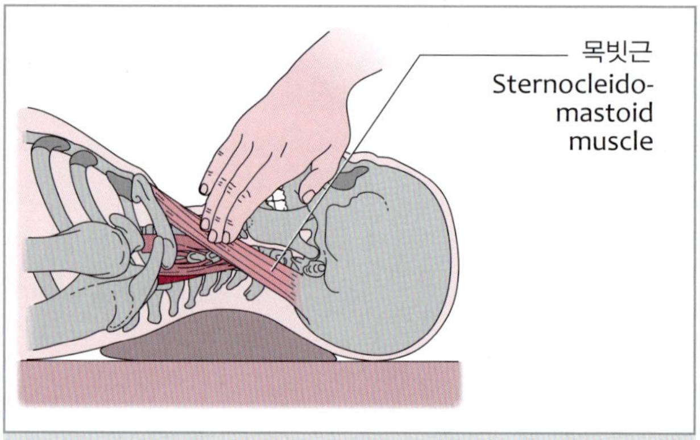

그림 2.12 목빗근의 촉진

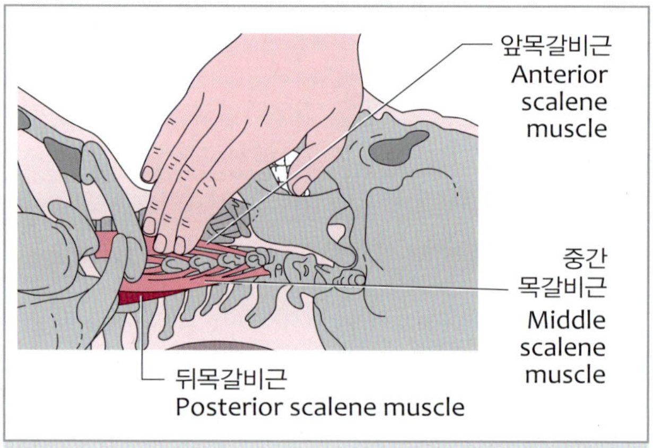

그림 2.13 목갈비근의 촉진

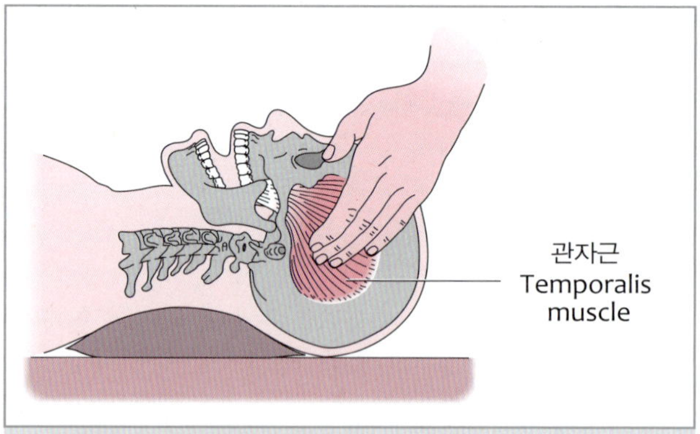

그림 2.14 관자근의 촉진

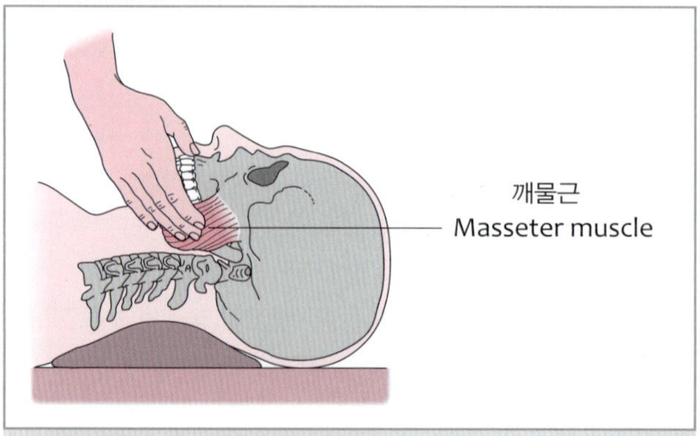

그림 2.15 깨물근의 촉진

두힘살근(그림 2.16)

이 근육은 입을 벌렸을 때 목빗근 앞쪽의 꼭지돌기에서 촉진될 수 있다. 이 근육은 아래턱과 나란하게 주행하여 턱끝의 안쪽면에 부착하기 때문에, 턱끝의 안쪽면에서 더 잘 촉진될 수 있다.

턱목뿔근(그림 2.16)

이 근육은 아래턱바닥을 형성하는 근육이고, 입을 벌렸을 때 턱의 밑에서 위쪽으로 아래턱의 바닥을 촉진할 수 있다.

안쪽날개근(그림 2.16)

이 근육은 입을 다물 때 아래턱의 안쪽면인 닿는곳에서 촉진이 가능하다. 더 위쪽과 안쪽의 촉진은 불가능하다.

가쪽날개근(그림 2.17)

입안에서만 촉진이 가능하다. 촉진의 절차는 다음과 같다: 위쪽 어금니 뒤쪽에서 아래턱목까지 촉진한다. 환자에게 입을 약간 벌림하도록 주문한다. 그 다음 부드럽게 약간씩 입을 벌림하고 다시 닫도록 주문한다. 이 근육의 타이트니스는 입을 벌릴 때 느껴진다.

임상 팁

위쪽 목뼈의 기능장애는 목과 목구멍 근육에서 통증유발점이 발생함을 의미하고, 뒤통수뼈와 관자뼈 쪽으로 통증이 방사하는 양상을 띤다. 통증유발점을 압박하면 통증이 더욱 심해진다.

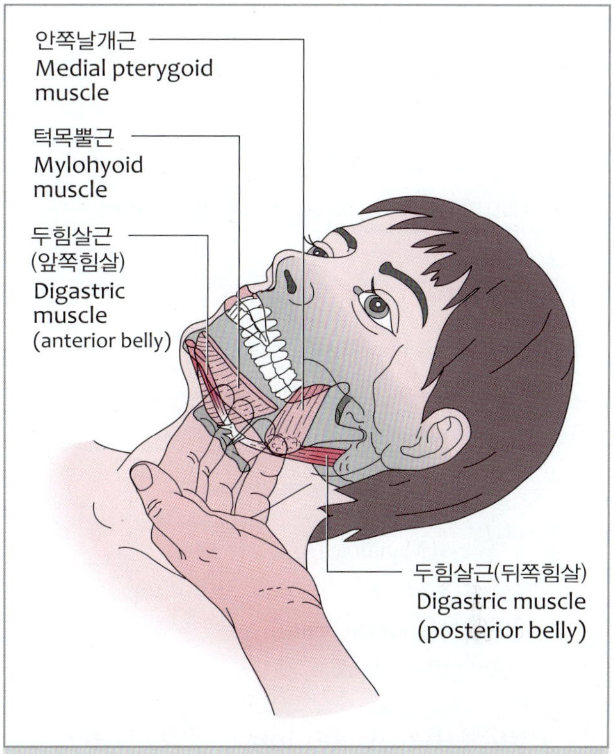

그림 2.16 턱목뿔근, 안쪽날개근 및 뒤힘살근의 촉진

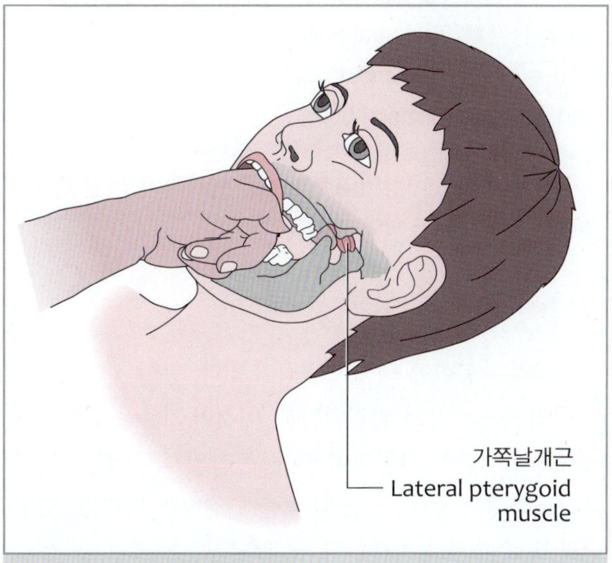

그림 2.17 가쪽날개근의 촉진

2.2 머리뼈의 기능해부학

2.2.1 뼈 요소

머리뼈는 얼굴 부분과 대뇌 부분으로 나누어진다. 얼굴 부분은 **내장머리뼈**이고, 대뇌 부분은 **신경머리뼈**이다.

내장머리뼈(viscerocranium, 그림 2.18)

1 = 코뼈(Nasal bones)
2 = 눈물뼈(Lacrimal bones)
3 = 벌집뼈(Ethmoid)
4 = 광대뼈(Zygomatic bones)
5 = 윗턱뼈(Maxillae)
6 = 아래턱뼈(Mandible)
보습뼈(Vomer)
입천장뼈(Palatine bones)
목뿔뼈(Hyoid bone)

신경머리뼈(neurocranium, 그림 2.18)

7 = 뒤통수뼈(Occipital bone)
8 = 마루뼈(Parietal bones)
9 = 관자뼈(Temporal bones)
10 = 나비뼈(Sphenoid)
11 = 이마뼈(Frontal bone)

머리뼈바닥은 내장머리뼈와 신경머리뼈가 연결된 부위일 뿐만 아니라, 목뼈와 연결하고 있다.

머리뼈 봉합(그림 2.19)

머리뼈는 봉합에 의해 연결되어 있다. 봉합 사이의 틈에는 콜라겐 원섬유가 발견되는데, 이것이 가층을 형성하고, 머리뼈의 뼈막에 연결되어 있다. 봉합의 속층에는 섬유성 결합조직 뿐만 아니라, 개별 뼈를 연결하는 다리와, 혈관, 신경 및 수용기가 존재한다.

봉합의 형태는 다양하다:

- 양쪽 마루뼈 사이의 **시상봉합**은 넓고 매우 뚜렷한 톱니모양을 띤다.
- **시옷봉합**(lambdoid suture)은 뒤통수뼈와 마루뼈 사이의 봉합으로서, 짧은 톱니모양을 띤다.
- **관자마루봉합**은 사선방향으로 안쪽으로 주행한다. 이것은 비늘봉합(squamous suture)으로 불린다.

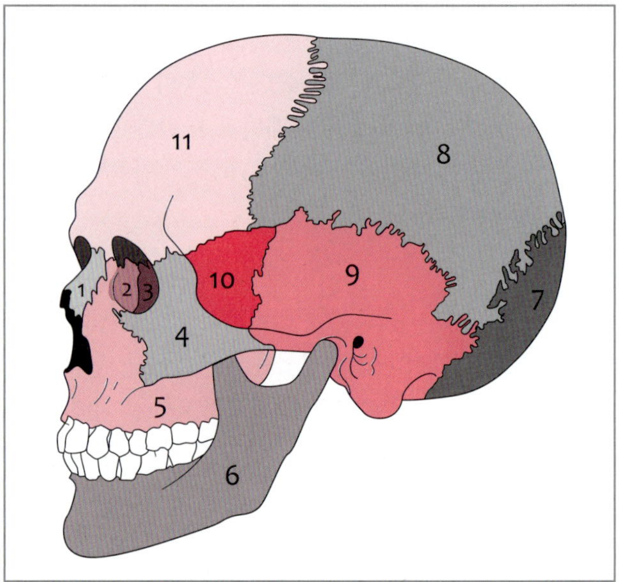

그림 2.18 머리뼈의 구성

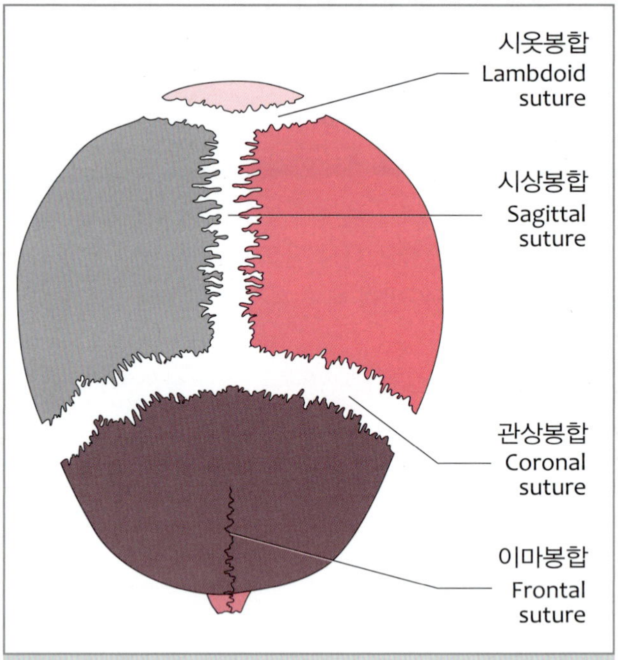

그림 2.19 봉합

2.2.2 뇌수막

뇌의 경질막(그림 2.20)

- 경질막은 "뇌를 위한 강한 피부"이다.
- 경질막은 뇌안(cranial cavity)의 안쪽면에 위치하고, 2개의 층으로 구성되어 있다. 가층은 머리뼈의 뼈막으로 작용하고, 속층은 뇌의 형태를 따라 형성되어 있고, 여러 지점에서 이중으로 되어 있다.
- 이중으로 된 지점(duplication)은 좌우 대뇌반구 사이의 **대뇌낫**, 좌우 소뇌반구 사이의 **소뇌낫**(대뇌낫의 연장 부위), 그리고 **소뇌천막**(소뇌와 뒤통수엽을 나누는)이다. 경질막은 뇌의 외곽을 따라 형성되어 있으며, 강한 콜라겐 섬유로 구성되어 있다. 그리고 일부는 세로 방향으로 형성되어 있다.
- 대뇌낫과 소뇌천막은 세로 방향 뿐만 아니라, 가로 방향으로 이루어진 중요한 지지 시스템이다.
- **경질막 정맥굴**이 경질막 안에서 발견된다. 그들은 정맥혈을 뇌로부터 속목정맥으로 보낸다.
- 경질막은 통증과 압박의 변화를 감지하는 수용기를 가지고 있다.

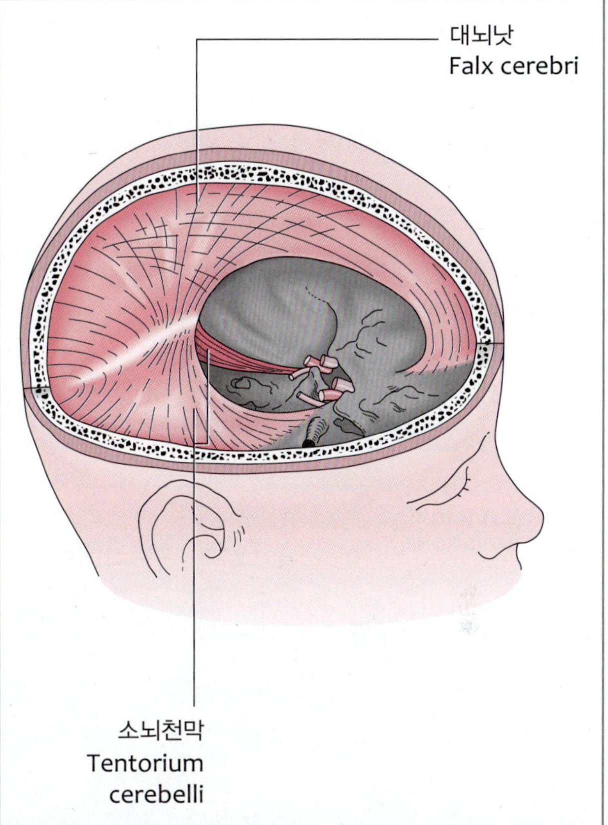

그림 2.20 머리뼈의 경질막

연질뇌척수막(Leptomeninx)

- 이것은 "뇌를 위한 부드러운 피부"이다.
- 이것은 **거미막**이라 불리는 가층과 **뇌연질막**으로 불리는 속층으로 구성된다.
- 이것은 뇌의 표면에 붙어 있고, 뇌의 모든 고랑과 이랑을 따라 주행한다.
- **거미막밑공간**은 2 층 사이에 위치하고, 뇌척수액으로 채워져 있다. 몇몇 지점에 커다란 구멍이 있는데, 이를 거미막밑수조라고 한다.

2.2.3 뇌척수액(그림 2.21)

- 뇌척수액(CSF)은 대략 총 100–150 mL 정도이다.
- 뇌척수액은 맥락얼기에서 생성되며, 하루에 3번 정도 갱신된다.
- 재흡수는 반투막인 거미막을 통해 이루어진다. CSF의 압력은 여기에서 부분적인 역할을 하고, 정맥압에 의해 영향을 받는다.
- CSF 압력은 약 150 mmH2O 이다. CSF의 압력은 자세(누운 자세 또는 앉은 자세)에 따라 달라지고, 또 위치(머리쪽 또는 꼬리쪽)에 따라서도 달라진다.
- 뇌척수액 안에는 약 5개의 세포만 있고, 단백질은 없다.

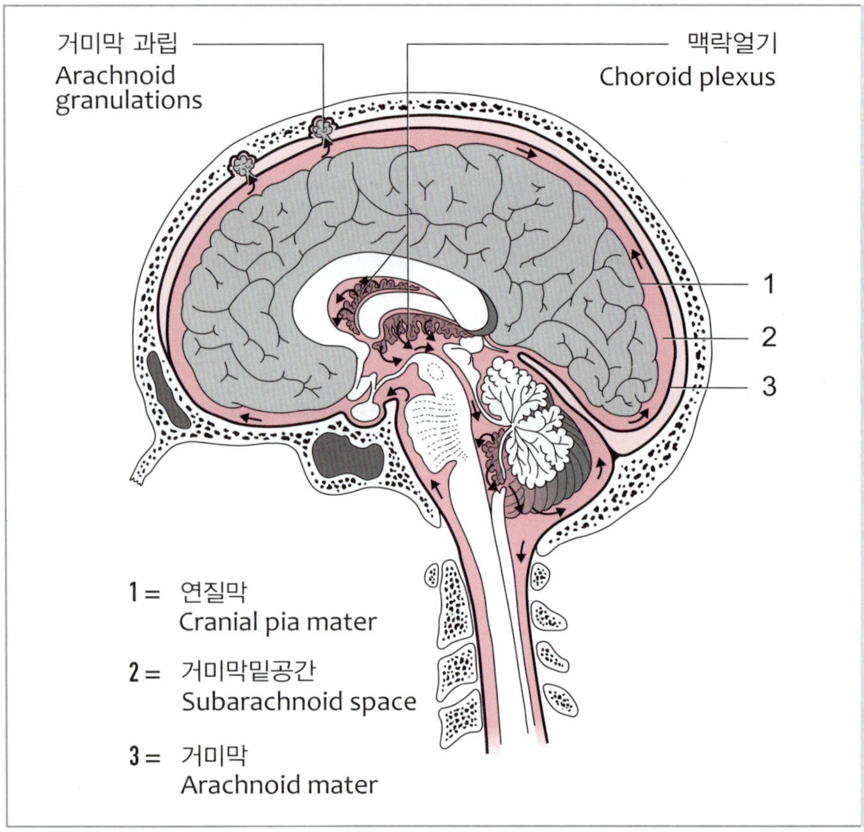

그림 2.21 뇌척수액의 동역학

2.2.4 머리뼈의 가동성

머리뼈는 강직한 구조물이 아니라 탄성 조직이다. 각 머리뼈는 율동성을 가진 매우 적은 특별한 움직임을 가지고 있다. 그들의 정상 율동성 빈도는 분당 10–14회 정도이다. 봉합은 팽창 관절로서 작용한다. 움직임의 방향은 봉합의 형태와 방향에 따라 좌우되며, 뼈들이 발산과 수렴을 반복한다.

임상 팁

(그림 2.22)

봉합 움직임에 제한이 있다면, 머리뼈에 오스테오패틱 가동술을 이용해 머리뼈의 고유 가동성을 회복시킨다. 뇌의 경질막은 머리뼈의 큰구멍에 고정되고 있고, 여기에서 척수의 경질막(C1과 C2로부터 아래쪽으로 척추뼈의 뒤쪽 면에 부착하는)으로 전환된다.

먼저, 척수의 경질막은 S2로부터 척추뼈의 앞쪽면에 부착한다. 머리뼈의 가동성에 문제가 있을 때 엉치뼈와 머리뼈를 모두 가동시키는 치료의 근간이 엉치뼈에서 머리뼈까지 경질막이 연결되어 있다는 점이다.

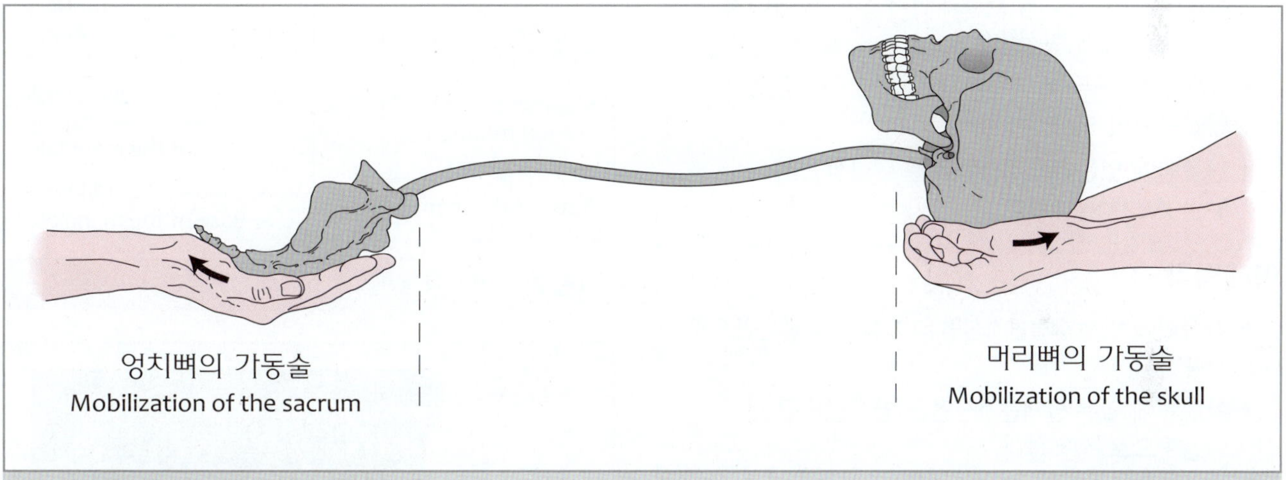

그림 2.22 머리뼈와 엉치뼈의 가동술

2.2.5 턱관절

아래턱(그림 2.23)

아래턱의 가지(ramus)들

- **갈고리돌기**는 관자근의 부착점으로 작용한다.
- 날개오목의 안쪽면에 있는 **갈고리돌기**와 아래턱목은 가쪽날개근의 부착점으로 작용한다.
- **아래턱머리**에 있는 관절면은 원통형이고, 양쪽 축에서 볼록한 형태를 띤다. 축은 앞가쪽에서 뒤안쪽 방향으로 통과한다.

아래턱몸통

- 치아 뿌리를 고정하는 **치조 부분**은 치아 사이의 틈에서처럼, 기능적 스트레인이 많이 일어나지 않는 부위에서 형성된다.
- **아래턱바닥**에는 턱끝신경과 턱끝혈관의 통로인 턱끝구멍이 있다.
- 안쪽면에 있는 **두힘살근오목**은 두힘살근의 닿는곳으로 작용한다.

아래턱각

- 가쪽면에 있는 **깨물근거친면**은 깨물근의 닿는곳으로 작용한다.
- 안쪽면에 있는 **날개근거친면**은 안쪽날개근의 닿는곳으로 작용한다.
- 유아의 경우, 아래턱각은 140° 정도이다. 씹는 동작의 하중로 아래턱각은 120°까지 감소한다. 그리고 치아가 없는 턱의 경우에는 각이 다시 증가한다.

관자뼈의 관절면

아래턱오목(그림 2.24)

- 관자뼈에 있는 관절면은 오목하다. 이것은 **관절결절**에 의해 앞쪽으로 경계된다.
- 뒤쪽 부분은 관절주머니의 가쪽면에 있고, 귓구멍의 가쪽벽을 형성한다.
- 아래턱오목은 아래턱머리의 관절면보다 2-3배 정도 더 크다.
- 형성된 관절의 형태는 하중에 좌우된다. 유아의 경우에는 영구치가 나올 때 깊어지고, 치아가 없을 때 다시 납작해진다.

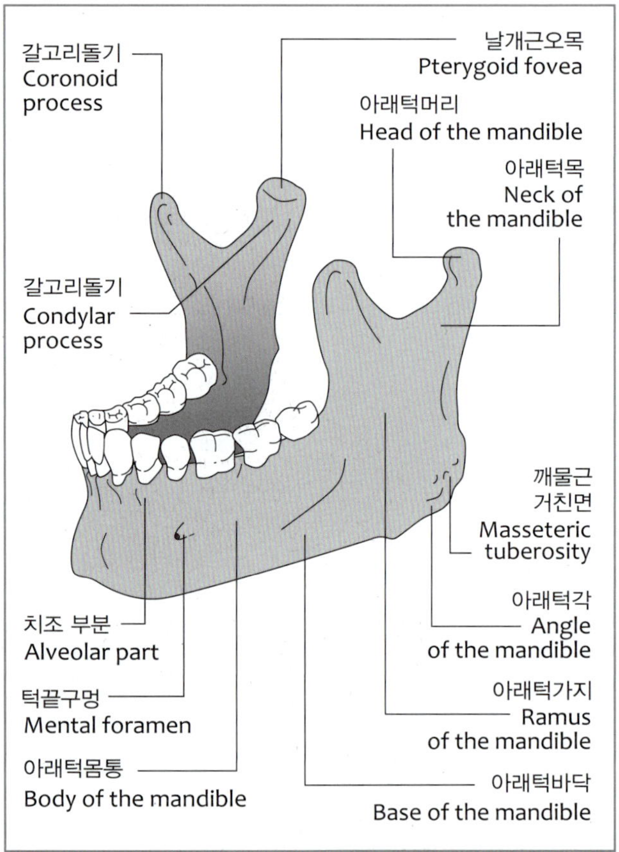

그림 2.23 아래턱

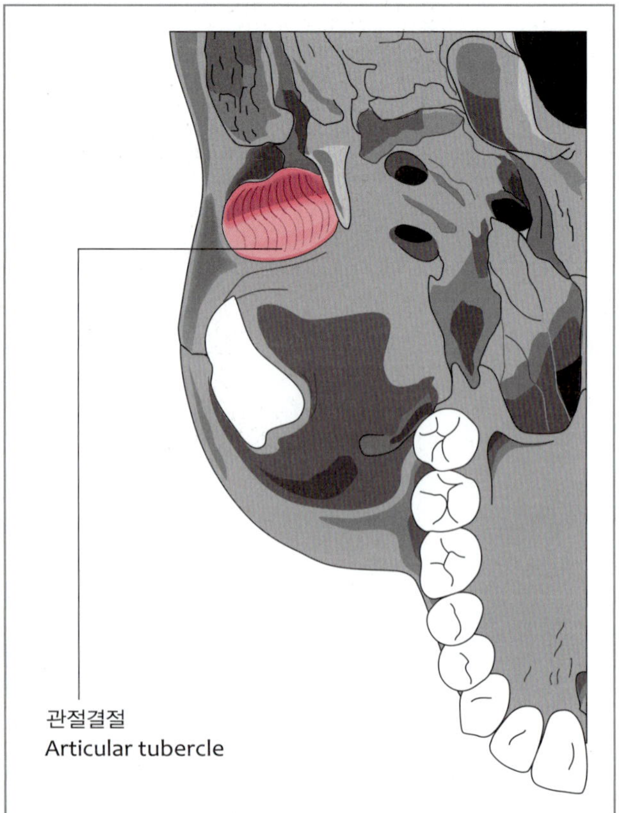

그림 2.24 아래턱오목

관절원반(그림 2.25)

관절원반은 팽팽한 콜라겐 결합조직과 섬유연골로 구성된다. 섬유는 앞뒤 방향, 안가쪽 방향, 위아래 방향의 3차원 방향으로 배열된다. 이렇기 때문에, 원반은 힘을 흡수할 수 있다.

원반은 관절결절의 뒤쪽부분인 아래턱오목과 아래턱머리 사이에 존재한다. 원반의 앞쪽부분은 얇은 편이다. 가쪽날개근의 섬유들이 이 지점에서 원반 안으로 들어간다. 반대로 원반의 뒤쪽부분은 두꺼운 편이다. 관절원반의 앞쪽 부분과 뒤쪽 부분은 모래시계처럼 생긴 좁아진 결합조직에 의해 둘로 나누어진다. 뒤쪽 원반의 뒤쪽 부분은 **이중 층판 영역**(bilaminar zone)으로 불린다. 위쪽의 이중 층판 영역은 탄성 결합조직으로 구성되고, 아래턱머리까지 연장되는 부분은 섬유조직으로 구성된다. 관절뒷패드(retroarticular pad)는 뒤쪽에서 이중 층판 영역에 붙어 있고, 관절 근처의 섬유층만 넘어선다.

원반은 관절주머니와 연결되어 있고, 관절안을 2개의 영역으로 나눈다: **위쪽 원반관자관절 공간**과 **아래쪽 원반아래턱관절 공간**.

원반은 혈관이나 신경의 지배를 받지 못한다. 관절뒷 패드만이 약간의 동맥과 정맥을 가지고 있을 뿐이다.

원반과 관절주머니의 연결 부위에서는 종말가지가 성장하지 못한다. 원반은 윤활액을 통해 영양공급을 받는다. 원반에 신경수용기가 없기 때문에, 뚜렷한 동적 변화가 일어날 때나 또는 원반에 구멍이 생기거나 좁아질 때만 문제를 인식하게 된다.

원반은 관절면의 일치성을 향상시키고, 압력을 가쪽으로 전이시킨다. 입을 벌릴 때, 원반은 앞쪽으로 이동한다.

원반은 아래턱과의 고정과 가쪽날개근과의 연결을 통해 동적으로 움직인다. 가쪽날개근의 위쪽 섬유는 원반에 부착되어 입을 벌릴 때 원반을 앞쪽으로 당긴다.

관절주머니(그림 2.25)

관절주머니는 관절결절을 포함한 관절을 둘러싸고 있지만, 오목의 뒤쪽 부분을 둘러싸지 않는다. 아래쪽의 관절주머니는 아래턱목에 부착되어 있다. 가쪽날개근의 위쪽섬유는 앞쪽 관절주머니까지 연결되어 있다.

관절주머니는 느슨한 편이어서 찢어짐이 없더라도 커다란 움직임을 허용한다. 가쪽에서는 나비아래턱인대와 붓아래턱인대가 관절주머니를 보강한다. 관절주머니는 귀관자신경, 깨물신경 및 깊은 관자신경에 의해 지배를 받는다.

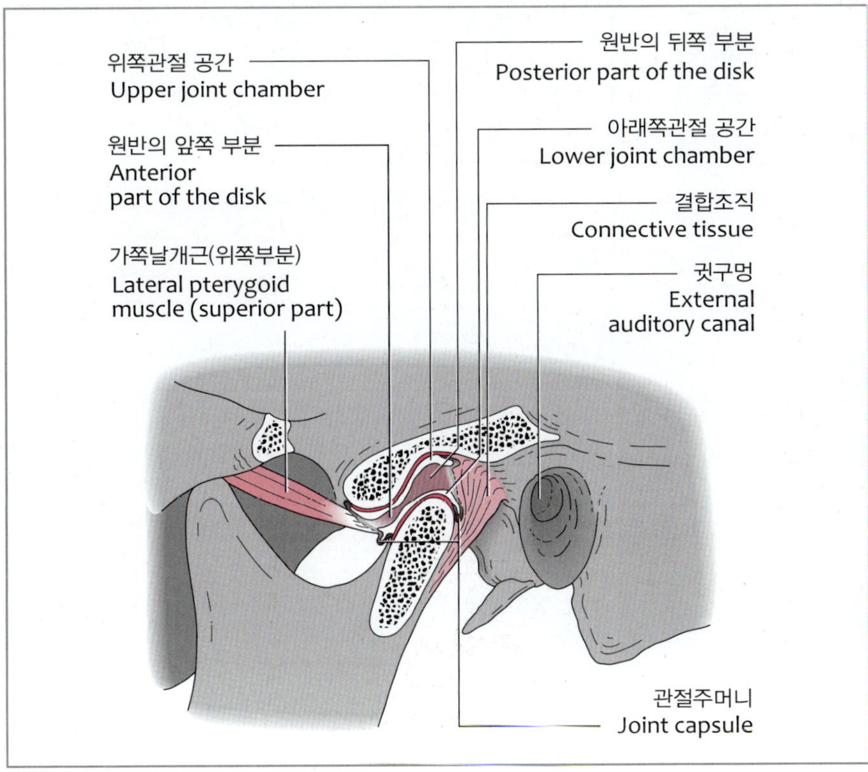

그림 2.25 턱관절

턱관절의 움직임

양쪽 턱관절은 동시에 움직여야 한다. 입을 벌릴 때와 입을 다물 때는 움직임이 대칭적으로 일어나야 하지만, 씹기 동작을 할 때 비대칭적으로 일어나야 한다.

입 벌리기와 다물기(그림 2.26)

입을 벌릴 때, 아래쪽관절 공간 안에서 병진운동과 돌림이 결합되어 일어난다. 위쪽관절 공간에서는, 원반이 앞쪽으로 이동한다.

입을 다문 상태(그림 2.26a)

아래턱머리와 원반 뒤쪽부분은 아래턱오목의 앞쪽 부분에 위치한다.

입 벌리기 단계(그림 2.26b)

입을 벌리고 닫을 때, 양쪽 턱관절의 움직임이 대칭적으로 일어나야 한다. 구르기-활주의 결합 움직임이 입을 벌리는 첫 단계 때 일어난다. 아래턱머리는 원반의 뒤쪽부분과 앞쪽부분 사이의 오목 부위에서 돌림을 한다. 그러므로 첫 움직임은 원반아래턱관절의 공간에서 일어난다.

입을 더 많이 벌림할 때는, 아래턱머리가 반대쪽 오목 안에서 원반을 앞쪽과 아래쪽으로 이동시켜, 결과적으로 원반이 관절결절에 위치하게 된다. 그러므로 아래쪽관절 공간에서 일어나는 움직임 이외에, 원반관자관절 공간의 병진운동도 일어난다. 이런 변위를 통해, 원반의 뒤쪽 부분이 신장된다. 그리고 가쪽날개근의 수축으로 인해 원반의 앞쪽 부분도 신장된다.

최대 벌리기(그림 2.26c)

입을 최대 벌림했을 때는, 아래턱머리가 아래턱오목 밖에서 돌림을 하고, 원반이 더 앞쪽으로 이동하여 원반의 좁은 부위(**모래시계의 중간 부위**)가 관절결절에 놓이게 된다. 이중 층판 영역과 관절주머니의 뒤쪽 부분이 이런 원반의 앞쪽 이동에 의해 타이트해진다.

입을 다물 때, 복합체 전체가 뒤쪽으로 재위치한다.

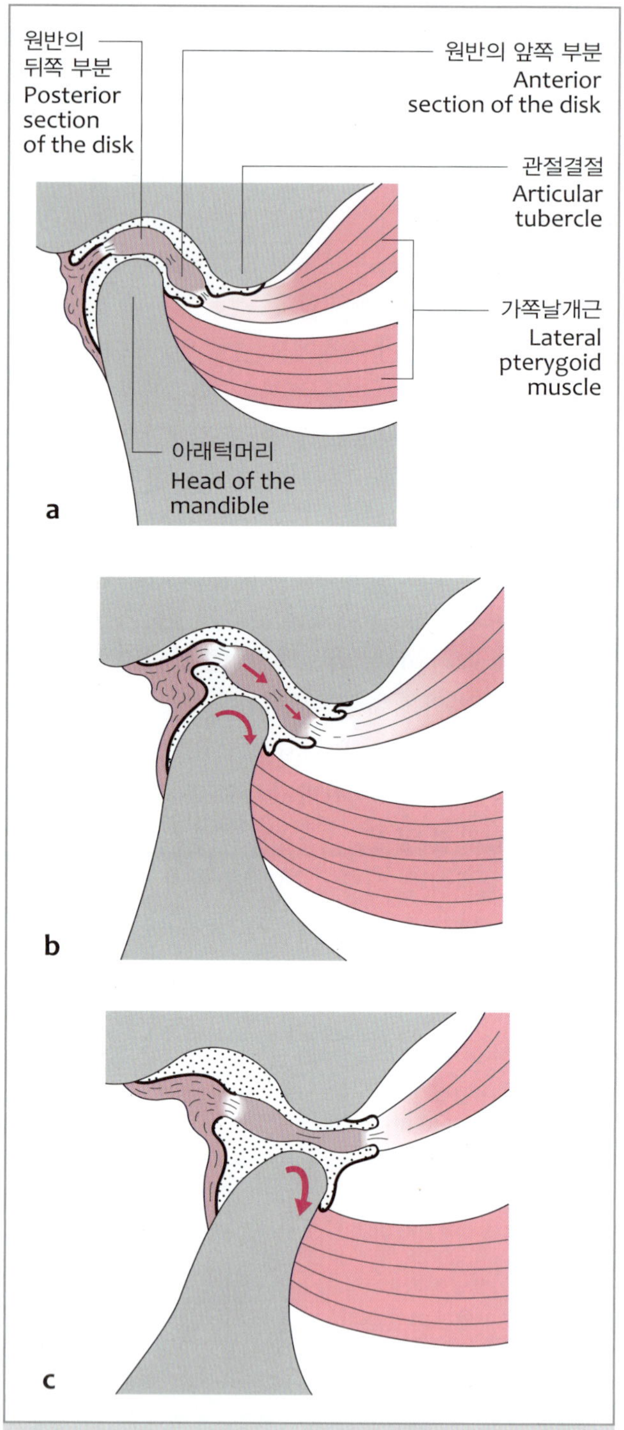

그림 2.26 턱관절의 위치. (a) 입을 다문 상태, (b) 입을 벌리는 단계, (c) 입을 최대로 벌렸을 때

내밈/뒷당김(protrusion/retrusion)

내밈은 아래턱이 앞쪽으로 이동하는 것이다. **뒷당김**은 아래턱의 뒤쪽 움직임을 말한다. 이들 움직임은 주로 원반관자관절 공간에서 일어나지만, 원반아래턱관절 공간에서도 매우 약간 일어날 수 있다. 총 변위는 1.5-2cm 정도로 예상되지만, 뒤쪽 움직임은 0.2-0.5 cm 밖에 안된다. 아래턱의 움직임이 일어나려면, 입을 약간 벌림해야 한다. 내밈과 뒷당김은 활주 운동으로서 단독적으로 일어나지 않는다. 입을 벌릴 때, 내밈/뒷당김이 이마축을 중심으로 일어나는 돌림과 결합되어 종종 일어난다.

가쪽밀기(laterotrusion)/ 안쪽밀기(mediotrusion)

가쪽밀기는 정중선으로부터 아래턱이 멀어지는 움직임이고, 안쪽밀기는 정중선 쪽으로 아래턱이 가까워지는 움직임이다. 이들 움직임은 왼쪽 턱관절과 오른쪽 턱관절에서 동시에 일어난다. 만약 오른쪽 턱관절이 가쪽밀기를 하면, 왼쪽 턱관절은 안쪽밀기를 한다. 이것은 직선 움직임이 아니고, 약간의 원호를 그리는 움직인다. 왜냐하면, 시상축을 중심으로 한쪽 관절은 돌림을 하고, 반대쪽 관절은 병진운동을 하기 때문이다.

이런 가쪽 변위는 씹기 동작에 적합한 움직임이다. 각 방향의 변위 범위는 10-13 mm 정도이다.

씹을 때의 갈기(grinding) 움직임 (그림 2.27a,b)

갈기 동작을 할 때, 2개의 관절이 다른 순서의 움직임을 보인다. 한쪽 관절(**작용 쪽**)에서는, 수직축을 중심으로 일어나는 돌림과 약간의 가쪽밀기가 일어난다. 이런 움직임은 매우 적게 일어나고, 씹는 근육과 인대에 의해 고정된다. 이것이 씹는 압력을 발생시키는 것이다.

반대쪽 관절(**균형 쪽**)에서는, 내밈과 안쪽밀기의 복합 움직임이 일어난다. 부가적으로, 아래턱머리가 아래쪽으로 이동한다. 전체적으로 봤을 때, 균형쪽 관절의 움직임이 작용쪽 관절의 움직임보다이 더 크게 일어난다.

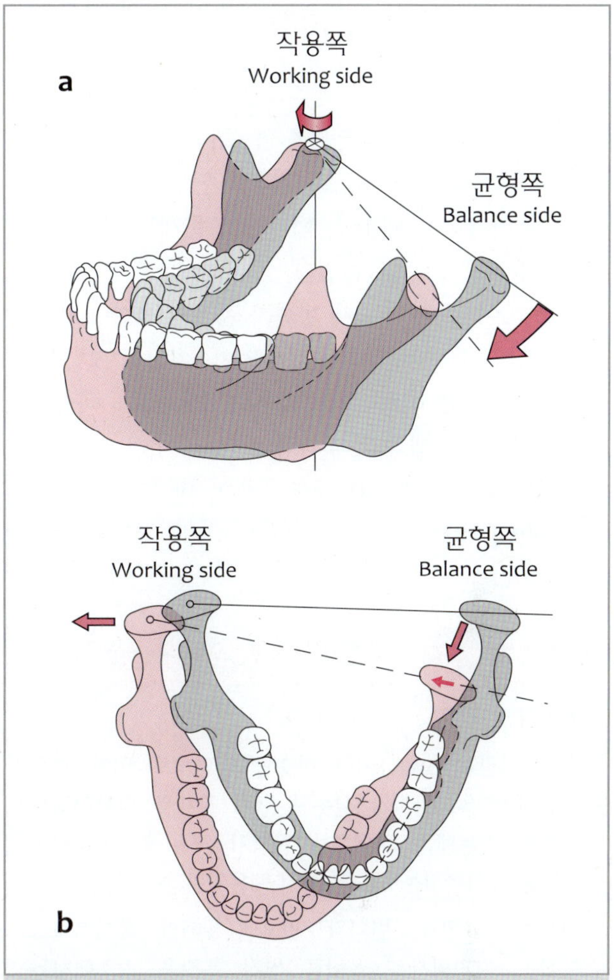

그림 2.27 턱관절의 갈기 동작. (a) 가쪽면. (b) 가로면

임상 팁

대부분의 원반 탈구는 앞쪽으로 일어난다. 결과적으로, 전체 원반은 중립위일 때 병진운동이 일어나지 않을 만큼 관절의 앞쪽 부분에 위치한다. 돌림을 통해서만 입을 벌릴 때는 입 벌리기의 범위가 매우 제한된다.

관절의 차단은 긴장을 줄이는 기법과 병진 관절 기법을 이용한 앞쪽 구조물의 이완을 통해 완화될 수 있다.

2.2.6 턱-목뼈의 기능적 단위 (그림 2.28)

다음의 뼈들이 기능적 단위를 형성한다: 머리뼈, 아래턱, 팔이음뼈, 목뼈 등. 그러므로 기능적 단위가 근육과 관절을 통해 작용하기 때문에, 턱관절의 문제는 팔이음뼈와 목뼈의 문제를 초래할 수 있다.

예를 들어, 목뼈의 자세 변화가 치아의 교합에 영향을 줄 수 있다. 목뼈가 앞쪽으로 쏠리면, 치아의 교합이 더 이상 정상적으로 이루어지지 않는다. 왜냐하면, 아래턱이 목뿔아래근에 의해 뒤쪽에 위치하기 때문이다. 목뼈의 굽힘은 아래턱을 앞쪽으로 이동시키고, 반대로 목뼈의 폄은 아래턱을 뒤쪽으로 이동시킨다. 이것은 치아치료에서 뚜렷해진다.

임상 팁

(그림 2.29)

높은 치관(crown)이나 비슷한 질환으로 인한 부정교합의 경우, 환자가 잘못된 머리 자세를 교정하려는 의지가 없는데, 그 이유는 환자가 계속 최상의 치아 교합을 유지하려는 노력을 하기 때문이다.

역으로, 교합에 변화가 있으면(**목뼈의 부정정렬로 인한**), 치과의사는 올바른 씹기 동작을 강조해서는 안 된다.

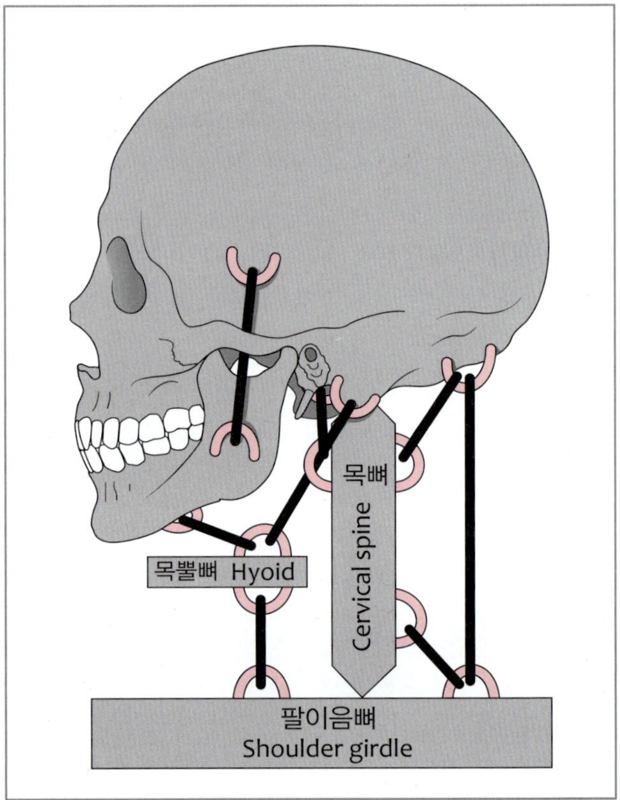

그림 2.28 기능적 단위: 턱-목뼈

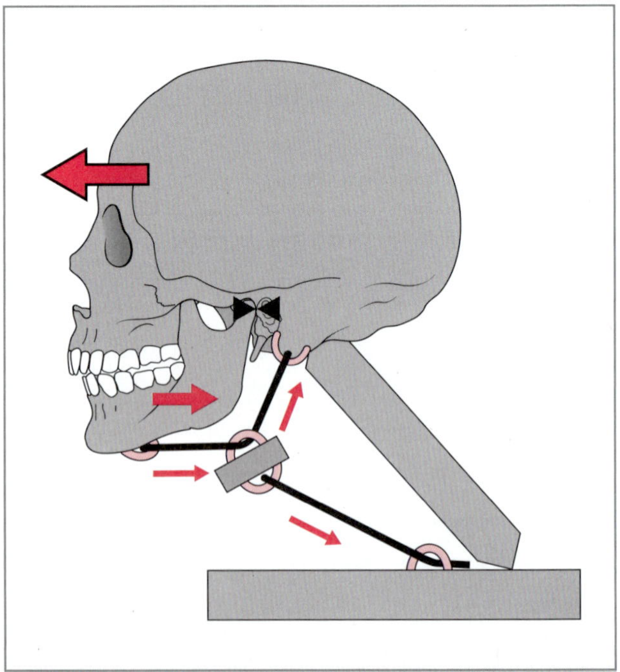

그림 2.29 목뼈의 자세 변화가 교합에 미치는 영향

2.2.7 씹는 근육

관자근(그림 2.30)

기능:

- 모든 부분: 입 다물기
- 뒤쪽 섬유: 뒷당김

깨물근(그림 2.31)

기능:

- 강력한 턱 다물기
- 위앞쪽에서 아래뒤쪽으로 향하는 사선 방향의 주행을 통해, 아래턱을 앞쪽으로 움직일 수 있다.

안쪽날개근(그림 2.32)

기능:

- 입 다물기
- 내밈
- 갈기 동작을 할 때 균형쪽을 지지함

가쪽날개근(그림 2.33)

아래쪽 부분의 기능:

- 입 벌리기의 시작(목뿔위근이 작용한 후)
- 내밈
- 갈기 동작(균형 쪽 관절)

위쪽 부분의 기능:

- 입 벌리기
- 입을 벌리는 동안, 원반을 앞쪽으로 이동시킴
- 관절결절에 원반을 압박함으로써 아래턱머리를 고정함
- 갈기 동작 동안, 작용쪽 관절을 고정함

병리

잘못한 교합, 지속적인 껌 씹기, 잠잘 때의 잇빨 갈기, 그리고 정서적 문제 등도 씹는 근육의 톤을 증가시켜, 턱관절의 동역학을 손상시킬 것이다.

부가적으로, 아래턱과 위턱의 근육 연결, 그리고 나비뼈와 관자뼈로의 근육연결을 통해, 머리뼈의 동역학이 봉합에 압박을 가하는 영향을 줄 수 있다.

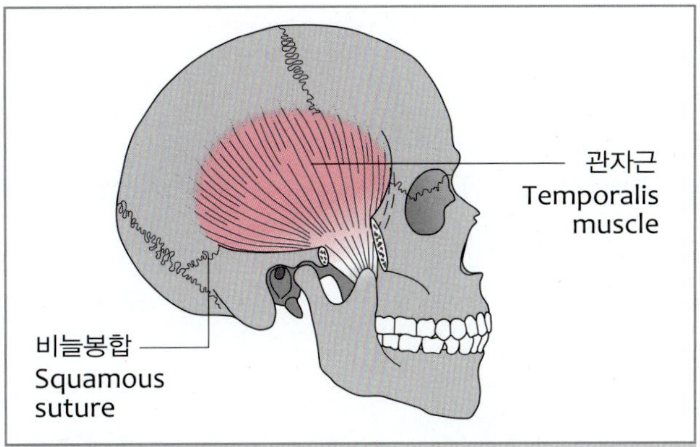

그림 2.30 관자근

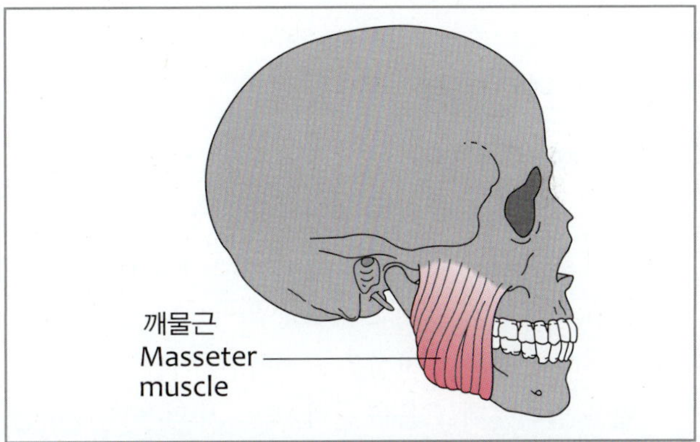

그림 2.31 깨물근

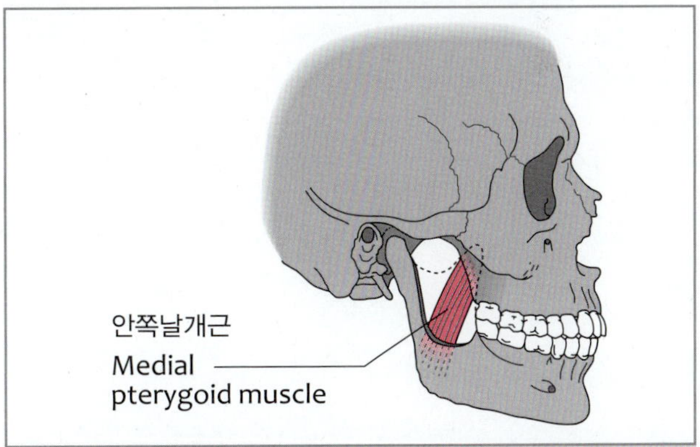

그림 2.32 안쪽날개근

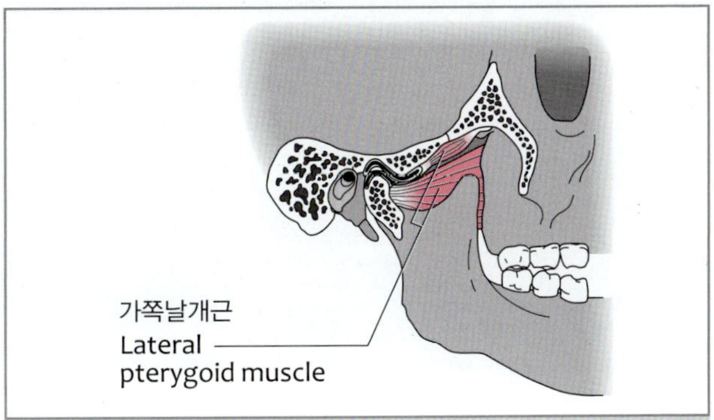

그림 2.33 가쪽날개근

2.2.8 목뿔위근(그림 2.34)

두힘살근(그림 2.34)

독특한 특징: 두힘살근은 중간 힘줄에 의해 앞쪽힘살과 뒤쪽힘살로 나누어진다. 두힘살근의 힘줄은 결합조직 고리에 의해 목뿔뼈에 부착한다.

붓목뿔근(그림 2.34), 턱목뿔근(입의 가로막)(그림 2.35), 턱끝목뿔근(그림 2.35)

목뿔위근의 기능:

- 아래턱과 머리뼈에 있는 부착점을 고정하면, 이들 근육은 목뿔뼈를 위쪽으로 이동시킨다. 이런 목뿔뼈의 움직임은 흡인과 불기와 같은 삼킴 움직임에 중요한 역할을 한다.
- 목불뼈에 붙은 부착점을 고정하면, 이들 근육은 입을 벌리는데 도움을 준다. 입의 바닥을 형성하는 근육들은 갈기 동작(**작용쪽 관절**) 때 작용하고, 입의 바닥을 들어올린다.

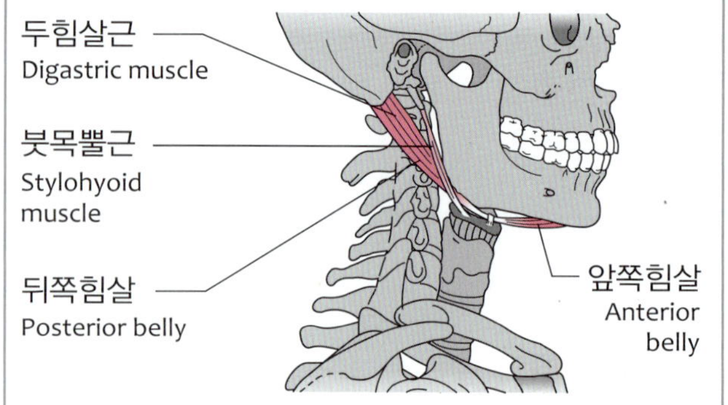

그림 2.34 목뿔위근

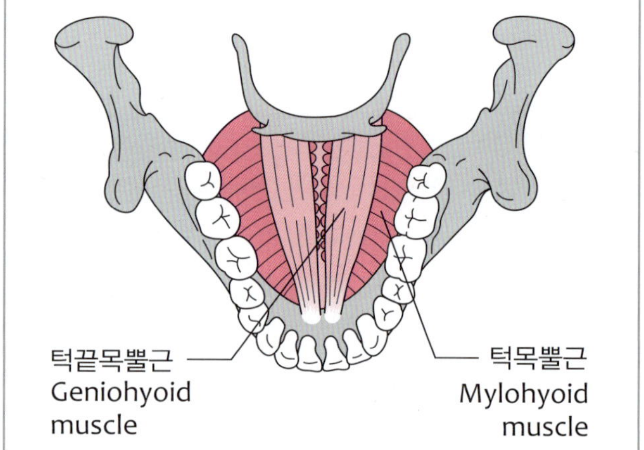

그림 2.35 입의 바닥 근육

2.2.9 목뿔아래근 (그림 2.36과 그림 2.37)

복장목뿔근(그림 2.36), 복장방패근(그림 2.36), 방패목뿔근(그림 2.37), 어깨목뿔근(그림 2.37)

독특한 특징: 목빗근을 가로지르는 목뿔아래근의 수준은 C6이고, 중간 힘줄이 어깨목뿔근을 위쪽힘살과 아래쪽 힘살로 나눈다. 어깨뼈에 붙은 부착점을 통해, 이 근육은 머리뼈–목뿔뼈–어깨뼈를 연결한다.

목뿔아래근의 기능:

이들 근육은 목뿔뼈와 후두를 뒤쪽으로 당긴다. 이런 기능 때문에, 그리고 복장방패근 슬링에 의한 후두의 고정 때문에, 이들 근육은 발음에 영향을 준다.

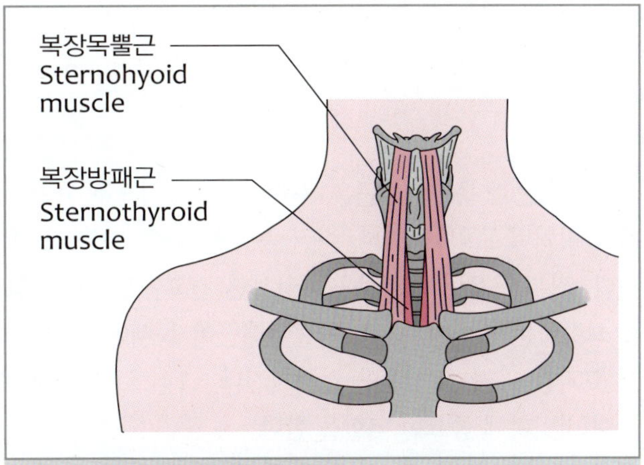

그림 2.36 목뿔아래근: 복장목뿔근, 복장방패근

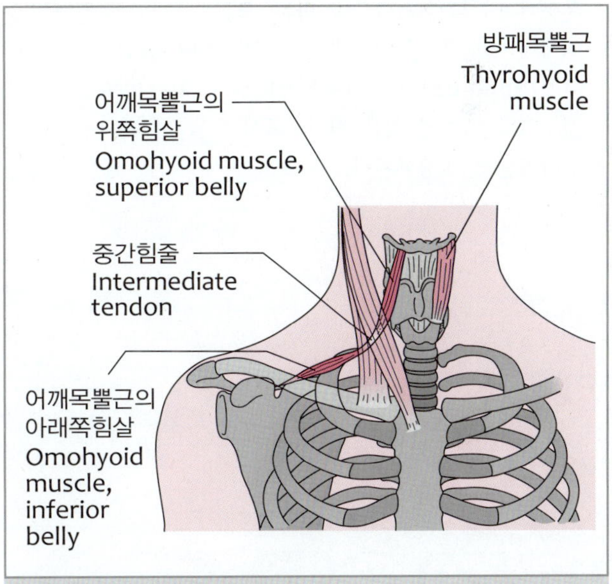

그림 2.37 목뿔아래근: 방패목뿔근, 어깨목뿔근

2.2.10 씹는 근육, 목뿔위근 및 목뿔아래근 사이의 상호관계 (그림 2.38)

목뿔위근과 목뿔아래근은 목뿔뼈가 고정점으로 고려될 때 슬링처럼 보일 수 있다. 이런 슬링은 특별한 기능을 가진다. 씹는 근육이 턱관절을 고정하면(**견고한 턱관절 닫힘을 보장하는**), 목뿔위근과 목뿔아래근이 목뼈에 대한 굽힘 효과를 가져, 앞굽음을 감소시킨다. 그러므로, 슬링이 목뼈 정역학에 중요한 역할을 한다.

임상 팁

목뿔뼈에 부착하거나 시작하는 모든 근육은 목뿔뼈의 위치에 영향을 줄 수 있다. 쉰목소리의 경우, 심지어 무성(aphonia)과 억구증(globus hystericus)의 경우에도 가능성 있는 원인으로서 이들 근육의 긴장을 평가하는 것이 중요하다.

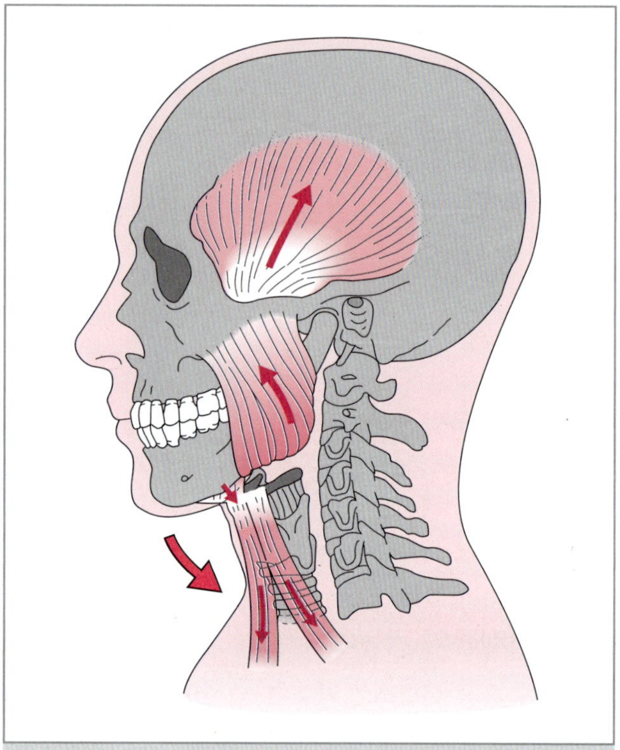

그림 2.38 턱을 꽉 다물 때, 목뿔위근과 목뿔아래근에 의한 목뼈의 굽힘

2.2.11 머리덮개뼈 근육 (머리바깥근육) (그림 2.39)

관자마루근

기능: 이것은 귀를 뒤쪽과 위쪽으로 당긴다.

뒤통수이마근

기능:

- 이것은 머리두피널힘줄 위에서 두피를 앞쪽과 뒤쪽으로 매우 조금씩 이동시킨다.
- 머리바깥널힘줄에 근육이 고정되면, 이마근 힘살이 눈썹과 눈꺼풀 위에서 부풀어 올라가고, 이마를 찌푸린다.

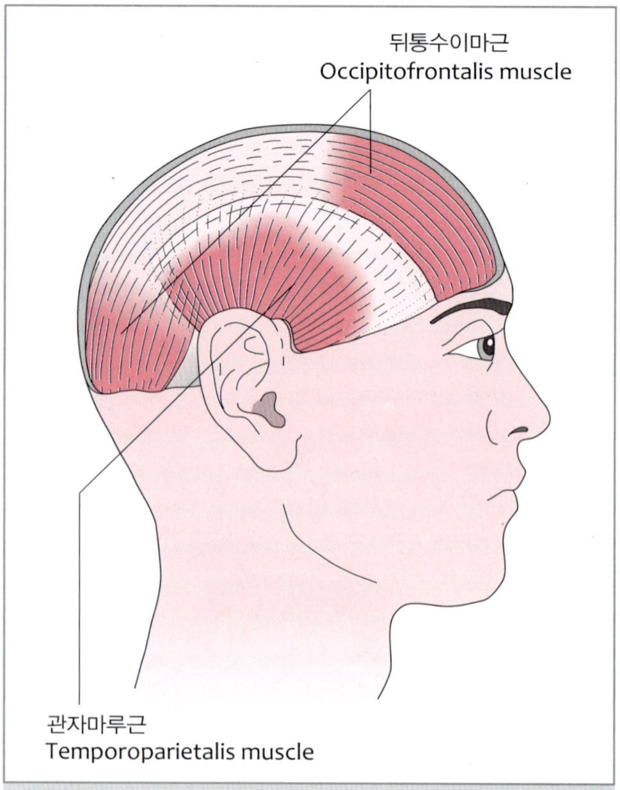

그림 2.39 머리뼈 근육: 관자마루근, 뒤통수이마근

2.2.12 얼굴 표정근 (그림 2.40과 표 2.1)

표 2.1 얼굴표정근의 기능을 요약하고 있다.

표 2.1 얼굴표정근

근육	기능
1. 눈썹주름근	눈썹을 찌푸린다.
2. 눈살근	눈썹사이의 피부를 당겨 모은다.
3. 코근	콧구멍을 좁히고 넓힌다.
4. 입꼬리올림근	입꼬리를 올린다.
5. 볼근	"트럼펫 근육": 뺨 안에 들어 있는 공기를 분다.
6. 턱끝근	턱을 부풀게하여 위쪽으로 볼록한 턱-입술 고랑을 만든다.
7. 입꼬리내림근	입꼬리를 내린다.
8. 아래입술내림근	아랫입술을 당겨 내린다.
9. 입꼬리당김근	입꼬리를 가쪽으로 당겨, 보조개를 만든다.
10. 입둘레근	입술을 오므린다.
11. 큰광대근과 작은광대근	입꼬리를 위쪽과 가쪽으로 올림하고, 윗니를 노출시킨다.
12. 위입술올림근과 위입술콧방울올림근	콧방울과 위입술을 위쪽으로 올림한다.
13. 눈둘레근	눈을 가늘게 뜨고, 눈물을 분비시킨다.

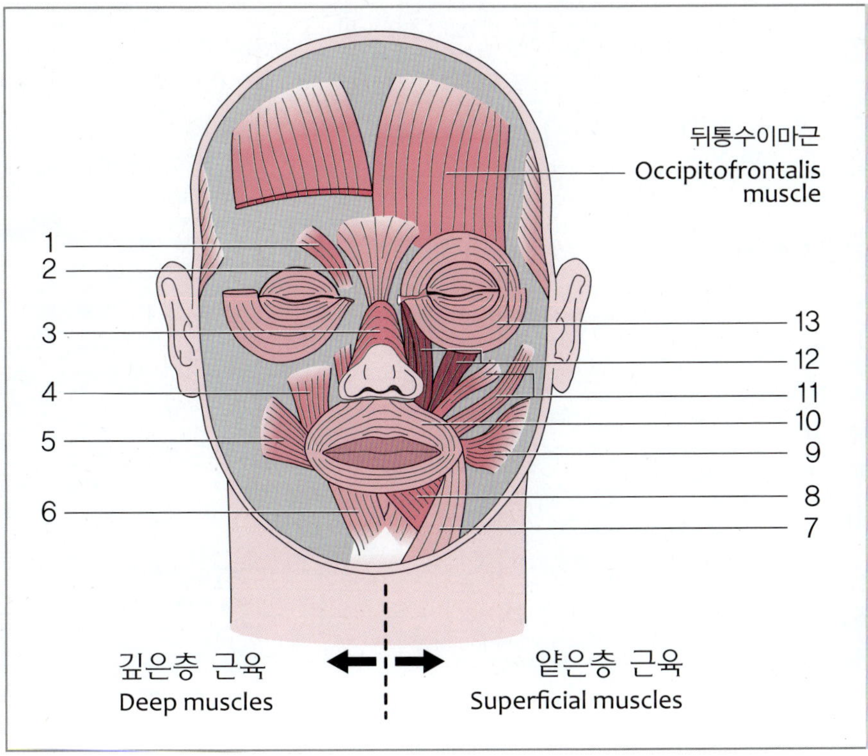

그림 2.40 얼굴표정근

2.3 목뼈의 기능해부학

2.3.1 목뼈의 X 선

위쪽목뼈의 앞뒤면(그림 2.41)

- 큰구멍의 중간에 고리뼈가 위치하면, 치아돌기의 축과 C2의 가시돌기는 중간선에 위치한다.
- 뒤통수뼈융기와 고리뼈 가쪽덩이는 수직으로 놓여 있고, 좌우가 평행해야 하고, 대칭적이어야 한다.
- C1의 좌우 가로돌기는 뒤통수뼈로부터 같은 거리에 있어야 하고, 같은 길이를 가져야 한다.
- 뒤통수뼈융기의 아래쪽 경계선을 통과하는 선(**가로융기선**)과 고리뼈 가쪽덩이의 아래쪽 가장자리를 통과하는 선(**가로고리뼈선**)은 평행을 이루어야 한다.
- 좌우 C1 가쪽덩이와 C2 가쪽덩이 사이의 관절면 간격은 대칭을 이루어야 한다. 좌우 관절의 틈은 동일한 넓이를 가져야 한다.
- C1과 C2의 좌우 관절면 경사는 동일하다.
- 고리치아돌기의 간격은 약 3㎜이고, 좌우가 동일해야 한다.

아래쪽목뼈의 앞뒤면(그림 2.42)

다음은 정상 소견과 일치한다:

- 척추뼈몸통의 위쪽끝판과 아래쪽끝판은 수평으로 이루어야 하고, 서로 평행해야 한다.
- 원반의 높이는 C2에서 C7으로 내려갈수록 점차 증가한다.
- 가시돌기는 측연선(**중간선**)을 따라 수직선을 이루어야 한다.
- 척추뼈다리의 고리들은 서로 수직을 이루어야 하고, 좌우 척추뼈다리의 고리는 중간선으로부터 동일한 거리만큼 떨어져 있어야 한다.
- 갈고리돌기는 뾰족하다.
- 척추관의 넓이는 약 24-33 ㎜ 정도이다 (**척추뼈다리사이의 간격으로 측정했을 때**).

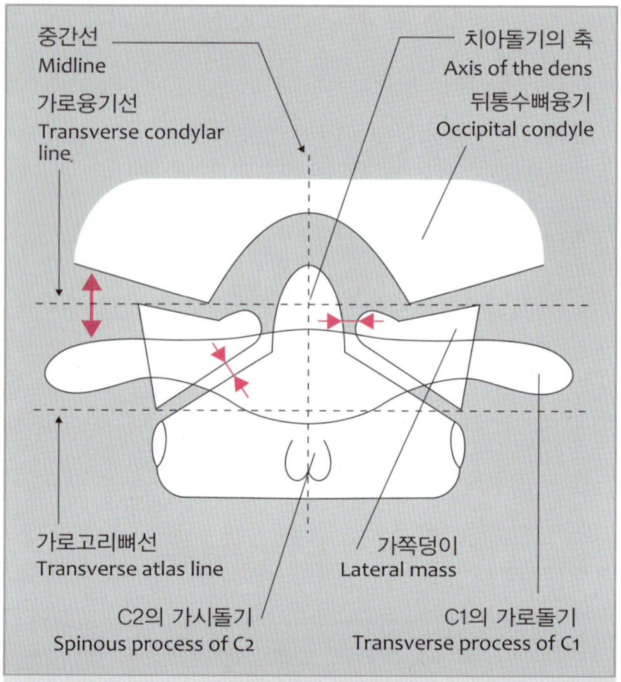

그림 2.41 X 선 영상: 위쪽목뼈의 앞뒤면

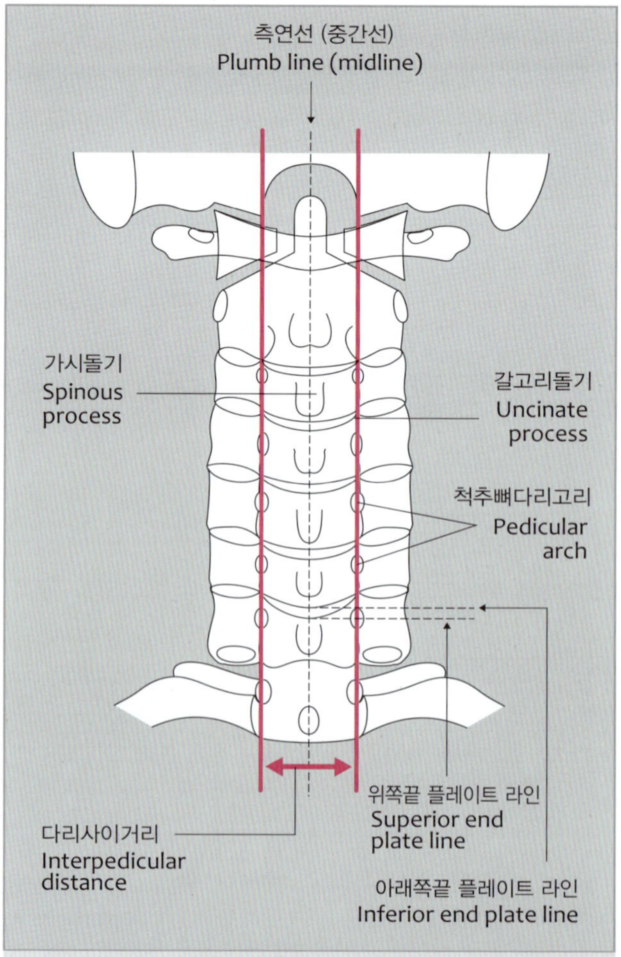

그림 2.42 X 선 영상: 아래쪽목뼈의 앞뒤면

목뼈의 가쪽면(그림 2.43)

- 평행한 원호의 선들이 다음에 의해 형성된다:
  - 앞척추뼈몸통 라인
  - 뒤척추뼈몸통 라인
  - 척추뼈층판 라인

- 뒤척추뼈 라인과 척추뼈층판 라인은 척추관의 경계를 형성한다. 직경은 16–18㎜이다.
- 고리뼈의 중심을 통과하는 수평선(**고리뼈 절삭선 [atlas plane line]**)과 척추뼈다리의 아래쪽 가장자리에서 중쇠뼈 아래쪽 가장자리를 통과하는 라인(**중쇠뼈 절삭선**)은 중립위에서 평행을 이루어야 한다.
- 모든 척추사이관절이 보여야 한다.
- 고리치아돌기 간격은 약 3 ㎜이다. 관절면은 평행을 이루어야 한다.

임상 팁

정확한 도수 관절가동술과 교정술을 적용하기 위해서는, 관절 위치의 변화에 대한 지식이 있어야 하고, 금기증을 아는 것이 좋다. 이런 정보는 X 선 영상을 통해 알 수 있다.

만약 불안정이 의심되면, 기능적 영상을 통해 평가해야 한다.

병리

급성 목뼈 증후군이 있으면, 목뼈의 전형적인 위치가 감소되거나 원반 병변 위에서 앞굽음이 역전된다 (**Güntze 징후**).

환자의 호소가 X 선 영상에서 나타나는 변화와 반드시 일치하는 것은 아니다. 그래서 환자가 어떤 증상을 가지고 있지 않더라도, 척추뼈몸통으로부터 발생한 뼈가시를 가지고 있을 수 있다.

한편, X 선 영상으로 알 수 없는 뚜렷한 임상 소견이 있을 수 있다.

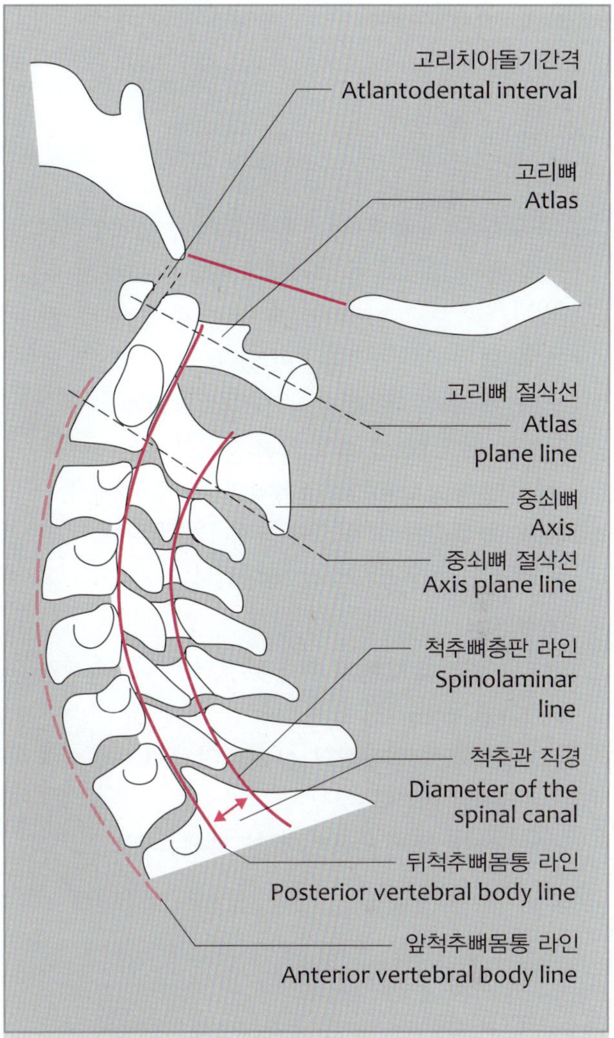

그림 2.43 X 선 영상: 목뼈(가쪽면)

2.3.2 위쪽목뼈

고리뼈(그림 2.44)

- 고리뼈에는 척추뼈몸통이 없다.
- 가쪽 부분(**가쪽덩이**)은 앞쪽고리에 의해 앞쪽으로 연결되고, 뒤쪽고리에 의해 뒤쪽으로 연결되어 있다.
- **앞쪽고리**에는 앞쪽결절이 있다.
- **뒤쪽고리**에는 뒤쪽결절(가시돌기의 흔적)이 있다. 앞쪽고리의 분지 지점 근처의 위쪽면에는 **척추동맥고랑**이 있다. 목뼈의 가로구멍에서 나온 척추동맥이 이 고랑을 지나가서 위쪽으로 주행하여 큰구멍 안으로 들어간다.
- 관절면:
  - 위쪽면: **고리뼈의 위쪽관절면**은 뒤통수뼈와 관절을 이룬다.
  - 아래쪽면: **고리뼈의 아래쪽관절면**은 중쇠뼈와 관절을 이룬다.
  - 안쪽면: **치아돌기를 위한 파셋**은 치아돌기와 관절을 이룬다.

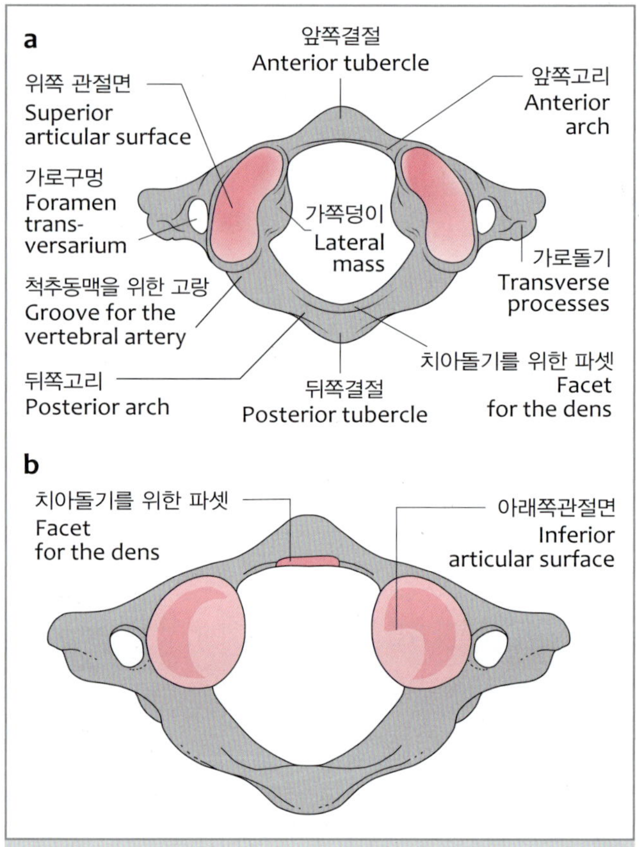

그림 2.44 고리뼈: (a) 위쪽면, (b) 아래쪽면

중쇠뼈(그림 2.45)

- 치아형태의 돌기인 **중쇠뼈의 치아돌기**는 척추뼈몸통으로부터 나온다. 치아돌기의 끝은 **치아돌기 꼭대기**로 불리고, 뭉텅한 편이다.
- 가시돌기는 뚜렷하고, 끝이 2개로 갈라져 있다.
- 중쇠뼈는 짧은 가로돌기를 가지고 있다. 가로돌기는 아래쪽과 가쪽으로 뻗어 있다. 그리고 가로돌기에 척추동맥이 통과하는 **가로구멍**이 존재한다.
- 관절면:
  - 치아돌기의 앞쪽면: 고리뼈를 위한 **앞쪽관절 파셋**
  - 치아돌기의 뒤쪽면: 고리뼈의 가로인대와의 연결을 위한 **뒤쪽관절 파셋**
  - 중쇠뼈의 **위쪽관절면**과 고리뼈의 아래쪽 관절면은 고리뼈의 가쪽덩이까지 가는 관절 연결을 형성한다.
  - **아래쪽관절** 파셋은 C3의 위쪽관절 파셋과 관절을 이룬다.

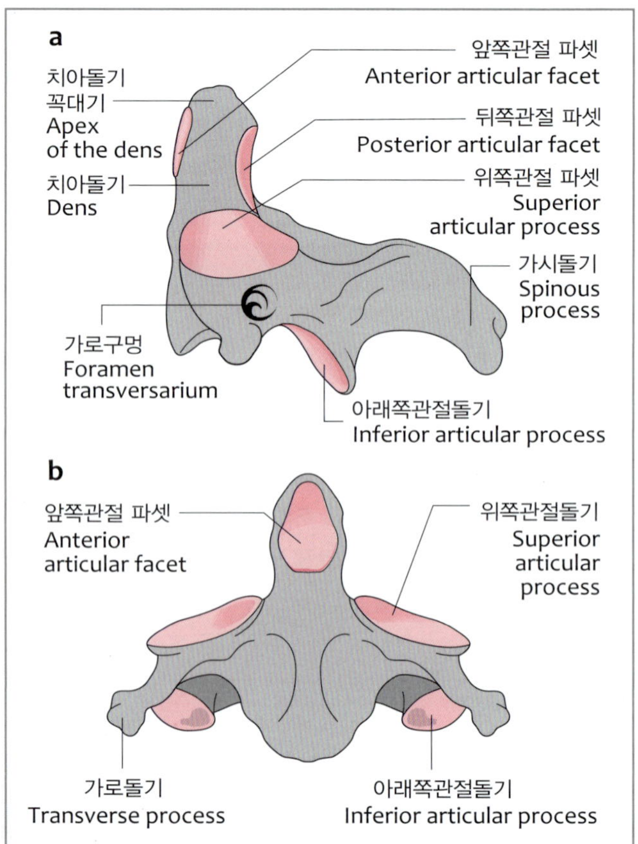

그림 2.45 중쇠뼈. (a) 시상면, (b) 이마면

고리뒤통수관절(그림 2.46과 그림 2.47)

- **뒤통수뼈융기**는 큰구멍의 가장자리에서 볼록하게 튀어나온 타원형이다. 양쪽 관절의 축들은 서로에 대해 약 120°의 각을 형성하고 있다.
- **고리뼈의 위쪽관절면**은 오목한 타원형이다. 세로축은 앞안쪽으로 향한다.
- 관절주머니는 비교적 넓은 편이고, 가쪽고리뒤통수인대에 의해 가쪽에서 보강된다.

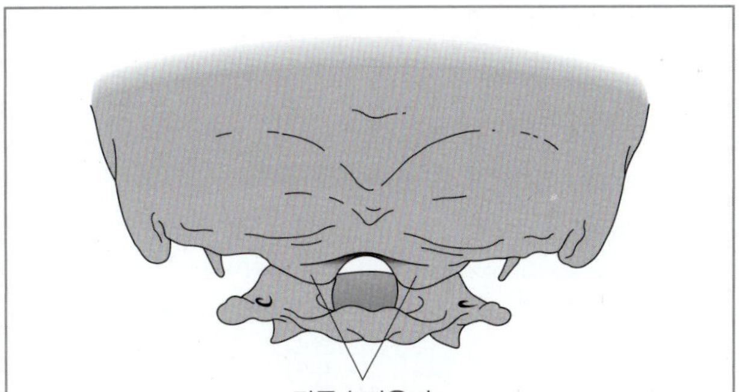

그림 2.46 고리뒤통수관절

중앙고리중쇠관절(그림 2.48)

앞쪽면:

- 치아돌기의 **앞쪽관절면**은 타원형 모양의 볼록한 관절면이다.
- 고리뼈 앞쪽고리에 있는 **치아돌기를 위한 파셋**은 약간 오목하다.

뒤쪽면:

- 치아돌기의 **뒤쪽관절면**은 약간 안장형이다.
- **고리뼈의 가로인대**는 관절연결 부위에서 침착된 연골세포를 가지고 있다. 가로인대는 가쪽덩이의 안쪽면에서 시작한다. 관절강은 지방과 결합조직의 침착에 의해 닫혀 있다.

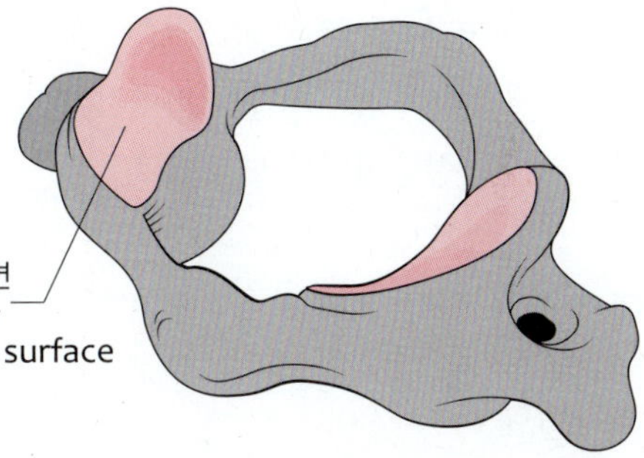

그림 2.47 고리뼈의 위쪽관절면

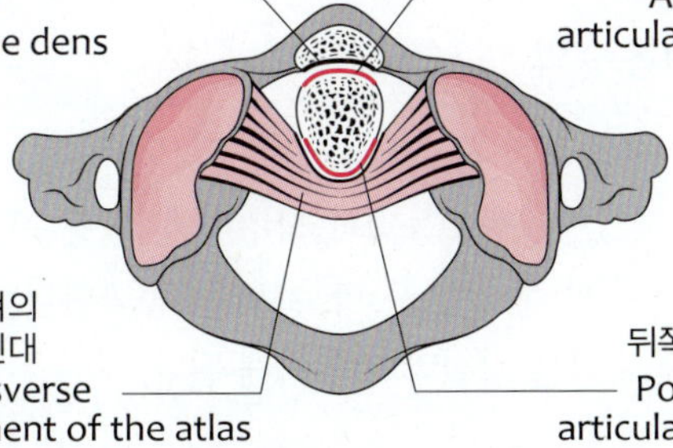

그림 2.48 중앙고리중쇠관절

가쪽고리중쇠관절(그림 2.49)

- 고리뼈의 **아래쪽관절면**은 약간 볼록하다.
- 중쇠뼈의 **위쪽관절면**은 뒤가쪽으로 경사져 있고, 볼록한 형태이다. 관절면의 일치성은 좋은 편이 아니다. 관절주머니는 넓고 느슨한 편이며, 관절강의 앞쪽과 뒤쪽으로 들어간 윤활주름이 있다. 덮개막이 관절주머니를 안쪽과 뒤쪽에서 보강해 주고 있다.

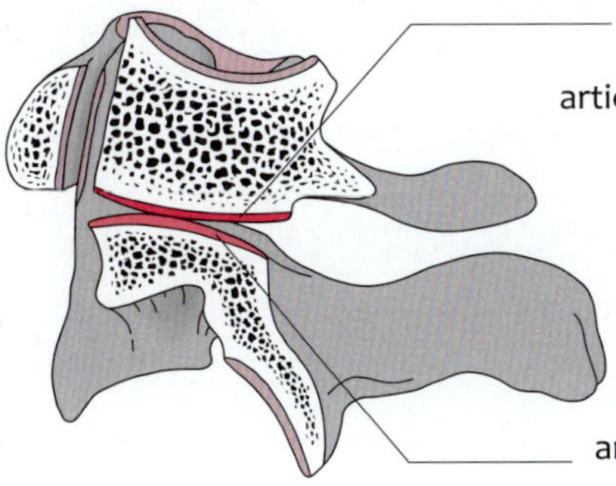

그림 2.49 가쪽고리중쇠관절

병리

고리뒤통수관절과 고리중쇠관절은 풍부한 고유수용기를 가지고 있다. 이런 방식으로, 안뜰핵과 그물체로 가는 연결이 존재한다. 고유수용기는 공간에서의 방향과 균형을 유지하는 역할을 한다. 또한 고유수용기는 긴장성 목반사에 영향을 준다. 이들 관절에 기능장애가 있으면, 어지럼증과 같은 구심성 정보 전달에도 문제가 생길 수 있고, 또 어린 아동기에서는 운동발달 지연과 협응 장애가 나타날 수도 있다.

위쪽목뼈의 인대(그림 2.50-그림 2.53)

앞쪽 인대(그림 2.50)

앞고리뒤통수막

이것은 고리뼈의 앞쪽고리에서 뒤통수뼈의 아래쪽 가장자리까지 이어져 있고, 또 고리뼈 가로돌기까지 이어진 긴 섬유다발을 가진다. 이것은 깊은층과 얕은층으로 구성되어 있다. 깊은층은 고리뒤통수관절의 관절주머니를 덮고 있고, 얕은층은 앞세로인대에 해당한다.

앞고리중쇠인대

이것은 고리뼈와 중쇠뼈를 앞쪽에서 연결하고 있다. 가쪽 밴드가 관절주머니를 보강한다.

뒤쪽 인대(그림 2.51)

목덜미인대

목덜미인대는 뒤통수뼈융기에서 C7까지 이어져 있고, C7 이하는 가시위인대로 전환된다. 목덜미인대는 가시돌기 끝에 고정되어 있고, 가시사이인대와 합병된다.

뒤고리뒤통수막

이것은 고리뼈 뒤쪽고리에서 큰구멍의 뒤쪽 가장자리 가지 이어져 있다. 척추동맥과 척추정맥, 뒤통수밑신경이 뒤고리뒤통수막의 이는곳 바로 위를 통과한다. 앞쪽의 뒤고리뒤통수막은 경질막과 섞이게 된다.

병리

뒤고리뒤통수막의 긴장 변화는 척추동맥과 뒤통수밑신경에 나쁜 영향을 줄 수 있다.

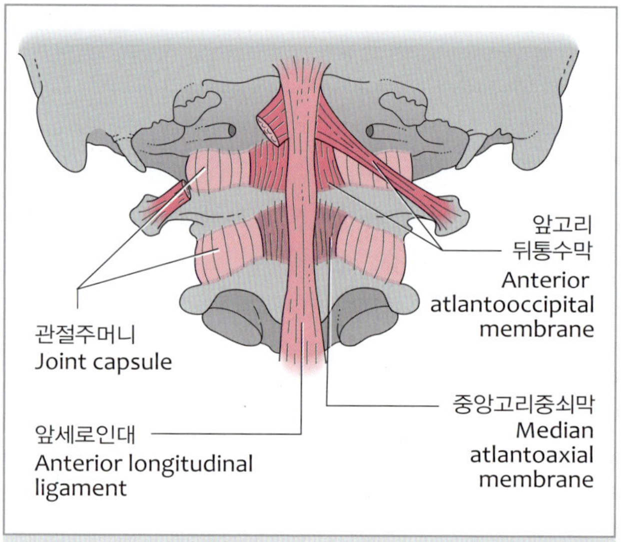

그림 2.50 위쪽목뼈의 앞쪽 인대

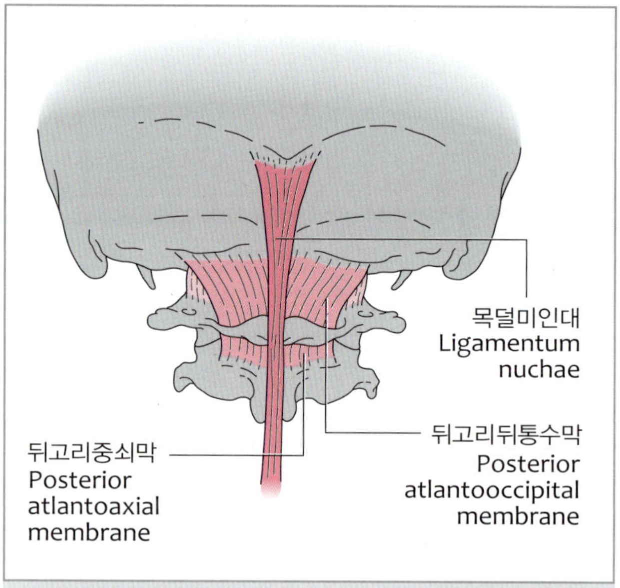

그림 2.51 위쪽목뼈의 뒤쪽 인대

뒤고리중쇠인대

이것은 고리뼈의 뒤쪽고리와 중쇠뼈 사이에 위치한다.

▷ 척추뼈고리를 제거한 이후의 얕은층 (그림 2.52a)

덮개막

이것은 비스듬틀(clivus)에서 중쇠뼈 척추뼈몸통까지 이어져 있고, 뒤쪽으로 척추관과 경계를 이룬다.

뒤세로인대

C0–C3 영역에서, 이것은 덮개막과 연결되어 있다.

▷ 중간층(그림 2.52b)

중쇠뼈의 십자인대

이것은 2 부분으로 나누어져 있다:

- 가로 부분: **고리뼈의 가로인대**로서, 가쪽덩이의 안쪽면에서 시작하여 십자인대의 중요한 부분을 형성한다. 이 인대는 넓은 편이다. 이 인대 안에 연골세포가 침착되어서 연골의 얇은층을 형성하고, 이것이 치아돌기를 위한 파셋을 형성한다.
- 약한 세로 부분: **세로 밴드**이다. 이것은 중쇠뼈몸통에서 큰구멍의 모서리까지 이어져 있다.

▷ 깊은층(그림 2.52c)

치아돌기의 꼭지인대(apical ligament)

이것은 치아돌기의 끝에서 큰구멍의 중앙앞쪽 모서리까지 이어져 있다.

날개인대(alar ligament)

- 이것은 치아돌기 끝의 뒤가쪽면에서 뒤통수뼈융기의 앞안쪽 가장자리로 이어져 있다.
- 좌우 인대가 서로에 대해 약 150–170°를 형성하고 있다.
- 아래쪽섬유는 고리뼈 가쪽덩이에 부착된다.

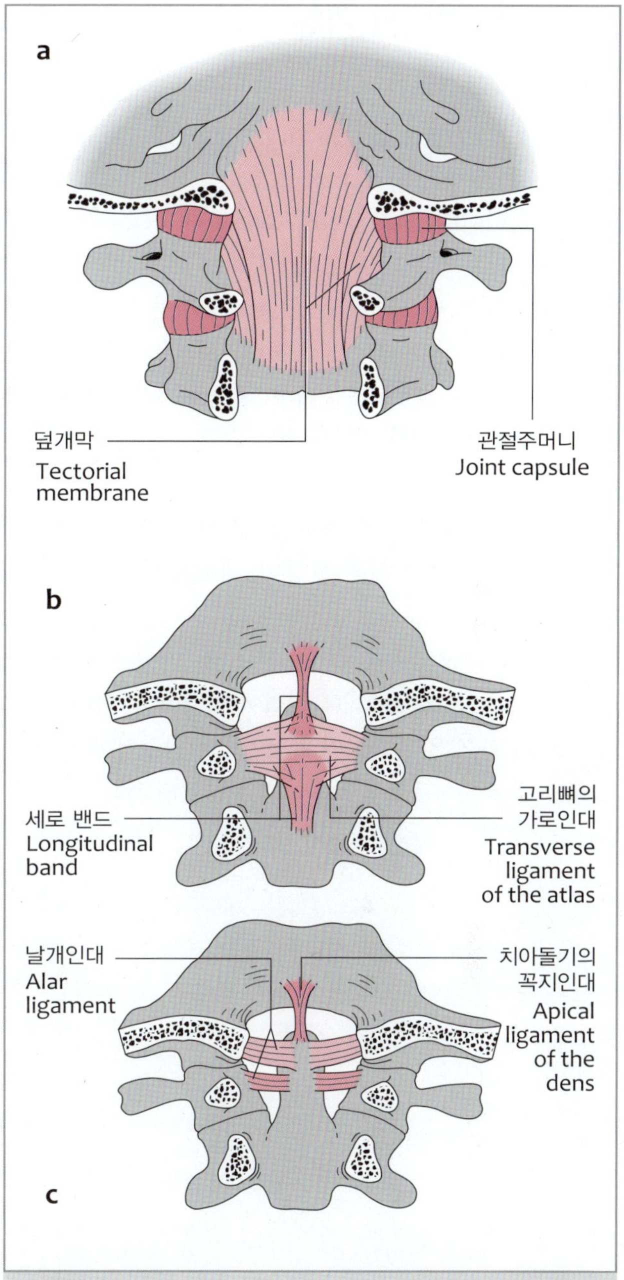

그림 2.52 위쪽목뼈의 뒤쪽 인대(척추뼈몸통 제거). (a) 얕은층, (b) 중간층, (c) 깊은층

위쪽목뼈 인대의 기능

그들의 주요 기능은 제동과 지지이다:

- 뒤쪽으로 길게 위치한 인대들에 의해 **굽힘이 억제된다.** 목덜미인대, 뒤세로인대, 덮개막, 뒤고리뒤통수막, 뒤고리중쇠막 및 세로 밴드 등 모두가 굽힘을 제동하는 역할을 한다.
- 앞쪽에 위치한 구조물에 의해 **폄이 억제된다:** 중앙고리중쇠막, 앞고리뒤통수막, 앞세로인대 등
- 뒤고리뒤통수막, 덮개막 및 날개인대의 반대쪽 부분에 의해 **돌림이 제한된다.**

고리뼈의 가로인대가 뼈인대성 고리 안에서 치아돌기를 고정하지만, 가로인대에 변형이 발생할 수 있다. 머리의 끄덕임과 같은 움직임에 가로인대가 필수적이다. 또한 가로인대는 치아돌기로부터 척수를 보호해 준다.

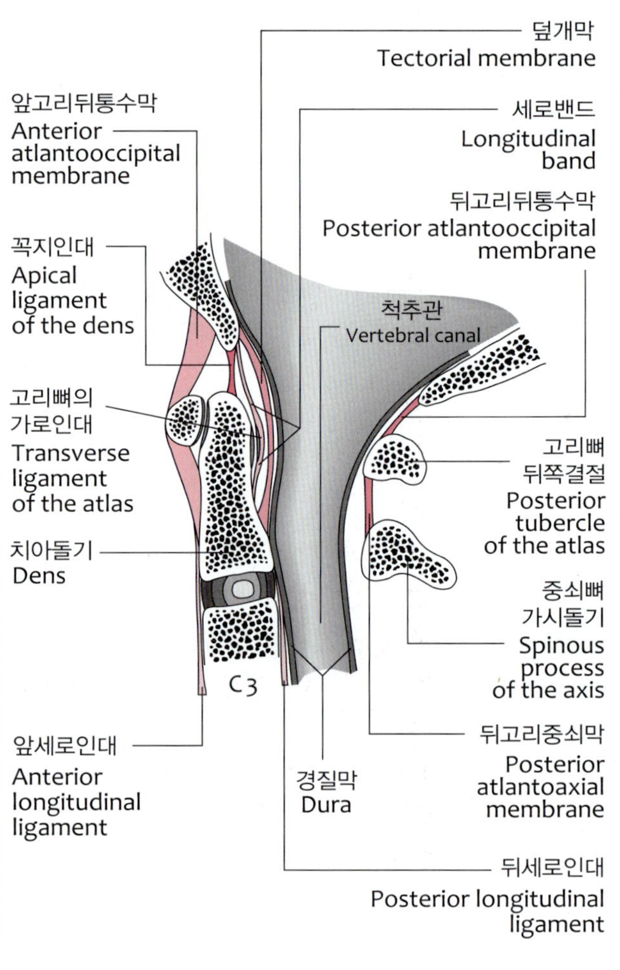

그림 2.53 목뼈 인대: 시상면

날개인대(그림 2.54)

- 중립위에서는, 일부 섬유는 긴장되고, 다른 일부 섬유는 이완된다.
- 이 인대는 C0–C2 사이의 축회전과 굽힘을 제한한다. 왼쪽으로 돌림할 때는 오른쪽인대가 긴장된다. 왜냐하면, 이 인대의 닿는곳이 오른쪽 앞안쪽 뒤통수뼈융기와 가쪽덩이이기 때문이다.
- 왼쪽으로의 최대 돌림 시 왼쪽인대가 치아돌기를 중심으로 돌림되어 긴장상태에 놓이게 된다.

병리

인대의 섬유 구성은 기능 요구에 따라 다양하다. 가로인대와 날개인대는 견고한 섬유의 비율이 커서 유연성이 부족하다. 예를 들어, 채찍질 손상을 입었을 때, 굽힘이나 폄과 결합된 순간적인 최대 돌림 스트레스가 날개인대의 과신장과 열상을 초래할 수 있다. 이런 상태에서는 날개인대(220 N의 장력 강도)가 가로인대(350 N)보다 내구성이 떨어진다.

덮개막이나 고리뒤통수막과 같은, 탄성섬유의 비율이 높은 인대는 매우 큰 유연성과 복원력을 가진다.

임상 팁

고리뒤통수막과 고리중쇠막이 주로 C1과 C2 사이의 관절을 고정하기 때문에, 가동술을 적용하기 전에, 이들의 안정성을 먼저 검사해야 한다.

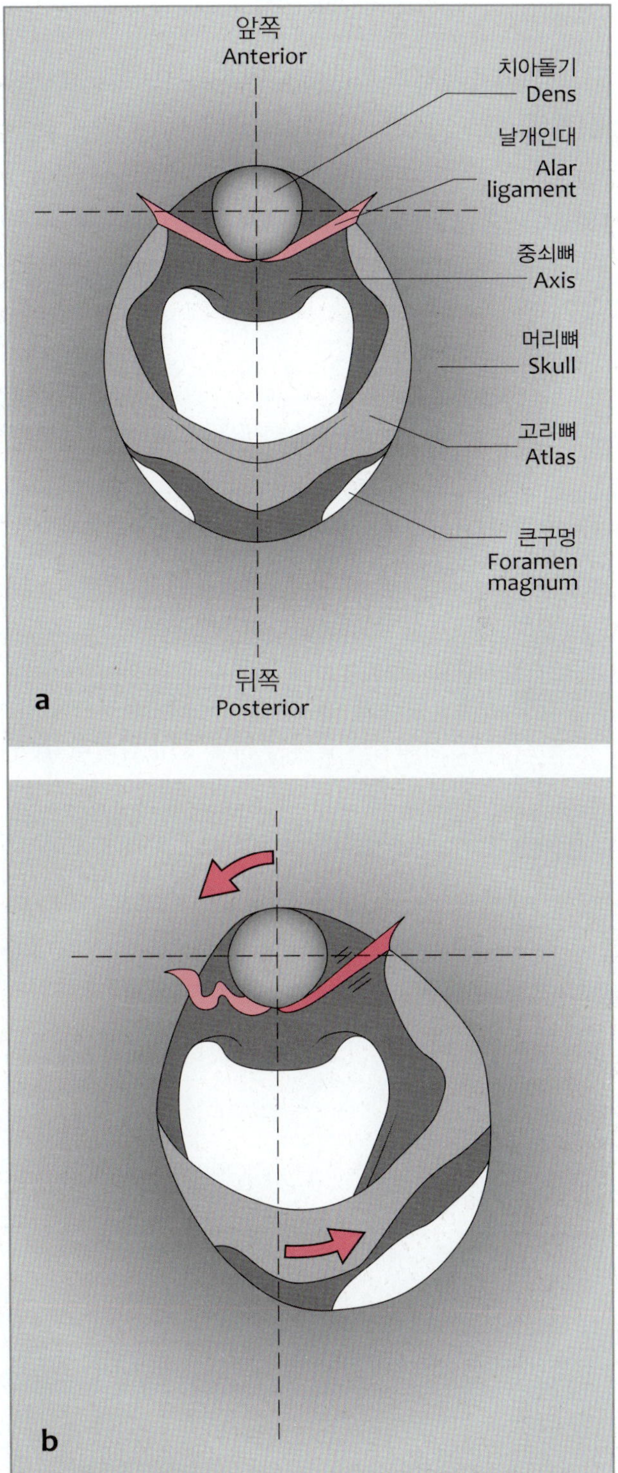

그림 2.54 날개인대의 경로. (a) 중립위, (b) 왼쪽 돌림 시 (큰구멍을 통해 위쪽에서 바라봄)

위쪽목뼈의 움직임

고리뒤통수관절과 고리중쇠관절은 하나의 기능적 단위를 형성한다.

C0–C1의 굽힘(앞경사)(그림 2.55)

뒤통수뼈융기는 고리뼈의 위쪽관절면 위에서 뒤쪽으로 활주한다.

뒤통수뼈와 뒤쪽고리(고리뼈) 사이의 틈이 커진다.

C1–C2의 굽힘(그림 2.56)

- 고리뼈의 아래쪽관절면은 뒤위쪽으로 활주한다.
- 치아돌기를 위한 파셋은 아래쪽으로 활주한다. 이런 움직임의 제한은 치아돌기와 앞쪽고리 사이의 좁은 공간에 의해 설정된다. 결과적으로, 앞쪽고리는 치아돌기로부터 더욱 앞쪽으로 움직이고, 움직임이 끝나는 지점에서, 관절의 위쪽 부위에 틈이 발생한다.
- 고리뼈의 뒤쪽고리와 C2 가시돌기 사이의 틈이 커진다.

움직임은 관절주머니의 뒤쪽, 덮개막, 세로 밴드, 목덜미인대 그리고 짧은 목 근육의 긴장에 제한된다.

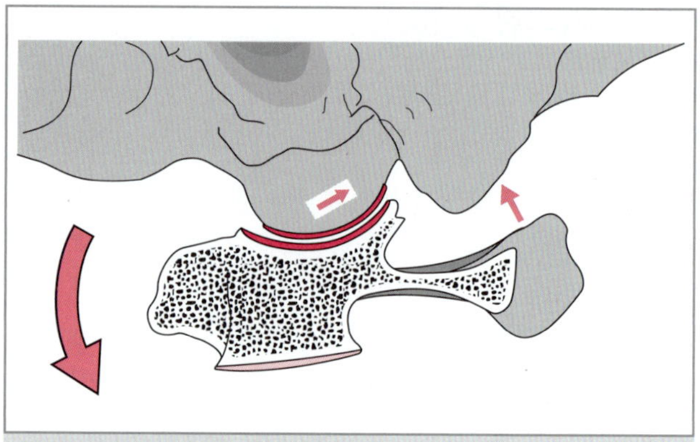

그림 2.55 고리뒤통수관절의 굽힘

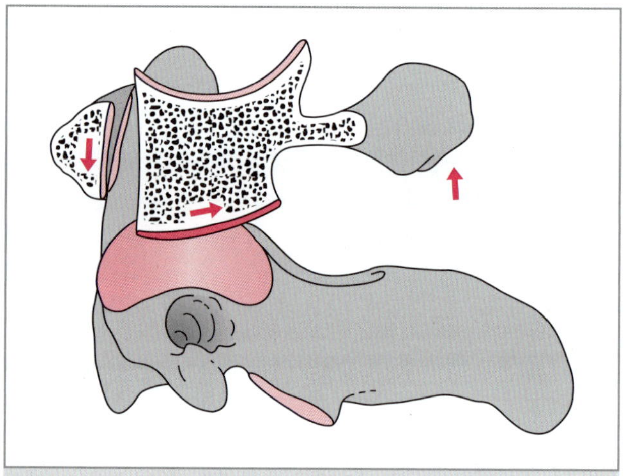

그림 2.56 고리중쇠관절의 굽힘

C0-C1의 폄(뒷경사)(그림 2.57)

- 뒤통수뼈융기는 앞쪽으로 활주한다.
- 뒤통수뼈는 고리뼈의 뒤쪽고리에 가까워진다.

C1-C2의 폄(그림 2.58)

- 고리뼈의 아래쪽관절면은 앞위쪽으로 활주한다.
- 치아돌기를 위한 파셋은 치아돌기에 대해 위쪽으로 활주한다.
  이때 작은 경사 움직임이 일어난다: 치아돌기를 위한 파셋과 치아돌기의 위쪽 부분은 서로 가까워지지만, 아래쪽 부분은 멀어진다.

움직임의 억제는 앞쪽 관절주머니와 인대 구조물(앞고리뒤통수막과 앞세로인대와 같은)에 의해 일어난다.

가동범위(그림 2.59)

굽힘/폄의 가동범위는 30°이지만, 굽힘의 가능성이 폄보다 더 크다.

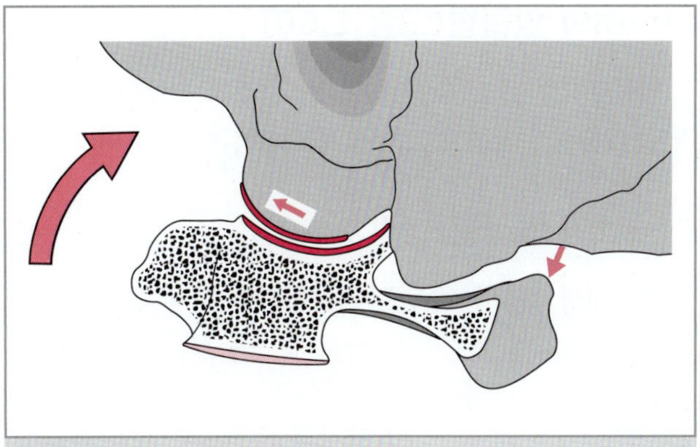

그림 2.57 고리뒤통수관절의 폄

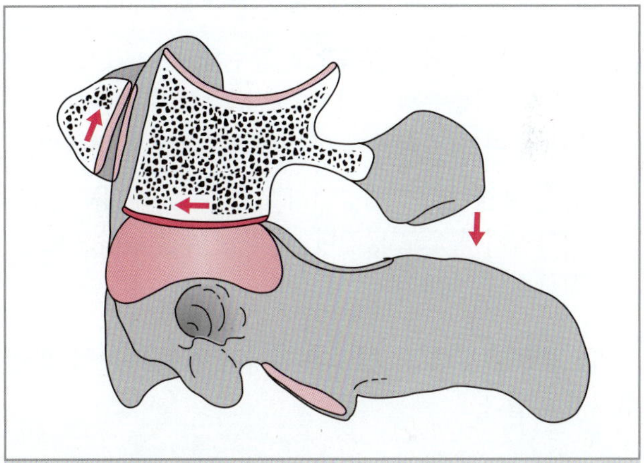

그림 2.58 고리중쇠관절의 폄

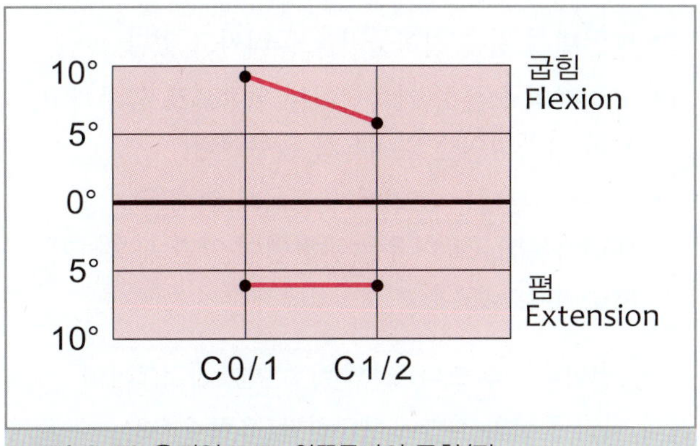

그림 2.59 움직임 도표: 위쪽목뼈의 굽힘/폄

C0–C1의 옆굽힘(그림 2.60)

뒤통수뼈융기는 약간 안쪽이나 가쪽으로 활주할 수 있다. 가동범위는 각 방향으로 3–5° 밖에 안된다.

C1–C2의 옆굽힘(그림 2.60)

뼈인대성 고리 안에 있는 치아돌기의 위치 때문에, 정확한 옆굽힘을 측정하기 불가능하다. 옆굽힘은 돌림과 함께 일어난다.

C0–C1의 돌림(그림 2.61)

오른쪽을 돌림할 때, 다음과 같은 일이 일어난다:

- 왼쪽 뒤통수뼈가 앞쪽으로 활주하고, 오른쪽 뒤통수뼈가 뒤쪽으로 활주하기 때문에, 뒤통수뼈가 고리뼈에 대한 오른쪽으로 돌림한다.
- 왼쪽 날개인대가 긴장해져 왼쪽 뒤통수뼈융기를 치아돌기 쪽으로 당긴다. 머리는 약간 왼쪽으로 경사진다.

가동범위는 5° 정도 밖에 일어나지 않아 눈으로 확인하기가 어렵다.

C1–C2의 돌림(그림 2.62)

오른쪽 돌림 시:

- 뼈인대성 링은 치아돌기를 둘러싸고 있다.
- 고리뼈의 오른쪽 가쪽덩이는 뒤쪽으로 활주하고, 왼쪽 가쪽덩이는 앞쪽으로 활주한다.
- 20° 돌림부터는 고리뼈가 중쇠뼈 위에서 내려가는데, 그 이유는 관절면이 약간 볼록하기 때문이다.

가동범위는 매우 크다: 좌우 방향으로 약 40°이며, 전체 머리 돌림의 절반에 해당한다(**그림 2.63**).

임상 팁

위쪽목뼈의 가동성을 평가하기 위해서는, 아래쪽목뼈의 움직임을 제한해야 한다. 이것은 촉진이나 아래쪽 목뼈를 최대로 굽힘함으로써 달성될 수 있다. 그런 다음, 위쪽목뼈의 돌림 능력을 평가한다. 뒷경사(reclination)와 앞경사(inclination)를 평가하기 위해서는, 아래쪽 목뼈를 최대로 돌림한 후 실시한다.

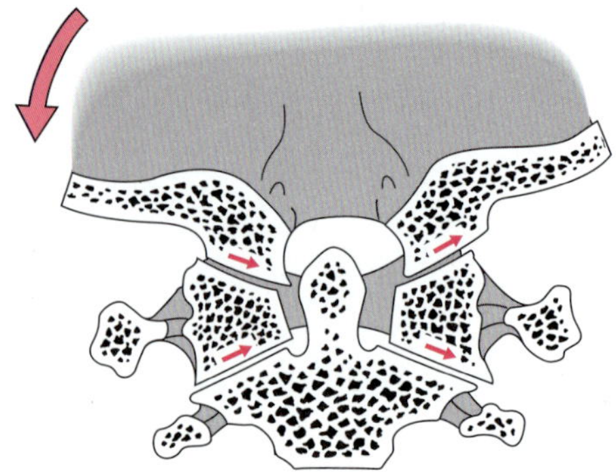

그림 2.60 고리뒤통수관절과 고리중쇠관절의 옆굽힘

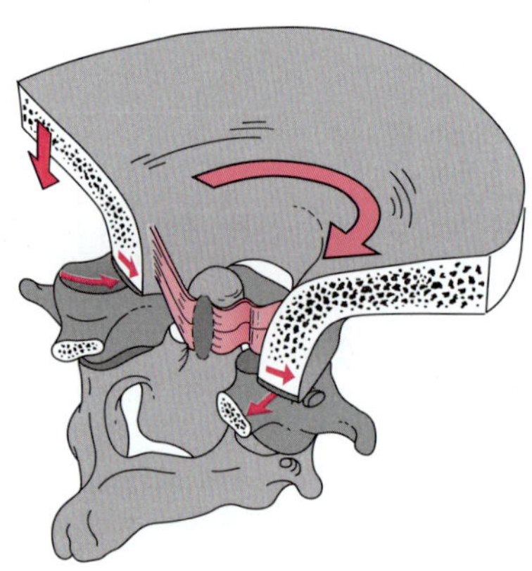

그림 2.61 돌림은 고리뒤통수관절의 옆굽힘과 동반된다.

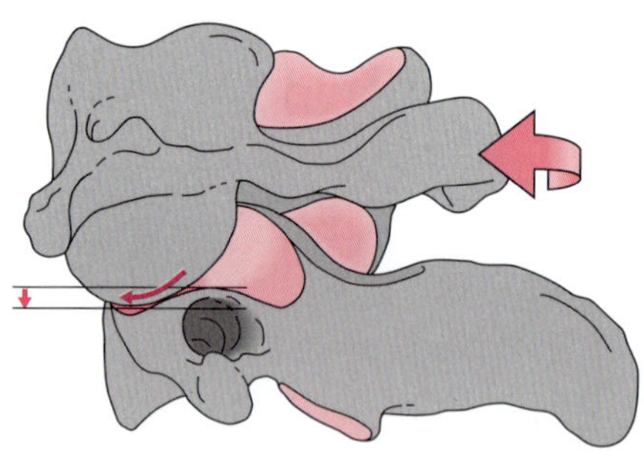

그림 2.62 고리중쇠관절의 돌림

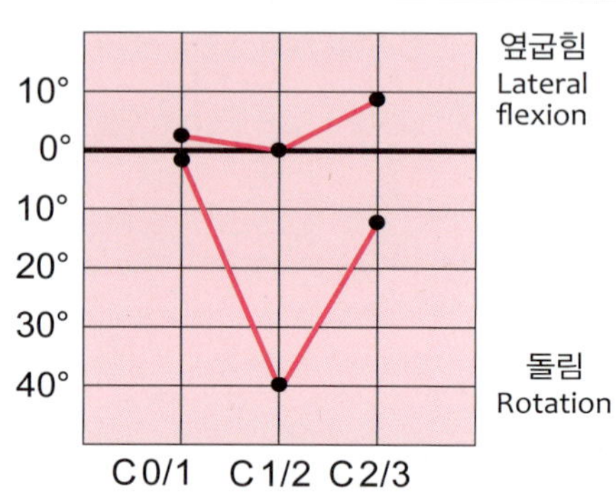

그림 2.63 움직임 도표: 위쪽목뼈의 옆굽힘/돌림

2.3.3 아래쪽 목뼈

척추뼈몸통(그림 2.64)

척추뼈몸통의 가쪽 모서리에서 위쪽으로 튀어나온 돌출부위가 있는데, 이를 **갈고리돌기**라고 한다.

갈고리돌기(그림 2.64)

- 이것은 위쪽 척추뼈몸통의 작은 사선 모서리에 관절을 이룬다. 관절면은 연골로 덮여 있고, 축적된 결합조직이 관절주머니의 형태를 형성한다.
- 척추동맥이 관절의 가쪽을 주행하고, 척수신경이 뒤가쪽으로 통과한다. 갈고리돌기의 형태는 척추동맥과 척수신경을 보호하고, 원반의 돌출을 막아준다.

병리

(그림 2.65)

원반높이의 소실과 관련된 원반 퇴행으로 갈고리돌기에 높은 압박이 가해질 수 있고, 이로 인해 뼈가시가 생성될 수 있다. 이런 뼈가시는 척추동맥이 통과하는 가로구멍의 크기를 좁게 만들고, 또 척수신경이 통과하는 척추사이구멍의 크기를 좁게 만든다.

뚜렷한 증상의 발현 없이도 이들 구멍의 좁아짐이 발생할 수 있는데, 그 이유는 척수신경과 척추 동맥이 통과하는 구멍이 충분한 공간을 가지고 있고, 또 신경과 동맥이 유연하기 때문이다. 뼈가시가 매우 커거나 동맥경화와 같은 혈관에 특별한 문제가 있을 때 증상이 일어난다.

가로돌기(그림 2.66)

- 가로돌기는 **앞쪽결절**로 불리는 앞쪽 부분(**갈비뼈 흔적**)과 **뒤쪽결절**로 불리는 뒤쪽 가로돌기(**진짜 가로돌기**)로 구성된다. 가로돌기에 **가로구멍**이라 구멍이 있고, 여기에 척추동맥과 척추정맥이 지나간다.
- C3부터, 위쪽관절면은 이들 결절 사이에 있는 고랑을 가지고 있고, **이 고랑 위를 척수신경이 지나간다.**
- C6의 앞쪽결절에는 **목동맥결절**(carotid tubercle)이 앞쪽으로 튀어나와 있다.

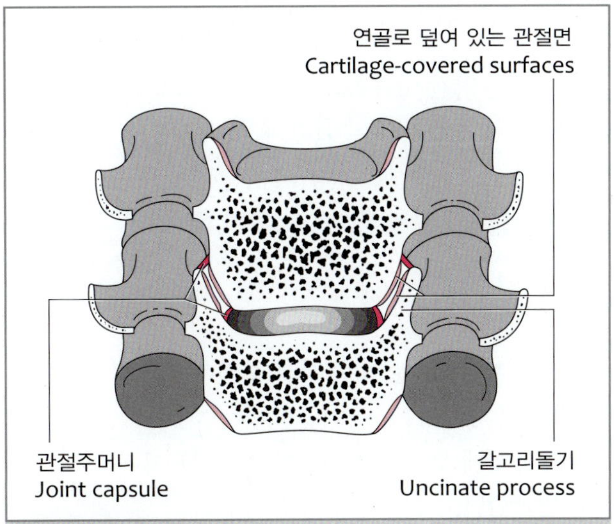

그림 2.64 목뼈: 이마면

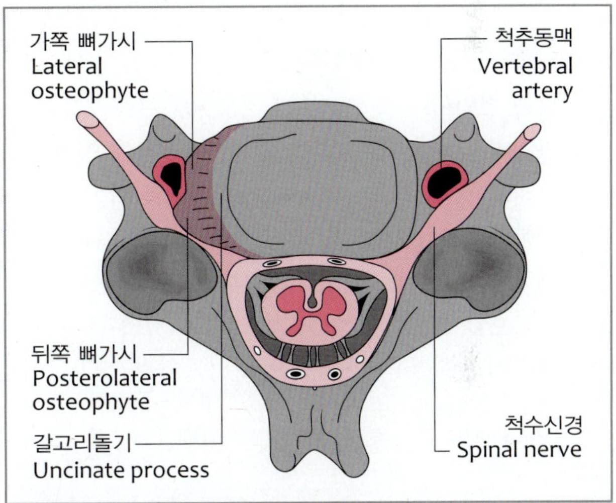

그림 2.65 갈고리돌기에서 형성된 뼈가시

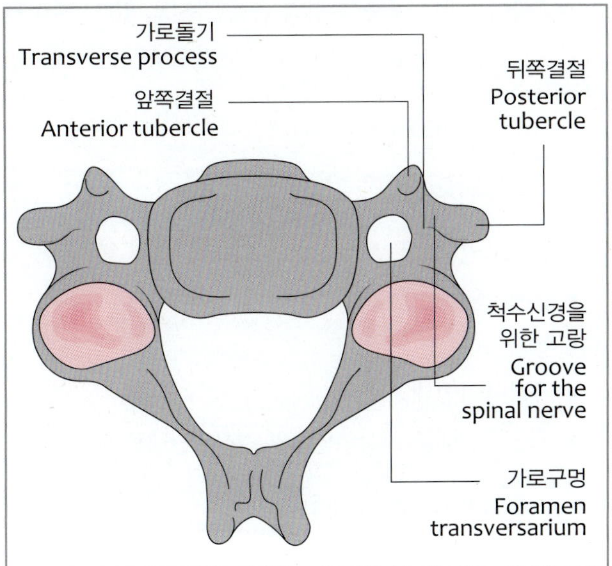

그림 2.66 목뼈: 가로면

가시돌기(그림 2.67)

- 이것은 약간 아래쪽으로 향하고 있으며, 비교적 짧은 편이고 갈라져 있다.
- 예외: C7의 가시돌기(융추)는 상당히 두껍고 긴 편이고, 거의 수평으로 뻗어 있다.

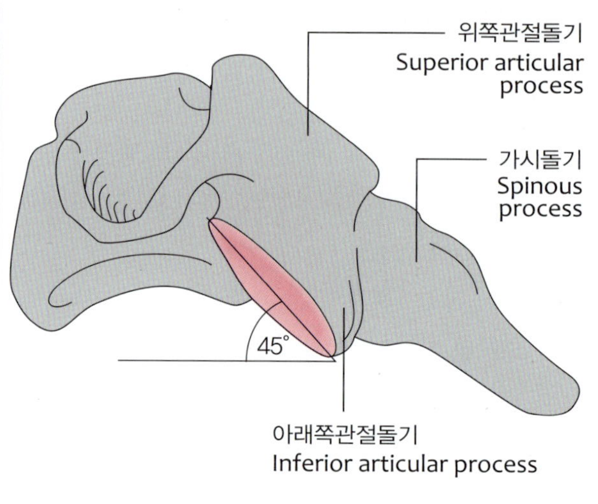

그림 2.67 목뼈: 시상면

척추사이구멍

- 위쪽 부분보다 아래쪽 부분의 척추사이구멍이 더 좁다.
- 모래시계 모양의 좁아짐이 갈고리돌기에 의해 발생한다.

관절돌기(그림 2.67)

- 위쪽관절돌기와 아래쪽관절돌기는 매우 납작하고, 넓은 편이다.
- 관절면은 수평면으로부터 40–60° 경사져 있다. 그리고 위쪽관절돌기의 파셋이 뒤쪽과 위쪽으로 향하고 있다.
- 부가적으로, C3과 C4의 관절돌기 파셋은 약간 안쪽으로 비틀어져 있고, 반면 C5–C7의 관절돌기 파셋의 방향은 약간 가쪽으로 비틀어져 있다.

1.2.1 척추뼈의 구조를 참고하기 바란다.

척추사이원반

척추사이원반은 종종 수평의 틈을 가지고 있다. 나이를 먹어감에 따라, 원반은 퇴보하고 연골세포가 침착할 수 있다.

아래쪽목뼈의 인대성 연결

- 뒤세로인대
- 앞세로인대
- 황색인대
- 가시사이인대
- 목덜미인대(가시사이인대와 가시위인대로 구성됨)

1.2.4 인대를 참고하기 바란다.

척추동맥(그림 2.68과 그림 2.69)

- 척추동맥은 빗장밑동맥에서 나온다.
- 이것은 C1–C6의 가로구멍을 통해 위쪽으로 올라간다. 즉, 갈고리돌기의 가쪽과 척수신경의 앞쪽을 따라 위로 올라간다.
- 가로구멍을 통과한 후, 뒤쪽으로 방향을 틀어(atlas loop), 고리뼈의 뒤쪽고리 위로 주행한다.
- 그런 다음, 큰구멍을 통과한 후, 뒤쪽 머리뼈오목으로 들어간다. 그리고 숨뇌의 앞쪽면을 따라 위로 올라간다.
- 좌우 척추동맥은 숨뇌–다리뇌 이음부에서 하나로 뭉쳐져서 바닥동맥을 형성한다.
- 바닥동맥은 소뇌, 중간뇌 일부, 다리뇌, 청각과 균형을 담당하는 기관, 대뇌의 뒤쪽 부분, 그리고 목신경에 혈액을 공급한다.
- 뇌의 영역에서는, 척추동맥이 약간의 탄성 성분만 가지고 있어, 신장된 후 잘 복원되지 못한다.

병리

2개의 척추동맥이 바닥동맥을 형성하기 위해 하나로 뭉쳐지고 뇌의 중요한 영역을 먹여 살리기 때문에, 척추동맥 중 하나가 폐쇄되면, 나머지 척추동맥이 곁가지와 문합을 통해 적절한 관류를 제공할 수 있지만, 이에 적응 하는데 충분한 시간이 필요하다.

그러나, 갑작스런 동맥 부전이 발생하면 위의 현상이 일어나지 않는다.

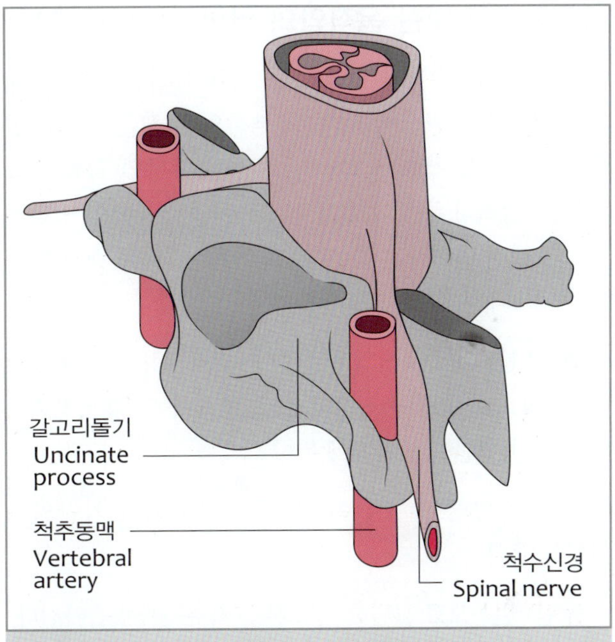

그림 2.68 목뼈 사이 영역에서의 척추동맥의 경로

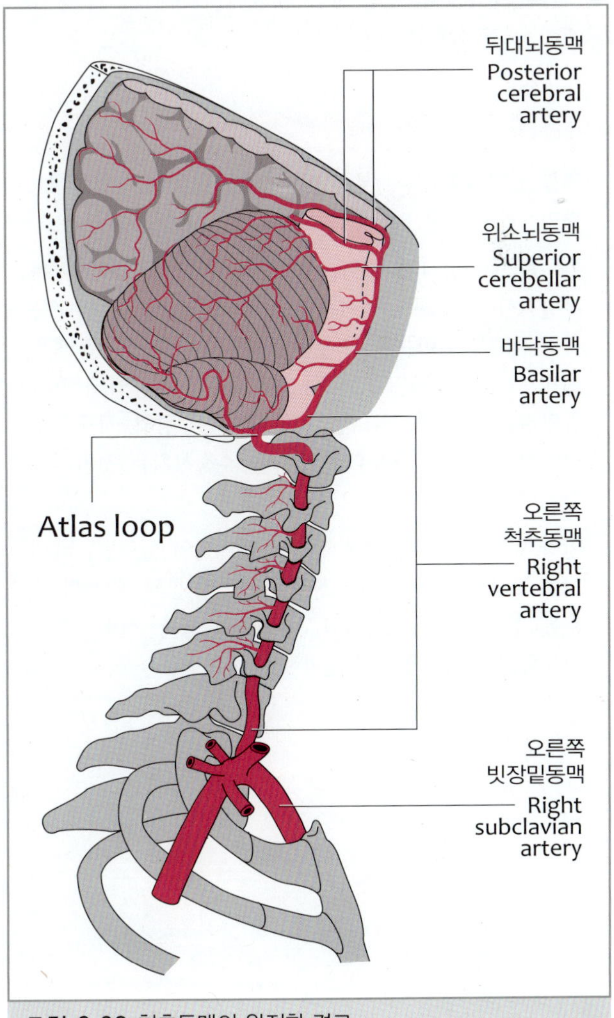

그림 2.69 척추동맥의 완전한 경로

척추동맥에 대한 움직임의 영향(그림 2.70)

척추동맥의 속공간(lumen)에 대한 움직임 영향의 데이터는 매우 일관성이 없다. 기본적으로, 모든 극단적인 움직임은 양쪽 척추동맥이나 한쪽 척추동맥의 혈류를 방해한다. 그러나 증상이 일어나기 전에 척추동맥의 병리적 변화가 먼저 일어나야 하는데, 그 이유는 척추동맥이 매우 유연하기 때문이다.

폄/굽힘: 이들 움직임은 관류에 어떤 영향도 주지 않는다. 사실 척추동맥이 신장되지만, 뼈가시에 의한 방해가 있을 때만 혈관이 좁아지게 된다.

오른쪽 옆굽힘: 오른쪽 척추동맥의 관류에 약간의 영향만 준다.

돌림: 왼쪽으로 돌림하면, 오른쪽 척추동맥이 좁아진다.

복합 움직임: 폄이나 굽힘이 옆굽힘과 반대쪽 돌림과 함께 일어난다면, 돌림한 방향과 반대되는 쪽의 척추동맥이 현격하게 좁아진다.

임상 팁

예를 들어, 고리뼈가 부정정렬된 돌림을 가지고 있을 때, 견인치료를 하면 척추동맥이 과도하게 신장될 수 있다.

De Kleyn 검사와 같이, 척추동맥 개방성을 체크하는 유발검사를 할 때, 검사자는 최대 폄, 옆굽힘, 반대쪽 돌림 자세를 취하는데, 이것은 돌림의 반대쪽 척추동맥을 좁게 만드는 과정이다. 이런 검사로는 척추동맥 자체가 좁아지는 것인지, 아니면 너무 많은 긴장의 자극으로 역학적 수용기가 흥분하여 혈관을 수축시키는 것인지를 알 수 없다.

만약 반대쪽 척추동맥에 병리적 좁아짐이 있다면, 뇌로 가는 혈관의 감소로 인해 청각과 시각의 문제, 메스꺼움, 두통 등이 발생할 것이다. 왜냐하면 동측 척추동맥이 자세로 인해 좁아졌기 때문이다.

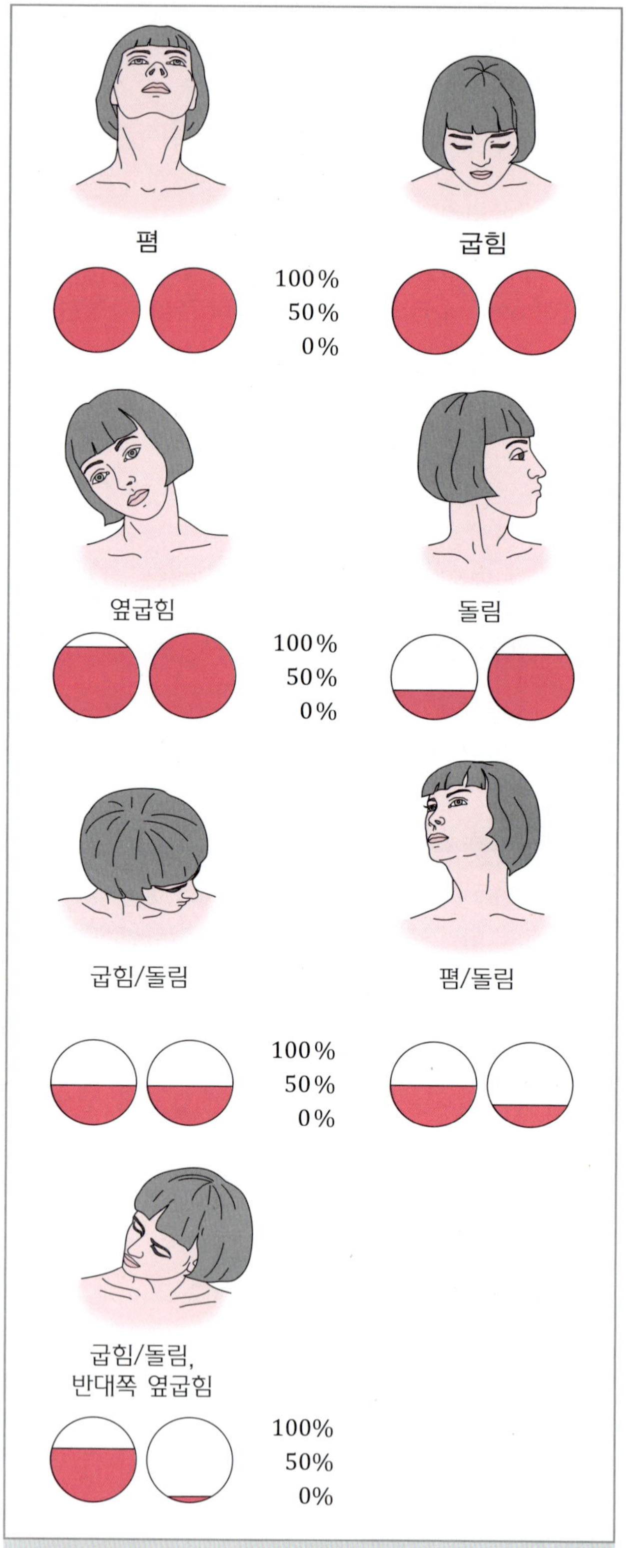

그림 2.70 척추동맥에 대한 움직임의 영향

아래쪽목뼈의 움직임

굽힘(그림 2.71과 그림 2.73)

- 굽힘 동안, 위쪽관절의 파셋은 위쪽과 앞쪽으로 활주한다.
- 굽힘의 끝지점에서는, 위쪽관절의 파셋은 아래쪽관절 파셋의 위쪽 가장자리 위로 활주한다. 약간의 경사가 일어나는데, 그 이유는 파셋이 관절의 아래쪽 부분에서는 분리되고, 관절의 위쪽 부분에서는 압박이 일어나기 때문이다.
- 이런 **발산 움직임** 동안, 파셋들이 멀어지는 활주 때문에, 관절면의 접촉 영역이 감소한다.
- 결과적으로, 척추뼈몸통 사이에 작은 계단이 형성된다. X 선 영상으로 봤을 때, 이런 계단 형성은 척추뼈몸통의 가장자리에서 잘 나타난다.
- 척추사이원반의 뒤쪽 부분, 관절의 뒤쪽 부분, 뒤쪽에서 주행하는 인대들이 굽힘을 제한한다. 끝느낌은 팽팽한 느낌에서 탄력적인 느낌이다.
- **최대 가동범위**: 입을 다물고 최대로 굽힘했을 때, 턱과 복장뼈 사이의 간격은 손가락 2개의 폭 만큼이다. 수동운동이 분절당 약 2°정도 더 가동시킬 것이다.

폄(그림 2.72와 그림 2.73)

- 폄 시, 위쪽관절 파셋은 아래쪽과 뒤쪽 방향으로 활주한다.
- 이런 **수렴 움직임** 동안, 그들의 움직임을 확대해 보면, 관절의 아래쪽 부분에서 압박이 일어나고, 관절의 위쪽 부분에서 서로 벌어지는 현상이 일어난다. 이로 인해 틈이 형성될 것이다.
- 끝느낌은 팽팽한 느낌에서 탄력적인 느낌인데, 그 이유는 관절의 아래쪽부분에서 압박이 일어나기 때문이다. 부가적으로, 척추사이원반와 관절주머니 의 앞쪽 부분, 앞세로인대가 폄을 제한할 것이다.
- 과가동성의 경우에는, 이웃한 가시돌기들이 서로 부딪히게 된다.
- **최대 가동범위**: 턱-코의 라인이 수평면으로부터 약 30° 각을 형성한다.

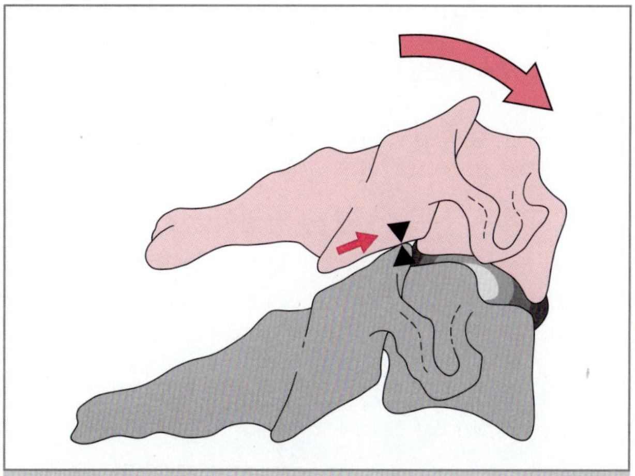

그림 2.71 아래쪽목뼈의 굽힘

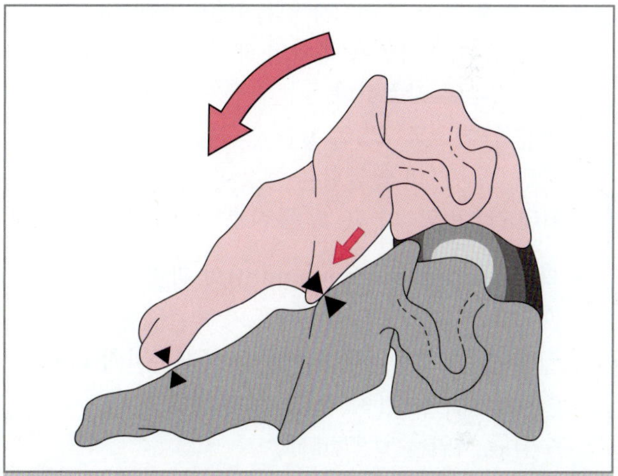

그림 2.72 아래쪽목뼈의 폄

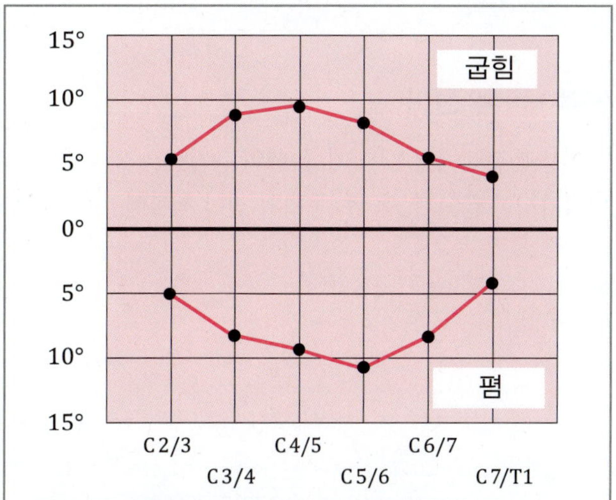

그림 2.73 움직임 도표: 아래쪽목뼈의 굽힘/폄

옆굽힘과 돌림 (그림 2.74-그림 2.76)

- 순수한 **옆굽힘**은 일어나지 않는다. 왜냐하면, 사선의 관절면과 갈고리돌기의 방향 때문이다. 옆굽힘은 항상 돌림과 함께 일어난다. 1차 옆굽힘은 동측의 2차 돌림을 동반한다. 동반되는 돌림의 정도는 목뼈의 레벨이 아래쪽으로 내려갈수록 감소한다. 예를 들어, C3-C4의 동반 돌림은 약 7°이고, 반면 C7-T1의 돌림은 약 2°이다.
  최대 가동범위: 약 50°의 옆굽힘과 약 30°의 동반 돌림
- 1차 **돌림**은 동측의 2차 옆굽힘을 동반한다. 이런 동반 옆굽힘은 목뼈의 레벨이 아래쪽으로 내려갈수록 감소한다. 예를 들어, C4-C5의 동반 옆굽힘은 약 6°이고, 반면 C7-T1의 옆굽힘은 약 2°이다.
  최대 가동범위: 약 40°의 돌림과 약 28°의 동반 돌림
- 짝운동(coupled movement)의 관점에서 봤을 때, 다음과 같은 활주 이벤트가 후관절에서 일어난다. 오목한 쪽 면에서는 아래쪽관절 파셋이 아래쪽-뒤쪽-안쪽 방향으로 활주하여, 수렴 움직임을 일으킨다. 볼록한 쪽 면에서는, 아래쪽관절 파셋이 위쪽-앞쪽-약간의 안쪽으로 활주하여, 발산 움직임을 일으킨다.

목뼈-등뼈 전이

기능적 관점에서 봤을 때, 목뼈의 움직임은 T5 레벨까지 내려가서야 끝난다. 목뼈-등뼈의 전이 척추뼈는 C7이다.

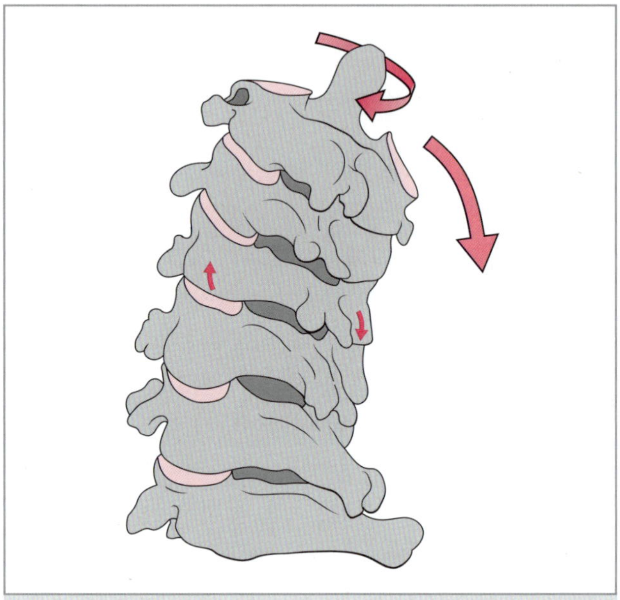

그림 2.74 아래쪽목뼈에서 일어나는 복합 움직임은 옆굽힘을 할 때 돌림이 동반되는 것이다.

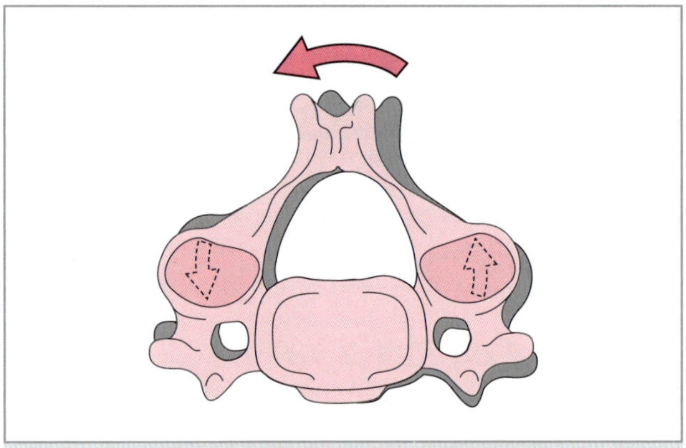

그림 2.75 아래쪽목뼈의 돌림

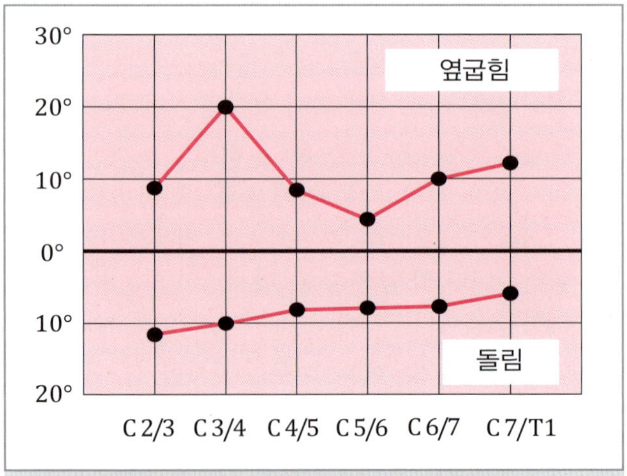

그림 2.76 움직임 도표: 아래쪽목뼈의 옆굽힘/돌림

2.3.4 앞척추 근육

▷ 깊은층 (그림 2.77)

목긴근,
머리긴근,
앞머리곧은근
가로사이근(앞쪽 목)

가쪽머리곧은근: 이 근육은 고리뒤통수관절의 관절주머니와 합병한다.

병리

가쪽머리곧은근은 목정맥 구멍 바로 옆까지 뻗어 있다. 만약 이 근육이 긴장되면, 목정맥 구멍을 통과하는 다음과 같은 구조물의 장애를 초래할 수 있다:

뇌신경 9번, 10번 및 11번, 그리고 목정맥의 위쪽 망울. 이것은 정맥 배출에도 영향을 주어, 체액 재흡수에 문제를 일으킨다.

깊은층의 기능:

- 편측 수축이 일어날 때, 동측 **옆굽힘**을 일으킨다.
- 양측 수축이 일어나면, **굽힘**을 일으킨다.
- 이들은 가장 중요한 앞쪽 고정근이다.

▷ **목빗근의 기능을 참고한다.**

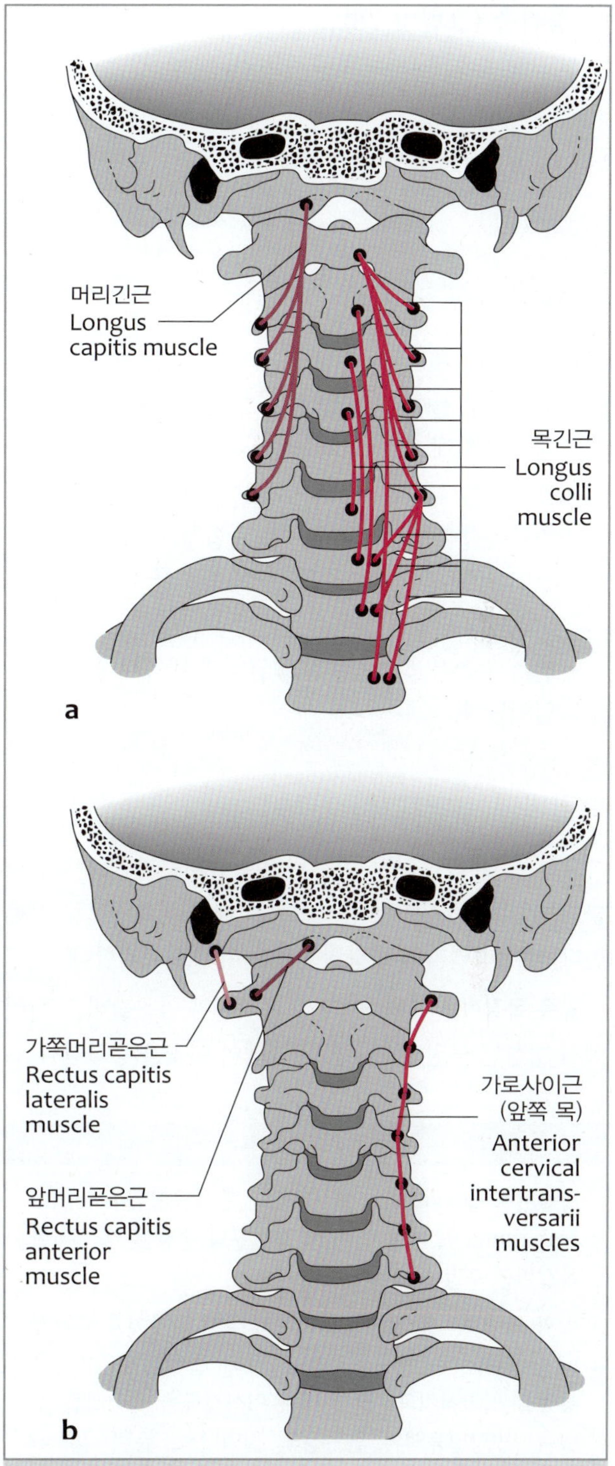

그림 2.77 앞척추 근육의 깊은층. (a) 목긴근과 머리긴근, (b) 가로사이근(앞쪽 목)과 앞머리곧은근, 가쪽머리곧은근

▷ **중간층 (그림 2.78)**

앞목갈비근, 중간목갈비근, 뒤목갈비근

기능:

- 목뼈를 고정하면, 목갈비근은 1번 갈비뼈를 위쪽으로 들어올릴 것이다. 그래서, 이들 근육은 정상 흡기에 의해 활성화된다.
- 갈비뼈를 고정하면, 좌우 앞목갈비근과 중간목갈비근은 **목뼈 전체를 굽힘**할 것이다. 반면 좌우 뒤목갈비근은 **아래쪽목뼈**를 폄할 것이다.
- 편측 수축을 하면, 동측 옆굽힘과 반대쪽 돌림이 일어난다.

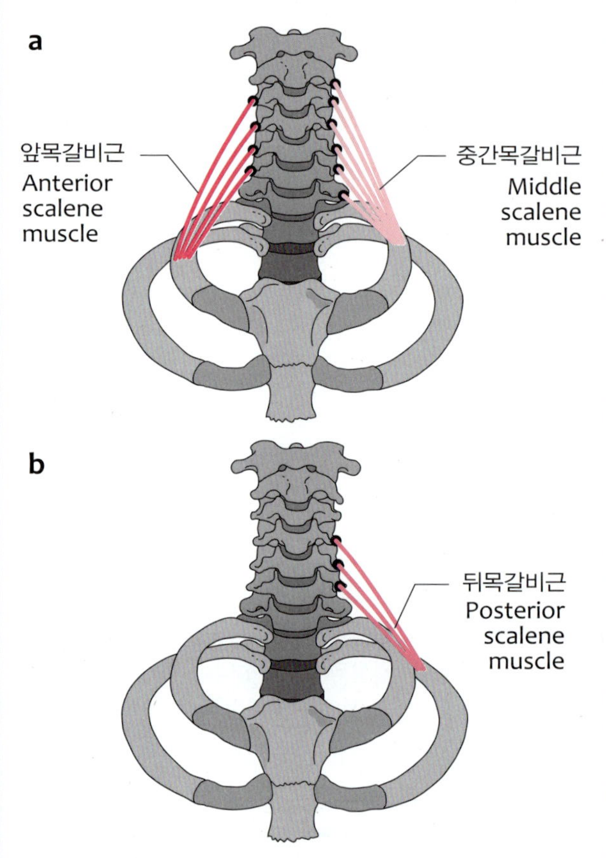

그림 2.78 목갈비근. (a) 앞목갈비근과 중간목갈비근, (b) 뒤목갈비근

목갈비근 구멍(그림 2.79)

뒤쪽 목갈비근 구멍: 이것은 앞목갈비근과 중간목갈비근, 1번 갈비뼈 사이의 틈으로서 아래쪽 경계면으로 작용한다. 팔신경얼기와 빗장밑동맥이 이곳을 통과한다.

앞쪽 목갈비근 구멍: 이것은 목빗근과 앞목갈비근 사이에서 형성된 구멍이다. 빗장밑정맥이 이곳을 통과한다.

병리

목갈비뼈(cervicle rib)나 근불균형(muscular imbalance), 예를 들어, 목갈비근의 팽창 증가가 뒤쪽 목갈비근 구멍을 좁게 만들 수 있다.

팔이 아래쪽으로 떨어질 때(**특히 무거운 물건을 운반할 때**), 뒤쪽 목갈비근 구멍이 더욱 좁아진다. 이것은 통증을 악화시키고, 팔 전체에 이상감각을 초래시킬 수 있다. 빗장밑동맥의 좁아짐도 일어나서, 순환 감소와 손의 허혈 현상을 초래할 수 있다.

앞쪽 목갈비근 구멍의 압박도 목갈비근과 목빗근의 긴장으로 일어날 수 있다. 그리고 천식 환자에게서도 이것이 일어날 수 있다. 이런 경우에는 정맥의 환류가 방해를 받아 피부가 푸른빛을 띠게 되고 손가락에 부종이 발생한다.

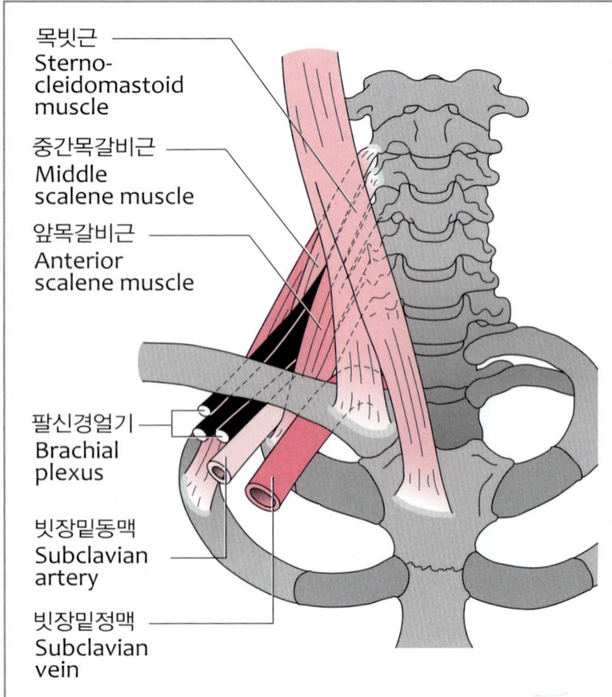

그림 2.79 목갈비근 구멍

▷ 얕은층 (그림 2.80과 그림 2.81)

목빗근

이 근육은 **넓은목근**의 일부에 의해 덮여 있다. 넓은목근은 피부와 합병되어 피부에 긴장을 일으킨다.

기능:

- 편측 수축 시, 목빗근은 동측 옆굽힘과 반대쪽 돌림을 일으킨다.
- 목뼈가 고정되었을 때, 양쪽 목빗근이 수축하면 가슴우리를 들어올리게 되어 **흡기**에 도움을 준다.

시상면에서의 기능은 목뼈의 자세와 앞쪽 고정에 따라 좌우된다. 만약 목뼈가 깊은 앞척추근에 의해 앞쪽에서 고정되면, 목빗근이 위쪽목뼈의 앞경사(inclination)를 일으킨다. 만약 이런 고정이 일어나지 않으면, 양쪽 목갈비근과 목빗근이 수축하여 위쪽목뼈를 뒷경사(reclination) 시킬 것이다.

병리

목빗근이 뒤통수뼈 꼭지돌기 위에 부착하기 때문에, 목빗근의 긴장 증가는 봉합의 동역학에 영향을 줄 수 있다.

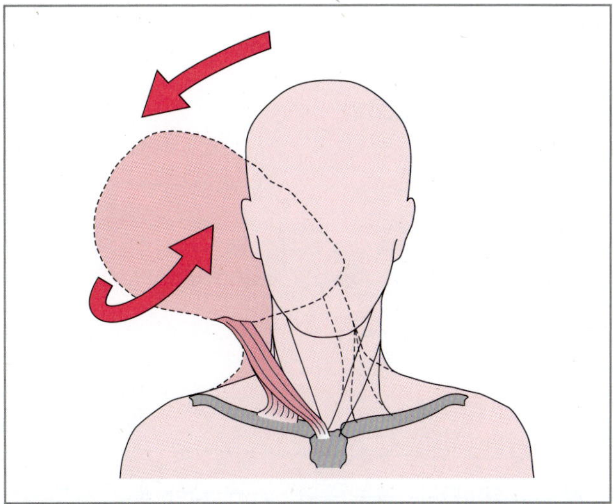

그림 2.80 목빗근의 기능: 동측 옆굽힘과 반대쪽 돌림

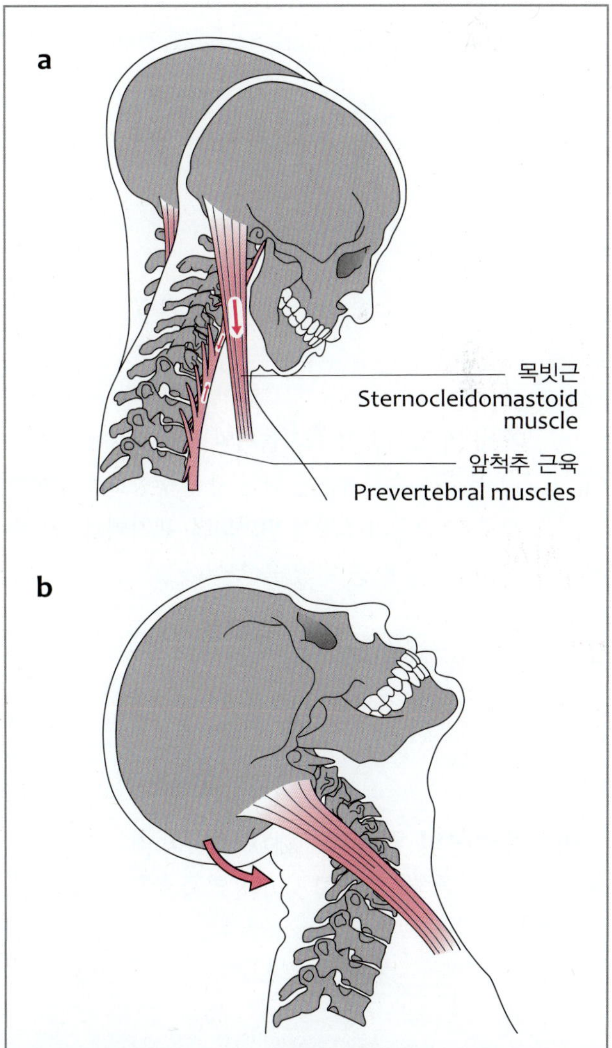

그림 2.81 목빗근의 기능. (a) 앞쪽 고정이 되었을 때 (b) 앞쪽 고정이 되지 않았을 때

2.3.5 뒤쪽 목 근육

▷ 얕은층 (그림 2.82)

등세모근

기능: 만약 팔이음뼈가 고정되면, 등세모근은 양쪽 수축 시 목을 폄시킨다. 편측만 수축하면, 목의 동측 옆굽힘과 반대쪽 돌림이 일어난다.

임상 팁

근육 닿는곳 위에 통증유발점이 발생하면, 등뼈의 분절 장애가 일어난다. 예를 들어, T6에 대한 통증 지점은 등세모근의 닿는곳인 빗장뼈와 봉우리돌기일 것이다.

▷ 중간층 (그림 2.82)

목가장긴근,
머리가장긴근,
목가시근,
목널판근,
머리널판근

머리널판근의 닿는곳이 꼭지돌기와 뒤통수뼈이기 때문에, 이 근육은 뒤통수꼭지봉합 위인 사선 방향으로 주행한다. 그러므로 이 근육의 긴장이 변화되면, 관자뼈와 뒤통수뼈의 가동성에 영향을 줄 수 있을 것이다.

목엉덩갈비근,
목가시사이근,
어깨올리근

어깨올림근의 기능: 어깨뼈가 고정되면, 편측 수축은 동측 옆굽힘과 돌림을 일으킬 것이다. 양쪽 수축 시에는 목을 폄시킬 것이다.

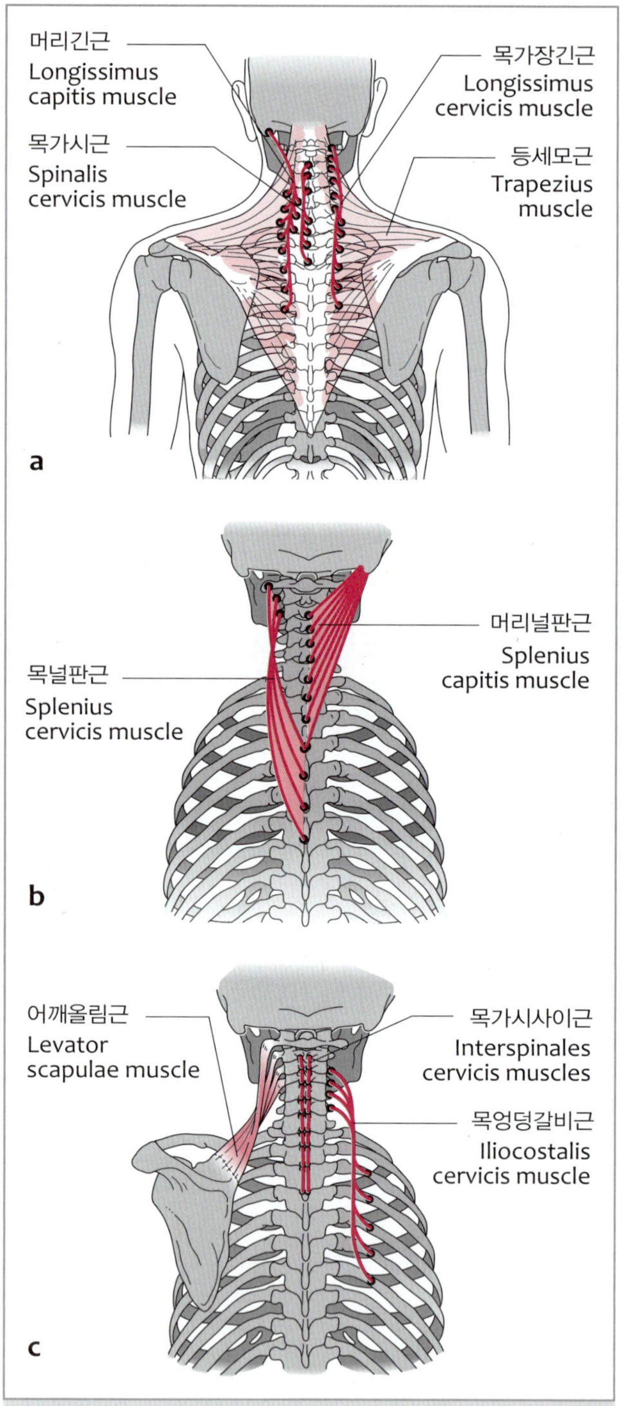

그림 2.82 뒤쪽 목 근육의 얕은층과 중간층 근육.
(a) 등세모근, 목가장긴근, 머리가장긴근, 목가시근.
(b) 목널판근과 머리널판근.
(c) 목엉덩갈비근, 목가시사이근, 어깨올림근

▷ 깊은층 (그림 2.83)

목반가시근,
머리반가시근,
뒤쪽 목가로사이근,
뭇갈래근,
목돌림근(짧은 것과 긴 것)

뒤쪽 목 근육의 기능:

- 모든 뒤쪽 목 근육이 양쪽으로 수축하면, 목뼈의 폄이 일어난다.
- 편측 수축을 하면, 동측 **옆굽힘**을 일으킬 것이다.
- 중간층의 근육(**특히, 널판근**)은 **동측으로** 목뼈의 돌림이 일어난다.
- 깊은층 근육은 목뼈를 **반대쪽으로** 돌림한다.

터키 안장(sella turcica) 영역에서 중력중심이 앞쪽으로 떨어지기 때문에, 뒤쪽 목 근육은 머리의 균형을 유지하기 위해 고정근으로서 작용할 것이다. 만약 이런 고정이 무너지면, 머리가 앞쪽으로 떨어질 것이다. 종종 기차 여행이나 다른 공공장소에서 이런 현상을 볼 수 있다(**그림 2.84**).

임상 팁

고정을 위한 근육 긴장은 수면 중에 사라진다. 그 결과, 좋지 못한 머리 자세가 일어나서, 관절주머니-인대 구조물을 과도하게 신장하고, 두통을 일으키고, 척추 분절의 기능장애를 일으킨다. 그러므로 머리의 극단적인 자세(**예; 엎드린 자세로 잠을 잘 때**)를 잠잘 때 피해야 한다.

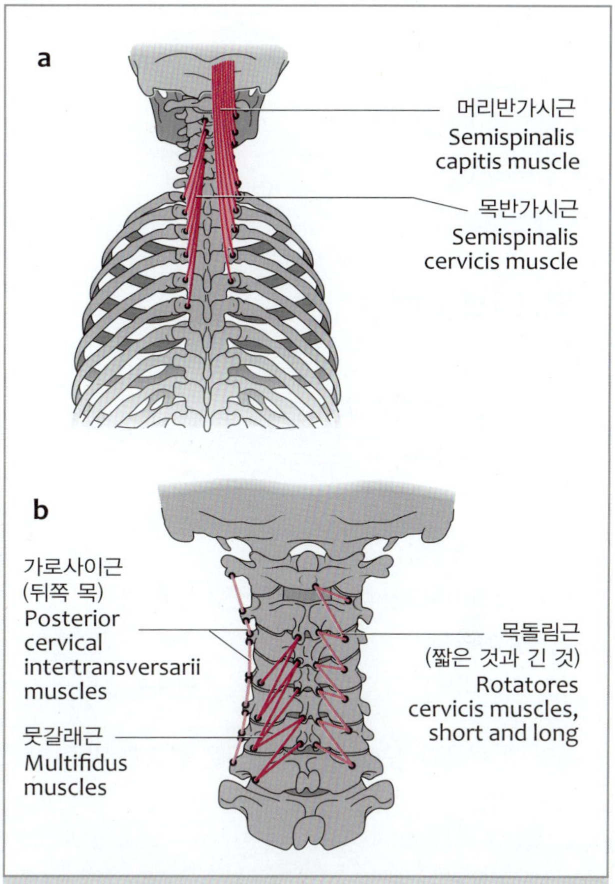

그림 2.83 뒤쪽 목 근육의 깊은층.
(a) 머리반가시근과 목반가시근. (b) 가로사이근(뒤쪽 목)과 목돌리근(짧은 것과 긴 것)

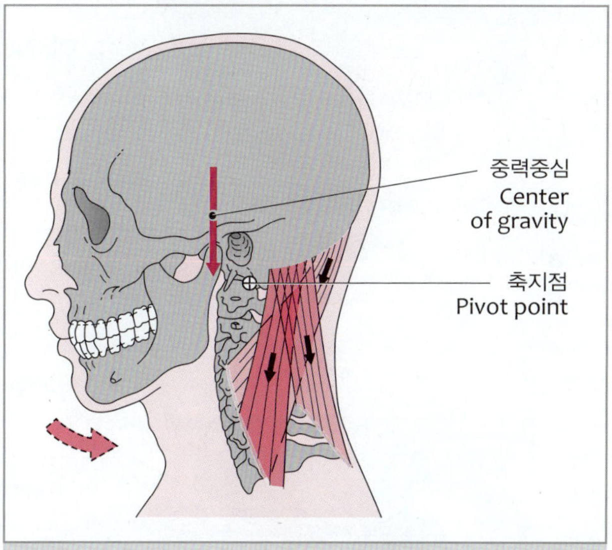

그림 2.84 목 근육의 고정 기능

뒤통수밑근육(그림 2.85)

- 큰뒤머리곧은근
- 작은뒤머리곧은근
- 위머리빗근
- 아랫머리빗근

기능(그림 2.86):

- **양측 수축:**
  고리뒤통수관절과 고리중쇠관절의 폄 =
  뒷경사(reclination)
- **편측 수축:**
  - **동측 옆굽힘**
  - 아랫머리빗근과 큰뒤머리곧은근에 의한 **동측 돌림**
  - 위머리빗근의 안쪽섬유에 의한 **반대쪽 돌림**

목의 긴 근육과 함께, 뒤통수밑근은 중요한 척주 지지 시스템이다.

임상 팁

뒤통수밑근의 강한 긴장은 C0–C2 사이에서 뒤쪽 방향으로 움직이는 활주에 영향을 줄 수 있고, 앞경사를 억제한다. 관절 검사와 함께, 이들 근육의 신장 검사도 생리적 운동의 순서를 평가하는데 중요하다.

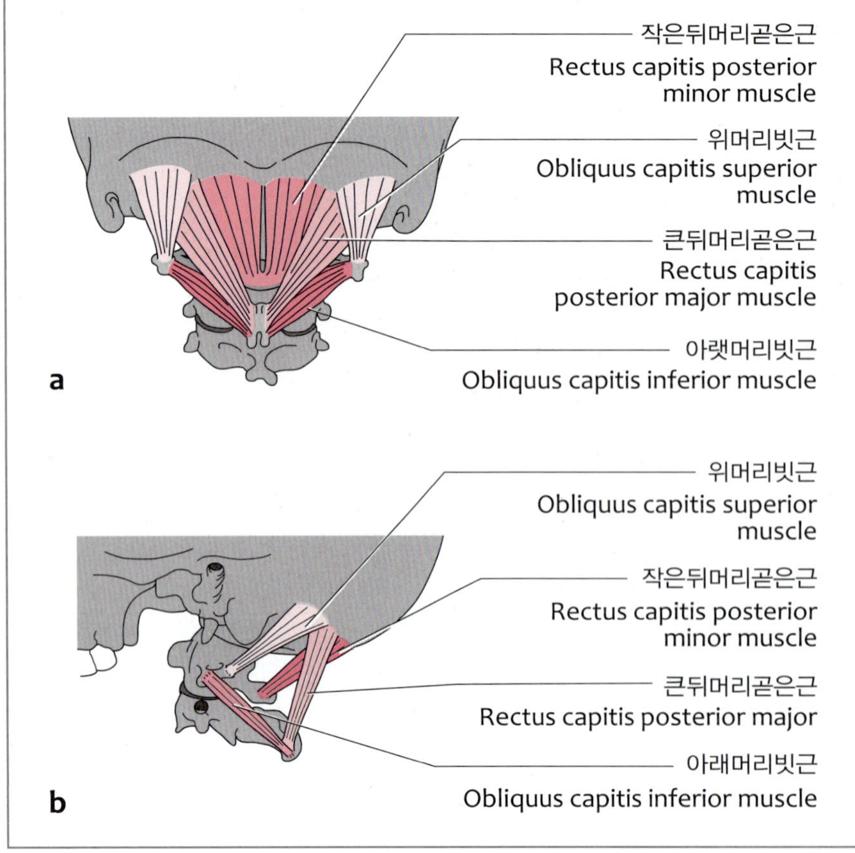

그림 2.85 뒤통수밑근.
(a) 뒤쪽면. (b) 가쪽면

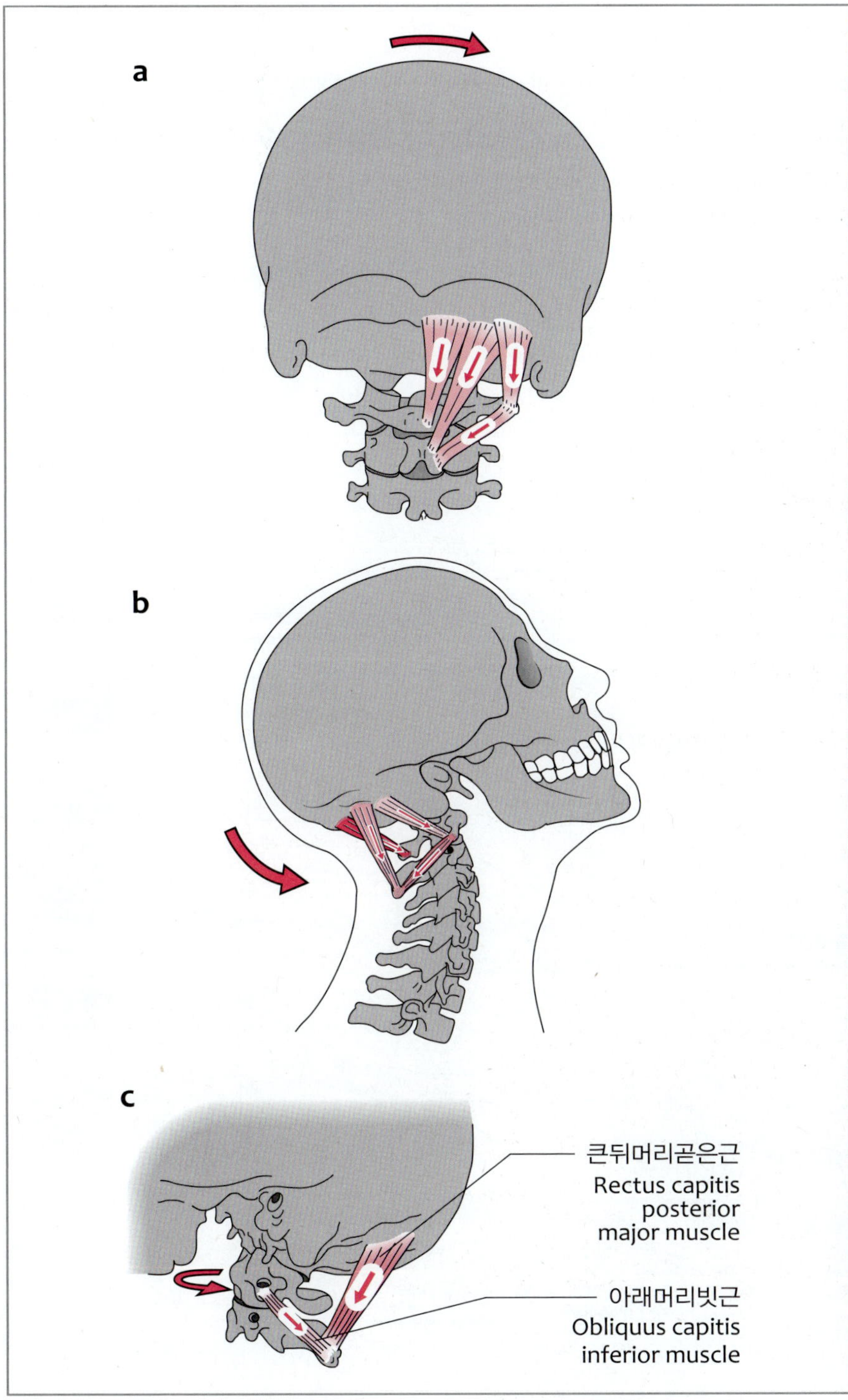

그림 2.86 뒤통수밑근의 기능.
(a) 옆굽힘. (b) 뒷경사. (c) 동측 돌림

2.3.6 팔신경얼기(그림 2.87)

척수신경(C5–T1)의 **앞쪽가지**는 신경몸통을 형성하기 위해 결합한다. 신경몸통은 다시 신경갈래로 갈라진다. 이런 신경갈래에서 신경다발이 나온다.

팔신경얼기는 다음과 같은 배열로 겨드랑동맥 주위에서 형성된다:

- 뒤쪽다발은 겨드랑동맥의 뒤쪽을 주행한다.
- 가쪽다발은 겨드랑동맥의 위쪽과 앞쪽을 주행한다.
- 안쪽다발은 겨드랑동맥의 안쪽과 아래쪽을 주행한다.

팔의 신경들은 신경다발에서 나온다:

- 겨드랑신경과 노신경은 뒤쪽다발에서 나온다.
- 근육피부신경과 정중신경의 일부는 가쪽다발에서 나온다.
- 정중신경의 일부와 자신경은 안쪽다발에서 나온다. 여기에서 정중신경은 2개의 신경다발에서 나오기 때문에, "M"자 모양을 띤다.

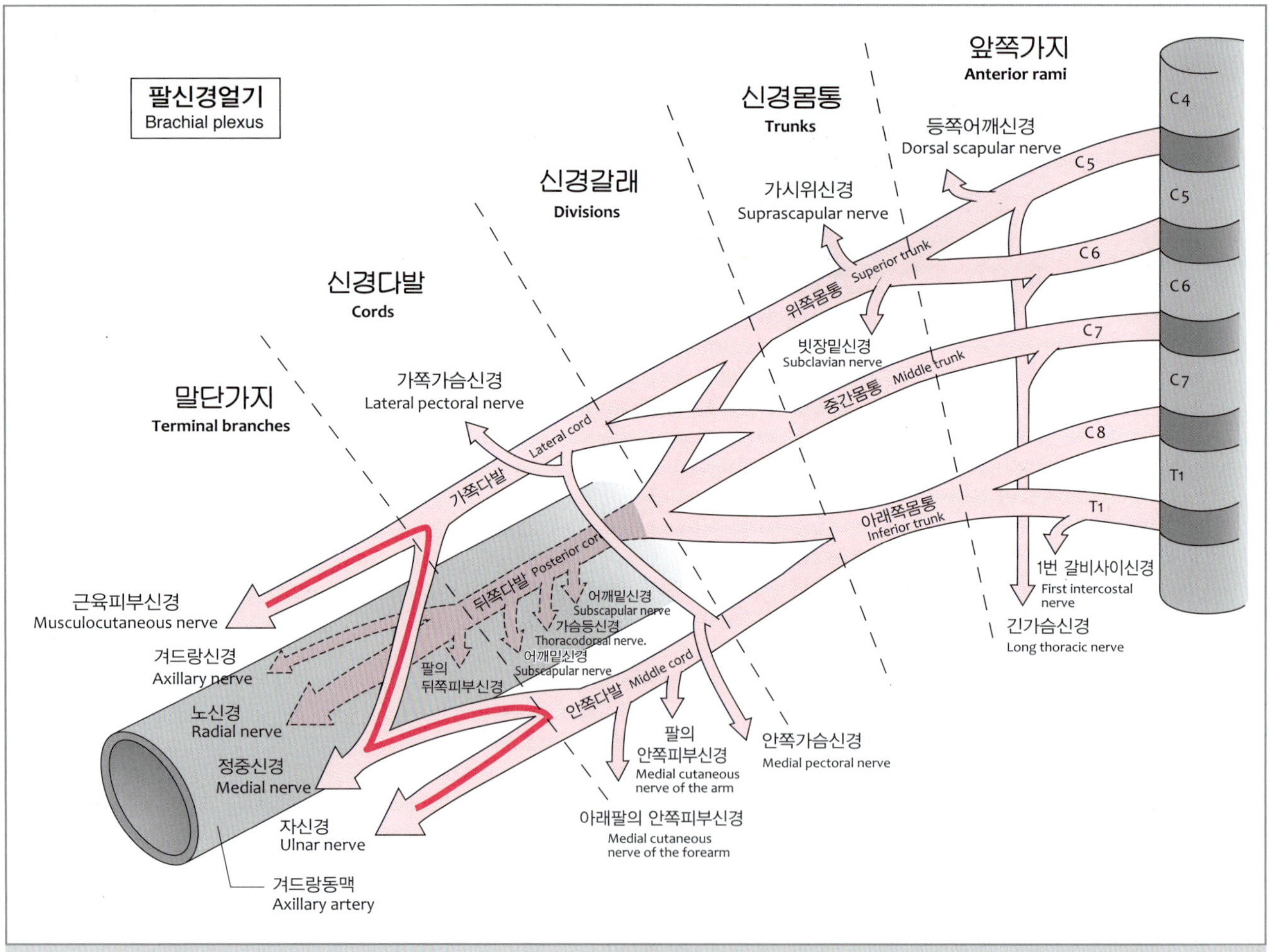

그림 2.87 팔신경얼기

병리

팔신경얼기의 압박 증후군(그림 2.88):

척수신경이 척추사이구멍을 빠져 나온 후, 팔신경얼기가 압박되는 몇몇 지점이 있다. 팔의 배열이 목갈비근 영역에서처럼 좁은 지점을 초래한다. 팔신경얼기가 압박될 수 있는 다른 영역은 다음과 같다.

빗장뼈 영역(갈비빗장 공간):

이 구멍은 빗장뼈와 1번 갈비뼈 사이에서 형성된다. 빗장밑동맥과 빗장밑정맥과 함께, 팔신경얼기가 이 구멍을 통과해 겨드랑이 쪽으로 주행한다. 갈비빗장 공간은 팔이음뼈를 내림하고 뒷당김할 때 좁아진다.

좁아짐의 원인이 어깨뼈 뒷당김이 동반된 일자등(flat back)일 수 있고, 장시간 무거운 물건을 운반하는 것일 수 있고, 또는 빗장뼈골절(**계단 형성**)일 수 있다.

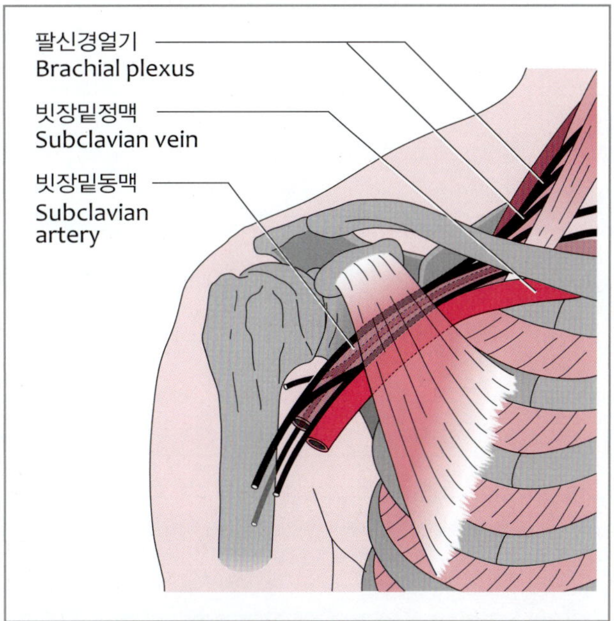

그림 2.88 팔신경얼기 압박증후군

임상 팁

좁아진 갈비빗장 공간이 방사통의 원인인지를 알아내기 위해, 이 공간을 더욱 좁히는 지속적인 압박을 팔이음뼈에 적용해 본다. 만약 방사통이 시작되거나 악화되면, 그 원인이 이 부위에 있는 것이다.

병리

작은가슴근 영역에서(**과도벌림 증후군**):

빗장밑동맥과 빗장밑정맥과 함께, 팔신경얼기가 작은가슴근과 부리돌기(**겨드랑이 쪽**) 밑으로 지나간다. 최대 벌림은 팔신경얼기를 신장한다. 그 이유는 작은가슴근의 힘줄이 이 부위를 감아서 돌기 때문이다.

만약 작은가슴근이 너무 타이트하다면, 팔을 올리는 것으로도 팔신경얼기를 신장하게 된다. 잠을 자거나 다른 이유 때문에 장시간 이 자세를 유지하게 되면, 증상이 발생할 수 있다.

임상 팁

증상유발 검사로서, 팔을 위쪽과 뒤쪽으로 들어올려 이 자세를 유지한다. 1–2분 후, 모든 것이 정상이라면, 노동맥 맥박을 잘 느낄 수 있을 것이고, 방사통도 일어나지 않을 것이다.

3장

등뼈와 가슴우리

Thoracic spine and Thorax

3. 등뼈와 가슴우리 / Thoracic Spine and Thorax

3.1 등뼈와 가슴우리의 뼈표식점 촉진

▷ **뼈, 인대 및 관절**

가시돌기(그림 3.1)

가시돌기는 근육들이 밀접하게 놓여 있는 많은 근부착점을 가진다. 그래서 정확한 확인은 불가능하다.

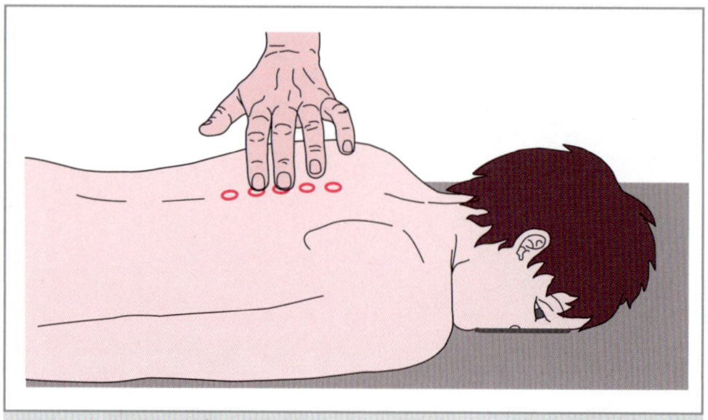

그림 3.1 가시돌기의 촉진

근부착점(그림 3.2)

1 = 등세모근
2 = 큰마름근
3 = 뭇갈래근
4 = 목널판근
5 = 돌림근
6 = 가시근
7 = 등반가시근

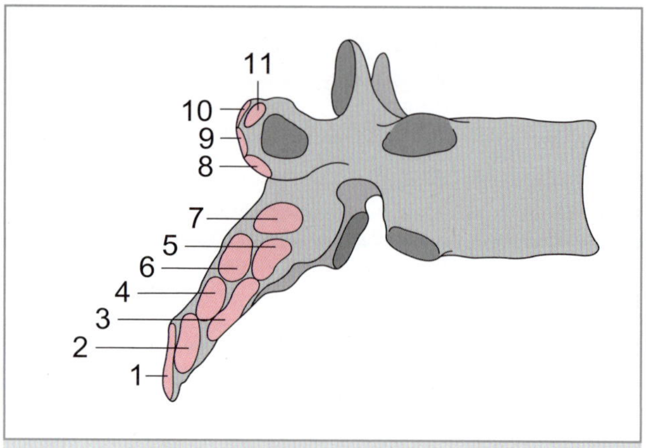

그림 3.2 가시돌기와 가로돌기의 근부착점

연결 인대

가시위인대는 하나의 가시돌기끝에서 이웃한 등뼈의 가시돌기끝에 연결되어 있다. 굽힘 시, 가시돌기사이의 간격이 벌어짐으로서 가시위인대가 신장된다. 이들 인대는 아래쪽에서 접근함으로서 촉진될 수 있다.

가로돌기(그림 3.3과 그림 3.4)

가로돌기의 방향은 가시돌기 함께 시작한다. T1–T4 가로돌기의 끝과 T10–T12 가시돌기끝은 해당 가시돌기보다 위쪽으로 손가락 2개의 넓이만큼 떨어져 있다.

이들 가로돌기는 척주세움근의 가쪽 경계선에 위치하고, 또 가시돌기로부터 가쪽으로 2개~3개의 손가락 폭만큼 떨어진 지점에서 촉진이 가능하다. T5–T9의 가로돌기는 가시돌기로부터 위쪽으로 3개의 손가락 폭만큼 떨어져 있다. 왜냐하면 이 영역의 가시돌기들이 다른 영역의 가시돌기보다 더 가파르게 아래쪽 방향으로 경사져 있기 때문이다.

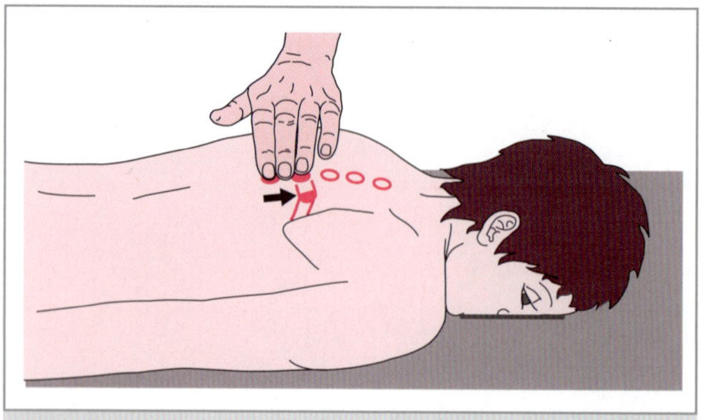

그림 3.3 촉진: 중간 등뼈 영역의 가로돌기를 찾는 방법

근부착점(그림 3.2)

8 = 등세모근
9 = 큰마름근
10 = 뭇갈래근
11 = 목널판근

깊은층에 있는 근부착점의 촉진은 불가능한데, 그 이유는 척주세움근이 덮고 있기 때문이다.

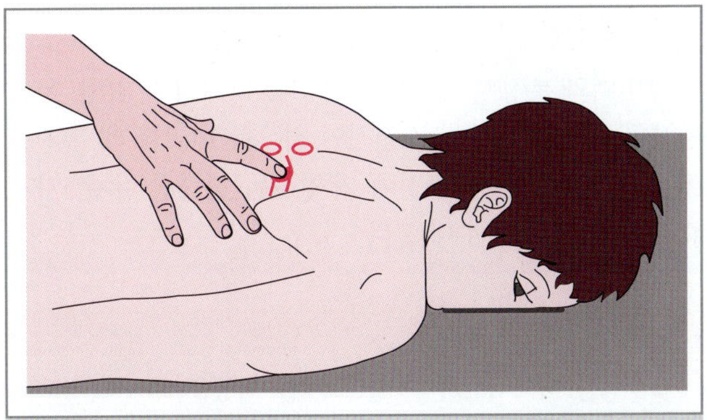

그림 3.4 촉진: 가로돌기

갈비가로관절(그림 3.5)

가쪽 갈비가로인대는 가로돌기 끝에서 갈비뼈까지 이어져 있고, 가로돌기끝의 바로 가쪽에서 촉진될 수 있다. 등가장긴근은 갈비가로관절 위에 위치하고, 가쪽으로 약간 이동되었다. 갈비가로관절의 관절 틈은 가쪽 갈비가로인대 밑의 깊은곳에 위치하여 촉진이 불가능하다.

> **임상 팁**
>
> 갈비뼈의 감소된 가동성은 환자가 깊은 호흡을 할 때 이 부위를 촉진함으로서 평가할 수 있다. 갈비뼈에 기능적 차단이 있으면, 가쪽갈비가로인대에서 통증이 발생한다.

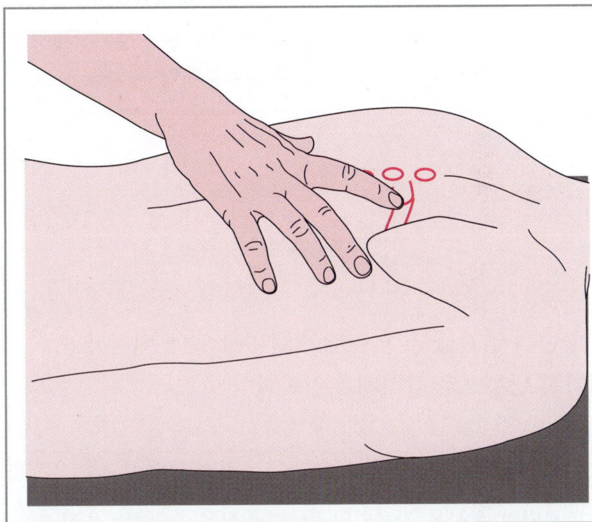

그림 3.5 촉진: 갈비가로관절

갈비뼈각(그림 3.6)

갈비뼈각은 갈비척추관절로부터 가쪽으로 손 폭만큼 (대개 4인치 정도) 떨어진 곳에 위치한다. 이것은 갈비뼈가 비틀리는 것처럼 느껴질 수 있다.

> **임상 팁**
>
> 갈비뼈각이 뚜렷한 돌출부위를 형성하기 때문에, 갈비뼈를 앞가쪽 방향으로 가동시킬 때 손끝치를 이용할 수 있다.

> **병리**
>
> 갈비척추관절에 기능장애가 있으면, 해당 갈비뼈각을 촉진할 때 민감해질 수 있다(**통증이 발생할 수 있다**).

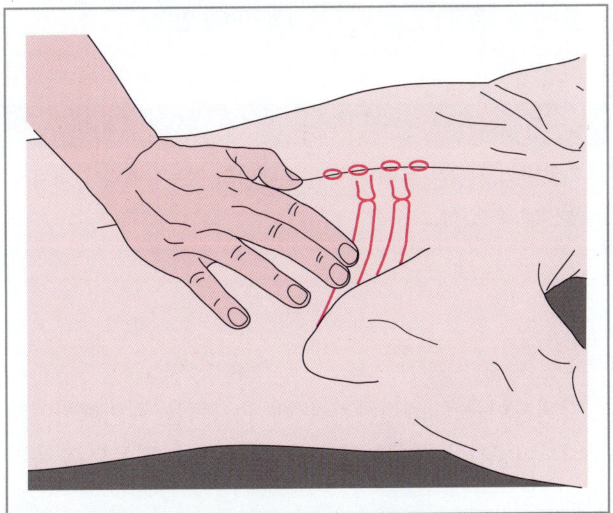

그림 3.6 촉진: 갈비뼈각

복장갈비관절(그림 3.7)

갈비뼈와 복장뼈 사이의 경계선을 평가하기 위해, 누운 자세나 앉은 자세에서 직접적인 좌우를 비교할 때 촉진을 이용한다. 복장갈비관절에 가해지는 하중은 누운 자세보다 앉은 자세에서 더 크다.

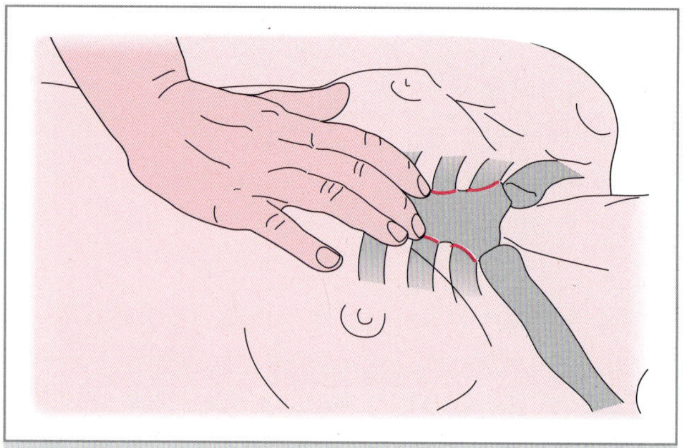
그림 3.7 촉진: 복장갈비관절

임상 팁

구부정한 자세와 같은 나쁜 자세를 취했을 때가 똑바로 앉은 자세나 누운 자세를 취했을 때보다 복장갈비관절에서 더 심한 통증이 발생한다. 증상이 뚜렷할 때, 갈비뼈의 견인이 증상을 완화할 수 있다. 그러나 시간이 경과하면, 이 치료가 효과적이지 못하는데, 그 이유는 나쁜 자세가 교정되지 않는 한, 원인이 지속하기 때문이다.

▷ 근육

가로막(그림 3.8)

양손의 엄지를 가장 아래쪽 갈비활 밑에 배치하고, 위가쪽 방향으로 갈비뼈를 압박한다.

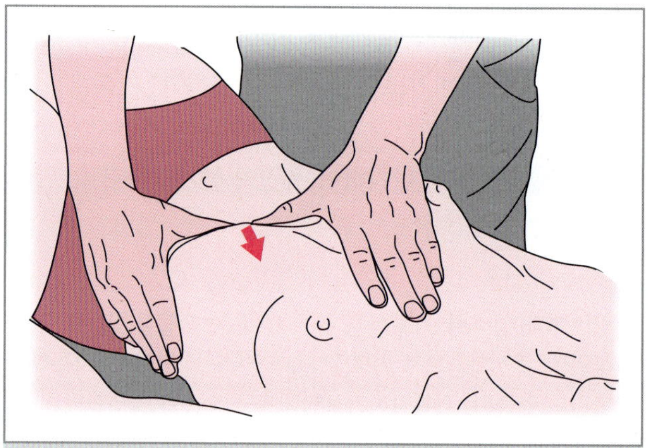
그림 3.8 촉진: 가로막의 탄성

임상 팁

가로막의 촉진은 가로막의 탄성, 종잡을 수 없는 움직임, 그리고 통증성 근방어에 대한 정보를 제공한다. 저항이 없다면, 갈비뼈는 대개 상당히 거리를 이동할 수 있다. 갈비뼈의 움직임은 좌우가 대칭적이어야 한다.

병리

가로막의 긴장은 등뼈 영역이나 배안의 기능장애의 결과로 일어날 수 있다.

갈비사이근(그림 3.9)

갈비사이근을 촉진하기 위해 손가락을 갈비뼈사이의 갈비사이공간에 배치하고, 천천히 앞쪽과 뒤쪽으로 움직인다.

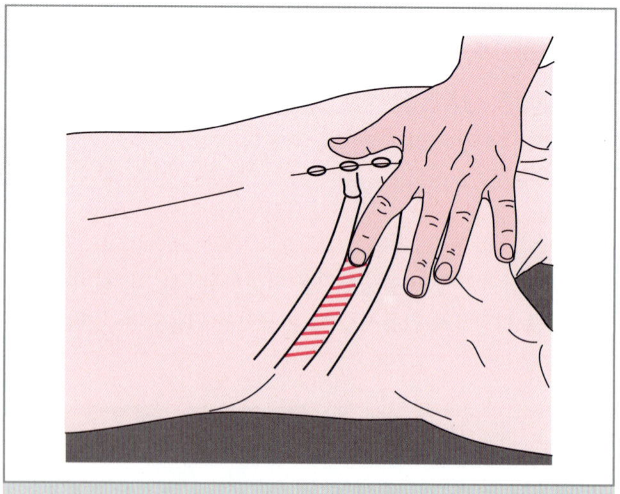
그림 3.9 촉진: 갈비사이근

척주세움근(그림 3.10)

척주세움근은 척추뼈 옆에 위치한다. 손가락 2–3개의 폭만큼 척추뼈로부터 떨어져서 근육 가닥을 세로로 주행하면서 척주세움근을 촉진한다.

근육의 긴장 상태와 민감 부위를 평가하기 위해 가슴우리와 등뼈에서 팔, 머리, 골반에 연결되는 모든 근육을 평가한다.

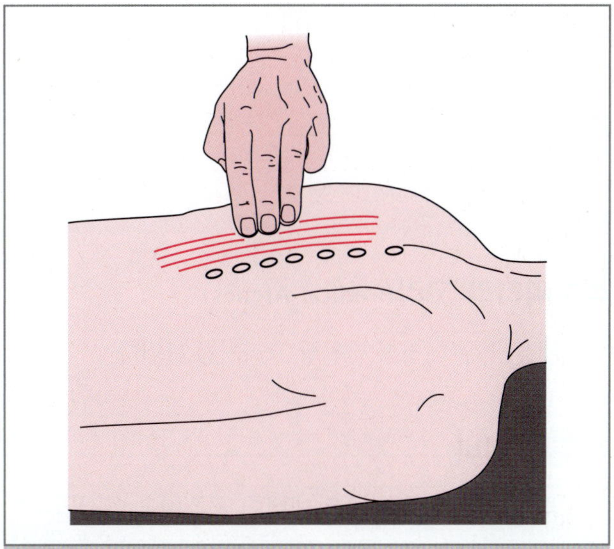

그림 3.10 촉진: 척주세움근

마름근(그림 3.11)

마름근은 아래쪽 목뼈와 위쪽 등뼈에서 시작해 어깨뼈의 안쪽면으로 비스듬하게 주행한다. 이들 근육은 양쪽 어깨뼈 사이에 촉진될 수 있다.

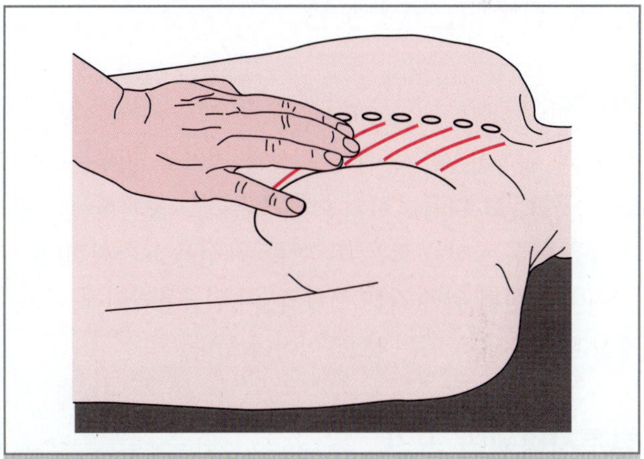

그림 3.11 촉진: 마름근

등세모근/넓은등근, 큰가슴근/작은가슴근, 목빗근/목갈비근

▷ **2.1 목뼈의 촉진과 4.1 어깨의 촉진을 참고한다.**

3.2 등뼈의 기능해부학

3.2.1 등뼈의 X선 영상

앞뒤면(그림 3.12)

척추뼈다리 고리(Pedical Arches)

이것은 좌우 대칭적 타원형 고리처럼 보인다.

척추관 너비

척추관의 너비는 아래쪽 레벨의 척추뼈로 내려갈수록 증가한다.

등뼈, 가쪽면(그림 3.13)

뒤굽음각

T3의 위쪽끝판을 통과하는 선과 직각을 이루는 선을 먼저 긋고, 그 다음 T11의 아래쪽끝판을 통과하는 선과 직각을 이루는 선을 그은 후, 이들 두 선을 교차시킨다.

이때 형성된 위쪽 각(아래쪽 각)이 뒤굽음각인데, 정상 뒤굽음의 각도는 약 25°이어야 한다.

척추사이원반 공간

- 원반의 연골끝판은 수평을 이루어야 한다.
- 넓이:
  - ○ 위쪽 등뼈: 3–4 ㎜
  - ○ 중간 등뼈: 약 4–5 ㎜
  - ○ 아래쪽 등뼈: 약 6 ㎜

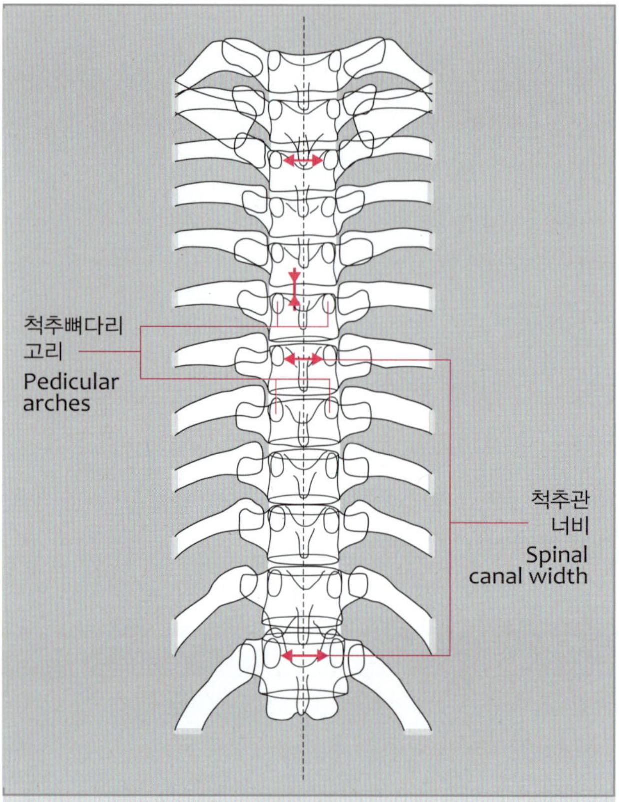

그림 3.12 X 선 영상: 등뼈(앞뒤면)

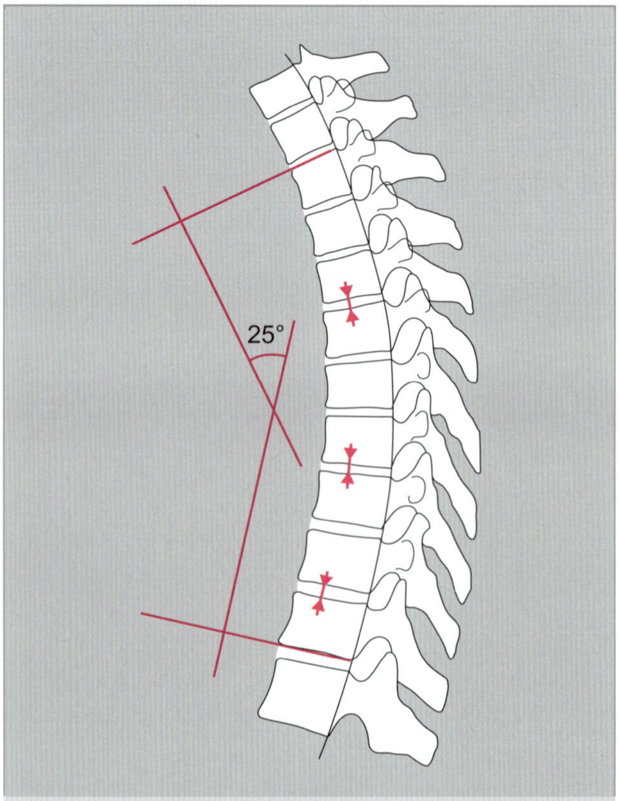

그림 3.13 X 선 영상: 등뼈(가쪽면)

3.2.2 등뼈

척추뼈몸통(그림 3.14와 그림 3.15)

- 척추뼈몸통의 높이는 T1에서 T12로 내려갈수록 점차 증가한다.
- 갈비뼈머리와 관절을 이루는 관절면:
  - **위쪽 갈비뼈파셋**은 척추뼈몸통의 위쪽 모서리에 위치한다.
  - **아래쪽 갈비뼈파셋**은 척추뼈몸통의 아래쪽 모서리에 위치한다.

T9 이후부터는, 이들 관절면이 척추뼈몸통의 중간 쪽으로 이동한다.

가시돌기

- 등뼈의 가시돌기는 매우 길고, 아래쪽 사선 방향으로 뻗어 있다. 대부분의 등뼈 가시돌기의 끝은 자신의 가로돌기로부터 아래쪽으로 손가락 2개의 폭 만큼 떨어져 있다.
- T5–T9 가시돌기의 끝은 자신의 가로돌기로부터 아래쪽으로 손가락 3개의 폭 만큼 떨어져 있다.
- T1 가시돌기는 C7 가시돌기와 비슷하다.

가로돌기

- 등뼈의 가로돌기는 잘 발달되어 있고, 뒤가쪽 방향으로 뻗어 있다.
  위쪽 등뼈의 경우, 가로돌기를 통과하는 세로축은 이마면으로부터 35° 각을 형성하고 있다.
  아래쪽 등뼈는 55° 각도를 형성한다.
- 가로돌기의 앞쪽 끝에 있는 **가로갈비뼈파셋**은 갈비뼈와 관절을 이룬다.
- 이들 관절면은 위쪽 등뼈에서는 가로돌기의 중간 지점에 위치하는 반면, 아래쪽 등뼈에서는 가로돌기의 위쪽면에 위치한다.
  T11과 T12에서는 이들 관절면이 존재하지 않는다.

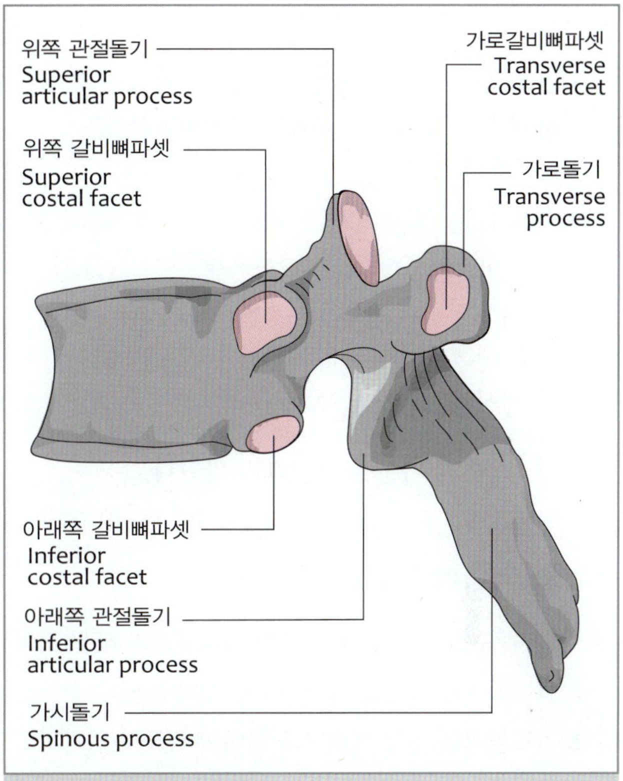

그림 3.14 등뼈(가쪽면)

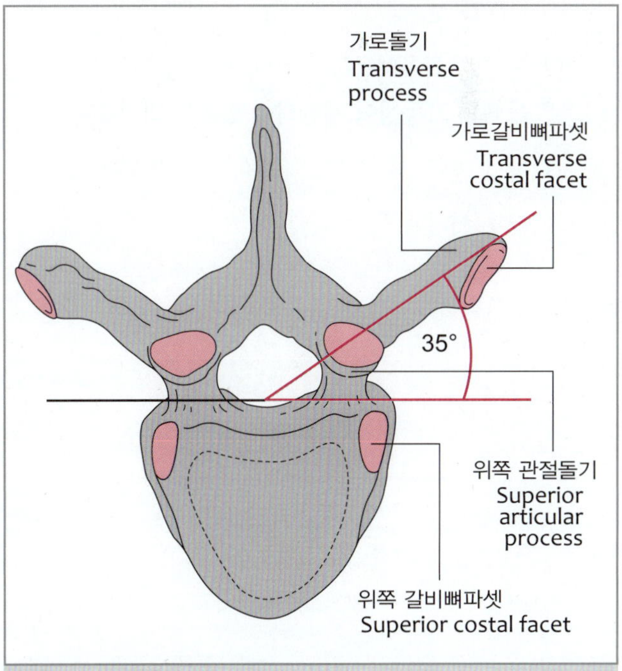

그림 3.15 등뼈(가로면)

관절돌기

- **위쪽 관절돌기**는 위쪽 척추뼈와 관절을 이루고, **아래쪽 관절돌기**는 아래쪽 척추뼈와 관절을 이룬다.
- 위치:
  - ○ 이마면과 20°의 각을 형성한다.
  - ○ 위쪽 등뼈의 경우는 수평면과 60° 각을 형성한다. 아래쪽 레벨로 내려갈수록, 각도는 약간 증가해서, T12에서는 약 80°을 이룬다.

▷ **1장. 척주의 기본을 참고하기 바란다.**

T12의 독특한 특징(그림 3.16)

- 가시돌기의 형태가 허리뼈의 가시돌기와 비슷하다.
- 아래쪽 관절돌기는 앞가쪽으로 향하고 있다.
- 가로돌기는 짧고 허리뼈와 같이 부속돌기를 가지고 있다.

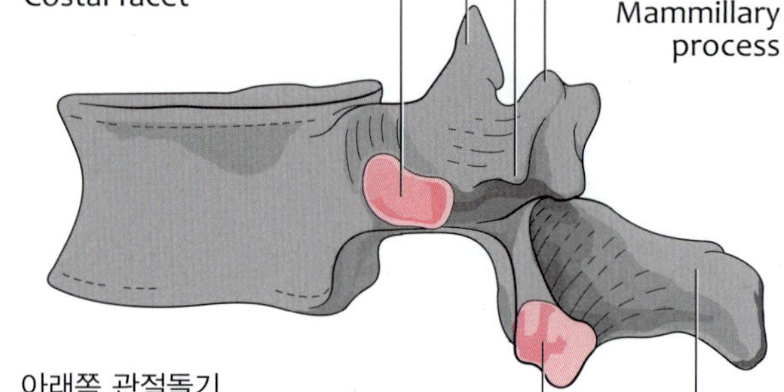

그림 3.16 T12 (가로면)

척추사이원반

원반 공간은 척추뼈몸통에 비해 매우 좁은데, 이것은 등뼈의 가동성이 제한되어 있음을 의미한다.

3.2.3 등뼈의 인대(그림 3.17)

뒤세로인대,

앞세로인대,

황색인대,

가로사이인대,

가시사이인대,

가시위인대

▷ **1장. 척주의 기본을 참고하기 바란다.**

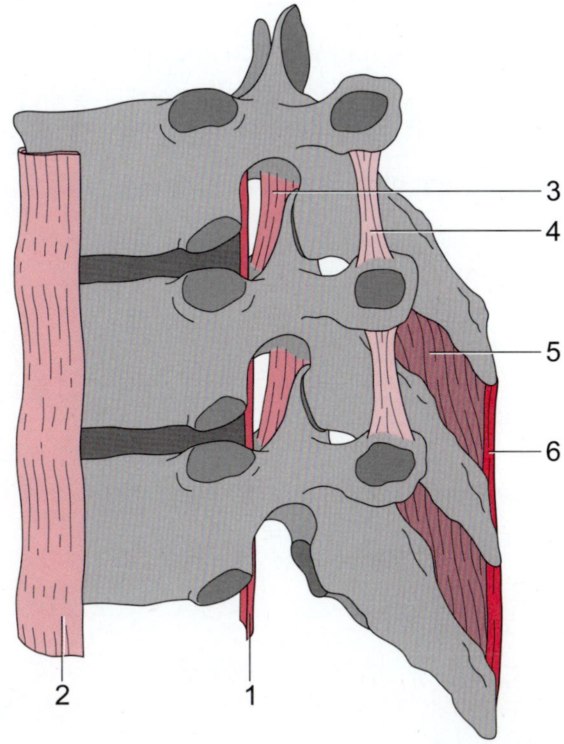

1 = 뒤세로인대(Posterior longitudinal ligament)
2 = 앞세로인대(Anterior longitudinal ligament)
3 = 황색인대(Ligamentum flavum)
4 = 가로사이인대(Intertransverse ligament)
5 = 가시사이인대(Interspinous ligament)
6 = 가시위인대(Supraspinous ligament)

그림 3.17 등뼈의 인대(가쪽면)

3.2.4 등뼈 부위의 움직임

비록 갈비뼈연골이 탄성을 가지고 있지만, 가슴우리와의 연결이 등뼈의 가동성을 제한한다. 아래쪽 등뼈(T9–T12)에 연골 성분이 매우 많기 때문에, 이것은 뚜렷한 가소성을 가지고 있고, 가동성이 매우 좋다.

굽힘(그림 3.18과 그림 3.20)

관절의 아래쪽 부분에 작은 틈이 생기고, 위쪽 부분은 압박을 받는다. 굽힘은 뒤쪽에 위치하는 인대와 섬유테에 의해 제한된다.

가동성:

- 아래쪽 등뼈: 좋음
- T1–T8: 작음

폄(그림 3.19와 그림 3.20)

관절의 위쪽 부분에는 매우 작은 틈이 생기고, 아래쪽 부분은 압박을 받는다. 폄은 관절주머니의 위쪽 강화밴드, 앞세로인대, 섬유테, 그리고 가시돌기간의 충돌에 의해 제한된다.

가동성:

- 아래쪽 등뼈: 좋음
- 중간 등뼈: 매우 작음
- 위쪽 등뼈: 작음
- 전반적: 매우 작음

움직임 검사의 정상 결과: 뒤굽음의 역전.

정확한 가동성의 측정은 기능적 X 선에 의해서만 가능하기 때문에, 가동범위를 평가한다.

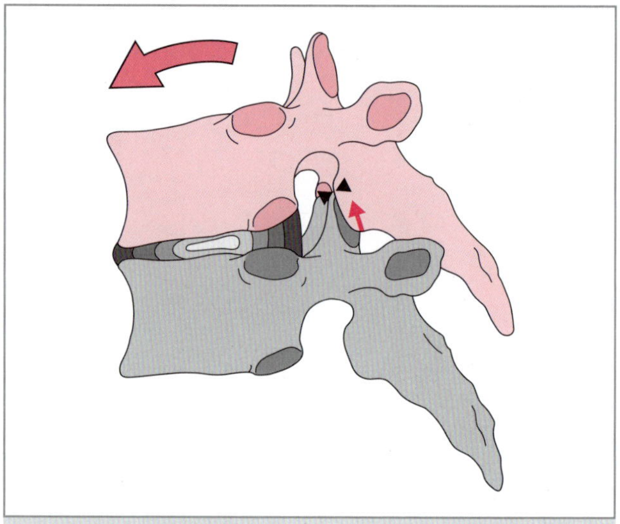

그림 3.18 등뼈의 굽힘

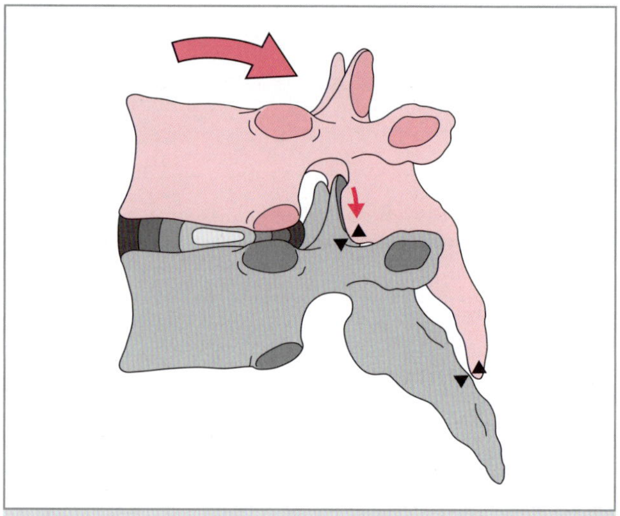

그림 3.19 등뼈의 폄

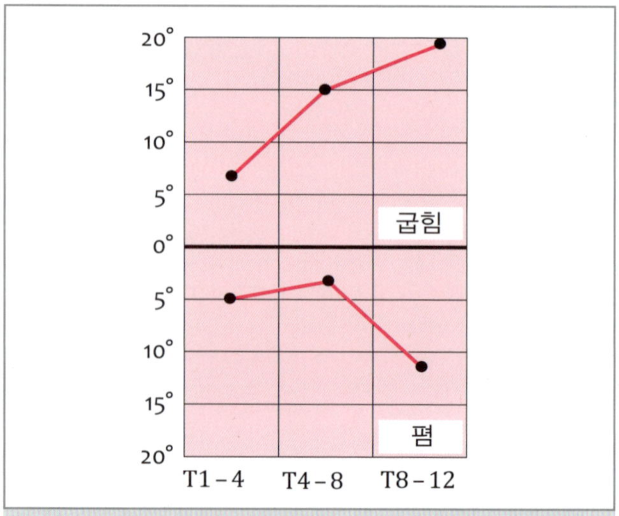

그림 3.20 움직임 도표: 굽힘/폄

옆굽힘(그림 3.21과 그림 3.23)

옆굽힘을 할 때, 반대쪽 관절 파셋에서는 위쪽 방향의 활주가 일어나고, 같은쪽 관절 파셋에서는 아래쪽 활주가 일어난다(**그림 3.23 참고**).

가동성:

- **아래쪽 등뼈:** 매우 좋음
- **중간 등뼈:** 좋음
- **위쪽 등뼈:** 작음

옆굽힘을 할 때, 볼록한 쪽(**옆굽힘의 반대쪽**)의 갈비사이공간은 넓어지고, 오목한 쪽에서는 좁아진다.

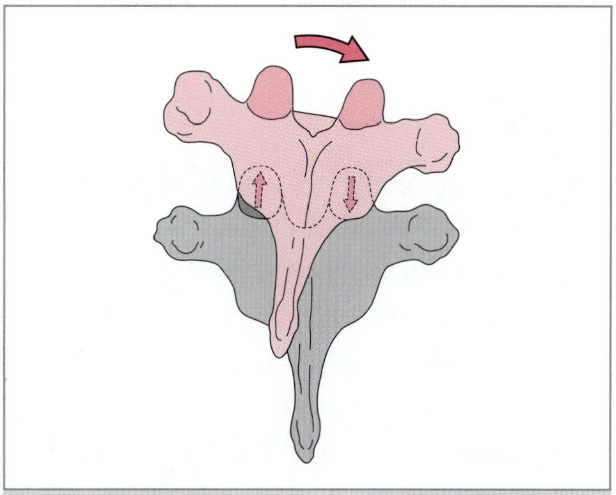

그림 3.21 등뼈의 옆굽힘

돌림(그림 3.22와 그림 3.23)

약간 원형의 관절면 만곡 때문에, 돌림은 옆굽힘을 동반할 수 있다.

가슴우리에서는, 돌림쪽의 위쪽 갈비뼈는 위쪽으로 더 강하게 굽힘되고, 아래쪽 갈비뼈는 다소 납작해진다. 돌림의 반대쪽 갈비뼈에서는 반대 현상이 일어난다. 이런 가슴우리의 변형이 복장뼈를 약간 비튼다.

가동성:

- **아래쪽 등뼈:** 제한됨
- **중간 등뼈:** 좋음
- **위쪽 등뼈:** 제한됨

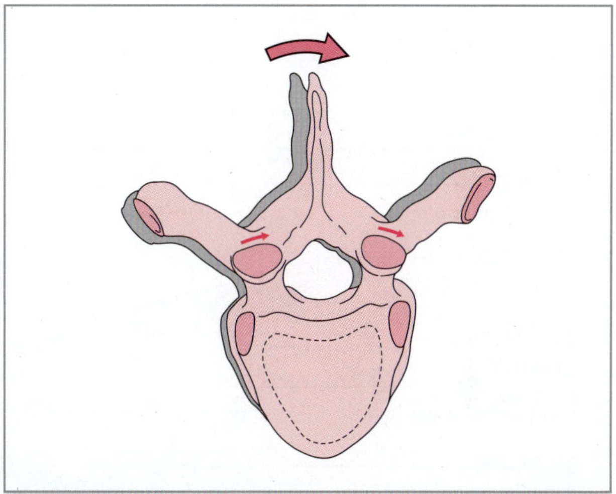

그림 3.22 등뼈의 돌림

> **임상 팁**
>
> 기능적 측면에서 볼 때, 위쪽 등뼈는 목뼈에 속하고, 목뼈 가동성 평가 때 위쪽 등뼈의 움직임을 촉진할 수 있다. 이런 이유 때문에, 위쪽 등뼈의 기능 장애는 머리 움직임에 영향을 주고, 목, 어깨 및 팔로 가는 방사통을 일으킬 수 있다.

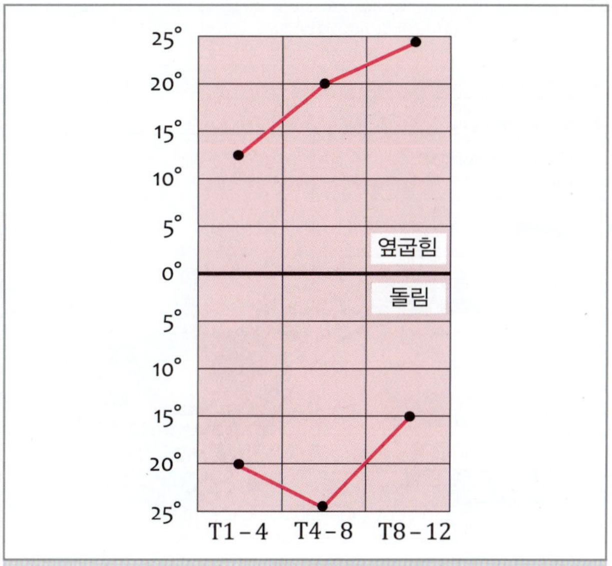

그림 3.23 움직임 도표: 옆굽힘/돌림

호흡 동안 등뼈 움직임의 경향

똑바로 앉은 자세나 선 자세 때, 흡기 시에는 등뼈가 폄되는 경향이 있고, 반대로 호기 시에는 등뼈가 굽힘되는 경향이 있다.

양 팔을 몸통 앞쪽에 지지하면, 팔이음뼈가 고정된다. 이것은 흡기 시 등뼈의 폄을 방해하여 뒤굽음(**굽힘 움직임**)을 증가시킨다.

3.3 가슴우리의 기능해부학

갈비뼈(그림 3.24)

- 갈비뼈는 뼈 성분(**갈비뼈몸통, 각, 목 및 머리**)과 연골 성분(**갈비뼈연골**)을 가진다.
- **참갈비뼈**: 1번 갈비뼈–7번 갈비뼈이며, 좌우 갈비뼈, 복장뼈와 등뼈는 하나의 고리를 형성한다.
- **거짓갈비뼈**: 8번 갈비뼈–10번 갈비뼈는 연골을 통해 연결된다.
- **뜬갈비뼈**: 11번과 12번의 갈비뼈는 끝이 연결되지 않는 갈비뼈이다.
- **갈비뼈 자세**: 45°의 경사

갈비가로관절(그림 3.25)

- **결절의 관절파셋**은 갈비뼈몸통의 결절에 위치하고, 위쪽 가슴우리의 경우에는 약간 볼록한 편이다.
- 같은 레벨의 **가로돌기의 가로갈비파셋**은 오목한 관절면을 가진다.
- 아래쪽 가슴우리의 관절면은 납작한 편이다.
- T1–T7과 관절을 이루는 갈비뼈의 관절은 가로돌기의 바로 앞쪽에 위치한다. T8 이하의 경우에는, 관절 위치가 가로돌기의 위쪽으로 이동한다. 가로돌기의 아래쪽 부위에는 갈비뼈가 부착하지 않는다.
- **관절주머니**는 얇은 편이고, 다양한 크기의 함몰 부위를 가지고 있다. 반달판도 존재한다.

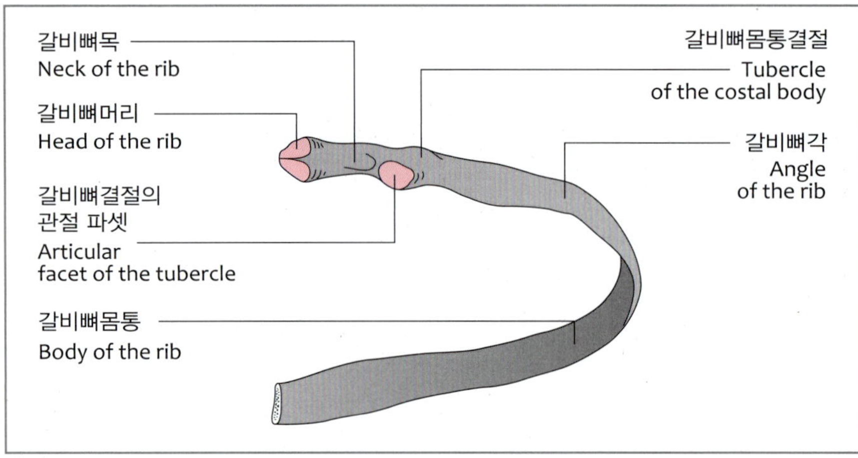

그림 3.24 갈비뼈 (뒤쪽면)

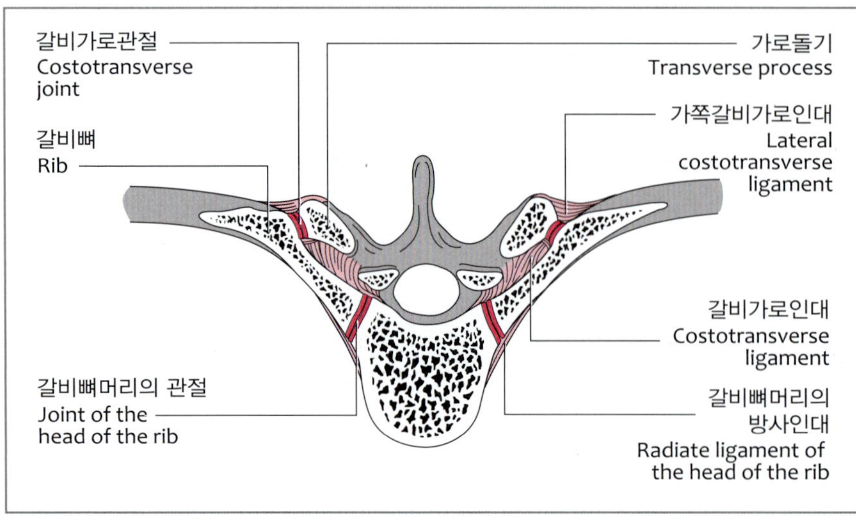

그림 3.25 갈비가로관절

갈비뼈머리의 관절(그림 3.26)

- 이웃한 척추뼈의 **아래쪽 갈비뼈 파셋과 위쪽 갈비뼈 파셋**, 그리고 그 사이에 놓인 원반이 함께 작용하여 갈비뼈머리를 위한 관절 소켓을 형성한다. 그들은 척추뼈몸통의 위쪽 모서리와 아래쪽 모서리에 위치하지만, 1번, 11번 및 12번 갈비뼈의 관절면은 예외이다. 즉, 이들 관절면은 해당 척추뼈몸통의 중간 지점에 위치한다.
- **갈비뼈머리에 있는 관절 파셋**은 갈비뼈머리능선에 의해 2개의 파셋으로 나누어진다.
아래쪽 파셋은 다소 크고, 같은 레벨의 척추뼈몸통과 관절을 이룬다. 약간 작은 위쪽 파셋은 위쪽 척추뼈몸통과 관절을 이룬다.
1번, 11번 및 12번 갈비뼈는 예외이다.
이들 갈비뼈는 하나의 파셋만 가지고 있고, 같은 레벨의 척추뼈몸통과 관절을 이룬다.

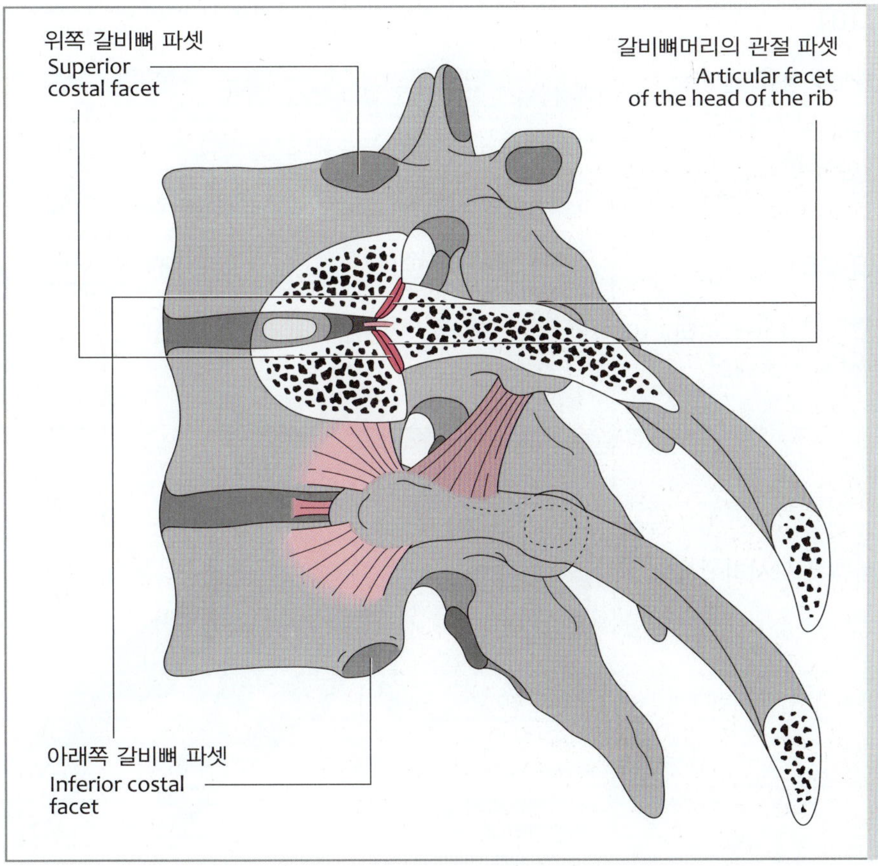

그림 3.26 갈비뼈머리의 관절

갈비척추관절의 인대

가쪽갈비가로인대(그림 3.27)

이 인대는 가로돌기의 끝과 갈비뼈를 연결하고, 관절주머니 위에 놓여 있다. 이 인대는 2번 갈비뼈와 7번 갈비뼈 사이의 가쪽갈비가로인대는 매우 강한 인대이지만, 아래쪽 갈비뼈의 이 인대는 약한 편이다.

갈비가로인대(그림 3.27)

이 인대는 갈비뼈목에서 같은 레벨의 가로돌기에 연결되어 있다.

갈비뼈머리의 방사인대(그림 3.28)

이 인대는 관절주머니와 합병되고, 3개의 섬유 밴드로 나누어진다. 위쪽과 아래쪽의 섬유 밴드는 척추뼈몸통과 연결되고, 중간 섬유 밴드는 척추사이원반에 연결된다.

갈비뼈머리의 관절안인대(그림 3.28)

이 인대는 관절면 사이에 위치하고, 관절을 2개의 공간으로 나눈다. 이 인대는 갈비뼈머리능선에서 섬유테의 바깥영역까지 이어져 있다.

위쪽 갈비가로인대(그림 3.28)

이 인대는 위쪽 척추뼈 가로돌기의 아래쪽 모서리에서 갈비뼈목으로 이어져 있다.

인대의 기능: 이들 인대는 갈비척추관절을 고정한다.

임상 팁

갈비뼈머리의 관절과 주변 인대들은 등뼈의 운동분절에 매우 좁은 연결을 보여준다.

이것은 갈비뼈의 움직임이 기능적으로 차단되었을 때 같은 레벨의 운동분절을 치료해야 한다는 것이고, 그래야 재발이 발생하지 않는다는 것이다. 역으로, 등뼈 영역에 기능장애가 있으면, 갈비뼈도 치료해야 한다.

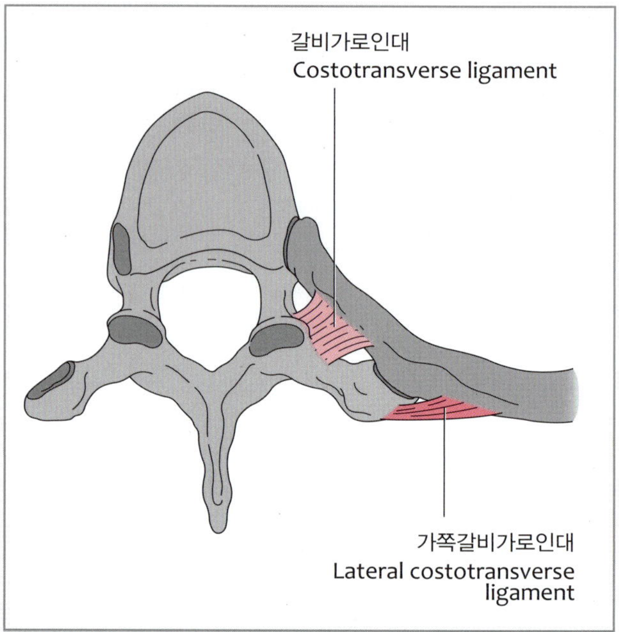

그림 3.27 갈비가로관절의 인대(위쪽면)

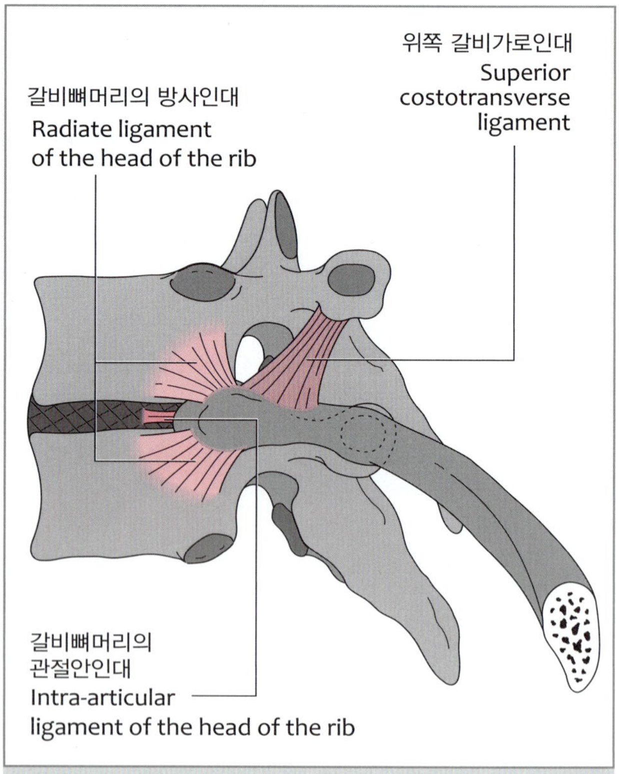

그림 3.28 갈비척추관절의 인대(가쪽면)

복장갈비관절(그림 3.29)

- 복장뼈에 있는 **갈비뼈패임**은 갈비뼈연골의 복장뼈끝단과 관절을 이룬다.
- 2번 갈비뼈에서부터 5번 갈비뼈 사이에서만 뚜렷한 관절공간이 있다. 섬유콜라겐 성분의 판인 관절안 복장갈비인대가 이 관절공간을 2개로 나눈다.
- **방사복장갈비인대**는 관절주머니를 보강한다. 이 인대는 갈비뼈연골에서 복장뼈의 앞쪽면까지 이어져 있고, 그 형태는 부채꼴 모양으로 퍼져 있다.
- 1번, 6번 및 7번 갈비뼈는 연골결합을 형성하고, 복장뼈와 직접 경계를 이룬다. **갈비칼돌기인대**는 6번과 7번 갈비뼈의 갈비연골에서 칼돌기까지 이어져 있다.
- **연골사이관절**은 8번 갈비뼈–10번 갈비뼈와 연결되어 있다.

병리

지속적인 뒤굽음 자세(“**복장뼈 하중 자세**”)는 지속적인 압박 때문에 복장갈비관절에 염증반응을 일으킬 수 있다.

임상 팁

가슴우리의 안정성 결과로 인해, 등뼈의 경우에는 원반 문제가 거의 발생하지 않는다. 그러나 갈비뼈와 복장뼈의 연결 때문에, 다양한 장애가 발생할 수 있다. 그래서 기능 장애와 방사통이 발생할 때 이들 구조물을 검사해야 한다.

가슴우리도 많은 근육의 부착점(**특히 팔의 근육**)으로 작용한다. 이 부위가 통증의 원인일 수 있다.

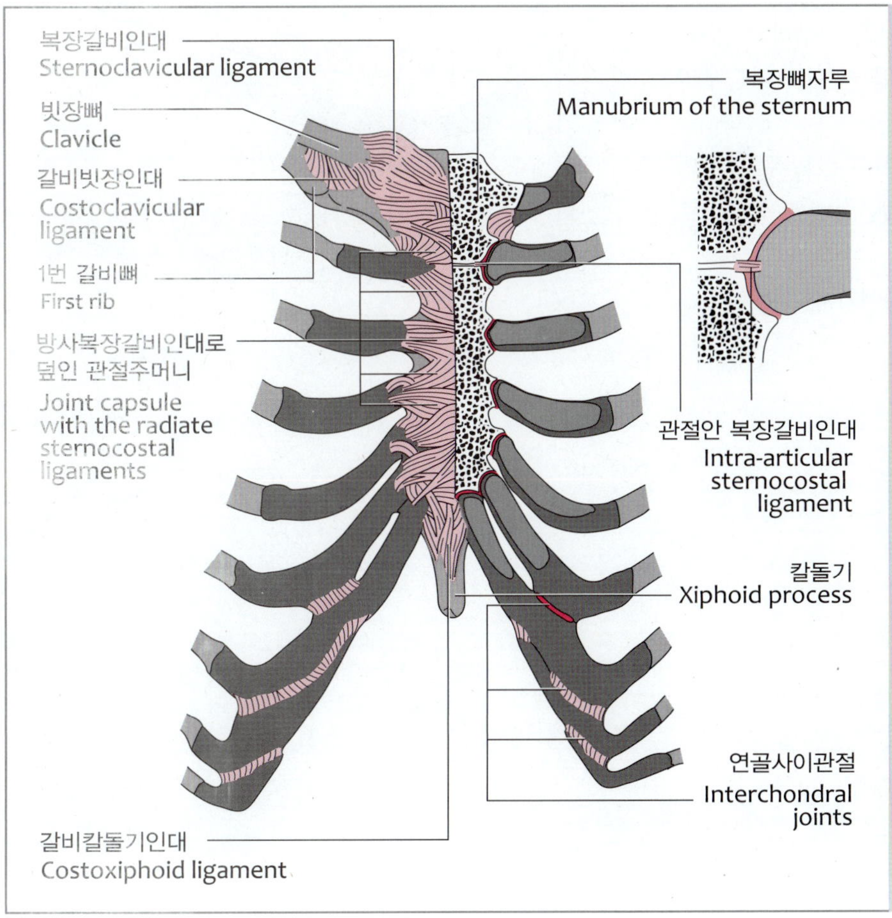

그림 3.29 복장갈비관절

3.3.1 갈비뼈의 움직임

갈비척추관절

갈비뼈의 올림과 내림이 일어나는데, 그 이유는 갈비척추관절과 갈비가로관절을 통과하는 축을 중심으로 갈비뼈가 돌림하기 때문이다. 이것은 갈비뼈목의 세로축이고, 이것의 위치가 갈비뼈 움직임의 방향을 결정한다.

가쪽 갈비가로인대는 매우 중요한 역할을 한다. 운동축이 이 인대를 통과한다. 위쪽 갈비뼈의 가쪽 갈비가로인대는 관절면(오목-볼록)의 형태 때문에, 돌림에 의한 강한 장력의 힘에 노출된다.

아래쪽 갈비뼈의 경우에는, 납작한 관절면과 가로돌기에 대한 관절의 위치 때문에 경사와 활주 토크가 발생한다. 즉, 인대에 가해지는 하중은 적지만, 관절에 가해지는 압박 하중은 증가한다.

위쪽갈비뼈(1-5)의 움직임 (그림 3.30과 그림 3.31)

운동축은 이마면으로부터 35°의 각을 형성하고 있다. 갈비뼈가 올림될 때(위쪽과 앞쪽으로 움직인다), 가슴우리의 시상 직경과 수평 직경이 증가한다.

갈비가로관절과 갈비뼈머리관절에서는, 앞쪽 방향의 활주가 일어나고, 갈비뼈머리의 관절안인대를 중심으로 일어나는 돌림도 함께 발생한다.

그림 3.31의 화살표는 흡기 시 갈비뼈가 위쪽과 앞쪽으로 움직이는 것을 보여준다.

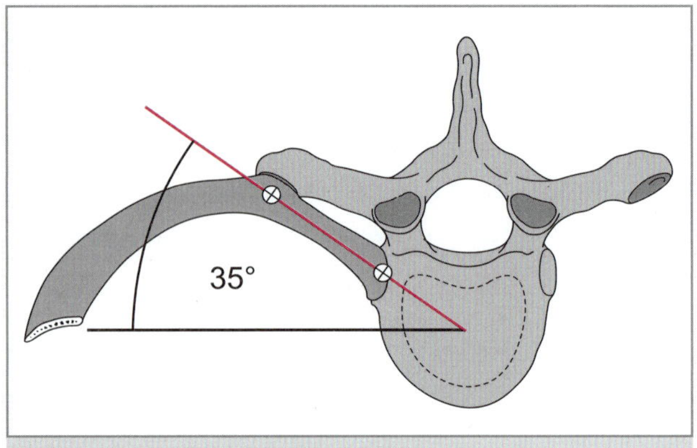

그림 3.30 위쪽 가슴우리에서의 운동축의 각도

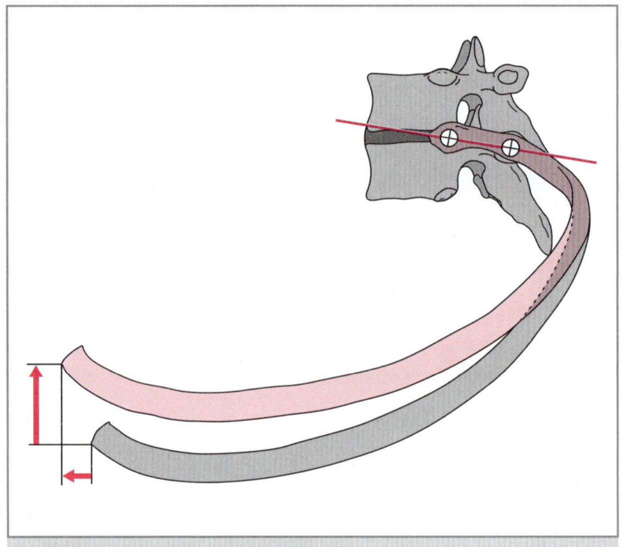

그림 3.31 흡기 동안 위쪽 가슴우리의 움직임
(회색: 시작 위치, 빨간색: 흡기 동안의 위치)

아래쪽 갈비뼈(6번-10번)의 움직임 (그림 3.32와 그림 3.33)

운동축은 시상면으로부터 35°의 각을 형성하고 있다. 갈비뼈가 올림할 때(위쪽과 가쪽), 가슴우리의 이마 직경이 증가한다.

갈비가로관절에서는, 위뒤쪽 방향의 활주 움직임이 일어난다. 갈비뼈머리의 관절에서는, 아래쪽 방향의 활주 움직임이 일어난다.

그림 3.33의 화살표는 흡기 시 위쪽과 가쪽으로 움직이는 갈비뼈의 방향과 정도를 보여주고 있다.

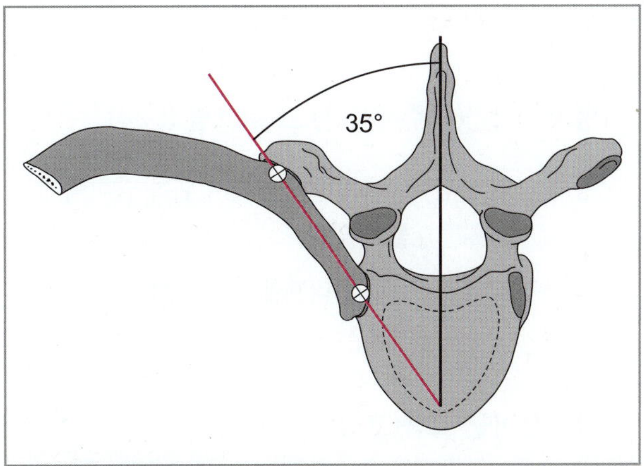

그림 3.32 아래쪽 가슴우리에서의 운동축 각도

병리

가쪽 갈비가로인대에 가해지는 장력 하중 때문에, 인대 부착점의 문제가 위쪽 가슴우리에서 발생하는 경향이 있고, 반면 관절 하중의 증가 때문에 아래쪽 가슴우리에서는 관절 변화가 일어난다.

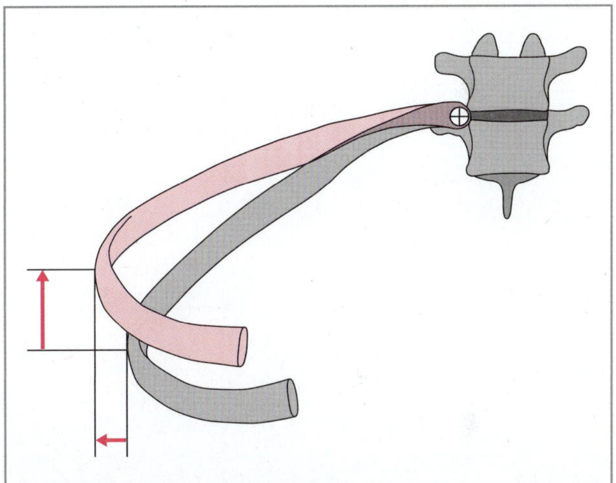

그림 3.33 흡기 시 아래쪽 갈비뼈의 움직임 (회색: 시작 위치, 빨간색: 흡기 동안의 위치)

나쁜 자세는 갈비뼈의 경로와 그들의 축을 변화시킨다:

- 납작한 등: 갈비뼈의 기울기가 30° 정도이다.
- 둥근 등(뒤굽음증): 갈비뼈의 기울기가 60° 정도이다.

복장갈비관절

운동축은 시상면 상에 있다. 흡기 시, 이 관절에서 최소한의 아래쪽 활주가 일어난다. 갈비뼈연골은 위쪽으로 이동하고 비틀린다; 호기 시에는 반대 현상이 일어난다.

갈비척추관절과 복장갈비관절의 영역에서는 갈비뼈가 상대적으로 고정되어 있기 때문에, 가슴우리의 움직임을 위해서 갈비뼈연골의 비틀림과 탄성이 중요한 역할을 한다.

3.3.2 등뼈의 근육: 가쪽 경로

▷ 엉치가시근(척주세움근) 그룹(그림 3.34)

등엉덩갈비근: 아래쪽 갈비뼈에서 위쪽 갈비뼈에 붙어 있다.

등가장긴근: 골반과 허리뼈에서 갈비뼈와 등뼈에 붙어 있다.

▷ 가로사이근 그룹(그림 3.34)

각 **가로사이근**은 2개의 이웃한 가로돌기에 붙어 있다.

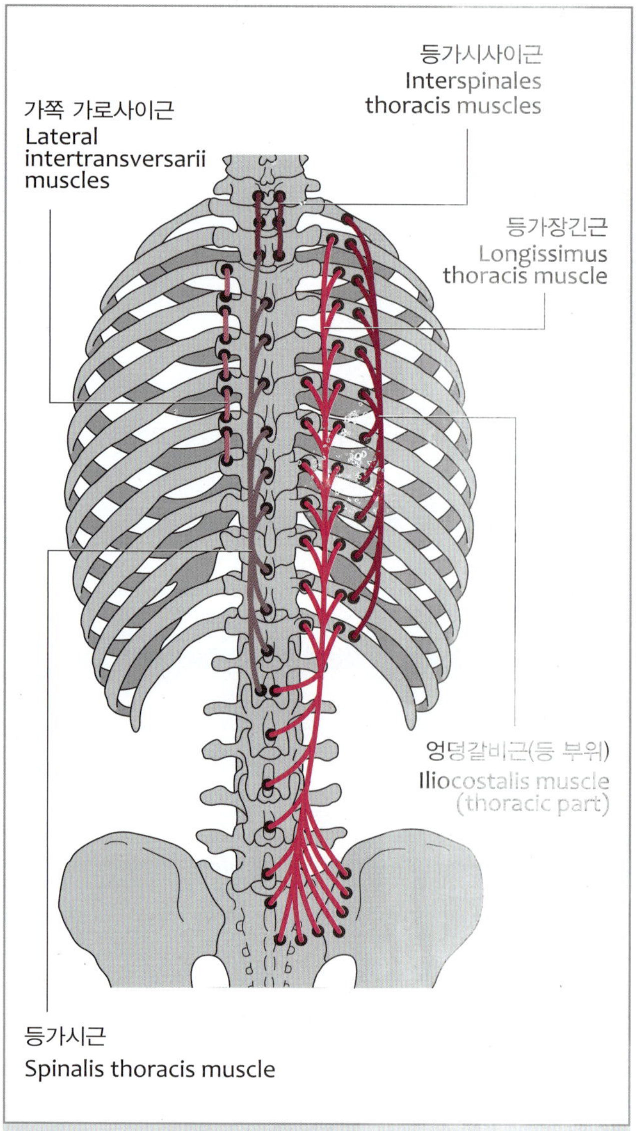

그림 3.34 등뼈의 근육: 엉치가시근, 가로사이근, 가시근

3.3.3 안쪽 경로

▷ 가시근 그룹(그림 3.34)

등가시사이근은 이웃한 가시돌기 사이에 붙어 있다.
등가시근은 아래쪽등뼈와 위쪽허리뼈의 가시돌기에서 아래쪽목뼈의 가시돌기에 붙어 있다.

▷ 가로가시근 그룹(그림 3.35)

등반가시근은 아래쪽 등뼈에서 위쪽 등뼈와 아래쪽 목뼈에 붙어 있다.
뭇갈래근은 2–4개의 척추뼈에 걸쳐 있다.
짧은 돌림근은 이웃한 2개의 척추뼈를 연결한다.
긴 돌림근은 3개의 척추뼈를 연결한다.

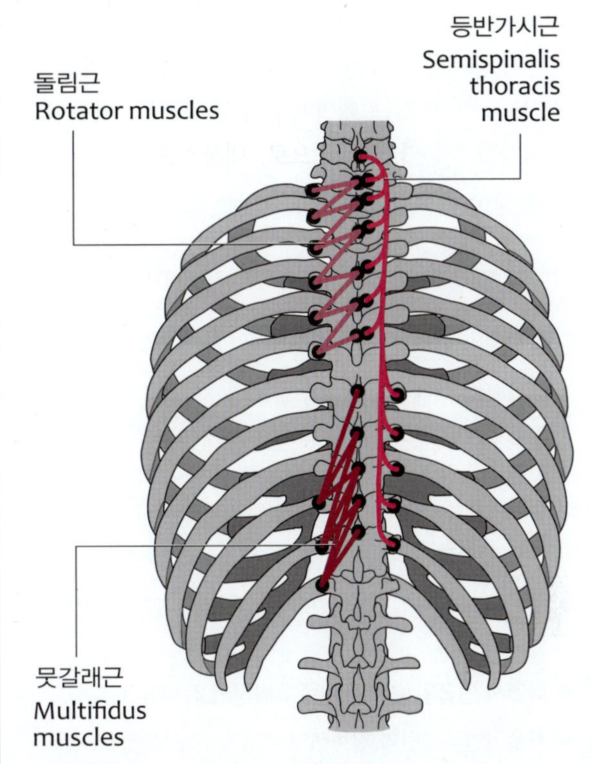

그림 3.35 등뼈의 근육: 가로가시근 그룹

등 근육의 기능

척주의 등뼈 영역의 근육들은 많은 기능을 가지고 있다:

- 똑바른 자세의 고정
- 몸통과 머리의 움직임
- 팔을 움직일 때, 어깨뼈 조절
- 호흡을 위한 지지

섬유의 주행 방향(일부는 수평이고, 일부는 사선)과 경로의 길이가 다양하기 때문에, 그것들은 분절을 적절하게 고정해 줄 수 있다. 가슴우리에 어깨뼈를 고정하는 근육은 등 근육의 기능을 지지해 준다. 그것들은 똑바른 자세를 달성하기 위해 움직임을 시작한다(예: 등세모근의 가로섬유, 앞톱니근 및 마름근).

내장-척추의 상호 의존성(그림 3.36)

많은 내장기관은 등뼈 영역과 신경생리적 관계를 가지고 있다. 이런 관계는 태아때부터 발생했고, 척수신경에 의해 지배를 받는다. 부가적으로, 내장기관은 등신경 분절에 의해 주로 지배를 받는다.

임상 팁

위장 장애의 경우, 다음의 증상이 일어날 수 있다:

- 어깨뼈의 아래쪽 1/4에서 T10 까지 앞쪽과 뒤쪽으로 가슴우리의 왼쪽 절반으로 얕은 통증이 방사한다. 왼쪽 어깨-목 라인, 왼쪽 봉우리돌기, 그리고 어깨뼈위각의 위쪽에 작은 영역의 통증이 있다.
- 얕은 방사통에 해당하는 통각 과민 영역이 있다.
- 등가장긴근, 배근육, 엉덩허리근 등에 근육의 긴장이 있다.
- 위에서 언급된 근육에 통증유발점이 존재한다.
- 좌우 4번과 5번의 갈비뼈에 기능적 차단이 있다.
- T4-T5와 T7-T8의 운동분절에 기능적 차단이 있다.

내장-척추 사슬은 내장기관의 장애가 근육 긴장, 통증유발점 발생, 1개 이상의 운동분절(**해당 갈비뼈와 연결된**)의 기능장애의 원인일 수 있음을 의미한다. 대개 이것은 병력을 통해 알 수 있다.
가동술로도 기능장애가 치료되지 않으면, 다른 원인이 숨어 있음을 의미한다.

내장기관의 급성 질환이 있는 경우에는, 척추와 갈비뼈가 연결된 부위에 가동술을 적용하지 않아야 하는데, 그 이유는 반사적 자극 전이 때문이다. 만약 장기 질환이 해결되어도 기능적 장애가 남아 있으면, 적절한 치료를 통해 기능 장애를 해결해야 한다.

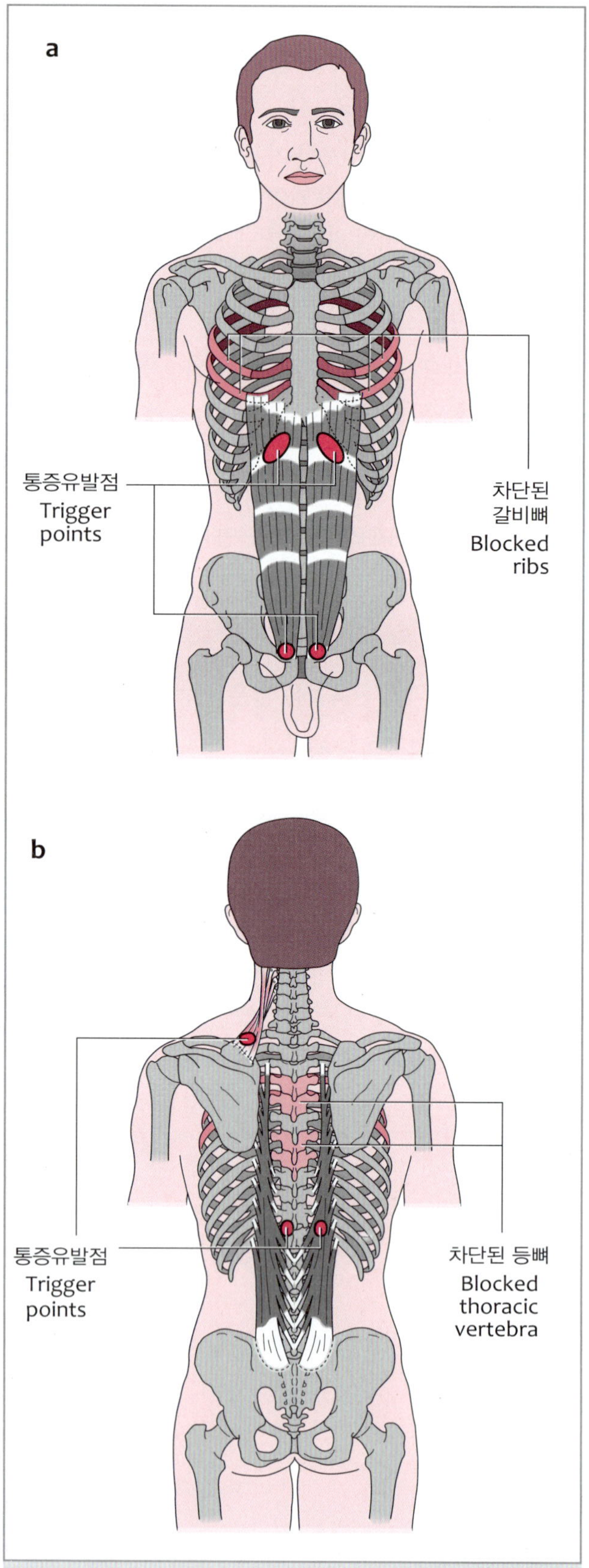

그림 3.36 내장-척추의 상호 의존성: 위-등뼈 영역에서의 기능적 장애. (a) 앞쪽면. (b) 뒤쪽면

3.3.4 호흡 근육

가로막(그림 3.37)

- 가로막은 복장 부분, 갈비 부분 및 허리뼈 부분으로 나누어진다.
- 가로막의 중심에 **중심힘줄**로 불리는 커다란 널힘줄이 존재한다.
- **허리뼈 부분**은 2 부분으로 구성된다: 가로막의 다리(좌우).
- **안쪽활인대와 가쪽활인대**는 힘줄의 활처럼 허리네모근과 큰허리근 위로 펼쳐져 있고, 이들 근육과 합병한다.
- 위쪽으로, 가로막은 가로막가슴막과 연결되어 있고, 심장막가로막인대를 통해 심장막의 벽쪽층에 연결되어 있다.
- 아래쪽으로, 가로막은 복막과 연결되어 있다. 예를 들어, 간은 좌우 삼각인대에 의해 가로막의 가쪽끝단에 고정되어 있다.
- 가로막에는 몇 개의 구멍이 있다.
  식도 구멍은 위쪽에 있는 구멍으로 식도가 통과하는 구멍이다. 대동맥을 위한 **대동맥 구멍**은 L1 레벨의 2개 허리뼈 부분 사이에 있는 구멍으로, 식도구멍보다 아래쪽에 위치한다.
  대정맥 구멍은 대정맥이 통과하는 구멍으로서 중심힘줄 의 구멍 중에서 가장 위쪽과 앞쪽에 위치한다. **복장갈비삼각**은 가로목의 복장 부분과 갈비 부분 사이에 위치한다.
  허리갈비삼각은 가로막의 갈비 부분과 허리 부분 사이에 위치하며, 작은 혈관들이 통과하고 결합조직으로 채워져 있다.

병리

가로막의 탄성과 위치의 장애가 이들 장기와의 가로막 연결로 일어날 수 있기 때문에, 콩팥, 간, 위의 기능에도 영향을 줄 수 있다. 역으로, 이들 장기의 장애도 가로막의 기능에 문제를 일으킬 수 있다.

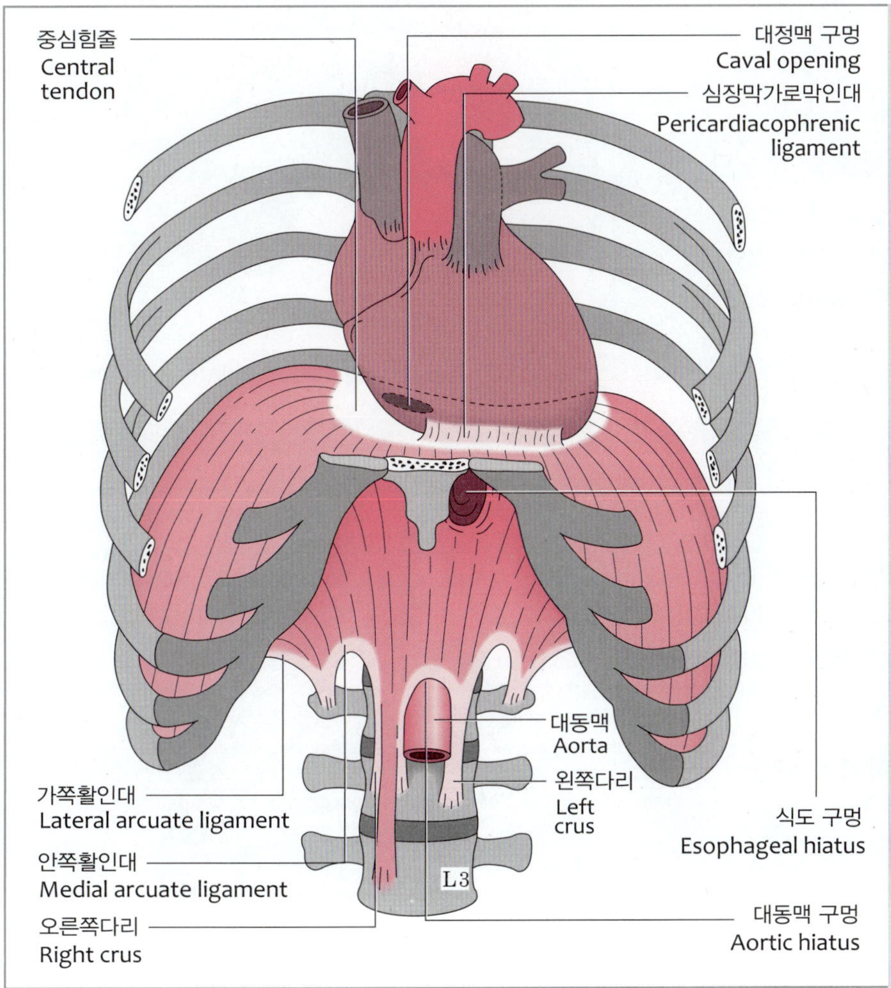

그림 3.37 가로막

가로막의 기능(그림 3.38)

흡기 시, 중심힘줄은 5 ㎝ 이상 깊게 주행하여 가로막을 돔 형태로 만든다(납작하게 만든다). 이것을 통해 가슴우리안의 공간이 넓어져, 공기의 유입을 촉진한다.

가로막이 아래로 움직이기 때문에, 복부 장기가 압박을 받아 바깥으로 밀려 나온다(주로 앞쪽으로 밀려나오지만, 가쪽과 뒤쪽으로 약간 밀려 나온다).

> **병리**
>
> 복부 종양, 복수 또는 창자 부종 등과 같은 장기 부종과 관련된 병리적 변화가 가로막의 아래쪽 이동을 방해할 수 있고, 이로 인해 가로막이 내려오지 못하고 올림된 상태를 유지한다. 이것은 호흡 장애나 심장 문제를 초래할 수 있다.

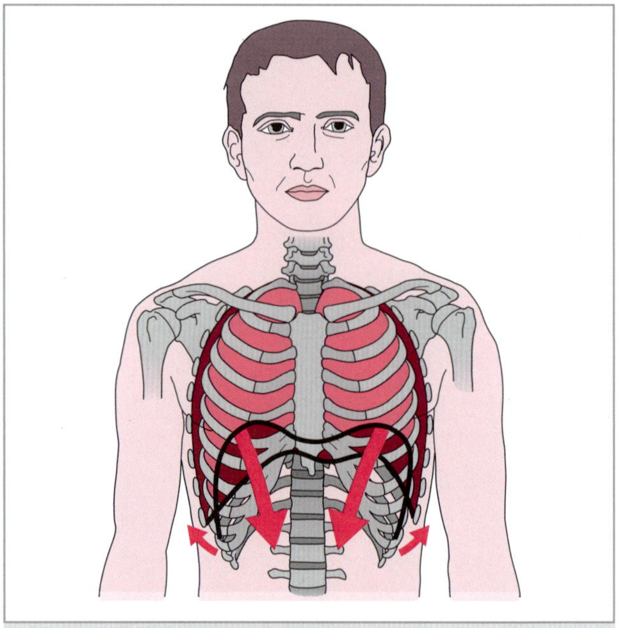

그림 3.38 흡기 시의 가로막 이동

갈비올림근(그림 3.39)

이것은 가로돌기에서 다음 아래쪽의 갈비뼈에 부착하고, 그 갈비뼈를 들어올린다.

바깥갈비사이근(그림 3.39)

- 이들 근육은 뒤위쪽에서 앞아래쪽으로 사선 방향으로 주행하고, 아래쪽 갈비뼈를 들어올린다.
- 바깥갈비사이막은 바깥갈비사이근의 연장으로, 뼈–연골 경계면에서 복장뼈까지 연결되어 있다. 이 막의 주행 방향은 바깥갈비사이근의 주행 방향과 동일하다.
- 근전도 검사를 통해, 먼저 신장되었을 때만 바깥갈비사이근이 수축함을 알 수 있었다.

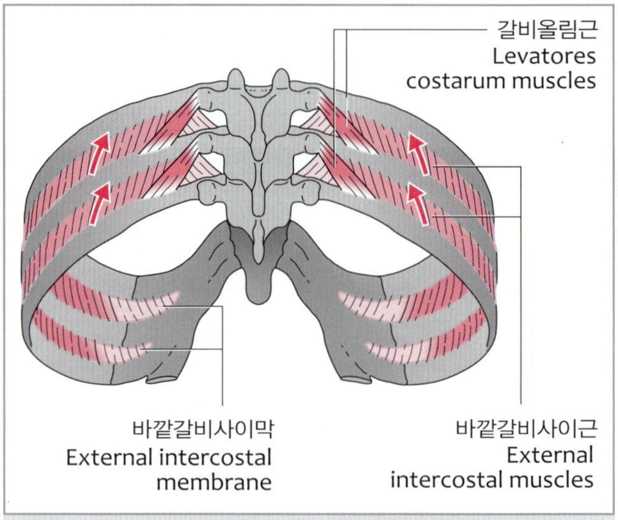

그림 3.39 흡기의 근육: 바깥갈비사이근과 갈비올림근

목갈비근

- 이들 근육은 목뼈에서 1번 갈비뼈에 부착한다.
- 만약 목뼈가 고정되면, 목갈비근은 위쪽 갈비뼈를 들어올려 흡기를 지지한다. 그들은 편안한 호흡뿐만 아니라 강제 호흡시에도 작용을 한다.

▷ **2.3 목뼈의 기능해부학을 참고하기 바란다.**

위뒤톱니근(그림 3.40)

이 근육은 아래쪽 목뼈와 위쪽 등뼈에서 갈비뼈에 연결되어 있다.

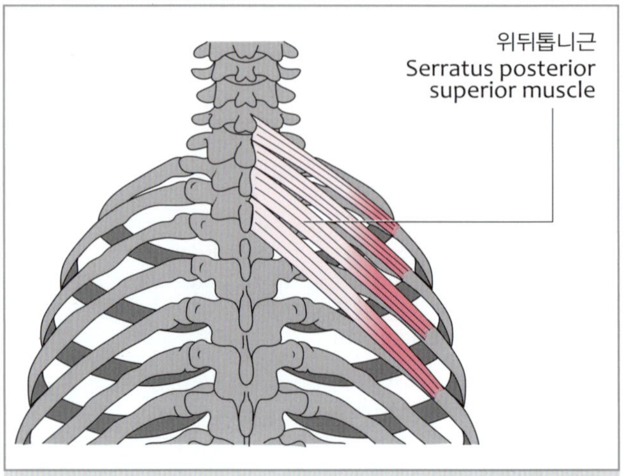

그림 3.40 위뒤톱니근

3.3.5 호기 근육

호기는 주로 수동적으로 작용한다.

속갈비사이근(그림 3.41)

- 이 근육은 뒤아래쪽에서 앞위쪽으로 주행하고, 위쪽 갈비뼈를 내림한다.
- 이 근육은 뒤쪽에서 갈비뼈결절까지 연결된 속갈비사이막과 합병한다. 속갈비사이막은 속갈비사이근과 같은 방향으로 주행한다.

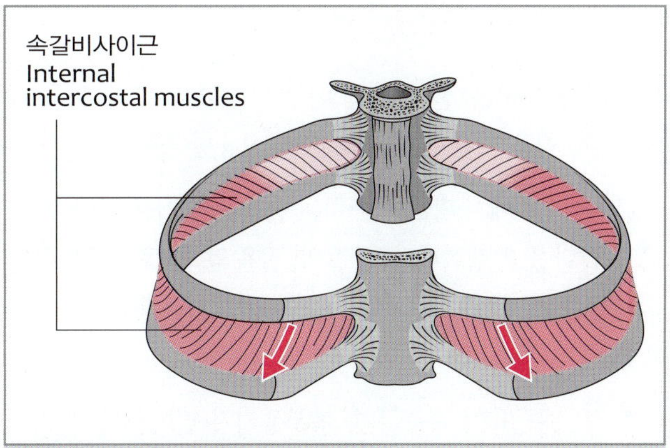

그림 3.41 호기 근육: 속갈비사이근

가슴가로근(그림 3.42)

- 이것은 복장뼈 뒤쪽에 위치하고, 갈비뼈연골에서 복장뼈로 이어진다.
- 이 근육이 수축하면, 갈비뼈연골이 아래쪽으로 이동한다.

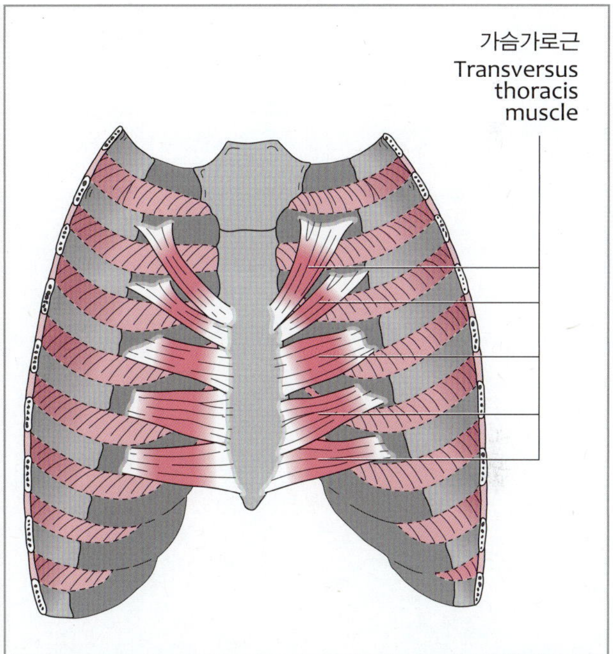

그림 3.42 가슴가로근

갈비밑근(그림 3.43)

이것은 위쪽으로 2–3개 갈비뼈에 연결되어 있다 (뒤쪽 가슴우리의 안쪽면).

아래뒤톱니근(그림 3.43)

- 이 근육은 아래쪽 등뼈와 위쪽 허리뼈의 등허리근막에서 갈비뼈에 부착한다.
- 이 근육은 호기를 지지하는데, 그 이유는 갈비뼈를 아래쪽으로 당기기 때문이다.
- 이 근육이 아래쪽 갈비뼈를 고정하고, 또 가로막의 갈비뼈 부분을 위한 고정을 제공하기 때문에, 흡기근으로도 작용할 수 있다.

3.3.6 호흡 보조근

이들 근육군은 신체 활동 이후나 호흡 문제가 있을 때와 같은, 깊은 호흡이 필요할 때만 작용한다.

흡기: 척주에서 팔로 이어지는 근육은 흡기를 위한 먼쪽 고정 끝단을 지탱한다(예를 들어, 팔을 앞쪽으로 지지한다). 흡기근은 갈비뼈와 복장뼈를 들어올린다(큰가슴근과 목빗근).

호기: 배근육이 수축하면, 복부장기가 압박을 받아 가로막을 위쪽으로 민다. 이런 결과로 가슴우리의 공간이 좁아진다. 몇몇 등 근육(엉덩갈비근과 가장긴근)도 호기를 지지한다.

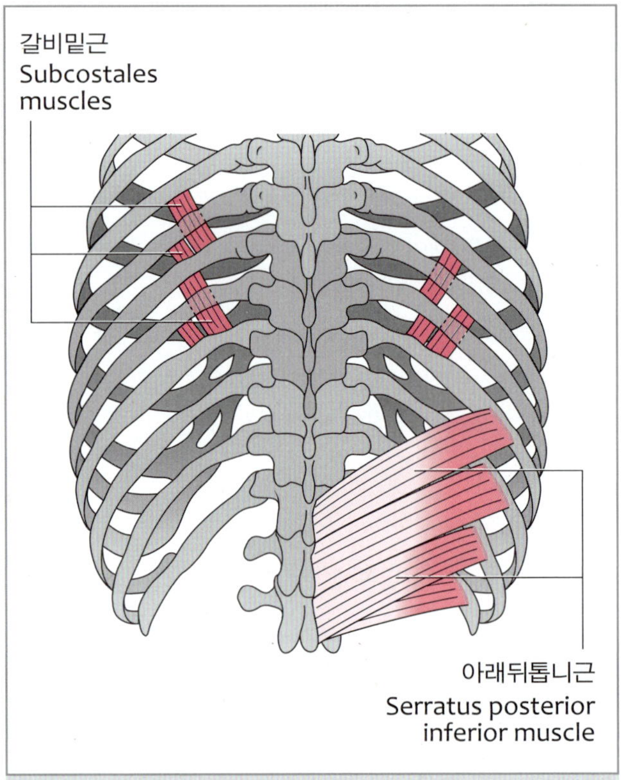

그림 3.43 갈비밑근과 아래뒤톱니근

3.3.7 등뼈 부위의 신경경로

갈비사이신경(그림 3.44)

- 이들 신경은 척수신경의 앞쪽가지에서 시작하여 해당 갈비사이공간에서 주행한다.
- 이들 신경은 갈비사이근과 위뒤톱니근, 가슴가로근을 지배하는 운동신경으로 구성되어 있다. 아래갈비사이신경은 배근육을 지배한다.
- 감각신경이 가로막에 뻗어 있고, 피부신경가지로서 앞쪽 가슴우리와 배를 지배한다.

교감신경몸통 신경절(그림 3.44)

- 이들 신경은 척추옆신경절로 알려져 있다.
- 교감신경몸통은 갈비뼈머리의 주변에서 C8에서 L2까지 주행한다. 이것은 가로막의 허리 부분에서 틈을 통해 뻗는다.
- 그들은 위아래로 연결된 10 또는 11쌍의 신경절로 구성되어 있다.
- 그들은 회색 교통가지와 백색 교통가지를 거쳐 같은 레벨의 척수신경에 연결된다.
- 그들은 가슴안의 장기를 지배하고 있다: 심장신경이 심장과 대동맥활에 연결되어 있고, 내장신경은 복부장기에 연결되어 있다.

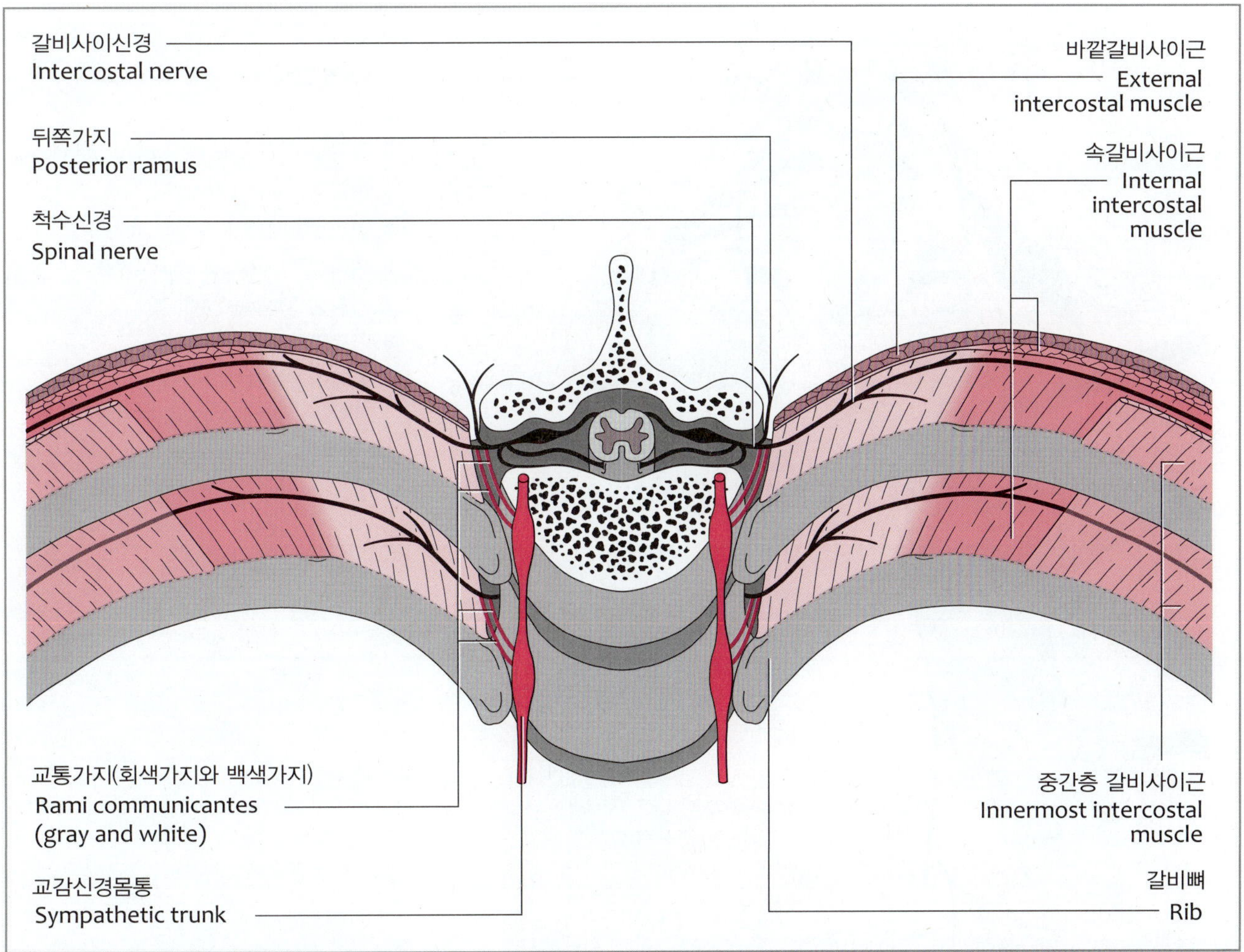

그림 3.44 등뼈의 갈비사이신경과 교감신경몸통 신경절의 경로

가로막신경(그림 3.45)

- 가로막신경은 주로 C4에서 나오고, 일부는 C3와 C5에서 나온다.
- 가로막신경은 매우 초기에 팔신경얼기에서 나온다. 가로막신경은 앞목갈비근 위로 지나간다. 그 다음, 가로막은 빗장밑동맥과 빗장밑정맥 사이를 지나간다. 그리고 심장막과 세로칸가슴막 사이의 앞쪽 영역에서 아래쪽으로 더 주행한다. 그리고 가로막은 가로막의 위쪽 부분을 지배하기 위해 가지를 내고, 그 다음에는 가로막의 아래쪽 부분을 지배하기 위해 중심힘줄을 통과한다. 가로막의 가로막배신경가지는 간, 위, 콩팥 쪽으로 주행하고, 그들의 감각 부분을 담당한다.
- 가로막신경은 운동신경, 감각신경, 교감신경을 모두 가진다.

병리

좌우 신경의 문제는 매우 드문 편이다. C4 분절의 기능 장애나 세로칸(**가슴샘, 심장, 허파**)의 좁아짐은 가로막신경의 편측 압박을 일으킬 수 있다. 연이어, 이것은 가로막의 편측 올림과 흡기 문제를 초래할 수 있다.

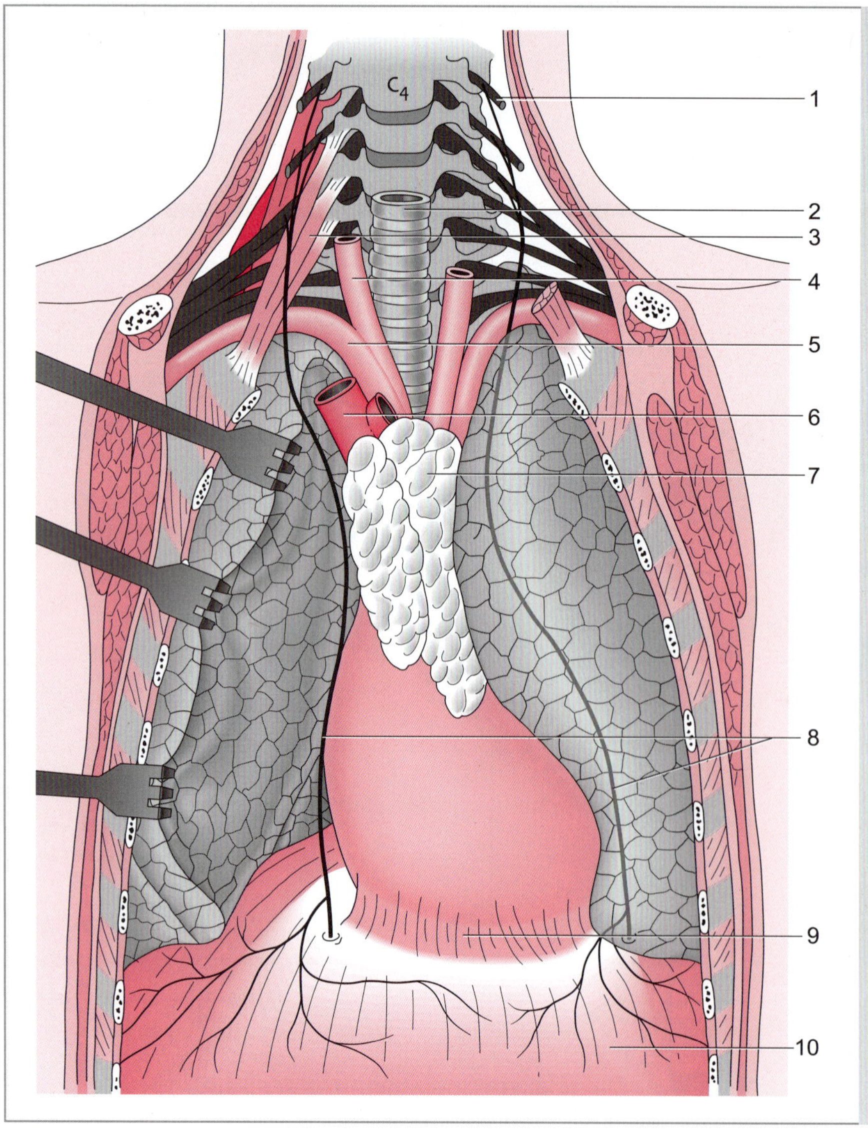

그림 3.45 가로막신경의 경로.

1 C4의 앞쪽가지(Anterior ramus)
2 기관(Trachea)
3 앞목갈비근(Anterior scalene muscle)
4 목동맥(Carotid artery)
5 빗장밑동맥(Subclavian artery)
6 위대정맥(Superior vena cava)
7 가슴샘(Thymus)
8 가로막신경(Phrenic nerve)
9 심장막가슴막인대 (Pericardiacophrenic ligament)
10 가로막(diaphragm)

4장

어깨

Shoulder

4

4. 어깨 / Shoulder

4.1 어깨의 뼈표식점 촉진

봉우리돌기(그림 4.1)

봉우리돌기 뒤쪽의 각진 부위를 촉진하기 위해 어깨뼈 가시를 따라 가쪽으로 이동한다. 거기에서 약간 둥근 앞쪽 가장자리를 촉진하기 위해 봉우리돌기의 가쪽가장자리를 따라 앞쪽으로 이동한다. 보다 명확한 촉진을 위해 대상자의 팔을 가쪽으로 움직인다.

봉우리돌기는 어깨 부위의 다른 구조물을 찾는 방향 기준점으로 작용한다.

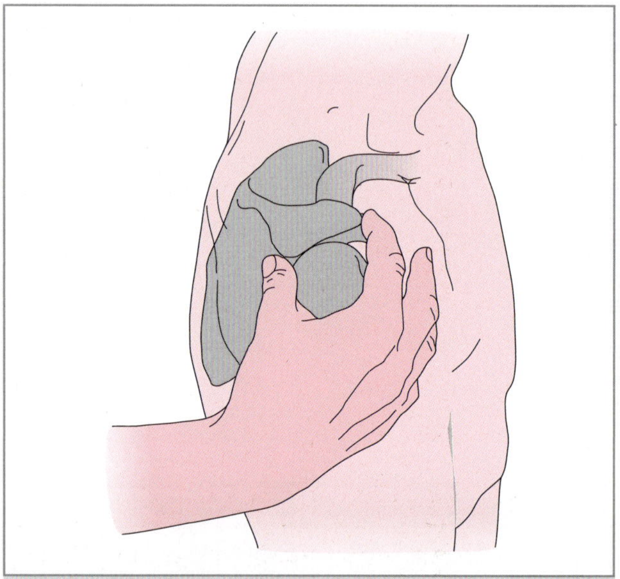

그림 4.1 봉우리돌기의 촉진

봉우리빗장관절(그림 4.2)

봉우리빗장관절의 관절 공간은 작은 V자 모양의 함몰된 부위로 느껴질 수 있으며, 봉우리돌기목(neck)의 안쪽으로 손가락 1개의 폭만큼 들어간 부위이다. 이 부위는 관절의 앞쪽 부분이다. 관절의 방향을 정확하게 알아내기 위해, 관절공간의 뒤쪽 부위도 찾아야 한다. 빗장뼈 가쪽에 있는 어깨뼈가시의 위쪽모서리를 찾는다. 앞쪽으로 향하고 있는 다른 작은 V자 함몰 부위의 끝에서 이들 두 구조물이 삼각형을 형성한다. 이들 두 위치를 연결하는 라인이 관절의 방향을 의미한다. 팔이음뼈와 등뼈가 정상일 경우, 봉우리빗장관절의 방향은 뒤안쪽에서 앞가쪽으로 주행한다.

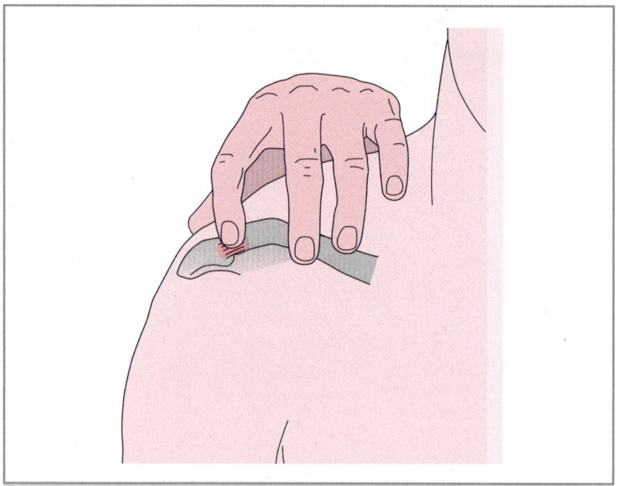

그림 4.2 봉우리빗장관절의 촉진

복장빗장관절(그림 4.3)

목정맥 패임에서 가쪽으로 이동하여, 튀어나온 빗장뼈의 복장끝단을 촉진한다. 관절 공간은 아래안쪽 모서리에 위치한다. 대개 이 부위를 쉽게 촉진할 수 있다. 팔이음뼈의 작은 원운동이 촉진에 도움을 줄 수 있다.

이 관절공간의 방향은 위안쪽에서 아래가쪽으로 주행한다.

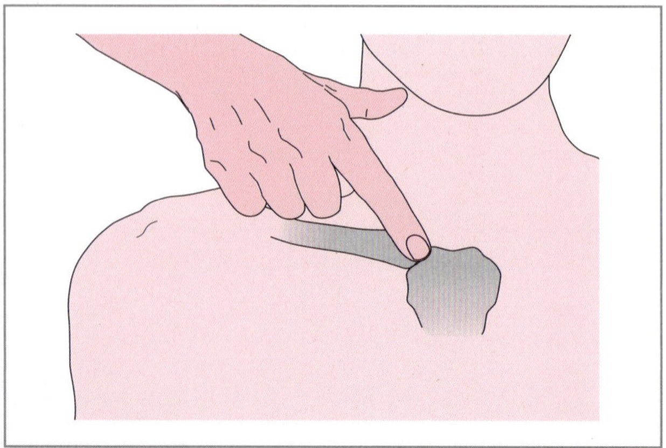

그림 4.3 복장빗장관절의 촉진

부리돌기(그림 4.4)

빗장아래오목에서 가쪽으로 넓게 튀어나와 있는 부리돌기의 끝을 촉진한다.

위팔두갈래근의 짧은갈래와 **부리위팔근**이 부리돌기의 끝으로부터 아래가쪽으로 뻗어 있다. 부리돌기끝의 아래쪽에서 횡단으로 촉진함으로써 그들 근육의 힘줄을 찾는다. 부리위팔근은 위팔두갈래근의 아래쪽에 일부 위치한다. 이들 두 근육은 위팔두갈래근이 긴장될 때(**팔꿉관절을 굽힘시킬 때처럼**)만 구분될 수 있다. 그 이유는 부리위팔근이 1 관절 근육이기 때문이다.

작은가슴근은 아래안쪽 방향에서 부리돌기의 안쪽가장자리로 이어져 있다. 내밈 상태에서 작은가슴근을 등척성 수축하면, 작은가슴근의 위치를 알 수 있다.

부리-봉우리인대(**그림 4.5**)는 부리돌기의 위가쪽 모서리에서 봉우리돌기목의 앞쪽으로 이어져 있다. 섬유의 방향을 횡단하면서 촉진해 보자. 팔을 아래쪽으로 당기면, 촉진하는데 도움이 된다.

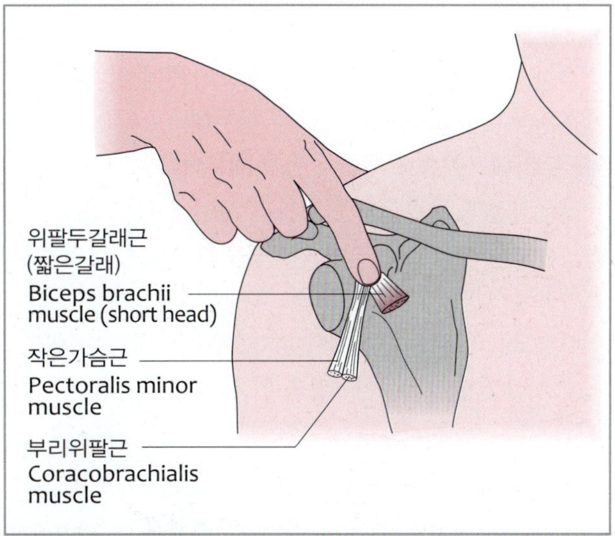

그림 4.4 부리돌기

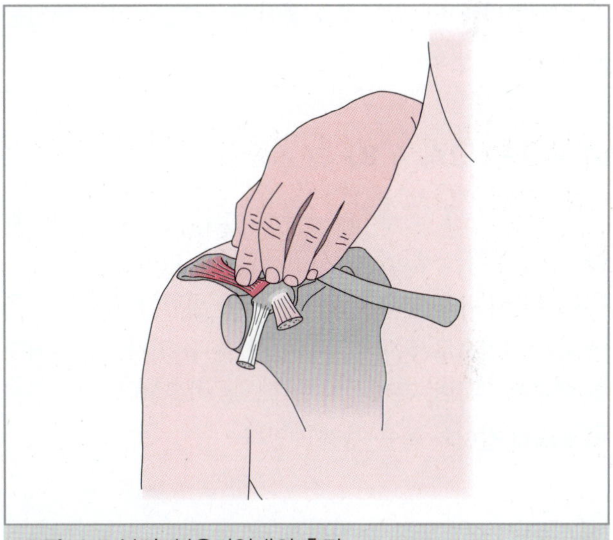

그림 4.5 부리–봉우리인대의 촉진

위팔뼈 작은결절

위팔뼈 작은결절의 안쪽모서리는 봉우리돌기목의 바로 아래쪽에 위치한다(**부리돌기에서 가쪽으로 손가락 1개의 폭만큼**). 몸쪽 영역에서의 폭은 손가락 1개 또는 1½개의 폭이고, 먼쪽 부위의 폭은 이것 보다 더 좁다. 이 폭의 모양은 배(과일)가 거꾸로 놓인 모양이고, 위아래의 길이는 손가락 2개의 폭만큼이다.

어깨밑근의 닿은곳(**그림 4.6**)은 정확하게 동일한 너비와 길이를 가지고 있다. 이 근육이 이완되었을 때와 안쪽돌림으로 수축할 때 근섬유를 횡단하면서 촉진해 보자. 위쪽 섬유는 수평으로 주행하고, 아래쪽 섬유는 사선으로 주행한다.

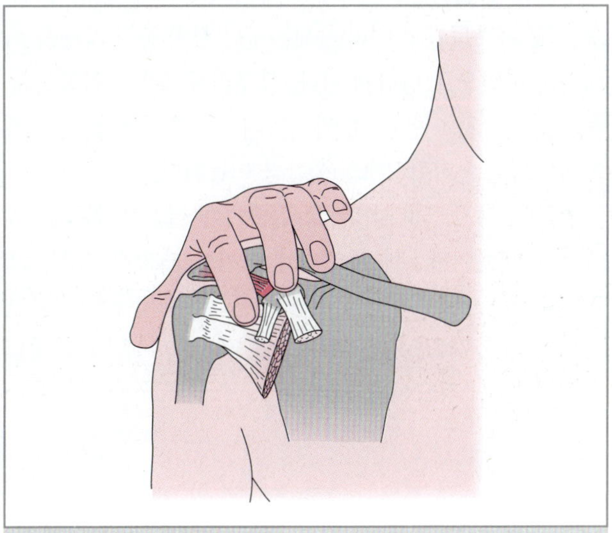

그림 4.6 어깨밑근의 촉진

결절사이고랑(그림 4.7)

결절사이고랑은 작은결절의 바로 가쪽에 위치한다. 이것은 뚜렷한 고랑으로 느낄 수 없는데, 그 이유는 위팔두갈래근힘줄로 채워져 있기 때문이다.

작은결절과 큰결절의 가장자리 사이에 있는 위팔두갈래근힘줄은 수동으로 팔을 안쪽돌림과 가쪽돌림했을 때 느껴질 수 있다.

결절고랑의 위쪽 부분에서는 가로위팔인대와 어깨밑근힘줄의 일부가 결절사이고랑의 위쪽을 지나간다.

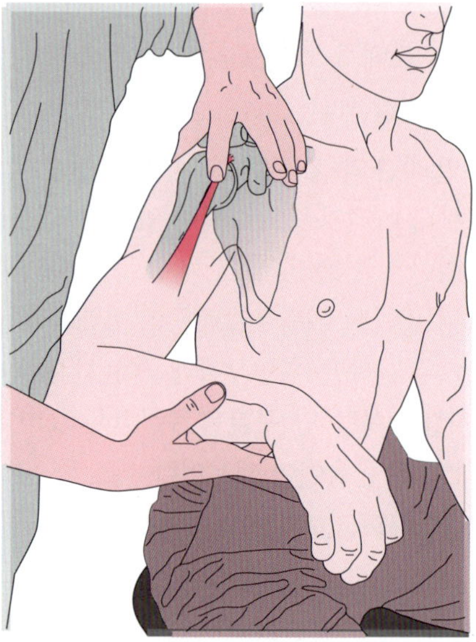

그림 4.7 결절사이고랑의 촉진

위팔뼈 큰결절(그림 4.8)

큰결절은 결절사이고랑의 가쪽에 위치한다. 위팔뼈에 붙는 돌림근띠힘줄 닿는곳은 봉우리돌기의 앞가쪽과가쪽에 위치한다. 이들 닿는곳을 적절하게 촉진하기 위해서는 팔의 자세를 변화시켜야 한다.

가시위근(그림 4.8)

팔을 폄할 때, 큰결절의 위쪽 파셋은 앞쪽으로 이동한다. 가장 많이 발생하는 가시위근힘줄의 병변 지점은 봉우리돌기목의 바로 앞쪽 지점이다. 팔을 벌림할 때처럼 근육을 수축시킴으로서 이 지점을 확인할 수 있다. 팔을 최대로 안쪽돌림하면, 큰결절이 안쪽으로 이동한다. 닿는곳은 약 1 ㎝의 길이와 폭을 가지고 있다.

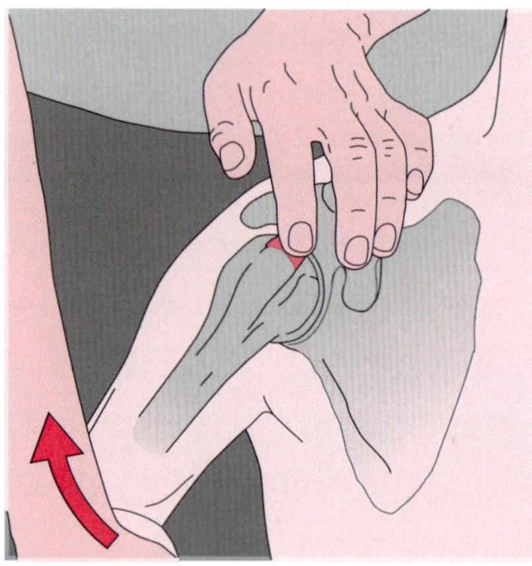

그림 4.8 촉진: 큰결절에 있는 가시위근의 닿는곳

가시아래근(그림 4.9)

환자의 손을 반대쪽 어깨 위에 배치하도록 한다. 굽힘, 모음 및 안쪽돌림의 이런 자세는 큰결절의 중간 파셋을 아래가쪽 방향으로 향하게 한다. 봉우리돌기목의 뒤쪽 부분을 기준점으로 이용하여, 가시아래근의 힘줄을 찾기 위해 아래쪽으로 손가락 2개의 폭만큼 이동한다.

촉진해 보자. 왜냐하면 그 힘줄이 관절공간 위쪽을 지나가기 때문이다. 뼈 구조물이 느껴질 때까지 가쪽으로 약 손가락 2개의 폭만큼 이동한다. 이 자세에서 근육을 수축시킨다(**가쪽돌림할 때 저항을 제공한다**). 이 힘줄의 폭은 2-3 ㎝ 정도이다.

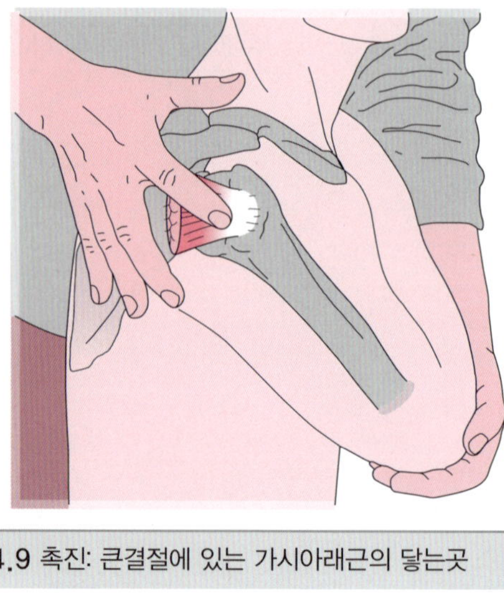

그림 4.9 촉진: 큰결절에 있는 가시아래근의 닿는곳

작은원근

가시아래근 닿는곳의 약간 아래쪽인 큰결절의 아래쪽 파셋에 작은원근의 닿는곳이 위치한다. 이들 두 근육 사이의 정확한 구분은 불가능한데, 그 이유는 그들이 서로 섞여 있기 때문이다.

병리

부종(1 cm 까지)과 뚜렷한 통증은 힘줄 병변이 있음을 의미한다. 이 근육의 수축과 신장을 이용한 유발검사로 진단을 확인한다.

봉우리밑공간(그림 4.10)

봉우리밑공간은 봉우리돌기의 가쪽에서 촉진될 수 있다. 촉진을 더 잘 하기 위해, 팔을 60°까지 벌림한 후, 손가락 끝으로 가쪽에서 접근하여 봉우리돌기의 밑을 촉진한다.

통증, 부종(공간이 좁아짐), 그리고 팔의 움직임과 함께 일어나는 활주 능력을 평가한다.

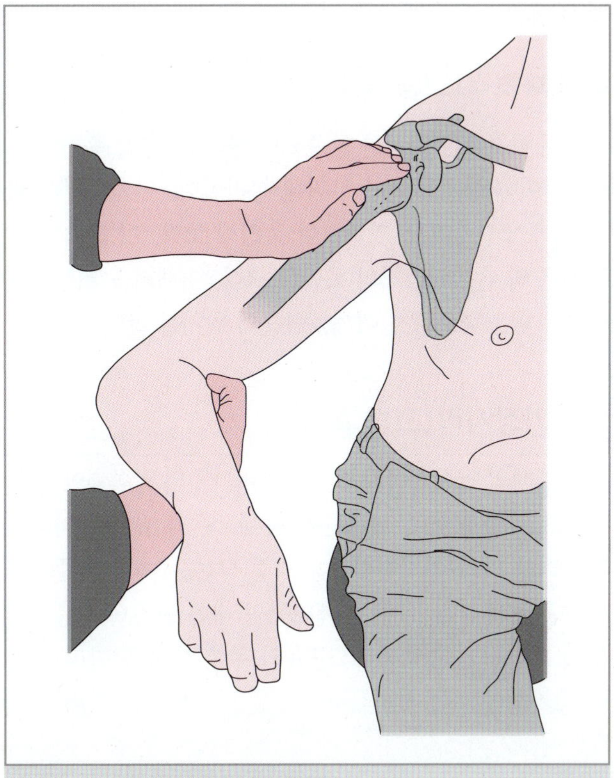

그림 4.10 봉우리밑공간의 촉진

병리

윤활주머니의 유착이 봉우리밑 공간에서 일어나는 위팔뼈머리의 활주능력을 제한한다.

어깨세모근거친면

어깨세모근의 닿는곳은 위팔뼈 가쪽면에 위치한다. 이것은 환자의 팔을 벌림하도록 주문하고 저항을 적용했을 때 쉽게 촉진될 수 있다.

왜냐하면, 모든 근섬유가 어깨세모근거친면에서 수렴하기 때문이다. 어깨세모근 밑에 작은 윤활주머니가 있는데, 이 부위에 부종이 생길 수 있다.

닿는곳에서 시작하여, 빗장뼈, 봉우리돌기 및 어깨뼈 가시에 부착하는 이는곳까지 어깨세모근을 촉진해 보자.

어깨뼈

어깨뼈윗각(그림 4.11)

어깨뼈윗각은 위쪽과 안쪽으로 향하고 있고, 촉진이 어렵다. 어깨올림근이 이 부위에 부착한다–어깨뼈윗각 바로 위에서 근섬유를 횡단하여 촉진해 보자. 이 근육의 닿는곳은 약 손가락 2개의 폭만큼 크다. 어깨뼈를 뒤통수뼈 쪽으로 올림함으로서 어깨올림근의 위치를 확인해 본다.

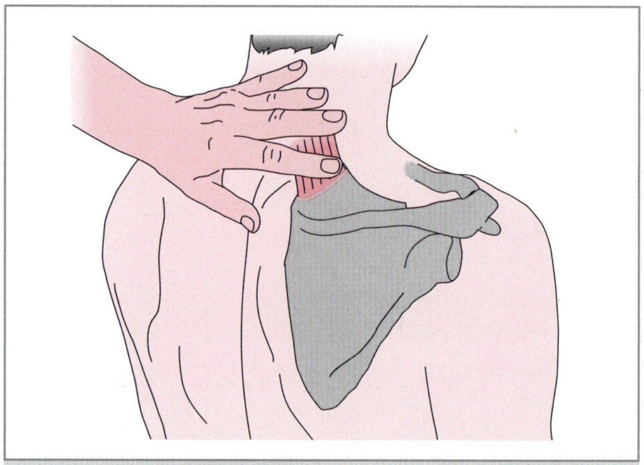

그림 4.11 어깨뼈윗각의 촉진

안쪽가장자리(그림 4.12)

어깨뼈의 안쪽가장자리는 어깨뼈가시의 안쪽면에서 아래쪽으로 주행한다. 마름근이 등세모근의 밑에서 안쪽가장자리를 따라 부착한다. 이 지점(닿는곳)에서 척주까지 마름근을 촉진해 보자. 어깨뼈를 반대쪽 귀쪽으로 움직이듯이 마름근을 수축하면, 근육의 주행 방향을 따라 긴장이 증가한다.

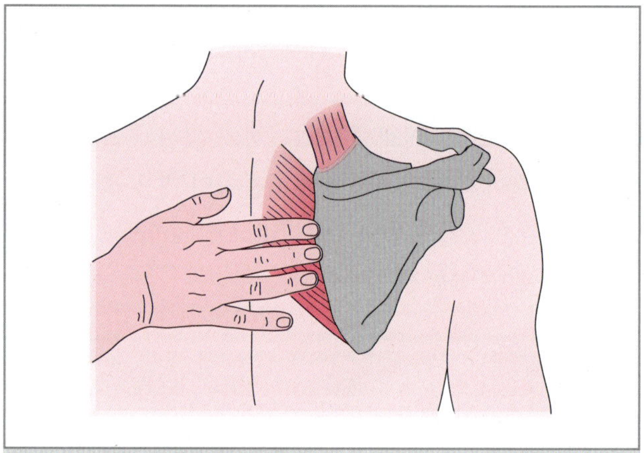

그림 4.12 어깨뼈 안쪽가장자리의 촉진

어깨뼈아래각

큰원근이 어깨뼈아래각에서 시작하여 겨드랑 쪽으로 주행한다. 폄/모음하는 쪽으로 수축하면, 큰원근을 쉽게 촉진할 수 있다.

가쪽가장자리(그림 4.13)

가쪽가장자리는 아래각으로부터 위가쪽으로 주행한다. 가쪽가장자리는 촉진하기 어려운데, 그 이유는 많은 근육이 이 부위를 덮고 있기 때문이다.

어깨뼈를 가쪽과 안쪽으로 조금씩 움직이면 가쪽가장자리를 찾는데 도움이 된다. 아래쪽에서 위쪽으로, 다음의 근육을 촉진할 수 있다:

- **넓은등근**: 넓은등근은 뒤쪽 겨드랑의 일부를 형성한다. 위쪽 가장자리가 촉진될 수 있다.
- **큰원근(그림 4.13)**: 아래각에서부터 가쪽가장자리를 따라 뒤쪽 겨드랑으로 주행한다. 안쪽돌림으로 수축하면, 근육이 불룩하게 튀어나와서 쉽게 확인할 수 있고, 뒤쪽 겨드랑에서 사각형 모양을 띤다.
- **작은원근(그림 4.13)**: 큰원근의 바로 위쪽 부위인 가시아래오목에서 작은원근을 촉진할 수 있다.

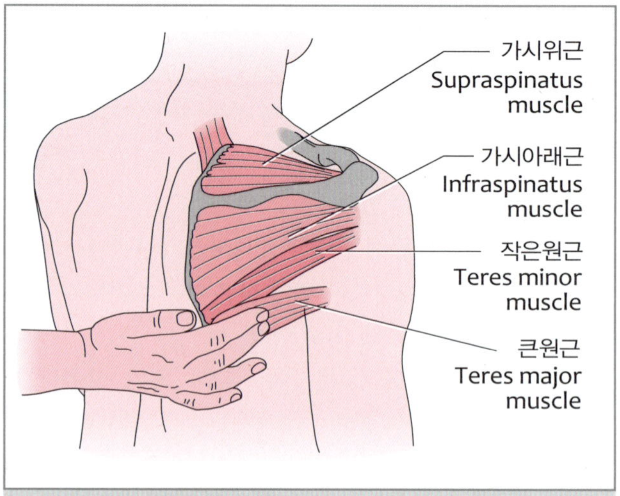

그림 4.13 어깨뼈 가쪽가장자리의 촉진

가시위오목(그림 4.14)

등세모근을 통해 어깨뼈가시 위의 오목한 부분에서 가시위근을 촉진할 수 있다. 어깨뼈가시와 빗장뼈에 의해 형성된 각의 가쪽부위에서 근육–힘줄 이음부가 위치한다. 중립위에서 팔을 벌림함으로써 가시위근을 쉽게 촉진할 수 있다.

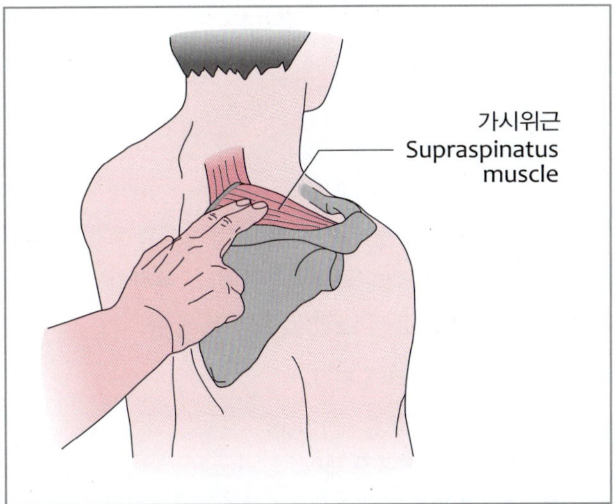

그림 4.14 가시위근의 촉진

가시아래오목

어깨뼈가시의 아래쪽에 있는 커다란 오목 부위에서 가시아래근을 촉진할 수 있다. 팔을 가쪽돌림시키는 수축을 할 때 가시아래근을 잘 촉진할 수 있다.

어깨뼈의 갈비뼈면(그림 4.15)

갈비뼈면의 가쪽 부분을 확인하기 위해 환자의 팔을 최대로 굽힘하거나 벌림시킨다. 이 자세에서, 가슴우리로부터 멀어지도록 팔을 스윙한다. 이때 어깨밑근의 일부를 촉진할 수 있다.

갈비뼈면으로 접근할 때, 손가락끝을 어깨뼈의 가쪽가장자리 밑으로 접근한다. 이때 환자의팔을 안쪽돌림으로 배치시키면 더 쉽게 이 부위를 촉진할 수 있다.

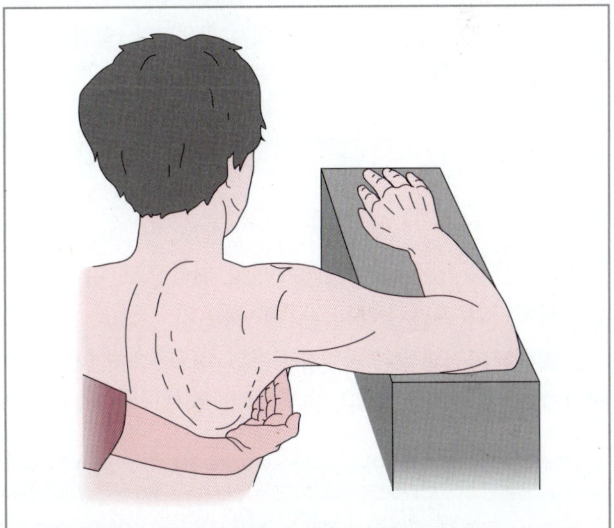

그림 4.15 어깨뼈 갈비뼈면의 촉진

앞쪽겨드랑(그림 4.16)

이것은 **큰가슴근**에 의해 형성된다. 팔을 약간 벌림하고, 빗장뼈과 복장뼈에서 큰결절의 능선 쪽으로 촉진한다.

팔, 어깨 및 목 등의 근육들의 이는곳, 닿는곳 및 주행 방향을 촉진해 본다.

- 위팔두갈래근
- 위팔세갈래근
- 등세모근
- 앞톱니근
- 목빗근
- 목갈비근
- 어깨밑근

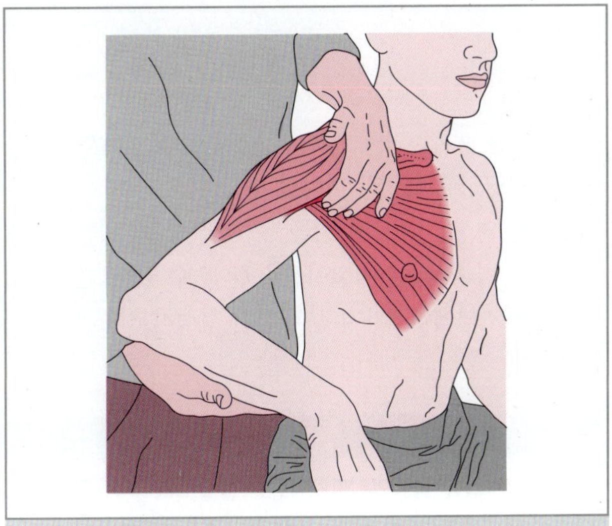

그림 4.16 앞쪽 겨드랑의 촉진

4.2 어깨의 기능해부학

4.2.1 어깨의 X 선

앞뒤면(그림 4.17a)

정상적인 해부학 형태적 측면에서 어깨관절과 관련된 뼈 구조물을 평가한다: 둥근 위팔뼈머리, 뼈잔기둥의 규칙적인 정렬, 그리고 2–4 ㎜의 겉질뼈 두께 등.

다음의 관계를 체크해 본다:

- 봉우리–위팔뼈의 틈: 약 9 ㎜
- 오목위팔관절의 공간 넓이: 4–6 ㎜;
  봉우리빗장관절의 공간: 2–4 ㎜

병리

칼슘의 침착이 가시위근의 힘줄에서 발생한다. 앞뒤면의 촬영을 했을 때, 봉우리돌기와 큰결절의 사이가 비후된 것처럼 보인다.

겨드랑 통과면(그림 4.17b)

팔을 90°로 벌림하고 아래쪽에서 위쪽으로 쳐다보면, 위팔뼈머리와 관절 소켓의 관계를 확인할 수 있다.

오목위팔관절과 봉우리빗장관절을 아래쪽에서 위쪽으로 쳐다보면, 관절면의 좁아짐과 뼈가시 형성을 알 수 있다.

병리

어깨가 퇴행성 관절인 경우, 부리–봉우리인대 쪽으로 향하는 봉우리돌기의 앞쪽 테두리에서 뼈가시가 형성한다. 이것은 봉우리밑공간을 좁게 만든다.

관절조영술(그림 4.18)

조영액을 관절 안에 넣으면, 관절안과 그들의 교통 함몰(recess) 부위를 잘 파악할 수 있다.

앞뒤면 영상은 겨드랑 함몰, 어깨밑 함몰, 위팔두갈래근 긴갈래 힘줄의 윤활막말이집을 잘 볼 수 있다. 결절사이고랑에서 조영액이 2가지 갈래 띠를 형성하고 있음을 보여준다.

병리

만약 가시위근힘줄이 파열되면, 윤활주머니와 관절안 사이에서 연결이 형성되어, 조영액이 더 잘 확산된다.

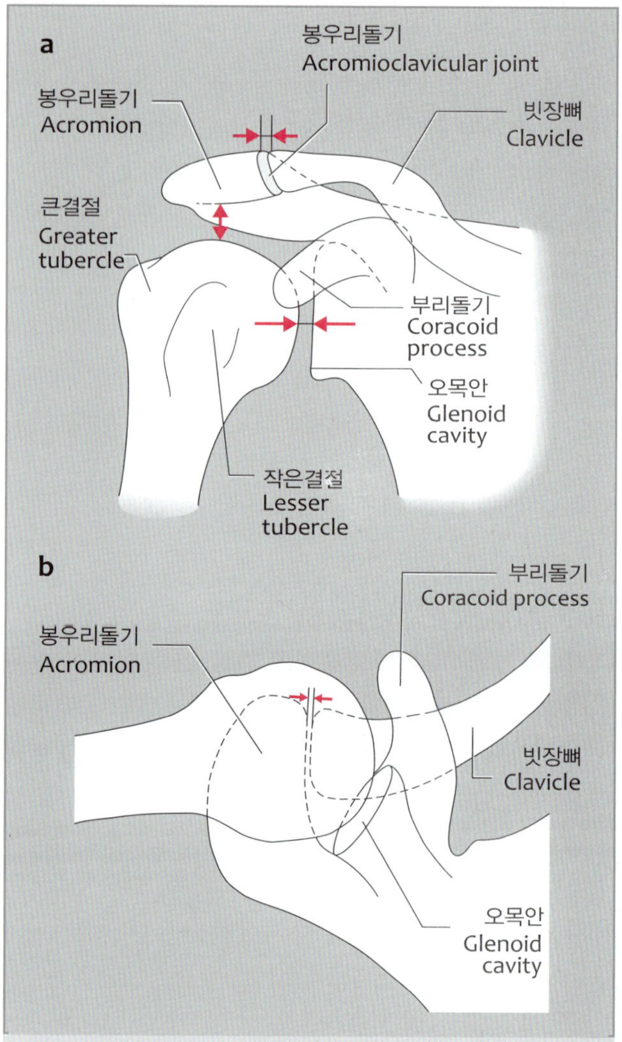

그림 4.17 오른쪽 어깨 영역의 X 선 영상. (a) 앞뒤면. (b) 겨드랑 통과면

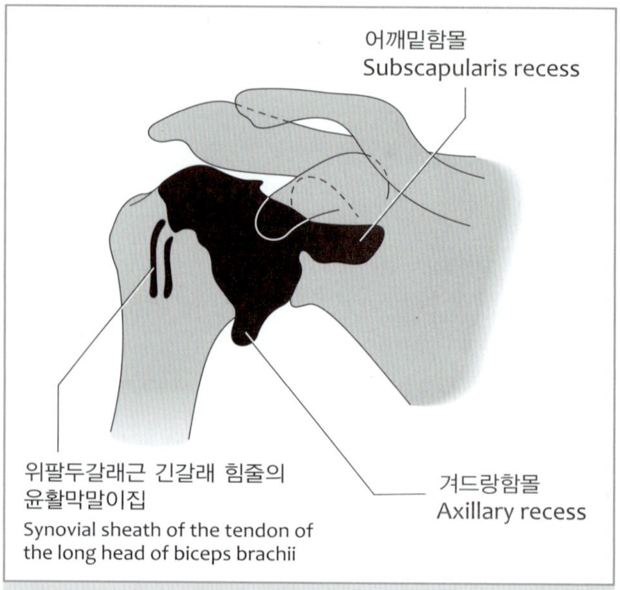

그림 4.18 어깨 영역의 관절조영술

4.2.2 팔의 가동범위: 참여 관절 (그림 4.19)

팔의 광범위한 가동범위는 여러 관절의 상호작용을 통해서만 가능하다. 몸통과 팔은 3개의 진짜 해부학적 관절과 2개의 가짜 관절에 의해 연결되어 있다:

- **오목위팔관절(진짜 관절)**과 봉우리밑공간
- **봉우리빗장관절**과 **복장빗장관절(진짜 관절)**과 어깨가슴의 생리적 관절(**활주 관절면**)
- 어깨관절 복합체 이외에, 팔이 완전한 가동범위를 달성하기 위해서는 **갈비뼈의 유연성**과 똑바르고 **유연한 척주**가 중요한 역할을 한다.

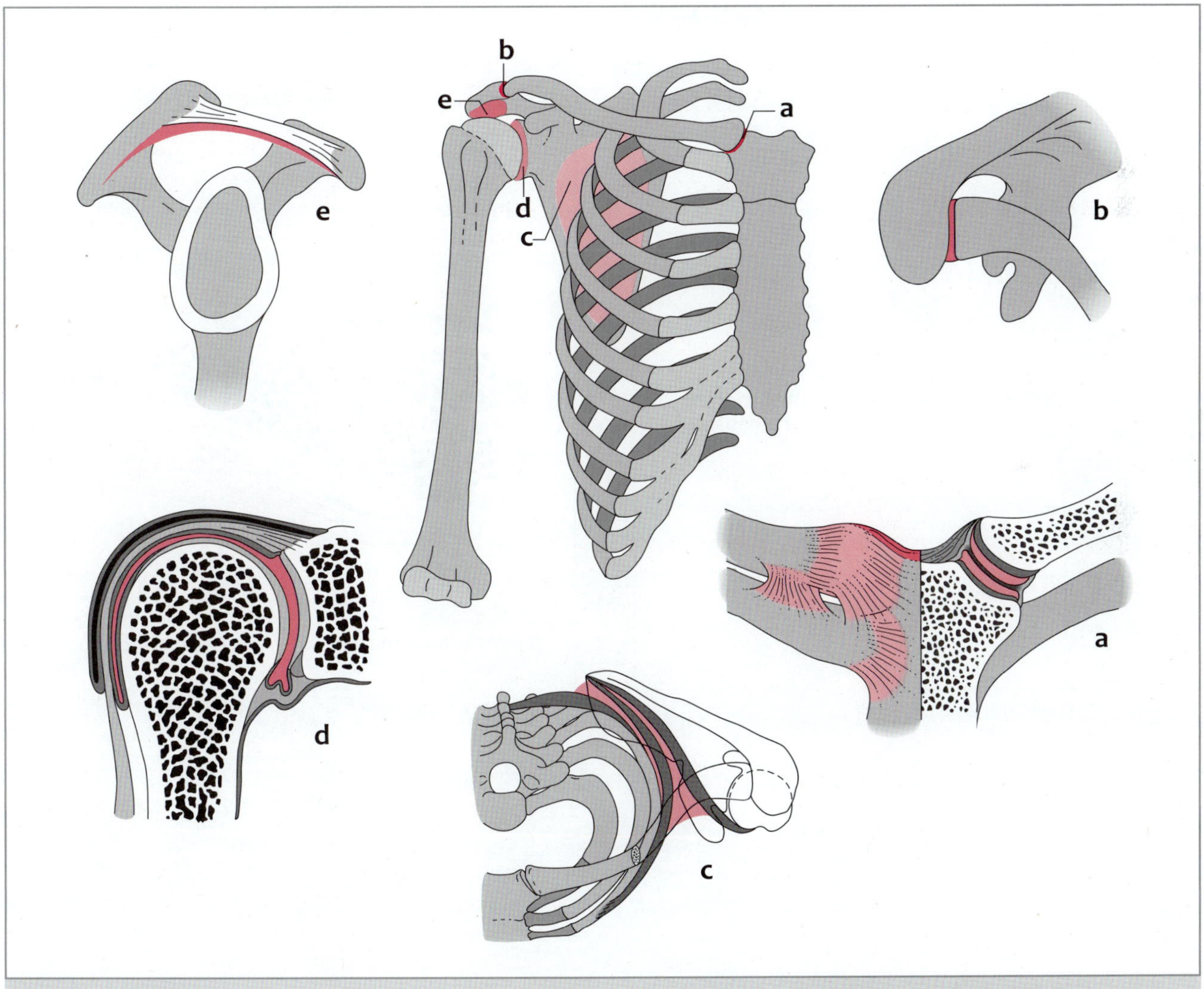

그림 4.19 어깨 영역의 관절. (a) 복장빗장관절, (b) 봉우리빗장관절, (c) 어깨가슴관절, (d) 오목위팔관절, (e) 봉우리밑공간

4.2.3 오목위팔관절

오목위팔관절은 힘-잠김 관절으로서, 관절 위를 주행하는 근육과 인대가 관절을 고정한다.

위팔뼈머리(그림 4.20-그림 4.22)

- 연골층은 중심 부위에서 가장 두껍다.
- **경사각**은 위팔뼈몸통의 축으로부터 45°의 각을 형성한다.
- 위팔뼈머리는 먼쪽위팔뼈의 이마축으로부터 40°로 **뒤쪽경사되어** 있다.

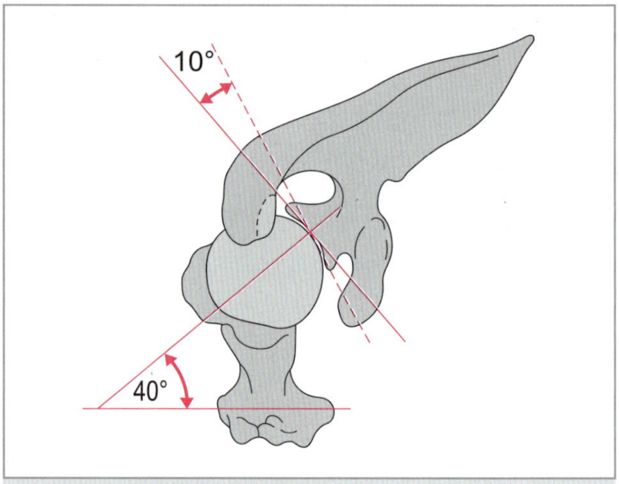

그림 4.21 위팔뼈의 뒤쪽경사와 관절오목안

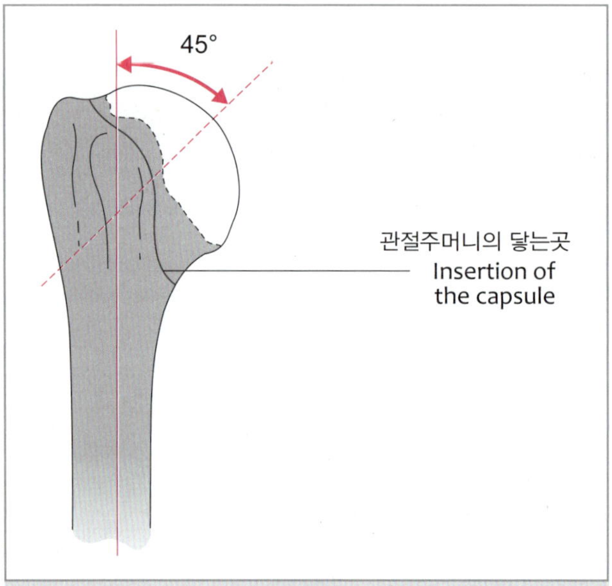

그림 4.20 위팔뼈머리의 경사각

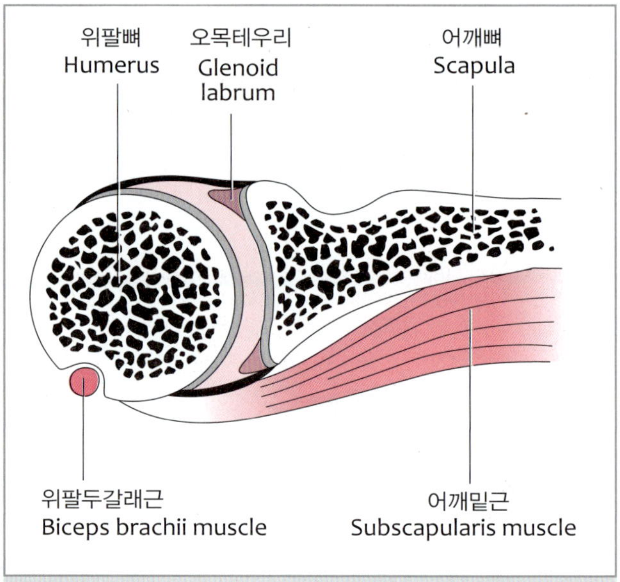

그림 4.22 오목테두리

관절오목안(그림 4.23)

- 연골층은 중심 부위에서 가장 얇고, 가쪽으로 갈수록 두꺼워진다.
- **오목테두리**는 오목안의 뼈 테두리에 부착되어, 관절의 오목을 더 깊게 만든다.
- 수직으로부터의 **경사각**은 15°이다.
- 10°의 **뒤쪽경사**가 있다.
- 위팔뼈의 관절면보다 오목안의 관절면이 4배 정도 더 작다.

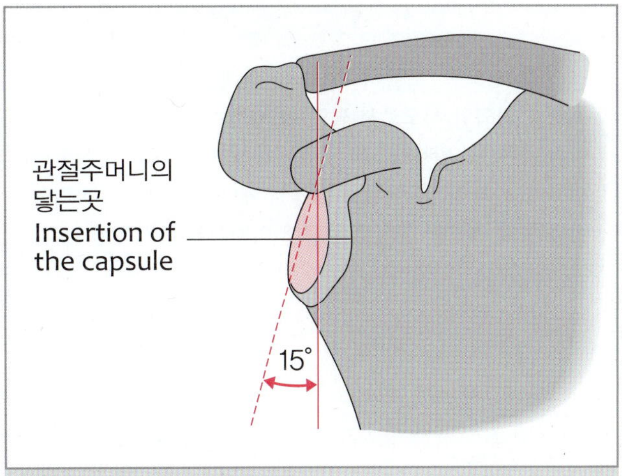

그림 4.23 오목안의 경사각

관절주머니(그림 4.24)

커다란 가동범위는 느슨한 관절주머니를 필요로 하며, 관절주머니의 함몰 부위에 의해 관절주머니가 더 늘어날 수 있다.

어깨밑근 함몰 부위(**그림 4.25**)는 어깨밑근 위에 위치하고, 대개 관절주머니와 연결된다.

겨드랑 함몰 부위(**그림 4.26–그림 4.28**)는 아래쪽에 위치한다.

어깨뼈 쪽의 관절주머니는 오목테두리와 합병된다:

윤활막은 테두리의 끝 안으로 합병하고, 섬유층은 테두리의 바닥 안으로 합병된다.

위팔뼈 쪽의 관절주머니는 해부학적 목에 연결된다. 이것은 앞쪽에서는 어깨밑근 힘줄과 합병하고, 위쪽에서는 가시위근 힘줄과 합병한다. 그리고 **뒤쪽에서는 가시아래근 힘줄과 작은원근 힘줄과 합병한다:**

- 중립위(0°)에서는, 관절주머니의 위쪽 부분이 긴장되고, 반면 겨드랑 함몰부위가 주름을 형성한다.
- 45°의 벌림 자세에서는, 관절주머니의 위쪽과 아래쪽 부분이 모두 느슨해진다.
- 90°의 벌림 자세에서는, 관절주머니의 위쪽 부분이 느슨해지고, 아래쪽 부분이 팽팽해진다.

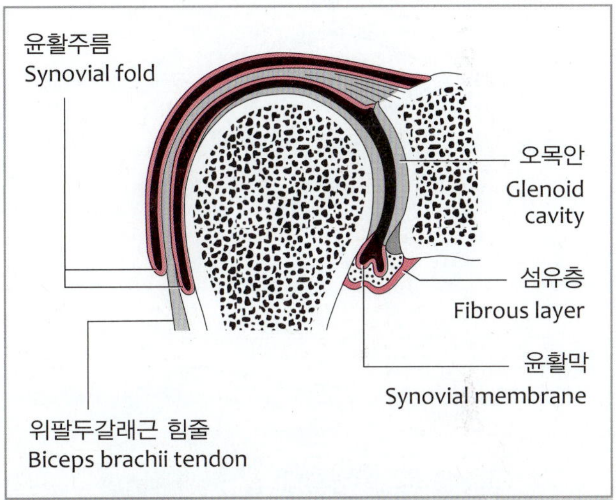

그림 4.24 관절주머니

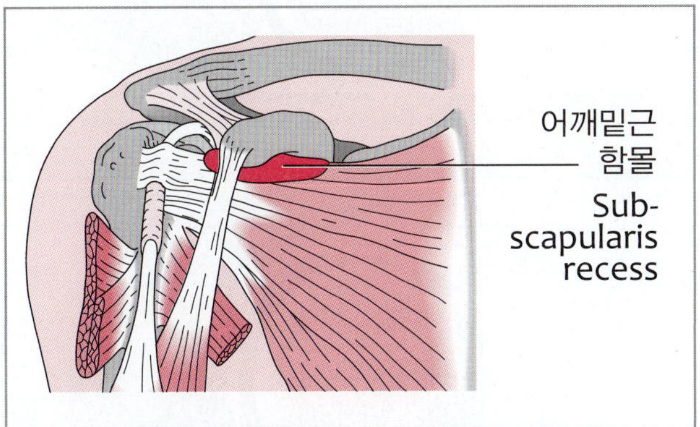

그림 4.25 어깨밑근 함몰

병리

염증이 겨드랑 함몰의 유착을 초래할 수 있다. 만약 통증을 완화할 시도로서 팔이 한 자세로 장기간 유지되면, 이런 유착이 발생할 수 있다. 유착의 결과는 움직임의 제한이다(**특히, 굽힘이나 벌림**). 왜냐하면 이들 움직임이 일어날 때 겨드랑 함몰은 완전히 이완해야 하기 때문이다.

임상 팁

관절주머니의 유착 부분은 집중적인 활주 가동술로 이완될 수 있다. 예를 들어, 아래쪽 활주 기법은 벌림과 굽힘의 제한을 치료하는데 도움이 된다.

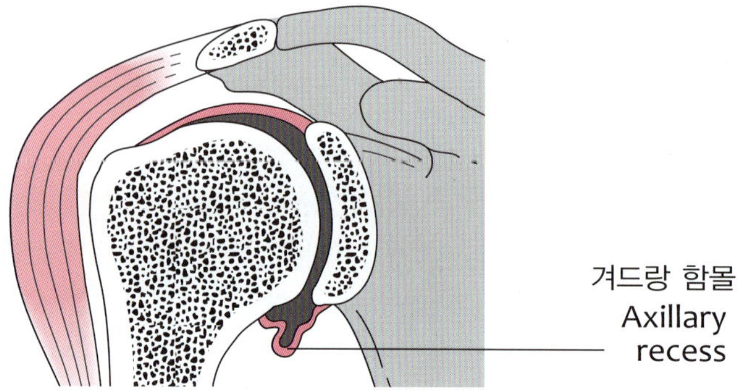

그림 4.26 겨드랑 함몰

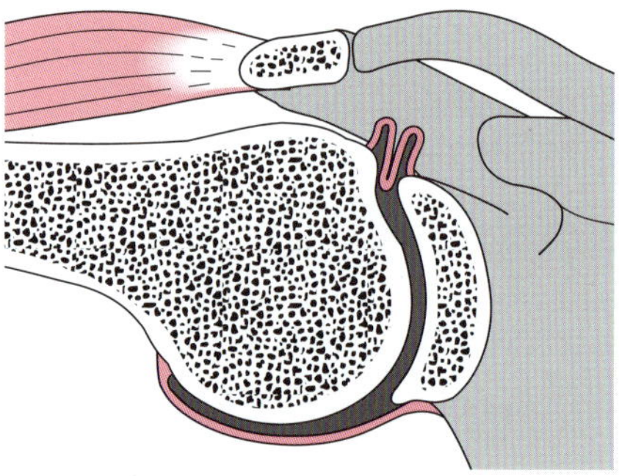

그림 4.27 겨드랑 함몰의 당김

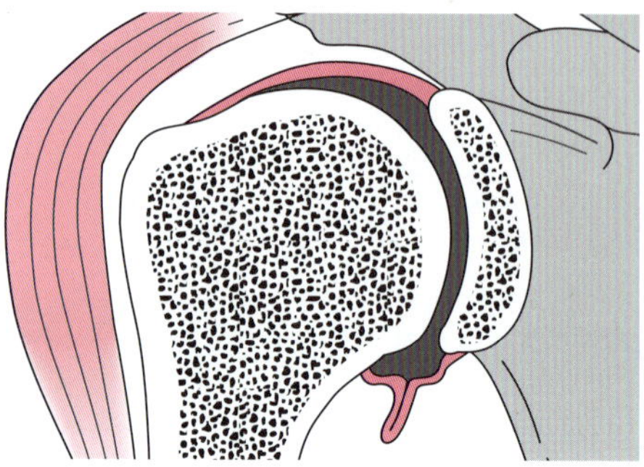

그림 4.28 겨드랑 함몰의 유착

동맥 공급(그림 4.29)

관절주머니의 동맥 공급은 주로 **앞위팔휘돌이동맥과 뒤위팔휘돌이동맥**으로부터 이루어진다. 이들 동맥은 돌림근띠에도 혈액공급을 한다. 이들 동맥은 무수히 많은 문합을 형성한다.

신경지배(그림 4.30)

관절주머니와 주변 인대와 근육은 C5–C7에서 나온 신경(**주로, 겨드랑신경과 어깨위신경**)에 의해 지배를 받는다.

근육피부신경은 작은 분지를 앞위쪽 영역으로 보낸다. **어깨밑신경**은 앞쪽관절주머니로 분지를 제공한다.

섬유층에는 많은 수용기가 존재한다(**주로, 기계적 수용기와 자유신경종말**).

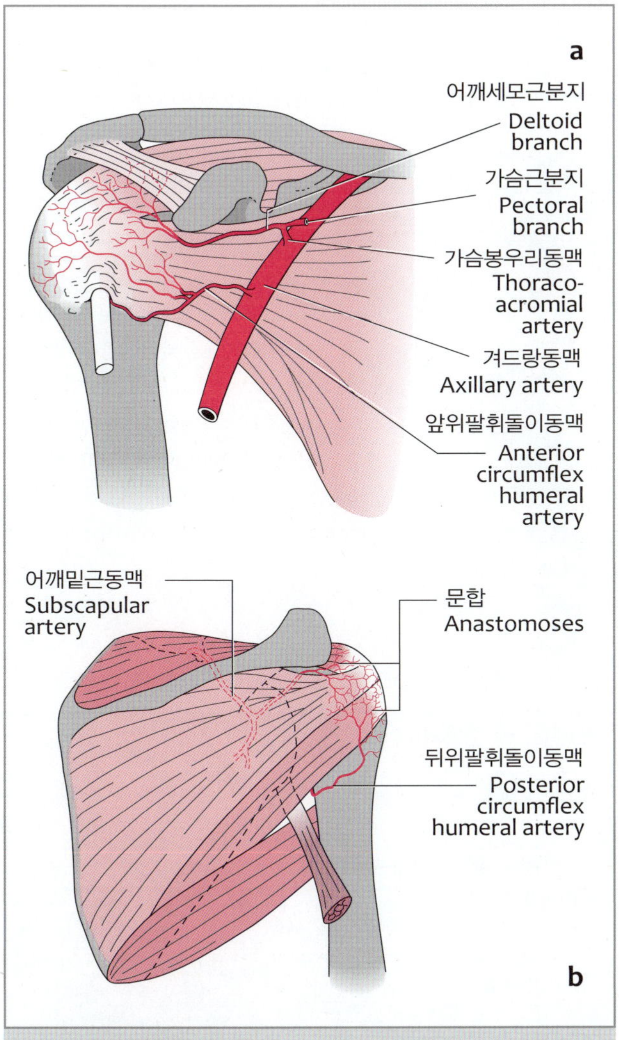

그림 4.29 관절주머니와 주변 영역의 동맥공급.
(a) 앞쪽면. (b) 뒤쪽면

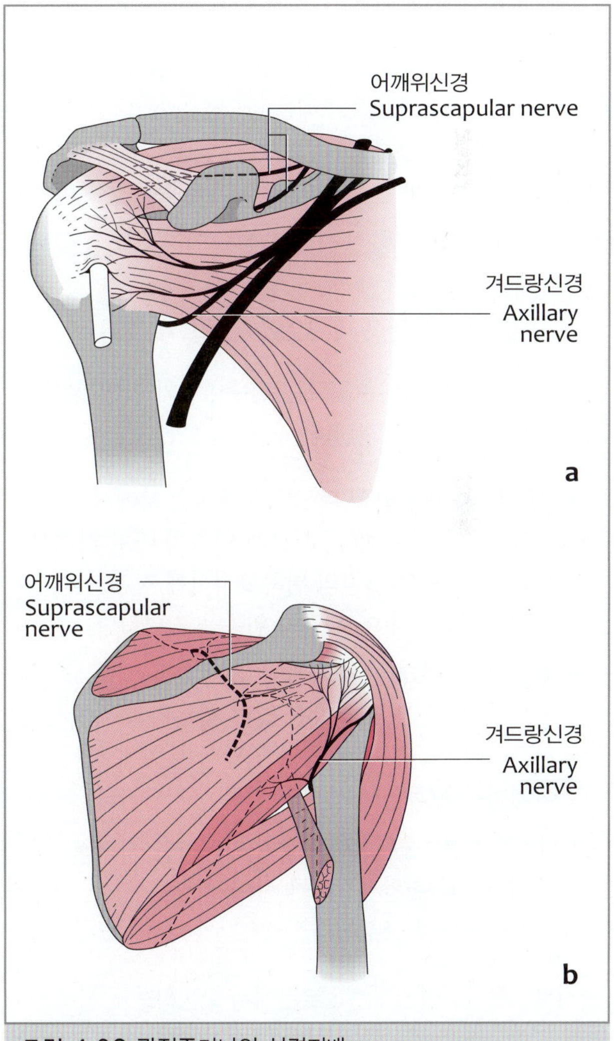

그림 4.30 관절주머니의 신경지배.
(a) 앞쪽면. (b) 뒤쪽면

인대

관절주머니의 위쪽과 앞쪽은 인대들에 의해 보강된다. 이들 인대는 관절주머니의 섬유층과 합병된다.

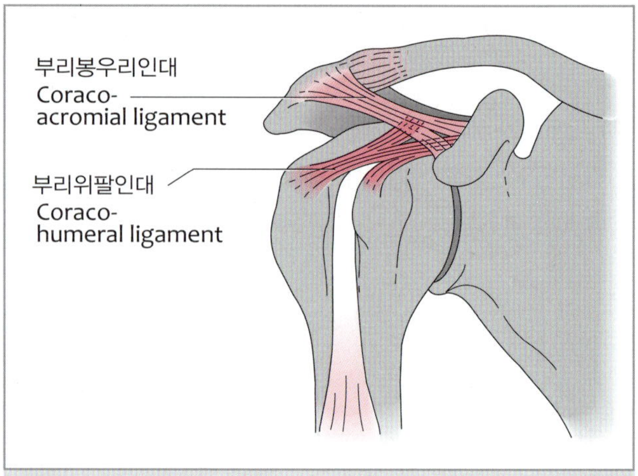

그림 4.31 부리위팔인대

부리위팔인대(그림 4.31)

부리위팔인대의 2 부분은 구분될 수 있다. 한 부분은 부리돌기바닥의 가쪽에서 작은결절에 이어져 있고, 다른 부분은 위팔뼈 큰결절에서 부리–봉우리인대 안으로 들어간다. 이 부분은 결절사이고랑의 몸쪽으로 주행한다.

부리위팔인대는 가시위근과 어깨밑근 사이의 관절주머니의 틈을 메워준다.

기능: 이 인대는 팔을 자연스럽게 떨어뜨렸을 때, 위팔뼈머리가 아래쪽으로 내려가지 않도록 고정해 주는 기능을 한다. 부가적으로, 부리위팔인대는 팔을 90° 벌림한 자세에서는, 굽힘, 모음 및 가쪽돌림을 제한한다.

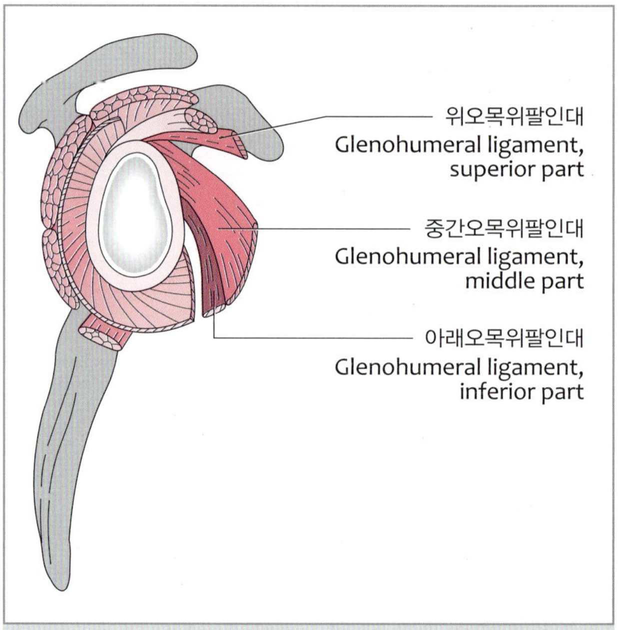

그림 4.32 오목위팔인대

오목위팔인대(그림 4.32와 그림 4.33)

오목위팔인대는 매우 얇고 관절주머니와 합병된다. 이것은 3 부분으로 구성된다:

- **위쪽 부분**: 관절안의 뼈–연골 경계 부분에서 나와서, 위팔두갈래근 긴갈래 힘줄의 바로 앞쪽으로 주행한 후, 작은결절의 위쪽모서리에 착지한다. 어깨밑근힘줄이 이 부위의 위쪽을 지나간다.
- **중간 부분**: 대개 잘 형성되어 있지 않고, 위오목위팔인대의 부착점 옆인 테두리 부위에서 시작하여 작은결절 안쪽의 위팔뼈 부위에 착지한다. 어깨밑근힘줄이 이 부위의 위쪽을 지나간다.
- **아래쪽 부분**: 중간오목위팔의 아래쪽을 지나가고, 어깨밑근과 위팔세갈래근 사이에 있는 관절주머니를 보강한다.

기능: 오목위팔인대는 3 부분에서 발생하는 긴장을 통해 가쪽돌림을 제한한다. 이 인대는 위팔뼈머리의 아래쪽 아탈구를 막고, 아래오목위팔인대는 팔이 주로 벌림과 가쪽돌림되었을 때, 앞쪽 고정을 제공한다.

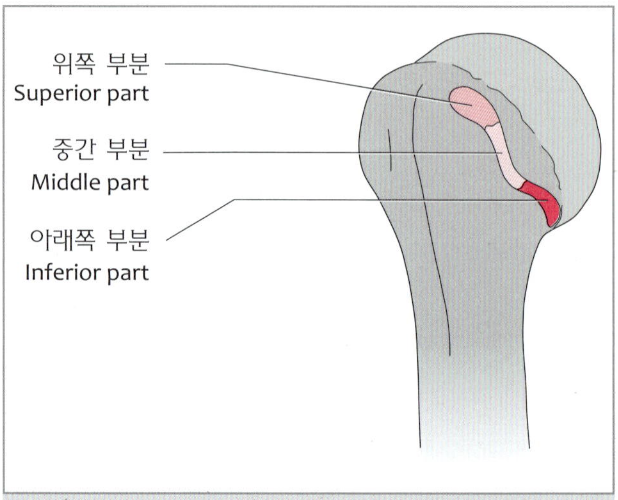

그림 4.33 오목위팔인대의 위팔뼈 부착점

병리

관절주머니를 감싸는 인대들이 잘 발달된 편은 아니다. 노인을 해부했을 때, 종종 이들 인대와 관절주머니의 섬유층을 구분할 수 없는 경우가 있다. 이것은 만약 인대가 느슨한 경우나 던지기를 하는 스포츠 활동을 할 때, 어깨가 불안정해지는 이유가 된다.

만성 어깨 아탈구의 경우에는, 관절을 고정하기 위해 앞쪽에 위치한 인대와 힘줄을 한꺼번에 연결하여 타이트하게 만드는 수술이 필요할 수 있다.

임상 팁

어깨가 불안정한 경우에는, 관절을 안정화시키기 위해 관절주머니-인대 부위에 직접 연결된 돌림근띠를 강화해야 한다.

부리-봉우리인대(그림 4.34)

부리봉우리인대는 부리돌기의 가쪽면에서 시작하여 봉우리돌기목의 앞쪽에 이어져 있다. 그리고 일부는 봉우리돌기의 밑쪽에 부착한다. 이 인대는 봉우리돌기에 넓게 붙어 있는 인대이고, 중간 지점에 작은 세로의 틈이 존재하기도 한다.

위팔두갈래근 짧은갈래의 일부 섬유가 이 인대에 연결되어 있다.

기능: 이것은 "어깨의 지붕(부리-봉우리활)"을 형성하고, 부리위팔인대와의 연결을 통과해 위쪽 아탈구를 막아준다.

병리

봉우리밑공간의 좁아짐을 가진 만성 충돌증후군을 치료하기 위해, 수술의는 공간을 만들기 위해 부리봉우리 인대를 분리한다.

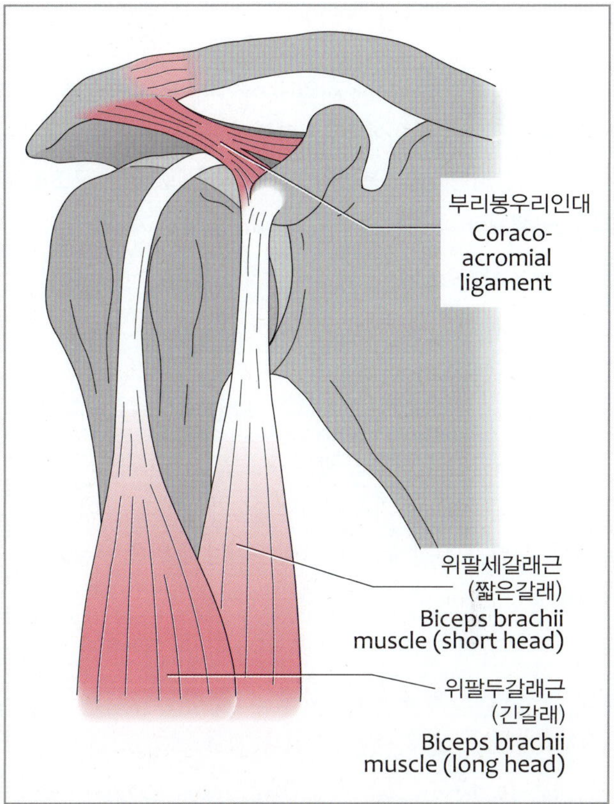

그림 4.34 부리-봉우리인대

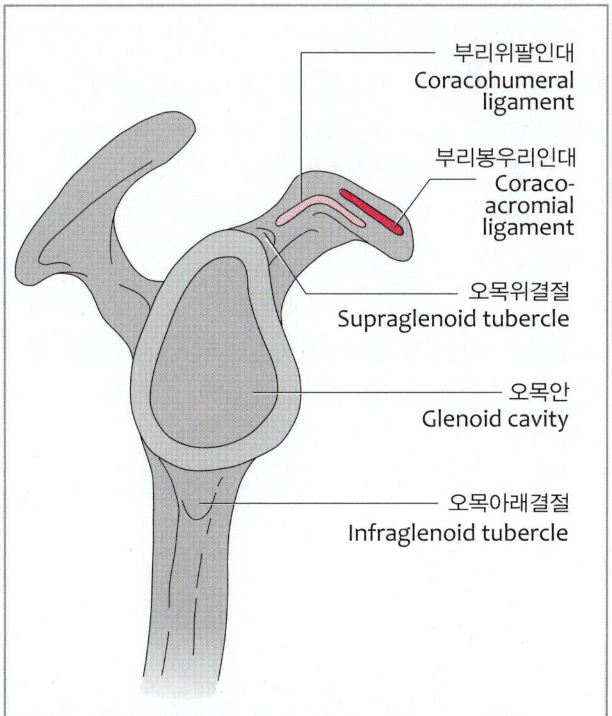

그림 4.35 부리돌기에 부착된 인대들

4.2.4 봉우리밑공간 (그림 4.36)

위팔뼈머리와 부리봉우리인대 사이의 공간은 진짜 관절이 아니지만, 이 부위에 많은 퇴행성 변화가 일어난다.

"어깨의 지붕(부리–봉우리 활)"은 다음과 같은 구조물에 의해 구성된다:

- **봉우리돌기**
- **부리돌기**
- **부리-봉우리 인대**

봉우리밑공간은 다음과 같은 구조물로 구성된다:
어깨밑윤활주머니, 가시위근힘줄, 가시아래근 이리부, 위팔두갈래근 긴갈래힘줄, 관절주머니의 위쪽 부분과 인대 등.

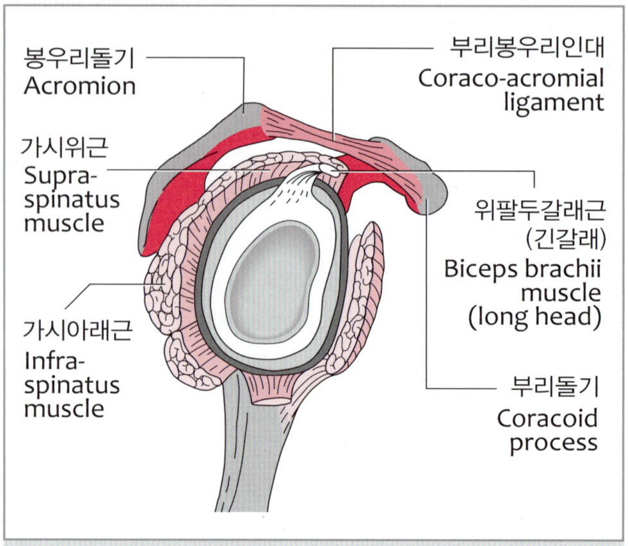

그림 4.36 봉우리밑공간

봉우리밑윤활주머니와 어깨세모근밑윤활주머니 (그림 4.37–그림 4.39)

봉우리밑윤활주머니는 부리봉우리활 밑에 위치하고, 봉우리빗장관절까지 이어져 있다.

어깨세모근밑윤활주머니는 어깨세모근과 큰결절, 가시아래근힘줄과 가시위근힘줄의 닿는곳 사이에 위치한다. 이들 2개의 윤활주머니가 서로 교통한다.

윤활주머니의 가장 가층은 윤활주머니잎(leaf)으로 알려져 있다. 가층 잎은 봉우리돌기에 연결되어 있고, 속층 잎은 돌림근띠와 위팔뼈에 연결되어 있다. 이들 잎사이에 얇은 체액막이 형성되어 있다. 윤활주머니는 부리봉우리인대와 힘줄 사이에서 일어나는 마찰을 방지한다. 팔을 움직이는 동안, 가층 잎은 고정되고, 아래층이 그 위쪽을 활주한다.

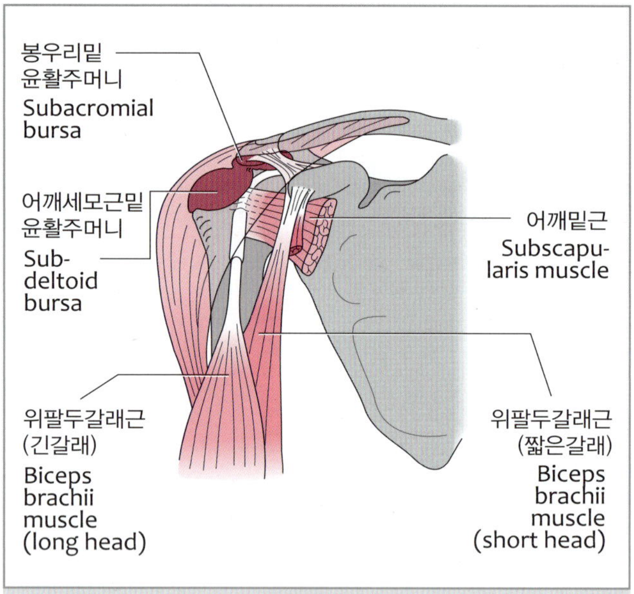

그림 4.37 봉우리밑 영역의 윤활주머니

병리

어려움 없이 윤활주머니 잎이 서로에 대해 활주할 수 있음을 움직임을 통해 예상한다. 봉우리밑공간의 좁아짐은 윤활주머니의 압박을 초래하고, 움직임에 의해 미세손상이 일어날 수 있다.

“반응 → 윤활주머니 자극 → 부종 형성 → 더 심한 봉우리밑공간의 좁아짐”이라는 악순환이 일어난다.

윤활주머니의 비후가 충돌증후군을 초래할 수 있다.

임상 팁

아래쪽 견인의 치료가 봉우리밑공간을 넓혀주어 통증을 감소시킬 수 있다.

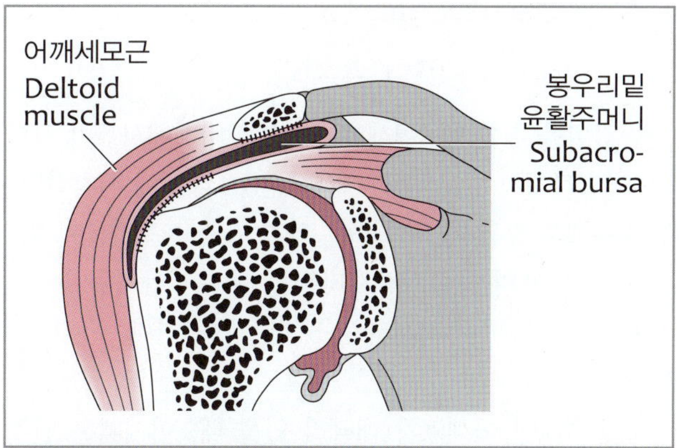

그림 4.38 봉우리밑윤활주머니의 부착점

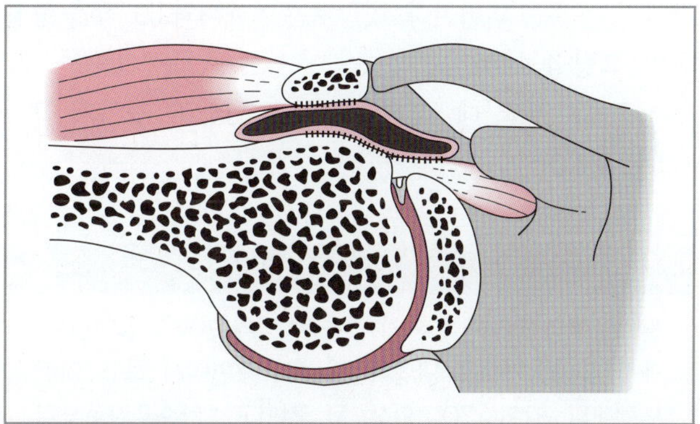

그림 4.39 팔의 벌림 동안 윤활주머니잎의 이동

4.2.5 어깨가슴 활주면 (그림 4.40과 그림 4.41)

중립위를 취할 때, 어깨뼈는 2번 갈비뼈에서 7번 갈비뼈 까지 걸쳐져 있고, 어깨뼈가시는 T3 레벨에 위치한다.

뒤쪽에서 봤을 때, 어깨뼈는 약간 가쪽으로 기울어져 있다. 어깨뼈의 안쪽가장자리는 등뼈 가시돌기들을 수직으로 연결한 수직선과 3–5° 각을 형성한다 (**그림 4.40a**).

가슴우리에 어깨뼈가 매달려 있을 때, 어깨뼈는 안정 자세에서 다소 앞쪽으로 정렬되어 있다. 이것은 위에서 쳐다봤을 때, 이마면으로부터 30° 앞쪽으로 각을 형성하고 있다는 것을 의미한다. 빗장뼈는 어깨뼈와 60° 각을 형성한다(**그림 4.40b**).

가쪽에서 봤을 때, 어깨뼈는 앞쪽으로 20° 경사져 있다 (**그림 4.40c**).

병리

팔이음뼈의 자세에 변화가 있을 때 각의 변화가 일어난다. 예를 들어, 어깨가 내밈되었을 때, 측면에서 보면 이런 어깨뼈의 각이 20° 이상 될 것이고, 가슴우리로부터 어깨뼈의 아래각이 튀어나와는 것처럼 보인다. 같은 방법으로 빗장뼈와 어깨뼈 사이의 각은 60° 보다 작을 것이다.

어깨가슴 활주면은 **활주 영역**을 2개로 나눈다:

- 어깨밑근과 앞톱니근 사이의 활주 영역은 가쪽의 입구를 가진다.
- 앞톱니근과 등근막 사이의 활주 영역은 안쪽가장자리의 입구를 가진다.

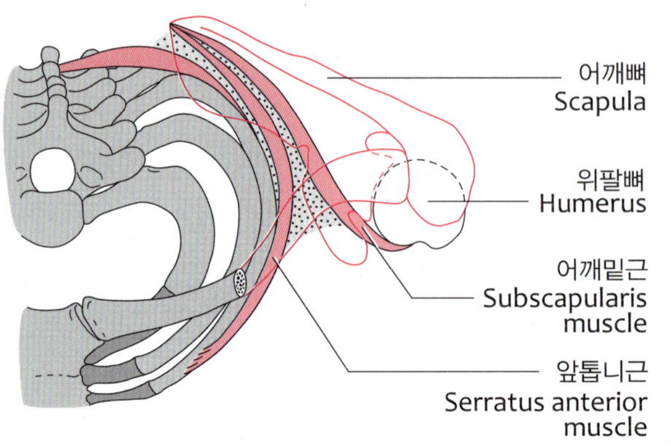

그림 4.41 어깨가슴 활주면

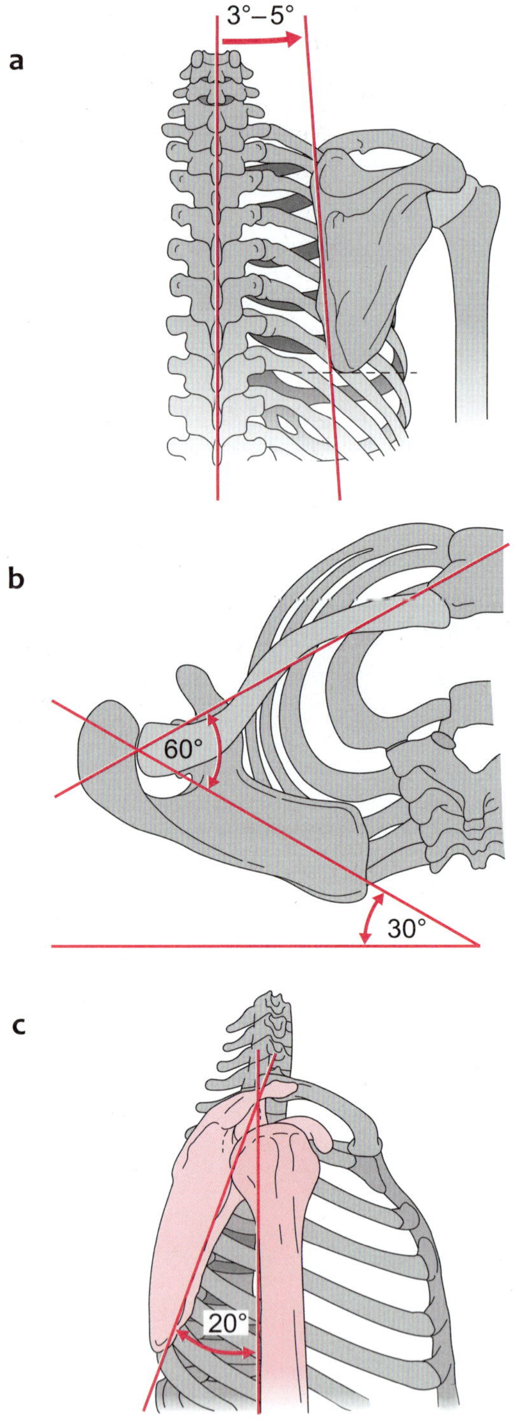

그림 4.40 어깨뼈의 위치. (a) 갈비뼈와 등뼈에 대해(뒤쪽면에서 봤을 때), (b) 가슴우리와 빗장뼈에 대해(가로면), (c) 가슴우리에 대해(가쪽면)

어깨뼈의 움직임(그림 4.42)

가쪽돌림(그림 4.42a)

어깨뼈는 가쪽돌림을 한다. 해당 축은 어깨뼈면과 수직을 이루는 축이다. 이 축은 어깨뼈가시 중간 지점의 아래쪽에 위치하며, 어깨뼈 가쪽돌림할 때 아래쪽으로 이동한다.

가쪽돌림의 전체 범위는 60°이다. 이런 움직임을 할 때, 아래각이 가쪽으로 약 10㎝ 이동한다. 그리고 어깨뼈 윗각은 아래쪽과 안쪽으로 아래각의 1/4 거리만 움직인다.

가쪽돌림은 어깨뼈의 가장 중요한 움직임이고, 팔을 벌림과 굽힘할 때 함께 일어난다.

올림/내림(그림 4.42b)

올림은 어깨뼈가 위쪽 방향으로 움직이는 것이고, 범위는 10㎝ 정도이다. 내림은 올림의 반대 방향으로 아래쪽으로 3㎝만 일어난다.

모음/벌림(그림 4.42c)

모음은 어깨뼈의 안쪽가장자리가 척주 쪽으로 움직이는 것이고, 팔이음뼈의 뒷당김과 같은 것이다. 빗장뼈와 어깨뼈 사이의 각은 약간 증가한다.

어깨뼈의 벌림은 팔이음뼈의 내밈에 해당한다.

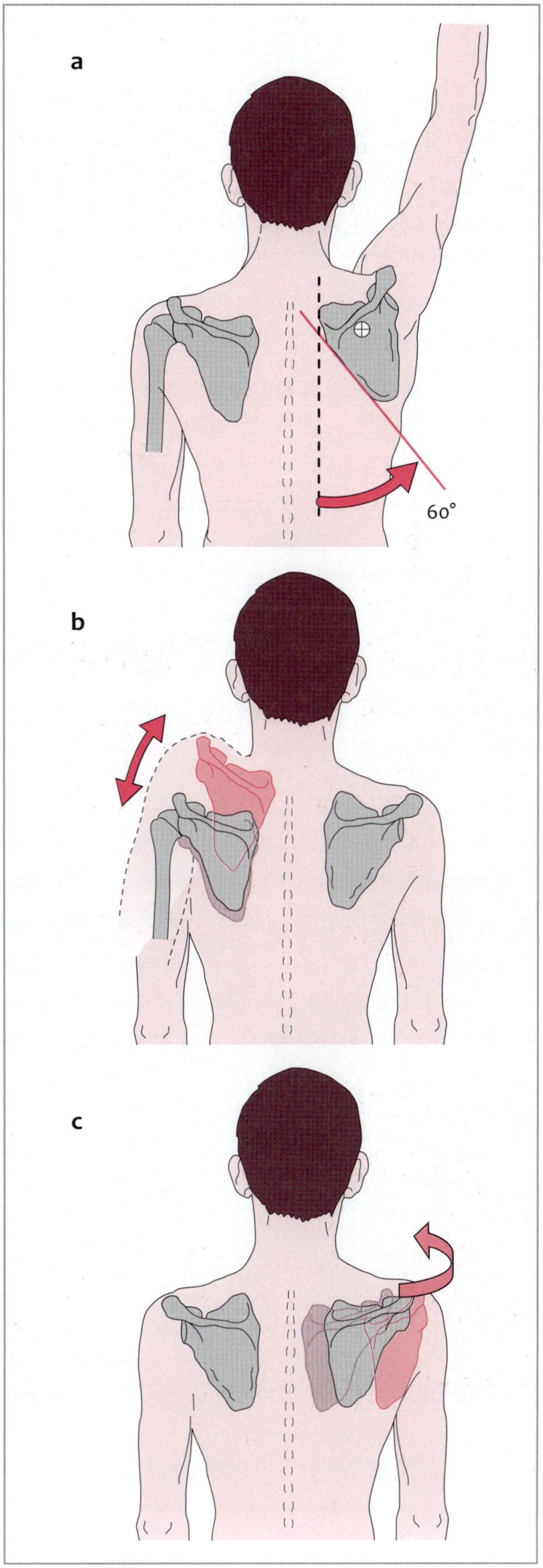

그림 4.42 어깨뼈의 움직임. (a) 가쪽돌림, (b) 올림/내림, ▶ (c) 모음/벌림

4.2.6 어깨뼈 근육

등세모근(그림 4.43)

- **위등세모근(아랫방향 부분):** 이것은 봉우리돌기를 위쪽과 안쪽 방향으로 당긴다. 이것은 어깨뼈의 가쪽돌림을 일으키고, 오목안을 위쪽과 가쪽으로 이동시킨다.

  목뼈: 팔이음뼈가 고정되면, 이 근육은 목뼈를 폄과 옆굽힘(동측)시키고, 반대쪽으로 돌림시킨다.
- **중간등세모근(가로 방향 부분):** 이것은 어깨뼈를 가슴우리 쪽으로 압박하고, 안쪽가장자리를 척주쪽으로 당긴다.
- **아래등세모근(윗방향 부분):** 이것은 어깨뼈가시의 안쪽 영역을 아래쪽과 안쪽 방향으로 당긴다. 어깨뼈의 가쪽돌림을 위한 고정점으로 작용한다.

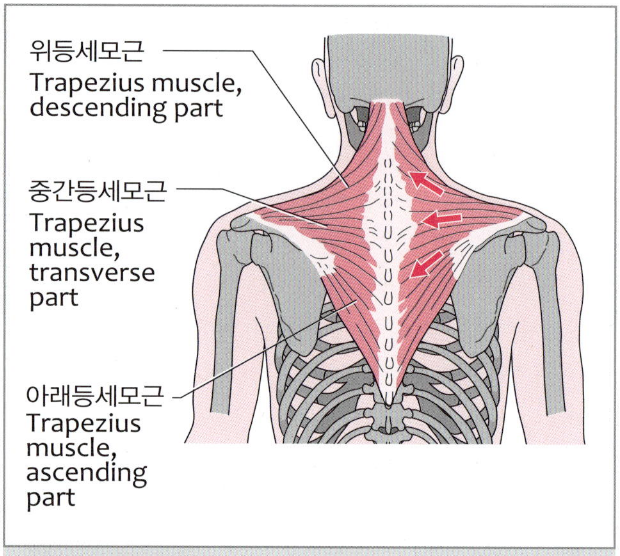

그림 4.43 등세모근

마름근(그림 4.44)

이들은 어깨뼈를 위쪽과 안쪽으로 당기고, 가슴우리에 어깨뼈를 고정시킨다.

어깨올림근(그림 4.44)

안쪽 어깨뼈를 위쪽으로 당긴다. 어깨뼈를 가쪽돌림할 때, 이 근육은 원심성 수축을 해야 한다. 이것은 근본적인 문제를 보이는데, 그 이유는 이들 근육의 하나가 단축되는 쪽으로 경사지기 때문이다. 이 근육은 어깨뼈가 가쪽돌림할 때, 어깨뼈를 안쪽돌림 쪽으로 다시 고정시킨다.

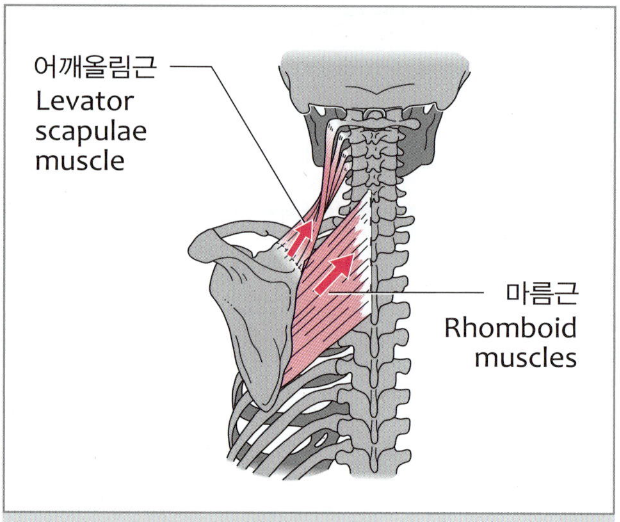

그림 4.44 마름근과 어깨올림근

앞톱니근(그림 4.45)

- **앞쪽 섬유**는 앞톱니근의 위쪽 부분이고, 어깨뼈의 위각까지 연결되어 있다. 이것은 두꺼운 힘살로 되어 있어서, 아래쪽의 납작한 힘살과 쉽게 구분될 수 있다. 이것은 어깨뼈의 안쪽돌림을 일으킨다.
- **중간 섬유**는 매우 넓은 부분으로서 어깨쪽의 안쪽가장자리까지 이어지는 수평의 섬유이다. 이 부분은 어깨뼈를 가슴우리에 고정시키는 역할을 주로 한다.
- **아래쪽 섬유**는 사선으로 주행하는 근섬유로서, 아래각 바로 위쪽까지 연결되어 있다. 이것은 앞쪽 섬유에 길항작용을 하는 근육이어서 어깨뼈를 가쪽돌림 쪽으로 당긴다.

모든 섬유가 함께 수축하면, 어깨뼈를 가쪽으로 돌림(윗쪽 돌림)시킨다.

작은가슴근(그림 4.46)

이 근육은 앞쪽과 아래쪽 방향으로 어깨뼈를 당긴다. 그래서 어깨뼈 아래각이 가슴우리로부터 떨어져서 뒤쪽으로 튀어나온다.

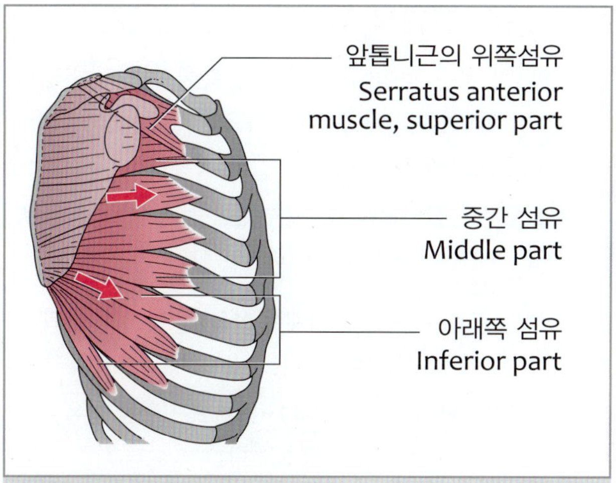

그림 4.45 앞톱니근

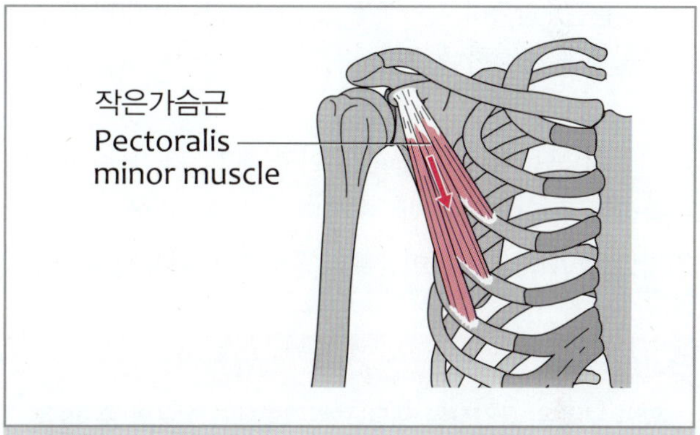

그림 4.46 작은가슴근

근육 슬링(그림 4.47)

어깨뼈와 몸통 사이에는 8개의 근육이 연결되어 있다. 이들은 어깨뼈의 위치와 움직임을 조정하는 중요한 역할을 한다. 이들 8개의 근육 연결은 길항 작용하는 근육의 쌍(**근육 슬링으로 불리움**)으로 나누어진다. 만약 한 근육이 수축하면, 파트너 근육은 이완되어야 한다.

- 어깨올림근–등세모근(아래쪽 섬유) 슬링은 올림과 내림의 움직임을 협응한다.
- 앞톱니근(위쪽과 중간 섬유)–등세모근(중간 섬유) 슬링은 벌림과 모음을 협응한다.
- 작은가슴근–등세모근(위쪽 섬유) 슬링은 어깨뼈의 앞쪽–아래쪽 이동과 뒤쪽–위쪽 이동을 조절한다.
- 마름근–앞톱니근(아래쪽 섬유) 슬링은 어깨뼈의 돌림을 조절한다.

이들의 근육 슬링이 균형을 이룰 때만, 즉, 느슨하거나 수축하는 경향이 없을 때, 어깨뼈가 가슴우리에 적절하게 위치할 것이고, 팔–팔이음뼈의 움직임이 협응될 것이다.

임상 팁

약한 근육은 과긴장된 대항근에 대항하여 작용할 수 없을 것이다. 예를 들어, 근육 슬링의 측면에서 어깨올림근이 과긴장되었다면, 대항근을 재활하기 전에 어깨올림근의 긴장을 먼저 감소시켜야 한다.

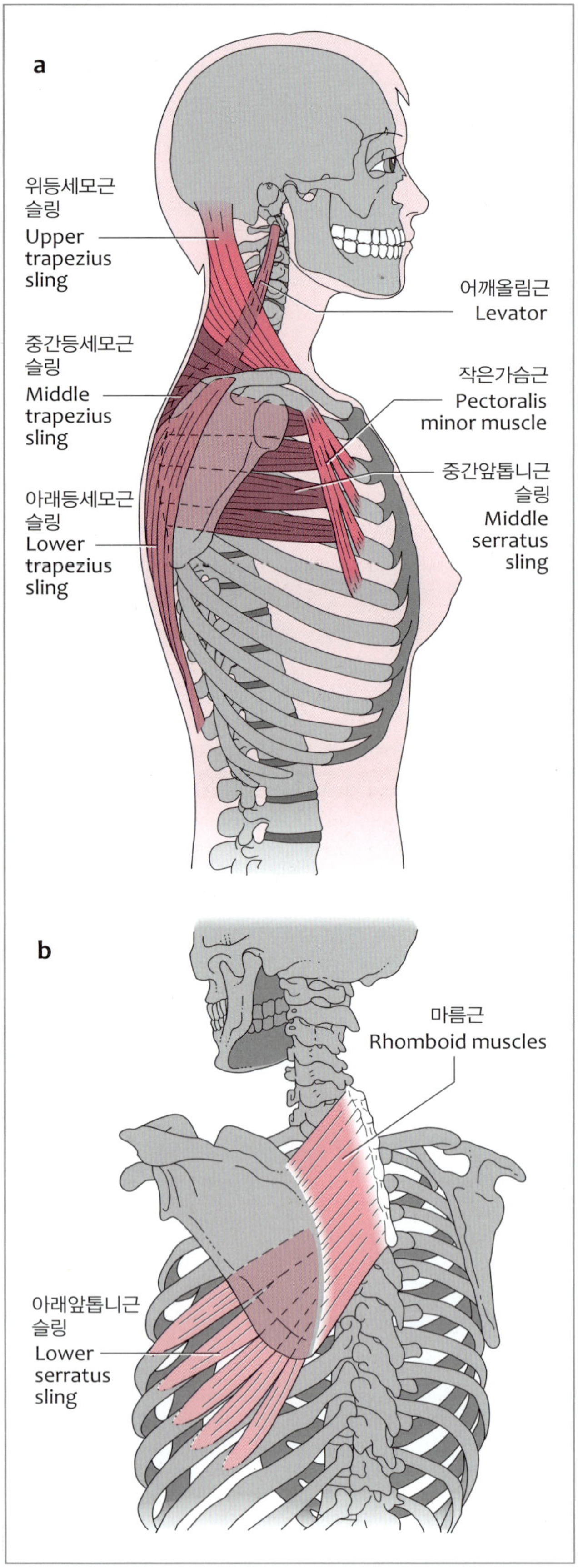

그림 4.47 어깨뼈의 근육 슬링. (a) 어깨올림근–등세모근 슬링, 작은가슴근–등세모근 슬링, 앞톱니근–등세모근 슬링. (b) 마름근–앞톱니근 슬링.

4.2.7 봉우리빗장관절(그림 4.48)

- 봉우리돌기의 **관절면**은 빗장뼈의 관절면처럼 납작한 편이다.
- 불완전한 **원반**이 적절한 관절 폐쇄와 힘의 전달을 제공한다.
- 위쪽에서 아래쪽으로 봤을 때, **관절공간**은 뒤안쪽에서 앞가쪽 방향으로 주행하고, 앞쪽에서 뒤쪽으로 봤을 때는 아래안쪽으로 주행하고 있다.
- **관절주머니**는 아래 부분을 제외하고, 두껍고 팽팽한 편이다. 관절주머니는 봉우리빗장인대와 합병한다. 어깨세모근과 등세모근의 작은 일부 섬유가 관절주머니까지 이어져 있다.

임상 팁

뒤굽음증(둥근 등)은 관절의 방향을 시상면 쪽으로 변화시킨다. 그 이유는 어깨뼈가 벌림 쪽으로 조절하기 때문이다. 그러므로 활주 가동술을 적용하기 전에 어깨뼈의 실제 방향을 설정하는 것이 중요하다.

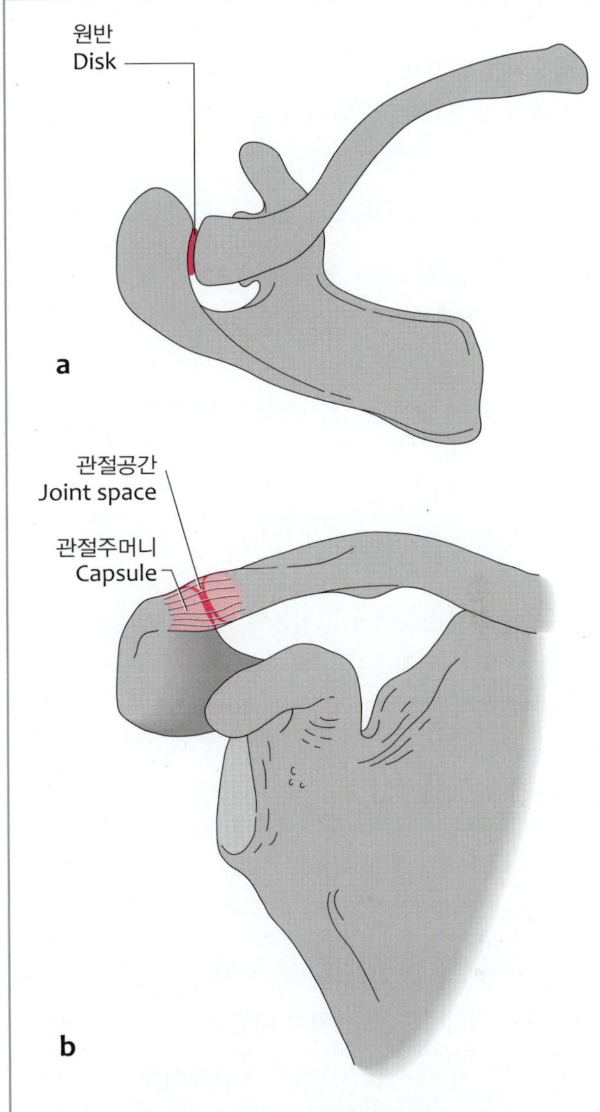

그림 4.48 봉우리빗장관절. (a) 위쪽면. (b) 앞쪽면

인대(그림 4.49)

봉우리빗장인대는 빗장뼈와 봉우리돌기를 연결한다. **부리빗장인대**는 빗장뼈의 아래 가장자리에서 부리돌기의 바닥으로 이어져 있다.

부리빗장인대는 2 부분으로 나누어져 있다:

- **원뿔인대**는 부리돌기의 뒤안쪽면에 고정되어 있고, 빗장뼈 아래쪽면에 있는 원뿔거친면까지 이어져 있다.
- **마름인대**는 원뿔인대의 앞쪽(**부리돌기의 안쪽면**)에서 시작하여 앞가쪽으로 주행하여 마름라인(**빗장뼈 아래쪽면의 거친 부분**)까지 이어져 있다. 이 인대는 원뿔인대에 비해 길고 강한 편이다.

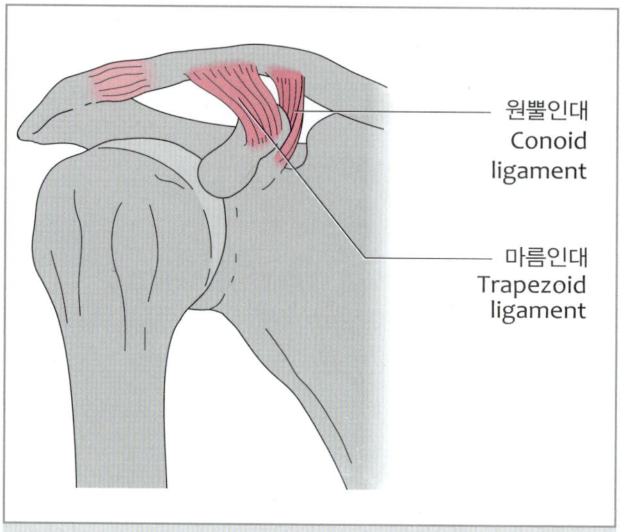

그림 4.49 가쪽 빗장뼈 영역의 인대 연결

이들 인대는 빗장뼈를 고정한다. 즉, 빗장뼈를 어깨뼈에 고정시킨다. 그것들은 이마면과 가로면에서의 일어나는 빗장뼈의 이동을 막는다.

움직임

움직임은 부리빗장인대와 봉우리빗장인대에 의해 제한된다.

움직임은 3개의 축을 중심으로 일어날 수 있다:

- **앞뒤쪽 움직임**: 팔이음뼈의 내밈과 뒷당김
- **위–아래 움직임**: 팔이음뼈의 올림과 내림 (뚜렷하지 않음)
- 세로축을 중심으로 일어나는 돌림

4.2.8 복장빗장관절(그림 4.50)

- **관절면**: 빗장뼈의 복장끝단은 안장 모양이고, 위아래 방향의 긴축과 앞뒤방향의 짧은 축을 가진다. 복장뼈에 해당 관절면이 있다. 부가적으로, 빗장뼈 아래쪽가장자리에 있는 1번 갈비뼈를 위한 관절면도 있다.
- **관절원반**: 이것은 관절주머니의 모든 방향에 연결되어 있다. 관절원반은 빗장뼈의 축을 중심으로 돌림이 일어날 수 있도록 관절면의 일치성을 변화시킨다.
- **관절의 방향**: 관절선은 가로면으로부터 약 40°와 시상면으로부터 20°의 각을 형성하고 있다. 관절선의 방향은 위쪽–안쪽–뒤쪽에서 아래쪽–가쪽–앞쪽으로 되어 있다.

인대

- **앞복장빗장인대와 뒤복장빗장인대**가 앞뒤로 관절주머니를 보강하고 있다. 앞복장빗장인대가 더 강한 편이다.
- **갈비빗장인대**는 1번 갈비뼈에서 관절공간의 가쪽을 주행하여 뒤복장빗장인대에 연결되어 있다. 이 인대는 올림을 제한한다.
- **빗장사이인대**는 복장뼈 위쪽에서 좌우 빗장뼈를 연결한다.

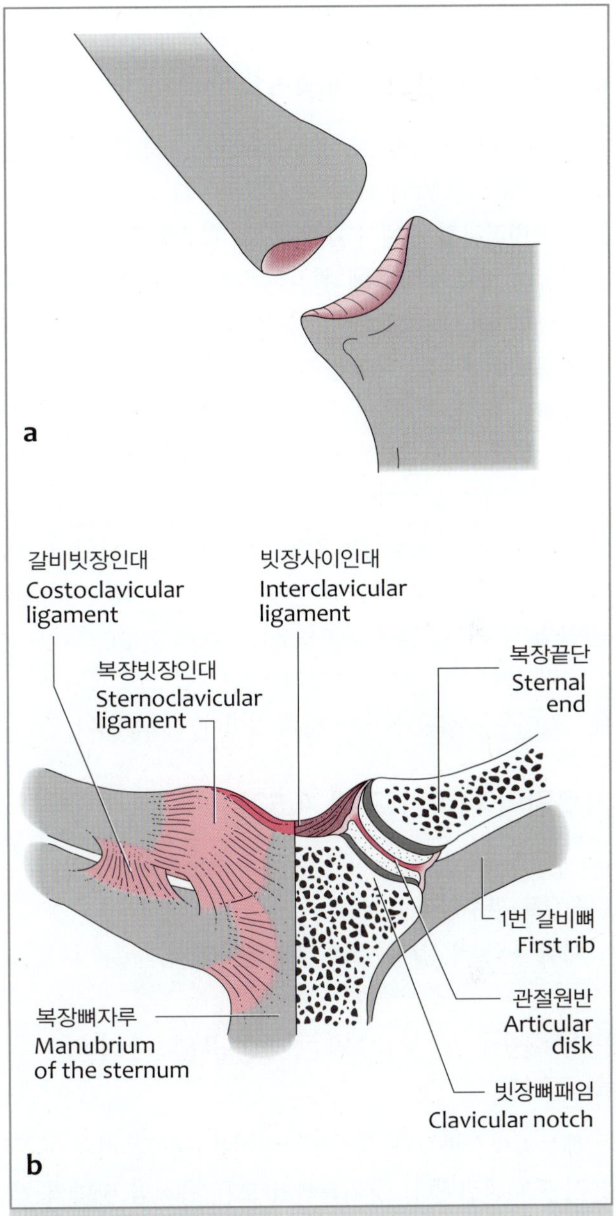

그림 4.50 복장빗장관절.
(a) 관절면의 형태. (b) 관절을 통과하는 절단면(앞쪽면)

움직임

이마면의 움직임(그림 4.51)

팔이음뼈가 올림할 때, 봉우리끝단은 위쪽으로 움직이고, 빗장뼈는 더 많이 기울어진다. 이런 과정 동안, 빗장뼈는 복장빗장관절 내에서 아래쪽으로 활주한다.

빗장뼈 바로 아래쪽에 위치하는 1번 갈비뼈는 빗장뼈의 아래쪽 활주를 제한한다. 이것에 의해 복장끝단은 앞쪽으로 움직이게 된다. **가동범위**는 약 30°이다.

올림을 더 많이 하면, 빗장뼈는 긴 축을 중심으로 짧게 돌림을 한다. 이런 돌림과 빗장뼈의 S자 모양 때문에, 봉우리끝단이 더 기울어진다. 빗장뼈가 폭보다 길이가 더 크기 때문에, 활주 움직임도 앞쪽 방향으로 일어난다. 이런 돌림을 통해, 빗장뼈는 더 기울어지는 자세를 취하고, 큰 올림 자세를 취한다(30° 이상).

내림 동안, 빗장뼈는 위쪽과 약간 뒤쪽으로 활주하는데, 그 이유는 작은 돌림이 함께 일어나기 때문이다.

가로면의 움직임(그림 4.52)

어깨의 뒷당김 동안, 빗장뼈의 오목한 복장끝단이 뒤쪽으로 활주한다.

내밈 동안, 빗장뼈는 앞쪽으로 활주한다.

봉우리빗장관절과 복장빗장관절 사이의 상호작용(그림 4.53)

봉우리빗장관절과 복장빗장관절은 팔이음뼈의 모든 움직임과 관련된다. 팔이음뼈의 모든 움직임 방향의 끝범위에서 빗장뼈의 봉우리끝단의 자세를 기록하고, 끝범위의 지점들을 연결하면, 폭보다 길이가 더 큰 타원형이 그려진다. 약 60°의 올림, 5°의 내림, 그리고 30°의 뒷당김과 내밈이 일어난다.

어깨뼈는 빗장뼈의 모든 움직임에 부분적으로 참여한다.

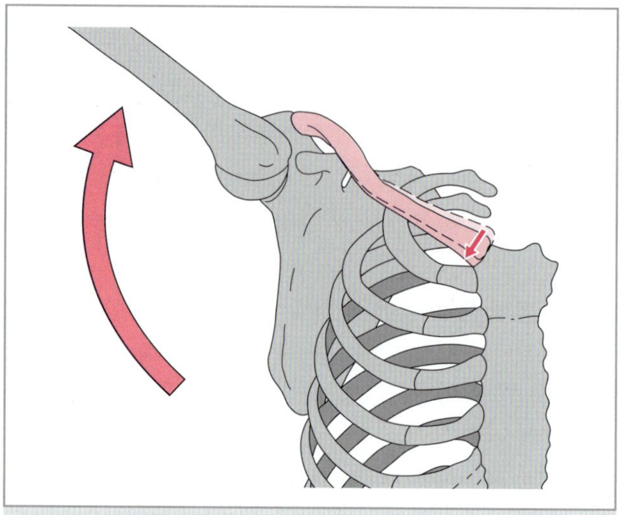

그림 4.51 올림 동안의 빗장뼈 활주 움직임

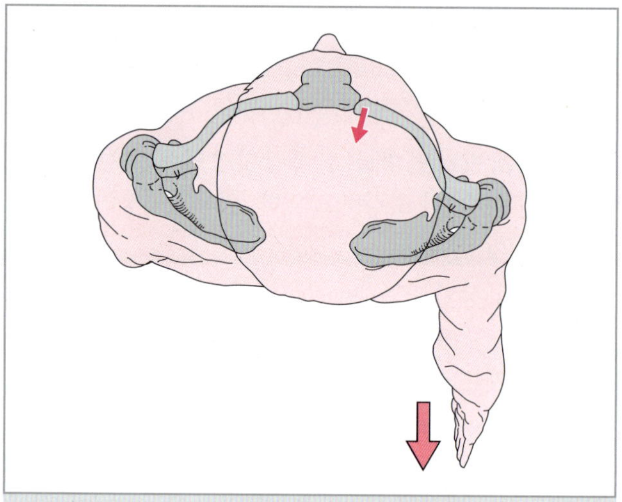

그림 4.52 뒷당김 동안의 빗장뼈 활주 움직임

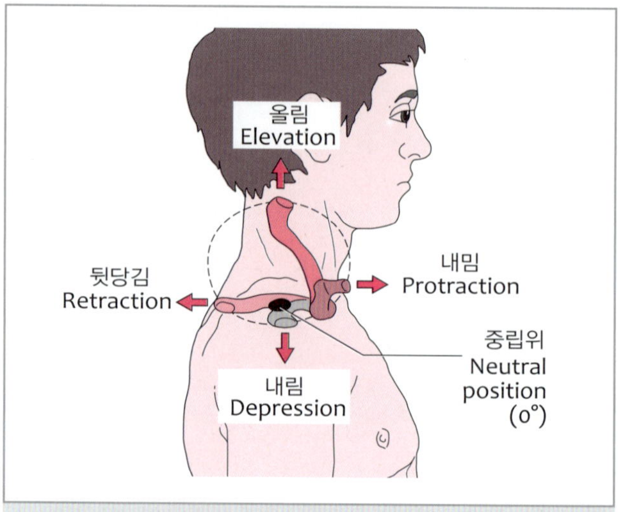

그림 4.53 빗장뼈의 움직임 방향과 가동범위 (가쪽면)

벌림과 굽힘 동안 빗장뼈의 복합 운동 (그림 4.54)

팔을 굽힘과 벌림하는 동안 팔이음뼈에서 다음과 같은 일들이 일어난다:

- 어깨뼈가 가쪽돌림하고, 오목안이 위쪽과 가쪽으로 이동한다.
- 봉우리빗장관절의 가동성이 제한되기 때문에, 어깨뼈가 빗장뼈 봉우리끝단을 위쪽 방향으로 30° 밀어낸다. 빗장뼈의 움직임은 복장빗장인대와 갈비빗장인대에 의해 제한된다.
  부가적으로, 아랫방향의 활주 움직임이 1번 갈비뼈에 의해 차단된다.
- 팔이음뼈가 최대 가쪽돌림(60°)에 도달하기 위해, 빗장뼈 봉우리끝단이 위쪽으로 30°보다 더 움직인다. 이것은 세로축을 중심으로 빗장뼈가 돌림하고, 또 빗장뼈의 모양이 S자 모양이기 때문에 일어난다.

이런 돌림은 30°의 올림이 일어나도록 기다려 주지 않고, 바로 일어난다. 이런 복합 움직임이 어떻게 일어나는지는 사람에 따라 다를 수 있다. 빗장뼈의 돌림 범위를 정확하게 측정할 수 없지만, 대개 45° 미만이다.

빗장뼈에 부착하는 다음 근육들이 팔이음뼈의 자세에 영향을 줄 수 있다(**그림 4.55**):

- 등세모근(위쪽 섬유)
- 어깨세모근(빗장 부분)
- 큰가슴근(빗장 부분)
- 빗장밑근

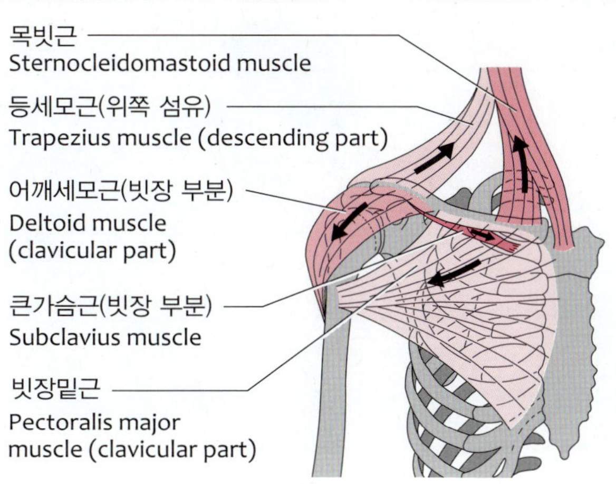

그림 4.55 빗장뼈에 부착하는 근육들

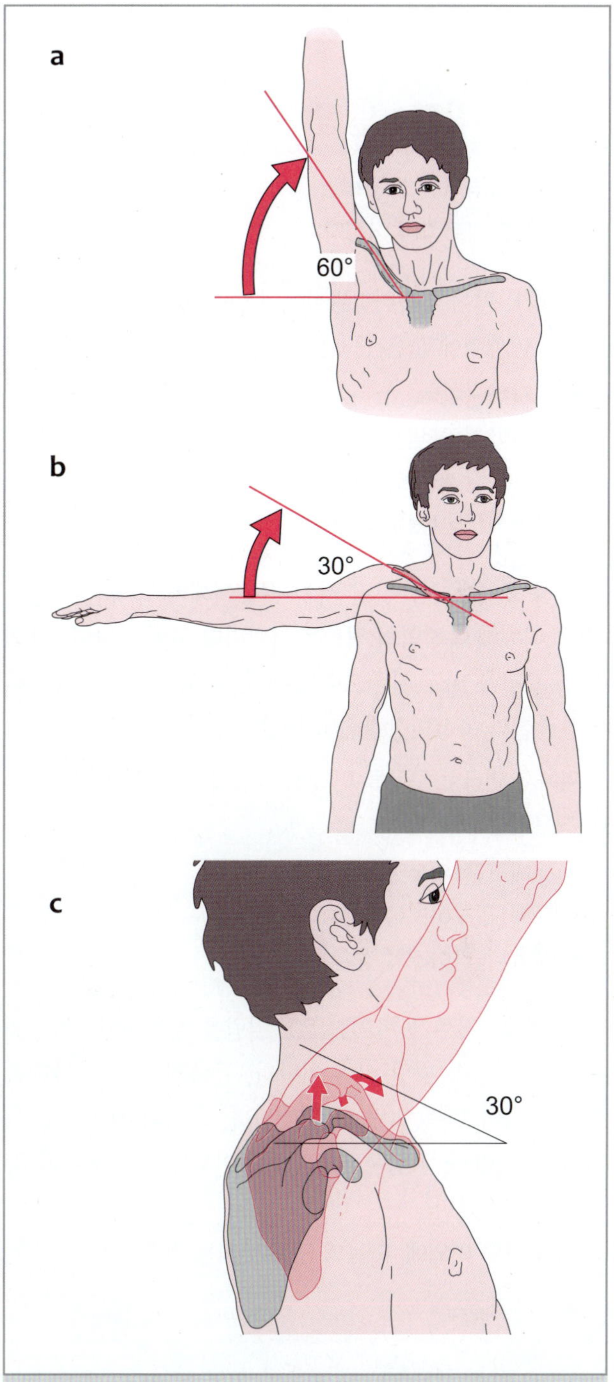

그림 4.54 (a) 최대 굽힘이나 벌림 시, 빗장뼈의 최종 위치. (b) 빗장뼈의 올림. (c) 빗장뼈의 돌림

4.3 팔의 움직임

4.3.1 움직임: 벌림(그림 4.56)

벌림 가동범위는 180°이다.
이것은 3 단계로 이루어진다:

단계 1. 팔이 오목위팔관절에서 벌림한다.
팔에서 어깨뼈에 붙은 근육이 작용한다:

- 가시위근
- 가시아래근(위쪽섬유)
- 위팔두갈래근(긴갈래)
- 어깨세모근(봉우리 부분)

단계 2. 30–50° 벌림 이후에는 어깨뼈 움직임이 동반된다. 어깨뼈 움직임의 정도는 사람마다 차이가 난다. 그래서 건측 팔을 비교 기준으로 삼는다. 움직임은 항상 봉우리빗장관절과 복장빗장관절의 복합 작용으로 일어난다.

위에서 언급한 근육들 이외에, 다음과 같은 팔이음뼈 근육이 작용한다:

- 등세모근(위쪽 섬유)
- 등세모근(아래쪽 섬유)
- 앞톱니근(아래쪽 섬유)

단계 3. 척주가 마지막 20° 벌림을 수행한다. 척주의 폄은 주로 양쪽 벌림 시 일어난다. 동측의 돌림과 반대쪽의 옆굽힘이 편측 벌림 때 일어난다. 동측의 갈비뼈도 올라간다. 이런 움직임은 160°의 벌림 이후에 일어나지 않고, 조기에 일어난다.

위의 근육 이외에, 다음의 근육이 작용한다:

- 척주세움근

가동범위의 끝지점을 위한 필수조건

완전한 벌림 가동성은 다음과 같은 여러 요소에 좌우된다:

- 관절주머니의 주름이 펴지는 능력과 봉우리밑 영역에서 활주하는 힘줄의 능력
- 돌림근띠와 어깨세모근의 기능적 상호작용
- 위팔어깨리듬과 봉우리빗장관절과 복장빗장관절의 가동성
- 위팔뼈의 자동적인 가쪽돌림
- 척주의 가동성

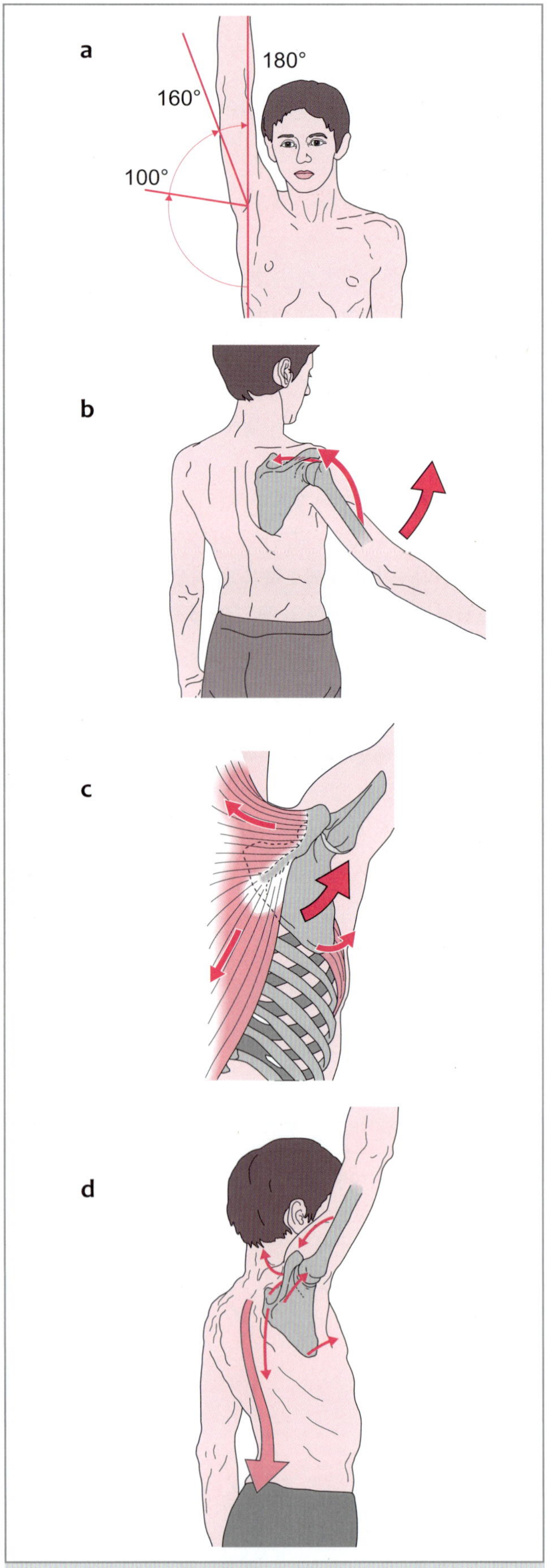

그림 4.56 벌림. (a) 가동범위. (b) 단계 1. (c) 단계 2. (d) 단계 3

돌림근띠(그림 4.57)

어깨관절은 근육에 의해 주로 고정된다.
특히 중요한 근육이 돌림근띠이다:

- **앞쪽**: 어깨밑근
- **뒤쪽**: 가시아래근과 작은원근
- **위쪽**: 가시위근

이들 근육의 힘줄은 넓은 편이고, 관절주머니-인대 구조물 위에 위치하고, 관절주머니와 합병한다. 돌림근띠의 섬유는 어깨세모근밑 근막인 견고한 결합조직 판(**어깨뼈가시, 봉우리돌기 및 부리돌기의 아래쪽모서리에 부착하는**)을 형성하고, 위팔뼈의 어깨세모근거친면에 부착한다.

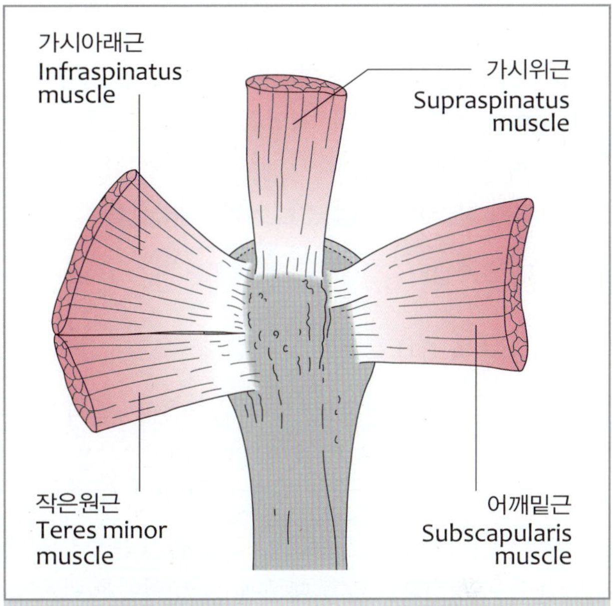

그림 4.57 돌림근띠

어깨밑근(그림 4.58)

- 이 근육은 안쪽돌림을 일으킨다.
- 위쪽 섬유(**가로 섬유**)는 벌림에 도움을 주고, 아래쪽 섬유(**사선 섬유**)는 모음에 도움을 준다.
- 중립위를 취할 때, 어깨밑근의 힘줄은 위팔뼈머리의 많은 부위를 덮는다. 그래서 앞쪽 탈구를 막는 중요한 고정근으로 작용한다.
- 어깨밑근은 위팔뼈머리를 중심에 배치하는데 도움을 준다. 90° 벌림 시에는, 어깨밑근이 위팔뼈머리의 아래쪽 부분을 덮지 못한다. 이 자세에는 관절을 보호하는 기능을 하지 못하고, 최소의 활동만 보인다.
- 팔이 고정되었을 때는, 어깨뼈를 가쪽으로 당긴다.

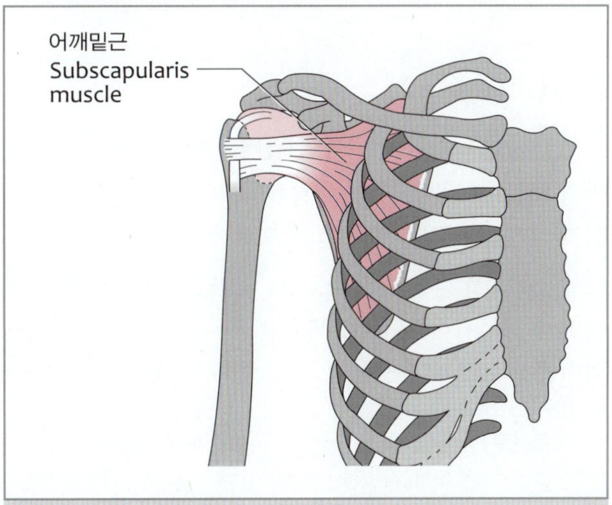

그림 4.58 어깨밑근

가시아래근(그림 4.59)

- 이 근육은 가장 중요한 가쪽돌림근이다. 이것은 가쪽돌림하는 힘의 90%를 담당한다.
- 이 근육은 팔을 폄시킨다.
- 이것은 위팔뼈머리를 중심에 배치하는 도움을 준다.
- 가시아래근이 가시아래오목에 넓은 이는곳을 가지기 때문에, 위쪽 섬유(**가로 섬유**)는 아래쪽의 사선 섬유와 구분될 수 있다. 위쪽 섬유는 벌림에 도움을 주는 반면, 아래쪽 섬유는 팔의 모음에 도움을 준다.

작은원근(그림 4.59)

- 이 근육은 가쪽돌림과 폄을 일으킨다.

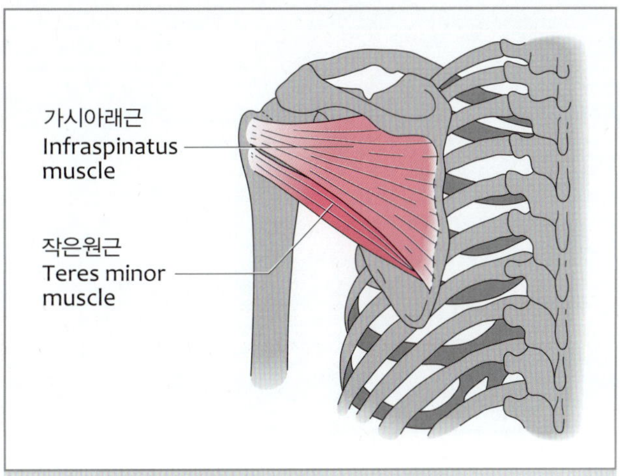

그림 4.59 가시아래근과 작은원근

가시위근(그림 4.60)

가시위근 힘줄의 길이와 너비는 2 ㎝ 정도이고, 두께는 약 3 ㎜이다. 팔을 움직이는 동안, 가시위근은 가시위오목과 봉우리에 의한 경계 구획 내에서 활주를 한다.

큰결절의 닿는곳 이외에, 이 근육은 작은결절에도 연결되어 있다.

관류(그림 4.61)

가시위근 힘줄은 먼쪽으로는 가슴봉우리동맥의 어깨세모근분지와 위팔휘돌이동맥에 의해 혈액공급을 받고, 몸쪽으로는 어깨위동맥과 어깨밑동맥에 의해 영양공급을 받는다. 이들 동맥은 말단분지이고, 힘줄 닿는곳 이전에 문합을 많이 형성하지 않기 때문에, 이 영역에 혈관 공급이 떨어질 수 있다.

혈관은 환자가 팔을 약간 벌림했을 때 잘 느껴진다.

기능(그림 4.62)

중립위일 때 가시위근이 위팔뼈머리의 가쪽으로 주행하기 때문에, 가시위근이 위팔뼈머리의 내림을 일으킬 수 있고, 위팔뼈머리를 오목안 쪽으로 중심에 위치한다. 이 근육은 벌림 요소를 가지고 있다. 벌림이 증가하면, 더 이상 내림을 일으키지 않지만, 벌림을 계속 일으키고, 위팔뼈머리를 중심에 배치시킨다.

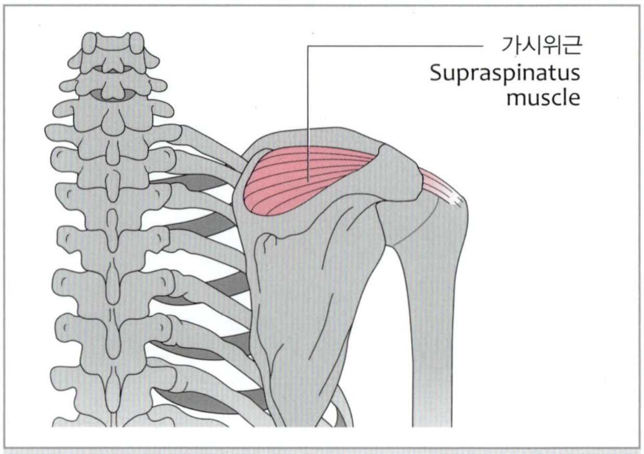

그림 4.60 가시위근

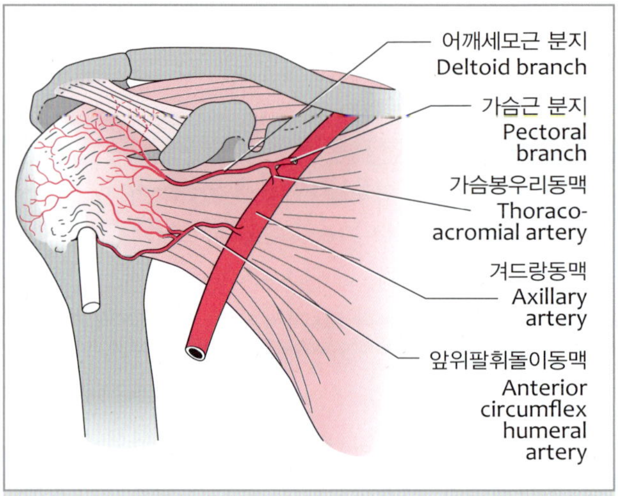

그림 4.61 가시위근 힘줄의 관류

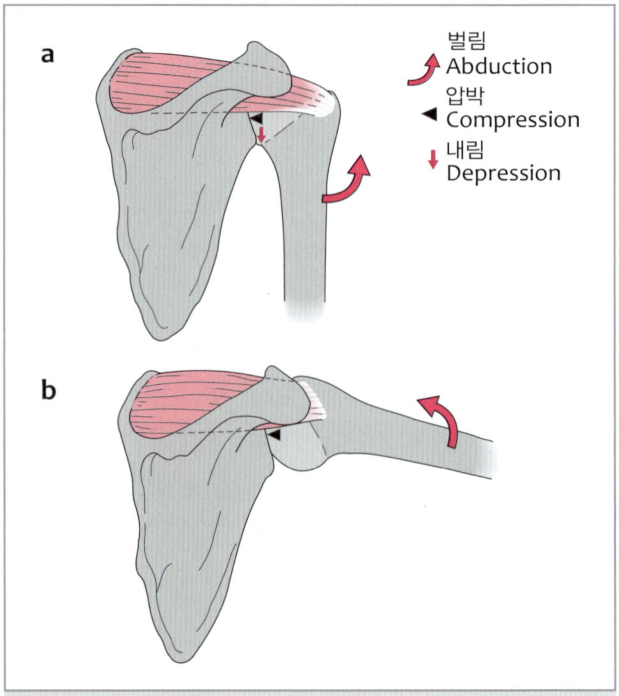

그림 4.62 가시위근의 기능. (a) 중립위. (b) 벌림 자세

병리

힘줄염

만약 염증이나 흉터에 의해 힘줄이 비후되면(1 cm), 충돌 현상이 일어날 수 있다.

관류 감소

무거운 가방과 같은 것을 운반할 때 일어나는 강한 견인은 관류에 나쁜 영향을 줄 수 있다. 이 부위에 혈액 공급이 이루어지지 않는다. 수영과 같이 강한 모음이 능동적으로 수행될 때도 같은 현상이 일어날 수 있다.

석회화나 파열과 같은 대부분의 퇴행성 변화도 관류를 감소시킬 수 있다.

가시위근힘줄 파열(그림 4.63)

힘줄의 미세 파열이 치유되면 팔의 벌림을 할 수 있겠지만, 지구력의 능력은 떨어진다.

만약 완전 파열과 같은 힘줄 파열이 있으면, 굽힘과 같은 보상운동으로 벌림을 하게 된다. 윤활주머니가 찢어지지 않으면, 이런 문제는 치유가 될 수 있다. 만약 윤활주머니가 찢어졌다면, 윤활주머니와 관절 사이에 체액 이동이 계속 일어날 것이고, 힘줄은 치유되지 않을 것이다. 이렇듯 나쁜 경우에는, 열상이 다른 부위(**어깨밑근의 위쪽 섬유나 가시아래근**)에도 일어날 수 있고, 이들 근육의 중심화(**위팔뼈머리를 오목안의 중심에 배치하는**) 기능이 소실될 것이다.

임상 팁

열상이 퇴행성 변화를 겪은 조직 내에서 일어나기 때문에, 회복의 기회가 거의 없을 것이다. 치료를 위해 환자를 평가할 때 중요한 것은 환자가 팔을 벌림할 때 보상작용(**굽힘**)을 사용하는지를 체크하는 것이다. 다른 고려사항은 어깨세모근이 벌림을 완전하게 할 수 있는가이다.

이런 경우에는, 환자는 팔을 올림하기 전에 어깨뼈를 돌림하는 것을 연습해야 한다. 이런 움직임을 통해 팔은 약간 벌림한다. 어깨세모근은 벌림을 위한 힘의 발달에 도움을 줄 수 있다.

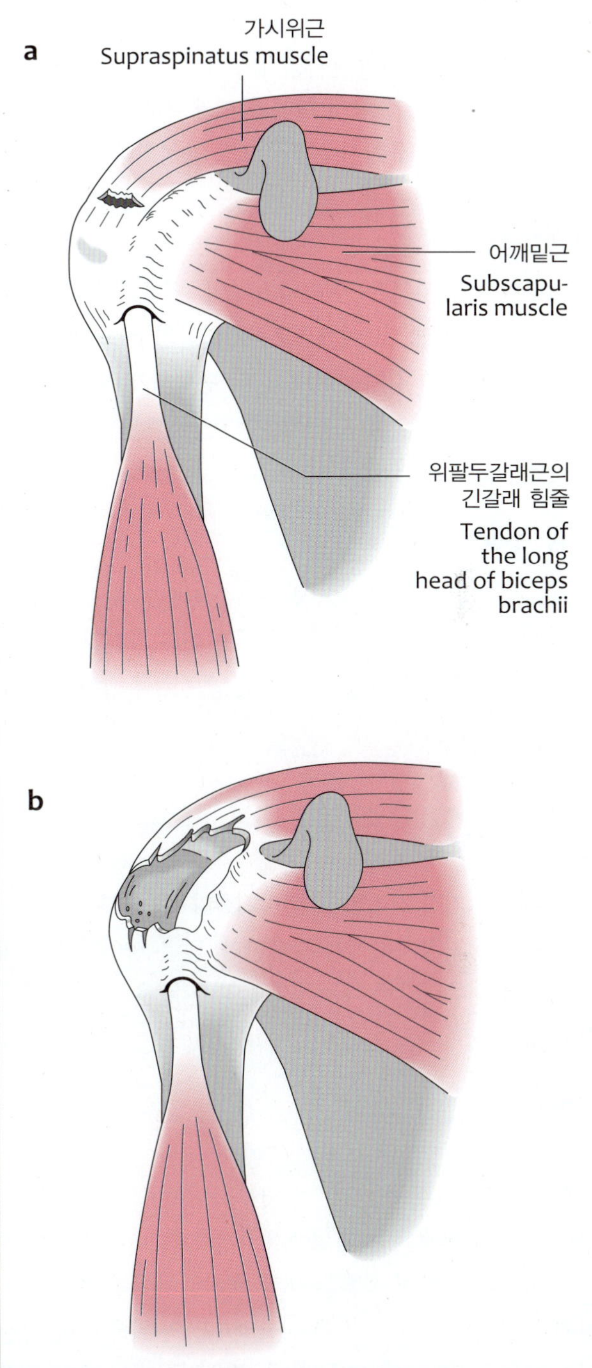

그림 4.63 파열. (a) 가시위근 힘줄의 부분 파열. (b) 가시위근 힘줄의 완전 파열과 어깨밑근 힘줄의 일부 파열

어깨세모근(그림 4.64)

어깨세모근은 어깨의 윤곽을 형성한다. 만약 어깨세모근이 위축되면, 어깨가 각진 형태를 띠게 된다. 어깨세모근은 이는곳의 이름을 따서 3 부분으로 구성된다:

어깨뼈가시 부분

어깨뼈가시 부분은 어깨뼈가시의 위쪽가장자리에서 시작해 사선 방향으로 어깨세모근거친면의 뒤쪽 경계까지 주행한다. 섬유의 길이는 매우 길고 평행하게 주행한다.

기능: 폄/가쪽돌림/모음

빗장 부분

기능적으로, 이 부분이 가장 중요한 부분인데, 그 이유는 대부분의 팔 활동이 신체 앞쪽에서 일어나기 때문이다. 이것의 닿는곳 섬유는 봉우리 부분 밑으로 주행한다.

기능: 굽힘/안쪽돌림/모음

봉우리 부분

이 부분은 가장 강력한 힘을 발휘한다. 이 부분은 봉우리돌기의 가쪽 가장자리에서 시작한다. 많은 사이막에 의해 여러 근육 섬유다발로 나누어지고, 많은 짧은 섬유를 포함하고 있다.

기능: 벌림

힘의 분석(그림 4.65): 힘 성분의 측면에서, 어깨세모근의 봉우리 부분은 중립위에서 2개의 힘 벡터로 구분될 수 있다. 첫 번째 힘 성분은 세로 벡터로서 축을 통과하는 접촉 지점을 가진다. 이것은 위팔뼈머리의 위쪽 방향 병진이동을 일으킨다(**부리봉우리활을 압박한다**). 이 힘의 크기는 두 번째 힘 성분의 2배 정도이다. 두 번째 힘은 세로의 힘과 수직되는 방향의 힘으로서, 토크(**각운동**)를 일으킨다. 이런 경우, 팔을 가쪽으로 움직여 벌림한다.

팔을 더 벌림하면, 상대적인 힘의 크기가 역전하여 벌림하는 힘이 병진의 힘보다 더 커진다. 60° 이후의 벌림부터는, 위쪽 방향의 힘이 상당히 감소하여, 관절 중심의 힘을 변화시킨다.

최대 벌림 시에는, 세로의 힘 벡터의 작용선이 아래쪽으로 향하게 된다. 즉, 위팔뼈머리를 아래쪽으로 내림한다.

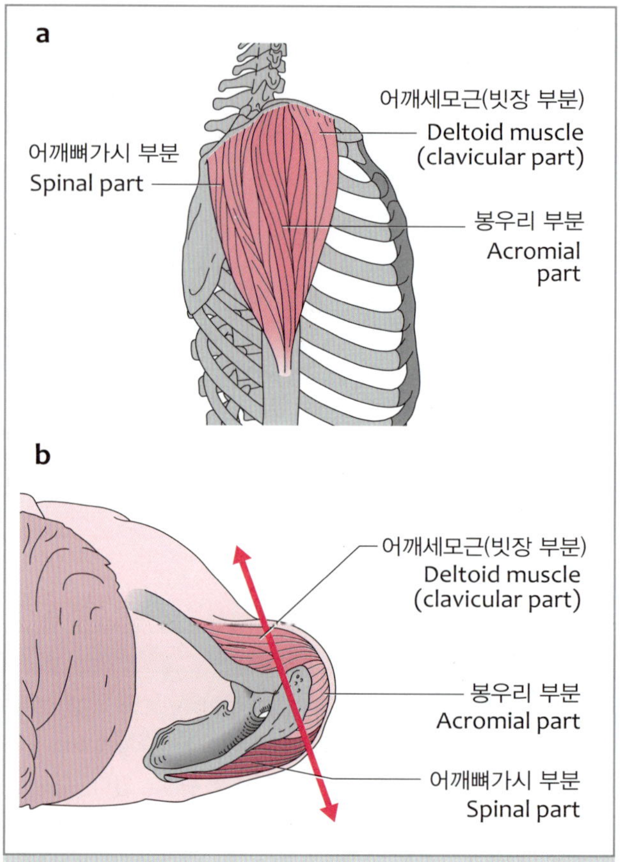

그림 4.64 어깨세모근. (a) 가쪽면. (b) 위쪽면

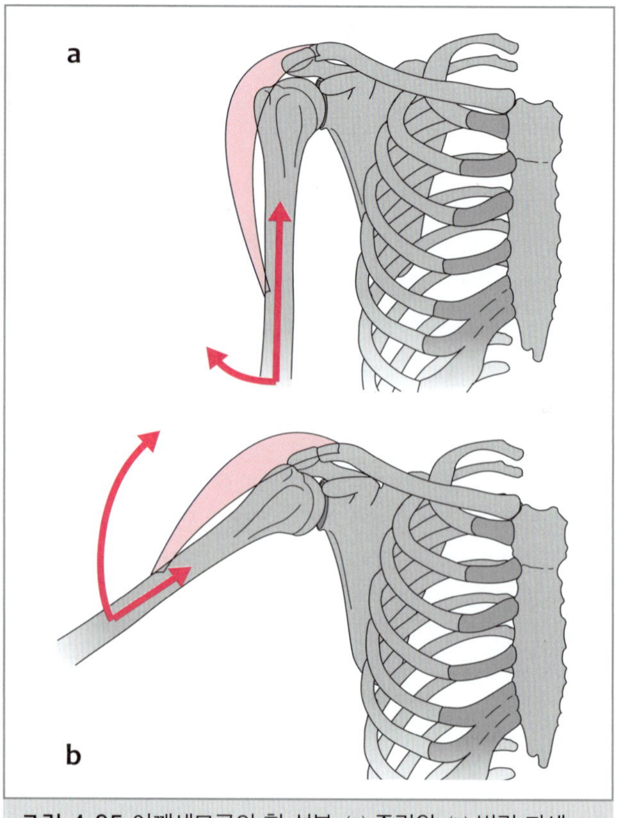

그림 4.65 어깨세모근의 힘 성분. (a) 중립위. (b) 벌림 자세

위팔두갈래근(그림 4.66)

짧은갈래

부리돌기에서 시작하는 섬유 이외에, 부리봉우리인대에 연결된 섬유도 있다.

어깨관절에서의 기능: 굽힘 / 모음 / 안쪽돌림

긴갈래(그림 4.66과 그림 4.69)

- 긴갈래는 오목위결절에 있는 관절내에서 시작한다. 일부 섬유는 테두리에 연결되어 있다.
- 이것은 수평으로 관절을 통과한 후, 결절사이고랑 안으로 들어간다.
- 가로위팔인대(**그림 4.67**)는 관절주머니를 사선으로 주행하는 섬유와 어깨밑근의 위쪽섬유로 구성된다. 이것은 힘줄을 고랑에 유지시키는 역할을 한다.
- 결절사이고랑(**그림 4.68**)은 위팔뼈머리의 중심을 지나가는 시상면으로부터 30°의 각을 형성한다.
- 팔을 자연스럽게 늘어뜨렸을 때, 오목위결절에서 고랑의 입구까지의 거리는 5cm 정도이다. 그러나 팔을 벌림했을 때는 1.5cm이다. 견고한 고정 때문에, 위팔두갈래근힘줄은 이동하지 않고, 그 대신 위팔뼈가 힘줄의 반대쪽으로 이동한다.
- 아래로 조금 더 내려가면, 위팔두갈래근 긴갈래 힘줄은 넓은등근과 큰가슴근 사이에 위치한다. 힘줄에 압박을 가하거나 근육-힘줄 이음부가 이 부위에서 위치한다.

어깨관절에서의 기능:

- 벌림/굽힘/안쪽돌림
- 위팔뼈머리 위를 통과한 후, 돌림근띠가 위팔뼈머리를 내림하는데 도움을 준다.

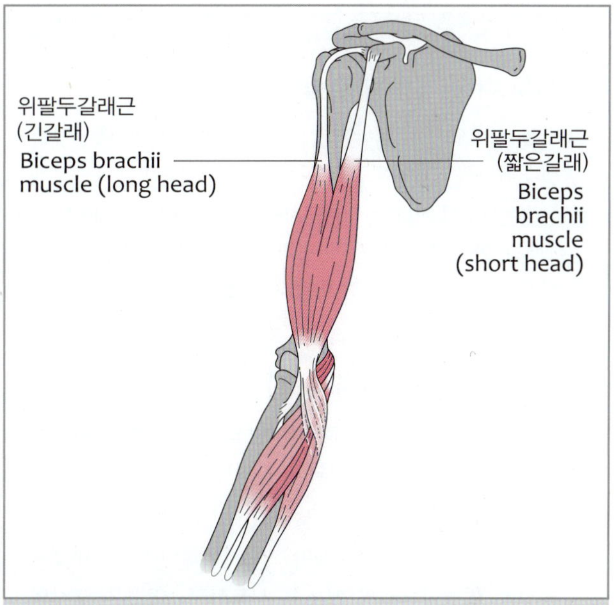

그림 4.66 위팔두갈래근

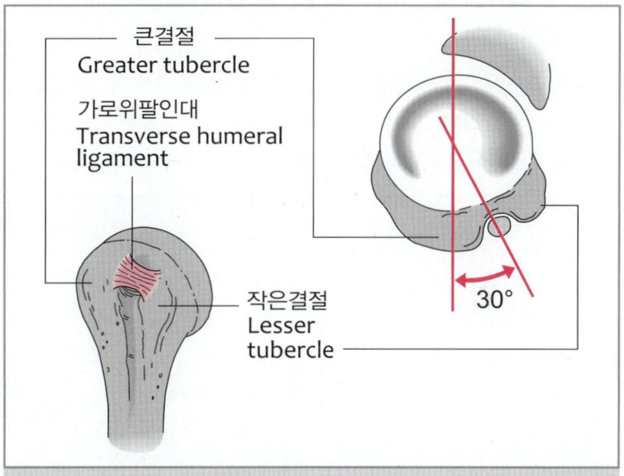

그림 4.67 가로위팔인대
그림 4.68 시상면에 대한 결절사이고랑의 위치

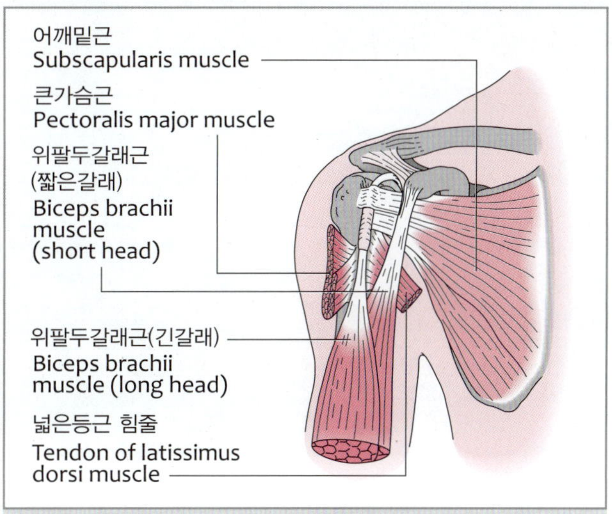

그림 4.69 위팔두갈래근 긴갈래 힘줄의 주행 경로

병리

위팔두갈래근 긴갈래 힘줄의 병리

핸드볼 선수에게서 볼 수 있는 "투수의 어깨"는 즉, 앞쪽 관절주머니와 위팔두갈래근 긴갈래 힘줄이 과도하게 신장되는데, 그 이유는 팔을 뒤쪽으로 스윙하기 때문이다(**어깨의 가로면**). 시간이 경과하면, 이것은 힘줄병리나 결절사이고랑에서의 힘줄 아탈구를 초래할 수 있다.

파열(그림 4.70과 그림 4.71)

힘줄의 꼬임은 굽힘 스트레스를 일으키고, 힘줄에 하중을 증가시킨다. 이 지점은 석회화나 파열 등과 같은 퇴행성 변화가 쉽게 발생하는 부위이다.

힘줄이 찢어지기 전에, 뼈막 안으로 합병되는 새로운 고정점을 형성함으로써 치유를 시도한다. 이것은 고랑의 입구나 고랑의 깊은곳과 같이 여러 지점에서 일어날 수 있다. 이런 새로운 내부 성장은 근힘살 수준에서 설정될 수 있다.

완전 파열이 일어나면, 약 20%의 벌림 근력이 감소할 것이다. 그러나 다른 벌림근을 강화시킴으로서, 적절한 시간 안에 이것을 보상할 수 있다.

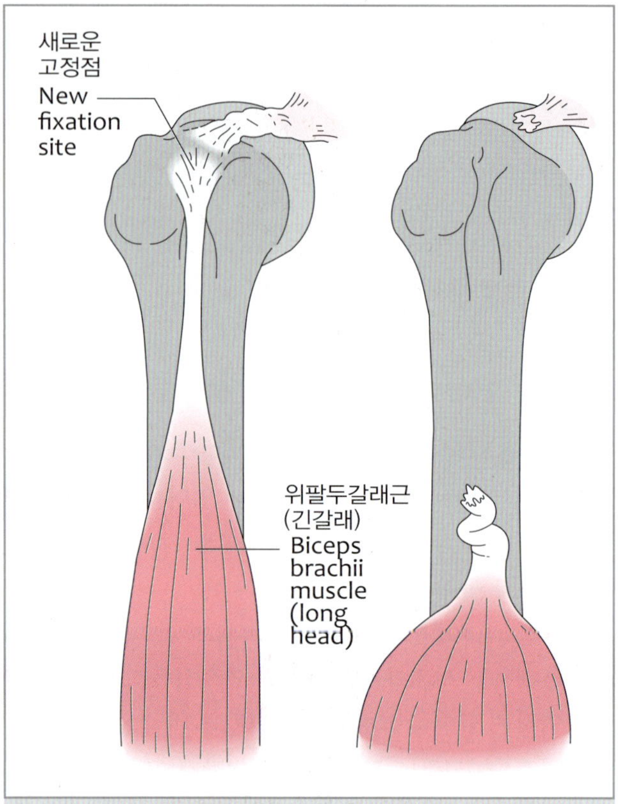

그림 4.70 위팔두갈래근 긴갈래의 파열

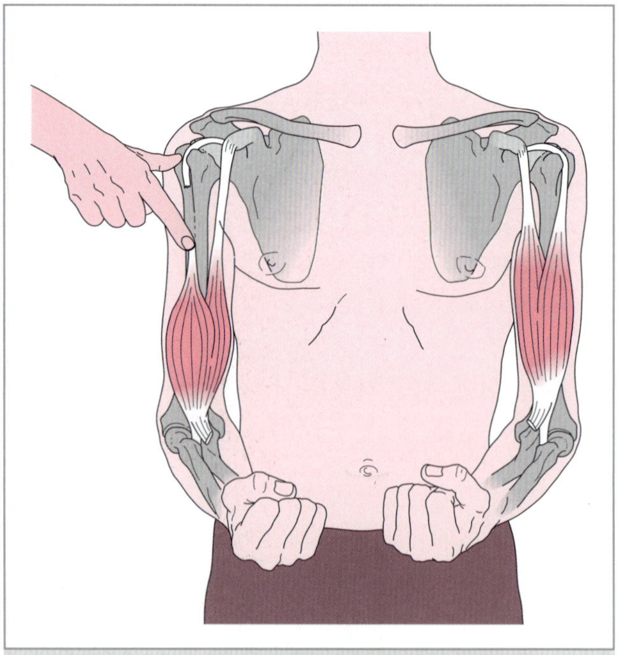

그림 4.71 파열을 확인하는 위팔두갈래근의 비교 촉진

돌림근띠와 어깨세모근의 기능적 상호작용

대부분의 벌림은 어깨세모근의 작용으로 일어난다. 어깨세모근의 힘 성분이 벌림을 시작할 때 주로 위쪽 방향으로 작용하기 때문에, 돌림근띠와의 상호작용에 좌우된다. 돌림근띠는 어깨세모근의 힘과 반대 작용을 함으로서, 압박이 부리봉우리활에 가해지는 것을 막는다. 이들 근육의 수축은 위팔뼈머리를 관절 소켓 안의 중심에 배치하여 최소한의 내림을 일으키고, 어깨세모근의 위쪽 힘 성분을 상쇄시킨다(**그림 4.72**).

이런 고정의 힘 성분은 관절에 작용하는 힘을 확인함으로서 알 수 있다(**그림 4.73**). 중립위에서는, 어깨세모근만이 작용하고, 평행사변형 방법을 통해 합성의 힘을 구한다. 합성의 힘은 소켓 바깥으로 그리고 위쪽 방향으로 향한다.

그러나 돌림근띠의 기여 때문에, 합성의 힘이 변한다. 힘은 아래쪽 방향으로 향하여, 관절안 쪽으로 향한다.

120°의 벌림 자세일 때는 힘의 방향이 관절안과 거의 직각을 이룬다.

힘의 방향이 위팔뼈머리 위로 직접 향하기 때문에, 위팔두갈래근 긴갈래는 위팔뼈를 내림하는데 도움을 준다(**그림 4.74**).

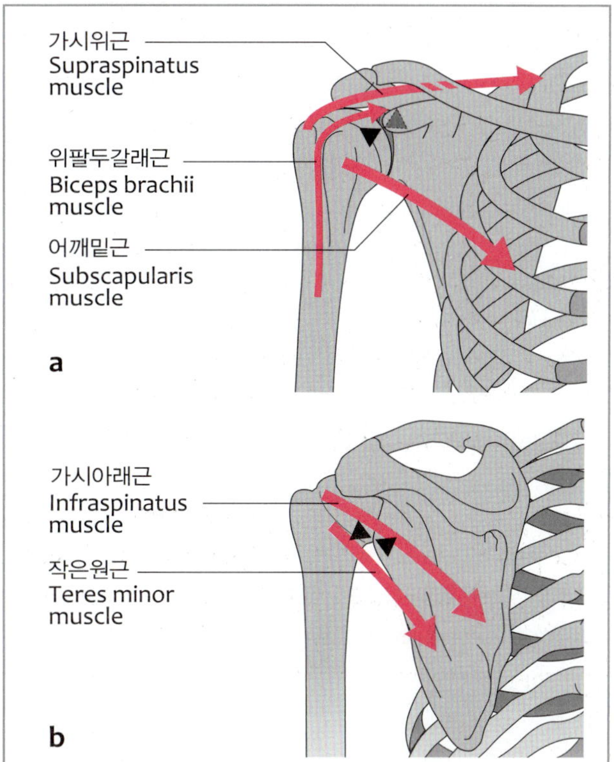

그림 4.72 돌림근띠: 작용 형태. (a) 앞쪽면. (b) 뒤쪽면

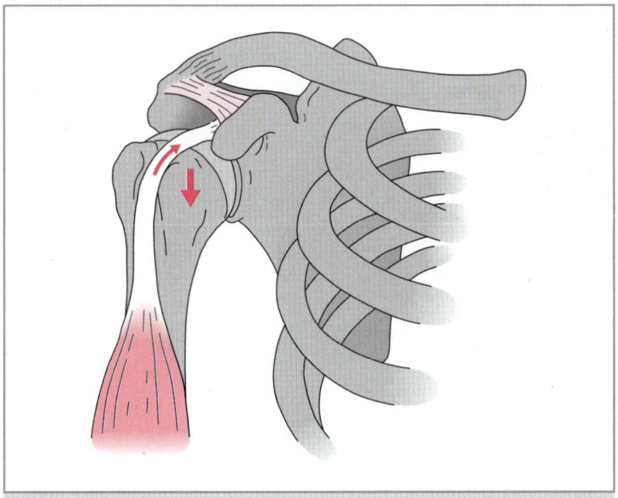

그림 4.74 위팔두갈래근 긴갈래 힘줄의 내림 효과

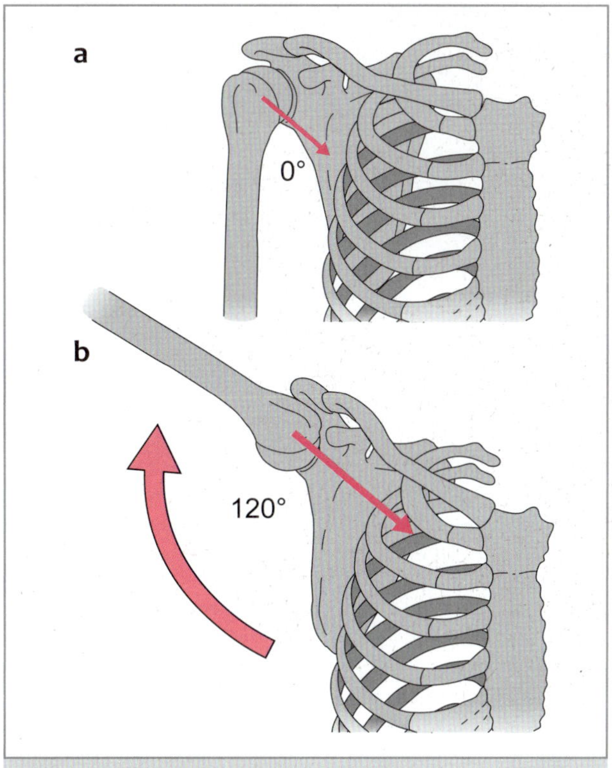

그림 4.73 오목위팔관절에서의 힘의 방향과 크기. (a) 중립위. (b) 120° 벌림 자세

벌림과 관련된 자동 가쪽돌림

팔을 벌림할 때, 몸은 항상 팔을 가쪽돌림시킨다.

큰결절이 부리봉우리활에 압박되지 않도록 하기 위해 자동적으로 가쪽돌림이 일어나야 하다. 45–80°의 벌림 시에 30–45°의 가쪽돌림이 자동적으로 일어난다. 그러나 이것은 사람마다 차이가 난다.

중립위(0°)에서는, 80–90°의 벌림이 가능하다(**그림 4.75a**). 팔이 최대로 가쪽돌림되면, 20–30°의 벌림이 추가적으로 일어난다. 그 이유는 큰결절이 부리봉우리활 밑에서 뒤쪽 방향으로 활주하기 때문이다. 즉, 봉우리밑공간 내의 공간을 넓혀준다(**그림 4.75b**).

팔을 **안쪽돌림한 채** 벌림하면, 60°의 벌림만이 일어날 것이다. 그 이유는 이 자세 때, 큰결절이 봉우리밑공간 내의 구조물을 압박하여 더 이상의 벌림을 자단하기 때문이다(**그림 4.75C**).

임상 팁

만약 가쪽돌림에 제한이 있다면, 최대 벌림을 기대할 수 없다. 이런 경우에는, 벌림의 가능성을 증가시키기 위해, 가쪽돌림이 향상되어야 한다.

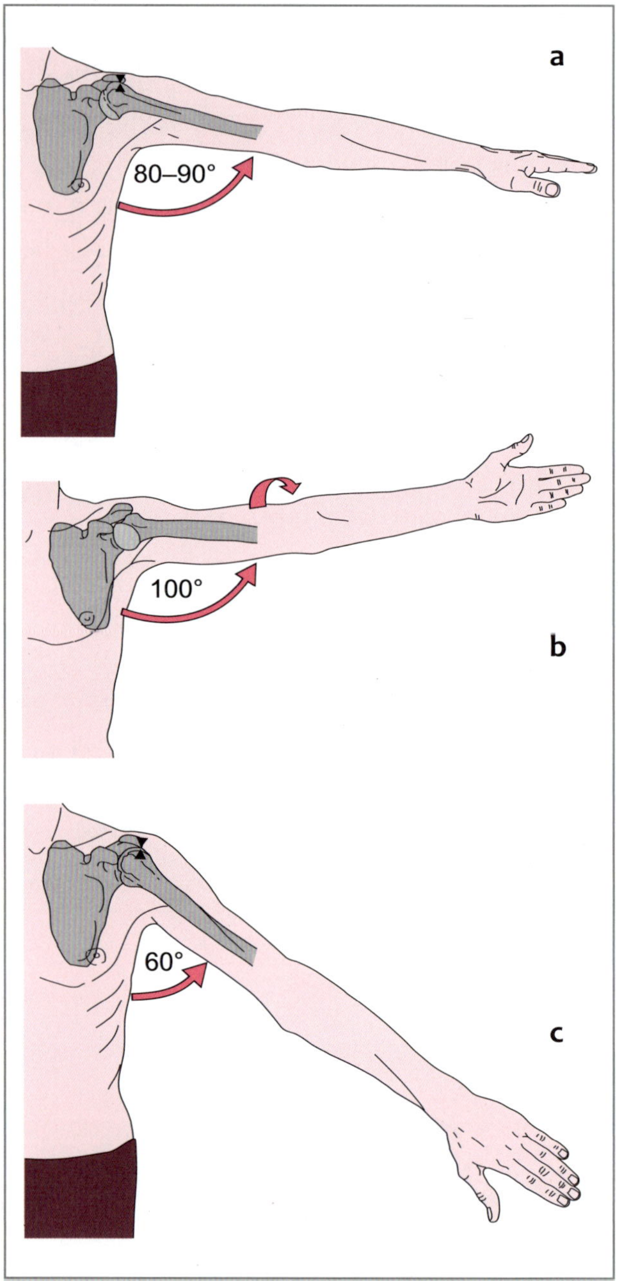

그림 4.75 벌림. (a) 0 °의 돌림. (b) 가쪽돌림. (c) 안쪽돌림

위팔어깨리듬(그림 4.76과 그림 4.77)

벌림하는 동안 위팔과 어깨뼈의 움직임은 2:1이다. 예를 들어, 60°의 벌림인 경우에는 40°의 움직임은 오목위팔관절에서 일어나고, 20°의 움직임은 팔이음뼈의 활주를 통해 일어난다. 이런 과정은 어깨뼈가 벌림을 할 때만 일어난다. 가동범위가 너무 작다면, 이런 리듬을 확인할 수 없다.

임상 팁

위팔어깨리듬은 어깨관절의 질환에 의해 방해를 받는다. 종종 역전현상이 일어난다. 어깨뼈의 올림과 같은 보상운동이 일어나고, 어깨뼈가 너무 빨리 움직인다. 겨드랑이 뒤쪽 부위에 있는 모음근의 과도한 긴장과 겨드랑 주름이 펴지지 않는 것도 원인일 수 있다. 벌림근의 뚜렷한 약증도 리듬에 영향을 줄 수 있다.

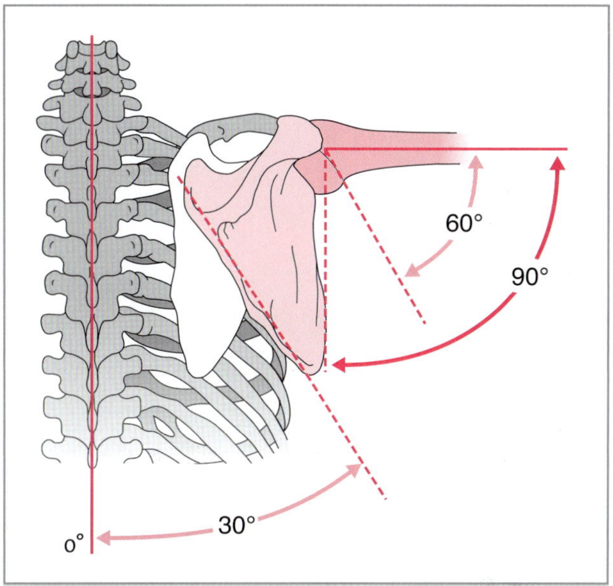

그림 4.76 90°의 벌림 동안 움직임은 위팔뼈와 어깨뼈의 움직임에 의해 이루어진다.

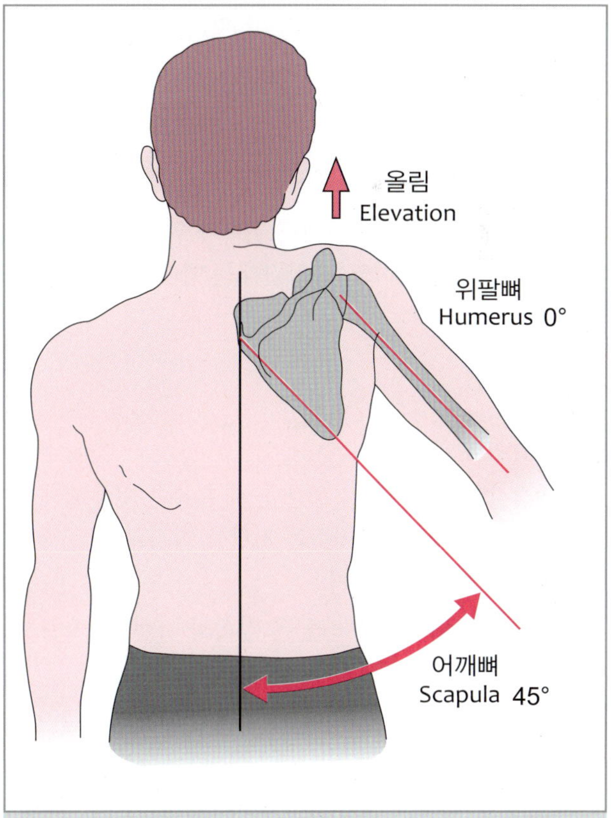

그림 4.77 위팔어깨리듬 장애가 있을 때 발생하는 움직임의 결핍

4.3.2 모음(그림 4.78)

가동범위는 40–50°이다.

중립위에서는 모음이 불가능한데, 그 이유는 몸통이 모음을 막고 있기 때문이다. 그러므로 환자의 복부 크기에 따라, 모음의 표준 측정은 45°나 90° 굽힘(**가로굽힘**) 시 신체 앞쪽에서 이루어진다.

앞쪽 모음을 수행하는 근육은 다음과 같다(**그림 4.79**):

- 큰가슴근
- 어깨밑근
- 부리위팔근
- 위팔두갈래근 짧은갈래
- 어깨세모근(빗장 부분)

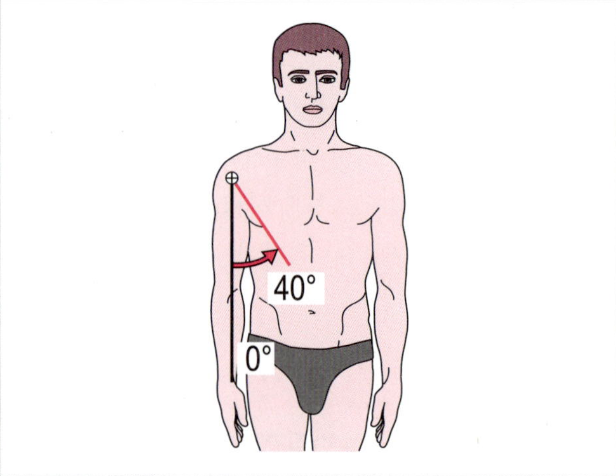

그림 4.78 모음의 가동범위

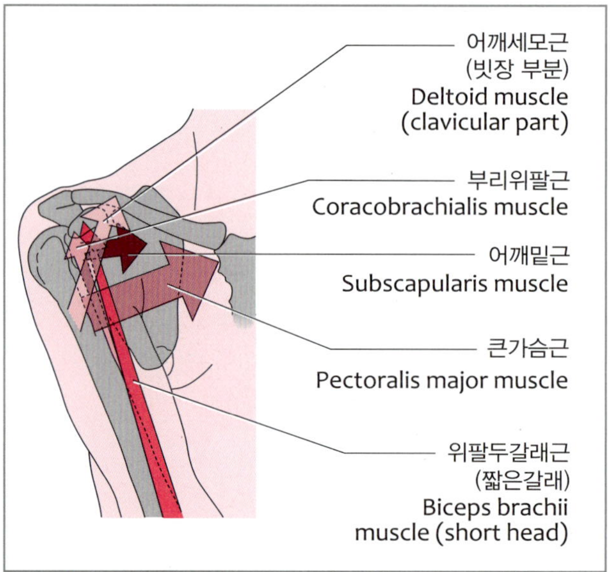

그림 4.79 모음근

큰가슴근(그림 4.80)

- 큰가슴근은 3 부분으로 나누어진다:

  빗장갈래, 복장갈비갈래, 배 부분
- 이것은 앞쪽 겨드랑 주름을 형성한다.
- 이 섬유는 앞쪽 겨드랑 부위에서 180°로 비틀린다. 배 부분은 큰결절능선에서 뒤쪽과 위쪽으로 가장 멀리 위치하고, 빗장갈래는 아래앞쪽으로 위치한다.

기능:

- 모음과 안쪽돌림
- 빗장갈래는 굽힘을 일으킨다. 배 부분은 빗장 갈래에 길항 작용을 한다. 이것은 저항을 이기고 팔을 뒤쪽을 가져간다.
- 팔이 고정되면, 큰가슴근은 앞쪽과 아랫방향으로 팔이음뼈를 당긴다.
- 팔과 팔이음뼈가 고정되면, 근육의 아래쪽 부분이 흡기를 돕는다.

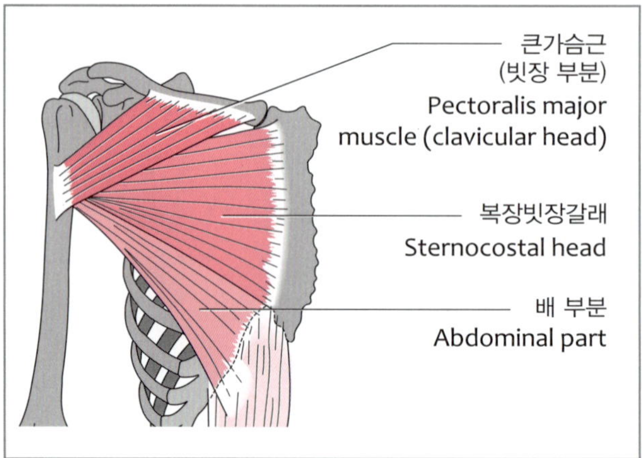

그림 4.80 큰가슴근

부리위팔근(그림 4.81)

이는곳과 주행 방향에서, 부리위팔근은 위팔두갈래근 짧은갈래 밑에 위치한다. 그러므로
팔의 영역에서 같은 기능을 한다: 벌림/굽힘/안쪽돌림.

다음 근육들이 뒤쪽 모음을 수행하는 근육이다:

- 큰원근
- 넓은등근
- 작은원근
- 가시아래근
- 위팔세갈래근 긴갈래
- 어깨세모근의 어깨뼈가시 부분
- 마름근

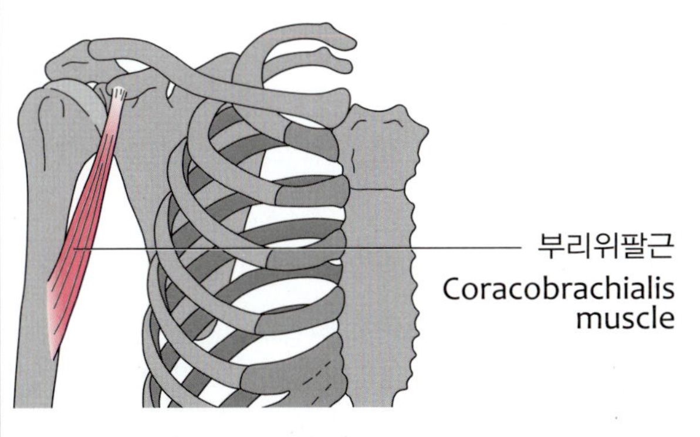

그림 4.81 부리위팔근

큰원근(그림 4.82)

- 이 근육은 넓은등근과 비슷하게, 꼬이면서 닿는곳에 부착한다.
- 이 근육은 넓은등근 바로 뒤에서 작은결절능선에 착지한다.

기능:

- 모음/폄/안쪽돌림
- 팔이 고정되면, 어깨뼈의 가쪽돌림이 일어난다.

넓은등근(그림 4.82)

- **이 근육은 4 부분으로 구성된다:** 어깨뼈 부분, 척추 부분, 갈비뼈 부분 및 엉덩뼈 부분.
- 위팔뼈의 닿는곳에서는, 일부 섬유만이 결절사이고랑에 연결된다.
- 이것은 뒤쪽 겨드랑 주름을 형성한다.
- 닿는곳 바로 직전에, 엉덩뼈 부분이 더 앞쪽과 위쪽으로 착지하도록 180°를 비튼다.

기능:

- 모음/폄/안쪽돌림
- 위팔뼈가 고정되면, 어깨뼈를 가쪽돌림한다.
  갈비뼈 부분은 흡기를 돕는다.
  기침을 할 때, 갈비뼈는 고정되고, 가로막을 위한 고정점으로서 작용한다.

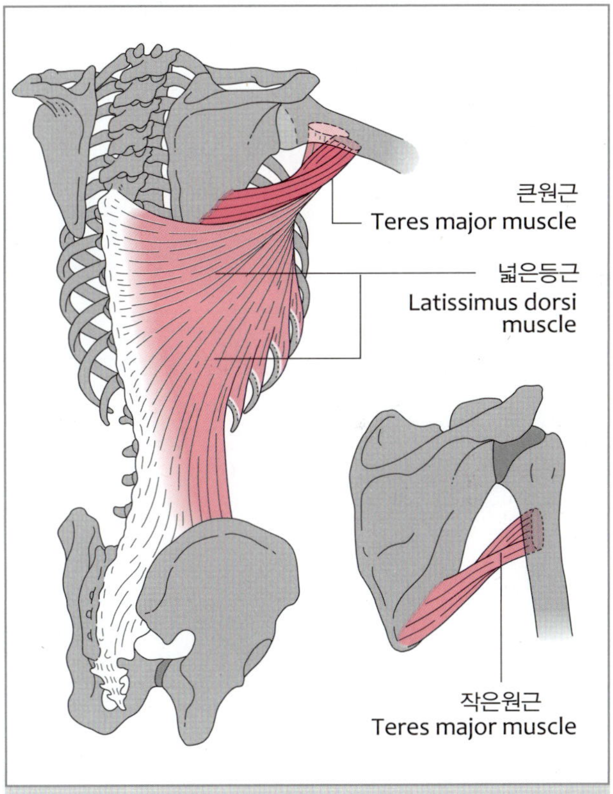

그림 4.82 큰원근과 넓은등근

위팔세갈래근, 긴갈래 (그림 4.83과 그림 4.84)

- 이는곳은 오목아래결절이지만, 관절 내의 근육이 아니다.
- 섬유의 일부만이 관절주머니에 연결된다.
- 뒤쪽 겨드랑에서 넓은등근과 큰원근은 위팔세갈래근 긴갈래의 앞쪽으로 가로지르고, 작은원근은 뒤쪽을 가로지른다.

어깨관절에서의 기능: 모음/폄

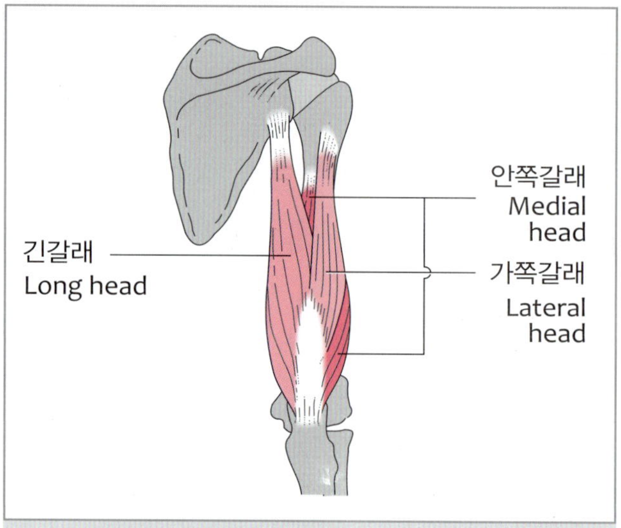

그림 4.83 위팔세갈래근

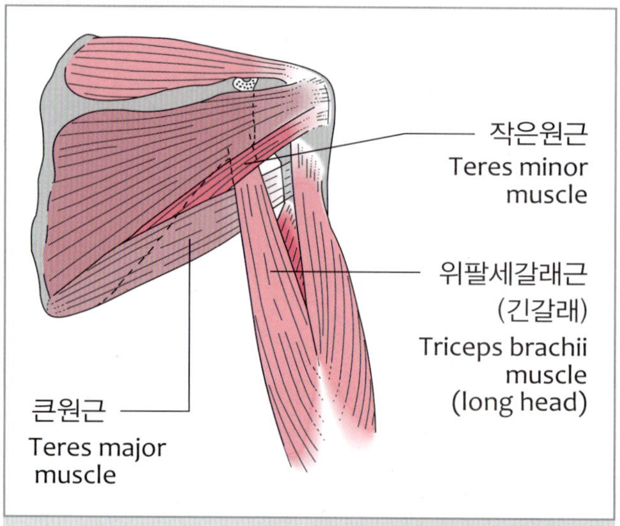

그림 4.84 겨드랑 부위에서의 위팔세갈래근의 주행 경로

위팔세갈래근과 넓은등근 사이의 협력작용 (그림 4.85)

위팔세갈래근 긴갈래의 수축은 위팔뼈머리를 위쪽으로 당겨 부리봉우리활에 부딪히게 만든다. 이런 압박은 위팔뼈머리를 아래쪽으로 당기는 넓은등근과 반대되는 효과를 갖는다. 어깨에 대한 그들의 효과에서 볼 때 이들 근육은 중요한 협력작용을 한다.

임상 팁

충돌증후군의 경우, 팔꿈치를 펴하는 것처럼 위팔세갈래근을 등청성으로 수축하면 통증이 발생하는데, 그 이유는 봉우리밑 공간에서 압박이 일어나기 때문이다.

어깨관절의 폄이나 모음 쪽으로 근육이 긴장되면 통증이 발생하지 않는데, 그 이유는 넓은등근이 작용하여 위팔뼈머리를 아래쪽으로 당기기 때문이다.

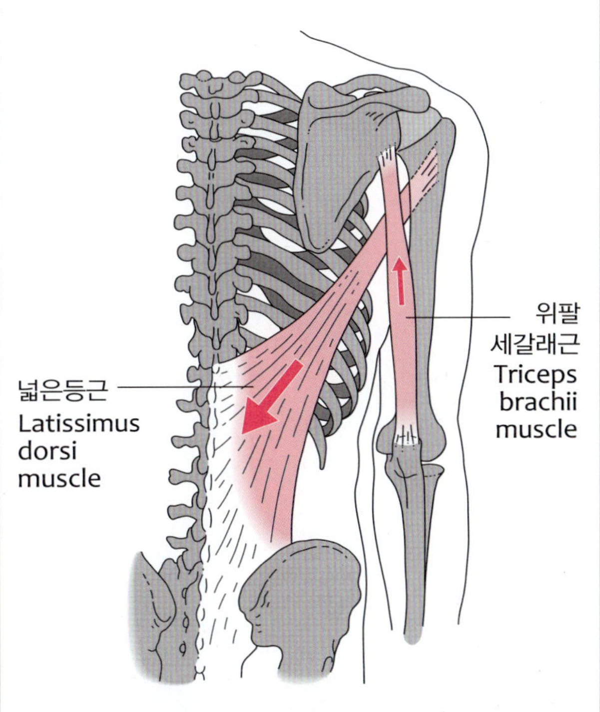

그림 4.85 위팔세갈래근과 넓은등근의 협력작용

4.3.3 폄(그림 4.86)

가동범위는 40–50°이다.

어깨관절을 폄하는 근육은 다음과 같다(**그림 4.87**):

- 넓은등근
- 큰원근
- 작은원근
- 어깨세모근, 어깨뼈가시 부분
- 위팔세갈래근, 긴갈래
- 등세모근, 아래쪽 섬유와 중간 섬유
- 마름근

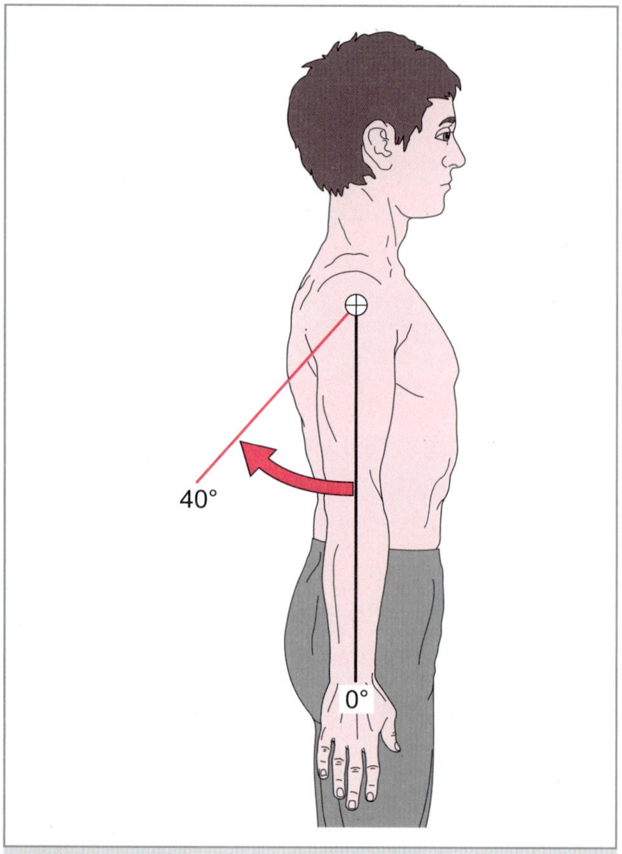

그림 4.86 가동범위: 폄

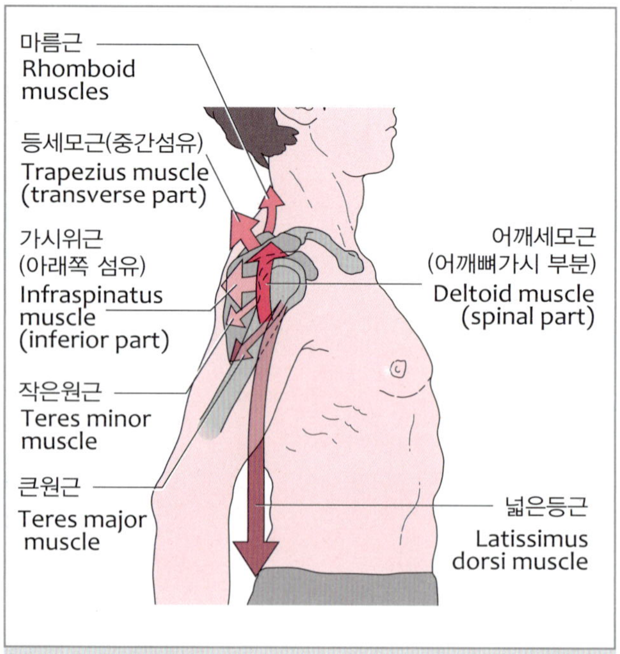

그림 4.87 폄근

4.3.4 굽힘(그림 4.88과 그림 4.89)

가동범위는 180°이다.

벌림과 마찬가지로, 전체 움직임은 3 단계로 나누어지지만, 분명하지 않다. 전이가 너무 빨리 일어나고, 어깨뼈가 일부 참여한다. 굽힘이 100°에 도달하면, 갈비뼈와 등뼈의 움직임이 일어난다.

어깨뼈가 고정되면, 굽힘은 100-110°로 제한된다. 만약 척추 쪽으로의 움직임이 방해를 받으면, 굽힘은 160°로 제한된다.

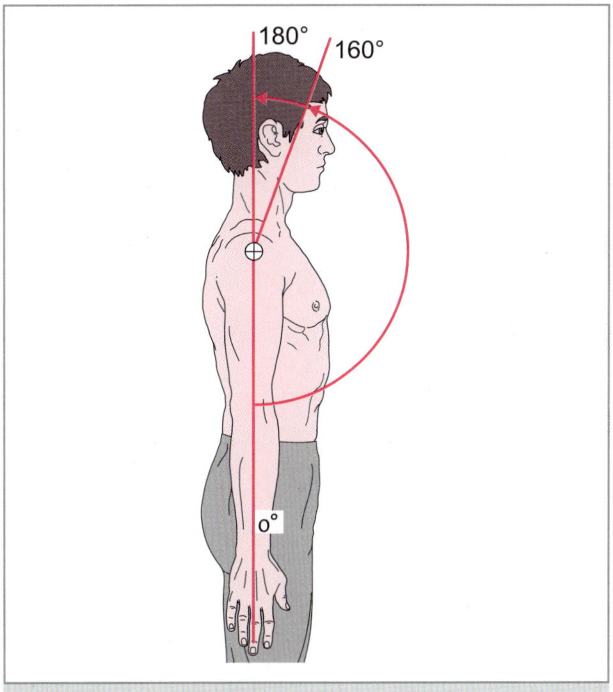

그림 4.88 가동범위: 굽힘

팔을 움직이는 근육(a)	어깨를 움직이는 근육(b)	척주를 움직이는 근육(c)
어깨세모근, 빗장 부분	등세모근, 위쪽섬유와 아래쪽 섬유	척주세움근
큰가슴근, 빗장 부분	앞톱니근	
위팔두갈래근		
부리위팔근		

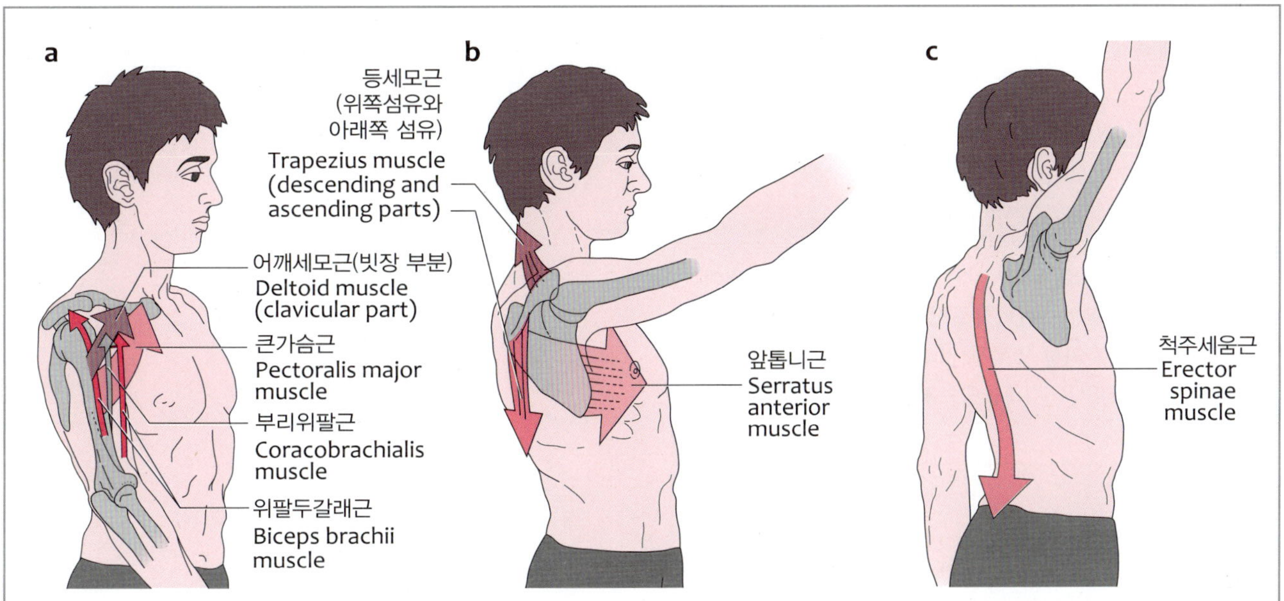

그림 4.89 굽힘. (a) 오목위팔관절의 움직임을 통해. (b) 어깨뼈의 가쪽돌림을 통해. (c) 척주의 움직임을 통해

4.3.5 돌림(그림 4.90과 그림 4.91)

중립위에서 가동범위를 측정한다:

가쪽돌림/안쪽돌림 = 60°/95°.

만약 아래팔이 등 뒤에 배치되면, 이것은 95° 안쪽돌림에 해당한다.

관절주머니의 인대 구조물을 이완하거나 긴장시키면, 가동범위가 변한다:

팔을 90°로 벌림했을 때, 가쪽돌림/안쪽돌림 = 90°/60°이다.

돌림축은 위팔뼈몸통의 골수강을 통과하는 축에 해당한다.

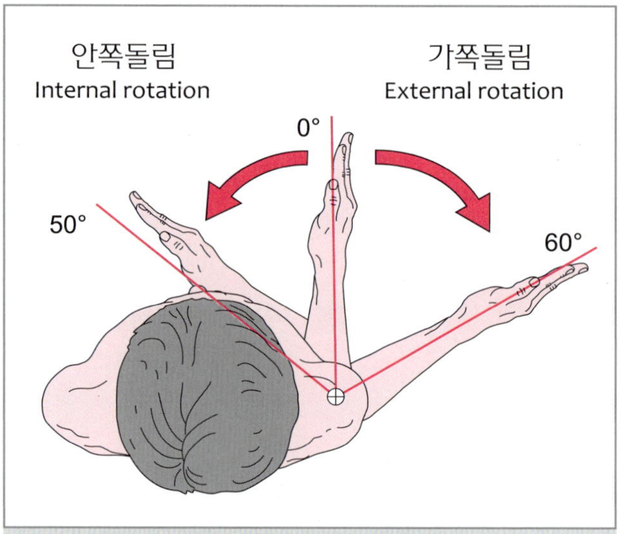

그림 4.90 가동범위: 가쪽돌림과 안쪽돌림

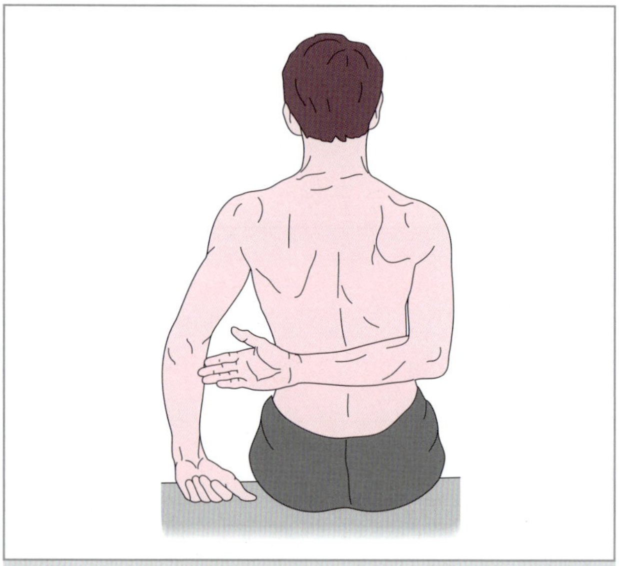

그림 4.91 최대 안쪽돌림

가쪽돌림근(그림 4.92)

- 가시아래근
- 작은원근
- 어깨세모근의 어깨뼈가시 부분
- 위팔세갈래근의 긴갈래

안쪽돌림근(그림 4.93)

- 어깨밑근
- 넓은등근
- 큰원근
- 큰가슴근
- 위팔세갈래근
- 부리위팔근
- 어깨세모근, 빗장 부분

병리

동결견의 경우, 가쪽돌림이 가장 심하게 제한된다. 팔이 편안한 자세를 취할 때(**안쪽돌림되어 몸통에 붙을 때**), 어깨밑함몰이 더 이상 열리지 않고 유착될 수 있다. 이런 제한의 다른 원인은 가쪽돌림근보다 안쪽돌림근이 우세하기 때문이다.

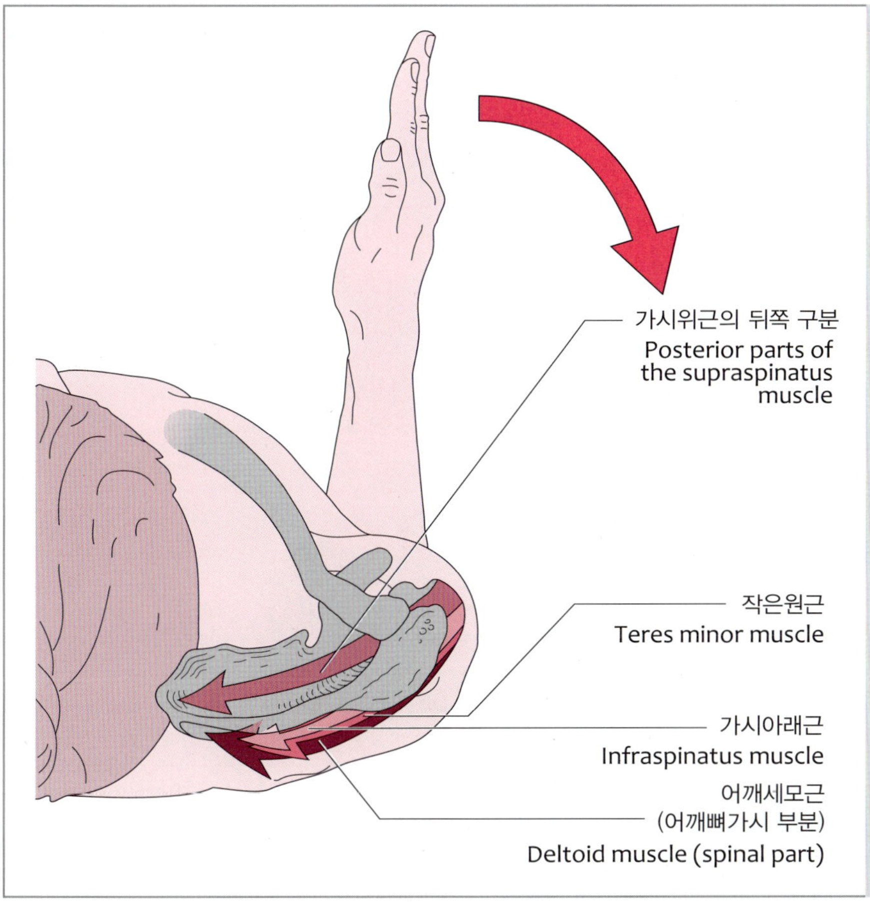

그림 4.92 가쪽돌림근

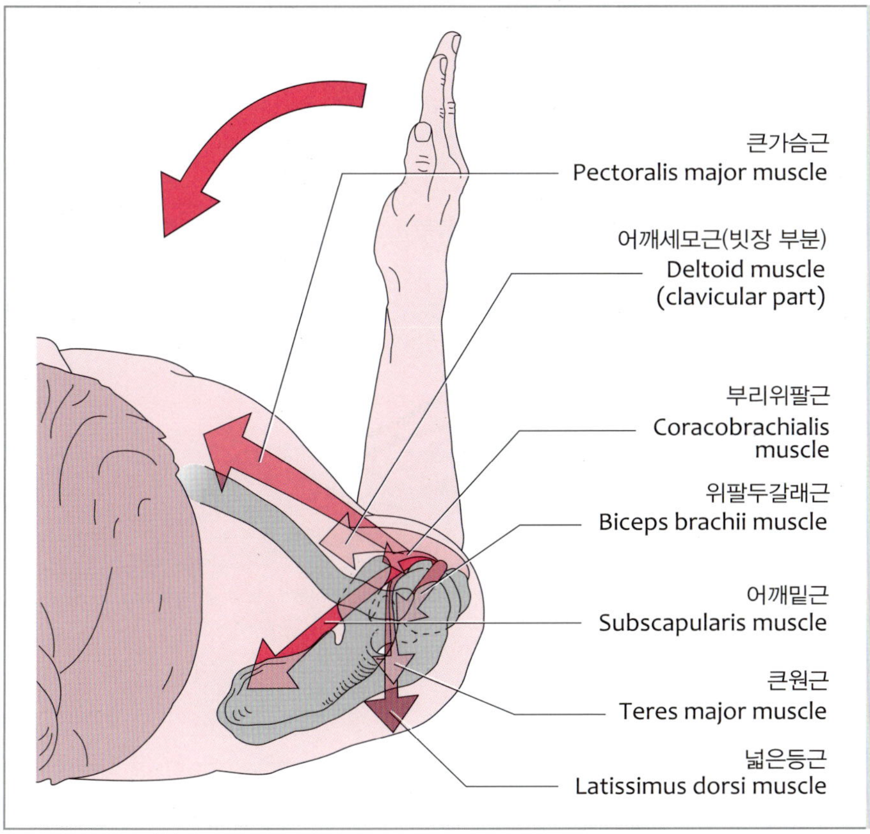

그림 4.93 안쪽돌림근

4.4 어깨 영역의 신경 경로

등쪽어깨신경(C3-C5)(그림 4.94a)

- 이 신경은 목갈비근을 통과하여, 마름근 밑에서 어깨뼈 안쪽가장자리와 어깨올림근을 따라 주행한다.
- 이것은 어깨올림근과 마름근을 지배한다.

어깨위신경(C4-C6)(그림 4.94a)

- 이 신경은 목갈비근 레벨에서 분지를 낸 후, 위쪽가로어깨뼈인대 밑으로 어깨위패임을 통과해 주행하여 가시위오목에 도달한다. 어깨위신경은 어깨뼈가시바닥을 지나 가쪽으로 방향을 틀어서 가시아래오목에 도달한다.
- 이 신경은 가시위근과 가시아래근을 지배한다.

병리

무거운 백팩의 끈에 의한 압박으로 어깨위신경이 손상될 수 있다. 방사통이 뒤쪽 어깨뼈 쪽으로 퍼져 나가고, 지배를 받는 근육의 기능이 손상될 수 있다.

가슴등신경(C6-C8)(그림 4.94b)

- 이 신경은 어깨뼈에서 겨드랑 쪽으로 주행한 후, 아래쪽으로 넓은등근의 안쪽가장자리에 도달한다.
- 이 신경은 넓은등근과 큰원근(일부)을 지배한다.

어깨밑신경(C5-C6)(그림 4.95)

- 어깨밑신경의 2개 분지는 어깨뼈의 등쪽면 쪽으로 주행하는 팔신경얼기의 뒤쪽 다발에서 나온다.
- 이들 분지는 어깨밑근과 큰원근을 지배한다.

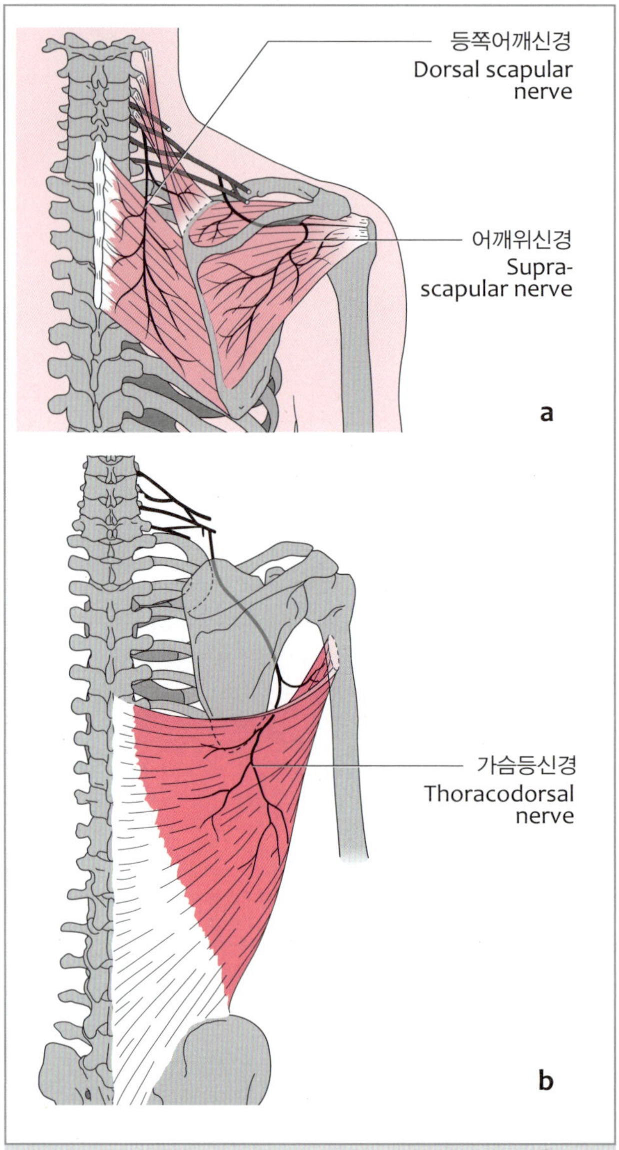

그림 4.94 (a) 등쪽어깨신경, 어깨위신경. (b) 가슴등신경

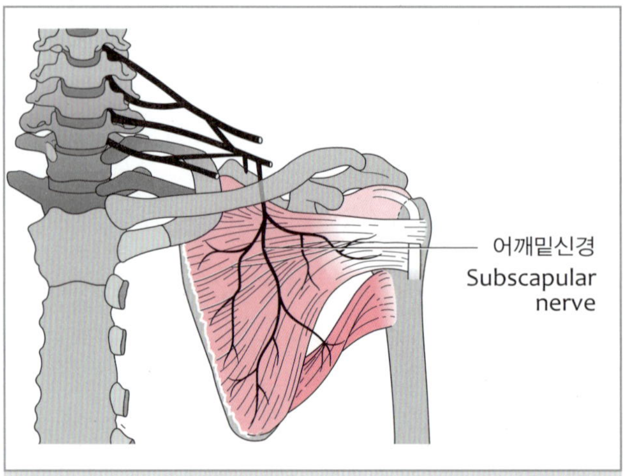

그림 4.95 어깨밑신경

긴가슴신경(C5-C7)(그림 4.96)

- 이 신경은 팔신경얼기의 뒤쪽을 주행하고, 중간목갈비근을 통과한 후 가쪽 갈비뼈까지 아래쪽으로 깊게 주행한다.
- 이 신경은 앞톱니근을 지배한다.

병리

최대 굽힘은 가쪽돌림과 복합되어 일어난다. 그리고 무거운 물건을 들거나 배영을 할 때처럼, 상당히 강한 힘과 속도로 움직이면 이 신경이 손상될 수 있다.

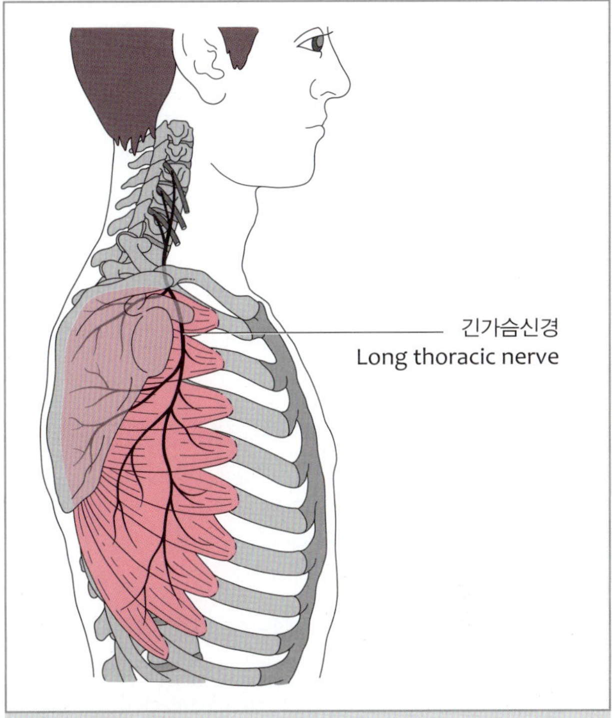

그림 4.96 긴가슴신경

안쪽가슴신경과 가쪽가슴신경(C5-T1)(그림 4.97)

- 이들 신경은 팔신경얼기의 가쪽다발과 안쪽다발에서 나오며, 빗장밑동맥과 빗장밑정맥 위를 지나 앞쪽 겨드랑까지 간다.
- 이들 신경은 가슴근육을 지배한다.

겨드랑신경(C5-C7)(그림 4.97)

- 이 신경은 뒤쪽 위팔휘돌이동맥과 함께 주행하며, 가쪽겨드랑 공간을 통과하고, 위팔뼈의 외과목을 감아돈 후 어깨세모근으로 간다.
- 분지:
  - 관절분지는 어깨관절로 주행한다.
  - 팔의 위쪽가쪽피부신경은 어깨세모근과 위팔세갈래근 긴갈래 사이의 가쪽으로 주행하고, 어깨세모근의 위쪽 영역과 위팔의 가쪽면을 지배한다.
- 이 신경은 작은원근과 어깨세모근을 지배한다.

병리

위팔뼈머리밑 골절의 경우, 골절된 뼈의 전이가 겨드랑신경을 손상시킬 수 있다.

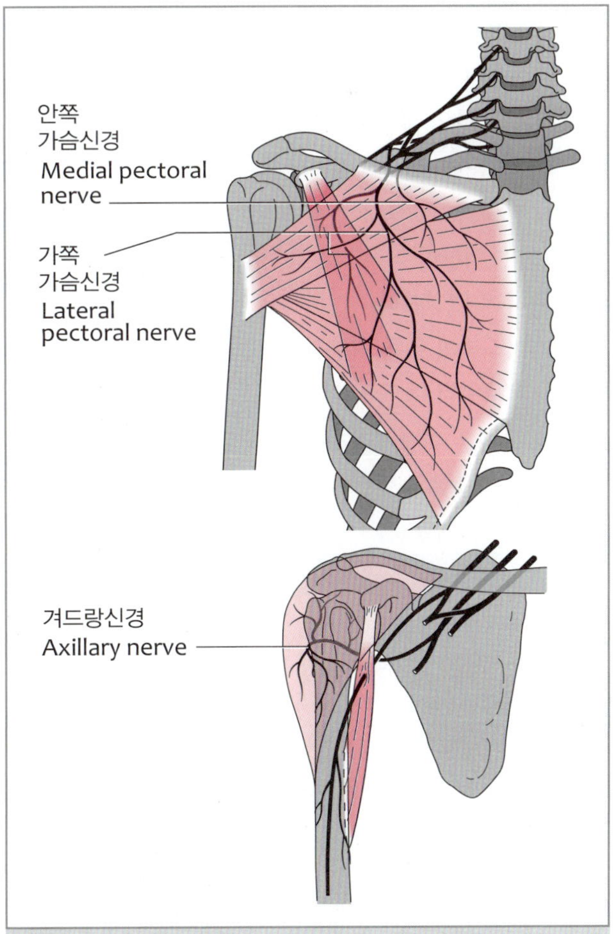

그림 4.97 안쪽가슴신경, 가쪽가슴신경 및 겨드랑신경

근육피부신경(C5-C7)(그림 4.98a)

- 이 신경은 작은가슴근의 가쪽 가장자리 레벨에서 가쪽다발에서 나오고, 앞쪽 겨드랑을 통과한 후, 부리위팔근을 관통한다. 이 신경은 위팔두갈래근과 위팔근 사이의 더 먼쪽으로 주행한다.
- **분지:**
  - ○위팔두갈래근의 근육-힘줄 이음부에서 **아래팔의 가쪽피부신경**이 근막을 통해 주행하고 아래팔의 노쪽 피부를 지배한다.
- 이 신경은 부리위팔근, 위팔두갈래근, 위팔근을 지배한다.

노신경(C5-T1)(그림 4.98b)

- 이 신경은 겨드랑동맥의 뒤쪽에 있는 뒤쪽다발에서 나온다. 이 신경은 위팔세갈래근의 긴갈래와 안쪽갈래 사이로 주행하기 전에 위팔의 뒤쪽면을 따라 주행한다.
- **더 아래쪽으로 주행하면:** 이 신경은 위팔세갈래근의 안쪽갈래와 가쪽갈래 사이에 있는 노뼈고랑 안으로 위팔뼈를 감아돈 후 뒤가쪽 방향으로 주행한다. 그리고 팔의 굽힘근 쪽으로 향한다.
- **분지:**
  - ○팔의 뒤쪽피부신경은 겨드랑 주름 쪽으로 주행하고, 위팔의 뒤쪽 피부를 지배하고, 팔꿈치머리돌기까지 내려간다.
  - ○아래팔의 뒤쪽 피부신경은 노뼈고랑 내에서 노신경으로부터 나오고, 아래팔의 뒤쪽 피부를 지배한다.
- 이 신경은 위팔세갈래근, 팔꿈치근, 위팔노근 및 손과 손가락의 폄근들을 지배한다.

병리

위팔 뒤쪽피부신경의 손상이 겨드랑 부위에서 일어날 수 있고, 해당 감각의 소실이 발생한다. 노신경의 손상은 위팔세갈래근(**노신경이 맨 처음 지배하는 근육**)을 마비시킬 수 있다. 가장 흔한 원인은 외상과 목발 사용이다.

위팔 부위에서 신경의 압박으로 오는 마비는 위팔뼈몸통 골절의 합병증으로 올 수 있고, 또 장시간 동안 공원 벤치의 등받이에 팔을 대고 누웠을 때도 발생할 수 있다. 가장 몸쪽 마비는 위팔노근에서 일어난다. 손목 처짐이 손 폄근의 마비로 초래될 수 있다.

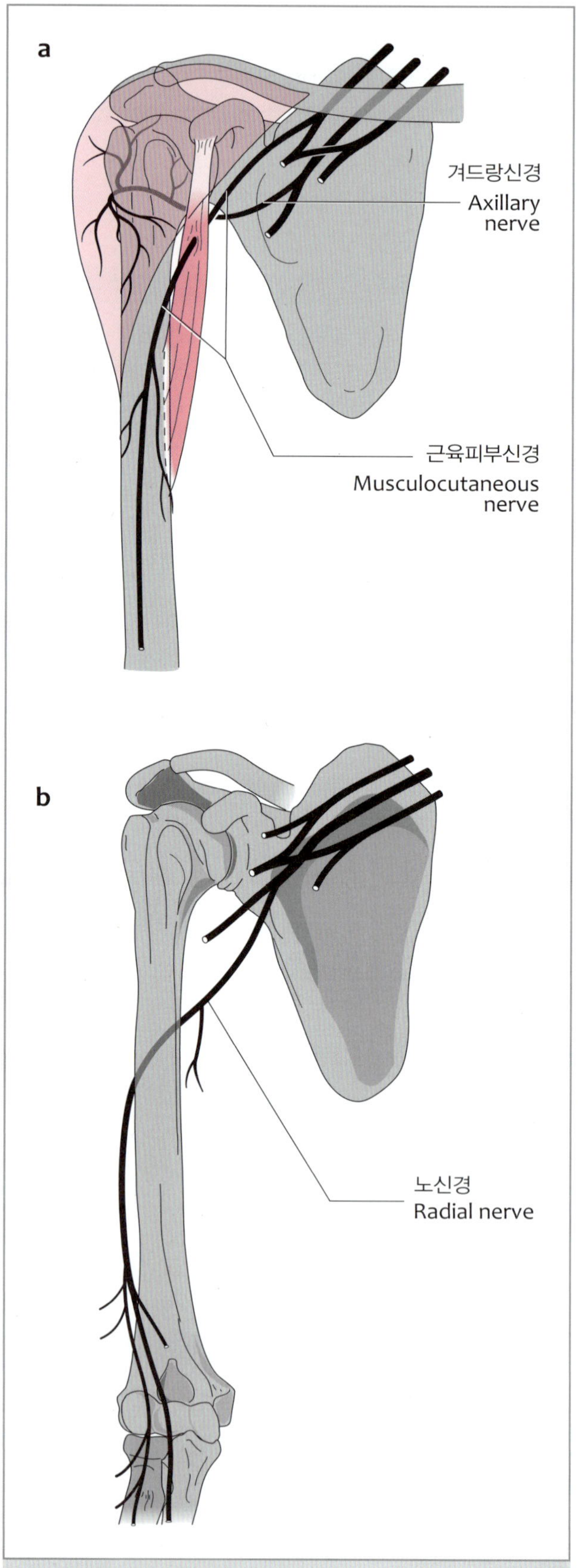

그림 4.98 (a) 근육피부신경. (b) 노신경

정중신경(C5-T1)(그림 4.99)

- 이 신경은 가쪽다발과 안쪽다발에서 나오고, 겨드랑동맥의 앞쪽을 주행한 후 먼쪽으로 위팔의 앞쪽면으로 간다.
- 이 신경은 대부분의 엄지두덩 근육과 안쪽위관절융기에서 시작하는 근육을 지배한다. (자쪽손목굽힘근은 예외임)

병리

함께 자는 사람의 머리에 의한 압박으로 먼쪽 운동신경과 감각신경이 결손될 수 있다(**허니문 마비**). 주먹을 쥐려고 시도할 때, 수도승 손(hand of benediction)의 변형이 일어난다.

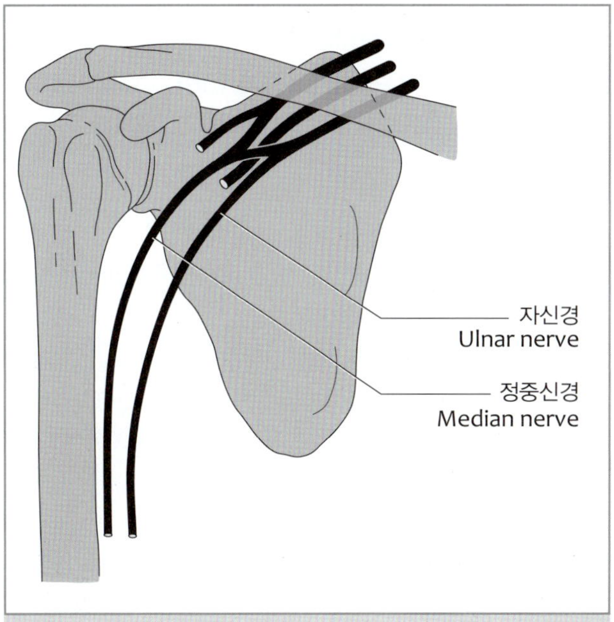

그림 4.99 정중신경과 자신경

자신경(C8-T1)(그림 4.99)

- 이 신경은 안쪽다발에서 나오고, 겨드랑동맥의 안쪽으로 주행한다. 이 신경은 위팔뼈 중간지점에서 폄근 쪽의 팔꿈치로 주행한다.
- 이 신경은 새끼두덩 근육, 뼈사이근, 벌레근, 자쪽손목굽힘근, 그리고 깊은손가락굽힘근의 일부, 짧은새끼굽힘근 및 엄지모음근 등을 지배한다.

병리

자신경이 손상되면 갈퀴손(**손허리손가락관절은 폄되고, 몸쪽마디뼈사이관절과 먼쪽마디뼈사이관절이 굽힘된다.**)이 발생한다.

병리

어깨 영역의 압박 증후군(그림 4.100)

척추사이구멍에서 팔의 신경까지 팔신경얼기가 압박될 수 있는 좁은 통로를 통과한다.

목뼈에 관한 2.1과 2.2 단락을 참고하기 바란다.

어깨 영역에서 압박될 수 있는 좁은 통로는 2 지점이다 (가슴문 증후군으로 알려짐).

- **빗장뼈 영역**에 있는 갈비빗장공간은 1번 갈비뼈와 빗장뼈에 의해 경계를 이룬다. 여기에서 팔신경얼기는 빗장밑동맥과 빗장밑정맥과 함께 겨드랑 쪽으로 주행한다.

  팔이음뼈의 내림과 뒷당김이 이 공간을 좁게 만든다. 좁아짐의 원인은 어깨의 내림, 만성 폐기종으로 인한 위쪽 가슴 구멍의 넓어짐, 그리고 골절 이후의 빗장뼈 변형이다.

임상 팁

유발검사는 다른 질환과 압박 증후군을 구분할 수 있다. 팔이음뼈를 아래쪽으로 밀고, 이 자세를 유지하면서 동시에 노동맥의 맥박을 체크한다. 만약 공간이 크게 좁아지면, 맥박이 약하거나 완전히 사라지게 되고, 환자는 증상이 심해진다고 호소한다:

- **작은가슴근 영역**에서, 먼쪽 팔신경얼기가 부리돌기에 부착되는 작은가슴근 밑으로 빗장밑동맥과 빗장밑정맥과 함께 겨드랑 안으로 들어간다. 최대 벌림 시에는 이 부위에서 팔신경얼기가 구조물을 피할 수 없게 되고, 이것이 작은가슴근의 말단힘줄을 둘러싸게 되어 신장된다.

이 부위의 좁은 통로 압박으로 증상이 발생하는데, 이것을 과도벌림 증후군이라 부른다. 대개 구조물이 팽창하고, 잠잘 때처럼 장시간 동안 벌림 자세를 유지했을 때만 증상이 발생한다.

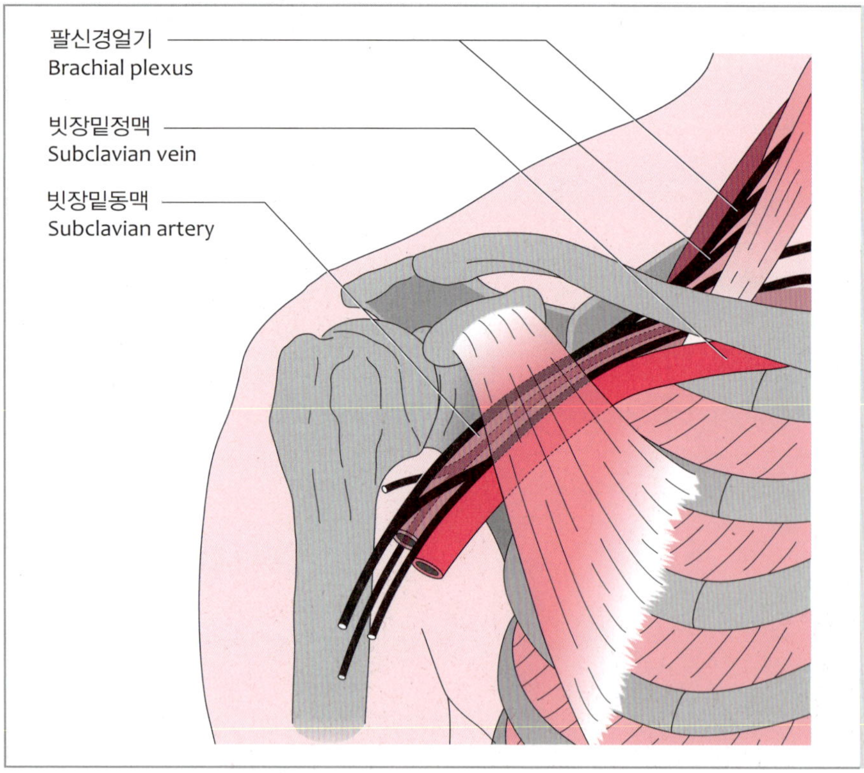

그림 4.100 어깨 영역의 압박 증후군

5장

팔꿈치

Elbow

5. 팔꿈치 / Elbow

5.1 팔꿈치 영역의 뼈표식점 촉진

위팔뼈의 가쪽위관절융기(그림 5.1)

이 부위는 먼쪽 위팔뼈의 가쪽에서 튀어나온 구조물로서 쉽게 촉진될 수 있다. 가쪽위관절융기의 끝에는 근육의 이는곳이 없다.

작고 납작한 부위가 가쪽위관절융기끝의 바로 먼쪽에 위치하는데, 손목과 손가락의 여러 폄근들이 여기에서 기시한다. 이들 근육의 이는곳은 촉진을 통해서만 구분될 수 있는데, 그들이 매우 근접해 있기 때문에 어려움이 많다. 몸쪽에서 먼쪽으로, 그들은 다음과 같다:

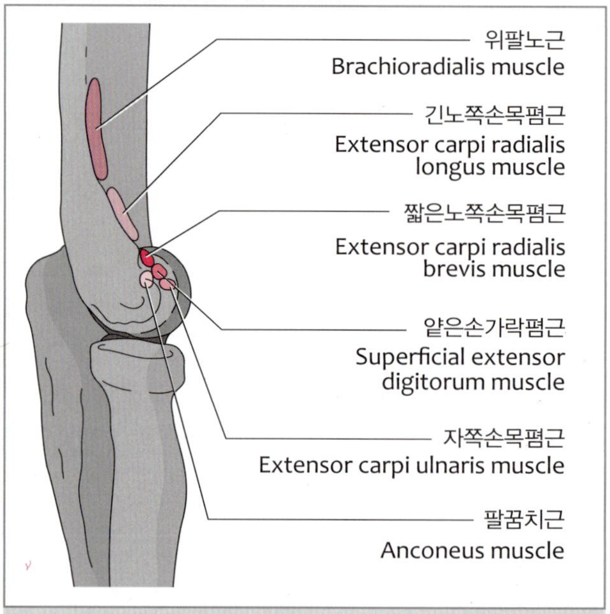

그림 5.1 가쪽위관절융기에 있는 근육 이는곳의 촉진

짧은노쪽손목폄근(그림 5.2)

이것은 3번 손허리뼈바닥에 부착한다. 이 근육은 손가락을 굽힘한 상태에서 손목을 폄하듯이 수축할 때 쉽게 촉진된다.

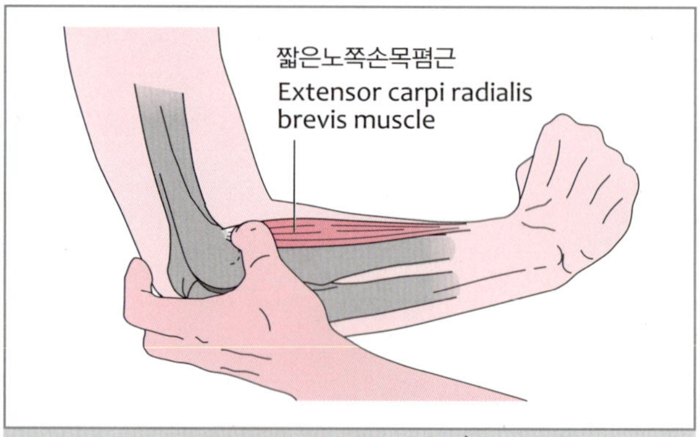

그림 5.2 짧은노쪽손목폄근의 촉진

손가락폄근(그림 5.3)

이 근육은 2번째-4번째 손가락의 등쪽널힘줄 안으로 이어지고, 중간마디뼈바닥과 먼쪽마디뼈바닥에 부착한다. 손목을 완전히 폄한 상태에서 손가락의 굽힘과 폄을 반복하여 이 근육의 이는곳을 정확하게 촉진할 수 있다.

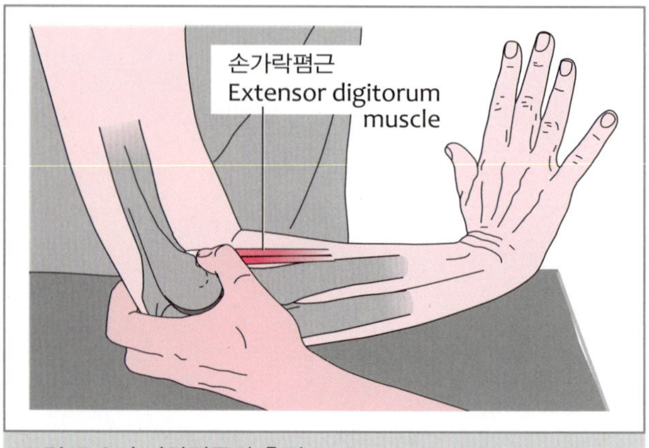

그림 5.3 손가락폄근의 촉진

새끼폄근

이 근육은 손가락폄근의 바로 자쪽을 따라 주행하고, 5번째 손가락의 등쪽널힘줄 안으로 이어진다. 새끼손가락을 폄하면서 이는곳을 촉진할 수 있다.

자쪽손목폄근

이 근육은 5번 손허리뼈바닥에 부착하고, 폄과 자쪽 치우침을 했을 때 근육이 단축된다.

임상 팁

테니스 엘보우로 알려진 가쪽위관절융기염은 짧은노쪽 손목 폄근의 이는곳에서 주로 침범된다. 근육의 신장과 수축을 통한 촉진과 유발검사로 정확한 지점을 찾을 수 있다.

팔꿈치근(그림 5.4)

이 근육은 작은 삼각형 모양의 근육으로서 가쪽위관절융기와 팔꿈치머리돌기 사이에서 촉진된다.

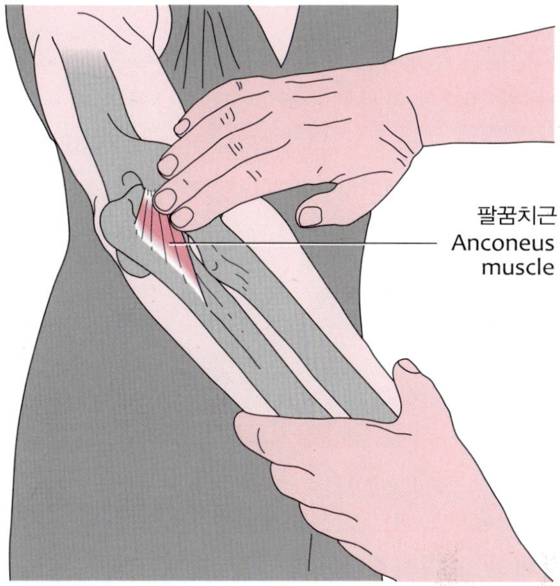

그림 5.4 팔꿈치근의 촉진

위팔뼈의 가쪽모서리

이 능선은 가쪽위관절융기에서 몸쪽으로 주행하며, 2개 근육의 이는곳으로 작용한다.

위팔노근(그림 5.5)

이 근육은 가쪽위관절융기의 끝에서 손가락 1개의 폭만큼 떨어진 가쪽관절융기위능선에서 시작해 노뼈붓돌기에 부착한다.

아래팔을 중립위(뒤침과 엎침의 중간 자세)로 하고, 팔꿈치의 굽힘에 저항을 가하면, 이 근육을 쉽게 촉진할 수 있다.

긴노쪽손목폄근(그림 5.5)

이 근육은 위팔노근의 바로 아래쪽(손가락 1/2의 폭)에서 시작해 2번 손허리뼈바닥에 착지한다.

손목을 폄과 노쪽치우침하여 근육을 수축하면, 이 근육을 쉽게 촉진할 수 있다.

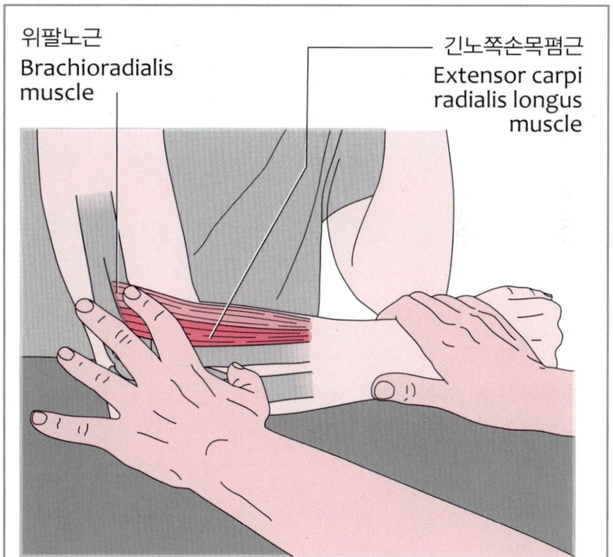

그림 5.5 위팔노근과 긴노쪽손목폄근의 촉진

노쪽곁인대(그림 5.6)

이 인대는 부채처럼 펼쳐져 있고, 가쪽위관절융기에서 노뼈머리 쪽으로 향하여 노뼈의 고리인대와 자뼈 뒤쪽면에 부착한다. 이 인대는 가쪽위관절융기와 팔꿈치머리돌기 사이에서 쉽게 촉진된다. 조금 더 먼쪽 부위에서는, 폄근들이 노쪽곁인대를 덮고 있기 때문에 촉진하기가 어려워진다.

노뼈머리

노뼈머리는 가쪽위관절융기로부터 2.5㎝ 먼쪽에 위치한다. 노뼈머리는 아래팔을 뒤침과 엎침할 때, 촉진하는 손가락밑에서 앞뒤로 회전을 한다.

노뼈의 고리인대(**그림 5.7**)는 노뼈머리를 감아돌고 있고, 자뼈와 노뼈머리 사이에 견고한 가닥처럼 촉진될 수 있다.

위팔노관절의 **관절공간**을 양측으로 촉진할 때(**그림 5.8**), 위팔뼈에 대한 노뼈머리의 위치를 알아보기 위해 direct side-to-side 검사를 수행한다.

임상 팁

위팔뼈에 대한 노뼈머리의 위치를 알아내기 위해, 아래팔을 움직이면서 찾아보고, 또 움직이지 않는 상태에서도 찾아본다.

직접적인 비교가 가능하도록, 집게손가락을 이용하여 양쪽 관절공간을 동시에 촉진한다. 이때 환자에게 팔꿈치를 굽힘과 펴하도록 주문한다.

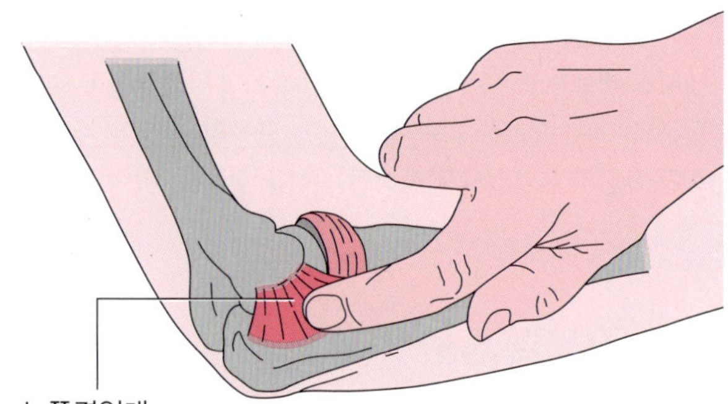

그림 5.6 노쪽곁인대의 촉진

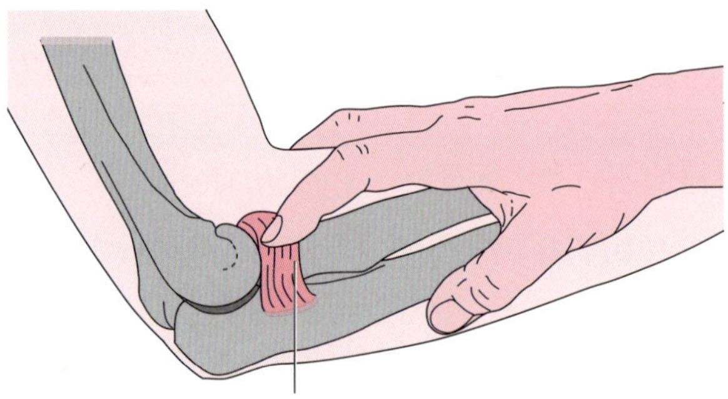

그림 5.7 고리인대의 촉진

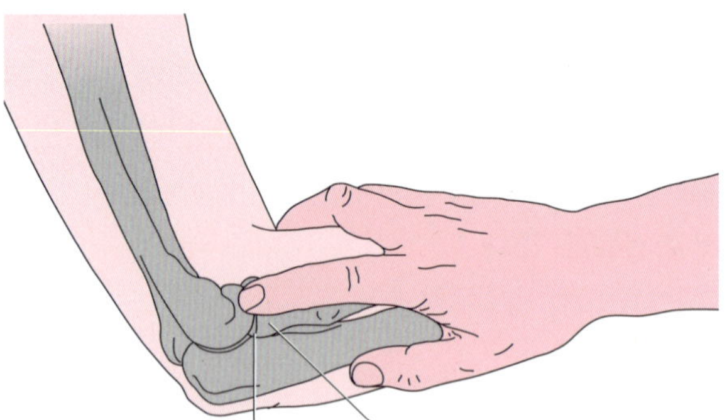

그림 5.8 위팔노관절의 관절공간 촉진

위팔뼈의 안쪽위관절융기(그림 5.9)

안쪽위관절융기의 끝에는 근육의 부착점이 없기 때문에, 먼쪽 위팔뼈의 안쪽면에서 튀어나온 뼈 구조물로 촉진될 수 있다. 손목 굽힘근의 이는곳은 안쪽위관절융기끝의 바로 먼쪽과 앞쪽에 있다. 이는곳은 공동 널힘줄이어서 구분하기 힘들고, 그들이 약간 주행한 다음의 지점에서 그들을 구분할 수 있다.

다음 근육들은 공동 이는곳을 가지고 있어서, 개별적으로 근육의 이는곳을 확인하는 것이 매우 어렵다. 아래팔 근육들의 주행 경로를 확인하는데 도움을 주기 위해, 반대쪽 손을 아래팔의 앞쪽면에 배치한다. 이때 검사자의 큰마름뼈를 환자의 안쪽위관절융기에 배치한다.

그리고 엄지를 약간 벌림하고, 나머지 손가락들을 폄한다(그림 5.10):

- 엄지는 원엎침근이고,
- 집게손가락은 노쪽손목굽힘근이고,
- 가운데손가락은 긴손바닥근이고,
- 반지손가락은 얕은손가락굽힘근이고,
- 새끼손가락은 자쪽손목굽힘근이다.

노쪽손목굽힘근

이 근육은 2번 손허리뼈바닥에 부착한다. 이 근육은 손목을 굽힘과 자쪽치우침으로 수축할 때, 쉽게 촉진될 수 있다. 이 근육은 손으로 들어가는 근육 중에서 가장 가쪽에 위치하는 근육이다.

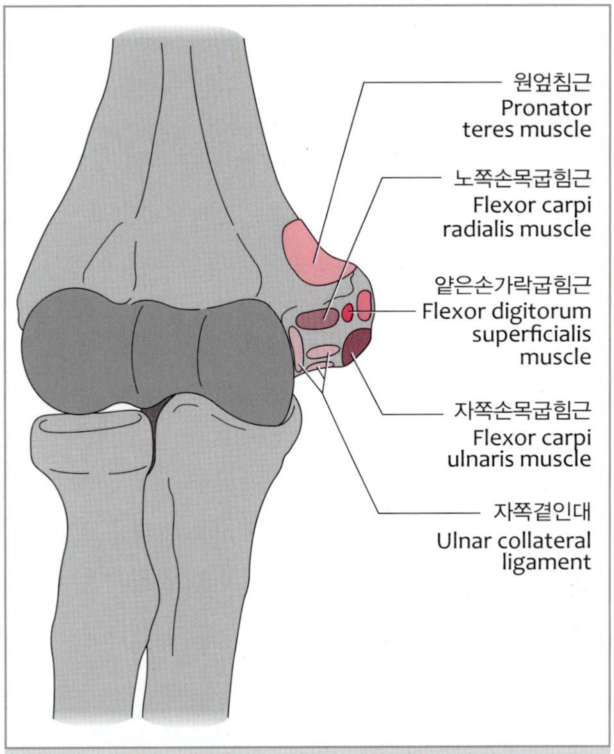

그림 5.9 안쪽위관절융기에 있는 근육 이는곳의 촉진

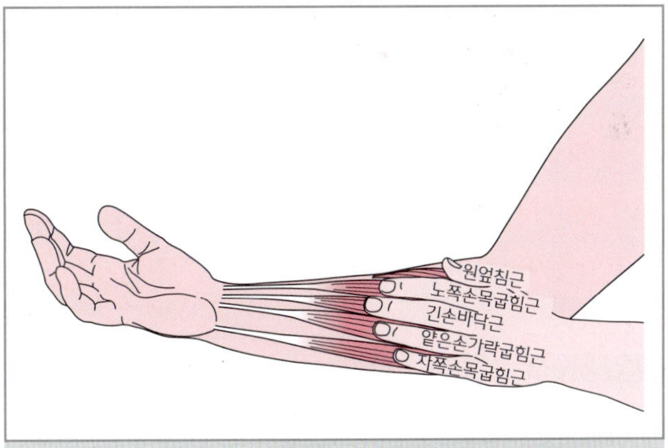

그림 5.10 안쪽위관절융기에서 시작하는 근육들의 촉진

얕은손가락굽힘근(그림 5.11)

이 근육은 중간마디뼈에 부착한다. 이 근육을 보다 쉽게 촉진하려면, 손목과 손가락을 굽힘한다.

긴손바닥근

긴손바닥근은 손바닥널힘줄에 부착하지만, 이 근육이 없는 경우도 종종 있다. 엄지와 새끼손가락을 서로 맞섬하고 손목을 굽힘하면, 이 근육의 이는곳을 쉽게 촉진할 수 있다.

자쪽손목굽힘근

이 근육은 콩알뼈에 부착한다. 손목을 굽힘과 자쪽 치우침하면 이 근육의 이는곳을 쉽게 촉진할 수 있다.

임상 팁

안쪽위관절융기의 힘줄병리는 골퍼 엘보우로 알려져 있고, 굽힘근의 공동 이는곳에 문제를 일으킨다. 손목 굽힘근에 저항검사를 하듯이, 손목을 굽힘시켰을 때 정확한 문제 부위를 확인할 수 있다.

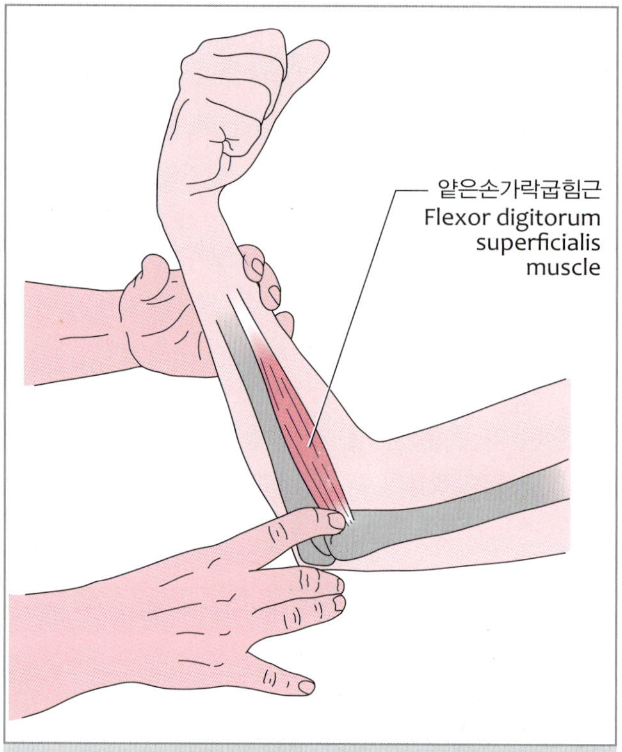

그림 5.11 얕은손가락굽힘근의 촉진

위팔뼈의 안쪽가장자리

안쪽위관절융기로부터 위쪽으로 주행하는 뼈의 능선으로 안쪽가장자리를 촉진해 본다.

원엎침근(그림 5.12)

원엎침근의 이는곳은 가장 몸쪽에 위치하고, 팔꿈치 오목의 안쪽가장자리를 형성한다. 이 근육은 팔을 굽힘과 엎침할 때 가장 잘 촉진될 수 있다.

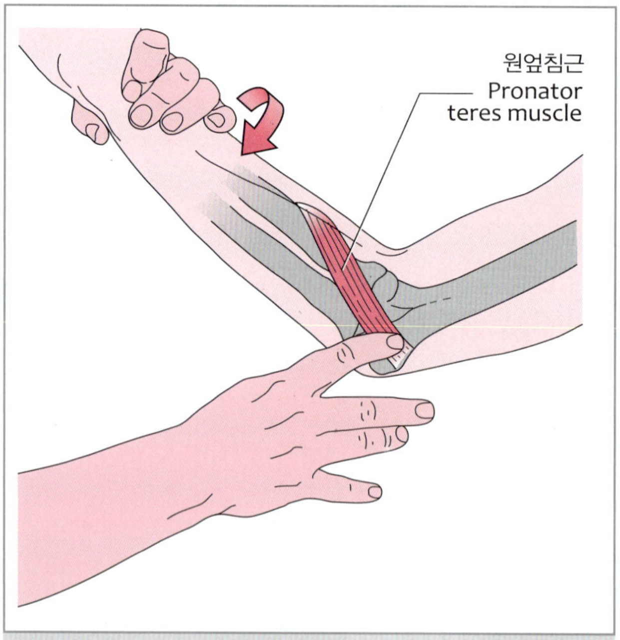

그림 5.12 원엎침근의 촉진

자신경고랑(그림 5.13)

자신경고랑은 안쪽위관절융기와 팔꿈치머리돌기 사이에 위치한다. 이 고랑 안에 자신경이 주행한다. **자신경**은 고랑의 약간 몸쪽에서 튼튼한 둥근 가닥처럼 촉진될 수 있다. 고랑 안의 자신경은 인대성 구조물에 의해 보호를 받기 때문에, 상당한 압박을 적용해 자신경을 촉진해야 한다. 이런 압박은 새끼손가락쪽으로 향하는 전기 쇼크와 같은 통증을 유발시킬 수 있다.

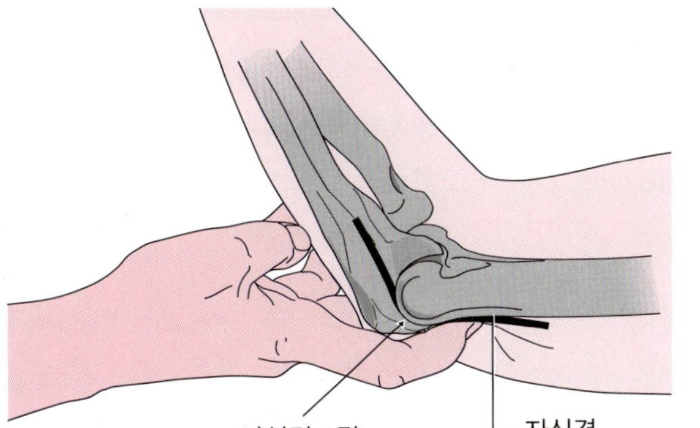

그림 5.13 자신경고랑과 자신경의 촉진

병리

자신경의 아탈구는 고랑의 선천성 해부학적 변형의 결과로 일어날 수 있다. 움직임을 시도할 때, 환자는 먼쪽으로 방사하는 찌르는 듯한 통증을 호소한다. 이것은 굽힘 동안에 일어난다. 왜냐하면, 위팔세갈래근의 안쪽가장자리가 신경을 고랑 밖으로 내몰고, 자신경이 안쪽위관절융기에 부딪히기 때문이다. 이런 아탈구는 레슬링 등과 같은 접촉 스포츠에서 일어날 수도 있다.

자쪽곁인대(그림 5.14)

자쪽곁인대는 안쪽위관절융기에서 자뼈와 고리인대 쪽으로 부채꼴 모양으로 펼쳐져 있다. 가쪽면에서 보면, 인대의 대부분이 근육에 의해 덮여 있다. 팔꿈치머리돌기 쪽으로 향하는 섬유는 쉽게 촉진될 수 있다.

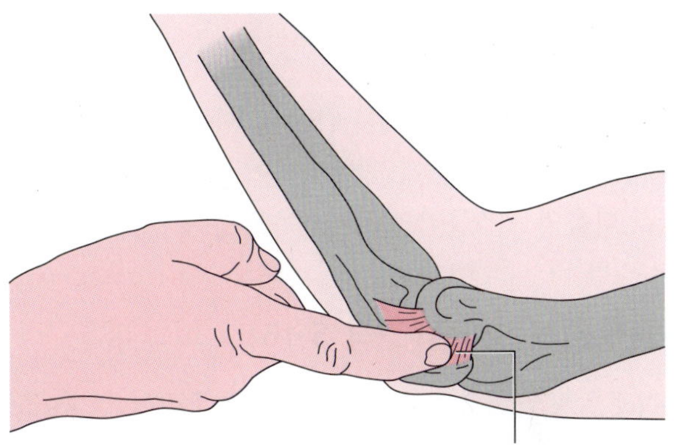

그림 5.14 자쪽곁인대의 촉진

팔꿈치머리돌기(그림 5.15)

굽힘을 하면, 팔꿈치머리돌기가 팔꿈치머리오목으로부터 벗어나서 촉진이 가능해진다. 위팔세갈래근이 팔꿈치머리돌기의 끝에 부착한다.

팔꿈치머리돌기 윤활주머니는 팔꿈치머리돌기 바로 위에 위치하고, 부종이 있을 때만 명확하게 느껴질 수 있다.

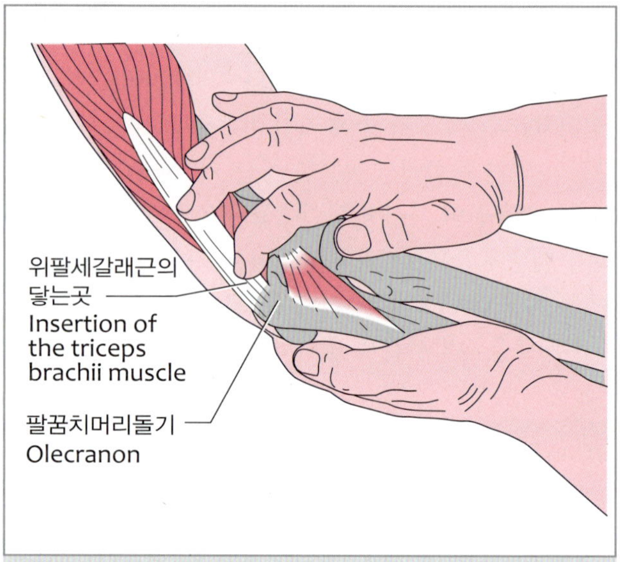

그림 5.15 팔꿈치머리돌기의 촉진: 위팔세갈래근의 닿는곳

팔꿈치머리오목

팔꿈치머리오목은 팔꿈치를 약간 굽힘했을 때 압박을 통해서만 느껴질 수 있다. 이것은 위팔세갈래근의 신장을 통해 촉진되어야 한다. 팔꿈치를 폄했을 때는 팔꿈치머리돌기가 이 공간을 차지한다.

팔꿈치오목의 경계(그림 5.16)

팔꿈치오목의 가쪽 경계는 위팔노근에 의해 이루어지고, 안쪽 경계는 원엎침근에 의해 이루어진다. 가쪽에서 안쪽으로, 다음의 구조물이 팔꿈치오목을 통해 주행한다.

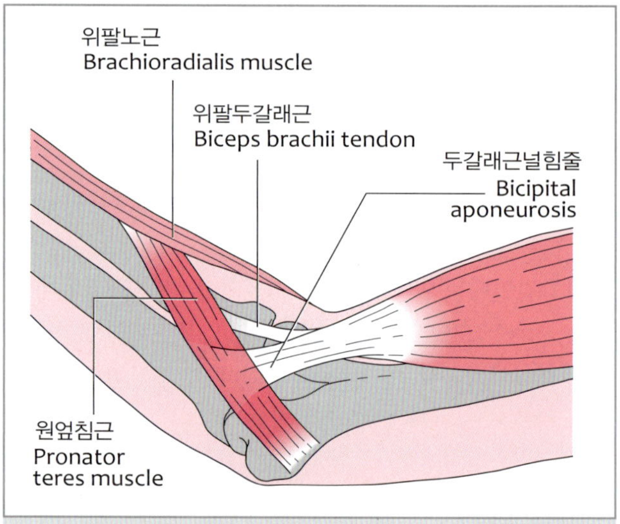

그림 5.16 팔꿈치오목의 경계 촉진

위팔두갈래근힘줄(그림 5.16)

이것은 팔꿈치오목 안에 있는 가장 뚜렷한 힘줄이고, 노뼈의 안쪽 모서리 쪽으로 주행한다.

이것의 안쪽에는, **위팔두갈래근 널힘줄**(그림 5.17)이 몸쪽 모서리에서 납작한 형태로 촉진될 수 있다.
이것은 자뼈와 아래팔근막으로 주행한다.

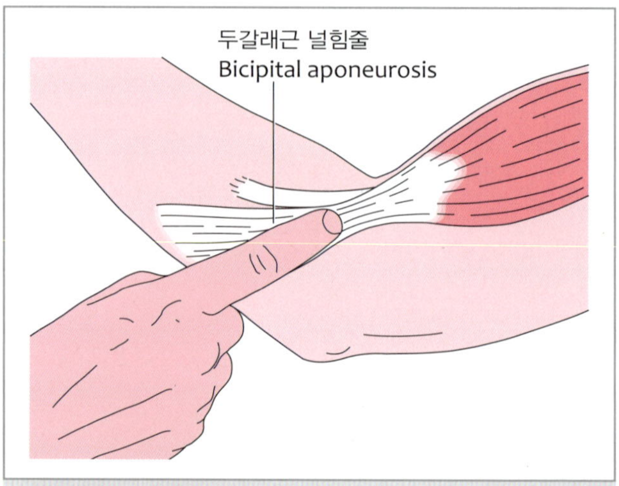

그림 5.17 두갈래근 널힘줄

임상 팁

팔꿈치오목 위에 작은 공처럼 튀어나온 위팔두갈래근의 모양 변화는 위팔두갈래근 긴갈래 힘줄의 파열임을 의미한다.

▷ **4장. 어깨를 참고하기 바란다.**

노뼈거친면(그림 5.18)

노뼈거친면의 위팔두갈래근 닿는곳은 매우 깊은곳에 위치하며, 다음과 같은 방법을 통해서만 촉진이 가능하다. 팔꿈치의 굽힘과 최대 엎침한 자세일 때 노뼈거친면은 뒤쪽으로 돌림하고, 노뼈머리의 먼쪽 2–3㎝ 지점에서 촉진될 수 있다.

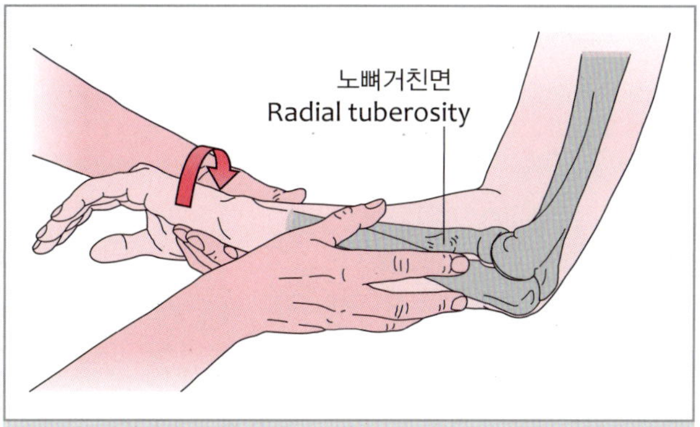

그림 5.18 노뼈거친면의 촉진

임상 팁

닿는곳 힘줄병리가 있는 경우에는, 위팔두갈래근힘줄의 닿는곳에서 뚜렷한 부종이 발생할 수 있다. 엎침 동안 노뼈와 자뼈 사이의 공간을 통해 노뼈거친면이 자체적으로 힘을 발휘해야 하기 때문에, 그 부위가 커질 수 있고, 통증이 심할 것이다.

혈관과 신경

위팔두갈래근의 자쪽모서리와 원엎침근 사이에서 홈이 촉진될 수 있고, 위팔근이 바닥을 형성한다. 이런 홈 안에는 정중신경과 위팔동맥과 위팔정맥을 포함한 신경혈관다발이 발견된다.

위팔두갈래근와 위팔노근의 가쪽 가장자리는 또다른 홈을 형성하고, 이 홈의 바닥은 위팔근에 의해 형성된다. 노신경과 노쪽곁인대가 이 홈의 깊은 곳을 주행한다.
아래팔의 가쪽피부신경이 얕은층으로 주행한다.

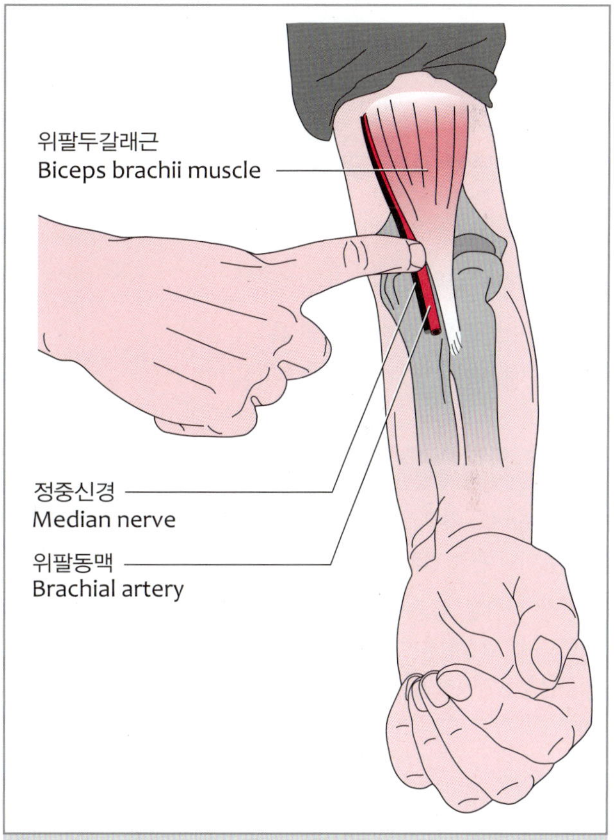

그림 5.19 위팔동맥과 정중신경의 촉진

위팔동맥(그림 5.19)

위팔두갈래근힘줄의 바로 안쪽에서 맥박을 촉진할 수 있다.

정중신경(그림 5.19)

위팔동맥의 바로 안쪽에 있는 관형태의 구조물이다. 팔꿈치오목의 먼쪽 레벨에서는, 정중신경이 원엎침근을 통과해 주행한다.

5.2 팔꿈치의 기능해부학

5.2.1 팔꿈치의 X선 영상

앞뒤면(그림 5.20)

자세: 폄/뒤침

- 위팔뼈작은머리와 노뼈 사이에 틈이 있으며, 약 3 ㎜ 정도이다.
- 위팔뼈몸통의 축과 자뼈몸통의 축 사이에서 형성된 각은 팔꿈치의 축성 각이다. 정상 각도는 170°이다.

가쪽면(그림 5.21)

자세: 팔꿈치 90° 굽힘

- 양쪽 위관절융기가 겹쳐 보인다.
- 위팔자관절의 관절공간:
  - ○ 도르래와 자뼈 사이의 틈
  - ○ 매끄럽고 일치성이 좋은 관절면

병리

병리 상태의 경우, 관절공간이 좁아질 수 있는데, 그 이유는 염증이나 관절 변화 때문이다.

만성 다관절 염증에서의 노뼈머리 관절 기형은 노뼈머리 탈구나 위관절융기이나 팔꿈치머리돌기의 박리골절처럼, 진단영상학에서 잘 확인 되는 것으로 인식된다.

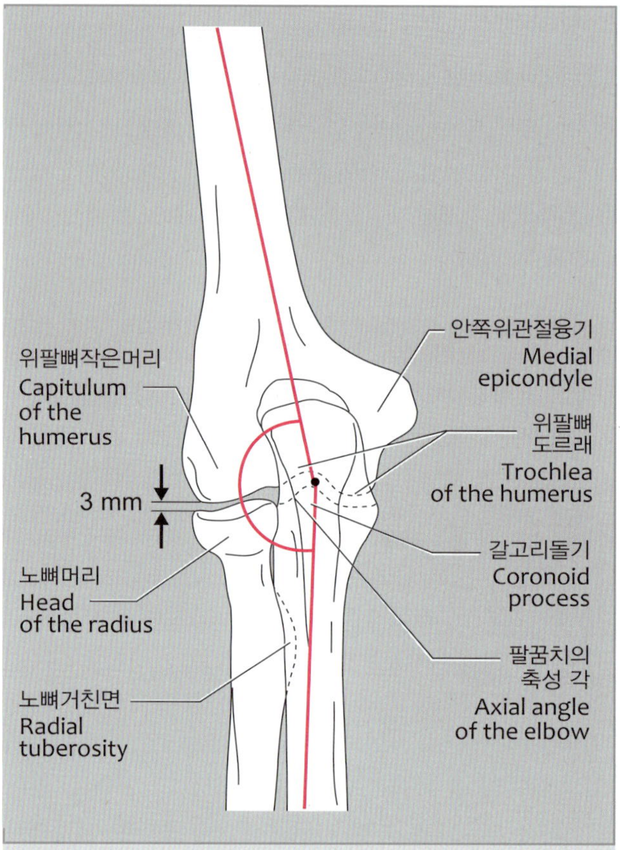

그림 5.20 X선 영상: 앞뒤면

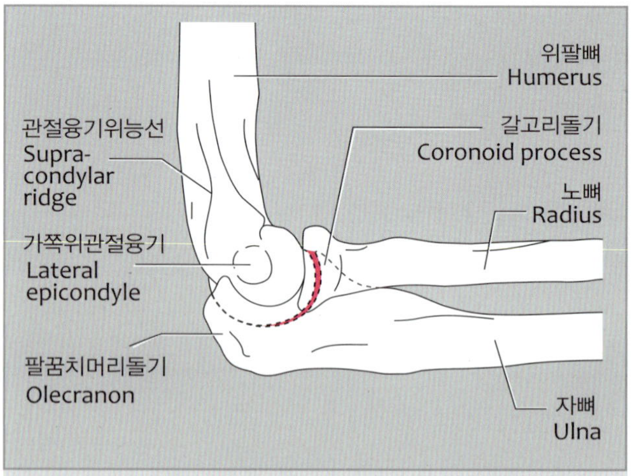

그림 5.21 X선 영상: 가쪽면

5.2.2 팔꿉관절

안쪽으로 향하는 위팔뼈머리의 관절면과는 달리, 먼쪽 위팔뼈의 관절면이 앞쪽으로 향하고 있다.

팔꿉관절은 신체의 앞쪽에서 기능을 할 수 있도록 적절하게 정렬되어 있다.

팔꿉관절은 3개의 관절이 기능적 단위를 형성한다:

- **위팔자관절**은 위팔뼈와 자뼈 사이의 안장관절로서, 매우 기능적이다.
- **위팔노관절**은 위팔뼈와 노뼈가 이루는 관절이다.
- **몸쪽노자관절**은 몸쪽 노뼈와 몸쪽 자뼈 사이의 관절이다. 이것은 **먼쪽 노자관절**과 연결되어 있다.

위팔자관절

위팔뼈

- **위팔뼈 도르래**(**그림 5.22**)는 샴페인 마개처럼 생겼다. 자뼈 부분이 노뼈 부분보다 더 넓은 편이다. 모래시계 형태의 구조물이 2개 부분으로 나누어진다. 이것은 약간 안쪽으로 향하고 있다.
- 위팔뼈 먼쪽 끝단에는, 도르래와 작은머리가 있으며, 이들은 노뼈몸통의 축에서 약 45° 앞쪽으로 각을 형성하고 있다.
- **갈고리오목**(**그림 5.22**)은 도르래 위에서 앞쪽으로 돌출되어 있다. 굽힘 시, 이것이 갈고리돌기와 맞물린다.
- 뒤쪽에 있는 **팔꿈치머리오목**(**그림 5.23**)은 매우 깊은 편이고, 지방조직으로 채워져 있다. 이것은 폄 시 팔꿈치머리돌기와 맞물린다.

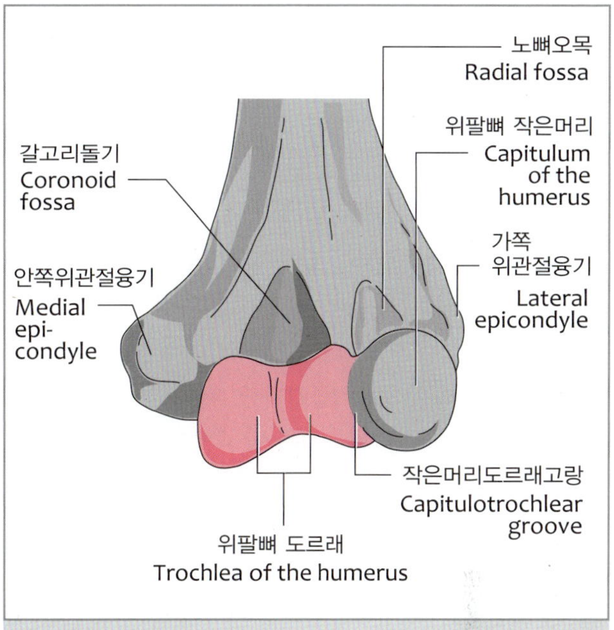

그림 5.22 위팔뼈 도르래

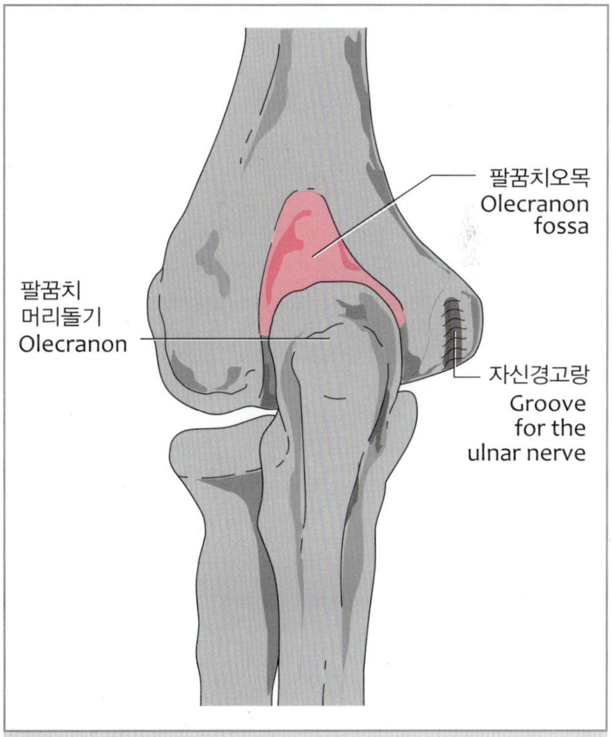

그림 5.23 팔꿈치머리오목

자뼈

- 도르래패임(**그림 5.25와 그림 5.36**)은 파이프 렌치처럼 생긴 도르래를 감싼다. 이것은 도르래에 있는 고랑 안으로 들어가는 능선을 가지고 있다. 패임의 중간 부분에는 연골이 없다.
- 뒤쪽의 패임 끝단에는 **팔꿈치머리돌기**가 있다 (**그림 5.24–그림 5.26**). 이것은 위팔세갈래근의 닿는곳과 자쪽손목굽힘근의 이는곳으로 작용한다.
- 앞쪽 끝단에는 **갈고리돌기**가 있다(**그림 5.24–그림 5.26**). 갈고리돌기의 바로 먼쪽에는, 자뼈거친면이 있다. 이것은 위팔근의 닿은곳이고, 얕은손가락굽힘근의 이는곳이다.
- 팔꿈치머리돌기에서 갈고리돌기를 잇는 라인은 자뼈몸통의 축과 45°의 각을 형성한다. 굽힘의 범위가 큰 이유는 먼쪽 위팔뼈의 각과 이런 방향 때문이다.

임상 팁

팔꿈치머리돌기의 단독 골절은 장력–밴드 와이어를 이용한 뼈접합술로 치료된다. 그 이유는 위팔세갈래근이 골절의 몸쪽 부위를 위쪽으로 당기기 때문이다.

후속 치료를 할 때, 최대 굽힘 자세에서 근육을 수동으로 신장하거나 구심성 저항 훈련을 실시해서는 안 된다.

견인기법으로 위팔자관절을 치료할 때는, 팔꿈치머리돌기와 갈고리돌기가 형성하는 45° 각도를 고려해야 한다.

도르래패임은 오목한 관절면으로서, 이 각도의 치료면에 해당되고, 자뼈의 자세를 변화시킬 때 이것을 고려해야 한다. 90° 굽힘 자세에서 견인기법을 적용할 때는 견인의 각도를 고려하지 않아도 된다. 90° 각도는 관절의 특정 부위를 압박할 것이다.

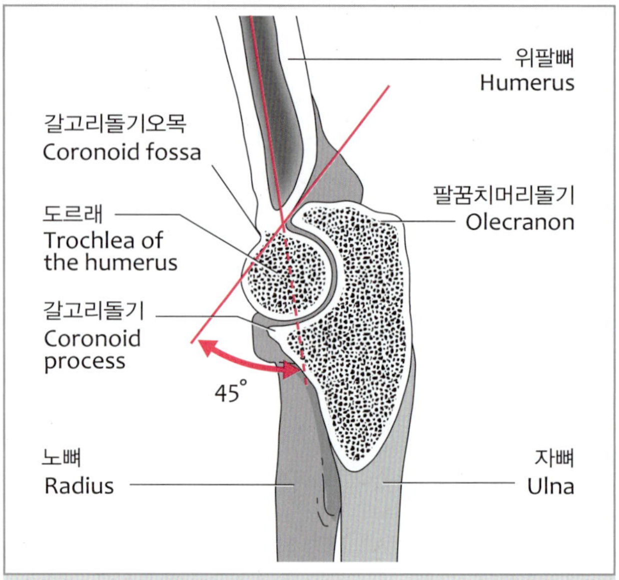

그림 5.24 위팔뼈 도르래의 위치

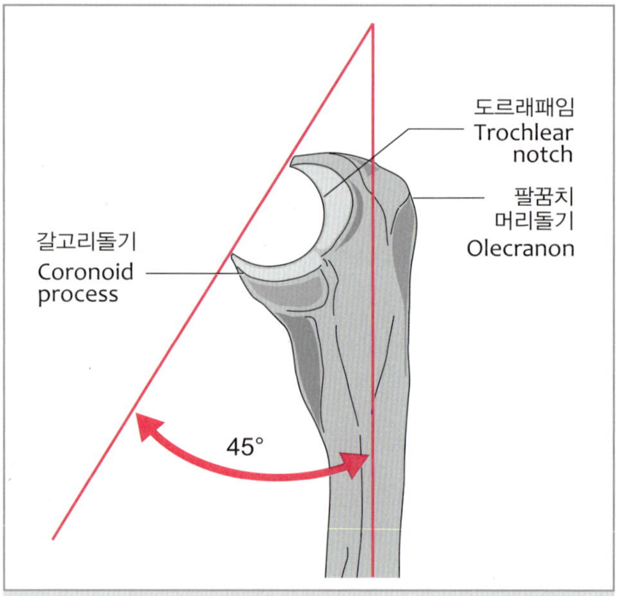

그림 5.25 자뼈의 도르래패임

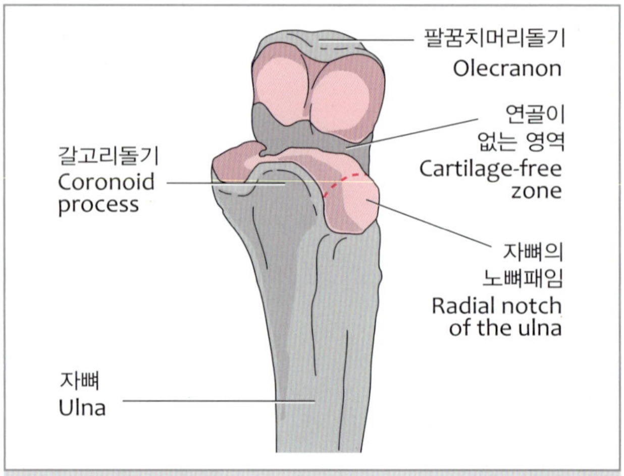

그림 5.26 도르래패임의 위치

위팔노관절

위팔뼈(그림 5.27과 그림 5.28)

- 작은머리도르래고랑을 경계로 도르래와 작은머리가 나누어져 있다.
- 앞쪽작은머리의 위쪽에 **노뼈오목**이 있는데, 이것은 최대 굽힘 자세를 취할 때 노뼈머리에 맞물린다.

노뼈(그림 5.29)

- **노뼈의 관절파셋**은 노뼈머리에 있는 오목한 관절면이다.
- 오목 테두리 주변에는 작은 원형의 팽창 부위인, **빗초승달**(lunula oliqua)이 있다. 이것은 위팔뼈의 작은머리도르래고랑과 관절면을 이룬다.

노뼈는 고리인대를 통해 자뼈의 움직임과 함께 일어난다. 그래서 위팔노관절의 움직임과 위팔자관절의 움직임을 분리할 수 없고, 단일체로서 함께 움직인다.

임상 팁

노뼈머리골절의 일반적인 치료는 나사고정술이다. 후속 기능적 치료는 매우 주의 깊게 이루어져야 하고, 엎침과 뒤침의 자세를 피해야 한다. 너무 과도한 물리치료나 장시간의 치료로 인해 석회화와 다른 합병증이 초래될 수도 있다.

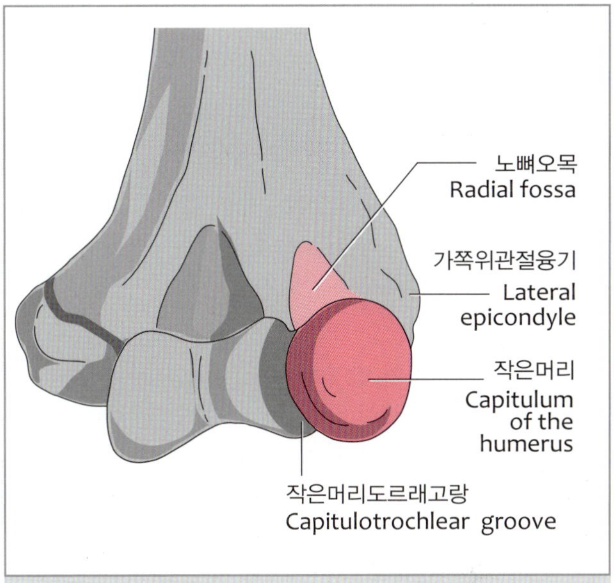

그림 5.27 위팔뼈의 작은머리

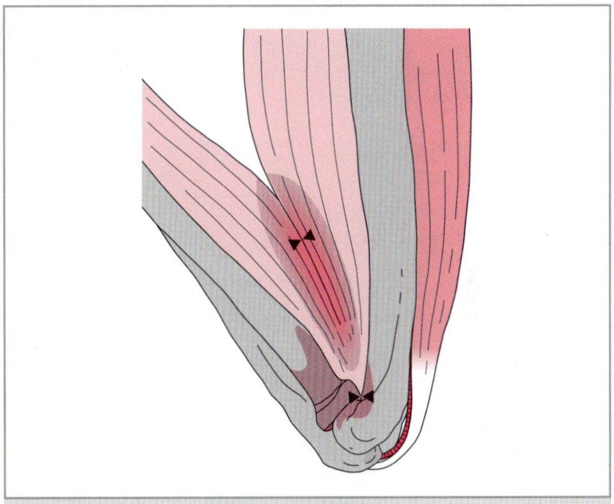

그림 5.28 최대 굽힘 시 노뼈머리의 위치

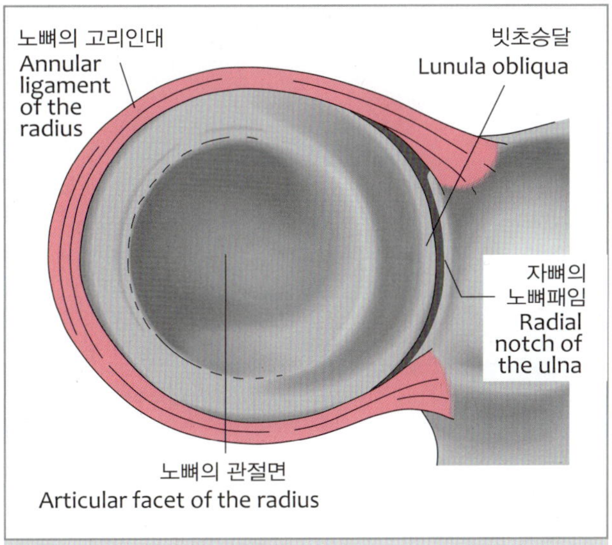

그림 5.29 노뼈 관절면의 파셋

먼쪽노자관절(그림 5.30)

자뼈

- **자뼈의 노뼈패임**은 오목하고 시상면에 위치한다.
- **노뼈의 고리인대**는 약 1㎝의 폭을 가지고 있고, 패임테두리의 뒤쪽과 앞쪽에 고정된다. 고리인대는 노뼈머리의 대부분을 감싸지만, 빗초승달 부위를 감싸지 않는다.
- 자뼈의 노뼈패임 영역에서는, 고리인대는 섬유연골로 구성되며, 이것은 콜라겐 섬유로 구성된 결합조직과 합병한다. 연골세포가 포함되어 있다는 것은 다른 인대들이 더 많은 장력 스트레스를 받는 동안, 국소적으로 압박의 전이가 제한된다는 것이고, 또 노뼈머리를 패임의 중심에 위치시키는 중요한 기능을 한다는 것이다.
- 노쪽곁인대와 자쪽곁인대가 고리인대에 연결되고, 위팔자관절, 위팔노관절 및 몸쪽 노자관절 사이의 상호 관계를 제공한다.
- 뒤침근의 일부 섬유가 고리인대에 연결된다.
- **네모인대**가 노뼈패임의 아래쪽에 붙어 있고, 노뼈의 관절 원주 바닥에 연결된다. 자뼈에 있는 네모인대의 일부는 노뼈의 고리인대로 이어진다.

노뼈

노뼈 관절 원주는 볼록하고, 노뼈의 고리인대와 자뼈의 노뼈패임과 연결된다.

임상 팁

팔꿈치 관절들 사이의 밀접한 상호연결에 따르면, 한 관절의 장애는 항상 다른 관절과 관련이 있다는 것이고, 이것이 모든 관절을 검사하고 치료해야 하는 이유이다.

병리

팔꿈치의 만성 다관절 염증과 관절 기형은 주로 노뼈머리에 영향을 준다. 노뼈머리의 치료적 절제 이후, 팔꿈치의 불안정이 일어나는데, 그 이유는 위팔뼈의 지지가 없어지기 때문이다.

부가적으로, 노뼈 고리인대의 횡단 절제 때문에, 곁인대의 안정성 연결이 더 이상 존재하지 않는다. 또 다른 결과는 먼쪽 노자관절에 가해지는 스트레스에 변화가 일어난다.

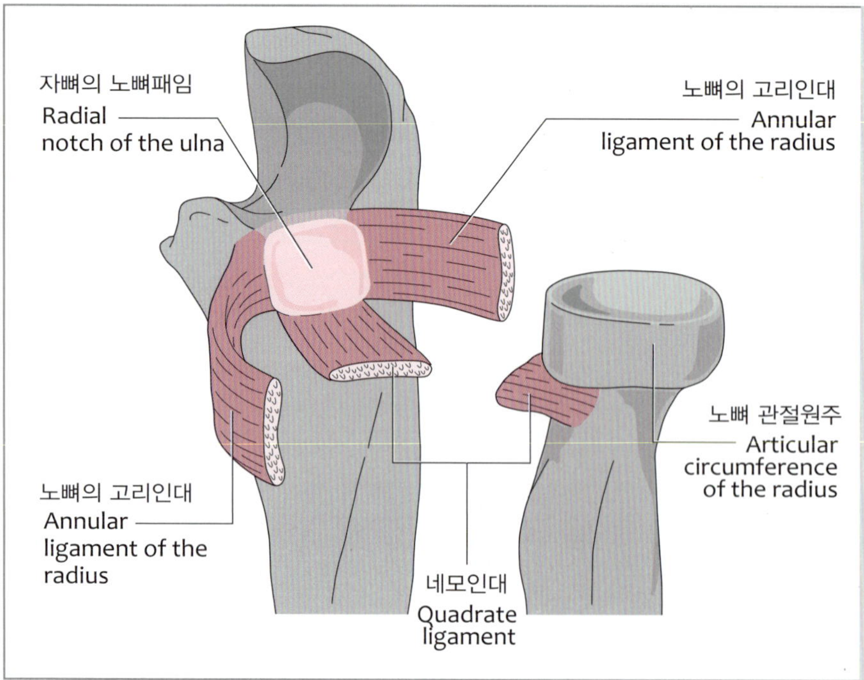

그림 5.30 몸쪽노자관절

관절주머니(그림 5.31-그림 5.34)

얇은 관절주머니가 3개 관절을 둘러싸고 있다. **위팔뼈에 있는 부착점**은 노뼈, 갈고리돌기 및 팔꿈치머리돌기를 감싸고 있지만, 자신경고랑과 위관절융기는 배제되어 있다.

관절주머니의 앞쪽과 뒤쪽에는 작은 함몰(recess)이 있는데, 이것은 최대 움직임 때 펴진다. 위팔근과 팔꿈치근의 일부 섬유는 관절주머니의 앞쪽과 뒤쪽으로 이어져 있어서, 함몰의 주름이 찝히는 것을 막아 준다. 뒤침근과 짧은노쪽손목폄근의 근섬유 다발처럼, 곁인대도 관절주머니의 측면을 보강해 준다.

자뼈에 있는 부착점은 도르래패임의 뼈-연골 가장자리에 위치한다. 노뼈 영역에서는 부착점이 자뼈의 노뼈패임을 감싼다.

노뼈에 있는 부착점은 관절 원주의 뼈-연골 가장자리 아래쪽에 위치한다.

병리

섬유화되어 있고, 매우 견고한 관절주머니의 가쪽 돌출은 움직일 때 찝힘을 재발시킨다. 관절주머니의 가쪽 돌출은 수술로 제거되어야 한다.

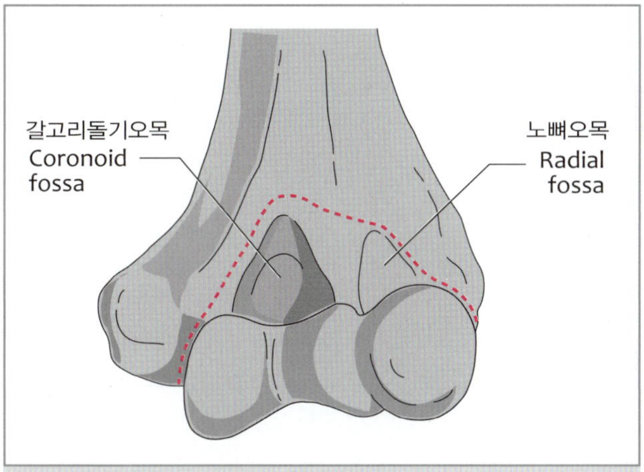

그림 5.31 앞쪽 관절주머니의 부착점

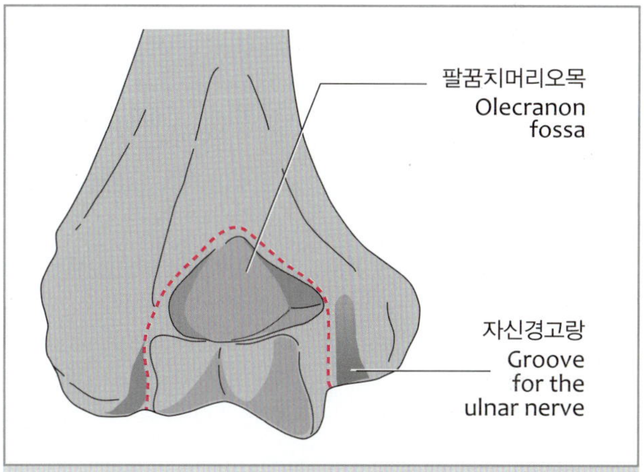

그림 5.32 뒤쪽 관절주머니의 부착점

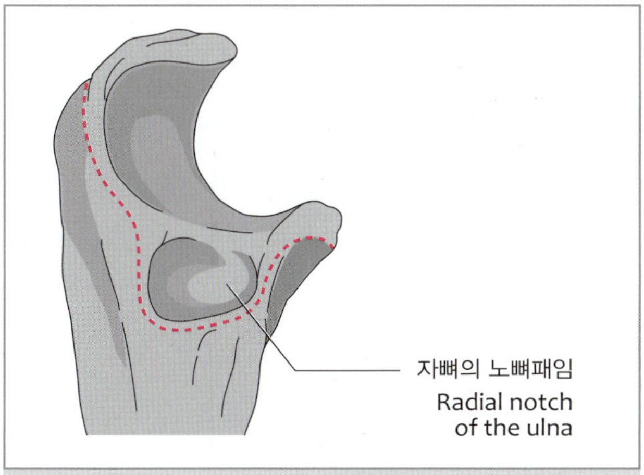

그림 5.33 노뼈패임에 위치하는 관절주머니의 부착점

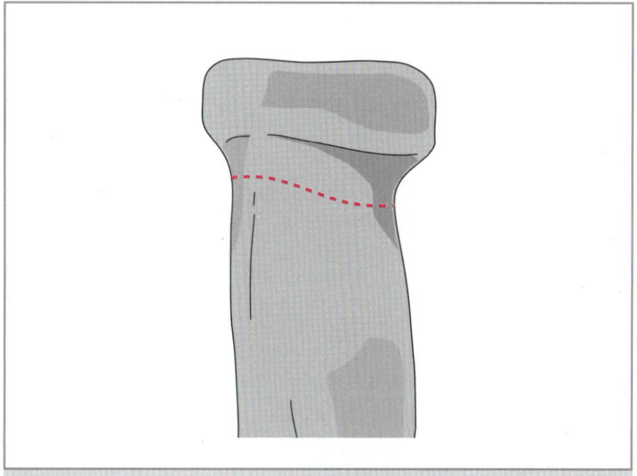

그림 5.34 노뼈에 있는 관절주머니의 부착덤

관류(그림 5.35)

말단동맥은 팔꿈치머리돌기 주변에서 문합을 형성한다. 깊은위팔동맥에서 나온 안쪽곁동맥, 깊은위팔동맥에서 나온 자쪽곁동맥의 뒤쪽분지, 자동맥에서 나온 자쪽되돌이동맥의 뒤쪽 분지들이 가쪽면, 안쪽면 및 뒤쪽면에 있는 관절주머니-인대 구조물에 혈액을 공급한다.

팔꿈치의 앞쪽 영역은 위팔동맥의 앞쪽 분지에 의해 혈액을 공급받는다.

이들 혈관은 주변 근육에 혈액을 공급한다.

신경지배(그림 5.36과 그림 5.37)

가쪽위관절융기의 영역은 전적으로 노신경의 분지에 의해 지배를 받는다.

자신경의 분지들은 안쪽위관절융기의 뒤쪽 영역을 지배하고, 정중신경의 분지는 앞쪽 부위를 지배한다.

뒤쪽 관절주머니-인대 구조물은 노신경과 자신경의 지배를 받는다. 그리고 앞쪽 부위는 노신경, 근육피부신경 및 정중신경의 지배를 받는다.

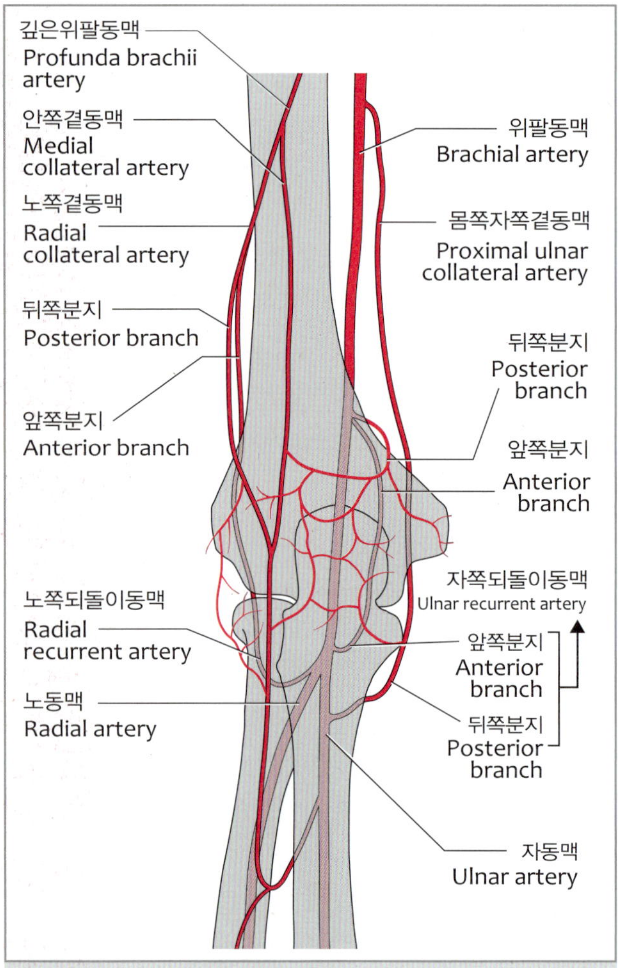

그림 5.35 팔굽관절의 동맥 공급

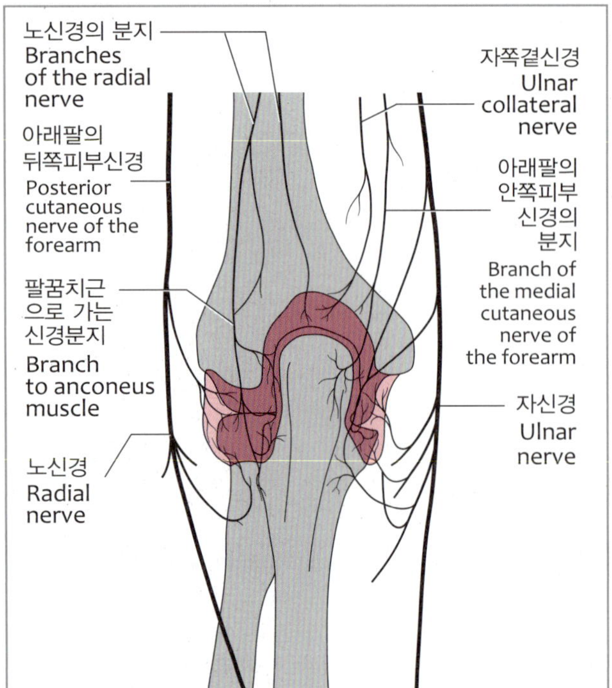

그림 5.36 팔꿈치 뒤쪽의 신경지배

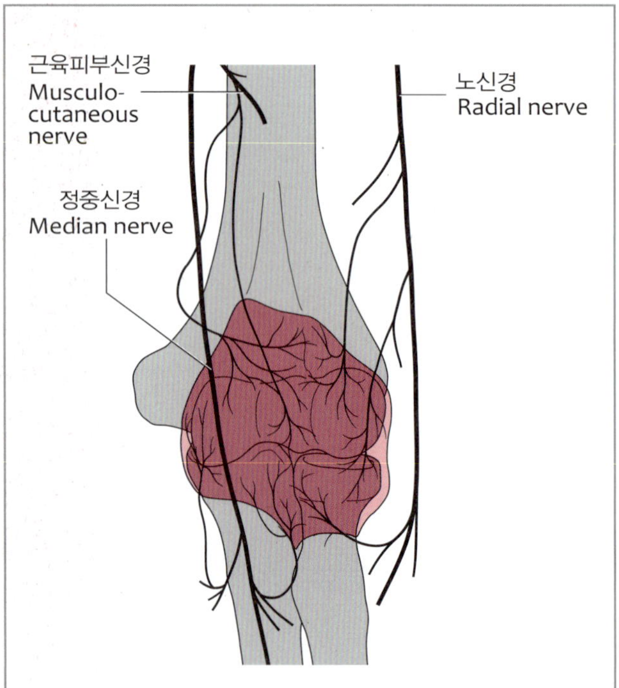

그림 5.37 앞쪽 팔꿈치의 신경지배

먼쪽노자관절(그림 5.38)

자뼈

- 자뼈머리에 있는 **자뼈의 관절원주**는 볼록하다.
- 관절원반(**그림 5.39**)은 자뼈의 먼쪽에 위치한다. 노뼈에 대한 자뼈의 고정 때문에, 관절원반은 엎침과 뒤침의 움직임에 참여한다.

▷ **6장. 손을 참고하기 바란다.**

노뼈

노뼈의 **자뼈패임**은 오목하다.

병리

먼쪽노뼈의 골절은 손을 펴하고 넘어질 때 일어난다. 이것은 가장 흔한 골절 중의 하나이다. 골절이 일어날 때, 먼쪽 골편들은 등쪽으로 이동하여, 총검 기형(bayonet deformity, **또는 포크 기형**)을 일으킨다.

적절한 정복술과 차후의 고정기법(**석고고정**)이 손목굴 증후군을 예방하고, 또 먼쪽노자관절과 몸쪽손목관절의 관절면 불일치성을 예방하기 위해 반드시 실시되어야 한다.

관절주머니

- 관절주머니는 뼈-연골 가장자리에 부착한다.
- 관절주머니는 약 1 ㎝되는 주머니모양 함몰(sacciform recess)이라는 함몰 부위를 가지고 있다. 이것은 노뼈와 자뼈 사이의 몸쪽으로 이어진다.
- 관절주머니는 먼쪽노자인대와 뼈사이막의 뒤쪽 섬유에 의해 보강된다.
- 원반의 가장자리에서, 관절주머니가 손목관절의 관절주머니와 합병된다.

병리

엎침과 뒤침의 움직임 동안 몸쪽노자관절과 먼쪽노자관절은 기능적 단위를 형성하고, 검사와 치료에서도 고려되어야 한다.

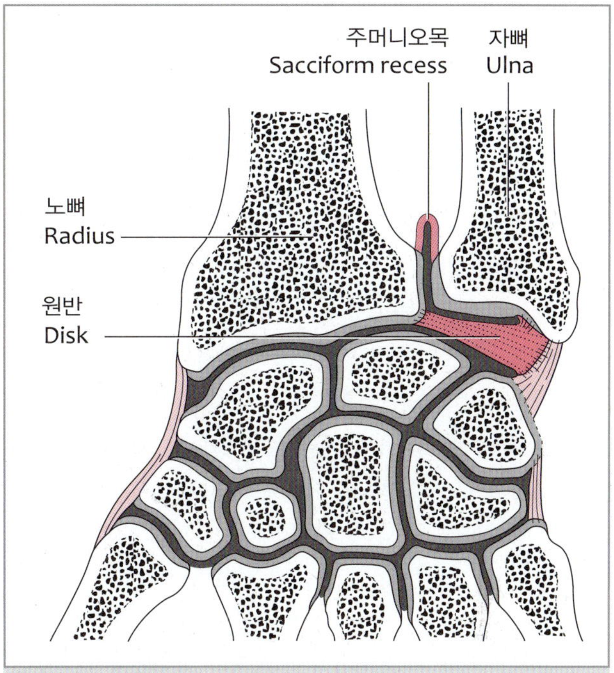

그림 5.38 먼쪽노자관절

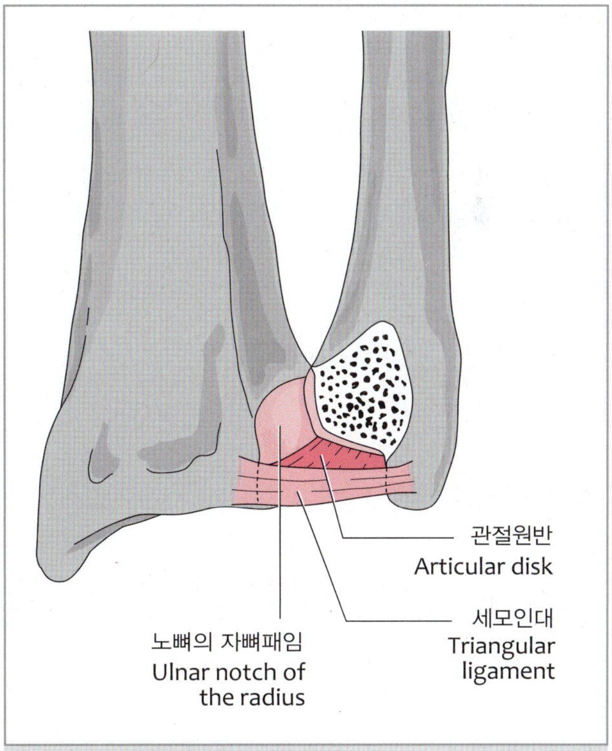

그림 5.39 노자관절의 관절원반

5.2.3 인대

자쪽곁인대(그림 5.40)

이 인대는 3개의 섬유 밴드로 구성된다:

- **앞쪽 밴드**는 안쪽위관절융기의 앞쪽면에서 갈고리돌기의 안쪽으로 연결된다. 이것은 고리인대 안으로 들어간다.
- **뒤쪽 밴드**는 안쪽위관절융기의 뒤쪽면에서 팔꿈치머리돌기의 안쪽으로 연결된다.
- **중간 밴드**는 상대적으로 얇은 편이고, 앞쪽 밴드와 뒤쪽 밴드 사이의 공간을 채운다. 작고 횡으로 주행하는 밴드(Cooper 인대)는 2개로 갈라져 앞쪽 밴드와 뒤쪽 밴드의 바닥에 연결한다.

자쪽곁인대의 분지인 **위관절융기-팔꿈치머리돌기 인대**는 안쪽위관절융기에서 팔꿈치머리돌기의 안쪽면에 부착한다. 이것의 기능은 고랑 안에 자신경이 잘 고정되도록 하는 것이다.

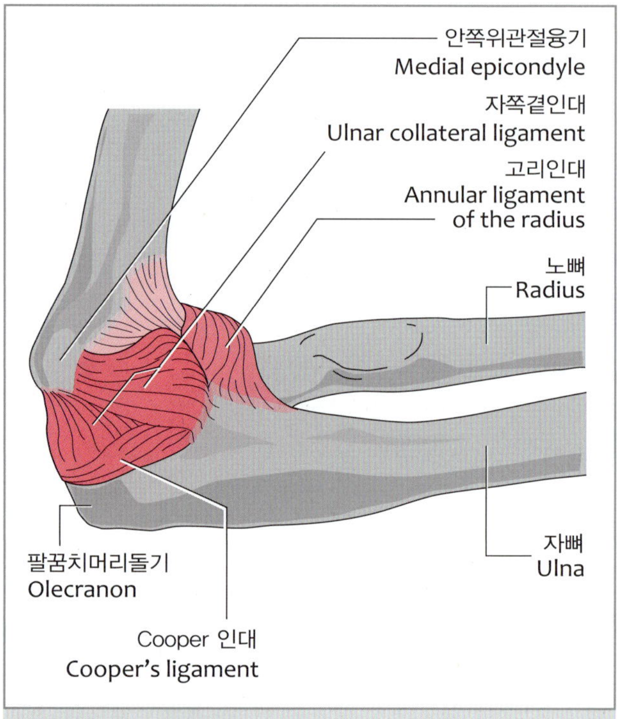

그림 5.40 자쪽곁인대

병리

자쪽곁인대의 손상은 투수에서 나타나는 것처럼, 급성 또는 만성의 밖굽이 손상에서 흔하게 나타난다. 운동 스트레인과 같은 유발 요소가 있을 때만 증상이 발생한다.

노쪽곁인대(그림 5.41)

노쪽곁인대는 2개로 나누어진다:

가쪽위관절융기의 앞쪽과 뒤쪽 모서리에서 시작해 자뼈의 노뼈패임에 도착한다. 그들은 고리인대와 합병하고, 뒤침근 힘줄과 짧은노쪽손목폄근 힘줄과도 합병한다.

기능: 델타 모양의 구조물이기 때문에, 노쪽곁인대는 모든 관절 자세에서 타이트한 편이다.

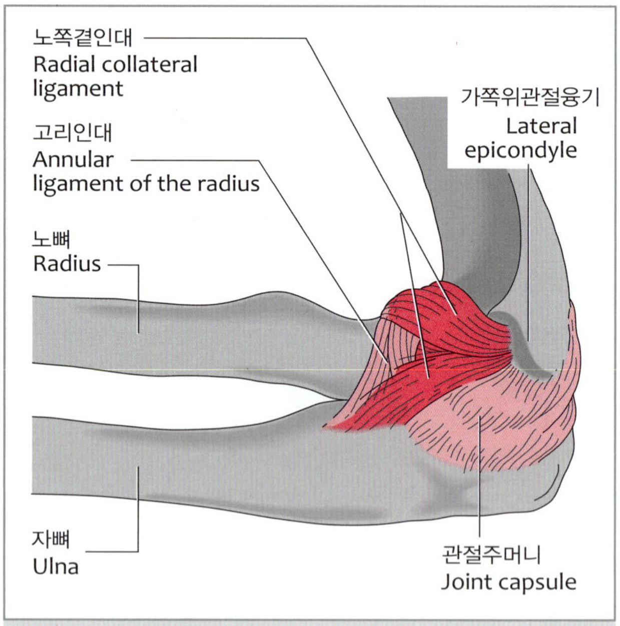

그림 5.41 노쪽곁인대

임상 팁

팔꿈치를 폄한 상태에서 안쪽이나 가쪽으로 틈을 만들면서 각각 자쪽곁인대과 노쪽곁인대의 안정성을 검사한다. 그 이유는 이들 자세가 곁인대들을 가장 팽팽하게 만들기 때문이다.

뒤쪽 밴드(**그림 5.42**)는 세로와 사선으로 주행하는 섬유띠처럼 안쪽과 가쪽으로 주행하여 관절주머니를 보강한다.

앞쪽 밴드(**그림 5.43**)는 대각선과 사선으로 주행하는 섬유밴드로서 관절주머니를 보강한다. 이들은 곁인대와 고리인대 안으로 들어간다.

뼈사이막(그림 5.44)

- 이것은 노뼈거친면에서 손가락 2개의 폭만큼 떨어진 아래쪽 부위에서 시작해 먼쪽노자관절의 직전까지 연결되어 있다. 일부 섬유는 먼쪽노자관절의 관절주머니에도 부착한다.
- 섬유다발들은 서로를 교차하여 사선으로 주행하고, 특히 뼈사이막의 중간지점에 강하게 연결되어 있다.
- 여러 지점에 구멍이 존재하는데, 이를 통해 혈관이 지나간다.
- 뼈사이막은 깊은손가락굽힘근과 폄근의 이는곳으로 작용한다.
- 뼈사이막의 먼쪽 부분은 노뼈와 자뼈의 분리를 막아준다.
- 대부분의 섬유는 뒤침 때 타이트해진다.
- 섬유 구조물의 배열 때문에, 뼈사이막은 다양한 방향의 장력 스트레인을 보상할 수 있다.

빗삭(oblique cord)

- 이것은 작은 인대성 구조물이다.
- 이것은 노뼈거친면 바로 밑에서 시작해 자뼈의 노뼈패임 밑에 붙는다.

병리

노뼈머리가 제거된 류마티스 관절염 환자의 경우에는, 뼈사이막이 매우 중요한데, 그 이유는 뒤침과 엎침을 할 때, 뼈사이막에 의해 아래팔의 두 뼈가 고정되기 때문이다.

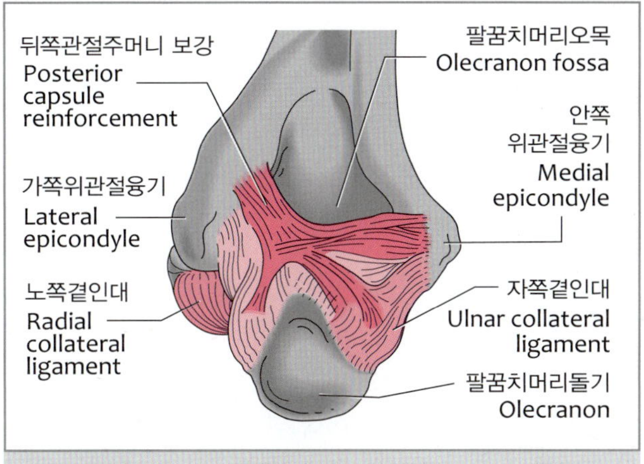

그림 5.42 뒤쪽관절주머니-인대 구조물

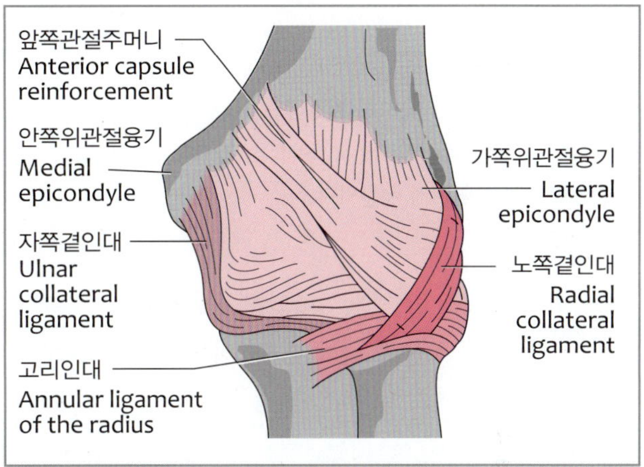

그림 5.43 앞쪽관절주머니-인대 구조물

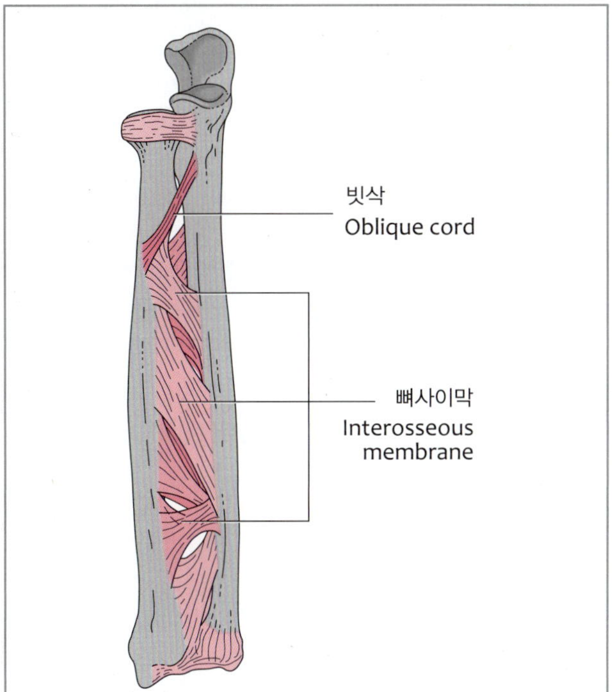

그림 5.44 뼈사이막

5.2.4 축과 움직임

굽힘/폄(그림 5.45)

축은 양쪽 위관절융기 밑에 있는 위팔뼈 작은머리와 도르래를 통과한다.

가동범위

굽힘은 최대 130–150°이다. 굽힘은 위팔뼈와 아래팔의 앞쪽에 위치하는 물렁조직이나 뒤쪽에 있는 관절주머니-인대 구조물에 의해 제한된다.

> **임상 팁**
>
> 물렁조직이 덜 발달된 사람이나 관절주머니-인대 구조물이 불안정한 사람의 경우에는, 수동 굽힘의 끝느낌이 딱딱한 느낌일 수 있는데, 그 이유는 갈고리돌기가 갈고리 돌기오목에 부딪히기 때문이다.

폄: 약 10°이다. 끝느낌은 딱딱한 느낌이다. 앞쪽관절주머니-인대 구조물과 곁인대의 타이트니스 때문에, 팽팽한 끝느낌이 일어날 수 있다.

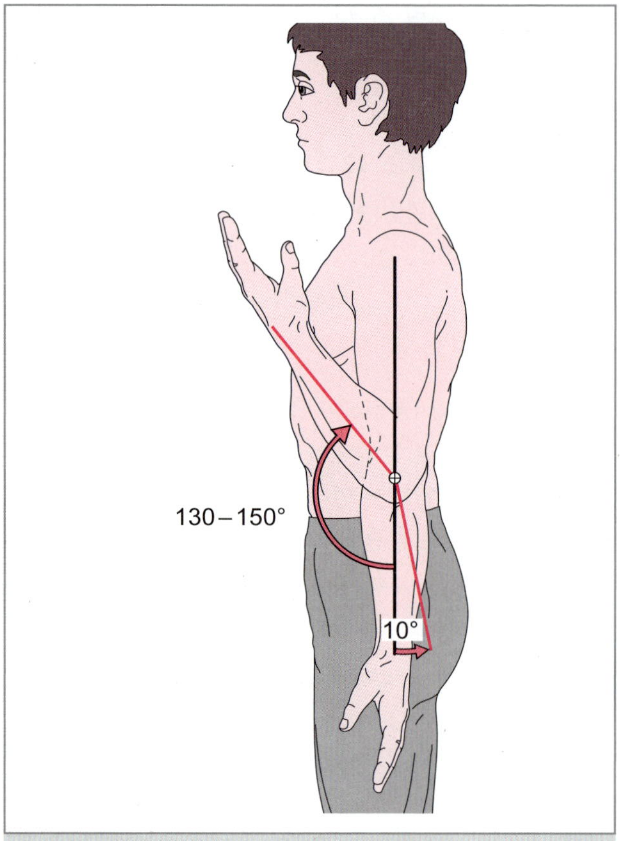

그림 5.45 가동범위: 굽힘과 폄

팔꿈치 각도(그림 5.46)

도르래의 형태와 자뼈 안쪽 영역의 경사 때문에, 팔꿈치를 완전히 폄했을 때 약 10°의 밖굽이 자세가 형성된다.

팔꿈치 각도는 뒤침과 폄을 했을 때 뚜렷해지고, 굽힘했을 때 사라진다.

> **임상 팁**
>
> 팔꿈치를 약간 굽힘한 자세에서 안쪽 틈에 대한 자뼈 경사를 검사한다. 약간 굽힘한 자세를 취하는 이유는 관절주머니와 인대가 느슨해져 안쪽 틈의 발생을 허용하기 때문이다.
>
> 안쪽관절주머니-인대 구조물의 유착은 폄을 제한하는데, 그 이유는 자뼈의 경사 움직임을 허용하지 않기 때문이다.

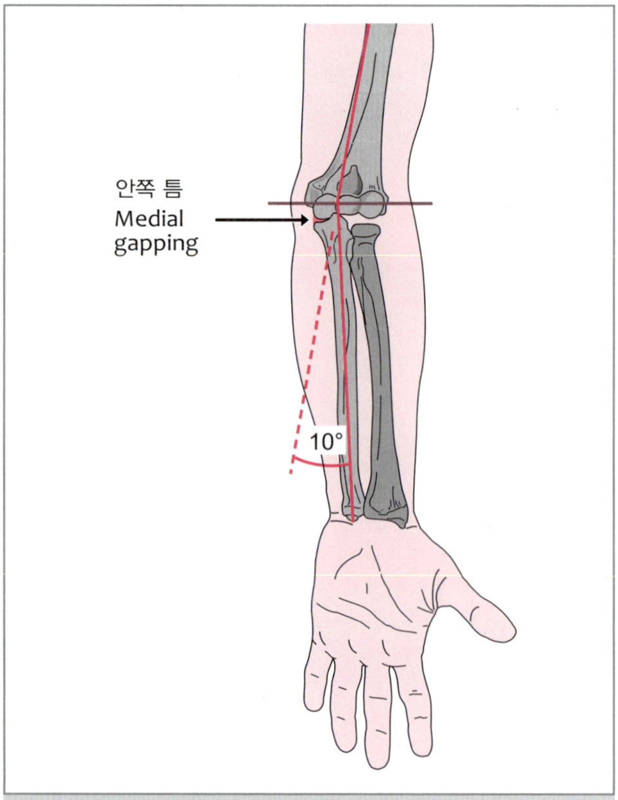

그림 5.46 굽힘/폄의 운동축과 팔꿈치 각도

뒤침/엎침(그림 5.47)

뒤침/엎침의 축은 위팔뼈 작은머리, 노뼈머리의 중간지점 및 자뼈붓돌기를 통과한다.

가동범위(그림 5.48)

뒤침/엎침: 중립위에서부터 뒤침의 범위는 80°이고, 엎침의 범위는 90°이다. 몸쪽노자관절과 먼쪽노자관절에서 가장 큰 관절면의 접촉이 일어나는 지점은 뒤침/엎침의 중립위이고, 일상생활의 움직임에서 가장 광범위하게 사용되는 접촉면적이다.

다음의 관절면은 서로에 대해 움직인다(**그림 5.49**):

- **몸쪽노자관절**: 노뼈의 관절원주가 노뼈패임과 고리인대에서 움직인다.
- **위팔노관절**: 노뼈의 관절 파셋은 위팔뼈 작은머리 위에서 돌림을 하고, 빗초승달은 작은머리도르래고랑 안에서 활주한다.
- **먼쪽노자관절**: 노뼈의 자뼈패임은 자뼈의 관절원주 위에서 활주한다.
- 먼쪽 자뼈에 위치하는 먼쪽노자관절의 관절원반은 엎침가 뒤침을 할 때 이동하는데, 그 이유는 관절원반이 노뼈에 고정되어 있기 때문이다.

임상 팁

움직임의 제한이 있을 때, 정확한 치료를 할 수 있도록 이들 관절을 검사해야 한다. 예를 들어, 만약 엎침이 제한되면, 자뼈 위에서 이루어지는 노뼈머리의 뒤쪽 활주를 검사해야 한다. 그 이유는 몸쪽 노뼈에 위치하는 관절원주가 자뼈에 대해 볼록하기 때문이다.

위팔노관절의 견인 적용은 이 관절에서 일어날 수 있는 장애에 대한 정보를 제공한다. 먼쪽 노뼈의 관절면이 오목하기 때문에, 바닥쪽 방향으로 활주하면서 노뼈를 검사해야 한다. 부가적으로 자뼈에 대한 원반의 유연성도 검사해야 한다.

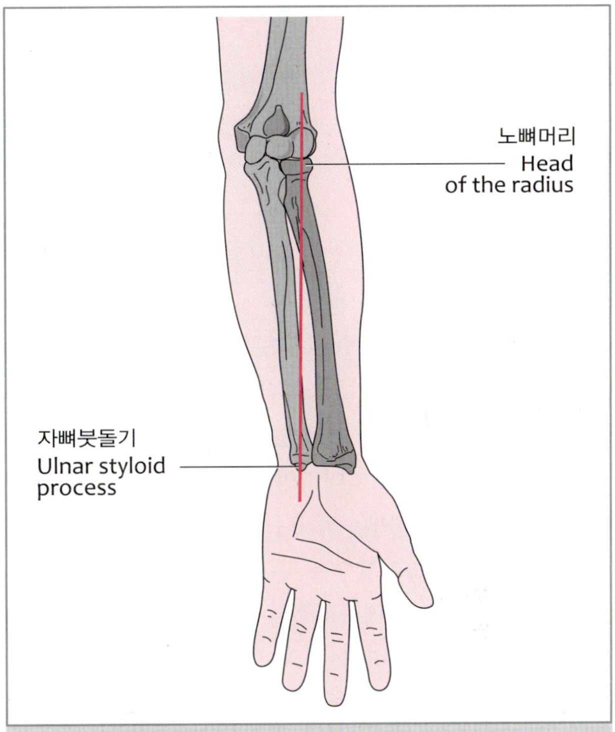

그림 5.47 엎침과 뒤침의 축

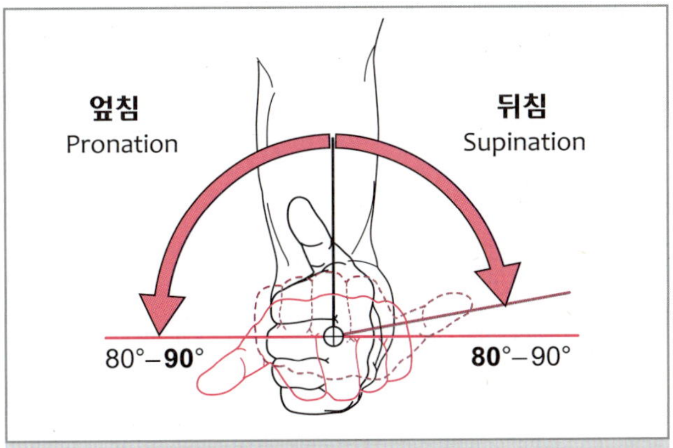

그림 5.48 가동범위: 엎침과 뒤침

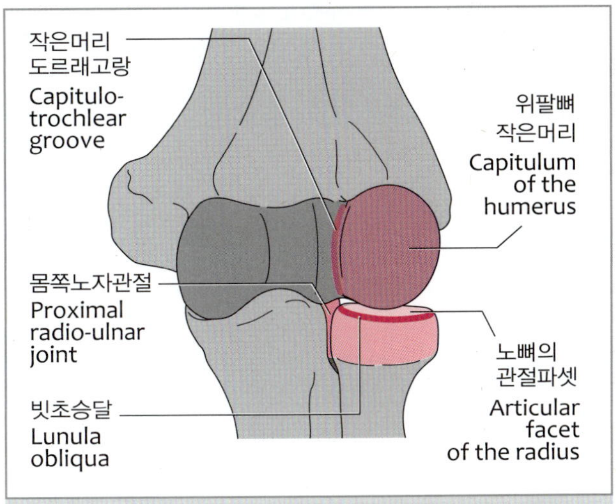

그림 5.49 엎침과 뒤침 때 일어나는 관절면의 접촉

엎침 자세(그림 5.50과 그림 5.51)

엎침 자세일 때, **노뼈**가 자뼈 위로 비스듬하게 올라간다. 이런 움직임 때문에, 노뼈의 관절 파셋이 먼쪽으로 5° 기울어진다.

자뼈도 경사 움직임을 수행한다. 먼쪽 부분이 가쪽으로 이동하여, 위팔자관절의 안쪽관절공간에 틈을 형성한다. 이것은 팔꿈치의 폄으로 일어나는 경사와 비교될 수 있다.

엎침은 관절주머니-인대 구조물에 의해 제한된다. 부가적으로, 물렁조직, 특히 깊은손가락굽힘근과 긴엄지굽힘근이 이들 뼈사이에 끼여 있다.

엎침 자세에서는, 노뼈머리의 큰 직경이 비스듬하게 놓이게 되고, 노뼈거친면을 위해 큰 공간을 허용한다. 노뼈거친면은 엎침이 증가할수록 자쪽으로 더 많이 돌아간다. 최대 엎침일 때, 노뼈머리로부터 먼쪽으로 손가락 2-3개의 폭만큼 떨어진 뒤쪽면에서 노뼈거친면이 촉진될 수 있다.

임상 팁

제한된 엎침을 평가할 때, 병진 검사 이외에, 안쪽 틈을 검사해야 하는데, 그 이유는 먼쪽 자뼈가 가쪽으로 이동하는 것을 조정하기 위해, 관절주머니-인대 구조물이 안쪽으로 이동하기 때문이다.

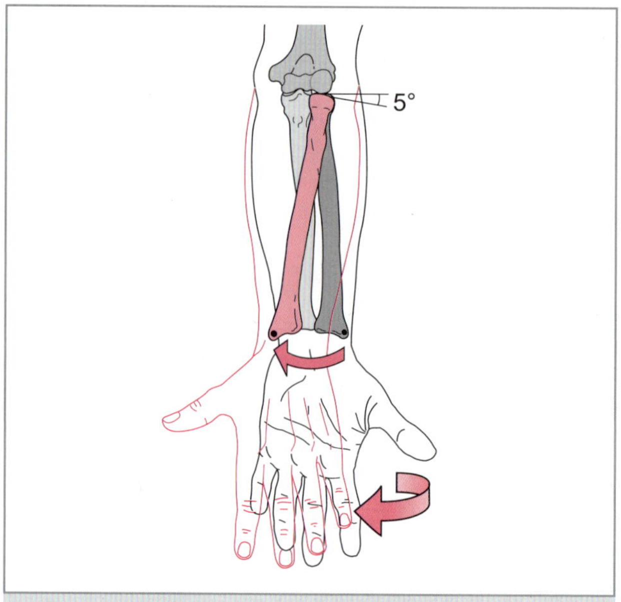

그림 5.50 엎침 동안 노뼈의 경사와 회전

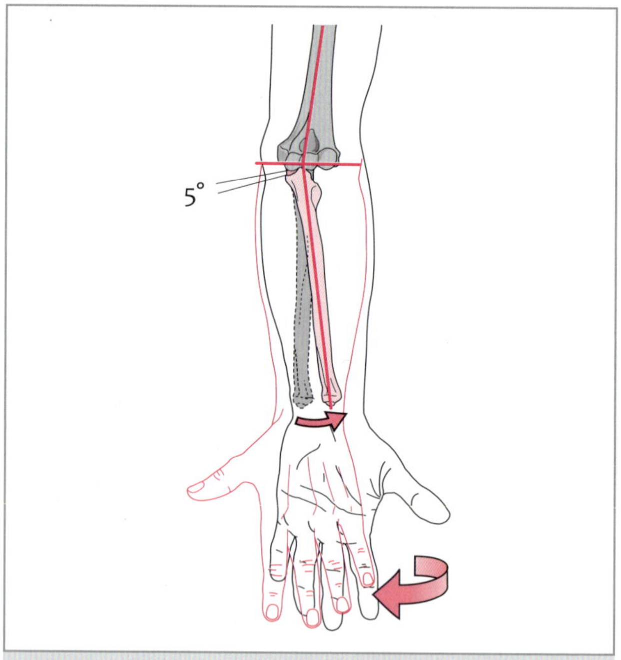

그림 5.51 엎침 동안 자뼈의 경사와 변위

뒤침 자세(그림 5.52)

뒤침 자세일 때, 노뼈와 자뼈는 나란하게 위치한다. 뒤침은 관절주머니-인대 구조물, 네모인대, 뼈사이막의 긴장에 의해 억제된다.

뒤침할 때, 먼쪽 자뼈가 안쪽으로 매우 작게 이동한다.

노뼈머리의 큰 직경은 자뼈의 노뼈패임과 나란하게 배열되고, 노뼈거친면이 앞안쪽 방향으로 향한다.

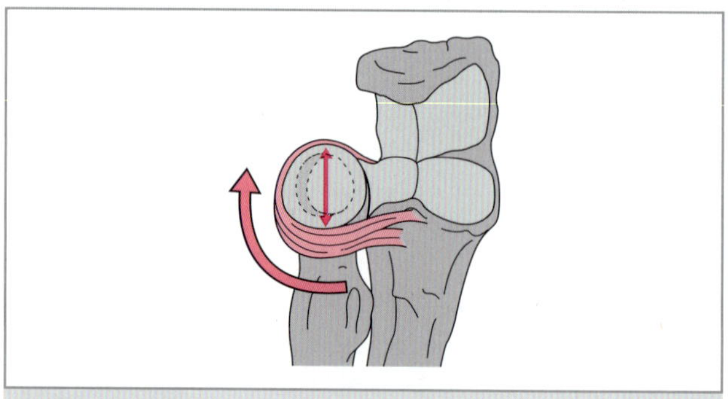
그림 5.52 뒤침

5.2.5 근육: 굽힘근

위팔두갈래근(그림 5.53)

- 이 근육의 둥근 힘줄은 노뼈거친면에 부착한다.
- 힘줄의 납작한 부분인 **두갈래근널힘줄**은 안쪽으로 주행하여 자뼈에 부착하고, 아래팔근막안으로 합병된다.

기능: 팔꿈치의 굽힘 / 뒤침.

굽힘의 측면에서, 최대 효율성은 뒤침과 90° 굽힘 자세에서 일어난다.

3형 지렛대(그림 5.54a)

축: 팔꿉관절
힘: 위팔두갈래근
힘팔: 축에서 닿는곳까지의 거리, 약 5cm
저항: 아래팔과 무게 = 20 N
저항팔: 축에서 무게까지의 거리, 약 35cm

힘의 작용점이 축과 저항(**하중**) 사이에 위치하기 때문에, 3형 지렛대가 된다.

위팔두갈래근의 작용 역학(그림 5.54b)

자뼈는 독특한 형태 때문에 위팔뼈에 잘 고정되지만, 노뼈는 그렇지 못한다. 즉, 노뼈는 다른 구조물(**위팔두갈래근의 역할이 크다**)의 도움으로 고정된다. 폄 자세일 때는 위팔두갈래근의 힘이 감소되기 때문에, 세로의 힘 성분(Ft)이 노뼈와 위팔뼈의 세로 방향과 비슷하고, 축을 통과한다. 위팔두갈래근이 수축하면, 노뼈의 관절 파셋이 위팔뼈의 작은머리에 압박되어, 위팔노관절을 안정화시킨다.

45° 굽힘 자세에서는(**그림 5.54b**), 벡터(Fr)의 정렬이 더 이상 위팔뼈와 일직선을 이루지 않는다. 그래서 위팔노관절의 압박이 감소되고, 돌림 성분(Fr)이 위팔뼈에 대한 노뼈의 앞쪽 활주를 보장한다. 굽힘의 각도가 증가하면 벡터(Ft)는 더 작아지고, 벡터(Fr)는 커진다. 이것은 앞쪽 활주가 더 많이 일어남을 의미한다. 이 순간, 고리인대의 고정 기능이 자뼈 에 노뼈를 고정시킨다. 이것은 안정적인데, 그 이유는 도르래패임의 형태가 도르래에 잘 맞물리기 때문이다.

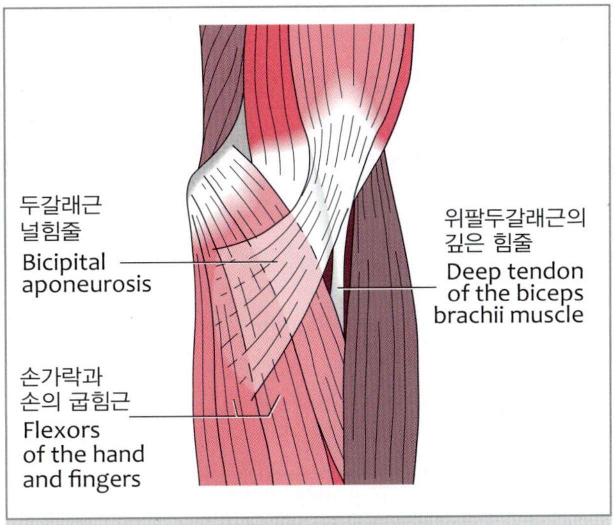

그림 5.53 위팔두갈래근힘줄과 두갈래근널힘줄

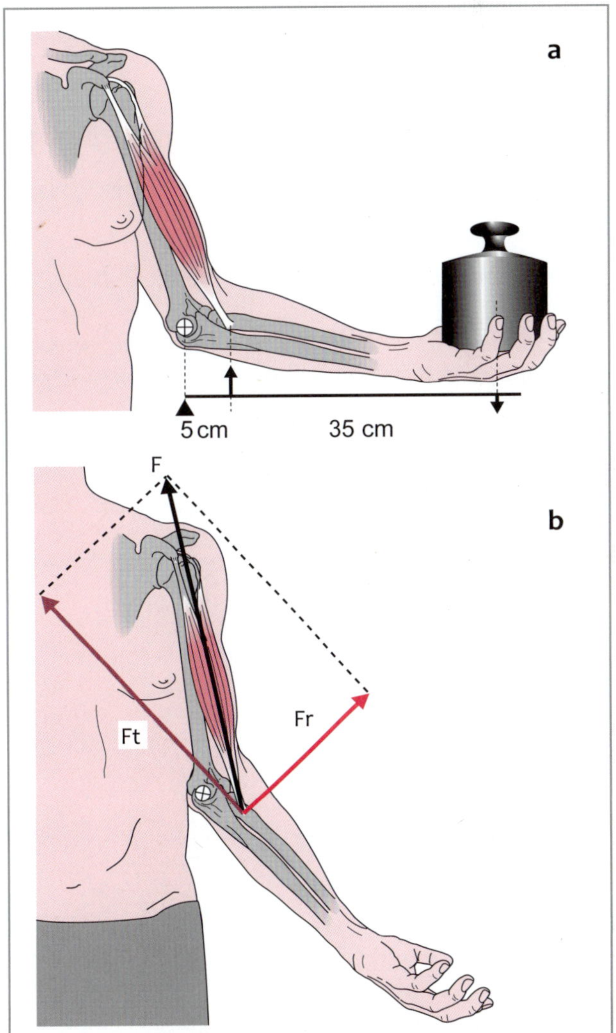

그림 5.54 (a) 3형 지렛대로서의 위팔두갈래근. (b) 45° 굽힘 자세에서의 위팔두갈래근의 작용 역학. **Ft**은 힘줄의 힘이고, **Fr**은 돌림 벡터; **F**는 합성힘이다.

위팔근(그림 5.55)

- 위팔근은 위팔두갈래근과 함께, 노신경이 통과하는 터널을 형성한다.
- 위팔두갈래근이 위팔근 위에 위치한다.

기능: 중요한 굽힘근이고, 뒤침과 엎침에서 자신의 기능을 이행할 수 있다.

위팔노근(그림 5.56)

기능:

- **굽힘**: 위팔노근은 뒤침과 엎침의 중립위에서 가장 강하게 작용하는 굽힘근이다.
- 이 근육은 최대 뒤침에서는 중간 위치로 엎침시키고, 최대 굽힘에서는 중간 위치로 뒤침시킨다.

팔꿈치의 굽힘이 증가되었을 때는, 뒤침의 효과가 떨어진다. 최대 굽힘 시에는 전적으로 엎침의 기능을 한다.

다음의 근육들은 팔꿉관절의 굽힘에 도움을 준다:

- 원엎침근(**그림 5.56**)
- 긴노쪽손목폄근(**그림 5.57**)
- 자쪽손목굽힘근과 노쪽손목굽힘근(약하게 작용함)

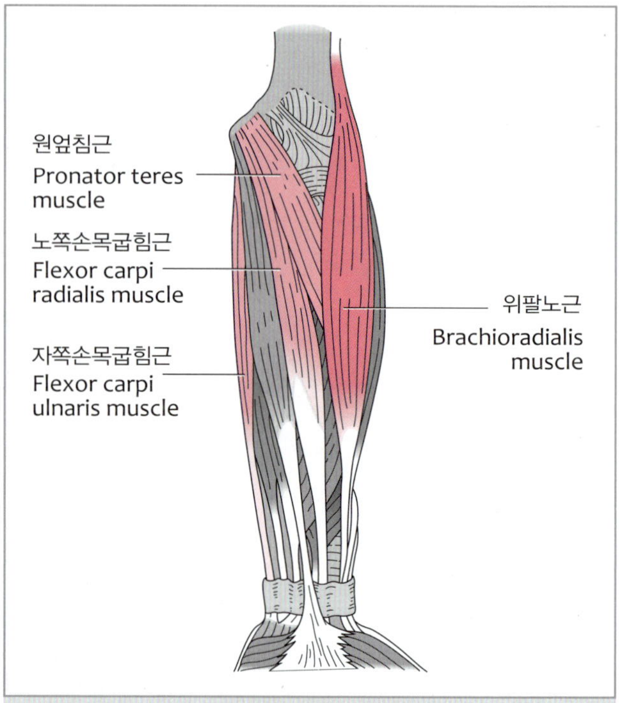

그림 5.56 팔꿈치의 굽힘근: 위팔노근, 원엎침근, 자쪽손목굽힘근 및 노쪽손목굽힘근

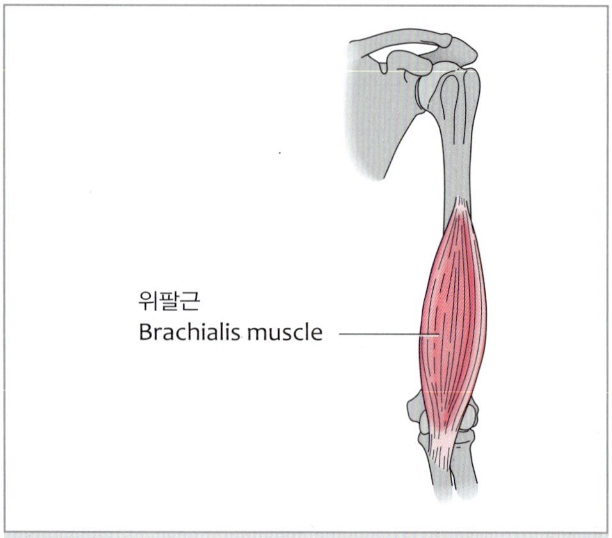

그림 5.55 위팔근

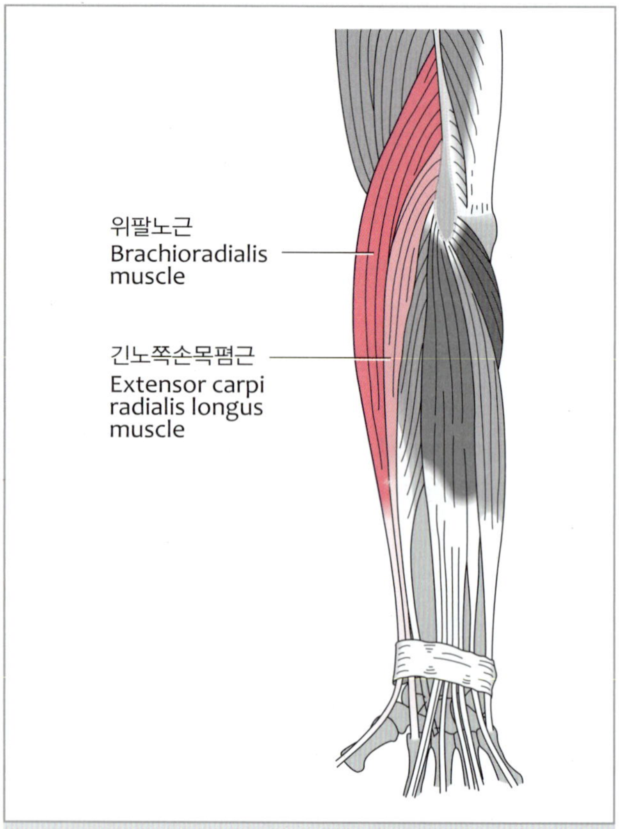

그림 5.57 팔꿈치의 굽힘근: 긴노쪽손목폄근

5.2.6 근육: 폄근(그림 5.58)

위팔세갈래근

- 안쪽갈래와 가쪽갈래는 노신경고랑에 함께 합쳐져 노신경의 터널을 형성한다. 이 터널 안으로 노신경과 혈관이 통과한다.
- 위팔세갈래근의 많은 섬유들이 아래팔근막으로 합병되고, 그 다음 짧은노쪽손목폄근과 직접 합병한다. 위팔세갈래근의 훈련은 짧은노쪽손목폄근도 강화시킬 수 있다.

기능: 팔꿈치의 폄 : 안쪽갈래가 가장 강한 근육이다.

팔꿈치근

이것은 위팔세갈래근 가쪽갈래의 바로 먼쪽에 위치하고, 이 근육의 연장으로 간주된다.

기능: 관절주머니에 이는곳이 위치하기 때문에, 관절주머니의 긴장에 영향을 주고, 팔꿈치를 폄할 때 뒤쪽관절주머니가 관절 쪽으로 이동하는 것을 막아준다.

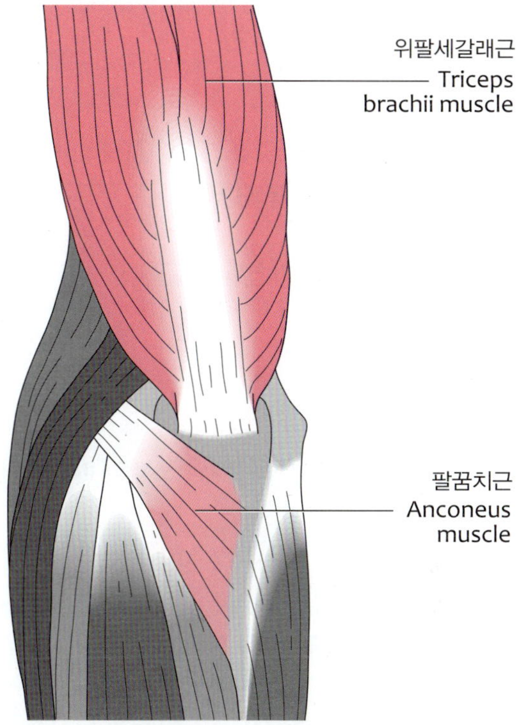

그림 5.58 팔꿈치의 폄근: 위팔세갈래근과 팔꿈치근

5.2.7 근육: 엎침근(그림 5.59)

원엎침근

위팔뼈갈래와 자뼈갈래가 엎침근 터널을 형성하고, 정중신경이 엎침근 터널을 통과한다.

기능: 엎침(특히, 팔꿈치가 굽힘되었을 때); 팔꿈치의 굽힘

네모엎침근

- 납작한 근육으로서 먼쪽 자뼈와 노뼈의 바닥쪽면을 가로방향으로 주행한다.
- 이것은 뼈사이막 바로 위쪽을 지나가는 깊은층 근육이다. 깊은층 부분은 뼈사이막 안으로 들어가고, 먼쪽노자관절의 관절주머니에 부착한다.

기능: 엎침(팔꿈치의 굽힘과 폄의 자세에 영향을 받지 않는다). 이것은 먼쪽노자관절의 관절주머니를 긴장시킨다.

협력근: 위팔노근(특히, 팔꿈치의 굽힘과 최대 뒤침에서), 긴노쪽손목폄근, 노쪽손목굽힘근.

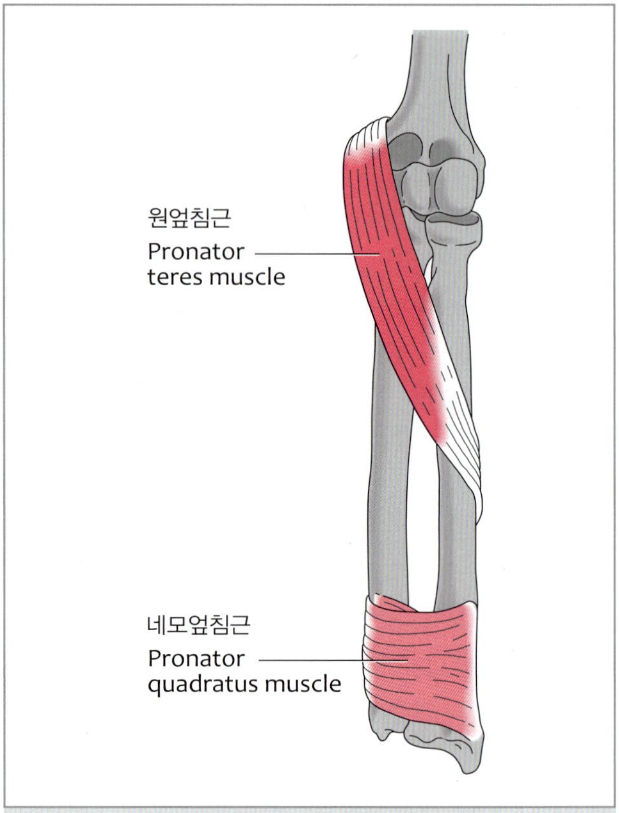

그림 5.59 팔꿈치의 엎침근: 원엎침근과 네모엎침근

5.2.8 근육: 뒤침근

뒤침근(그림 5.60)

- 이 근육은 고리인대와 관절주머니, 그리고 노쪽곁인대에 연결되어 있다.
- 이 근육은 얕은층 섬유와 깊은층 섬유로 구성된다.
- 얕은층 섬유의 위쪽 가장자리는 힘줄에 의해 강화되고, 프로세의 활(Arcade of Frohse)로 불리는 활(**뒤침근활**)을 형성한다. 여기의 노신경이 뒤침근의 두 부분 사이에 형성된 뒤침근 터널을 통과한다.

기능: 팔꿈치의 굽힘과 폄 모두에서 뒤침 작용을 한다. 이것은 뒤침을 시작하고, 그 이후의 뒤침은 위팔두갈래근의 도움을 받는다. 부가적으로 이 근육은 관절주머니와 곁인대와의 연결을 통해 가쪽 팔꿈치 영역을 고정한다.

다른 뒤침근

- 위팔두갈래근은 가장 강한 뒤침근이고, 2–4배의 힘을 발휘한다.
- 위팔노근도 관여하지만, 아래팔의 최대 엎침에서 중간 위치까지만 작용한다.
- 다음의 손가락 근육(**자뼈의 뒤쪽면에서 노뼈의 뒤쪽면 비스듬하게 주행하는**)도 뒤침에 도움을 준다 (**그림 5.61**).
  - 긴엄지폄근
  - 긴엄지벌림근
  - 집게폄근

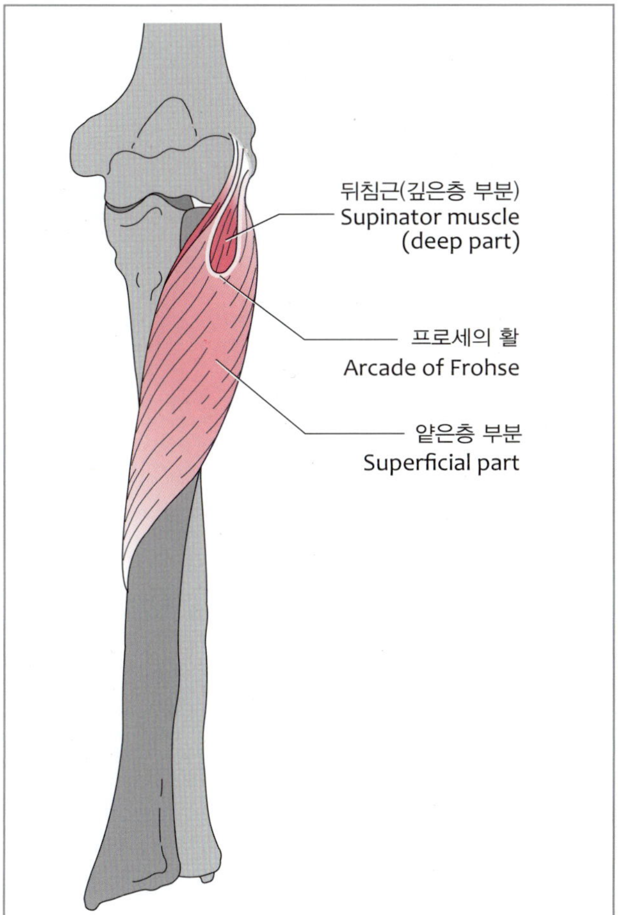

그림 5.60 뒤침근

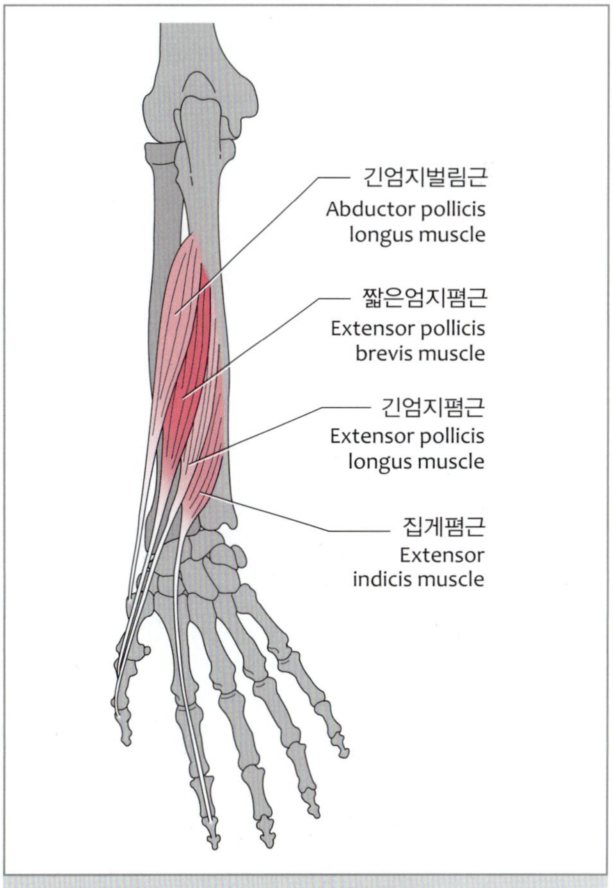

그림 5.61 뒤침 작용을 하는 손가락 근육들

5.3 팔꿈치 영역의 신경 경로

노신경(그림 5.62)

노신경은 위팔세갈래근의 안쪽갈래와 가쪽갈래 사이의 노신경고랑을 주행한다. 노신경고랑을 나온 후, 위팔의 가쪽 근육사이사이막을 관통한다. 노신경은 앞쪽 구획으로 들어가서, 위팔근과 위팔노근 사이의 틈 안에 위치하고, 가쪽위관절융기의 앞쪽을 주행한다. 위팔의 근육사이사이막과 함께, 위팔근과 위팔노근은 노신경 터널을 형성한다(**그러나 대개 팔꿉관절까지 가지 않는다**). 노신경은 다시 깊은 분지와 얕은 분지로 나누어진다.

노신경의 깊은 분지는 운동신경으로서, 노쪽손목폄근 밑을 지나 뒤침근활(**프로세의 활**)을 통과한다. 노신경은 뒤침근의 두 부분 사이인 뒤침근활을 통과한다. 노신경은 먼쪽 영역에서 뒤침근을 관통하여 아래팔의 등쪽면으로 주행하고, 여기에서부터 **뒤뼈사이막신경**이 되어 몸쪽 손목관절로 주행한다.

뒤침근 구획에 도달하기 전에, 깊은 분지는 위팔노근과 노쪽손목폄근을 지배하고, 뒤침근활 내에서 뒤침근을 지배한다. 뒤침근 터널의 먼쪽에서 손가락과 엄지의 폄근과 긴엄지벌림근을 지배하는 신경의 분지를 낸다.

노신경의 얕은 분지는 감각신경으로서 위팔노근의 앞쪽 경계 밑을 지나 노동맥의 가쪽을 주행한다. 먼쪽 아래팔 영역에서, 노신경은 폄근쪽으로 주행한 후, 등쪽손가락신경으로 갈라져 엄지, 집게손가락 및 가운데 손가락 절반의 피부를 지배한다.

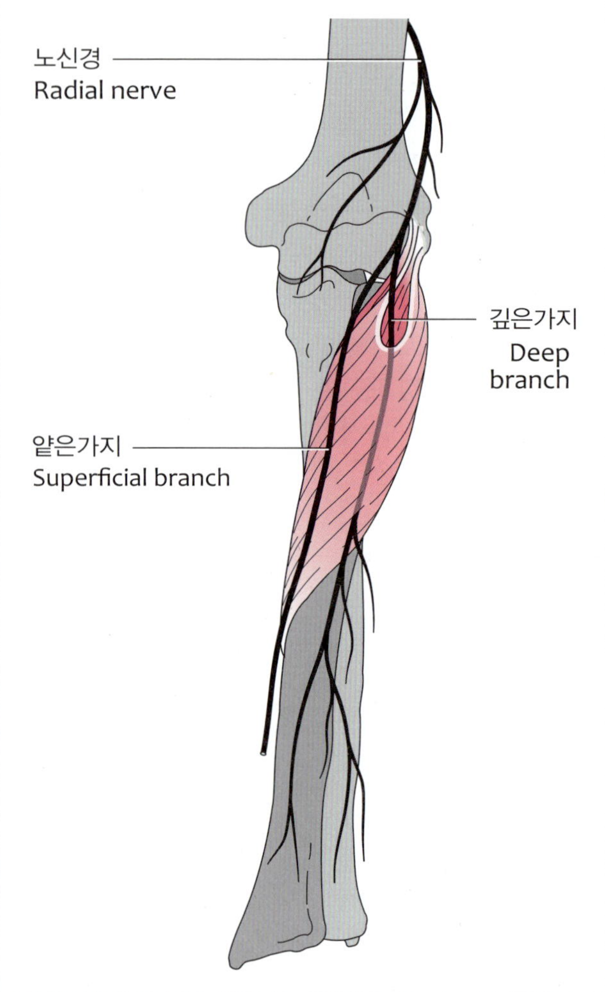

그림 5.62 뒤침근 영역에 있는 노신경의 경로

병리

노신경 병변: 노신경이 압박되는 흔한 지점은 뒤침근 터널, 즉 프로세 활 영역이다. 감각 신경분지(**노신경의 위쪽 부분에서 이미 분지되었음**)가 이 경우에 영향을 받지 않기 때문에, 이때의 노신경 손상은 손목처짐이라는 운동 증상만 일으킨다.

정중신경(그림 5.63)

정중신경은 위팔동맥의 안쪽을 주행하여 두갈래근널힘줄 밑을 지나 팔꿈치오목으로 향한다. 그 다음에는, 원엎침근의 두 갈래 사이를 통과하여, 또는 원엎침근을 관통하여 깊은손가락굽힘근과 얕은손가락굽힘근 사이를 지나 손쪽으로 향한다.

신경분지

- 두갈래근널힘줄 아래에서, 정중신경은 원엎침근, 노쪽손목굽힘근, 긴손바닥근, 얕은손가락굽힘근으로 가는 신경분지들을 낸다.
- 원엎침근의 먼쪽에서 앞쪽뼈사이막신경이 나와서 네모엎침근까지 이르고, 네모엎침근과 엄지, 2 번째와 3 번째 손가락의 굽힘근을 지배한다.

병리

원엎침근이 반복 엎침 운동으로 과긴장된다면, 정중신경이 압박될 수 있다. 동일한 신경 압박이 두갈래근널힘줄에서도 일어날 수 있다.

임상 팁

원엎침근 좁은 통로 내에서의 정중신경 손상의 유발검사를 최대 뒤침과 폄 자세에서 수행하거나 엎침근에 저항을 줌으로써 수행한다.

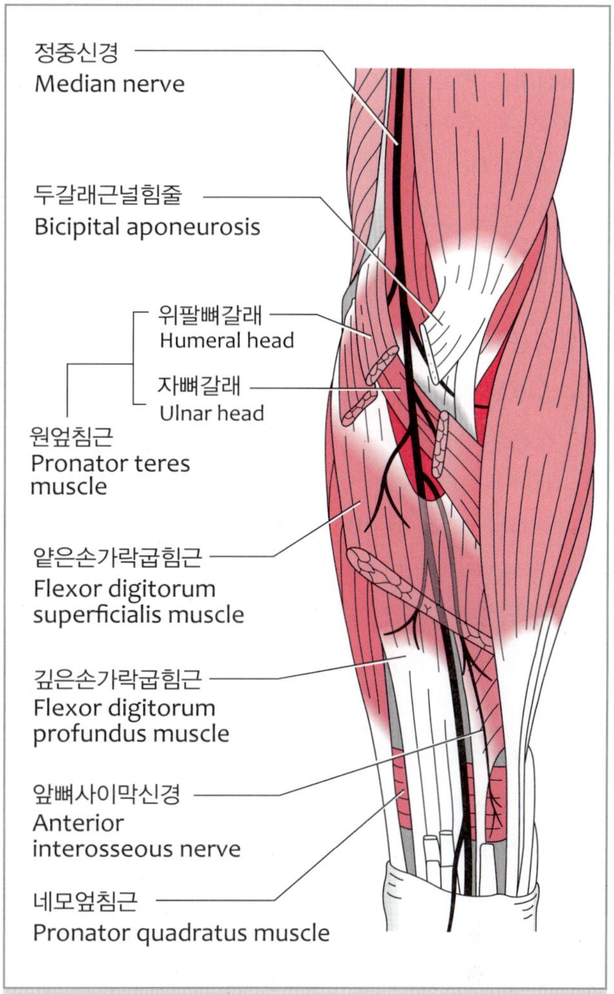

그림 5.63 팔꿈치 영역에서의 정중신경 경로

자신경(그림 5.64)

자신경은 먼쪽위팔뼈의 폄근 쪽으로 주행한 후, 고랑을 통해 더 먼쪽으로 주행한다. 자신경은 자쪽손목굽힘근의 두 갈래 사이의 아래팔 굽힘근쪽에 도달하고, 다시 자쪽손목굽힘근과 깊은손가락굽힘근의 사이를 주행하여 손목까지 도달한다.

신경분지

- 팔꿈치 바로 먼쪽 지점에서, 자쪽손목굽힘근과 깊은손가락굽힘근의 자쪽 부분으로 가는 분지를 낸다.
- 아래팔의 1/3 지점에서, 2개의 말단 분지 (등쪽분지와 바닥쪽분지)를 낸다. 등쪽분지는 폄근 쪽으로 가고, 바닥쪽분지는 새끼두덩의 굽힘근 쪽으로 간다.

병리

자신경 손상은 외상으로 인한 고랑 내의 압박으로 일어날 수 있고, 또 장시간 동안 팔꿈치를 받친 자세에서도 일어날 수 있다.

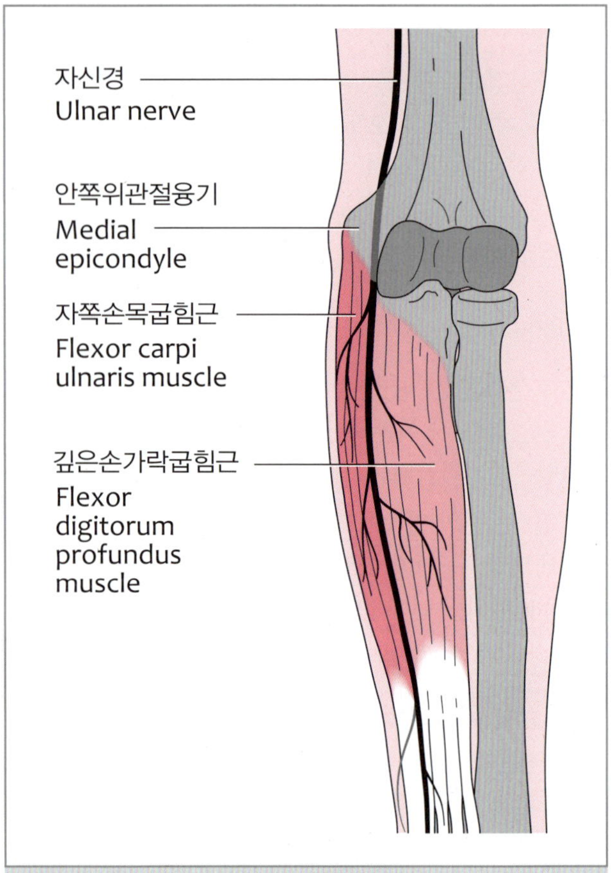

그림 5.64 팔꿈치 영역에서의 자신경 경로

6장

손과 손목

Hand and Wrist

6. 손과 손목 / Hand and Wrist

6.1 손과 손목의 구조물 촉진

6.1.1 손과 손목의 노쪽면

노뼈붓돌기(그림 6.1)

먼쪽 노뼈의 가쪽 끝에 있는 둥근 돌기처럼 촉진된다.

노동맥

노뼈붓돌기의 몸쪽(**약간 몸쪽**)에서 노동맥을 촉진한다.

노쪽곁인대(그림 6.1)

이것은 노뼈붓돌기에서 손배뼈에 이어진 인대로서, 자쪽벌림했을 때 쉽게 촉진된다.

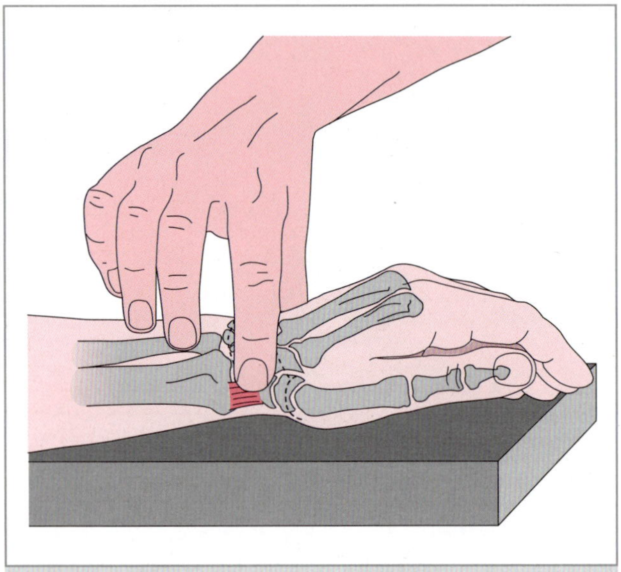

그림 6.1 노쪽곁인대와 노뼈붓돌기의 촉진

손배뼈(그림 6.2)

이 뼈는 노뼈붓돌기 바로 먼쪽에 위치한다. 자쪽벌림할 때, 손배뼈가 위쪽으로 올라오는 느낌이 촉진 손가락 밑에서 느껴진다.

손배뼈결절은 손바닥의 먼쪽손목주름에서 돌기처럼 느껴지며, 이 부위 위쪽으로 노쪽손목굽힘근힘줄이 지나간다.

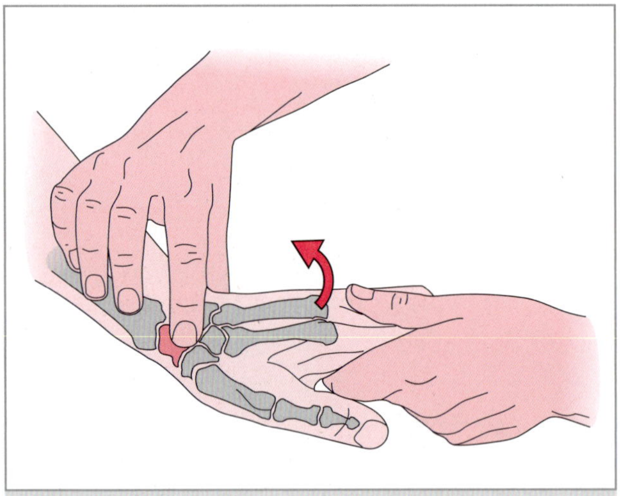

그림 6.2 손배뼈의 촉진

큰마름뼈(그림 6.3)

큰마름뼈는 손배뼈의 먼쪽에 위치한다. 1번 손허리뼈바닥(**바닥쪽**)의 바로 몸쪽에 있는 **큰마름뼈결절**을 찾음으로써 큰마름뼈를 촉진한다.

1번 손허리뼈바닥

이것은 1번 손허리뼈의 둥근 몸쪽 부위로, 노쪽과 바닥쪽 모두에서 촉진될 수 있다. 엄지의 수동 휘돌림이 촉진에 도움이 된다.

해부학적 코담배갑(그림 6.3)

이것은 엄지를 최대로 펼 때 나타나는 함몰 부위이다. 이런 함몰의 깊은 곳에 손배뼈와 큰마름뼈가 위치한다. 이것의 경계는 다음과 같다:

몸쪽 경계: 노뼈붓돌기;
먼쪽 경계: 1번 손허리뼈바닥;
노쪽 경계: 긴엄지벌림근과 짧은엄지폄근의 힘줄;
등쪽 경계: 긴엄지폄근의 힘줄이다.

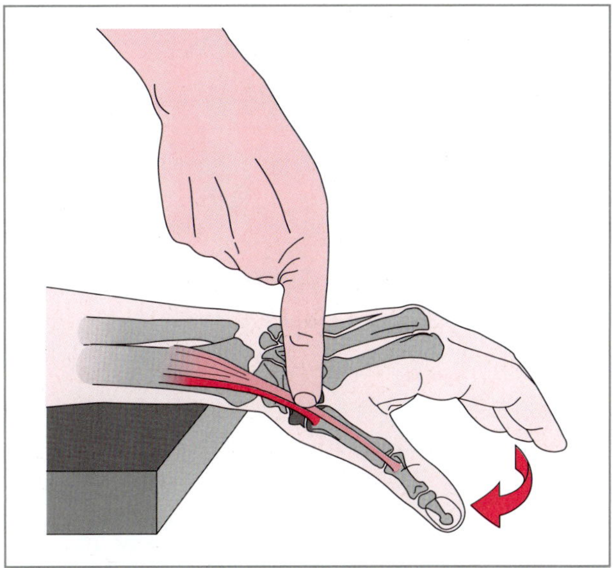

그림 6.3 해부학적 코담배갑 안에 있는 큰마름뼈의 촉진

6.1.2 손과 손목의 등쪽면

알머리뼈(그림 6.4)

이것은 3번 손허리뼈바닥의 몸쪽에 위치하고, 등쪽굽힘 시 쉽게 촉진된다.

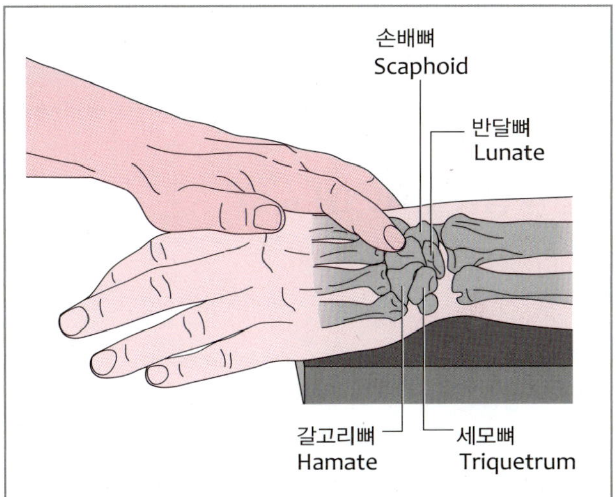

그림 6.4 손목뼈의 촉진: 알머리뼈

작은마름뼈

이 뼈는 2번 손허리뼈바닥의 몸쪽에 위치하고, 알머리뼈와 같은 레벨에 위치하지만, 알머리뼈보다는 노쪽에 위치한다.

반달뼈

이것은 알머리뼈보다 몸쪽과 자쪽에 위치한다. 반달뼈는 짧은노쪽손목폄근 힘줄 밑에 위치하는 손배뼈와 관절을 이룬다.

세모뼈

이것은 자뼈붓돌기의 먼쪽에서 촉진되는 첫 번째 뼈 구조물이다. 이것은 노쪽벌림할 때 자쪽으로 이동한다.

손바닥쪽에서 볼 때 콩알뼈가 세모뼈 위에 놓여 있다.

갈고리뼈

이것은 4번 손허리뼈바닥과 5번 손허리뼈바닥의 몸쪽에 위치한다.

병리

신경절(ganglion)로 불리는 딱딱하게 튀어나온 구조물이 종종 손목 부위에서 촉진된다. 신경절은 뼈막, 관절주머니, 힘줄집 등으로부터 생길 수 있다.

신경절이 존재한다는 말은 이들 구조물 중 어느 하나에서 기능장애가 있음을 의미하고, 이들 구조물의 기능장애가 해소될 때만 신경절이 사라질 것이다. 이것은 신경절이 사라졌다가 재발하는 이유 이다.

등쪽 힘줄 구획

1 번째 힘줄 구획(그림 6.5)

- 긴엄지벌림근
- 짧은엄지폄근

이들 근육은 노쪽에 있는 해부학적 코담배갑의 가쪽 경계를 형성한다. 그들은 거의 붙어 있다. 엄지를 폄과 벌림으로 교대하여 긴장을 줌으로써 이들 힘줄의 주행을 이해한다. 짧은엄지폄근의 힘줄은 등쪽으로 주행하여 몸쪽마디뼈바닥에 부착하고, 긴엄지벌림근의 힘줄은 손바닥쪽에 위치하고, 1번 손허리뼈바닥에 부착한다.

병리

Quervain의 힘줄윤활막염이 의심될 때, 이들 힘줄에 직접 압박을 가하는 유발검사와 저항과 신장을 가하는 검사를 실시할 수 있다.

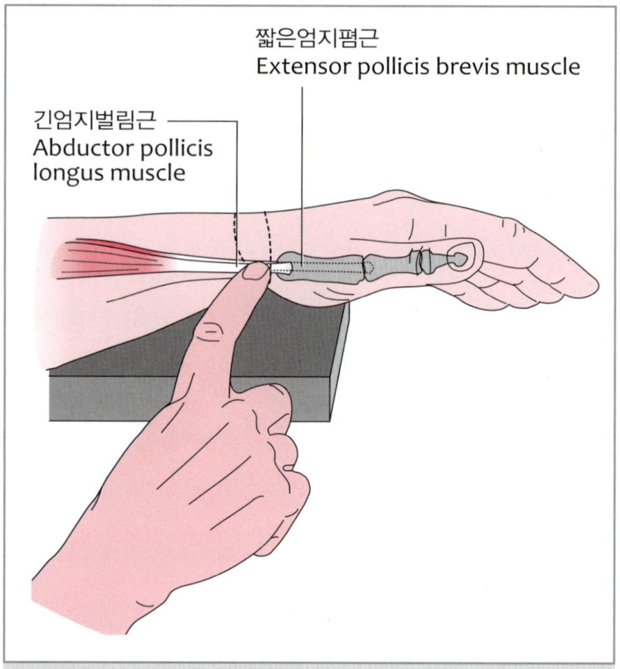

그림 6.5 1 번째 힘줄 구획의 촉진

2 번째 힘줄 구획(그림 6.6)

- 긴노쪽손목폄근
- 짧은노쪽손목폄근

이들 힘줄은 2번 손허리뼈바닥과 3번 손허리뼈바닥의 몸쪽에서 두꺼운 둥근 다발처럼 촉진될 수 있다. 짧은노쪽손목폄근은 3번 손허리뼈바닥에 부착된다. 이 힘줄은 공을 잡듯이 느슨하게 주먹을 쥐고 등쪽굽힘했을 때 쉽게 촉진될 수 있다.

긴노쪽손목폄근은 2번 손허리뼈바닥에 부착된다. 이 힘줄은 손목을 등쪽굽힘하고 노쪽벌림했을 때 촉진될 수 있다. 이들 힘줄은 V 자 모양으로 되어 있으며, 손배뼈 윗면에서 촉진될 수 있다.

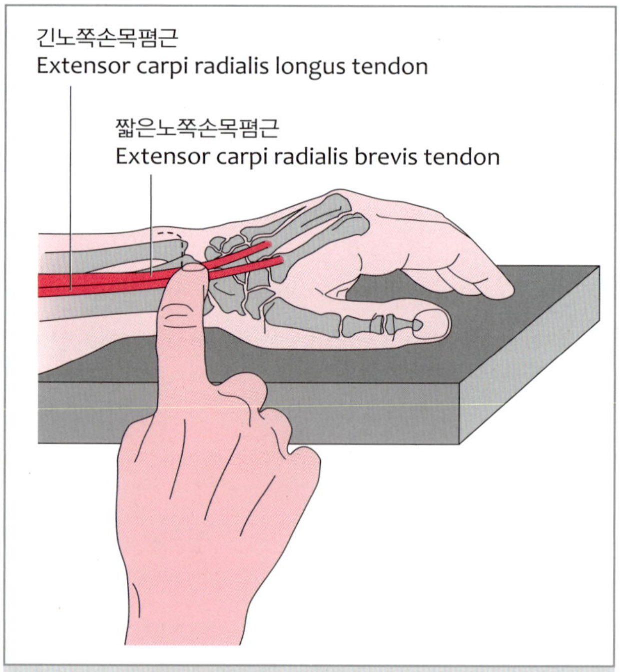

그림 6.6 2 번째 힘줄 구획의 촉진

3 번째 힘줄 구획(그림 6.7)

- 긴엄지폄근

이 힘줄은 Lister 결절(**노뼈의 등쪽결절**)에 의해 주행 방향이 바뀌게 된다. Lister 결절은 노뼈의 자쪽 1/3 지점에서 돌출되어 있고, 3번 손허리뼈와 일직선상에 위치한다. 긴엄지폄근의 힘줄은 Lister 결절에서 노쪽으로 방향을 튼 후 사선으로 주행하여 엄지의 먼쪽마디뼈바닥에 부착한다. 이 힘줄은 해부학적 코담배갑의 안쪽 경계를 형성하고, 엄지를 폄했을 때 뚜렷하게 촉진될 수 있다.

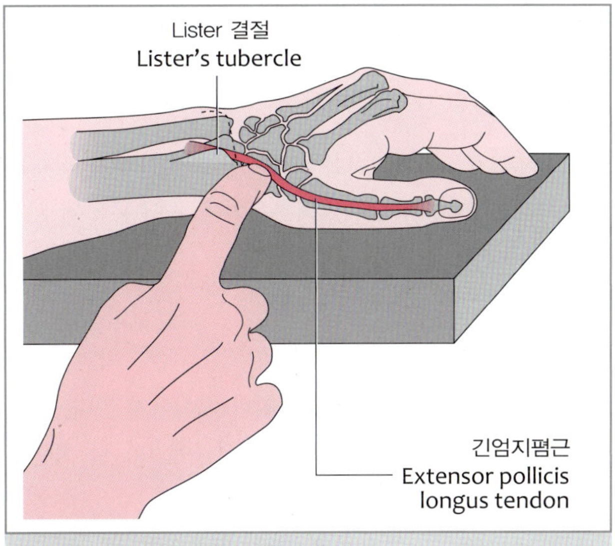

그림 6.7 3 번째 힘줄 구획의 촉진

4 번째 힘줄 구획(그림 6.8)

- 손가락폄근
- 집게폄근

손가락폄근의 힘줄은 손목의 정중앙 부위를 주행하고, 손목뼈의 몸쪽 열에서 4개의 힘줄로 나누어져 먼쪽마디뼈바닥까지 이어진다. 이들 힘줄은 손가락을 굽힘과 폄을 반복했을 때 뚜렷하게 나타난다.

집게폄근의 힘줄은 손가락폄근 힘줄의 자쪽을 따라 주행한다.

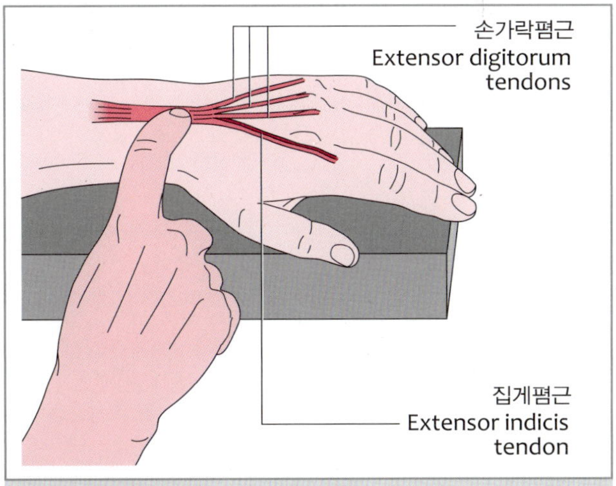

그림 6.8 4 번째 힘줄 구획의 촉진

5 번째 힘줄 구획(그림 6.9)

- 새끼폄근

이 근육은 손가락폄근 힘줄의 자쪽을 따라 주행한다. 이 힘줄은 먼쪽노자관절 위를 지나가고, 4번 손허리뼈에서 연장되는 선을 따라 주행한다. 이것을 잘 촉진하기 위해, 손을 편 상태에서 새끼손가락을 폄시킨다.

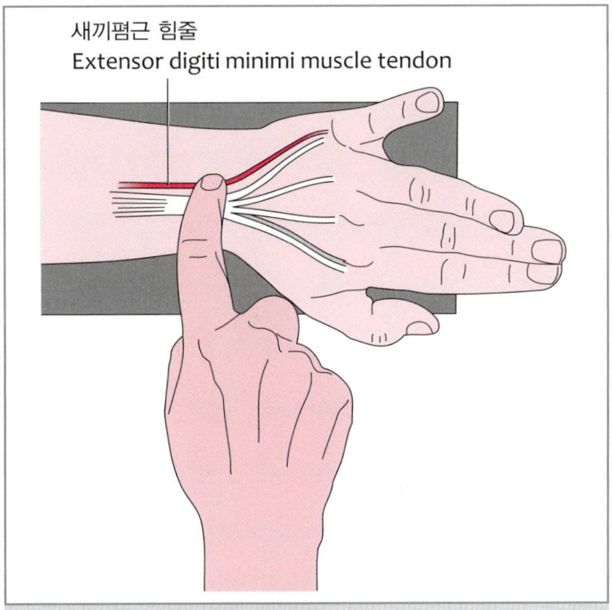

그림 6.9 5 번째 힘줄 구획의 촉진

6 번째 힘줄 구획(그림 6.10)

- 자쪽손목폄근

이 힘줄은 자뼈머리와 자뼈붓돌기에서 5번 손허리뼈바닥으로 이어진다. 등쪽굽힘과 자쪽벌림으로 수축하면, 이 근육의 힘줄을 잘 촉진할 수 있다.

6.1.3 손과 손목의 자쪽면

자뼈붓돌기(그림 6.11)

자뼈붓돌기는 자뼈머리의 먼쪽에서 촉진될 수 있는 돌출 부위이다. 자뼈붓돌기는 노뼈붓돌기보다 더 몸쪽에 위치한다.

자쪽곁인대(그림 6.11)

이것은 자뼈붓돌기에서 세모뼈까지 이어져 있다. 노쪽 벌림했을 때 이 인대가 긴장되기 때문에, 더 잘 촉진될 수 있다.

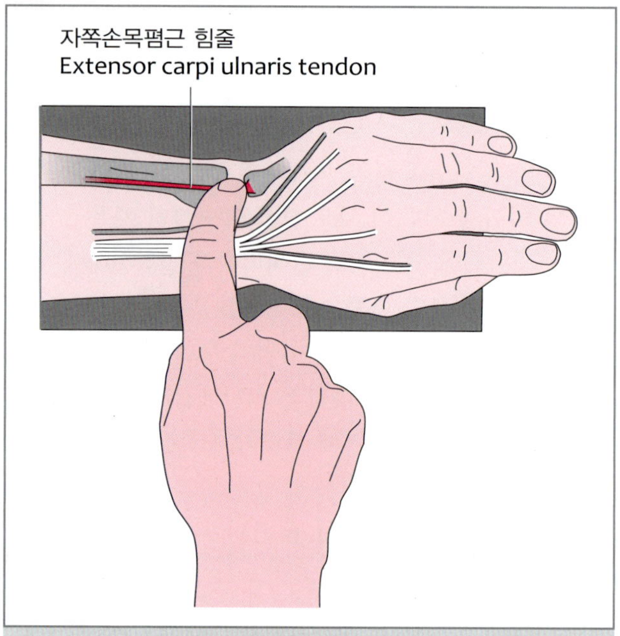

그림 6.10 6 번째 힘줄 구획의 촉진

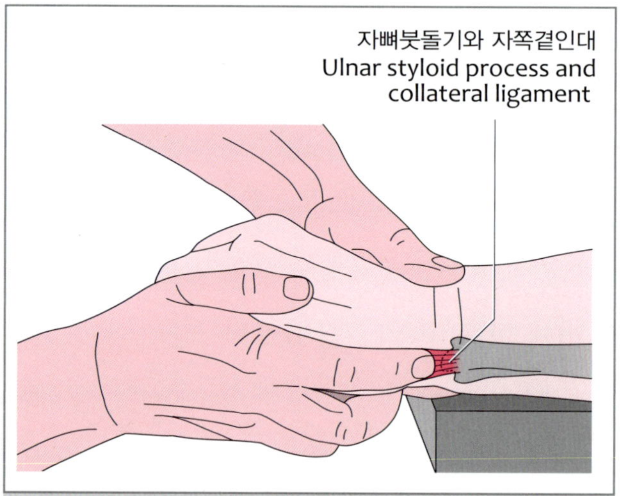

그림 6.11 자쪽곁인대의 촉진

6.1.4 손바닥쪽면

콩알뼈(그림 6.12)

콩알뼈는 먼쪽 손목주름의 자쪽끝에서 튀어나온 돌출 부위처럼 촉진될 수 있다. 이완된 바닥쪽굽힘 자세를 취할 때, 세모뼈 위에서 노쪽에서 자쪽으로 움직일 수 있다.

바닥쪽굽힘과 새끼손가락 벌림으로 수축하면, 자쪽손목굽힘근과 새끼벌림근이 콩알뼈를 제자리에 고정시킨다.

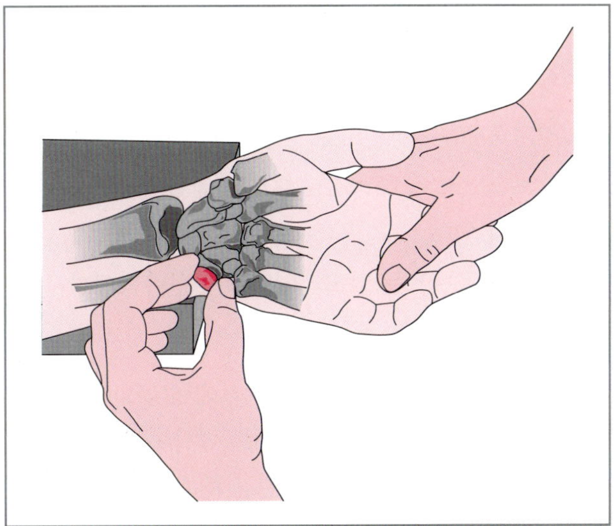

그림 6.12 콩알뼈의 촉진

자동맥

자동맥이 콩알뼈의 바로 몸쪽에서 촉진될 수 있다.

갈고리뼈혹(그림 6.13)

갈고리뼈 또는 갈고리뼈의 바닥쪽에 위치하는 돌출 부위이다. 엄지의 마디뼈사이관절 위에 배치하고, 엄지의 끝을 손바닥의 사선 방향을 향하게 했을 때, 엄지의 끝이 갈고리뼈혹 위에 놓일 수 있다. 새끼두덩 근육을 강하게 압박하여 갈고리뼈혹을 촉진할 수 있다.

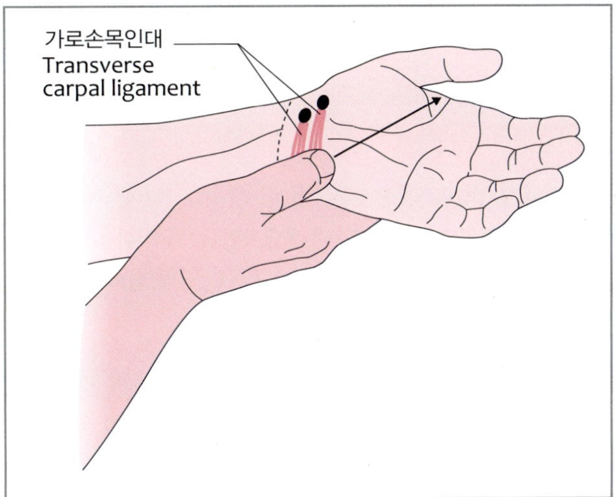

그림 6.13 갈고리뼈혹의 촉진

Guyon 굴(자뼈굴)(그림 6.14)

이것은 콩알뼈와 갈고리뼈혹 사이에 위치한다. 콩알갈고리인대는 Guyon 굴을 지나가고, 압박으로부터 자신경을 보호한다.

> **병리**
>
> Guyon 굴의 압박은 새끼손가락의 따끔거림과 같은 전형적인 신경 통증을 유발할 수 있다. 건강한 신경은 약간 불편한 감각을 일으키는 반면, 신경자극이 있으면, 통증 반응이 더욱 뚜렷해진다.

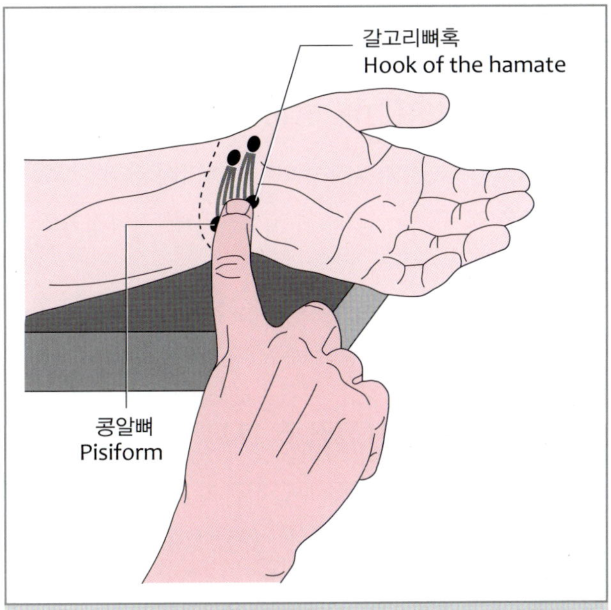

그림 6.14 Guyon 굴의 촉진

가로손목인대(굽힘근 지지띠)(그림 6.15)

이것은 인대성 구조물로서, 손목뼈를 횡단한다.

이것은 2개의 섬유밴드로 구성된다:

- 몸쪽 섬유밴드는 콩알뼈에서 손배뼈결절까지 이어져 있다.
- 먼쪽 섬유밴드는 갈고리뼈혹에서 큰마름뼈까지 이어져 있다.

손목 주름은 가로손목인대가 피부에 고정되어 발생하는 것이다. 손목주름은 인대가 몸쪽에서 시작하는 지점이다. 엄지의 폭만큼 먼쪽에 이런 가로 연결의 먼쪽 경계가 있다.

위에서 설명된 뼈구조물 사이에 손가락을 배치하고, 그 손가락을 섬유의 방향과 세로나 가로 방향으로 움직인다.

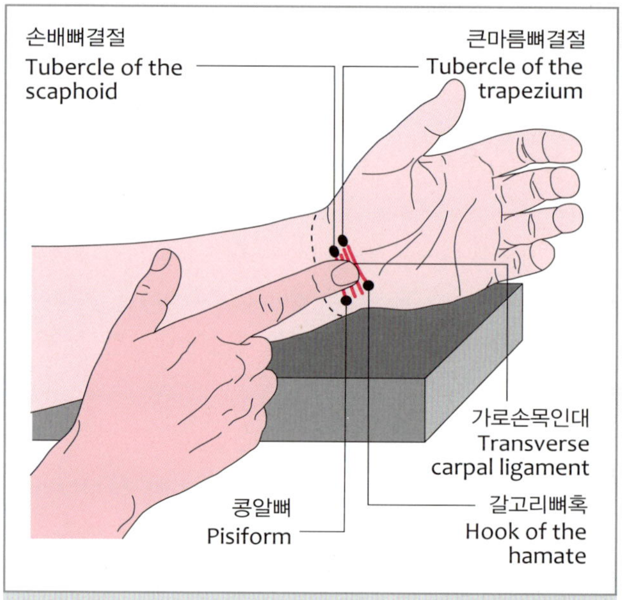

그림 6.15 굽힘근 지지띠의 촉진

임상 팁

굽힘근지지띠는 손목굴을 경계 짓는다. 강한 압력을 굽힘근지지띠에 가하면, 손목굴 안을 통과하는 정중신경과 근육의 힘줄이 압박될 수 있다. 이런 검사는 매우 고통스런 손목굴 증후군을 유발할 것이다.

바닥쪽 힘줄

긴엄지굽힘근(그림 6.16)

이 힘줄은 엄지를 굽힘했을 때 위팔노근과 노쪽손목굽힘근 사이의 노동맥 근처에서 촉진될 수 있다.

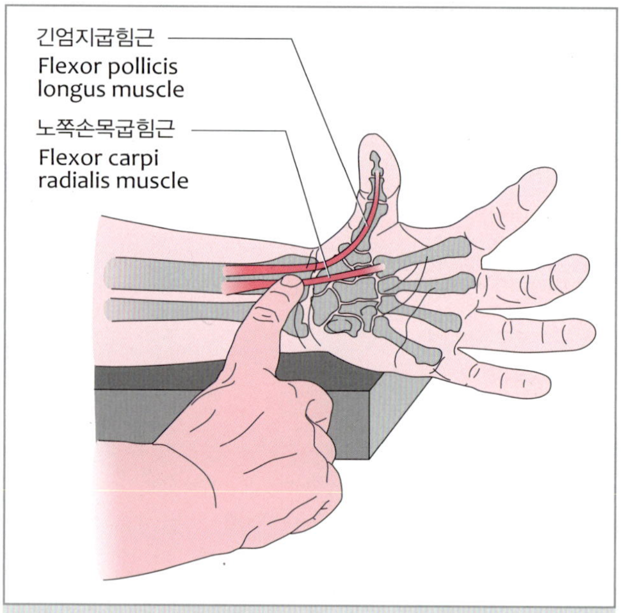

그림 6.16 긴엄지굽힘근과 노쪽손목굽힘근의 촉진

노쪽손목굽힘근(그림 6.16)

이것은 손배뼈를 가로질러 2번 손허리뼈바닥에 부착한다. 힘줄은 엄지두덩 쪽으로 주행하는 둥근 가닥처럼 느껴질 것이다.

손가락을 펴하고, 손목을 바닥쪽굽힘과 노쪽벌림한 자세를 취하면 이 힘줄을 촉진할 수 있다.

얕은손가락굽힘근(그림 6.17)

이 근육의 힘줄은 노쪽손목굽힘근의 자쪽을 주행한다. 이 힘줄을 쉽게 찾는 방법으로서, 손등을 테이블 위에 올려놓고, 손가락을 굽힘하는 것이다.

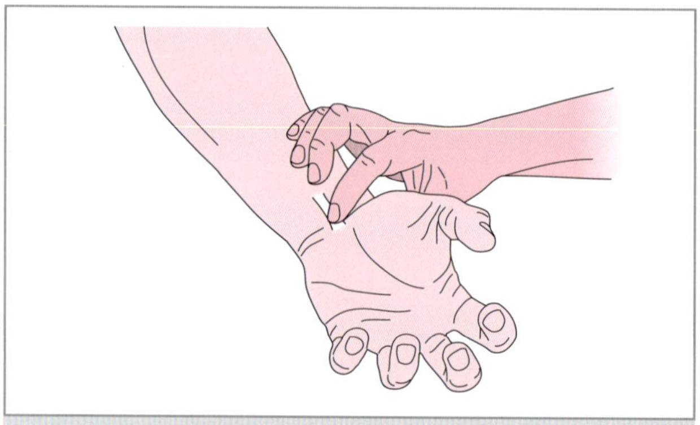

그림 6.17 얕은손가락굽힘근의 촉진

깊은손가락굽힘근

깊은손가락굽힘근의 힘줄은 얕은손가락굽힘근의 힘줄 밑에 놓여 있지만, 이들을 구분하기는 매우 어렵다. 깊은손가락굽힘근이 먼쪽마디뼈사이관절을 굽힘하고, 얕은손가락굽힘근이 몸쪽마비뼈사이관절을 굽힘하기 때문에, 먼쪽마디뼈사이관절을 굽힘함으로써 이들 근육을 구분할 수 있다.

긴손바닥근(그림 6.18)

긴손바닥근은 가장 얕은층의 힘줄로서, 손목관절의 중간에서 주행한다. 이 힘줄은 엄지와 새끼손가락을 서로 맞섬한 상태에서 손목을 굽힘했을 때 잘 촉진될 수 있다.

정중신경

정중신경은 둥근 가닥처럼 느껴질 수 있으며, 긴손바닥근 힘줄의 바로 밑과 약간 노쪽에서 주행한다.

자쪽손목굽힘근(그림 6.19)

힘줄은 콩알뼈의 자쪽에서 착지하며, 두껍고 둥근 가닥처럼 느껴진다. 그리고 여기에서 나온 가지가 갈고리뼈 쪽와 5번 손허리뼈 쪽으로 뻗는다. 손가락을 폄한 상태에서 손목을 굽힘과 자쪽벌림을 하면, 이 힘줄을 쉽게 촉진할 수 있다.

손바닥널힘줄(그림 6.20)

손바닥널힘줄은 긴손바닥근의 연장이다. 피부밑조직의 밀도 때문에, 이들의 경계를 찾기 쉽지 않다.

병리

Dupuytren 구축의 경우, 손바닥널힘줄이 수축된다. 특히 반지손가락 부위에서 구축이 뚜렷하고, 반지손가락을 굽힘 시킨다.

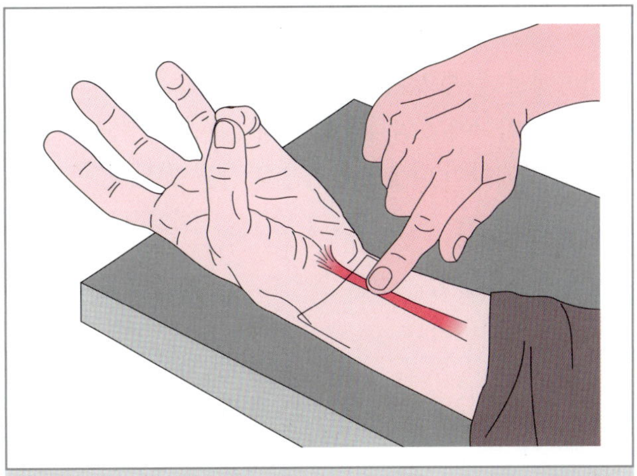

그림 6.18 긴손바닥근의 촉진

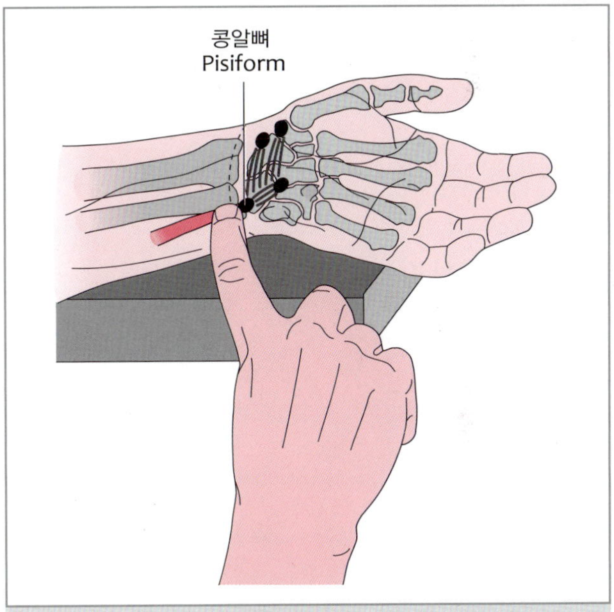

그림 6.19 자쪽손목굽힘근의 촉진

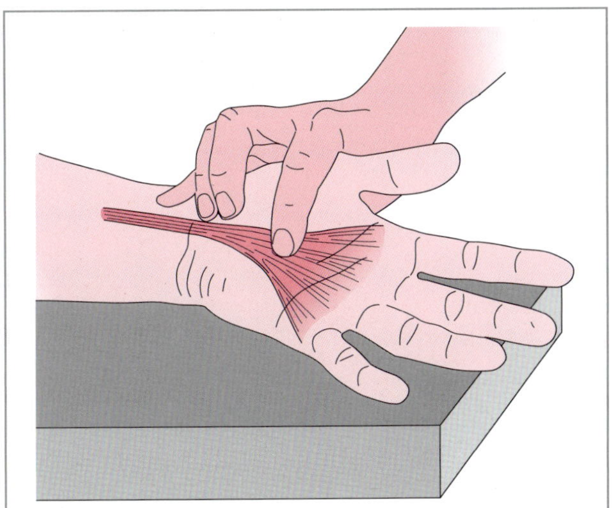

그림 6.20 손바닥널힘줄의 촉진

엄지두덩 근육(그림 6.21)

먼쪽에서 몸쪽으로, 몸쪽가로손바닥주름 영역으로부터, 집게손가락에서 엄지의 노쪽 경계 쪽으로, 적절한 근육에 긴장을 가하여 다음의 근육을 촉진할 수 있다.

- 엄지모음근
- 짧은엄지굽힘근
- 짧은엄지벌림근
- 엄지맞섬근

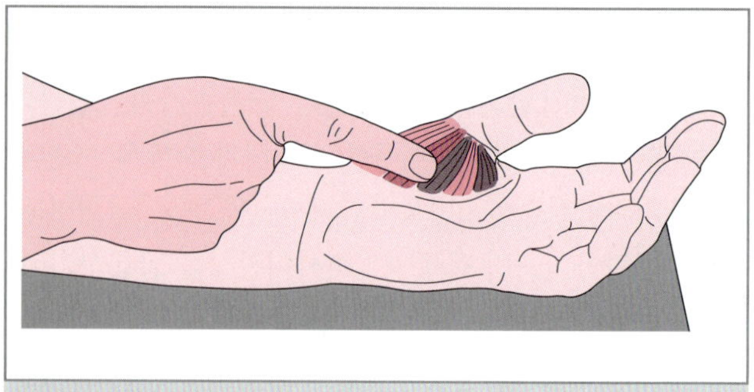

그림 6.21 엄지두덩근육의 촉진

새끼두덩근육(그림 6.22)

새끼손가락을 벌림하면, 새끼두덩에서 가장 먼 자쪽의 근육으로서 새끼벌림근을 촉진할 수 있다. 손바닥쪽으로 움직이면, 다음 근육들을 촉진할 수 있다.

- 짧은새끼굽힘근
- 새끼맞섬근

적절한 근육의 긴장은 촉진에 도움을 준다.

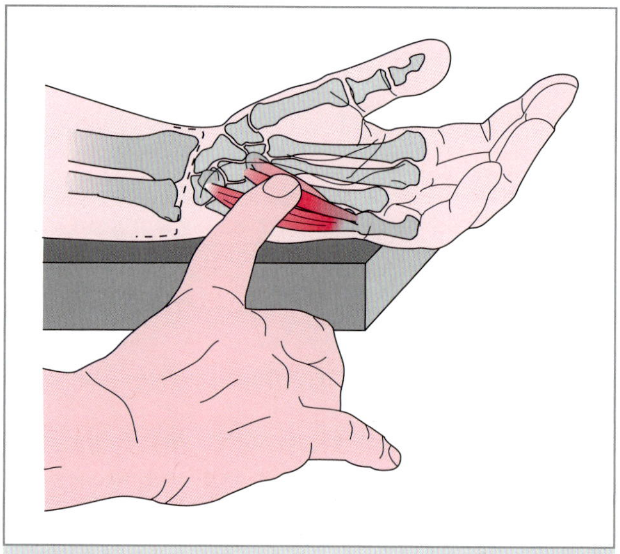

그림 6.22 새끼두덩근육의 촉진

6.1.5 마디뼈

손허리손가락관절(그림 6.23)

수동으로 손가락을 굽힐할 때, 손가락폄근힘줄의 양쪽 측면에서 각 손가락의 손허리손가락관절의 공간을 촉진할 수 있다.

마디뼈사이관절(그림 6.24)

손가락을 수동으로 굽힘과 폄할 때, 몸쪽마디뼈사이관절(PIP)과 먼쪽마디뼈사이관절(DIP)의 등쪽면이 손가락폄근힘줄 바로 옆에서 촉진될 수 있다.

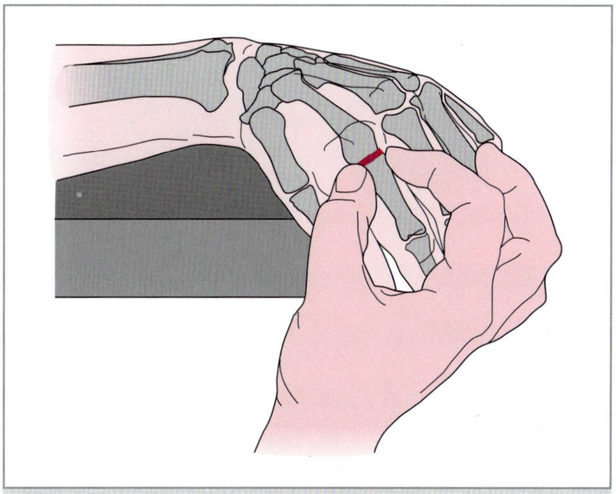

그림 6.23 2번째 손허리손가락관절의 촉진

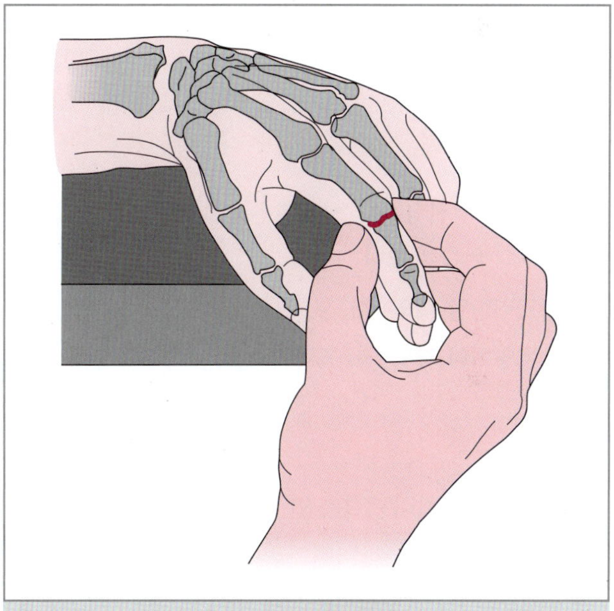

그림 6.24 2번째 몸쪽마디뼈사이관절

6.2 손과 손목의 기능해부학

6.2.1 손과 손목의 X선

손목의 뒤앞면(등쪽-바닥쪽 면) (그림 6.25)

중립위(0°)에서:

- 자뼈에 대한 노뼈의 경사각은 20°가 정상이다.
- 몸쪽 손목관절(노손목관절)과 먼쪽 손목관절(중간손목관절)의 일부는 서로 나란하게 주행하는 원호를 그린다.
- 서로에 대한 손목뼈의 위치를 체크하고, 노뼈와 자뼈에 대한 손목뼈의 위치를 체크하고, 또 손허리뼈바닥과 손목뼈의 위치를 체크한다.

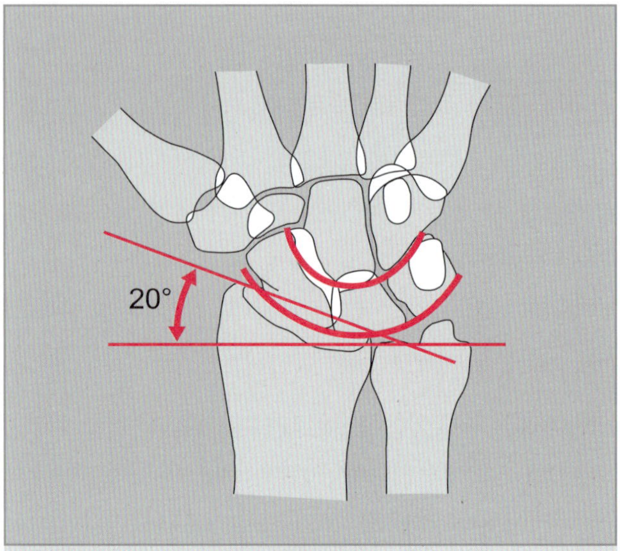

그림 6.25 손목의 X 선: 뒤앞면

손목의 가쪽면(노쪽-자쪽면)(그림 6.26)

- 반달뼈의 전형적인 형태
- 노뼈의 바닥쪽 경사: 10°
- 알머리반달 각도: 10–20°
- 손배알머리 각도: 40–50°

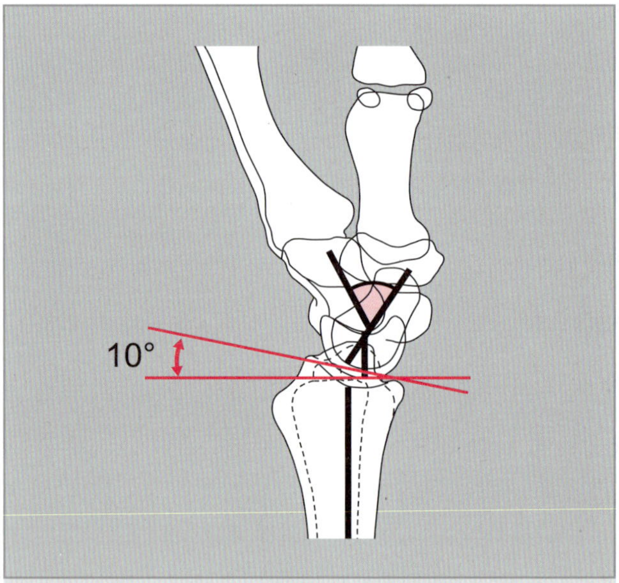

그림 6.26 손목의 X 선: 가쪽면

엄지의 뒤앞면(그림 6.27)

- 1번 손목손허리관절은 안장관절이다.
- 종자뼈가 1번 손허리뼈머리에 있음.
- 손허리손가락(MCP)관절과 마디뼈사이관절의 공간 폭: 2 ㎜

손가락의 뒤앞면(그림 6.27)

- 관절면의 형태: 약간 물결형
- 관절공간의 정상 폭:
  - MCP: 약 2 mm
  - PIP: 1.5 mm
  - DIP: 1 mm

인대 손상이 있는 경우, 큰 불안정이 나타난다.

병리

손목뼈 영역의 골절은 종종 2–3주 후에 발달하는 미세한 골화 라인이나 형태를 통해 발견될 수 있다.

다관절염의 지표: 관절 윤곽의 침식, 좁은 관절공간, 연골밑 해면뼈의 비후, 작은 연골밑낭종, 그리고 관절주머니의 골화 등.

힘줄과 인대가 혹이나 핀처럼 생긴 힘줄이나 인대 부착점의 골화로 나타나거나, 또는 부착점으로부터 몇 mm 떨어진 곳의 칼슘 침착으로 나타난다.

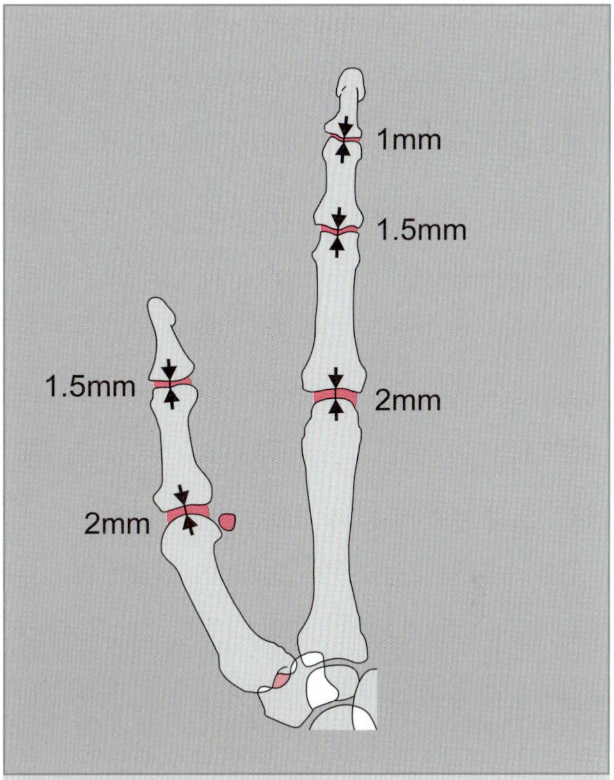

그림 6.27 손가락과 엄지의 X 선 (중립위): 뒤앞쪽면

6.2.2 손목관절(그림 6.28)

손목관절은 몸쪽의 **노손목관절**과 먼쪽의 **중간손목관절**로 구성된다.

관절라인은 매우 다양하다. 노손목관절의 라인은 부드러운 원호를 그리는 반면, 중간손목관절의 라인은 많은 만곡을 가진다.

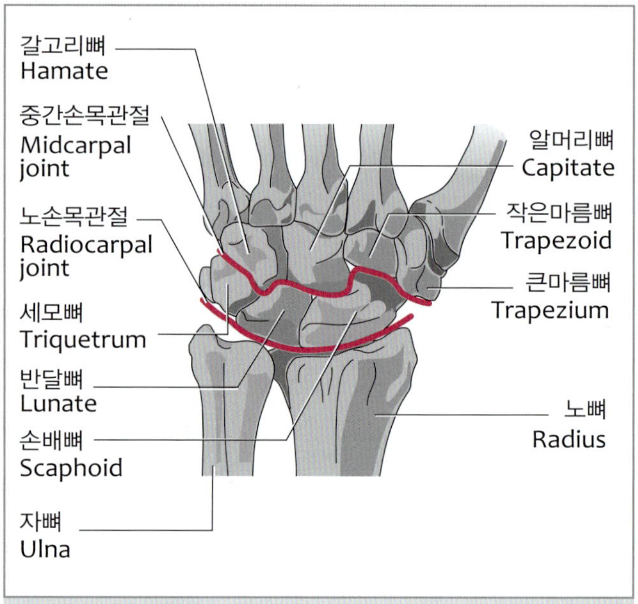

그림 6.28 손목관절

노손목관절

관절면

몸쪽 열 손목뼈(그림 6.29)

먼쪽 관절면을 이루는 뼈들은 손배뼈, 반달뼈 및 세모뼈들로 구성되어 있다.

노뼈

노뼈의 먼쪽끝단은 오목하다: 손배뼈와 이루는 관절면은 세모 형태이고, 반달뼈와 이루는 관절면은 타원형이다. 이런 2개의 관절면은 작은 돌출 부위에 의해 나누어진다.

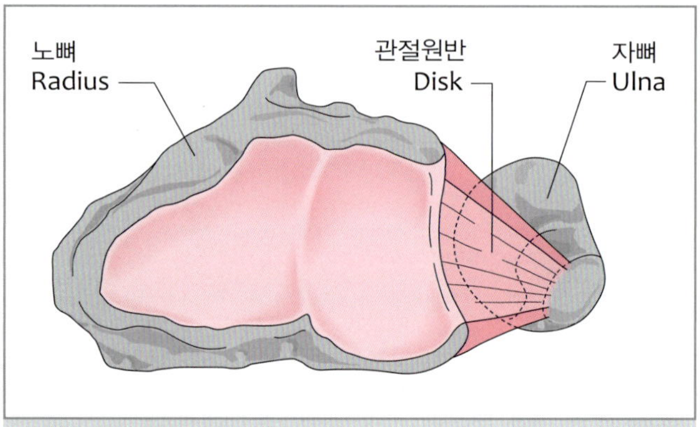

그림 6.29 손목관절의 몸쪽 관절면

노뼈 관절면 각도(그림 6.30a)

이 각도는 노뼈의 세로축으로부터 90°이고, 노뼈의 자쪽 가장자리로 뻗는 바닥 라인에 의해 결정된다.

2번째 라인은 노뼈붓돌기의 끝과 자쪽가장자리를 연결하는 선이다. 이런 접선은 사선을 주행하여 약 20°의 각도를 형성한다.

노뼈의 시상 관절 각도(그림 6.30b)

이 각도는 **노뼈 경사각**으로 불리며, 측면에서 관찰된다. 각도를 이루는 2개의 라인 중, 하나는 노뼈 세로축과 수직을 이루는 라인이고, 다른 하나는 노뼈의 등쪽 가장자리와 바닥쪽 가장자리를 통과하는 접선이다.

노쪽에서 봤을 때, 등쪽 노쪽 가장자리가 바닥쪽보다 더 먼쪽에 위치하기 때문에, 관절의 소켓이 약 10° 경사져 있는 것이다.

임상 팁

사선 방향이기 때문에, 손목뼈의 등쪽면은 바닥쪽보다 더 먼쪽에서 촉진된다.

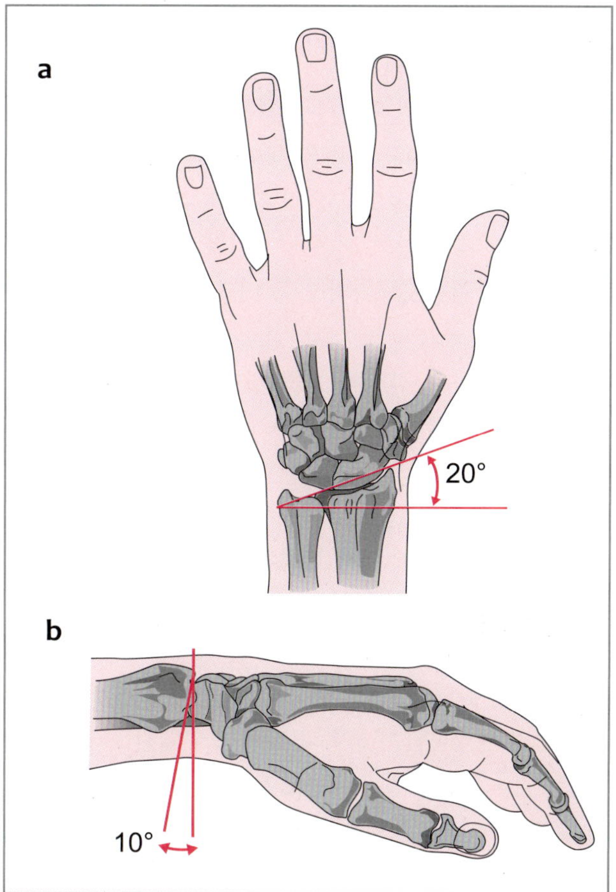

그림 6.30 노뼈의 경사각. (a) 노뼈 관절면 각도. (b) 노뼈의 시상 관절 각도

관절원반(그림 6.31)

관절원반은 자뼈의 먼쪽에 위치하고, 반달뼈와 세모뼈를 위해 오목한 관절면을 형성한다.

먼쪽에서 보면, 관절원반은 세모 형태이다. 관절원반은 중심 부위가 얇고, 주변 부위로 갈수록 두꺼워진다. 원반의 바닥은 자뼈패임의 먼쪽에 위치한 노뼈에 부착된다. 원반의 끝은 자뼈붓돌기의 안쪽 면과 자쪽곁인대에 부착된다.

원반의 바닥쪽 경계와 등쪽 경계는 관절주머니와 인대(세모뼈와 반달뼈를 연결하는)에 합병된다. 노쪽에서는 노자인대의 바닥쪽 밴드와 등쪽 밴드가 원반 안으로 들어간다. 자쪽의 관절원반은 **세모인대**로 불리는 결합조직의 일부 섬유 밴드에 의해 보강된다. 일부 섬유들이 자쪽 손목폄근의 힘줄집과 연결된다.

적절한 장력의 힘과 압박의 하중을 이겨낼 수 있을 만큼, 관절원반은 유리연골과 섬유연골로 구성된다.

원반의 영양공급은 등쪽과 바닥쪽의 혈관고리에 의해 공급된다. 그러나 혈관 분지들은 가층까지만 통과한다; 나머지 원반 영역은 무혈관성이다.

엎침과 뒤침을 할 때, 노뼈가 원반과 함께 움직이고, 자뼈에 대항해 활주를 한다.

▷ **5장. 팔꿈치를 참고하기 바란다.**

병리

노인에게 흔한 원반의 천공은 반달뼈와 자뼈머리 사이의 불일치를 일으킨다. 그래서 관절연골의 하중이 비생리적으로 변해 결손이 일어나게 된다.

류마티스성 관절염의 경우에는, 매우 이른 시기에 관절원반이 파괴될 수 있다. 먼쪽노자관절의 윤활막 비후와 4 번째 힘줄 구획의 교통힘줄과 함께, 관절원반의 파괴가 자뼈머리 증후군을 일으킨다.

이것의 특징은 점진적으로 자뼈머리가 파괴되는 것이다. 이것의 치료는 자뼈머리를 절단하는 것이고, 이로 인해 자손목관절 영역의 안정성이 결여되고, 힘의 전달 방향에 변화가 일어난다.

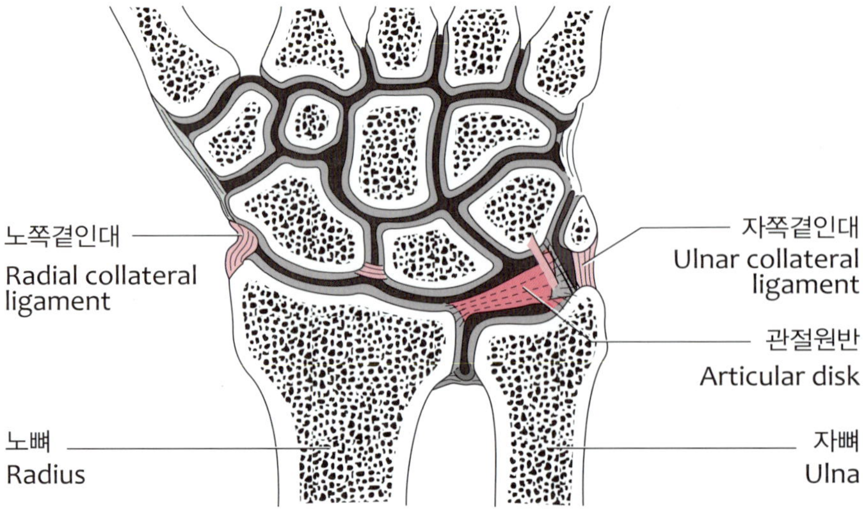

그림 6.31 먼쪽노자관절의 관절원반

중간손목관절(그림 6.32)

손목뼈의 몸쪽열

- **손배뼈**는 큰마름뼈 쪽으로 약간 볼록한 형태를 띠고, 알머리뼈 쪽으로 작고 약간 오목한 형태를 띤다. 그리고 손바닥쪽에 결절이 있다.
- **반달뼈**는 알머리뼈 쪽으로 오목한 파셋을 가진다.
- **세모뼈**는 갈고리뼈와 관절을 이루는 오목한 관절면을 가진다. 세모뼈의 바닥쪽에 콩알뼈가 존재하고, 마치 돌출된 돌기처럼 느껴질 수 있다.

손목뼈의 먼쪽열

- **큰마름뼈**는 손배뼈에 대한 작고 오목한 관절면을 가지고 있다. 그리고 손바닥쪽에 결절이 존재한다.
- **작은마름뼈**는 손배뼈에 대한 오목한 관절면을 가진다.
- **알머리뼈**의 볼록한 머리는 손배뼈와 반달뼈와 관절을 이룬다.
- **갈고리뼈**는 세모뼈와 반달뼈에 관절을 이루는 볼록한 관절면을 가진다. 바닥쪽에는, 갈고리뼈혹이라는 돌출된 부위가 존재한다.

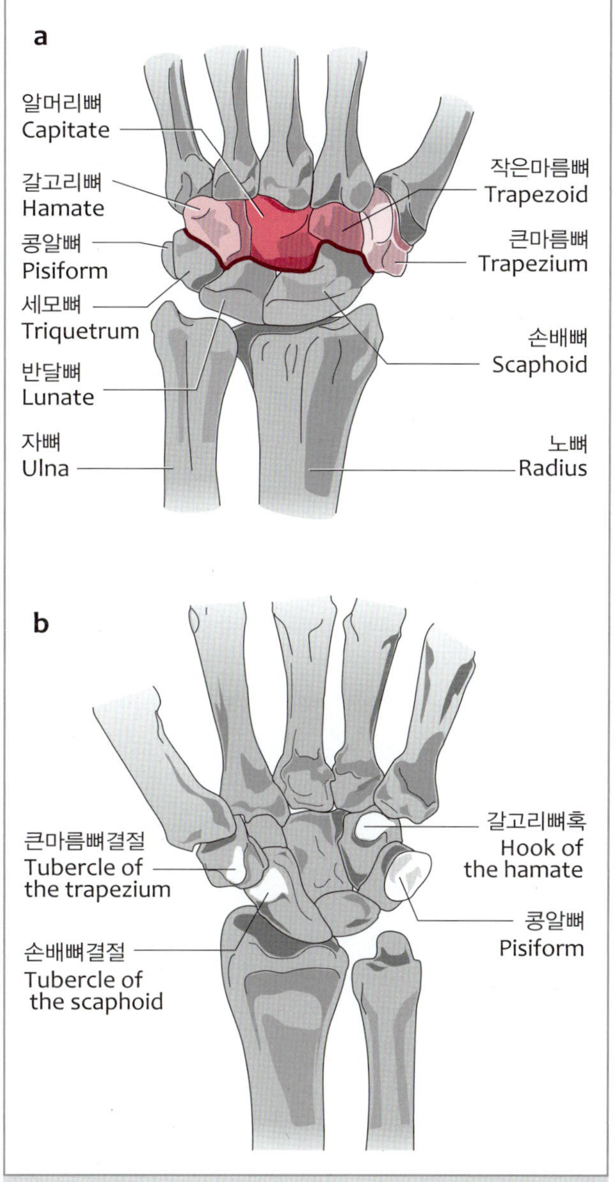

그림 6.32 중간손목관절. (a) 등쪽면. (b) 바닥쪽면

6.2.3 손, 손목 및 손가락의 관절주머니

노손목관절(그림 6.33)

2층의 관절주머니는 몸쪽열 손목뼈와 노뼈의 뼈-연골 경계에 부착점을 가진다. 부가적으로, 노자관절의 관절원반이 관절주머니 안에 들어 있다.

자뼈함몰(ulnar recess)이 관절주머니로부터 자뼈붓돌기 쪽으로 노쪽에서 바닥쪽으로 튀어나와 있다. 이것은 반달판과 노자관절의 관절원반 사이에 위치한다. 대개 노손목관절의 관절주머니는 먼쪽 노자관절의 관절주머니와 연결되어 있지만, 만약 관절원반에 천공이 있다면, 이들 관절주머니가 서로 연결될 수도 있다.

섬유층은 바닥쪽 인대와 등쪽 인대에 합병된다. 등쪽의 대부분은 힘줄집의 바닥이 섬유층과 합병된다.

몸쪽열 손목뼈 사이의 관절공간은 뼈사이인대에 의해 폐쇄된다. 약 50%의 경우만, 먼쪽 손목관절(**중간손목관절**)과 교통을 한다.

중간손목관절(그림 6.33)

중간손목관절의 관절주머니는 몸쪽 열과 먼쪽 열 손목의 뼈-연골 경계에 부착한다. 그리고 등쪽의 관절주머니에는 작은 함몰(recess)이 형성되어 있다. 바닥쪽의 관절주머니는 팽팽한다.

관절 공간은 대개 손목손허리관절과 교통을 한다.

손허리손가락관절(그림 6.34)

MCP 관절의 관절주머니는 등쪽함몰과 바닥쪽함몰을 형성한다. 바닥쪽함몰의 팽출이 더 긴 데, 그 이유는 바닥쪽 섬유연골판이 그 속으로 들어가기 때문이다. 관절주머니는 인대성 강화 구조물인 **바닥인대**를 가지고 있다. 관절의 노쪽과 자쪽에 작은 팽출(**주머니**)이 있다.

각 관절에 대한 관절주머니의 부착점은 뼈-연골 경계나 바닥쪽 섬유연골판의 끝이다. 등쪽널힘줄의 일부 섬유가 관절주머니 안으로 들어간다.

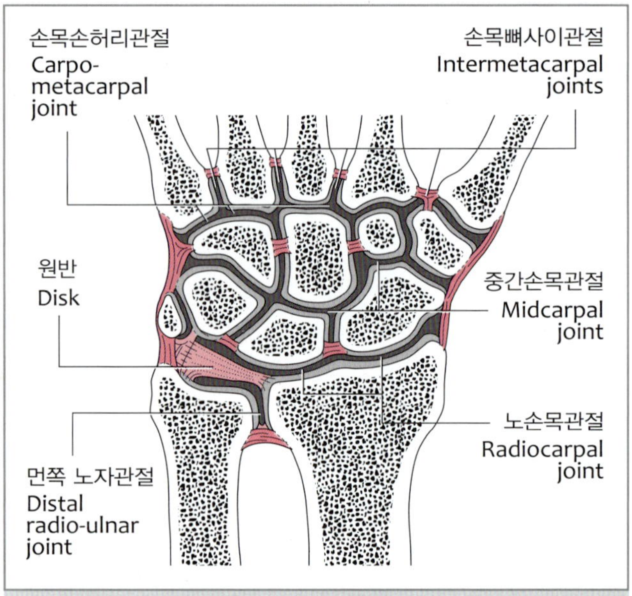

그림 6.33 손과 손목의 관절주머니

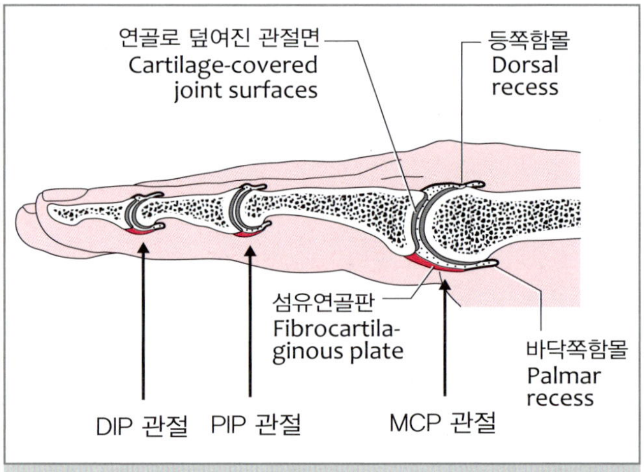

그림 6.34 손가락관절의 관절주머니.
DIP: 먼쪽마디뼈사이관절, **PIP**: 몸쪽마디뼈사이관절, **MCP**: 손허리손목관절.

마디뼈사이관절(그림 6.34)

PIP 관절의 관절주머니는 약 8 ㎜까지 이르는 등쪽함몰과 바닥쪽함몰을 가지고 있다. DIP 관절의 경우는 약 6 ㎜의 등쪽함몰과 바닥쪽함몰을 가지고 있다. 바닥쪽함몰은 최소한으로 발달된다. 바닥쪽함몰에는 관절주머니 안에 바닥쪽 섬유연골판이 들어 있다.

각 관절의 관절주머니 부착점은 뼈-연골 경계나 바닥쪽 섬유연골판의 끝이다. 등쪽널힘줄의 일부 섬유가 관절주머니 안으로 들어간다.

6.2.4 관류(그림 6.35)

자동맥과 노동맥에서 나온 등쪽손목분지와 바닥쪽손목분지는 손목관절과 손목뼈에 혈액을 공급한다. 이들 두 동맥은 손의 중간 부위와 손가락 영역에 혈액을 공급하는 깊은손바닥동맥활과 얕은손바닥동맥활을 형성한다. 손가락에 혈액을 공급하기 위해 바닥쪽손가락동맥이 이들 손바닥동맥활로부터 나온다. 손등 부위도 개별 분지를 통해 이들 동맥으로부터 혈액공급을 받는다.

병리

모든 사람의 1/3 정도는 손배뼈의 혈액공급이 한쪽 끝에 집중되어 있다. 그래서 손배뼈의 중간 부위에 골절이 발생하면 치유가 잘 되지 않고, 거짓관절증의 형성이 초래될 수 있다.

너무 타이트한 석고고정은 반사성 교감 이영양증을 초래할 수 있는데, 그 이유는 깊은바닥쪽동맥활과 얕은바닥쪽 동맥활이 손상되기 때문이다.

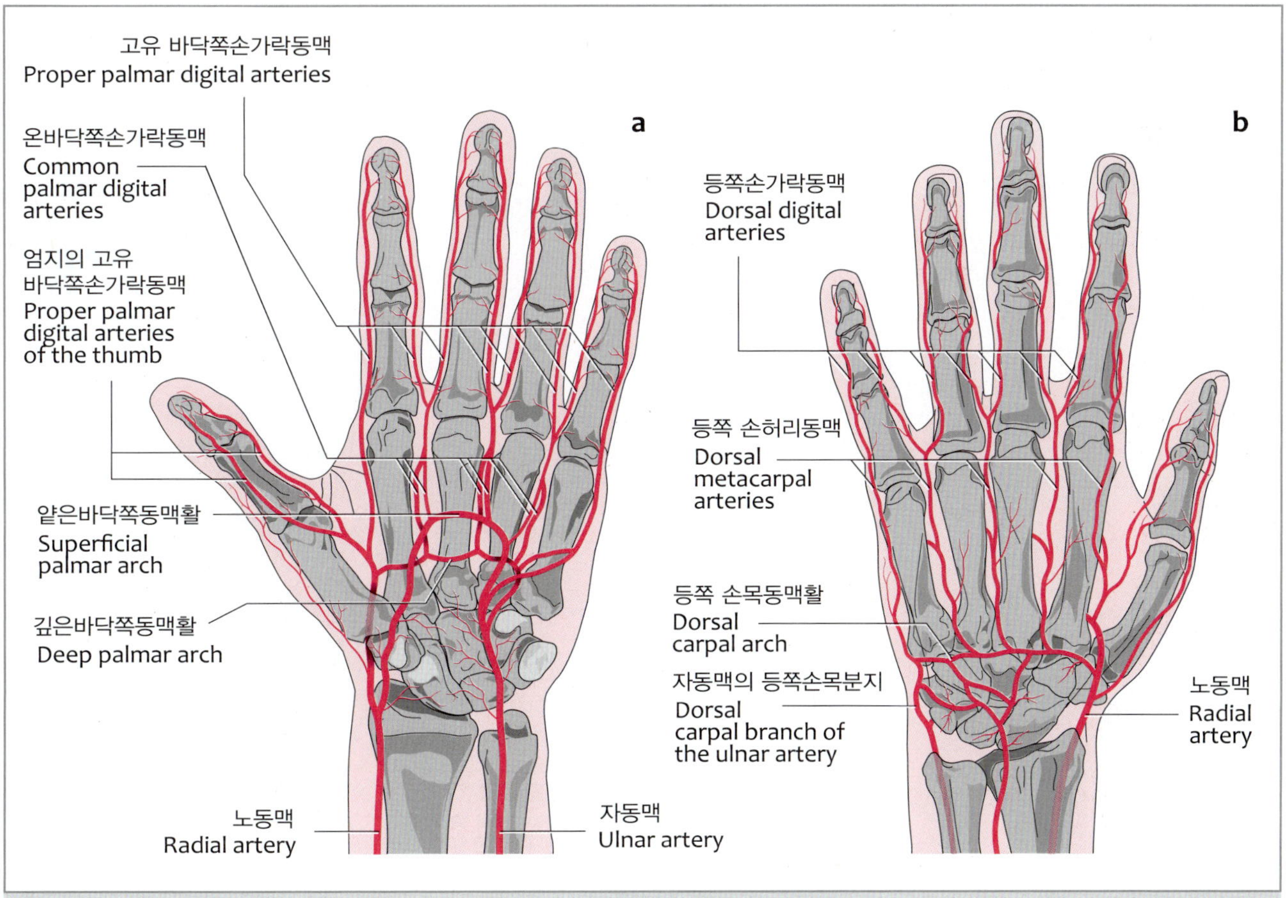

그림 6.35 손과 손목의 관류. (a) 바닥쪽면. (b) 등쪽면

6.2.5 신경지배(그림 6.36)

손과 손목

손목관절 관절주머니-인대 구조물의 바닥쪽면은 자신경, 앞뼈사이신경 및 정중신경에 의해 지배를 받는다.

아래팔의 가쪽피부신경과 노신경의 얕은분지는 노쪽을 지배한다. 자쪽은 자신경의 등쪽분지에 의해 지배를 받는다.

등쪽의 신경지배는 뒤뼈사이신경과 아래팔의 뒤쪽피부신경을 통해서 이루어진다.

손가락

손가락의 관절주머니-인대 구조물의 바닥쪽면은 자신경 깊은분지에서 나온 관절분지와 고유 바닥쪽 손가락신경에 의해 지배를 받는다.

등쪽손가락신경의 관절분지는 등쪽면을 지배한다. MCP 관절 영역에서는, 손허리사이분지도 영향을 준다.

손가락의 면쪽 영역은 바닥쪽손가락신경의 관절분지에 의해 영향을 받는다.

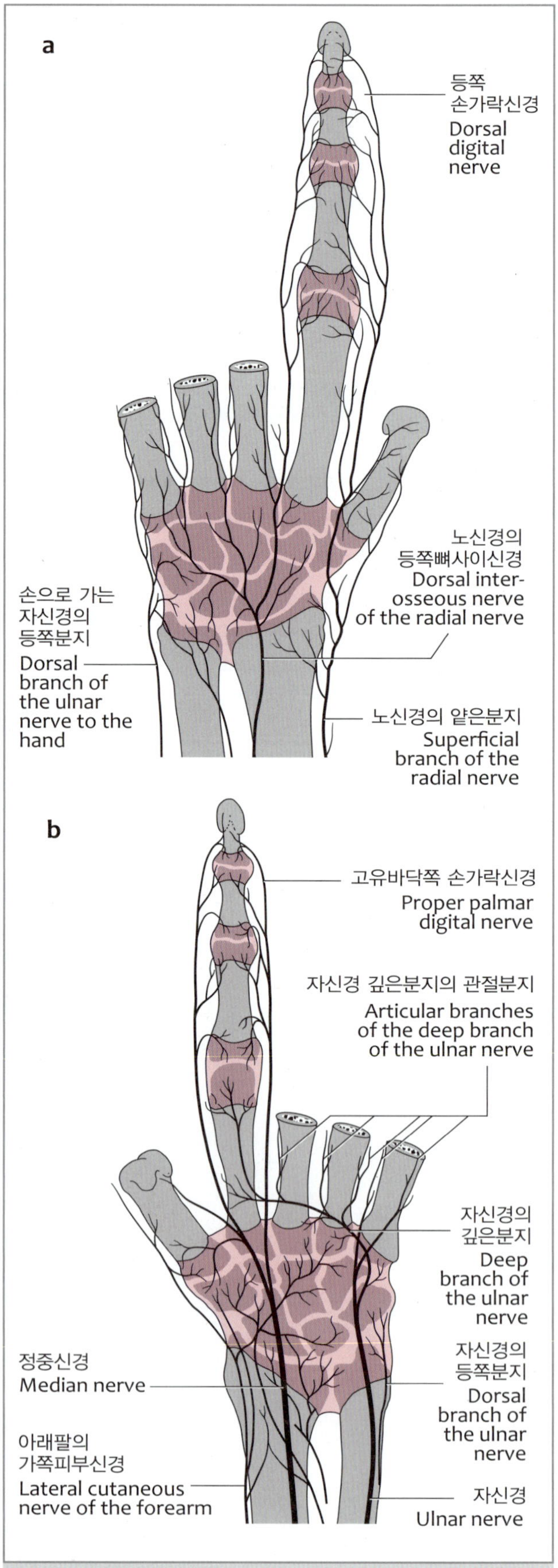

그림 6.36 관절주머니의 신경지배. (a) 등쪽면. (b) 바닥쪽면

6.2.6 인대

곁인대

손목관절의 노쪽곁인대

등쪽 부분은 노뼈붓돌기에서 손배뼈의 노쪽까지 이르고, 바닥쪽 부분은 손배뼈결절까지 이른다. 노쪽곁인대는 자쪽벌림을 제한한다.

자쪽곁인대

이 인대는 등쪽 밴드와 바닥쪽 밴드로 나누어진다. 등쪽 밴드는 자뼈붓돌기와 원반에서 세모뼈에 이르고, 바닥쪽 밴드는 콩알뼈에 부착한다. 이것은 노쪽벌림을 제한한다.

등쪽 인대(그림 6.37)

등쪽노손목인대

- 이 인대는 노뼈의 등쪽면과 먼쪽노자인대에 있는 넓은 이는곳을 가진다.
- 이 인대는 자뼈 방향으로 세모뼈까지 이르는 가장 긴 섬유로서 사선 방향으로 주행한다.
  더 깊고 짧은 섬유밴드는 손배뼈의 아래쪽 경계와 반달뼈에 부착한다.
- 이 인대는 노손목관절의 안정성에 중요한 영향을 준다.

손목의 활인대

- 몸쪽 밴드는 횡으로 주행하는 섬유로 구성되며, 손목뼈와 세모뼈를 연결한다. 그리고 자쪽곁인대와 등쪽노손목인대에 연결된다.
- 먼쪽 밴드는 횡으로 주행하여 세모뼈와 큰마름뼈를 연결한다.
- 이들 밴드는 몸쪽열과 먼쪽열의 손목뼈를 가로방향으로 고정한다.

등쪽손목뼈사이인대

- 이들은 손목의 내재 인대이다.
- 그들은 매우 짧은 인대로서 이웃한 손목뼈들을 가로와 세로 방향으로 연결하고 있다.

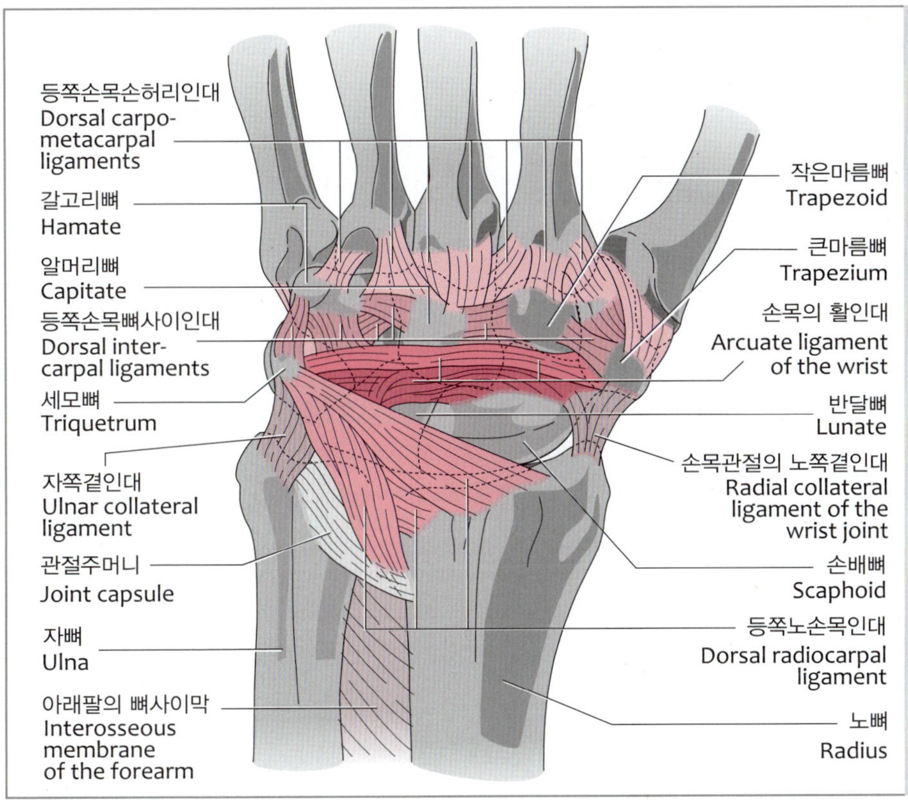

그림 6.37 등쪽 인대

바닥쪽 인대(그림 6.38)

부챗꼴손목인대

- 이것은 먼쪽에서 몸쪽으로 부채모양으로 펼쳐져 있다.
- 이 인대는 알머리뼈를 갈고리뼈, 세모뼈 및 손배뼈에 연결한다. 또한 이것은 작은마름뼈에 작은 섬유를 연결한다.

바닥쪽 노손목인대

- 얕은층 섬유는 얇은 편이고, 노뼈붓돌기에서 알머리뼈와 세모뼈까지 이어진다.
- 강한 깊은층 섬유는 짧은 섬유로서, 노뼈에서 손배뼈와 반달뼈까지 이어진다. 이들 섬유는 관절주머니에 연결된다.

자손목인대

- 섬유밴드는 자뼈붓돌기와 관절원반에서 시작해 반달뼈, 세모뼈 및 알머리뼈로 이어진단
- 바닥쪽노손목인대와 함께, **V** 자 형태를 이룬다.

바닥쪽손목뼈사이인대

- 이들 인대는 모든 손목뼈를 서로 연결시킨다.
- 그들은 관절주머니 안에 위치하고 관절주머니에 연결된다.
- **콩알갈고리인대**는 콩알뼈와 갈고리뼈혹을 연결한다. 그것은 이들 두뼈 사이의 깊은 틈(Guyon 굴)을 메우고 있다.

가로손목인대(그림 6.39)

- 이것은 굽힘근지지띠의 깊은 밴드들로 구성되고, 손목뼈 레벨에서 가로밴드처럼 손목 위에 펼쳐져 있다.
- 이것은 손배뼈결절과 콩알뼈에 부착하고, 먼쪽으로는 큰마름뼈결절과 갈고리뼈혹에 부착된다.
- 이 인대는 자쪽보다 노쪽이 더 좁은 편이다.
- 이것은 손목굴의 바닥쪽 경계를 형성하고, 손목활을 고정한다.

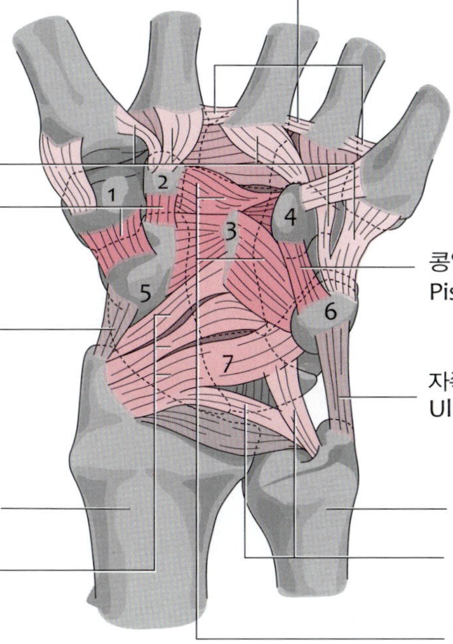

1 = 큰마름뼈(Trapezium)
2 = 작은마름뼈(Trapezoid)
3 = 알머리뼈(Capitate)
4 = 갈고리뼈혹(Hook of the hamate)
5 = 손배뼈(Scaphoid)
6 = 콩알뼈(Pisiform)
7 = 반달뼈(Lunate)

그림 6.38 바닥쪽 인대

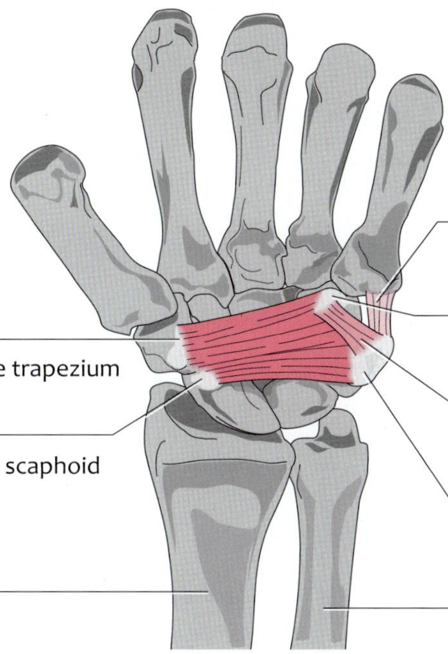

그림 6.39 가로손목인대

인대의 기능

손목관절은 인대들과 그들의 다양한 배열로만 고정되는 불안정한 관절 사슬로 구성된다. 인대는 손목뼈의 위치를 조절하는 중요한 역할을 한다. 인대는 손목뼈의 움직임을 허용하기도 하고 제한하기도 한다.

곁인대는 손목관절의 측면을 주로 고정하여, 노쪽벌림과 자쪽벌림을 제어한다.

바닥쪽 인대는 등쪽굽힘 때 아래쪽에 긴장을 일으킨다. 이들 인대는 손목활을 유지시킨다. 노뼈와 손배뼈 사이의 바닥쪽인대와 손배뼈와 큰마름뼈 사이의 바닥쪽인대는 특별한 역할을 한다 – 등쪽굽힘 시 그들이 긴장될 때, 그들 인대는 큰마름뼈와 노뼈 사이에 손배뼈를 고정시킨다.

바닥쪽굽힘 시, 등쪽으로 주행하는 인대들이 긴장되어 바닥쪽굽힘을 제한한다.

세로기둥 시스템

손목, 손 및 손가락의 관절들은 3개 세로기둥의 운동 시스템으로 작용한다.

반달뼈기둥(그림 6.40)

가운데 기둥은 노뼈–반달뼈–알머리뼈의 사슬로 구성되고, 먼쪽으로 3번 손허리뼈와 가운데손가락으로 계속 이어진다. 이것은 3개의 기둥 중에서 가장 안정된 기둥이다.

노뼈와 반달뼈 사이의 바닥쪽 인대 연결과 노뼈와 알머리뼈 사이의 바닥쪽 인대 연결은 등쪽굽힘 때 긴장되고, 노쪽으로 향하는 집중의 힘을 생성한다. 노뼈와 반달뼈 사이의 일부 등쪽 인대 연결도 긴장된다.

등쪽 노뼈와 반달뼈 사이의 인대 연결은 바닥쪽 굽힘 때 긴장되고, 이런 긴장을 통해 안정성을 제공한다.

병리

반달뼈의 움직임이 없을 때에 반달뼈연화증이 일어나는데, 그 이유는 등쪽굽힘과 바닥쪽굽힘을 할 때 반달뼈가 제대로 못 움직이기 때문이다. 이런 상태는 장기간에 걸쳐 반복적인 미세 외상을 일으켜, 점진적으로 골연화증을 초래한다.

그 결과, 반달뼈기둥의 중요한 구성 요소가 소실되어, 반달뼈 기둥의 안정성이 소실된다.

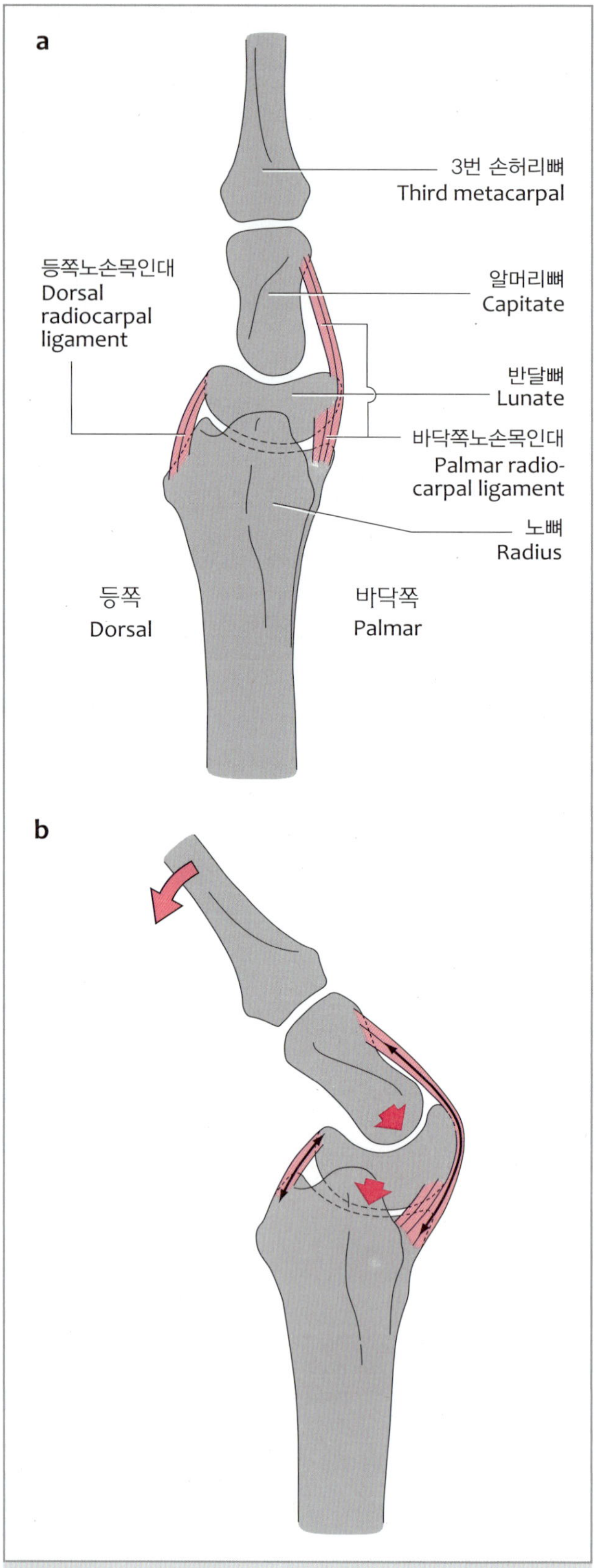

그림 6.40 (a) 반달뼈기둥(왼손, 노쪽면). (b) 등쪽굽힘을 할 때 반달뼈기둥 인대의 역할

손배뼈기둥(그림 6.41)

노쪽 기둥은 노뼈–손배뼈–큰마름뼈 사슬로 구성되고, 이 기둥은 먼쪽으로 1번 손허리뼈와 엄지, 그리고 2번 손허리뼈와 집게손가락으로 계속 이어진다. 등쪽굽힘 때 노뼈와 손배뼈사이의 바닥쪽 인대와 손배뼈와 큰마름뼈 사이의 바닥쪽 인대에 의해, 손배뼈가 노뼈와 큰마름뼈 사이에서 고정된다. 한편, 노뼈와 손배뼈 사이의 등쪽 인대 연결은 이완된다.

노뼈와 관절을 이루는 손배뼈 관절면에 있는 연골밑뼈의 비후는 큰 스트레스가 이 영역에 가해짐을 의미한다. 손배뼈기둥에 스트레스를 가하는 근육의 힘 뿐만 아니라, 엄지와 집게손가락을 사용하는 많은 활동들이 특정의 문제를 발생시킨다.

병리

손배뼈 골절

등쪽굽힘된 손의 경우는, 노뼈와 큰마름뼈 사이의 양쪽 끝단에서 손배뼈가 완전히 고정되어 전혀 움직임이 일어나지 않는다. 그러므로 손배뼈허리로 알려진 가장 약한 부위에서 골절이 일어날 수 있다.

알머리뼈는 손목뼈 중에서 가장 긴 뼈이지만, 등쪽굽힘된 손의 경우에는 가로보다는 세로의 스트레스를 많이 받게 됨으로, 골절이 잘 발생하지 않는다.

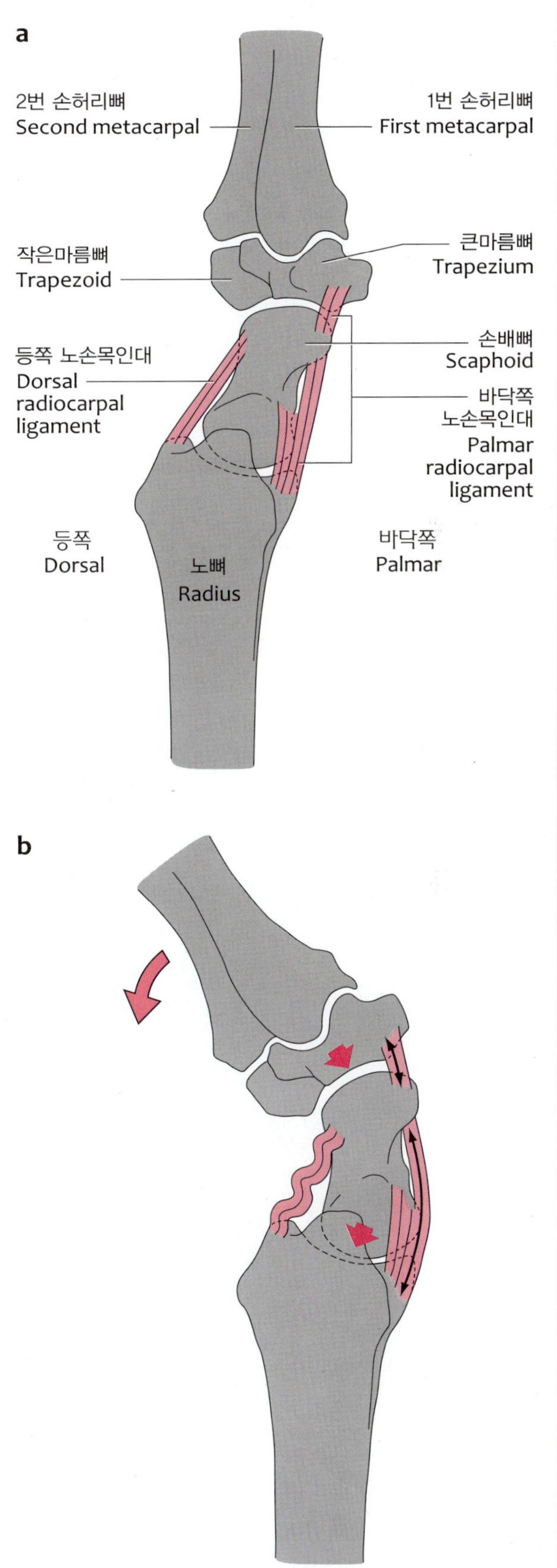

그림 6.41 (a) 손배뼈기둥(왼손, 노쪽면). (b) 등쪽굽힘을 할 때 손배뼈 인대의 역할

세모뼈 기둥(그림 6.42)

자쪽 기둥은 자뼈(관절원반과 함께)–세모뼈–갈고리뼈 사슬로 구성되고, 먼쪽으로 4번 손허리뼈와 반지손가락, 그리고 5번 손허리뼈와 새끼손가락으로 계속 이어진다.

갈고리뼈와 세모뼈 사이의 등쪽 인대성 연결이 긴장되듯이, 등쪽굽힘 때 바닥쪽 인대(**노뼈–세모뼈와 콩알뼈–갈고리뼈**)가 긴장된다. 이와 동시에, 노뼈/자뼈와 세모뼈 사이의 등쪽 인대 연결은 이완된다.

그들의 주행 경로 때문에, 노손목인대의 등쪽 인대와 바닥쪽 인대 모두는 노뼈 쪽으로 향하는 집중의 힘을 가진다. 그래서 그들은 세모뼈의 고삐로서 작용한다. 그들의 사선 주행경로 인해, 그들은 노쪽의 경사로 인해 발달되는 자쪽 방향의 힘을 억제한다. 그래서 그들은 손목뼈가 자쪽 방향으로 이동하는 것을 막아 준다.

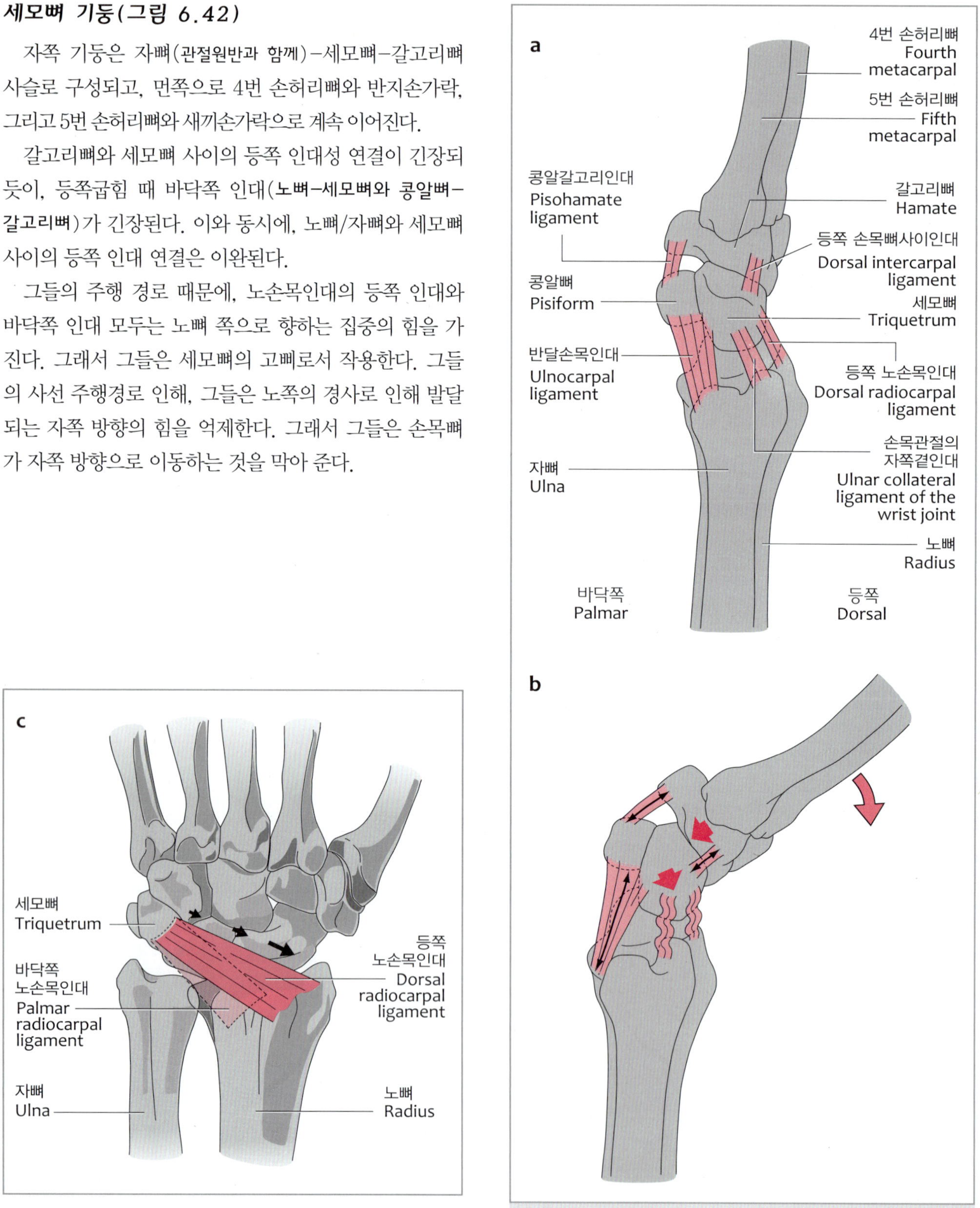

그림 6.42 (a) 세모뼈기둥(왼손, 자쪽면). (b) 등쪽굽힘을 할 때 세모뼈 인대의 역할. (c) 세모뼈 고삐(등쪽면)

6.2.7 손목굴(그림 6.43)

손목뼈는 일직선으로 배열되어 있지 않고, 가로활을 형성한다. 가로활의 양쪽 끝단에 있는 손목뼈들이 바닥쪽으로 정렬되어 있다. 가로활은 가로손목인대에 의해 덮여 있고, 좁은 뼈인대성 터널을 형성한다.

모든 굽힘근 힘줄이 손목굴 안을 통과하여 부채처럼 펼쳐져 뼈에 부착한다. **긴엄지굽힘근**이 노쪽을 주행한다. 자쪽 방향으로 **깊은손가락굽힘근**의 힘줄이 지나가고, 그 위로 **얕은손가락굽힘근**의 힘줄이 통과한다. 그들은 공동 힘줄집에 의해 둘러싸여 있다. 정중신경이 이들 힘줄 위쪽을 지나간다. 즉, 가로손목인대 바로 밑을 통과한다.

노쪽손목굽힘근의 힘줄이 노쪽의 작은 구획을 통과한다. 이 구획은 결합조직 밴드에 의해 실제 손목굴과 분리되어 있지만, 가로손목인대에 의해 덮여 있다.

병리

손목굴증후군은 힘줄윤활막염과 부종을 가진 굽힘근 힘줄의 과도한 스트레인의 결과로 발생하는 증상이다. 이것은 정중신경의 압박으로 초래된다.

환자는 정중신경이 지배하는 손의 피부에 둔감과 아침에 손가락의 뻣뻣함을 호소한다. 운동 증상의 경우를 보면, 주먹쥐기가 어려운데, 그 이유는 맞섬을 할 수 없기 때문이다.

압박증후군의 다른 원인은 임신이나 폐경기 때 일어나는 호르몬 변화에 따른 부종이다.

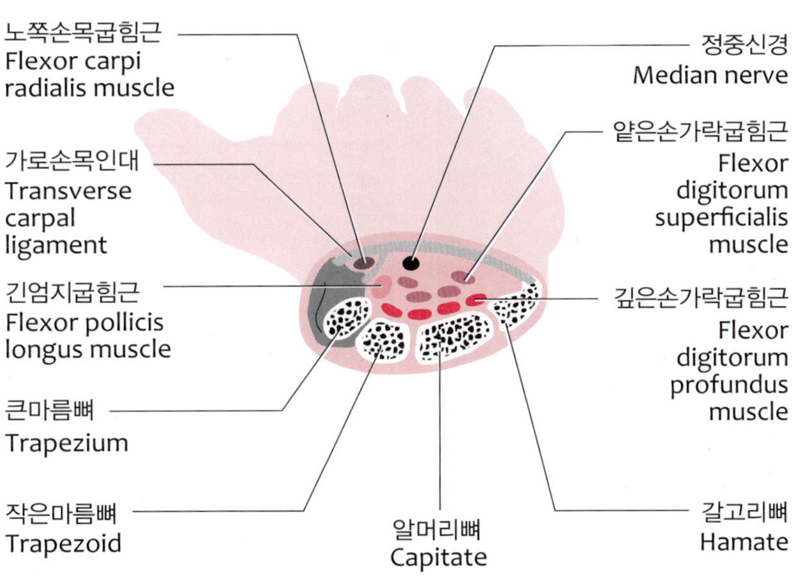

그림 6.43 손목굴(손목뼈의 먼쪽열을 절단한 것)

6.2.8 Guyon 굴(그림 6.44)

손바닥의 자쪽 영역에 Guyon 굴이라는 또 다른 뼈인대성 굴이 있다. 이것은 갈고리뼈혹과 콩알뼈 사이에서 형성되고, 콩알갈고리인대에 의해 바닥쪽에 위치한다. 가로손목인대의 자쪽 경계는 약간 등쪽으로 더 많이 주행한다. 자신경의 깊은 분지와 자동맥의 작은 분지가 이 굴 안으로 통과한다.

병리

자신경 병리(핸들 마비)는 사이클 선수에게서 많이 나타난다. 손목을 등쪽굽힘하고 핸들을 잡으면, 압박으로 인해 Guyon 굴의 통로가 좁아져 자신경을 압박하게 된다. 사이클 선수는 새끼손가락 영역에 둔감과 약증을 호소한다.

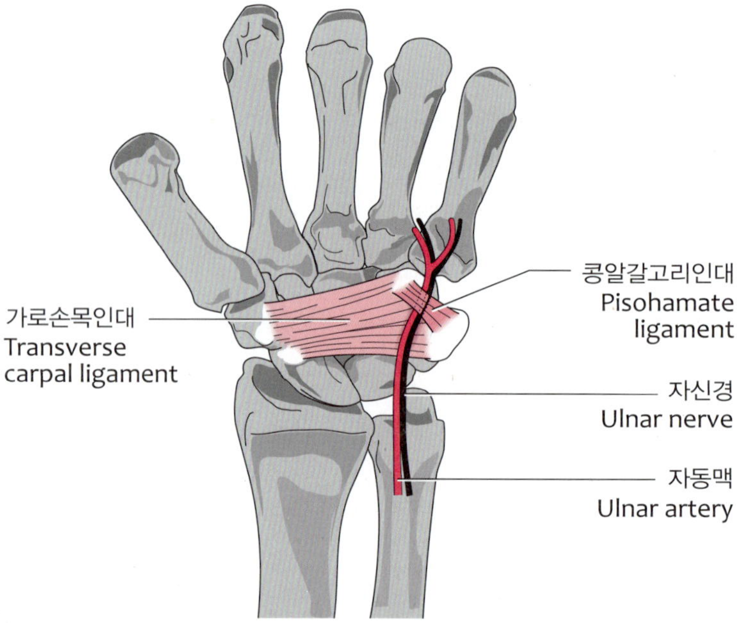

그림 6.44 Guyon 굴

6.2.9 축과 움직임(그림 6.45)

몸쪽손목관절(**노손목관절**)과 먼쪽손목관절(**중간손목관절**)은 각각 독자적인 관절을 형성하지만, 기능적인 측면에서 볼 때 그들은 단일체로 작용한다.

복잡한 움직임 순서 때문에, **축**을 결정하기가 쉽지 않다. 각 운동분절은 자신만의 축을 가진다. 다양한 축의 가장 가까운 근사치는 몸쪽알머리뼈(**알머리-반달관절의 근처**)에 위치한다.

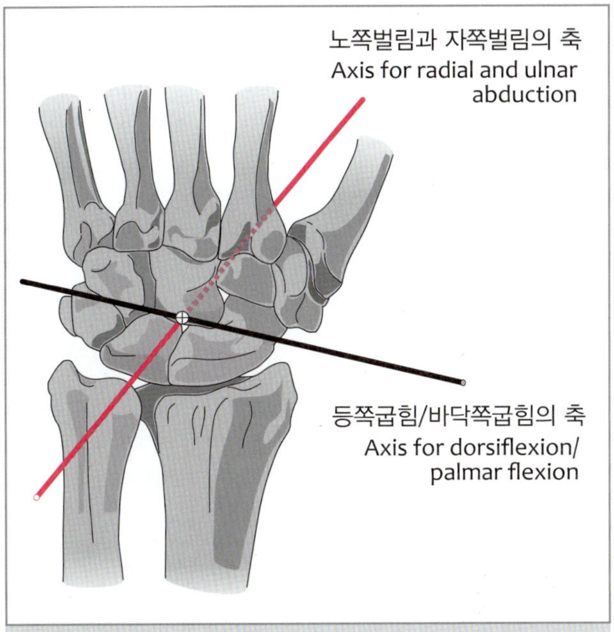

그림 6.45 손목관절의 축 (등쪽면)

움직임

등쪽굽힘/바닥쪽굽힘(그림 6.46)

등쪽/바닥쪽: 중립위에서 70°/80°

40°의 등쪽굽힘와 30°의 바닥쪽굽힘은 일상생활동작을 하기에 충분한 가동범위이다. 이들 가동범위는 양쪽 노손목관절과 중간손목관절에서 고르게 나누어진다. 최대 등쪽굽힘에서만 먼쪽손목관절의 가동범위가 몸쪽손목관절보다 약 1.5배 정도 더 크다. 최대 바닥쪽굽힘에서는 반대 현상이 일어난다.

움직임의 첫 단계에서는 손배뼈기둥이 반달뼈기둥보다 빠르게 움직이지만, 손배뼈의 막힘 때문에 곧바로 움직임이 중단된다. 반달뼈기둥은 노뼈와 반달뼈 사이의 바닥쪽 인대 연결이 움직임을 멈출 때까지 계속 움직인다.

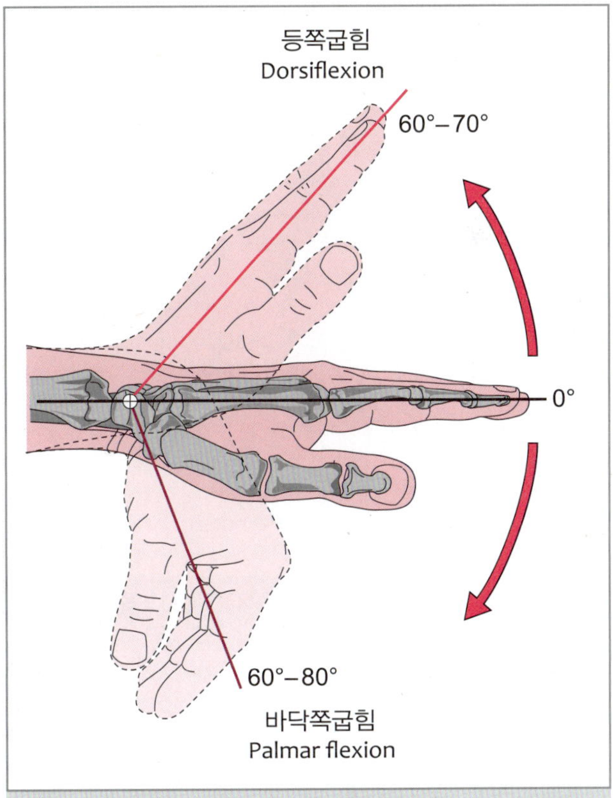

그림 6.46 손의 등쪽굽힘과 바닥쪽굽힘

임상 팁

기둥들이 서로에 대해 다양하게 움직이기 때문에, 최대 가동범위에 장애가 있으면 반달뼈기둥과 손배뼈기둥의 가동성을 비교 검사해야 한다.

손목뼈의 움직임(그림 6.47)

등쪽굽힘 동안, 손배뼈는 몸쪽부위가 바닥쪽으로 활주하여 위쪽 경사를 하고, 큰마름뼈는 손배뼈 위에서 등쪽으로 활주한다.

반달뼈는 바닥쪽으로 활주하고, 알머리뼈도 반달뼈 위에서 바닥쪽으로 활주한다.

세모뼈는 바닥쪽으로 활주하고, 갈고리뼈도 세모뼈 위에서 바닥쪽으로 활주한다.

손 근육의 대부분이 먼쪽열 손목뼈에 부착한다. 그러므로 움직임은 먼쪽열의 손목뼈에서 시작한다. 예를 들어, 긴노쪽손목폄근이 수축하면, 2번 손허리뼈바닥을 등쪽으로 당긴다.

손목손허리관절의 가동성이 매우 제한되어 있기 때문에, 움직임이 계속 되면, 작은마름뼈가 등쪽으로 당기게 되고, 손배뼈 위에서 이동한다. 손배뼈는 볼록한 관절면 때문에, 노뼈 위에서 바닥쪽으로 활주를 하게 된다.

바닥쪽굽힘 시, 손배뼈는 등쪽으로 활주하여 횡으로 놓이게 되고, 큰마름뼈는 바닥쪽으로 활주한다. 반달뼈는 등쪽으로 활주하여, 반달뼈의 가장 두꺼운 부위가 노뼈와 알머리뼈 사이 안으로 들어간다. 알머리뼈도 반달뼈 위에서 등쪽으로 활주한다. 세모뼈도 등쪽으로 활주하고, 갈고리뼈도 세모뼈 위에서 등쪽으로 활주한다.

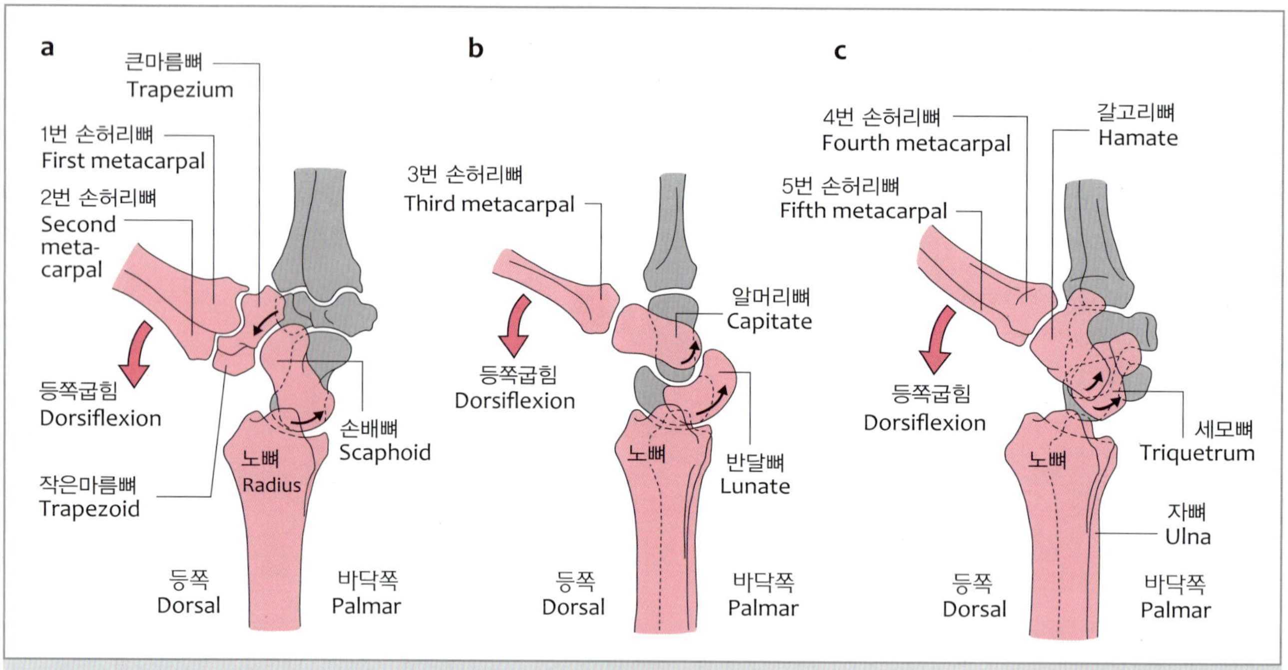

그림 6.47 등쪽굽힘 시의 손목뼈 움직임(왼손, 노쪽면). (a) 손배뼈기둥. (b) 반달뼈기둥. (c) 세모뼈기둥

노쪽벌림과 자쪽벌림(그림 6.48)

노쪽벌림/자쪽벌림: 중립위에서 20°/35°

이들 움직임은 주로 노손목관절에서 일어나는데, 그 이유는 먼쪽열 손목뼈들의 좌우 활주가 중간손목관절에서 제한되기 때문이다. 그러나 굽힘과 폄의 움직임이 먼쪽손목관절과 몸쪽손목관절에서 일어난다.

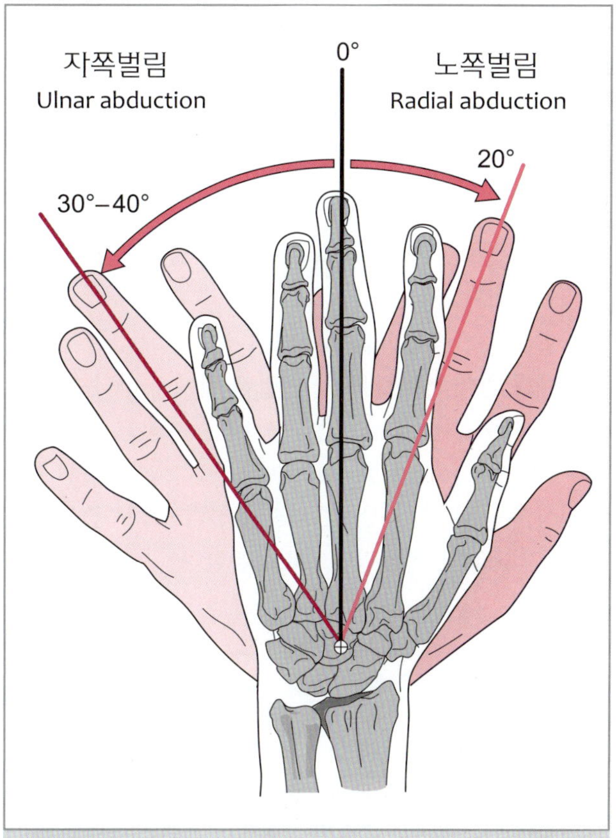

그림 6.48 손의 노쪽벌림과 자쪽벌림

손목뼈의 움직임

자쪽벌림 시 (그림 6.49):

- 몸쪽열은 반달뼈가 노뼈의 맞은 편에 위치할 때까지 노쪽 방향으로 움직인다.
- 알머리뼈와 갈고리뼈는 노쪽으로 매우 작게 활주한다.
- **몸쪽열 손목뼈는 폄을 수행한다**: 손배뼈, 반달뼈 및 세모뼈가 노쪽으로 활주하고, 관절원반이 바닥쪽으로 활주한다.
- **굽힘은 중간손목관절에서 일어난다**: 큰마름뼈는 바닥쪽으로 활주하고, 알머리뼈와 갈고리뼈는 등쪽으로 활주한다.

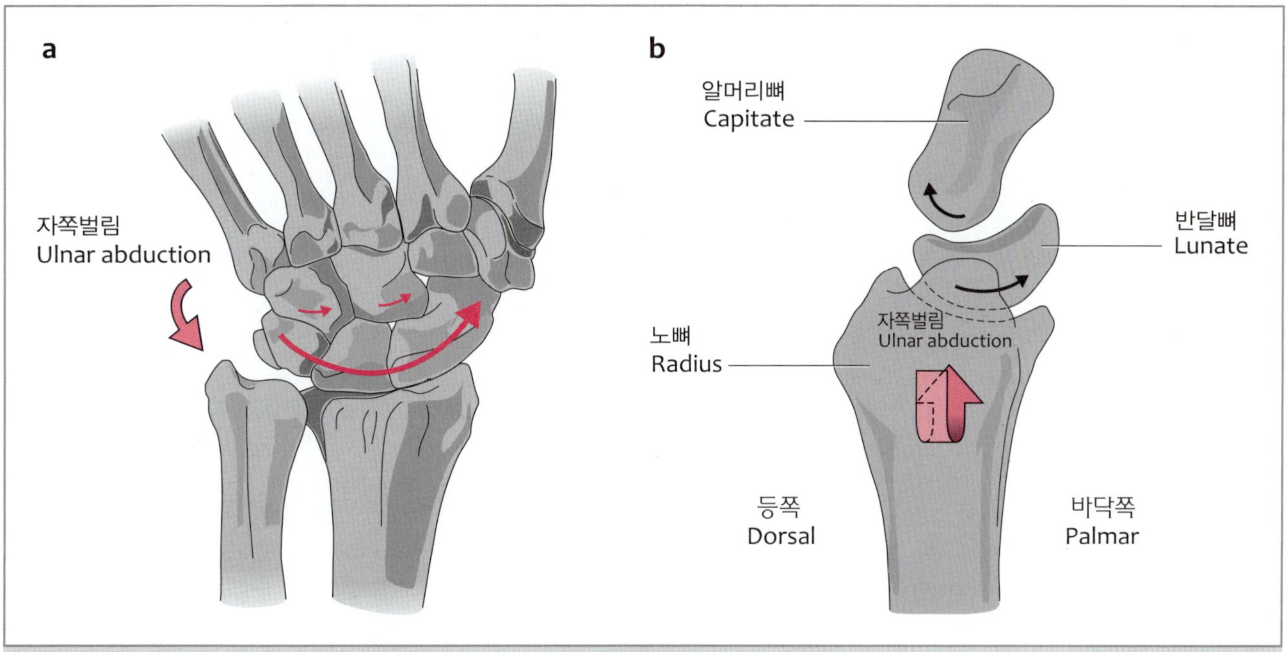

그림 6.49 자쪽벌림 시 손목뼈의 움직임. (a) 등쪽면. (b) 반달뼈기둥의 움직임 (노쪽면)

노쪽벌림 시 (그림 6.50):

- 몸쪽열은 자쪽 방향으로 이동한다.
  반달뼈의 절반이 자뼈의 맞은편에 위치한다.
- 알머리뼈는 약간 자쪽 방향으로 활주한다.
- 굽힘은 노손목관절에서 일어난다.
  예를 들어, 반달뼈가 노뼈에 대해 등쪽으로 활주한다.
- 폄은 중간손목관절에서 일어난다.
  예를 들어, 알머리뼈가 반달뼈 위에서 바닥쪽으로 활주한다.

일상 활동에서는, 20–30°의 자쪽벌림만으로 충분하고, 약 10°의 노쪽벌림만으로 충분하다.

임상 팁

제한된 손목벌림(**노쪽벌림이든 자쪽벌림이든 관계없이**)의 가동성을 치료할 때, 등쪽이나 바닥쪽으로 활주하는 개별 손목뼈의 능력을 검사해야 한다. 그 이유는 이들 활주의 제한이 손목벌림 제한의 원인일 수 있기 때문이다.

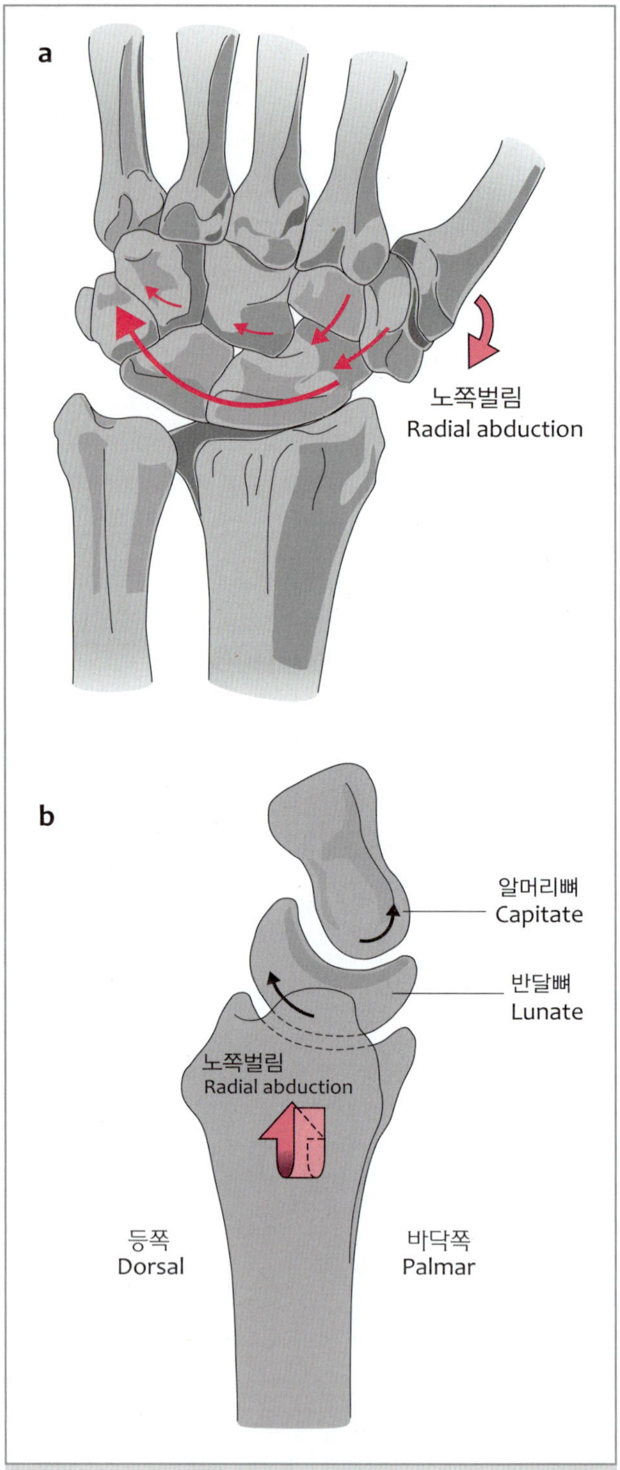

그림 6.50 노쪽벌림 시의 손목뼈 움직임.
(a) 등쪽면. (b) 반달뼈기둥의 노쪽면

6.2.10 손목관절의 근육: 폄근(그림 6.51)

긴노쪽손목폄근

- 이 근육은 위팔뼈의 가쪽관절융기위능선에서 2번 손허리뼈바닥까지 이어져 있다.
- 긴엄지벌림근과 짧은노쪽손목폄근은 노쪽으로 주행하기 위해, 아래팔의 먼쪽 1/3에서 긴노쪽손목폄근을 횡단한다.
- 짧은노쪽손목폄근힘줄과 함께, 이 근육은 2번째 힘줄구획을 통과하는 폄근 지지띠 밑을 지나간다.

기능: 손목관절의 등쪽굽힘과 노쪽벌림. 팔꿉관절의 굽힘과 아래팔의 뒤침을 도와준다.

짧은노쪽손목폄근

- 이 근육은 가쪽위관절융기에서 3번 손허리뼈바닥으로 이어진다.
- 이 근육은 1번째 힘줄구획의 엄지 근육에 의해 아래팔의 먼쪽 1/3에서 횡단된다.
- 긴 노쪽손목폄근힘줄과 함께, 이 근육은 2번째 힘줄구획을 통과하면서 주행한다.

기능: 손목관절의 등쪽굽힘. 이것은 손목의 노쪽벌림을 도와주고, 약간의 팔꿉관절 굽힘을 일으킨다.

자쪽손목폄근

- 이것은 위팔뼈의 가쪽위관절융기에서 5번 손허리뼈바닥으로 이어진다.
- 가쪽위관절융기의 이는곳은 팔꿈치근의 이는곳과 손가락폄근의 이는곳 사이에 위치한다.
- 이것은 더 자쪽으로 주행하고, 아래팔의 먼쪽 1/3 지점에서 힘줄으로 전이된다.
- 힘줄은 등쪽–자쪽 영역의 6번째 힘줄구획을 통과한다.

기능: 손목의 등쪽굽힘과 자쪽벌림. 자손목관절을 고정한다.

아래 손가락 근육들은 등쪽굽힘을 돕는다:

- 손가락폄근
- 긴엄지폄근
- 짧은엄지폄근
- 긴엄지벌림근
- 집게폄근
- 새끼폄근

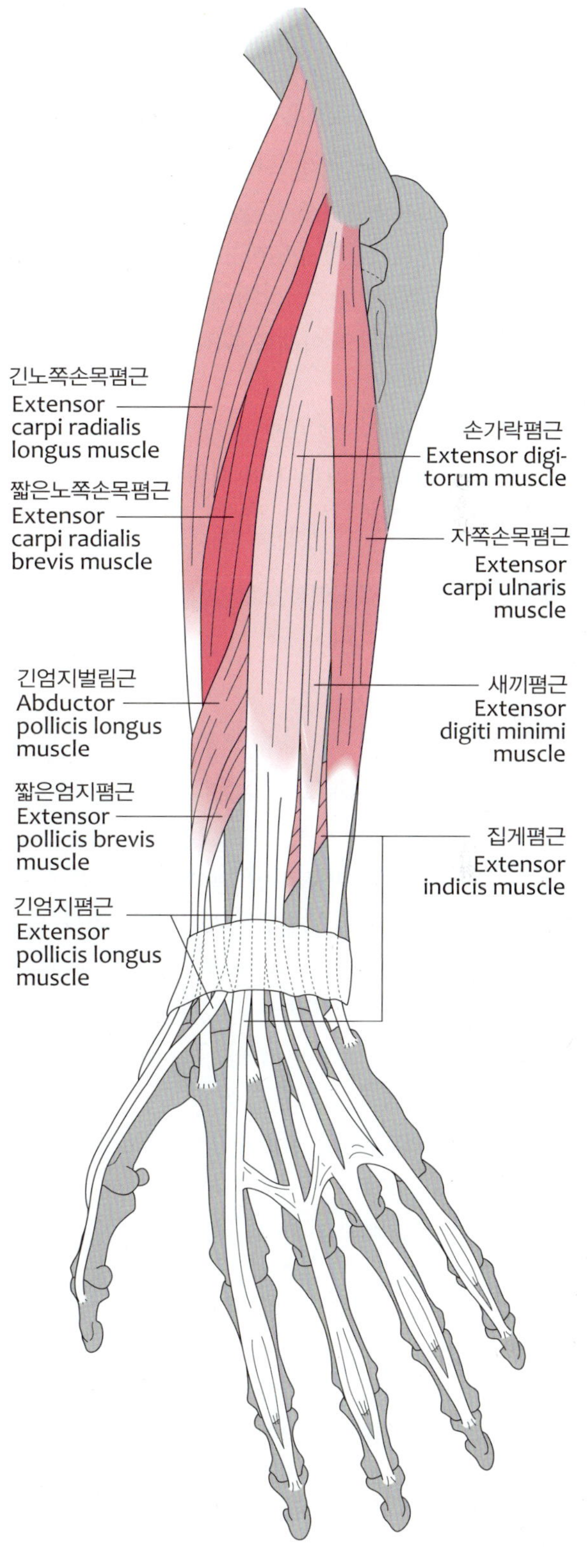

그림 6.51 손의 폄근(뒤쪽면)

6.2.11 손목관절의 근육: 굽힘근 (그림 6.52)

노쪽손목굽힘근

- 이 근육은 안쪽위관절융기에서 2번 손허리뼈바닥으로 이어진다.
- 근육의 힘살은 몸쪽 1/3 지점에서 두갈래근널힘근에 의해 횡단된다. 얕게 주행하는 이 지점에서, 원엎침근과 긴손바닥근 사이의 중앙에 위치한다.
- 이 근육은 아래팔의 아래쪽 1/3에서 힘줄로 전이한다.
- 힘줄은 가로손목인대 밑으로 주행하여 손목굴 안으로 들어간다. 그러나 이 힘줄은 사이막에 의해 다른 힘줄과 분리된다.

기능: 손목의 바닥쪽굽힘과 노쪽벌림. 이것은 약간의 팔꿉관절 굽힘을 일으킨다.

자쪽손목굽힘근

- 이 근육은 2개의 갈래로 구성된다:
  - **위팔뼈 갈래**는 안쪽위관절융기에서 시작한다.
  - **자뼈 갈래**는 팔꿈치머리돌기의 안쪽 가장자리와 자뼈의 뒤쪽 경계에서 시작한다. 이들 두 갈래는 합쳐져서 갈고리뼈혹과 5번 손허리뼈바닥으로 이어진다.
- 이는곳 지점에서 2개의 갈래로 갈라지고, 그 갈라진 틈을 통해 자신경이 통과한다. 자신경은 뒤쪽의 자신경고랑을 통과해 아래팔의 앞쪽면으로 주행한다.
- 콩알뼈는 종자뼈처럼 힘줄 안에 들어있다.

기능: 손목의 바닥쪽굽힘과 자쪽벌림. 이것은 약간의 팔꿉관절 굽힘을 일으킨다.

아래 손가락 근육들이 굽힘에 관여한다:

- 얕은손가락폄근
- 깊은손가락폄근
- 긴손바닥근
- 긴엄지굽힘근

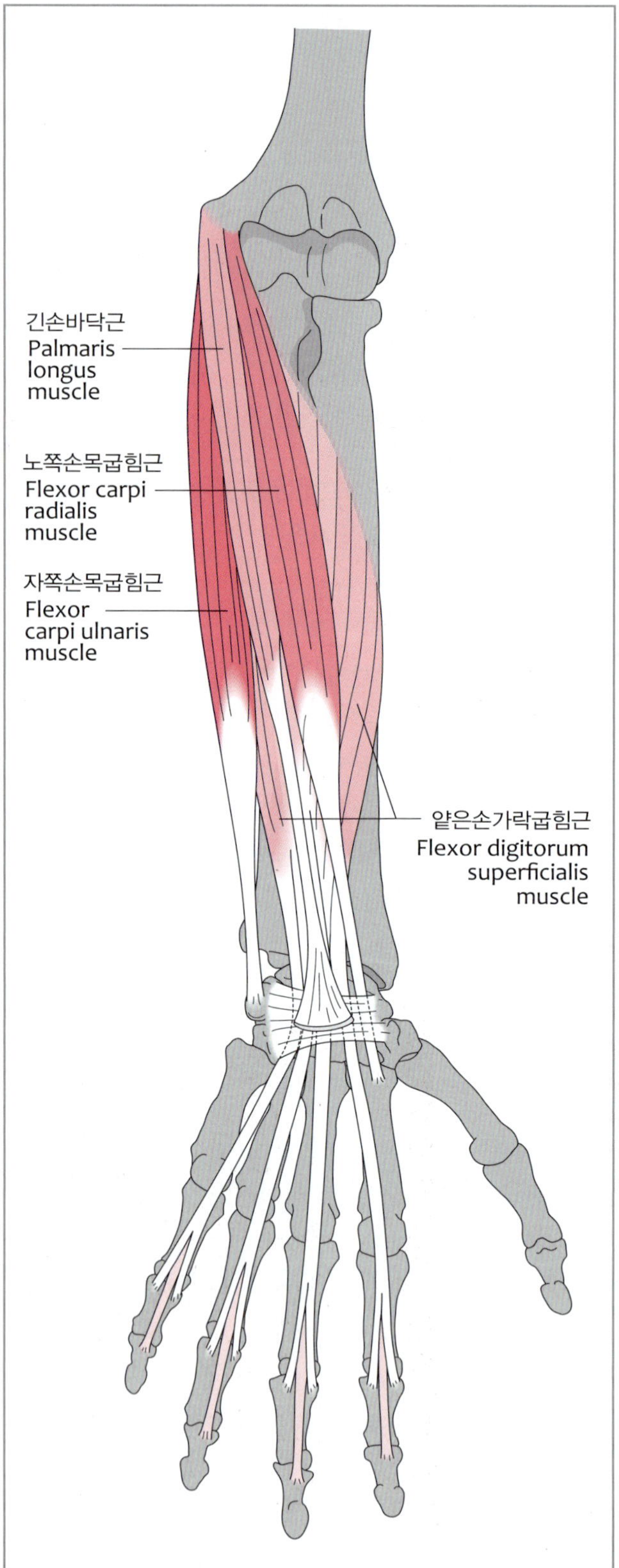

그림 6.52 손의 굽힘근(앞쪽면)

6.2.12 손목관절의 근육: 노쪽벌림의 근육(그림 6.53)

벌림의 축보다 노쪽으로 주행하는 근육은 노쪽벌림을 수행한다.

그들 근육은 다음과 같다:

- 긴노쪽손목폄근
- 긴엄지폄근
- 짧은엄지폄근
- 긴엄지벌림근
- 집게폄근
- 노쪽손목굽힘근
- 긴엄지굽힘근

병리

류마티스 관절염의 경우는 자뼈머리 영역의 매우 고통스런 파괴 과정 때문에 자쪽벌림의 제한이 초래된다.

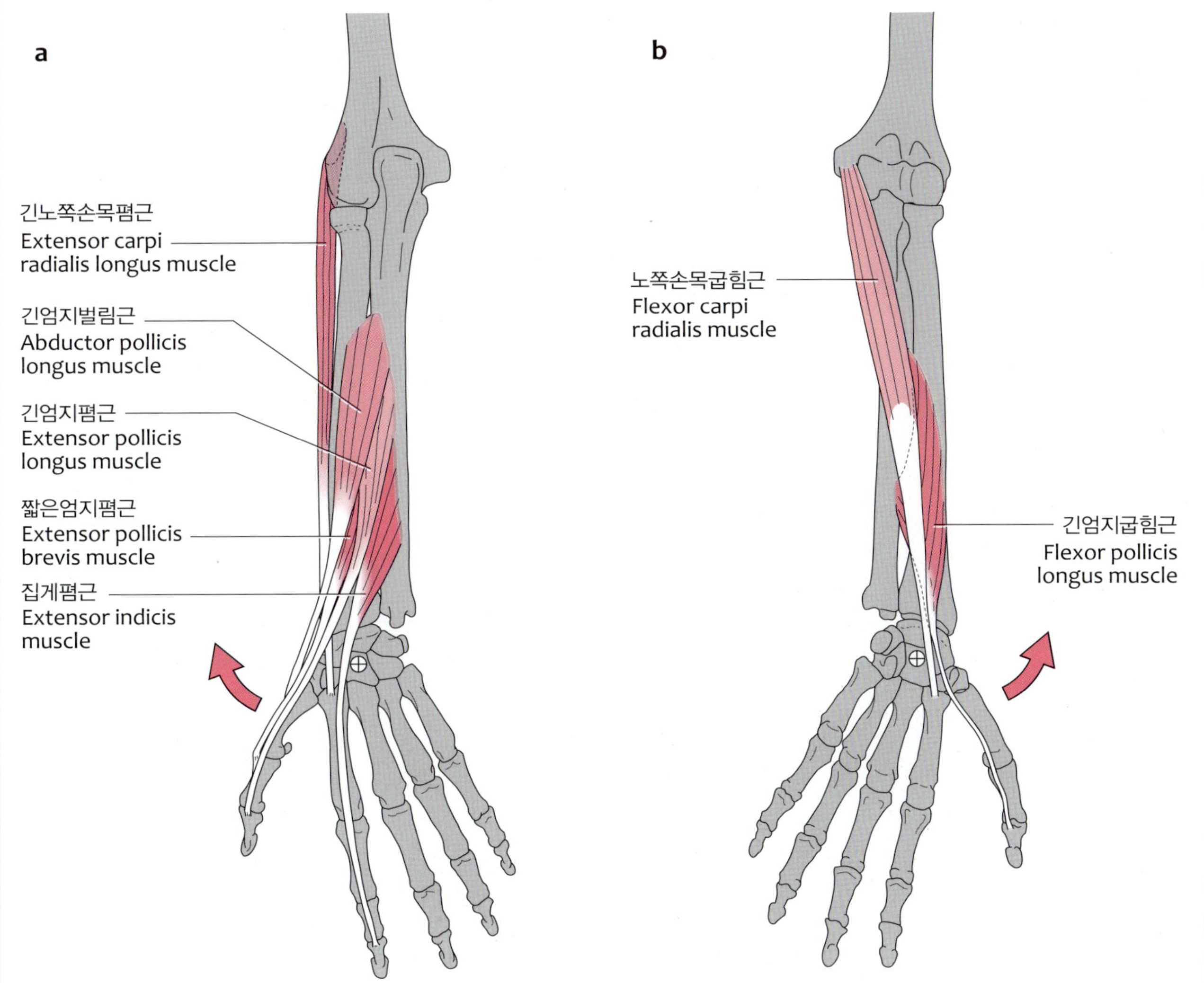

그림 6.53 손의 노쪽벌림 근육. (a) 뒤쪽면. (b) 앞쪽면

6.2.13 손목관절의 근육: 자쪽벌림의 근육(그림 6.54)

벌림의 축보다 자쪽을 따라 주행하는 근육은 자쪽벌림을 수행한다.

그들 근육은 다음과 같다:

- 자쪽손목폄근
- 자쪽손목굽힘근
- 새끼폄근

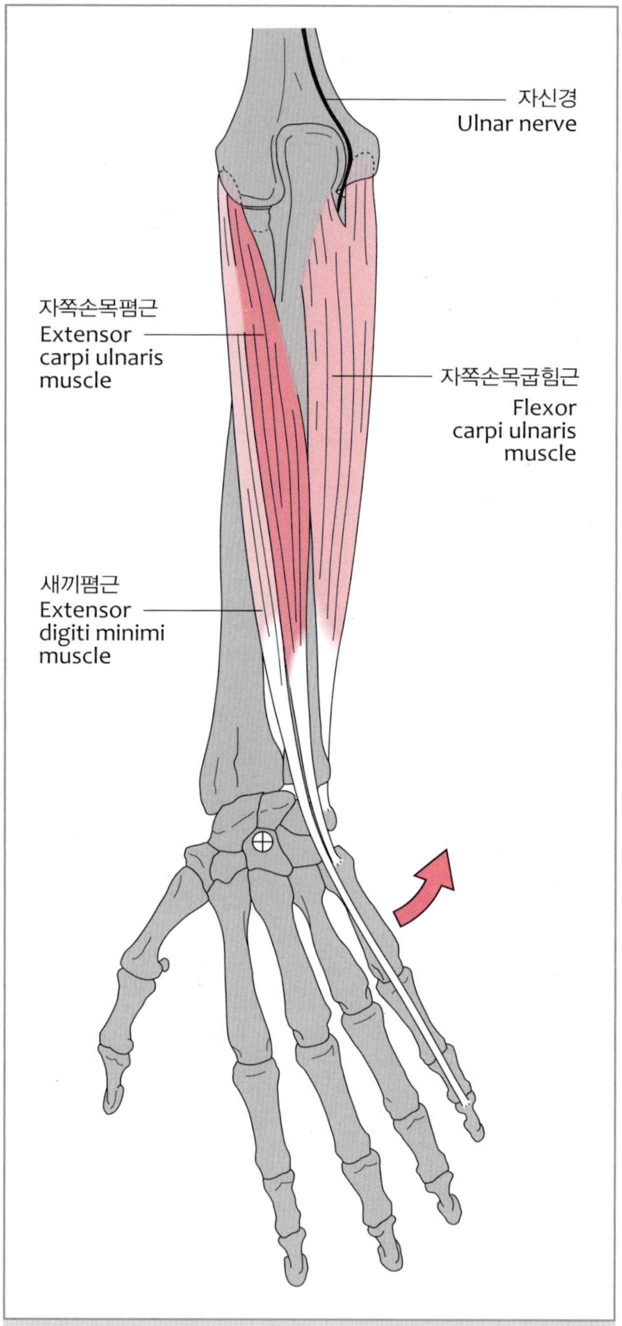

그림 6.54 손의 자쪽벌림 근육(뒤쪽면)

6.2.14 손 중간부위의 관절

손 중간 부위의 움직임 역학은 손목손허리관절과 손허리사이관절에 의해 결정된다. 이들 관절의 좋은 가동성은 다양한 잡기의 필수 조건이다.

손목손허리관절

- **관절면**: 먼쪽열 손목뼈와 손허리뼈바닥
- 이들 관절은 다양한 가동성을 가진 반관절이다.
- **손허리뼈바닥들은 독특한 형태를 띤다(그림 6.55)**:
  - 2번 손허리뼈는 포크형이어서, 높은 안정성을 제공하고 작은마름뼈와 큰마름뼈와 관절을 이룬다.
  - 3번 손허리뼈는 2번 손허리뼈와 알머리뼈와 닿는 작은 붓돌기를 가지고 있다. 이 관절은 매우 안정적이다. 3번 손허리뼈는 중심 기둥의 일부이다.
  - **5번 손허리뼈바닥은 약간 안장 형태이다**:

    노쪽–자쪽 방향으로 오목하고,
    등쪽–바닥쪽 방향으로 볼록하다.
    이 관절은 가장 큰 가동성을 가진다.
- 4 번째 손목손허리관절과
  5 번째 손목손허리관절의 굽힘과 폄은 약 15–30° 이고, 좌우 움직임과 돌림의 제한이 가능할 수 있다.
- 바닥쪽 손목손허리인대와 등쪽 손목손허리인대는 안정성을 제공한다. 이들 인대는 먼쪽열 손목뼈와 손허리뼈를 연결한다.

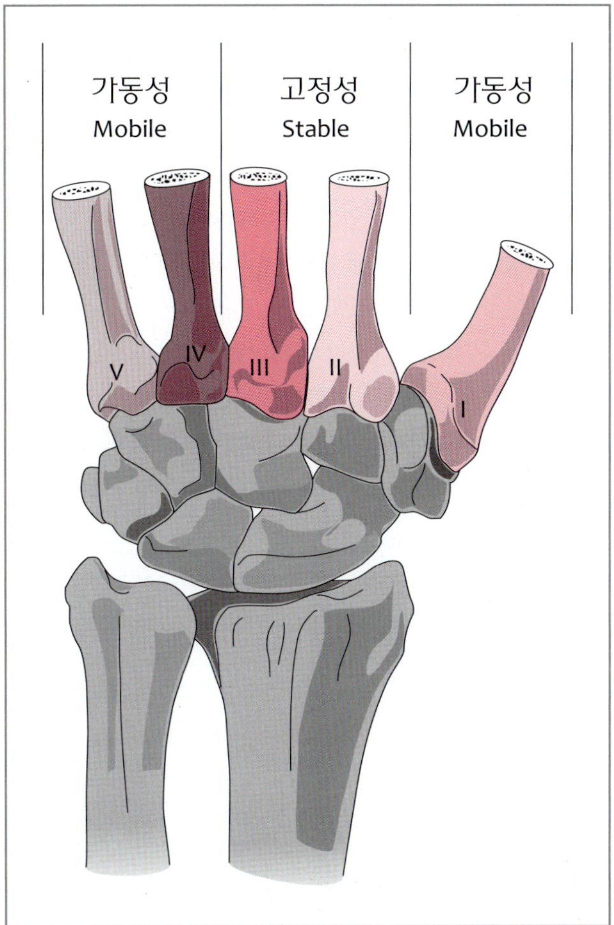

그림 6.55 손허리뼈바닥의 형태(등쪽면)

1번 손목손허리관절

손목뼈는 활의 형태로 구성되어 있다-그들은 안정된 가로활을 형성한다(**그림 6.56**).

손배뼈와 큰마름뼈는 노쪽과 바닥쪽으로 향하고 있다. 이런 이유 때문에, 엄지의 손허리뼈는 다른 손가락과 같은 선상에 위치하지 못하고, 손바닥으로부터 약 60°의 각도를 형성한다(**그림 6.57**).

다른 손목손허리관절의 굽힘/폄 축을 엄지의 축과 비교해 보면, 큰 차이를 보인다.

엄지의 이런 치우침 때문에 다양한 잡기 형태가 가능한 것이다(**그림 6.58**).

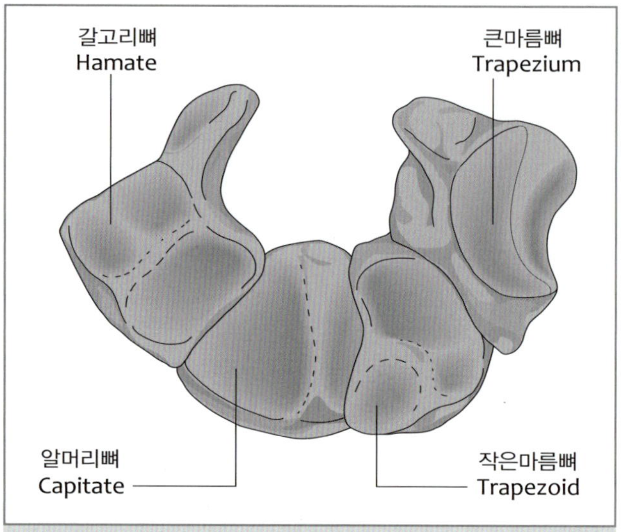

그림 6.56 손목활(먼쪽열 손목뼈의 먼쪽면)

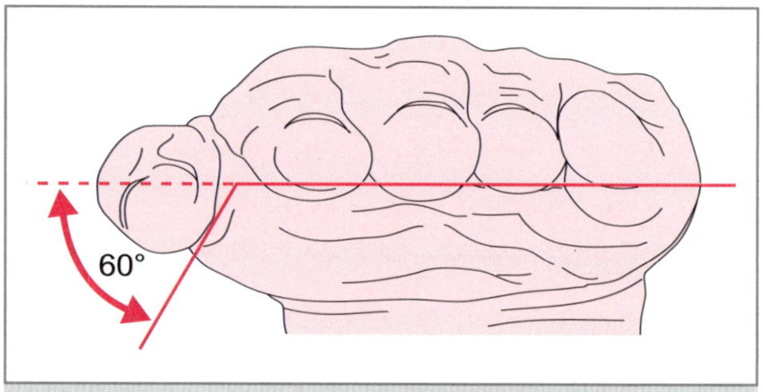

그림 6.57 손가락과 관련된 엄지의 자세

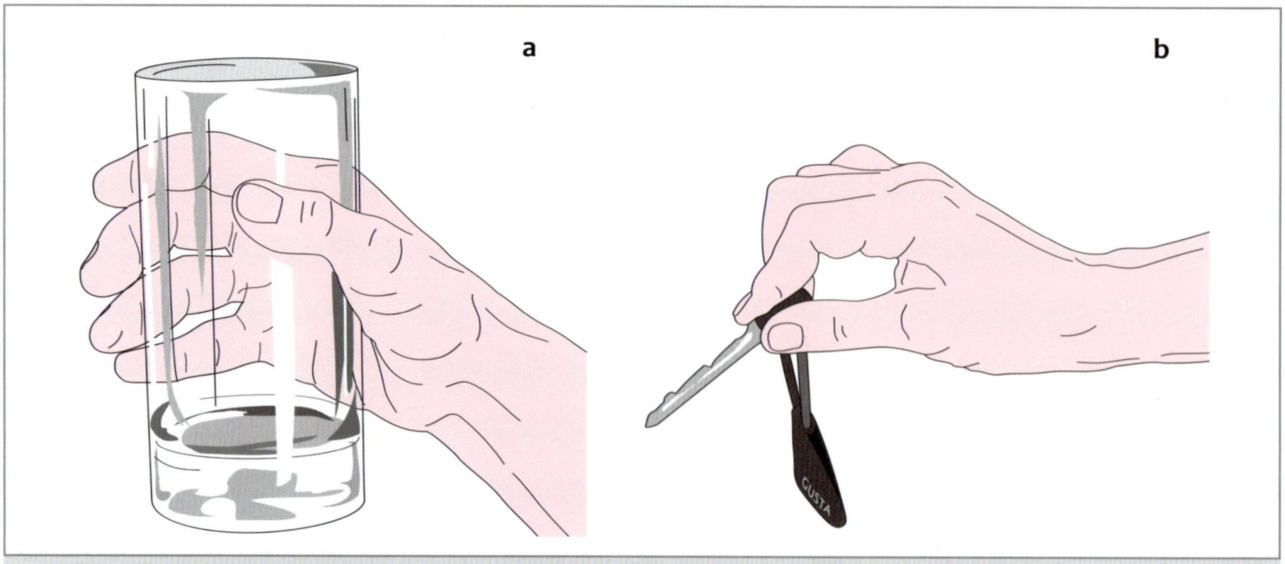

그림 6.58 (a,b) 엄지의 작용이 필요한 잡기 형태

1번 손목손허리관절은 안장관절이다(그림 6.59).

노쪽에서 바라볼 때, 손허리뼈바닥은 볼록하고, 등쪽에서 바라볼 때는 오목하다.

큰마름뼈의 관절면은 손허리뼈바닥과 반대이다. 즉, 노쪽에서 바라봤을 때 오목하고, 등쪽에서 바라봤을 때 볼록하다. 관절면은 서로에 대해 수렴하도록 형태로 배열된다.

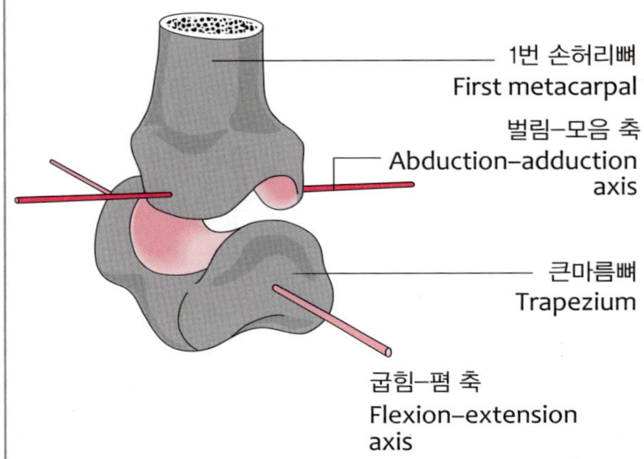

그림 6.59 엄지 안장관절: 운동축

병리

수근관절증(rhizarthrosis)

엄지 안장관절의 장기간 불안정은 엄지의 등쪽과 노쪽의 아탈구를 초래할 수 있다. 연골의 파괴와 통증은 관절 가동범위를 제한하고, 엄지의 모음을 초래한다. 특히 맞섬을 할 때 통증이 매우 심하다.

강한 잡기를 거의 할 수 없다. 심한 수근관절증의 수술적 치료는 약간의 굽힘 자세에서 그 관절을 고정하는 것이다.

엄지의 안장관절 움직임

관절면의 강한 일치성에도 불구하고, 움직임의 가능성을 절구관절과 비교할 수 있다.

굽힘과 폄(그림 6.60)

굽힘과 폄의 축은 큰마름뼈의 먼쪽 부위를 통해 노쪽에서 자쪽을 따라 주행한다.

굽힘과 폄의 **능동가동범위**: 20°/45°(**중립위**); **수동가동범위**는 5°씩 증가한다.

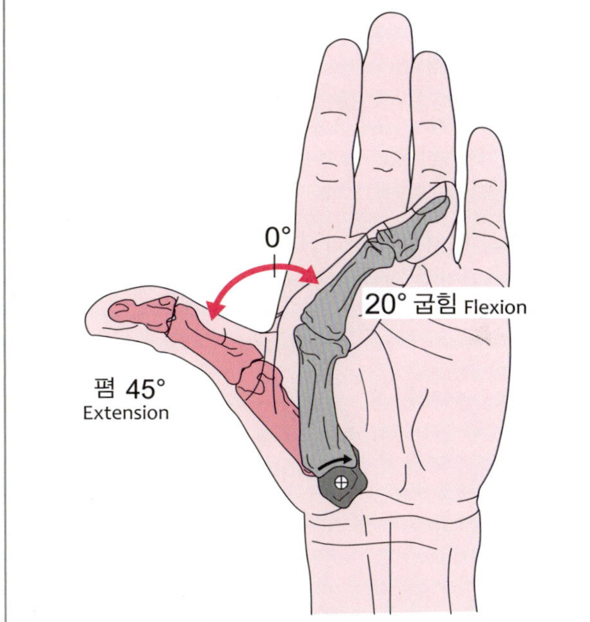

그림 6.60 엄지 안장관절의 굽힘과 폄: 굽힘시 활주가 일어난다(바닥쪽면).

굽힘을 위한 관절 역학

굽힘 시, 손허리뼈는 손바닥과 나란하게 움직인다. 이런 움직임을 허용하기 위해, 손허리뼈바닥의 관절면은 오목하고, 엄지에서 활주가 동시에 일어난다.

벌림과 모음(그림 6.61)

벌림-모음의 축은 1번 손허리뼈를 통과해 엄지의 바닥쪽에서 등쪽으로 주행한다.

능동가동범위: 45°/0°(중립위); 수동범위는 5°씩 증가

모음 동안의 관절 역학

손허리뼈바닥의 관절면은 엄지의 노쪽에서 자쪽으로 오목하다. 그러므로 모음 시 손허리뼈바닥은 엄지의 노쪽으로 활주하는데, 이것은 손허리뼈의 움직임과 반대 방향으로 활주하는 양상이다.

맞섬(그림 6.62)

맞섬의 축을 결정하는 것은 불가능한 일인데, 그 이유는 맞섬이 복합운동으로서, 굽힘, 모음 및 축돌림이 결합된 것이기 때문이다.

맞섬을 할 때, 손허리뼈바닥은 큰마름뼈 위에서 약 20-30° 돌림한다.

맞섬은 관절이 풀렸을 때만 가능하다. 맞섬 자세에서는 관절면의 일치성이 사라진다. 맞섬의 끝 지점에서는, 힘-하중 관절면이 매우 작아서 몇 배 이상의 하중이 걸린다.

재위치

재위치는 맞섬으로부터 엄지가 원래 위치로 되돌아오는 것이다.

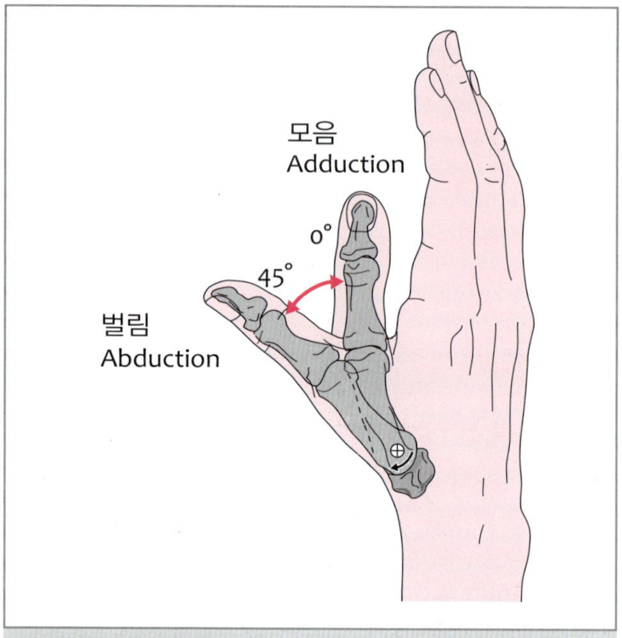

그림 6.61 엄지 안장관절의 벌림과 모음: 모음 시 활주가 일어난다(노쪽과 등쪽면).

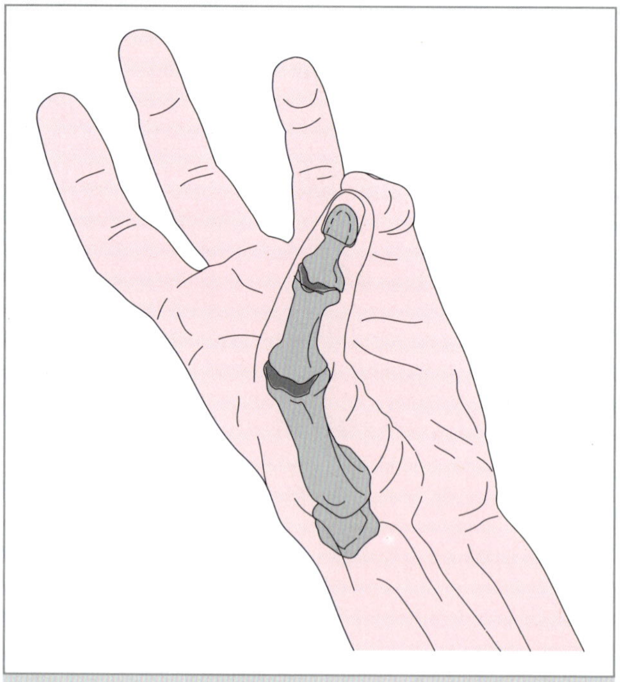

그림 6.62 엄지 안장관절의 맞섬

관절주머니와 인대

관절주머니는 넓고, 커다란 움직임을 위한 공간을 가진다. 관절주머니는 등쪽함몰과 바닥쪽함몰을 형성한다. 양쪽 막의 닿는곳은 각 뼈의 뼈-연골 경계이다.

인대는 관절주머니 위에 위치하여 관절을 안정화시킨다. 인대는 엄지의 모든 자세에서 인대의 일부가 긴장되는 방향으로 정렬된다.

다음의 인대들은 구분될 수 있다(**그림 6.63**):

- 사선 방향의 인대는 1번 손허리뼈바닥 주위의 큰마름뼈의 바닥쪽면에서 손허리뼈의 자쪽면에 부착한다.
- 부가적으로, 직선 방향의 인대는 큰마름뼈에서 손허리뼈바닥까지 부착한다.
- 엄지의 등쪽면에 있는 사선 방향의 인대는 손허리뼈바닥을 감아돈 후 바닥쪽면에 착지한다.

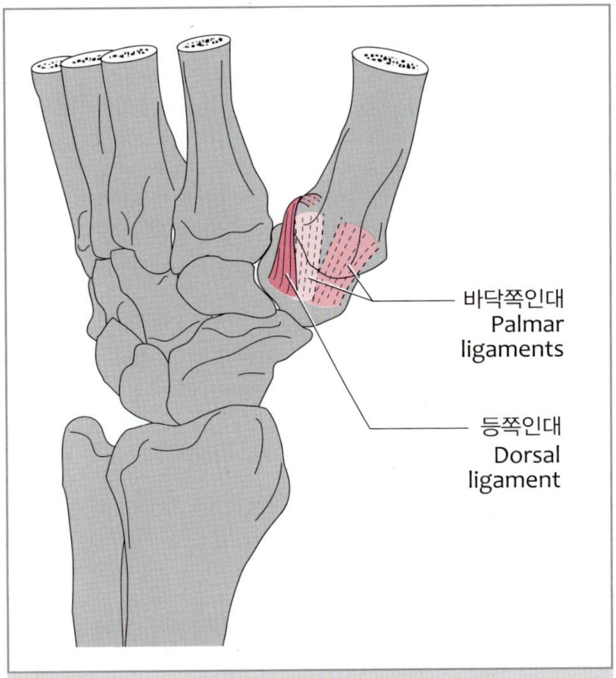

그림 6.63 엄지 안장관절의 인대(등쪽면)

손허리사이관절(그림 6.64)

- **손허리뼈사이관절**은 반관절이다.
- 노쪽과 자쪽의 관절면은 서로 관절을 형성하기 위해 연골로 덮여 있다. 관절면은 평면이고 크기는 다양하다.
- 관절주머니는 팽팽하여 제한된 움직임만 허용하고, 대개 손목손허리관절과 연결되어 있다.
- **등쪽 손허리뼈사이인대와 바닥쪽 손허리뼈사이인대**는 짧은 인대로서 손허리뼈바닥을 서로 연결시킨다. 이들 인대는 등쪽과 바닥쪽에서 관절주머니의 바로 먼쪽에 위치한다. 이들 인대는 손허리뼈들을 고정시켜 손가락이 벌어지는 것을 막는다.

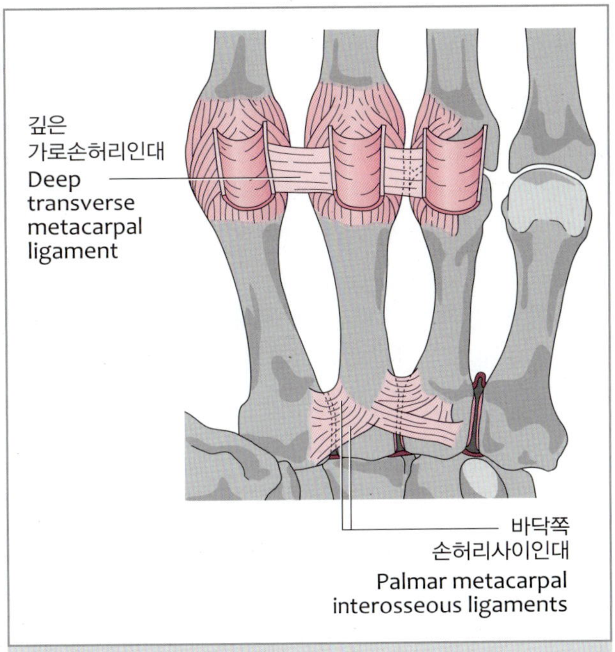

그림 6.64 손허리사이관절(바닥쪽면)

- **먼쪽손허리뼈사이관절**은 사선 인대로 구성되고, 매우 가동적이다. 이것은 큰 물체를 잡고, 맞섬하고 손가락을 펼칠 때 중요하게 작용한다 (**그림 6.65**).
- **깊은가로손허리인대**는 깊은 바닥쪽 인대로서 손허리뼈머리 레벨에서 노쪽에서 자쪽으로 연결되어 있다. 이 인대는 MCP 관절 연골판의 양쪽 측면을 고정시키고, 또 고리인대에 고정되어 있다. 고리인대와 연골판과의 연결을 통해, 이 인대는 굽힘근 힘줄을 위한 시스템을 지지한다.
- **얕은가로손허리인대**는 가로인대로서 먼쪽 손허리뼈(거의 몸쪽마디뼈바닥 레벨) 위를 주행한다. 이 인대는 바닥쪽널힘줄의 일부이고, 굽힘근 힘줄집으로 합병된다.
- 손목뼈와 마찬가지로, 손허리뼈머리 레벨에서도 가로활이 존재한다. 가로활의 중심은 3번 손허리뼈머리이다(**그림 6.66**).

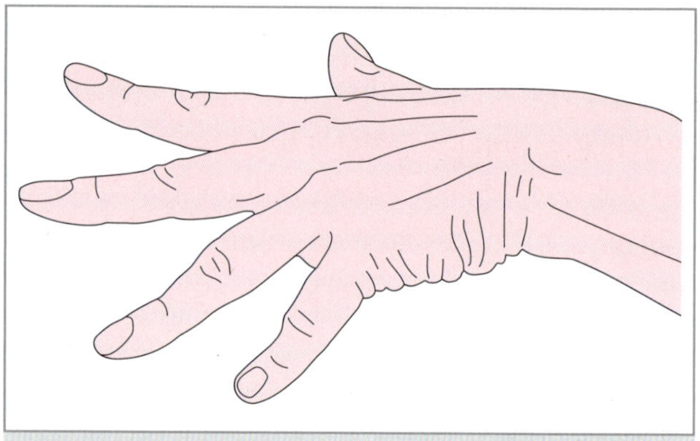

그림 6.65 손가락을 펼쳤을 때 손허리사이관절의 가동성

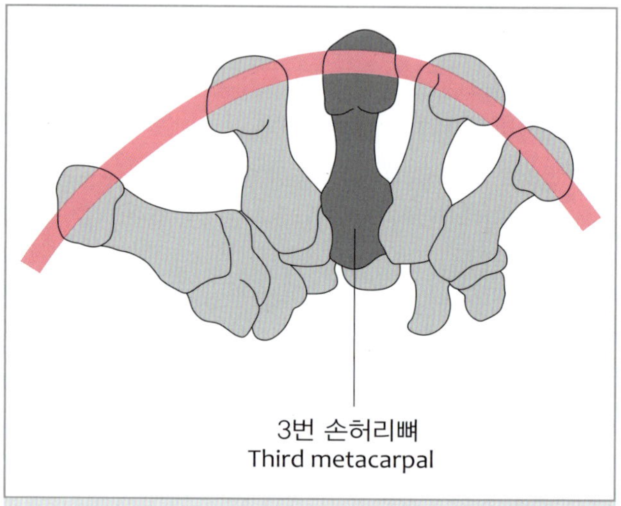

그림 6.66 손허리뼈 레벨에서의 가로활

움직임

손허리뼈사이관절의 단독 움직임은 불가능하다. 그들의 움직임은 손목손허리관절의 움직임과 함께 복합적으로 일어난다. 노쪽과 자쪽의 관절은 움직임이 매우 좋은 편이고, 중심 기둥은 움직임이 거의 없다. 운동축의 결정은 불가능하다. 일어나는 움직임은 주로 병진운동이다. 예를 들어, 맞섬 동안 5번 손허리뼈바닥은 4번 손허리뼈바닥에 대해 바닥쪽 방향으로 활주한다. 이와 동시에, 관절면은 분리되고, 5번 손허리뼈바닥은 아래팔이 뒤침하는 것처럼 돌림을 한다.

6.2.15 손가락 관절

손허리손가락관절(그림 6.67)

- 손허리손가락관절(MCP)은 절구관절이다.
- 관절면:
  - 몸쪽마디뼈바닥은 오목한 관절면을 형성한다. 바닥쪽 관절면은 섬유연골판(**관절주머니와 합병된다**)에 의해 더욱 증가된다. 마디뼈바닥의 연결 부위 뿐만 아니라 이 지점에서도 관절주머니는 바닥쪽 인대에 의해 보강된다. 굽힘근 힘줄집의 연결도 도움이 된다.

    중립위에서는 연골판이 손허리뼈머리와 접촉한다. 그러나 그것이 바닥쪽으로 활주하기 때문에, 연골판과의 접촉이 사라져 굽힘이 증가한다.
  - 손허리뼈머리는 볼록한 관절면을 형성한다.
- 관절주머니는 넓은 편이고, 등쪽함몰과 바닥쪽함몰을 가지고 있다. 닿는곳은 각 관절면의 뼈–연골 경계이다.

2번 - 5번 손허리손가락관절의 곁인대 (그림 6.68과 그림 6.69)

- 노쪽인대와 자쪽인대는 관절축보다 등쪽이 있는 손허리뼈머리를 고정한다. 몸쪽 닿는곳은 몸쪽마디뼈바닥의 바닥쪽에 위치한다.
- 인대의 주행과 손허리뼈머리의 바닥쪽이 더 두껍기 때문에, 인대는 굽힘을 할 때 팽팽해진다. 이것은 굽힘보다는 폄 때 좌우 움직임이 더 많이 일어날 수 있음을 의미한다.
- 등쪽 널힘줄의 일부 섬유는 관절주머니 안으로 들어간다.

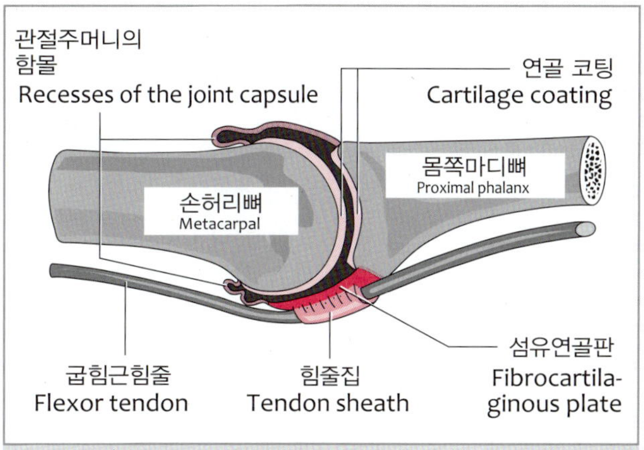

그림 6.67 손허리손가락관절

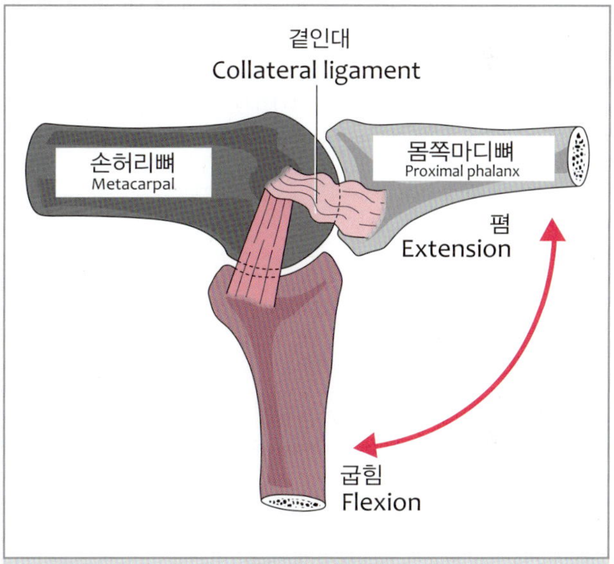

그림 6.68 손허리손가락관절의 곁인대

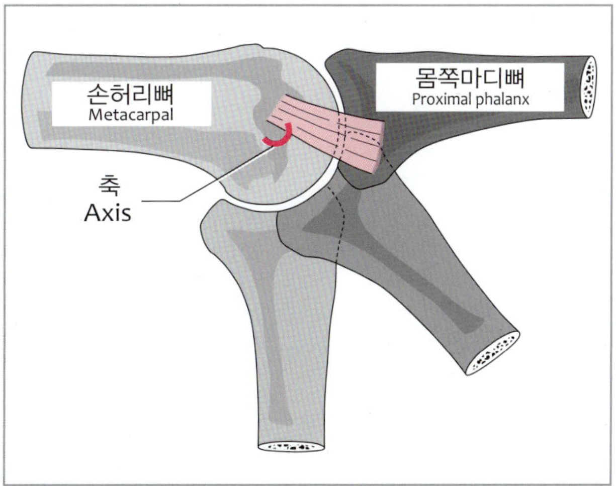

그림 6.69 인대와 관련된 손허리손가락관절의 축

엄지의 노쪽곁인대와 자쪽곁인대 (그림 6.70)

- 노쪽 인대와 자쪽 인대는 2개의 섬유밴드로 나누어진다. 실제 곁인대는 **고유곁인대**이다. 이것은 손허리뼈머리와 몸쪽마디뼈바닥을 연결하고, 등쪽–몸쪽에서 바닥쪽–먼쪽으로 주행한다.
- 노쪽 또는 자쪽 **부속곁인대**는 손허리뼈머리의 약간 바닥쪽에서 시작하여 각각 노쪽 종자뼈와 자쪽 종자뼈에 부착한다. 일부 섬유는 바닥쪽 연골판과 합병된다.
- **곁인대의 기능:** 다양한 곁인대의 주행 경로 때문에, 폄과 최대 굽힘 시에 긴장이 증가된다. 이런 긴장 증가 때문에, 이들 양쪽 자세에서 좌우 움직임이 안정화된다. 약간의 굽힘 시에는, 모든 인대 섬유가 느슨해진다. 그래서 좌우 움직임과 돌림 움직임이 일어날 수 있다. 예를 들어, 이런 움직임은 물체를 잡을 때 필요한 움직임이다.
- **종자뼈의 조절:** 종자뼈는 부속곁인대에 의해 고정된다. 종자뼈와 바닥쪽 손허리뼈를 잇는 작은 섬유들이 이런 안정화에 영향을 준다. 바닥쪽 연골판은 좌우 종자뼈 사이에 위치하고, 부속곁인대의 가쪽 가장자리에서 합병된다. 그들은 고리인대에도 합병된다. 이런 고삐와 같은 배열을 통해, 종자뼈는 엄지모음근의 2 갈래(**자쪽 종자뼈에 부착하는**)와 긴엄지굽힘근과 짧은엄지굽힘근(**노쪽 종자뼈에 부착하는**)을 위한 부착점을 제공한다.

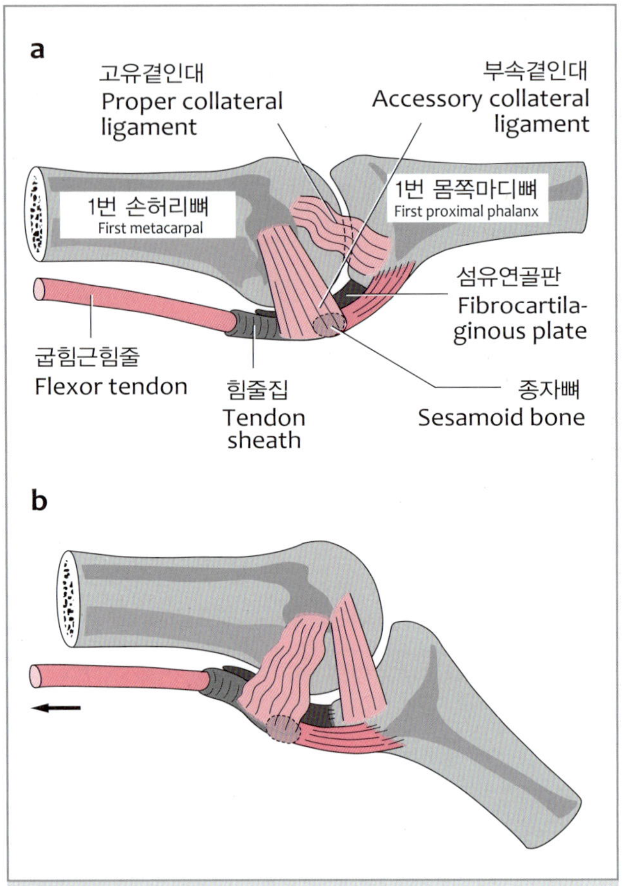

그림 6.70 1번 손허리손가락관절의 곁인대.
(a) 폄 시. (b) 굽힘 시

손허리손가락관절의 축과 움직임 (그림 6.71–그림 6.73)

가로축(그림 6.69와 그림 6.71)

가로축은 노쪽에서 자쪽을 따라 주행하고, 손허리뼈머리에 위치한다. 관절은 굽힘과 폄 시 운동축을 중심으로 움직인다. 이와 동시에, 몸쪽마디뼈바닥은 같은 방향으로 활주를 한다.

손허리뼈머리의 형태가 한결같은 만곡면을 가지고 있지 않다. 특히 등쪽–바닥쪽 방향으로 균등하지 않다. 그러므로 굽힘이 증가할수록, 운동축이 노쪽에서 자쪽으로 이동하게 된다. 만약 모든 축을 횡으로 배열하면, 축들의 연결은 타원을 그릴 것이다.

굽힘/폄

- **2번-4번 손허리손가락관절의 능동 가동범위:** 굽힘 90–100°/폄 0–40°(중립위). 수동 가동범위는 10–20°씩 증가한다.

MCP 관절의 가동성은 집게손가락에서 새끼손가락으로 갈수록 증가한다. 차이는 20° 정도이다.

바닥쪽 관절면이 2번 손허리뼈머리와 3번 손허리뼈머리에 몸쪽으로 도달하는 거리의 차이 때문에, MCP 관절의 가동범위는 손의 노쪽보다 자쪽에서 더 크다. 그리고 손가락을 굽힘할 때 약간의 돌림 움직임이 동반한다.

- 1번 MCP 관절의 능동가동범위: 굽힘 50°/폄 5°. 수동가동범위는 5°씩 증가한다.

시상축

벌림–모음의 축은 등쪽에서 바닥쪽으로 주행하고, 손허리뼈머리의 중간 지점에 위치한다.

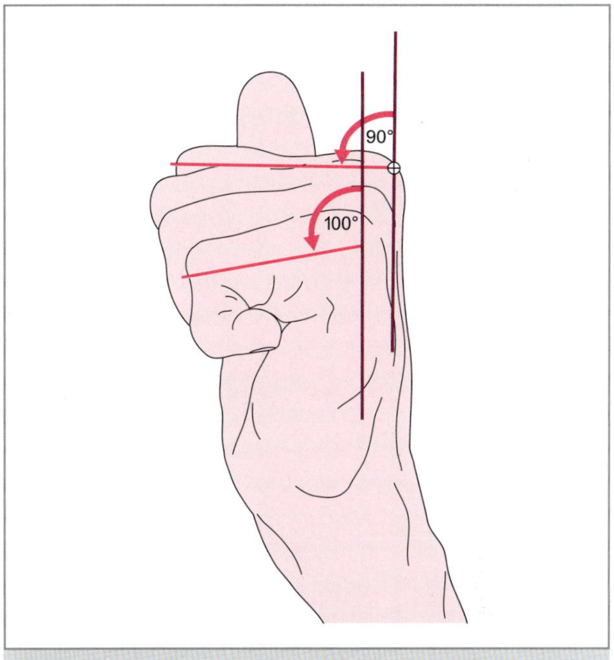

그림 6.71 손허리손가락관절의 능동 굽힘

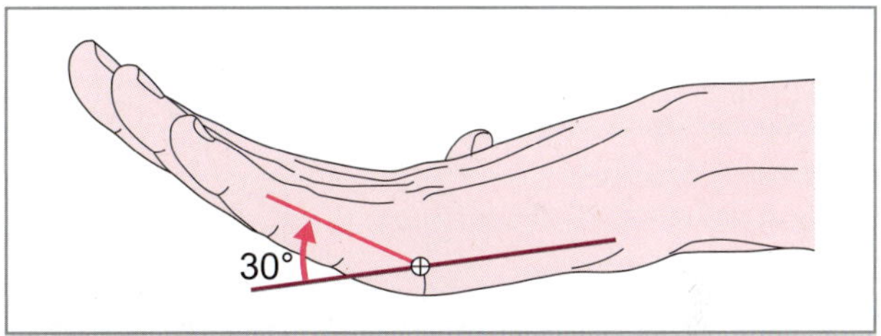

그림 6.72 손허리손가락관절의 능동 폄

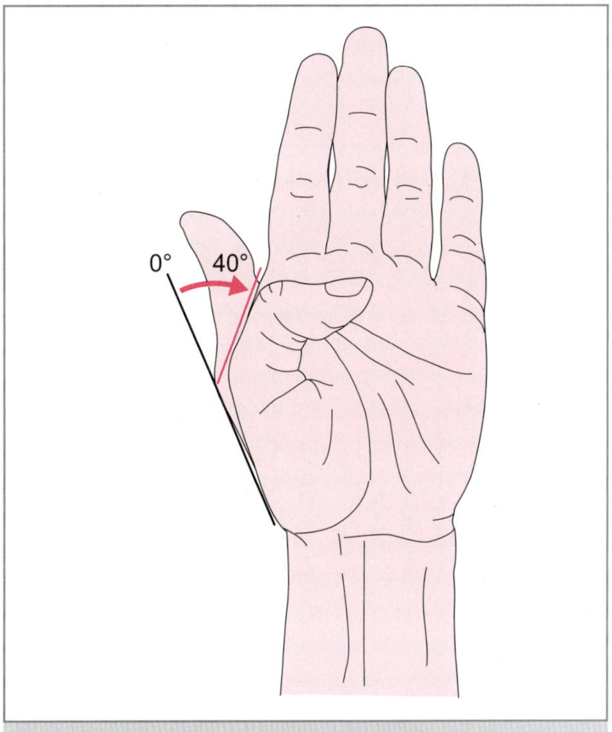

그림 6.73 1번 손허리손가락관절의 굽힘과 폄

벌림/모음(그림 6.74와 그림 6.75)

벌림과 모음은 가운데손가락을 기준으로 한다. 가운데 손가락에서 멀어지는 모든 움직임은 벌림이고, 가까워지는 움직임은 모음으로 정의된다.

- **2번 - 4번** MCP **관절의 능동가동범위**: 벌림 20–30°/모음 10–20°. 수동가동범위는 5–10°씩 증가한다.

집게손가락은 가장 큰 좌우 움직임을 가지고 있고, 그 다음이 새끼손가락이다.

굽힘, 폄, 벌림 및 모음 등 4가지 움직임이 결합되어 일어나는 것을 휘돌림이라고 한다.

- **1번** MCP **관절**: 움직임은 수동으로만 일어나고 약 5–10° 정도 되는 것으로 알려져 있다.

세로축

돌림의 축은 손허리뼈의 세로축에 해당된다.

돌림

- **2번 - 5번** MCP **관절**: 굽힘이 일어날 때 돌림이 일어나는데, 그 이유는 바닥쪽 관절면이 비대칭의 형태이기 때문이다. 굽힘과 돌림의 결합은 2번 MCP 관절과 3번 MCP 관절에서 엎침성 돌림이 일어날 때 일어나고, 또 4번 MCP 관절과 5번 MCP 관절에서 뒤침성 돌림이 일어날 때 일어난다. 그러나 이들의 가동범위는 매우 제한적이다. 순수한 축성 돌림은 수동으로만 가능하며, 각 방향으로 5°정도 된다.
- **1번** MCP **관절(그림 6.76)**: 엄지의 가장 큰 바닥쪽면으로 물체를 잡기 위해서는, 돌림(엄지의 안장관절에서 시작하는)이 먼쪽 방향으로 일어나야 한다. 이런 돌림 움직임은 맞섬으로 알려져 있으며, 엄지의 몸쪽마디뼈가 손가락 쪽으로 향하는 움직임이다. 그러나 돌림의 가동범위는 매우 제한적이다.

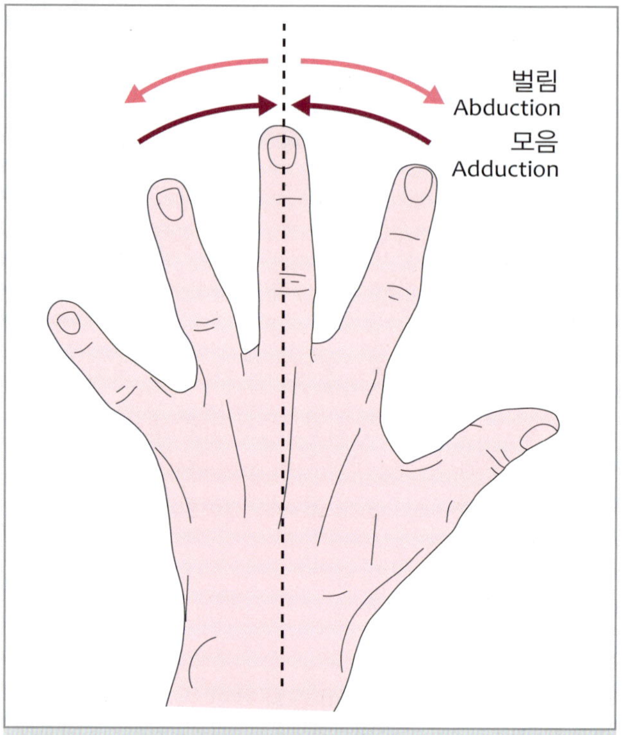

그림 6.74 **MCP** 관절의 벌림과 모음

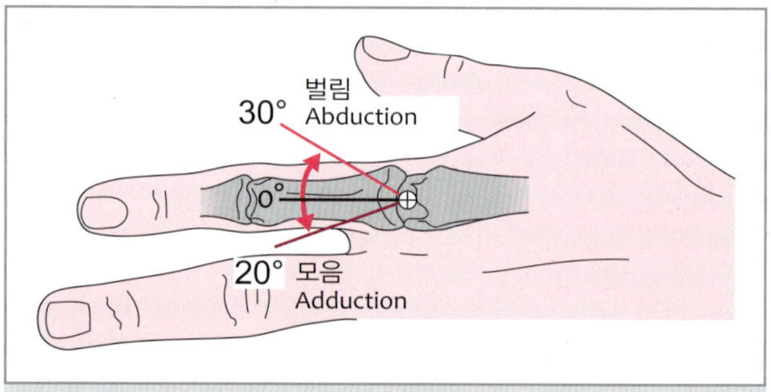

그림 6.75 2번 **MCP** 관절의 벌림과 모음

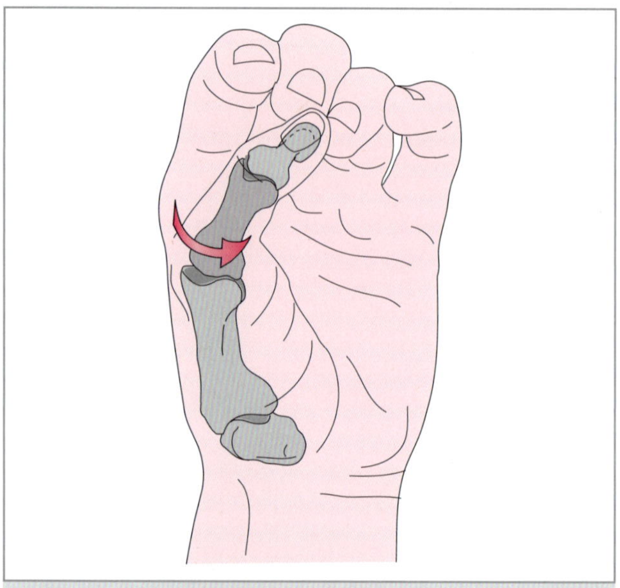

그림 6.76 1번 **MCP** 관절의 돌림

몸쪽마디뼈사이관절과 먼쪽마디뼈사이관절 (그림 6.77)

- 이들은 경첩관절이다.
- 관절면:
  - ○ **오목 관절면:** 각 손가락의 중간마디뼈와 먼쪽마디뼈의 바닥은 오목 관절면의 중간 지점에 작은 능선을 가지고 있다. 이 능선은 파트너 관절면의 작은 고랑 안으로 들어간다. 이것은 가쪽 안정성을 제공한다. MCP 관절과 마찬가지로, 관절면은 작은 섬유연골판에 의해 증가된다.
  - ○ **볼록 관절면:** 몸쪽마디뼈와 중간마디뼈의 머리는 볼록하고, 중간 부위에 고랑이 있다.
- 관절주머니는 MCP 관절의 것도 비슷하다.
- 곁인대(**그림 6.78**)는 폄과 최대 굽힘에서 긴장된다. 곁인대는 마디뼈머리에서 다음 마디뼈바닥으로 이어져 있고, 또 마디뼈머리에서 섬유연골판으로 이어져 있다.
- 축과 움직임: 굽힘/폄(**그림 6.79**)

  PIP 관절: 110°/0°(중립위)

  DIP 관절: 70–80°/5° 중립위 (수동 폄: 30°)
- 각 관절의 축은 몸쪽 관절을 이루는 뼈에 위치한다.
- 각 손가락의 MCP 관절과 PIP 관절이 굽힘을 할 때, 반지손가락과 새끼손가락의 끝은 약간 노쪽으로 향한다. 모든 손가락의 끝들은 손배뼈 쪽으로 향하는데, 이것은 맞섬과 관련된 움직임에서 중요한 역할을 한다(**그림 6.80**).

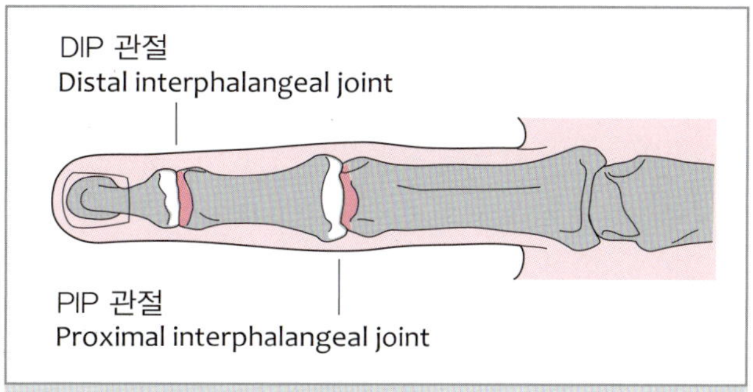

그림 6.77 마디뼈사이관절: 몸쪽과 먼쪽

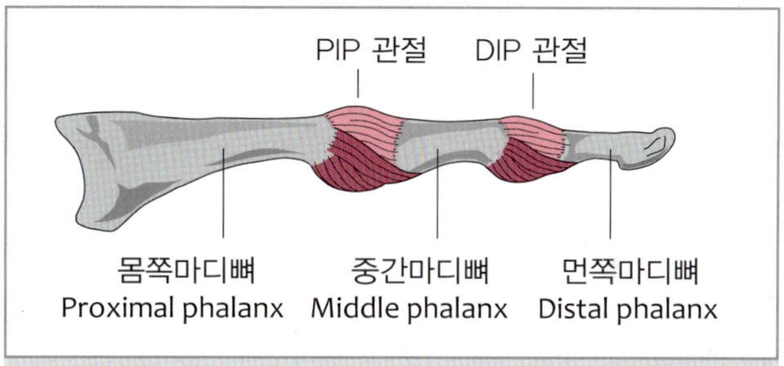

그림 6.78 PIP 관절과 DIP 관절의 인대.

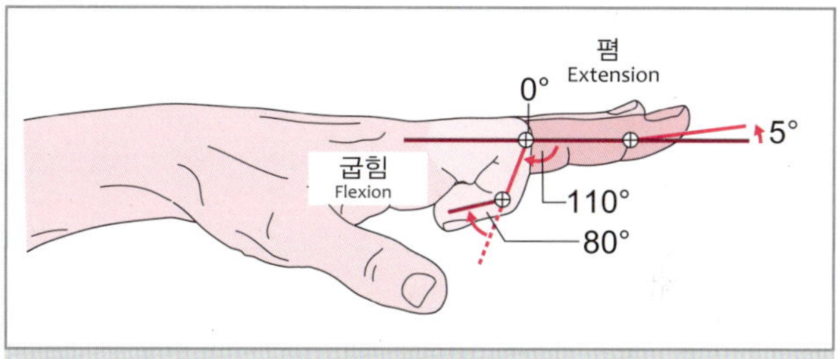

그림 6.79 PIP 관절과 DIP 관절의 능동 굽힘과 폄

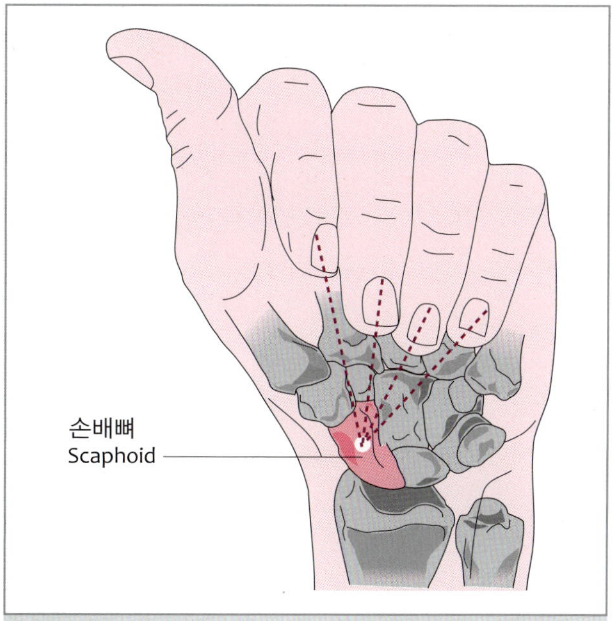

그림 6.80 굽힘을 할 때 손가락들이 손배뼈 쪽으로 향한다.

엄지의 마디뼈사이관절(그림 6.81)

- 엄지 IP 관절의 관절주머니와 인대는 PIP과 DIP 관절의 것과 비슷하다.
- **특별한 고려사항**: 몸쪽마디뼈의 끝은 균등하지 않고, 약간 두꺼운 자쪽융기를 가진다.
  이것 때문에, 자쪽곁인대가 긴장된다.
  이것은 관절의 노쪽 움직임이 더 크다는 것을 의미한다. 이런 결과로 인해,
  엄지의 안쪽 관절면은 바닥쪽으로 향하게 된다.
  엄지가 이렇게 기울어짐으로서 잡기 기능이 더욱 향상된다(**그림 6.82**).
- 가동범위(**그림 6.83**):

  굽힘/폄: 능동 80°/5–10°(중립위);

  수동: 100°/30°(중립위)

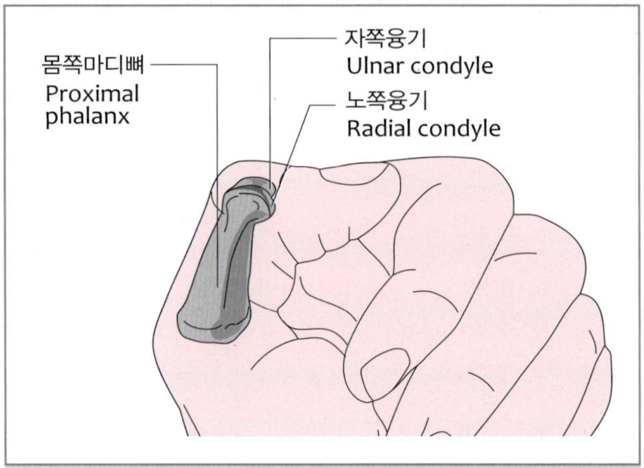

그림 6.81 1번 몸쪽마디뼈의 먼쪽 끝단

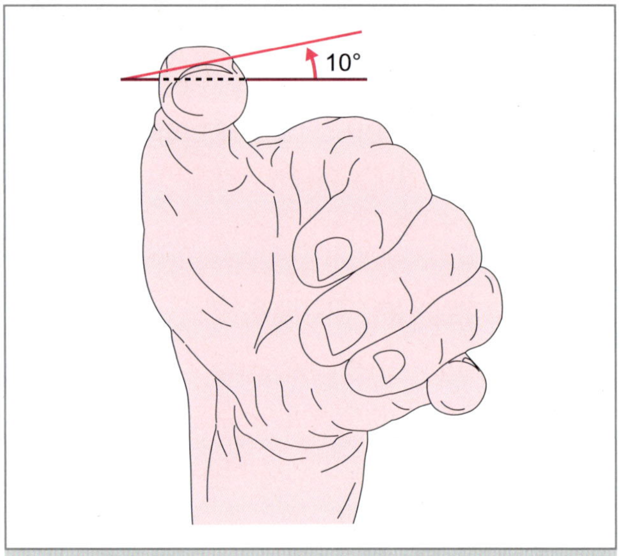

그림 6.82 굽힘할 때 1번 먼쪽마디뼈의 경사

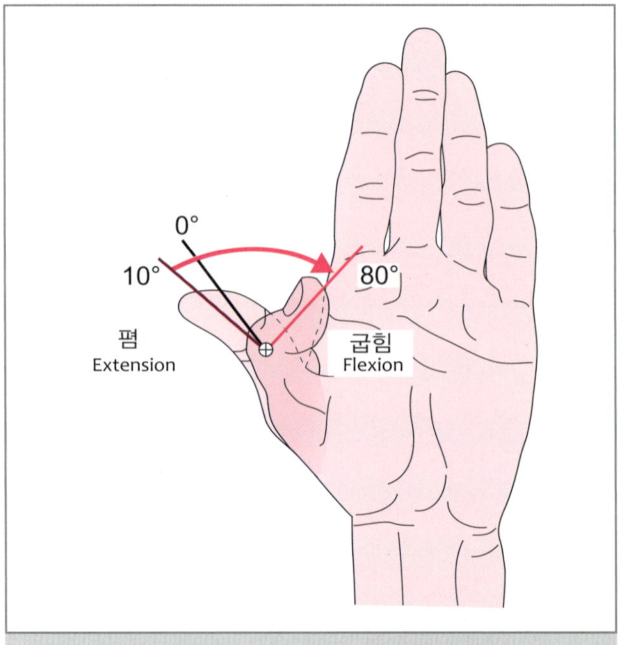

그림 6.83 1번 마디뼈사이관절의 능동 굽힘과 폄

6.2.16 손가락의 근육: 폄근 (그림 6.84)

손가락폄근

- 이 근육은 각 손가락으로 가는 4개의 힘줄로 구성되어 있다.
- 그들은 4번째 힘줄구획을 통과한다.
- MCP 관절의 몸쪽에서, 이들 4개의 힘줄들은 가로로 주행하는 섬유밴드(**힘줄사이연결**)에 의해 연결되어 있는데, 이것에 의해 개별 손가락의 움직임이 제한된다.
- 각 힘줄은 먼쪽에서 3개 부분으로 나누어진다: 중심 밴드는 중간마디뼈바닥에 연결된다. 2개의 가쪽 밴드는 MCP 관절의 먼쪽에서 갈라진다. 그들은 PIP 관절 근처에서 결인대로 섬유를 내고, 먼쪽마디뼈바닥에서 착지한다.
- 그들은 등쪽널힘줄을 형성하여, MCP 관절주머니와 연결된다.

기능:

- 이 근육은 4개 손가락을 편한다. 가장 효율적인 관절의 폄은 MCP 관절에서 일어나며, 관절주머니와 몸쪽마디뼈로 연결되는 등쪽널힘줄의 연결을 통해 이루어진다. 손가락폄근은 등쪽널힘줄을 몸쪽으로 당기는데, 이것은 벌레근과 뼈사이근으로 하여금 손가락을 펌하도록 허용한다. 근육이 이완하면, 등쪽널힘줄은 먼쪽으로 움직여, 내재근이 MCP 관절을 굽힘할 수 있다.
- 이 근육은 손의 등쪽굽힘을 일으킨다.
- 이 근육은 자쪽벌림을 돕는다.

병리

류마티스 관절염의 경우, 노손목뼈의 붕괴가 일어날 수 있으며, 이것은 손의 노쪽치우침을 일으킨다. 이것은 MCP 관절 부위에서 폄근힘줄의 경로를 자쪽으로 이동시키는 변화를 일으킬 수 있다.

이런 변화로 인해, 손가락이 자쪽으로 치우침되고, '지그재그 변형'이 일어난다.

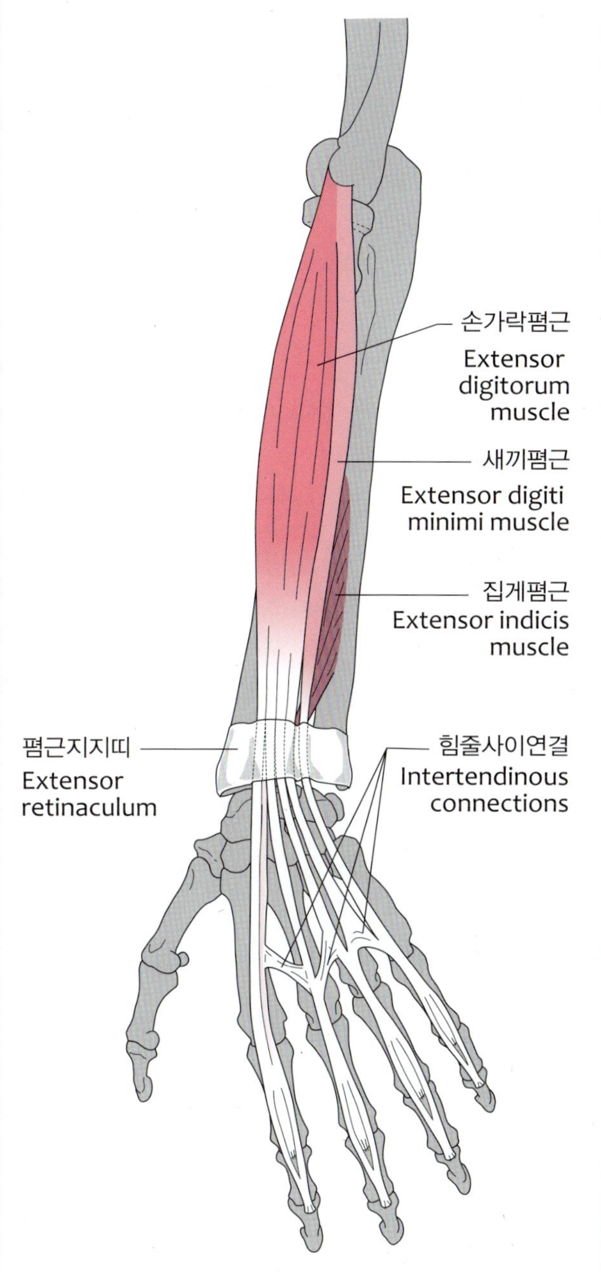

그림 6.84 손가락폄근

집게폄근

- 이것은 4번째 힘줄 구획을 통과한다.
- 중간손허리뼈 레벨에서, 이 근육은 집게손가락의 등쪽널힘줄로 이어지고, 손가락폄근힘줄과 합병된다.

기능:

- 집게손가락의 폄
- 손의 등쪽굽힘
- 노쪽벌림에 영향을 준다.

새끼폄근

- 이것은 손가락폄근과 합병된다.
- 이것은 5번째 힘줄 구획을 통과한다.
- 종말 힘줄은 등쪽널힘줄의 형성에 관여하고, 손가락폄근 힘줄의 자쪽을 따라 주행한다.

기능:

- 새끼손가락의 폄
- 새끼손가락의 벌림
- 손의 자쪽벌림에 영향을 준다.

벌레근(그림 6.85)

- 1번과 2번 벌레근은 깊은손가락굽힘근 힘줄의 가쪽에서 시작하고, 3번과 4번 벌레근은 깃근이고, 깊은손가락굽힘근 힘줄의 자쪽과 노쪽인 양쪽 모두에서 시작한다.
- 그들은 MCP 관절주머니의 노쪽 가장자리에서 착지하고, 또 *pars obliqua*로 불리는 긴 힘줄 슬립을 통해 4개 손가락의 등쪽널힘줄의 노쪽 영역에 착지한다.

기능: 등쪽널힘줄의 노쪽 밴드와 연결되어 있기 때문에, 주요 기능은 마디뼈사이관절의 폄이다. 그리고 그들은 작은 힘으로 MCP 관절을 굽힘시킨다.

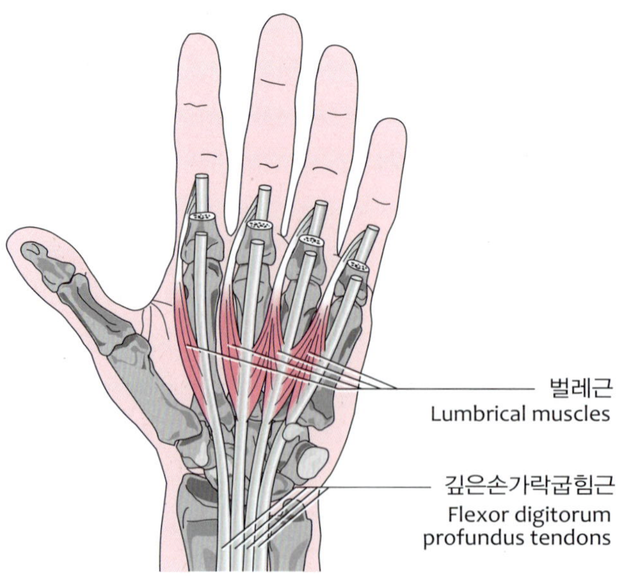

그림 6.85 벌레근(바닥쪽면)

바닥쪽뼈사이근(그림 6.86a)

- 1번 바닥쪽뼈사이근은 2번 손허리뼈의 자쪽에서 시작하고, 2번과 3번 뼈사이근은 각각 4번 손허리뼈와 5번 손허리뼈의 노쪽에서 시작한다. 그들은 뼈사이 슬립처럼 긴 힘줄로서 집게손가락, 가운데손가락 및 반지손가락의 등쪽널힘줄에 연결되어 있다. 각 뼈사이근에서 나온 작은 섬유가 MCP 관절주머니와 동일 손가락의 몸쪽마디뼈바닥에 연결된다.
- 바닥쪽 뼈사이근은 깊은 곳에서 손허리뼈 사이에 위치한다.

기능: 손가락의 모음, 몸쪽마디뼈의 굽힘, 마디뼈사이관절의 폄.

등쪽뼈사이근(그림 6.86b)

- 이 근육은 4개의 근육으로 구성되고, 각 근육은 2개의 갈래를 가지고 있다.
- 그들은 손허리뼈 양쪽면으로 향하는 2개의 갈래에서 시작한다. 긴 힘줄 슬립을 통해 해당 등쪽널힘줄의 가쪽 밴드 안으로 들어간다.
- 노동맥은 1번 등쪽뼈사이근의 2 갈래 사이의 틈을 통해 주행한다.

기능: 손가락의 벌림. 그들은 몸쪽마디뼈를 굽힘하는데, 그 이유는 그들이 바닥쪽에서 굽힘 축으로 주행하기 때문이다. 그리고 마디뼈사이관절을 폄하는데, 그 이유는 그들이 등쪽널힘줄과 합병되기 때문이다.

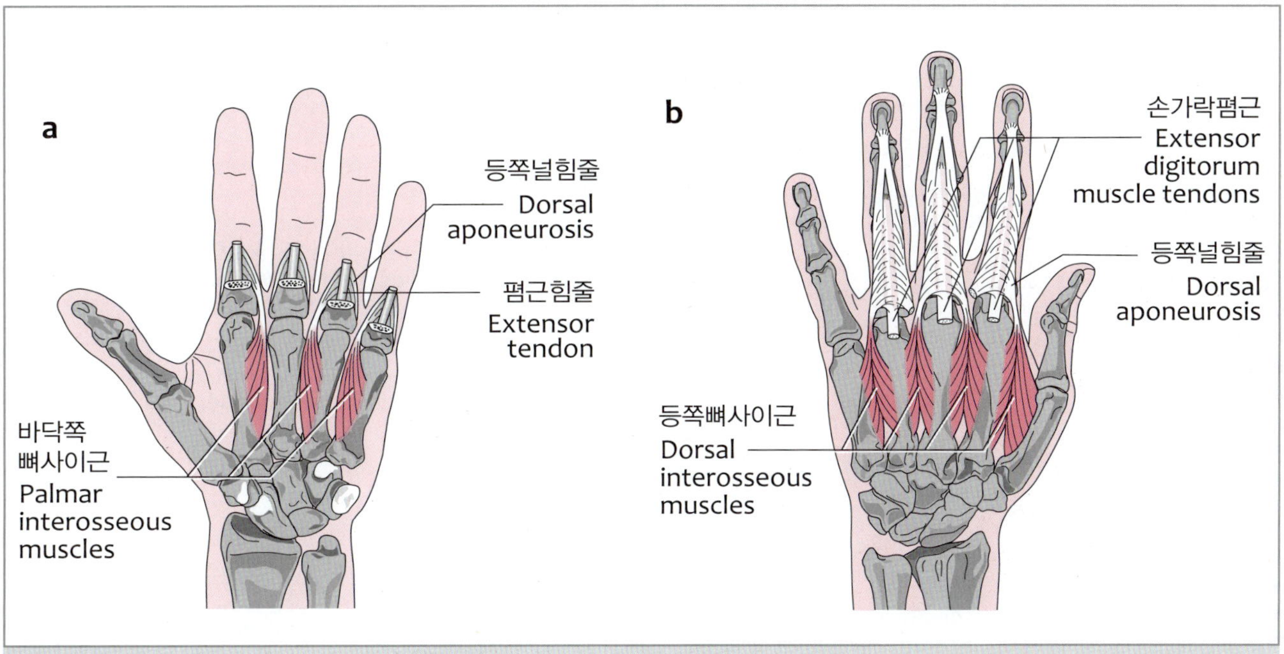

그림 6.86 뼈사이근. (a) 바닥쪽 뼈사이근(바닥쪽면). (b) 등쪽 뼈사이근(등쪽면)

손가락의 등쪽널힘줄(그림 6.87)

등쪽널힘줄에 부착되는 힘줄은 5개이다: 손가락폄근 힘줄, 집게폄근 힘줄, 새끼폄근힘줄, 벌레근 힘줄 및 뼈사이근 힘줄. **등쪽널힘줄**은 힘줄성 판으로서 결합조직이 천을 짜듯이 서로 짜여진 형태로 되어 있다. 이것은 MCP 관절에서 시작하여 먼쪽마디뼈까지 연결되어 있다. 이것은 삼각형이고, 몸쪽이 넓고 먼쪽이 좁은 형태를 띤다.

중앙 슬립은 손가락폄근 힘줄에 의해 형성된다. 섬유연골성 조직은 MCP 관절과 PIP 관절 위에서 관절을 바라보는 등쪽널힘줄 안에 심겨져 있는데, 이것은 폄을 할 때 증가된 압박의 힘에 적응한다.

뼈사이근은 측면으로부터 등쪽널힘줄로 펼쳐져 들어가고, 벌레근은 바닥쪽 방향으로부터 등쪽널힘줄로 펼쳐져 들어간다. pars obliqua로 불리는 사선 밴드는 벌레근으로부터 등쪽으로 이어져 있다. 뼈사이근은 가로 밴드를 형성한다. 바닥쪽면의 뼈사이 슬립은 바닥쪽 섬유연골판과 연결되고, 또 깊은가로손허리인대와 합병된다.

등쪽널힘줄의 먼쪽 부분은 먼쪽마디뼈바닥에 연결된 손가락폄근의 가쪽힘줄 슬립으로 구성된다.

등쪽널힘줄은 안정화 기전을 보여준다. 내재근과 인대와의 연결은 등쪽널힘줄과 폄근 힘줄을 집중시킨다. 부가적으로, 바닥쪽과의 연결은 가쪽 안정성을 돕는다.

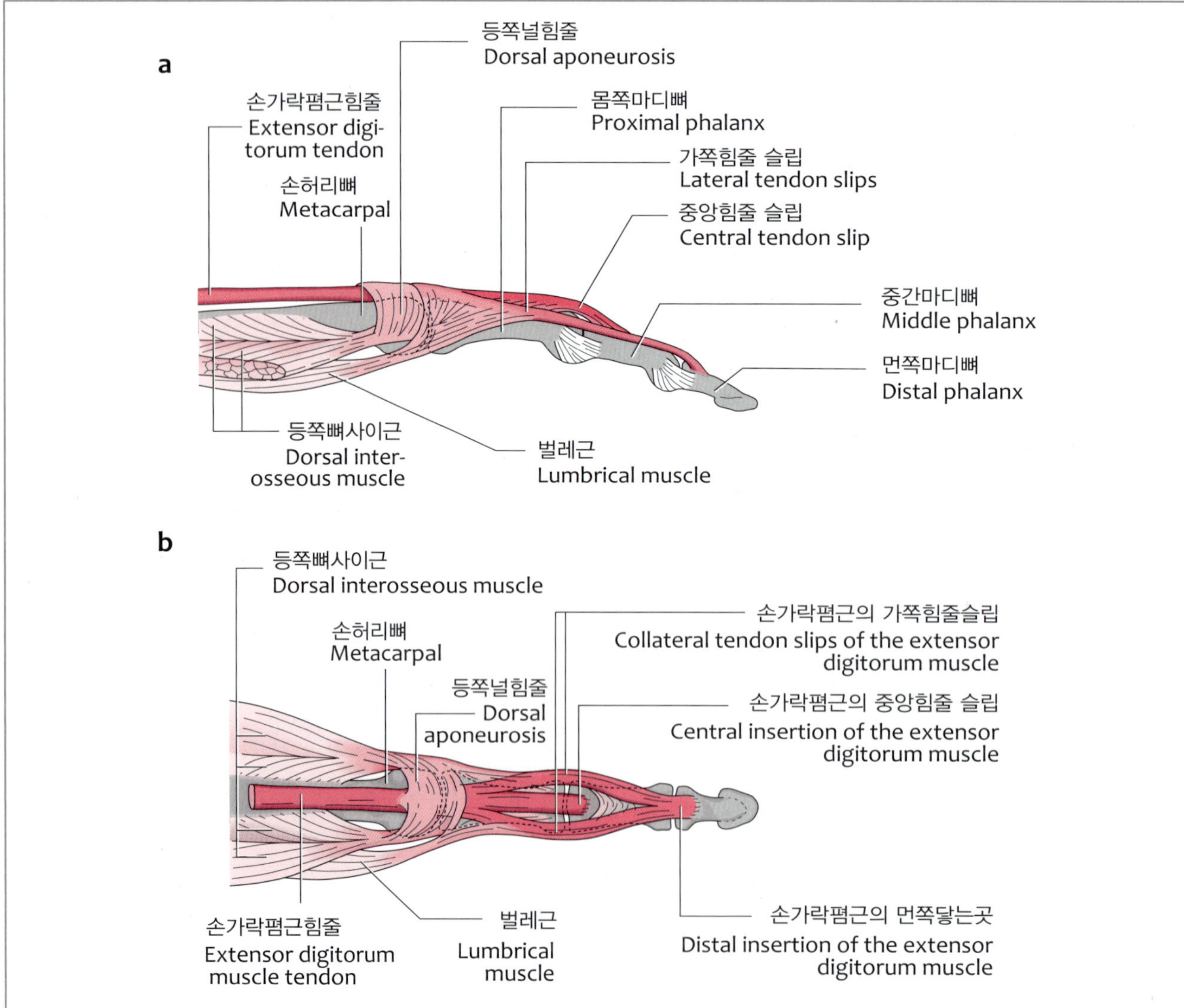

그림 6.87 등쪽널힘줄과 근육부착점. (a) 노쪽면. (b) 등쪽면

병리

류마티스 관절염의 기형

류마티스 관절염이 있으면, 관절과 인대구조물의 파괴로 인해 다양한 손가락의 변형이 일어날 수 있다.

단추구멍 변형(그림 6.88a)

단추구멍 변형은 PIP 관절에서 일어난다. 그 원인은 등쪽 널힘줄의 중앙슬립의 파괴이다. 양쪽 가쪽 밴드의 일부가 그들의 라인 조절을 잃어버리고, 바닥쪽으로 활주한다. 이런 자세에서, 그들은 PIP 관절을 굽힘하고, DIP 관절을 폄한다. 몸쪽마디뼈머리는 마치 단추구멍 안으로 단추를 집어넣듯이 널힘줄 안으로 들어간다.

치료: 변형의 정도가 작으면 보존적 치료가 도움이 된다. 가쪽 밴드를 똑바로 자세로 유지하기 위해, PIP 관절을 폄한 채, DIP 관절의 굽힘 운동을 실시한다.

부목 기법도 도움이 된다: 잠을 자는 동안 MCP 관절을 30° 굽힘하고 PIP 관절을 폄시키는 스플린트를 적용한다. 이때 DIP 관절을 고정하지 않는다.

수술적 치료는 중간 경로를 단축하고, 가쪽 밴드를 재위치시켜 고정하는 방법이 적용된다.

백조목 변형(그림 6.88b)

백조목 변형은 굽힘근과 폄근 사이의 균형 장애로도 일어날 수 있다. 손목뼈의 붕괴와 MCP 관절의 아탈구(**바닥쪽**) 때문에, 등쪽널힘줄의 가로 섬유가 같은 방향으로 이동한다. 이것 때문에, 내재근(**예; 뼈사이근**)이 긴장되어, MCP 관절을 굽힘하고 PIP 관절을 젖힘시킨다. 부가적으로, 폄근 힘줄의 가쪽 밴드가 부적절하게 정렬되는데, 그 이유는 깊은손가락굽힘근이 우세하여 먼쪽마디뼈를 굽힘하기 때문이다.

수술 치료는 원인에 따라 좌우된다. 대개 수술은 힘줄과 인대구조물의 재건과 재고정으로 이루어진다.
매우 심한 경우에는, DIP 관절을 고정시키는 것도 고려될 수 있다.

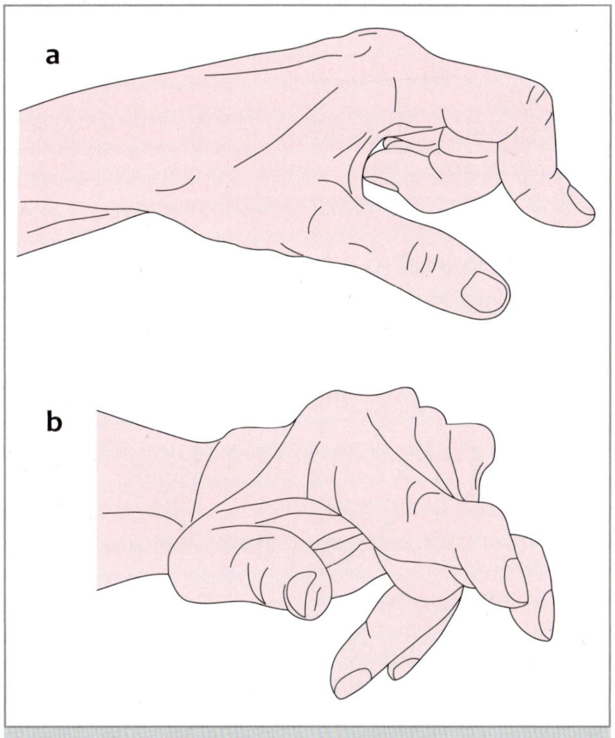

그림 6.88 (a) 단추구멍 변형. (b) 백조목 변형

등쪽힘줄 구획과 힘줄집 (그림 6.89와 그림 6.90)

폄근지지띠는 먼쪽아래팔과 몸쪽열 손목뼈 일부의 등쪽면을 둘러싸고 있다. 이것은 등쪽 힘줄이 아래팔에서 제 위치에 있도록 고정하는 것이다. 수직으로 배열된 6개의 사이막이 폄근지지띠 밑에서 바닥쪽으로 향해 노뼈와 자뼈에 연결되어 있다.

이것은 힘줄의 경로를 결정하는 뼈섬유성 관을 형성한다. 깊은 폄근지지띠 섬유는 힘줄구획의 바닥을 형성한다.

1번째 힘줄구획은 노뼈의 가쪽에 위치하고, 긴엄지폄근과 짧은엄지폄근이 통과한다. 각 힘줄은 윤활집에 의해 둘러싸여 있고, 벌림근보다 폄근의 윤활집이 더 긴 편이다.

2번째 힘줄구획에서는, 긴노쪽손목폄근힘줄이 노쪽으로 주행하고, 짧은노쪽손목폄근힘줄이 자쪽을 따라 주행한다. 섬유성 집이 양쪽 힘줄을 둘러싸고 있고, 윤활집이 각각의 힘줄을 둘러싸고 있는 형식으로 힘줄집이 형성되어 있다.

3번째 힘줄구획에서는, 긴엄지폄근힘줄이 먼쪽으로 뻗어 있다. 이 근육은 등쪽노뼈결절의 몸쪽에서 길게 주행하고, 노뼈결절을 감아돈 후 노쪽으로 휘어진다. 그래서 이 근육의 힘줄은 두 번째 힘줄구획을 통과하는 힘줄의 위쪽을 주행한다. 이 힘줄집은 엄지의 안장관절까지 훨씬 먼쪽으로 이른다.

4번째 힘줄구획은 손가락폄근힘줄과 집게폄근힘줄을 포함한다. 다른 힘줄과 비교해, 집게폄근은 구획의 바닥 위로 깊게 주행한다. 이 구획의 모든 힘줄은 공동힘줄집 내에 둘러싸여 있다.

5번째 힘줄구획은 먼쪽노자관절 위를 가로지르고, 새끼폄근을 먼쪽으로 운반한다. 이것의 힘줄집은 매우 긴 편이다–손허리뼈의 중간지점까지 도달할 수 있다.

6번째 힘줄구획은 자쪽에 위치하고, 자쪽손목폄근을 포함한다. 힘줄집은 폄근지지띠의 몸쪽에서 시작하여 폄근지지띠의 먼쪽 경계를 지나서 끝난다.

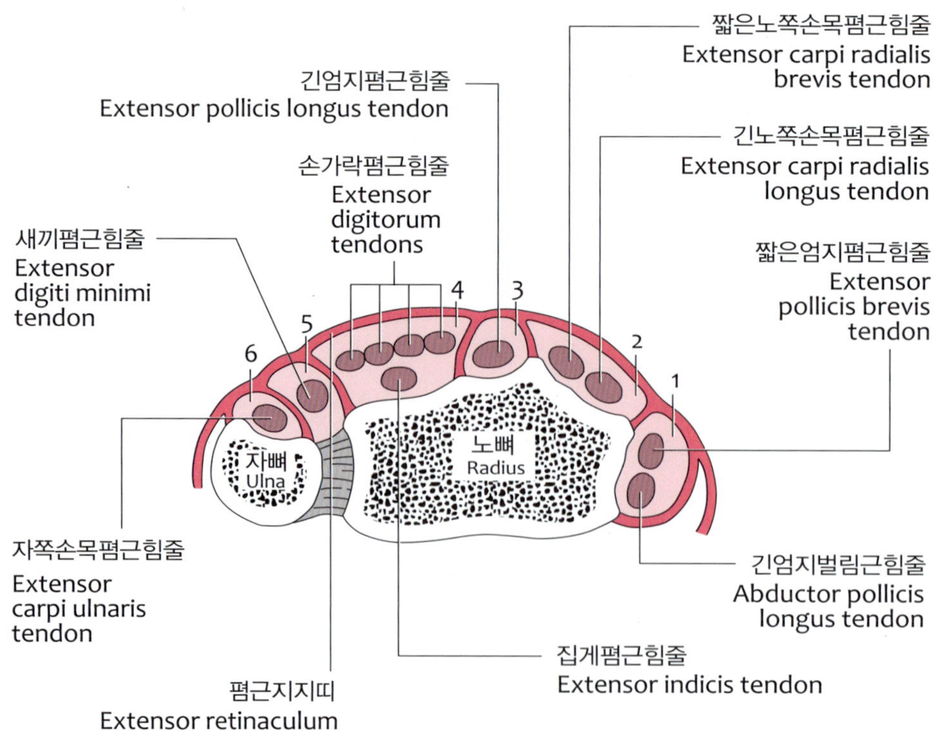

그림 6.89 손의 등쪽힘줄 구획 (가로면)

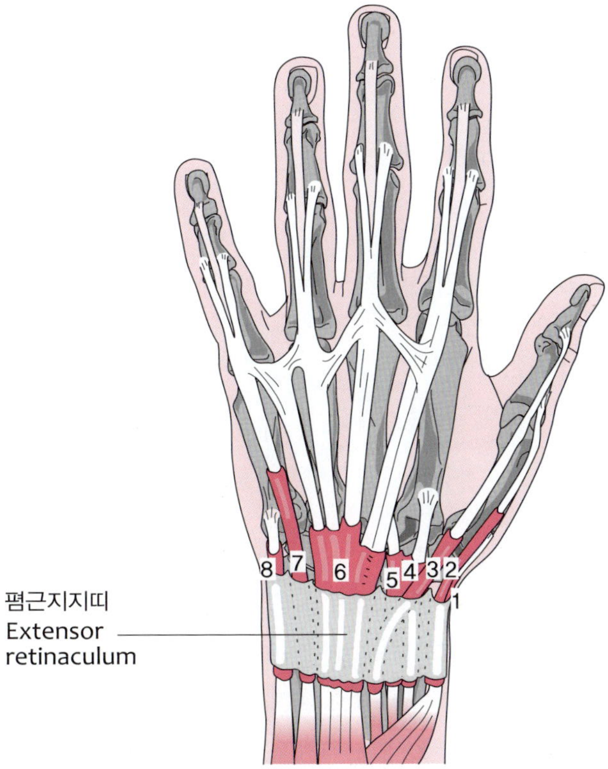

1 = 긴엄지벌림 힘줄집(Tendinous sheath, abductor pollicis longus muscle)
2 = 짧은엄지폄근 힘줄집(Tendinous sheath, extensor pollicis brevis muscle)
3 = 긴엄지폄근 힘줄집(Tendinous sheath, extensor pollicis longus muscle)
4 = 긴노쪽손목폄근 힘줄집(Tendinous sheath, extensor carpi radialis longus muscle)
5 = 짧은노쪽손목폄근 힘줄집(Tendinous sheath, extensor carpi radialis brevis muscle)
6 = 손가락폄근 힘줄집과 집게폄근 힘줄집
(Tendinous sheath, extensor digitorum and extensor indicis muscles)
7 = 새끼폄근 힘줄집(Tendinous sheath, extensor digiti minimi muscle)
8 = 자쪽손목폄근 힘줄집(Tendinous sheath, extensor carpi ulnaris muscle)

그림 6.90 손의 등쪽힘줄집

6.2.17 손가락의 근육: 굽힘근

얕은손가락굽힘근(그림 6.91)

- **이것은 두갈래 근육이다:** 위자갈래와 노뼈갈래. 위자갈래는 위팔뼈안쪽위관절융기, 관절주머니-인대 구조물, 그리고 갈고리돌기의 안쪽면에서 시작한다. 노뼈갈래는 노뼈거친면의 먼쪽 부위에서 시작한다. 이 근육은 2번- 5번 손허리뼈바닥의 바닥쪽면에서 착지한다.
- 위자갈래와 노뼈갈래는 정중신경이 통과하는 힘줄성 고리를 형성한다.
- 4개의 힘줄은 손목굴 안으로 들어간다.
- PIP 관절 직전에 각 힘줄은 2개로 갈라진다 (근육의 다른 이름은 flexor digitorum perforatus muscle). **깊은손가락굽힘근**의 힘줄이 이 구멍을 통과하여 주행한다. 2개의 가쪽 슬립이 연결된 후, 종말 힘줄을 형성한다.

기능: MCP 관절과 PIP 관절의 굽힘, 손목의 바닥쪽굽힘 및 약간의 팔꿉관절 굽힘

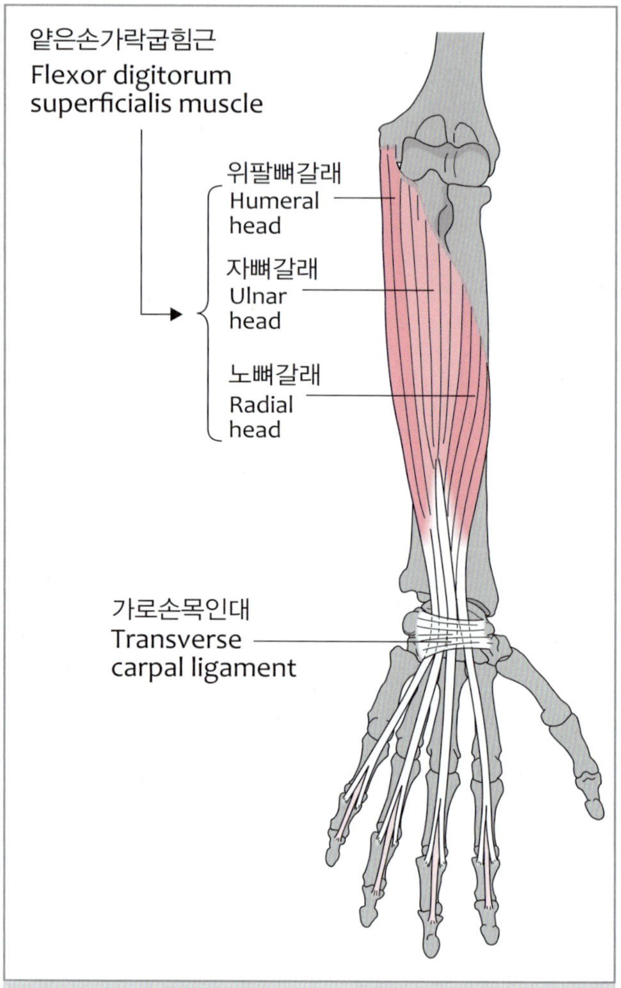

그림 6.91 얕은손가락굽힘근

깊은손가락굽힘근(그림 6.92)

- 이 근육은 자뼈 앞쪽면의 몸쪽 1/2과 뼈사이막에서 먼쪽마디뼈바닥의 바닥쪽면으로 이어진다.
- 이 근육은 아래팔의 자쪽면을 주행하고, 아래팔 근육의 가장 깊은층을 형성한다.
- 이 근육의 힘줄은 4개로 갈라져서 손목굴을 통과하고, 손목뼈의 관절주머니-인대 구조물 바로 위를 지나간다.
- 몸쪽마디뼈 레벨에서, 이 근육의 힘줄은 얕은손가락굽힘근힘줄을 관통한다.

기능: 손가락관절의 굽힘과 손목의 바닥쪽굽힘. 힘줄의 자쪽 부분은 자쪽벌림을 일으킨다.

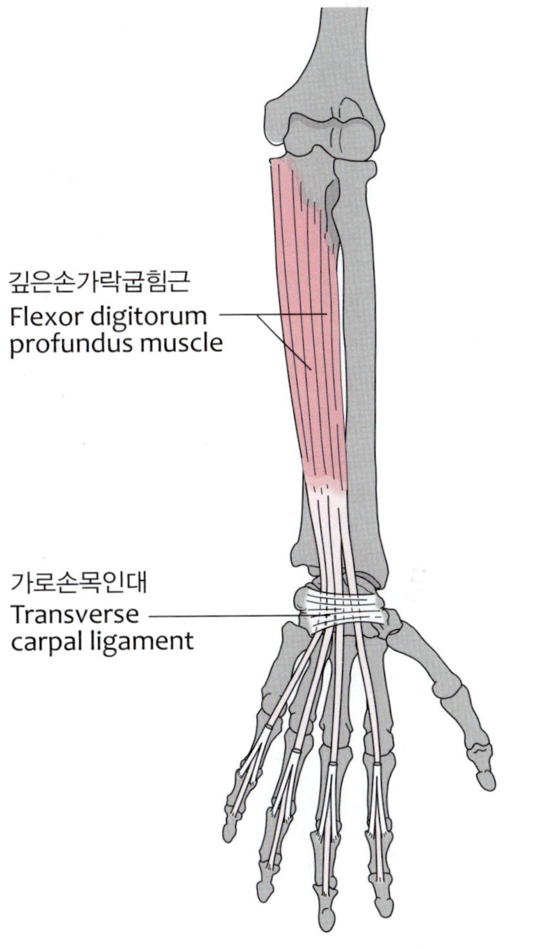

그림 6.92 깊은손가락굽힘근

굽힘근 힘줄집(그림 6.93)

- 이것은 손가락굽힘근의 힘줄을 둘러싼다.
- 뼈 구조물과 함께, 그들은 힘줄이 통과하는 뼈섬유성 관을 형성한다. 그들은 관절 영역에서 바닥쪽인대에 의해 보강된다.
- 속층은 힘줄윤활막이다. 이것은 힘줄의 활주로 일어나는 마찰을 감소시킬 뿐만 아니라, 힘줄에 영양을 공급한다.
- 힘줄집은 MCP 관절의 몸쪽 부위에서 시작한다. 단지 엄지와 새끼손가락의 힘줄은 손목굴에서 시작하고 먼쪽마디뼈까지 이르는 힘줄집에 의해 거의 덮여 있다.
- 원형 섬유밴드(섬유집의 고리 부분)의 손가락 고리인대는 십자인대에 연결되어 있고, 지지를 제공한다. 그들은 각 손가락 근처에 힘줄이 위치하도록 돕는다.
- 손목굴을 지나가는 힘줄은 힘줄집에 의해 둘러싸여 있고, 굽힘근지지띠를 지나서 3㎝ 까지 이른다.

병리

방아쇠 손가락은 두꺼워진 힘줄과 힘줄집 사이의 분리이다. 류마티스 결절의 형성 때문에 고리인대 밑의 공간이 거의 없어진다. 굽힘 시, 두꺼워진 힘줄이 좁은 공간을 막는다. 치료는 힘줄윤활막 절제와 고리인대의 분리이다.

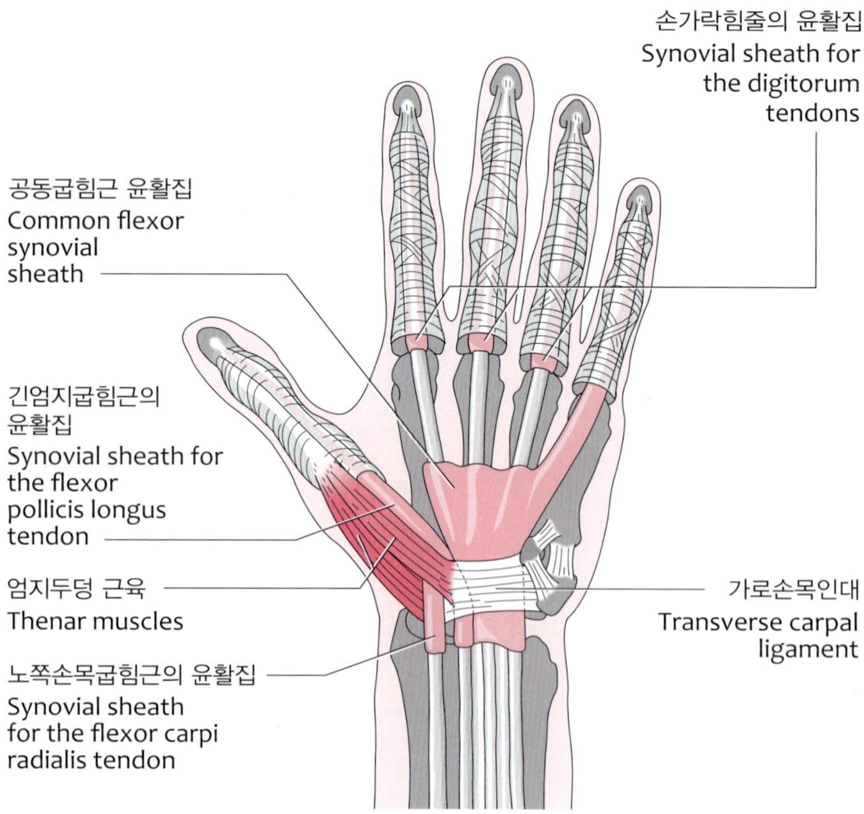

그림 6.93 손과 손목의 바닥쪽 힘줄집

손바닥널힘줄(그림 6.94)

- 이것은 2층으로 된 결합조직 판으로서 부채처럼 손바닥에 넓게 퍼져 있다:
  깊은층은 가로 섬유로 되어 있고,
  얕은층은 세로 섬유로 되어 있다.
  가로섬유밴드는 엄지두덩 근육과 새끼두덩 근육의 근막으로 펼쳐져 있다.
  세로섬유밴드는 얕은가로손허리인대 안으로 연결되고, 고리인대의 대부분 몸쪽과 합병한다. 그리고 일부는 몸쪽마디뼈에 착지한다.
- 작고 강한 섬유 다발은 피부밑조직과 결합한다. 그 결과로, 손바닥 피부의 움직임은 많지 않다. 이들 다발은 피부밑지방조직을 공간으로 나누고 혈액을 피부에 운반한다.
- 긴손바닥근과 짧은손바닥근이 손바닥널힘줄에서 끝난다.

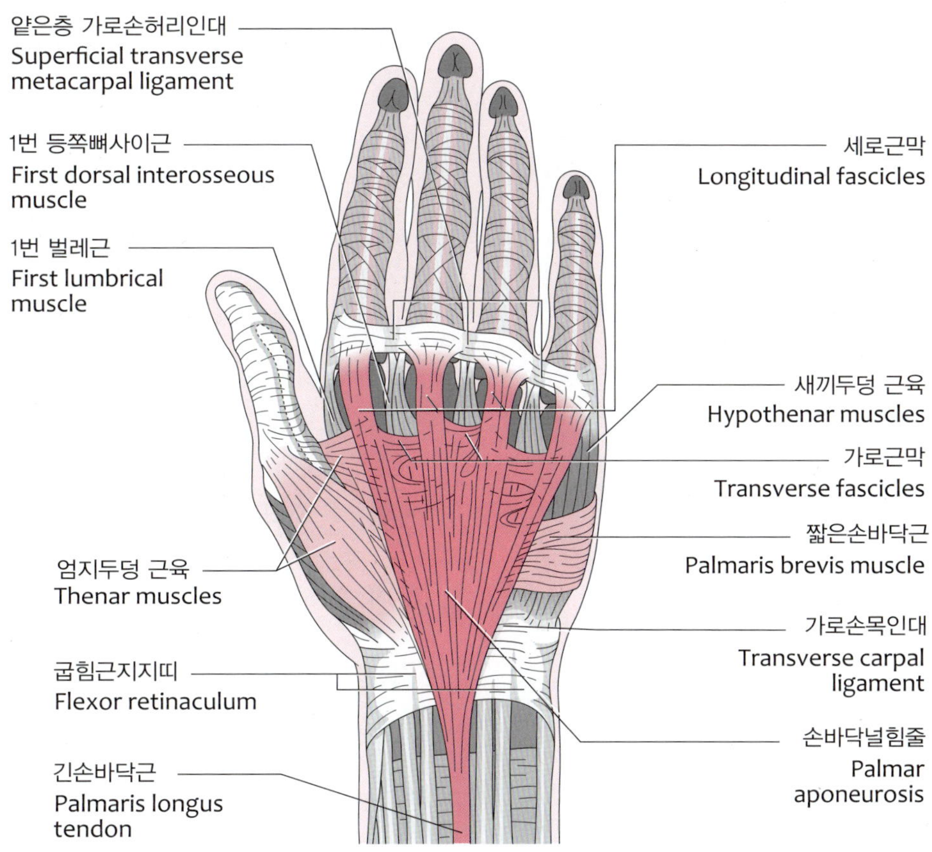

그림 6.94 손바닥널힘줄

6.2.18 긴 엄지 근육(그림 6.95)

긴엄지폄근

- 이것은 자뼈 뒤쪽면과 뼈사이막에서 엄지 먼쪽마디뼈바닥의 등쪽면에 이른다.
- 이것은 폄근지지띠 밑의 3번째 힘줄구획을 통과한다.
- 이 근육은 엄지 쪽으로 방향을 바꾸기 위해 노뼈등쪽결절을 이용한다. 힘줄은 손목관절의 노쪽폄근을 가로지른다.
- 이것은 해부학적 코담배갑의 자쪽경계를 형성한다.
- 이것은 등쪽널힘줄과 결합한다. 등쪽널힘줄은 모자처럼 MCP 관절의 등쪽면을 둘러싸고 있고, 엄지 바닥쪽면에 있는 종자뼈에 연결되어 있다.

기능: 모든 엄지 관절의 폄, 손목의 등쪽굽힘과 노쪽벌림.

짧은엄지폄근

- 이것은 노뼈 뒤쪽면의 먼쪽 1/3과 뼈사이막에서 시작해 엄지 몸쪽마디뼈바닥의 등쪽면에서 끝난다.
- 이 근육의 주행경로는 몸쪽–자쪽에서 먼쪽–노쪽이며 사선 방향이다.
- 이것은 폄근지지띠의 몸쪽에서 손목 폄근을 가로지른다.
- 이것은 긴엄지벌림금과 함께, 1번 힘줄구획을 통과한다.

기능: 엄지 안장관절과 MCP 관절의 폄. 이것은 손의 노쪽벌림을 지지한다.

긴엄지벌림근

- 이것은 자뼈와 노뼈(중간 아래팔)의 뒤쪽면과 뼈사이막에서 시작하여 1번 손허리뼈바닥의 노쪽면에서 끝난다.
- 이 근육은 몸쪽–자쪽에서 먼쪽–노쪽으로 주행하는 사선 방향의 섬유를 가진다.
- 이것의 종말 힘줄은 아래팔의 먼쪽 1/3에서 시작하여 노뼈와 나란하게 주행한다.
- 이것은 짧은엄지폄근과 함께 폄근지지띠 밑의 1번 힘줄 구획을 통과한다.

기능: 엄지 안장관절의 벌림과 폄. 노손목관절의 등쪽굽힘과 노쪽벌림

긴엄지굽힘근

- 이것은 노뼈거친면의 먼쪽에서 노뼈 중간지점까지의 노뼈 앞쪽면과 뼈사이막에서 시작하여 엄지 먼쪽마디뼈의 바닥쪽면에서 끝난다.
- 아래팔 영역의 이 근육은 깊은손가락굽힘근의 노쪽과 깊은 곳에 위치한다.
- 이 근육은 손목굴의 노쪽면을 주행한다.
- 이 근육의 힘줄집은 손목굴의 몸쪽에서 시작하여 먼쪽마디뼈에서 끝난다.
- 엄지두덩 영역의 이 근육은 짧은엄지굽힘근의 얕은층갈래와 깊은층 갈래 사이를 깊게 주행한다.
- 힘줄은 MCP 관절 레벨과 마디뼈사이관절에서 각각 몸쪽 고리인대와 먼쪽 고리인대에 의해 뼈 옆에 고정된다.

기능: 모든 엄지관절의 굽힘과 손목관절의 굽힘과 노쪽벌림

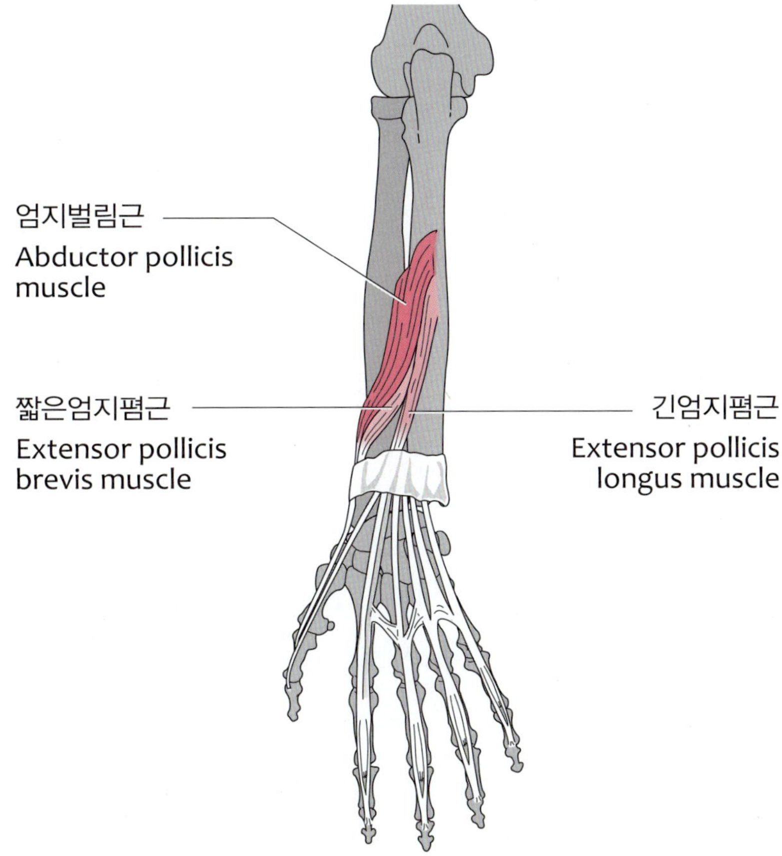

그림 6.95 엄지의 긴 근육

6.2.19 짧은 엄지 근육(엄지두덩 근육) (그림 6.96)

짧은엄지굽힘근

- 이것은 2개의 갈래를 가지고 있다:
  얕은층갈래는 가로손목인대의 먼쪽 노뼈가장자리에서 나오고, 깊은층갈래는 큰마름뼈, 작은마름뼈, 알머리뼈의 등쪽면에서 시작한다. 이것은 노쪽 종자뼈, MCP 관절주머니 및 몸쪽마디뼈바닥까지 이어진다.
- 긴엄지굽힘근의 힘줄은 짧은엄지굽힘근의 얕은층갈래와 깊은층갈래 사이를 통과한 후, 더 먼쪽에서 착지한다.

기능: 엄지 손목손허리관절과 MCP 관절의 굽힘. 이것은 엄지 안장관절에서 일어나는 맞섬과 모음을 지지한다.

짧은엄지벌림근

- 짧은엄지벌림근은 손배뼈결절과 큰마름뼈, 가로손목인대에서 시작하여, 노쪽 종자뼈, 몸쪽마디뼈바닥 및 MCP 관절주머니에서 끝난다.
- 이것은 엄지 맞섬근과 함께, 피부 바로 밑에 위치하여 엄지두덩의 형태를 만든다.
- 이 근육의 닿는곳은 짧은엄지굽힘근 힘줄에 합병된다.

기능: 엄지 안장관절의 벌림. 이것은 엄지 MCP 관절의 굽힘을 지지한다.

엄지맞섬근

- 이것은 손배뼈결절과 가로손목인대에서 시작하여 1번 손허리뼈몸통의 노쪽가장자리에서 끝난다.
- 이것은 몸쪽-자쪽에서 먼쪽-노쪽으로 주행하는 사선 방향의 경로를 가진다.
- 짧은엄지벌림근이 이 근육을 덮고 있다.

기능: 맞섬. 이것은 엄지 안장관절의 굽힘과 모음을 지지한다.

엄지모음근

- 이 근육은 2개의 갈래를 가지고 있다:
  가로갈래는 3번 손허리뼈몸통의 바닥쪽에서 시작하고, 사선갈래는 2번 손허리뼈바닥과 3번 손허리뼈바닥, 알머리뼈, 가로손목인대에서 시작한다. 이 근육은 자쪽 종자뼈, 엄지 몸쪽마디뼈바닥 및 1번 손목손허리관절 관절주머니에서 끝난다.
- 이것은 엄지두덩 근육 중에서 가장 크고 강력한 힘을 발휘하는 근육이다.
- 이 근육의 먼쪽 부위에서는 이 근육과 짧은엄지굽힘근 깊은층갈래 사이에 틈이 형성되어 있다. 이 틈을 긴엄지굽힘근 힘줄이 통과한다.
- 2개의 갈래 사이에 틈이 형성되어 있다. 노동맥의 깊은바닥쪽활과 자신경의 깊은 분지가 이 틈을 통과한다.

기능: 엄지 안장관절의 모음. 이것은 엄지 안장관절의 맞섬과 굽힘을 지지한다.

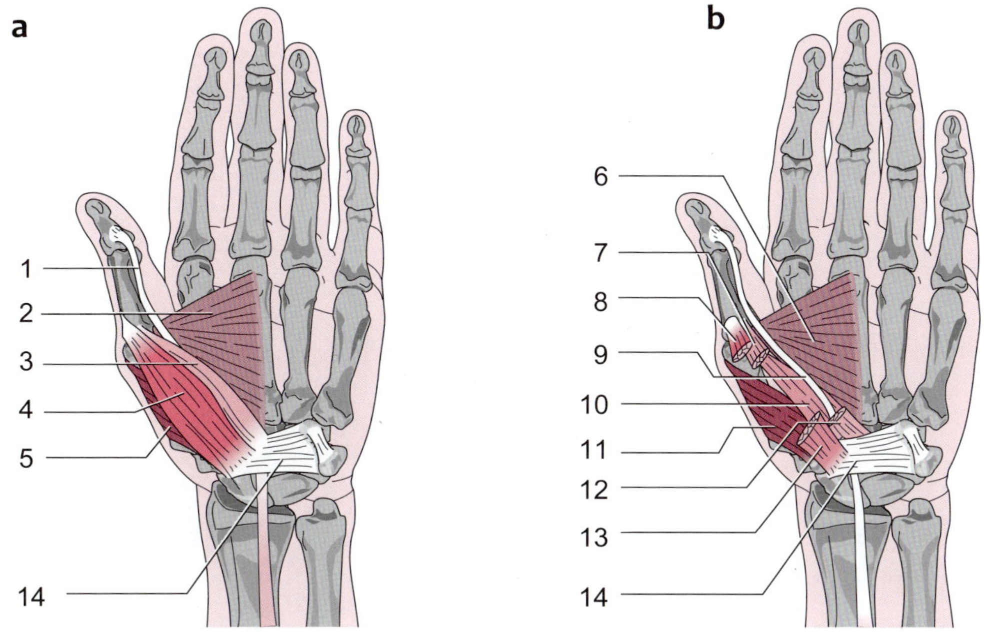

1 = 긴엄지굽힘근(Flexor pollicis longus tendon)
2 = 엄지모음근(Adductor pollicis muscle)
3 = 짧은엄지굽힘근의 얕은층갈래(Superficial head, flexor pollicis brevis muscle)
4 = 짧은엄지벌림근(Abductor pollicis brevis muscle)
5 = 엄지맞섬근(Opponens pollicis muscle)
6 = 엄지모음근(Adductor pollicis muscle)
7 = 짧은엄지굽힘근의 얕은층갈래(Superficial head, flexor pollicis brevis muscle)
8 = 짧은엄지벌림근(Abductor pollicis brevis muscle)
9 = 긴엄지굽힘근(Flexor pollicis longus tendon)
10 = 짧은엄지굽힘근(깊은층갈래)(Flexor pollicis brevis muscle) (deep head)
11 = 엄지맞섬근(Opponens muscle)
12 = 짧은엄지굽힘근의 얕은층갈래(절제)(Superficial head, flexor pollicis brevis muscle)
13 = 짧은엄지벌림근(절제)(Abductor pollicis brevis muscle)
14 = 가로손목인대(Transverse carpal ligament)

그림 6.96 엄지두덩 근육. (a) 얕은층. (b) 깊은층

6.2.20 새끼두덩 근육(그림 6.97)

새끼벌림근

- 이것은 콩알뼈, 콩알갈고리인대, 가로손목인대, 자쪽손목굽힘근힘줄에서 시작하고, 5번 몸쪽마디뼈바닥의 자쪽경계에서 끝난다.
- 이것은 손의 자쪽면 피부 바로 밑에 위치한다.

기능: 새끼손가락의 벌림. 이것은 손목손허리관절과 MCP 관절의 굽힘을 지지한다.

짧은새끼굽힘근

- 이것은 갈고리뼈혹과 가로손목인대에서 시작하여 5번 몸쪽마디뼈바닥의 바닥쪽면에서 끝난다.
- 이것은 새끼벌림근의 노쪽에 위치한다.

기능: 새끼손가락 MCP 관절의 굽힘.

새끼맞섬근

- 이것은 갈고리뼈혹과 가로손목인대에서 시작하여 5번 손허리뼈몸통의 자쪽면에서 끝난다.
- 이것은 몸쪽–노쪽에서 먼쪽–자쪽으로 향하는 사선의 당김 방향을 가진다.
- 이것은 닿는곳 쪽이 더 넓은 편이다.

기능: 새끼의 맞섬. 이것은 5번 손목손허리관절의 굽힘을 지지한다.

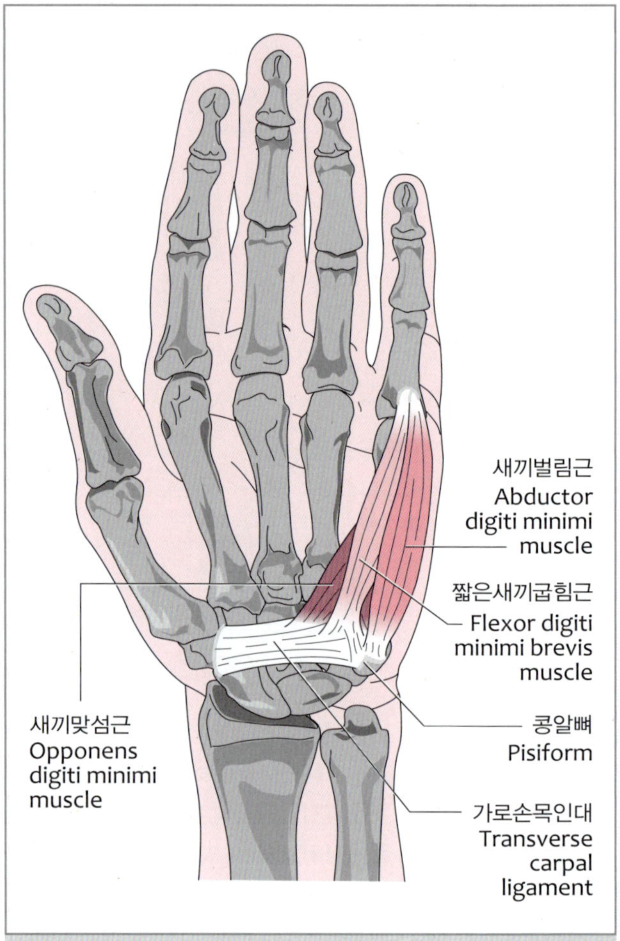

그림 6.97 새끼두덩 근육

6.2.21 짧은손바닥근

손 움직임에 대한 이 근육의 효과는 무시될 만큼 미약하다. 이것은 콩알뼈 먼쪽의 피부에서 시작하여, 손바닥널힘줄의 자쪽경계에서 끝난다. 이것은 Guyon 굴을 완충작용하고, 새끼손가락 측으로부터 손바닥널힘줄을 긴장시킨다. 그리고 피부를 수축시킬 수 있다.

6.3 손과 손목 영역의 신경 경로 (그림 6.98)

정중신경

정중신경은 원엎침근의 먼쪽에서 **앞뼈사이신경**을 분지하여 긴엄지굽힘근, 깊은손가락굽힘근(**자쪽 부위는 배제**), 네모엎침근 및 손목관절을 지배한다.

손목굴의 정중신경은 긴엄지굽힘근힘줄보다 자쪽을 따라 주행하고, 손목굴을 통과하는 다른 힘줄보다는 바닥쪽으로 주행한다.

정중신경은 손목굴의 먼쪽에서 근육신경가지와 감각신경가지를 낸다. 근육신경은 짧은엄지벌림근, 짧은엄지굽힘근 및 엄지맞섬근 등의 엄지두덩 근육을 지배한다. 감각신경은 **고유 바닥쪽손가락신경**으로서 엄지, 집게손가락, 가운데손가락, 그리고 반지손가락의 절반(**노쪽 절반**)의 피부를 지배한다. 1번과 2번의 온바닥쪽손가락신경은 벌레근을 지배한다.

바닥쪽 신경가지는 손목의 몸쪽에서 시작하여 엄지두덩의 피부를 지배하고, 자신경의 바닥쪽 신경가지와 문합을 형성한다.

▷ **손목굴을 참고하기 바란다.**

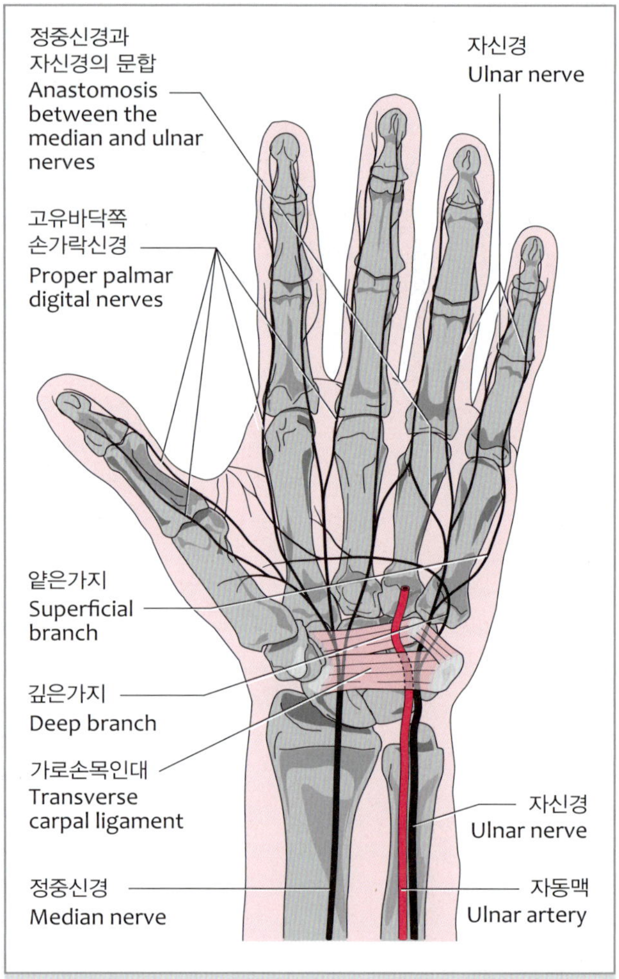

그림 6.98 손과 손목 영역의 신경 주행경로: 정중신경과 자신경

자신경

손목 레벨에서, 자신경은 반지손가락과 새끼손가락, 그리고 가운데손가락 절반(**PIP 관절**)의 등쪽 피부를 지배하는 **등쪽손가락신경**을 분지한다.

자신경의 감각 바닥쪽신경가지는 손목관절의 바닥쪽면(**자쪽 부위**)과 새끼두덩의 몸쪽 부분을 지배한다.

자신경의 주된 부분은 손바닥을 주행하는 2개의 가지를 낸다:

얕은가지신경은 콩알갈고리인대 위를 주행하고, 새끼손가락과 반지손가락의 끝에서 끝난다. 이것은 짧은손바닥근을 지배하는 운동신경과 4번과 5번 온바닥쪽손가락신경(**감각신경**)으로 갈라진다. 이런 감각신경은 **고유바닥쪽손가락신경**으로서 반지손가락의 자쪽 절반과 새끼손가락의 피부를 지배한다.

깊은가지신경은 순수한 운동신경으로서 가로손목인대와 콩알갈고리인대 사이에서 나와서 Guyon 굴을 통과한 후 갈고리뼈혹의 자쪽에 있는 새끼두덩 근육 사이의 깊은 영역으로 들어간다. 여기에서 이것은 이들 근육으로 향하는 자쪽 방향의 근육신경을 낸다.

그런 다음, 신경은 손허리뼈의 몸쪽 1/3 부위에서 신경활로서 손허리뼈를 지나 노쪽으로 방향을 전환한다. 이때 신경활에서 나온 근육신경은 자쪽의 2개 벌레근, 모든 뼈사이근, 엄지모음근 및 짧은엄지굽힘근의 깊은갈래를 지배한다.

자신경은 정중신경과 결합하여 문합을 형성한다.

▷ **그림 6.44 Guyon 굴을 참고하기 바란다.**

노신경(그림 6.99)

얕은 감각분지는 아래팔의 등쪽면 위에서 먼쪽으로 뻗는다. 이 신경은 폄근 지지띠 위를 주행하고, 손가락으로 6개 분지를 나누기 전에 노쪽으로 해부학적 코담배갑을 가로질러 주행한다. 이들 **등쪽손가락신경**은 엄지 먼쪽마디뼈의 등쪽면과 집게손가락과 가운데손가락의 몸쪽마디뼈 영역 피부까지 지배한다. 이 신경은 문합을 통해 자신경과 연결된다.

병리

정중신경은 손목굴에서 가장 많이 손상된다. 가장 흔한 치료법은 수술이다.

수술의는 신경의 압박을 풀기 위해 가로손목인대를 절단한다. 자신경은 가로손목인대 위를 지나갈 때와 Guyon 굴에서 압박된다.

임상 팁

감별진단은 중요하다. 목뼈를 검사함으로써 C6–C7의 문제를 배제할 수 있고, 가슴문 영역의 유발검사는 좁은 통로의 압박을 제거할 수 있다.

적절한 근육 유발검사(예: **원엎침근**)로 신경손상의 레벨을 결정할 수 있다. 팔꿈치 영역에서의 정중신경 압박이나 손목굴에서의 도수 압박을 통해 유발검사를 할 수 있다.

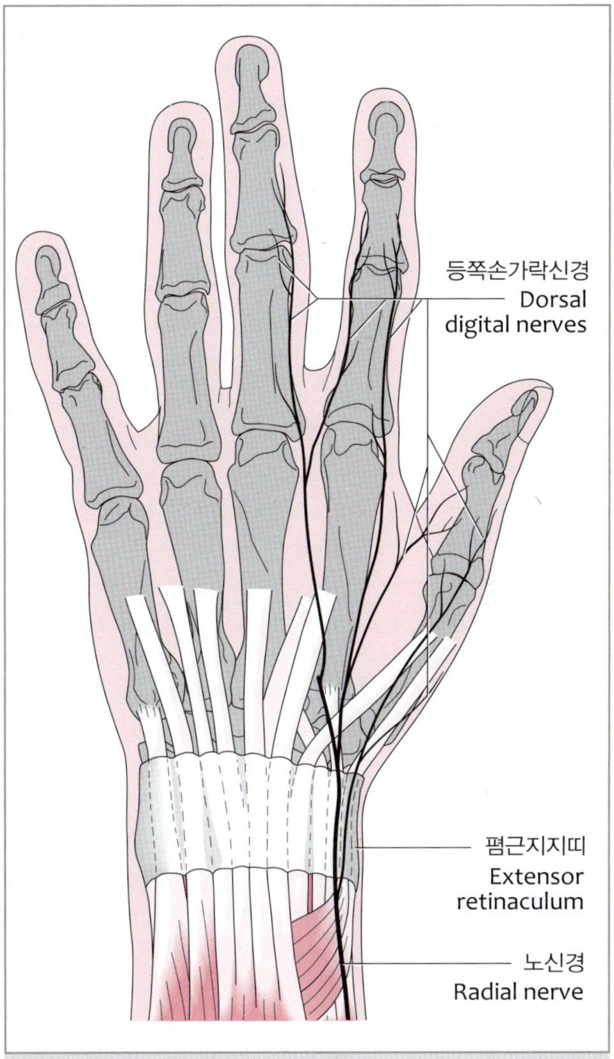

그림 6.99 손과 손목의 노신경 경로

7장

허리뼈

Lumbar Spine

7. 허리뼈 / Lumbar Spine

7.1 허리뼈와 배의 표식점 촉진

뼈표식점

가시돌기

집게손가락과 가운데손가락을 이용해 가시돌기 끝의 윗면, 아랫면 및 측면을 촉진해 본다. 척추뼈 분절이 위아래의 분절에 대해 앞쪽이나 뒤쪽으로 이동할 수 있다–계단이 형성되는데, 이것은 척추뼈의 불안정을 의미할 수 있다. 가시돌기의 끝에서 척추뼈고리 쪽으로 촉진하면, 다음과 같은 근육의 부착점이 존재한다(**그림 7.1**):

1= 넓은등근(Latissimus dorsi muscle)
2+6= 등가장긴근(Longissimus thoracis muscle)
3= 긴돌림근(Long rotator muscle)
4= 뭇갈래근(Multifidus muscle)
5= 허리가시사이근(Interspinalis lumborum muscle)

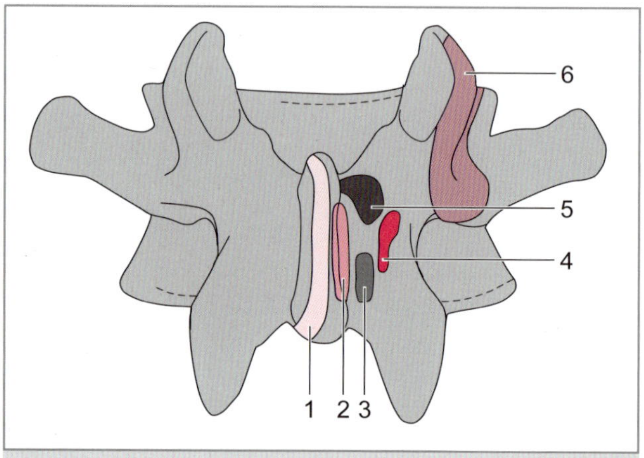

그림 7.1 가시돌기의 촉진점

가시돌기의 정확한 위치를 알아내는 가이드로서 엉덩뼈능선을 이용할 수 있다:

- 집게손가락을 엉덩뼈능선 위에 배치하고, 엄지를 같은 레벨의 척추뼈 쪽으로 뻗는다. L4 가시돌기의 아래쪽면이 엄지손가락으로 촉진될 것이다 (**그림 7.2**).
- PSIS 레벨은 S2의 정중 엉치뼈능선에 해당한다 (**그림 7.3**).

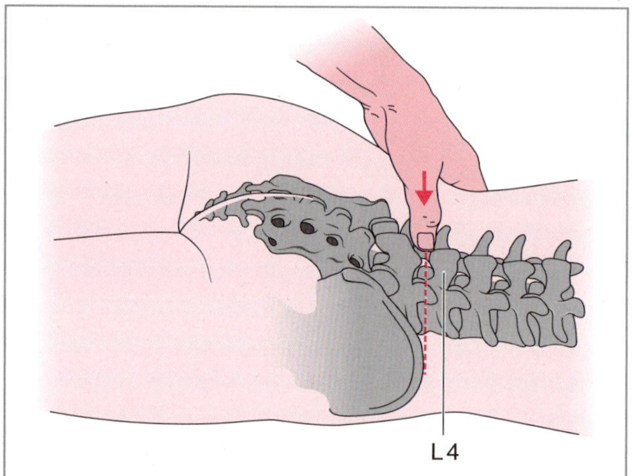

그림 7.2 촉진: **L4** 레벨 확인

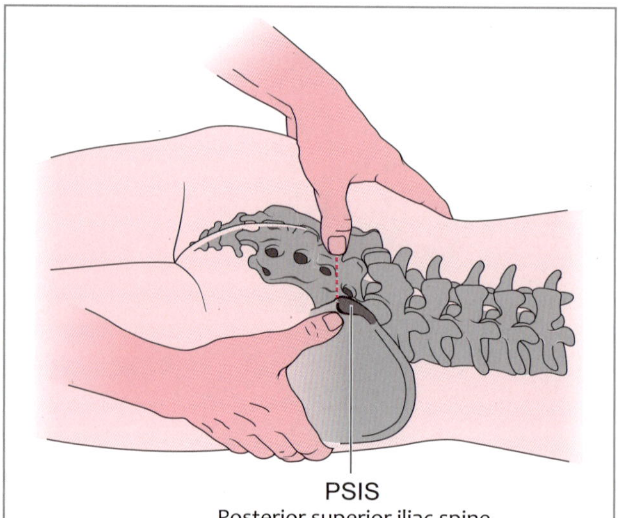

그림 7.3 촉진: **S2** 레벨 확인

> **병리**
>
> 계단 현상이 가장 많이 일어나는 부위는 L4–L5 레벨이다. L5 분절에 있는 2개 관절돌기 사이에 틈이 형성될 수 있는데, 이것은 척추전방전위증(**L5의 척추뼈몸통이 위쪽의 척주와 함께 전방으로 미끄러지는 현상**)을 초래할 수 있다. 이때 L5의 가시돌기와 엉치뼈는 움직이지 않는다.

인대

가시위인대(그림 7.4)

이 인대는 가시돌기 사이를 주행하고, 가시돌기끝의 위쪽 가장자리와 아래쪽 가장자리에서 발견된다.

엉덩허리인대(그림 7.5)

이 인대는 엉덩뼈능선의 가장자리에서 이루어지는 깊은 촉진에 의해서만 촉진될 것이다. 엉덩뼈능선이 엉덩뼈능선의 가장자리에서 아래쪽으로 휘어진 후, PSIS에서 끝난다.

이것은 흔하게 손상되는 인대인데, 그 이유는 골반의 위치가 변할 때마다 이 인대에 스트레스가 가해지기 때문이다.

근육

척주세움근(그림 7.6)

척주세움근의 안쪽 경계는 가시돌기를 따라 주행하고, 반면 가쪽 경계는 가쪽으로 손가락 3개나 4개의 폭만큼 떨어져 있다. 가장 안쪽에는 가시근이 있는데, 이것은 등뼈와 허리뼈에서만 발견된다. 허리엉덩갈비근은 가장 가쪽에 위치하고, 등가장긴근은 가시근과 엉덩갈비근 사이에 위치한다. 더 깊은 곳에서 발견되는 근육층도 있지만, 정확하게 촉진하기 어렵다.

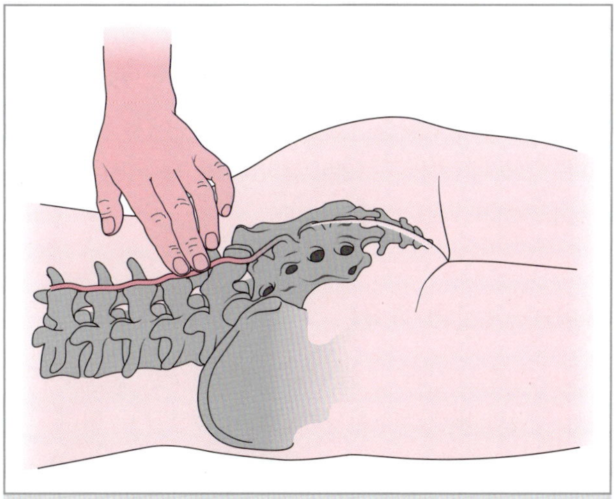

그림 7.4 가시위인대의 촉진

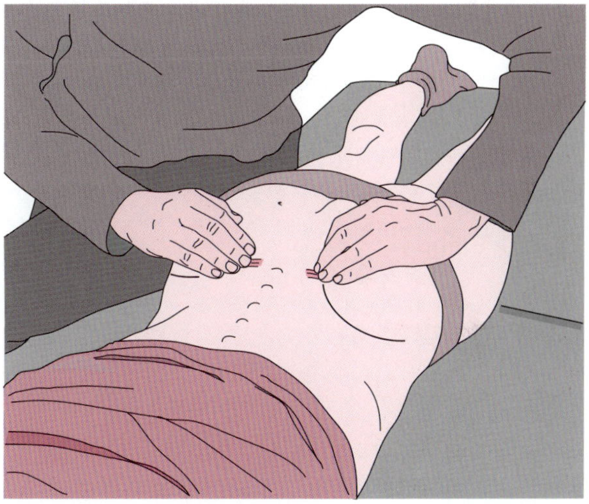

그림 7.5 엉덩허리인대의 촉진

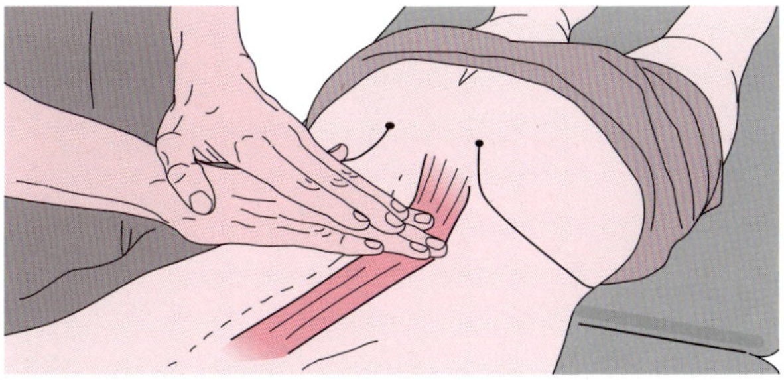

그림 7.6 척주세움근의 촉진

허리네모근(그림 7.7)

이 근육의 가쪽 가장자리는 척주세움근의 가쪽인 아래쪽 갈비뼈와 엉덩뼈능선 사이의 깊은 곳에서 촉진될 수 있다. 그러나 이는곳(12번 갈비뼈)과 닿는곳(엉덩뼈능선)의 촉진은 거의 불가능하다.

배곧은근(그림 7.8)

배곧은근은 칼돌기(5번 갈비뼈에서 7번 갈비뼈사이)뿐만 아니라 윗배각과 두덩결합에서 촉진될 수 있다. 중간힘줄띠가 가로고랑처럼 인지될 수 있다.

배바깥빗근(그림 7.8)

배바깥빗근은 가쪽 가슴우리에서 촉진될 수 있고, 아래쪽 8개 갈비뼈에서 위가쪽에서 아래안쪽의 사선 방향으로 주행한다. 이 근육은 엉덩뼈능선의 바깥 가장자리에 큰 부착점을 가지고 있기 때문에, 쉽게 촉진될 수 있다. 이 근육은 넓은 널힘줄에서 샅굴인대와 연결되고, 샅굴인대 위에서 촉진될 수 있다.

배속빗근(그림 7.9)

배속빗근을 촉진하기 위해서는 더 깊은 압박이 필요하다. 왜냐하면 배속빗근이 배바깥빗근 밑에 놓여 있기 때문이다. 배속빗근의 이는곳은 샅굴인대의 가쪽면과 엉덩뼈능선의 깊은 곳이다. 이 섬유는 아래가쪽에서 위안쪽으로 주행하여 아래쪽 3개 갈비뼈에 착지한다.

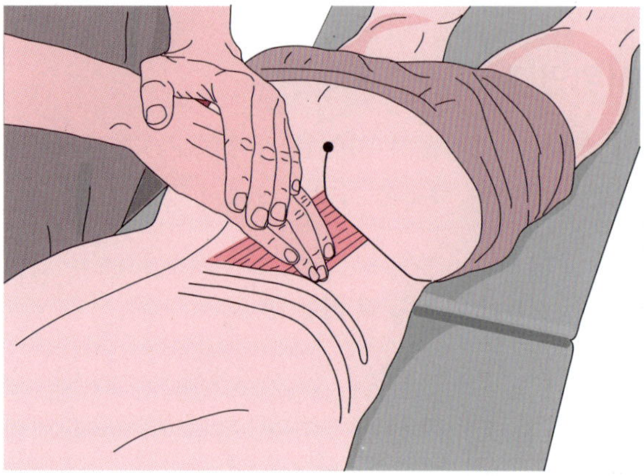

그림 7.7 허리네모근의 촉진

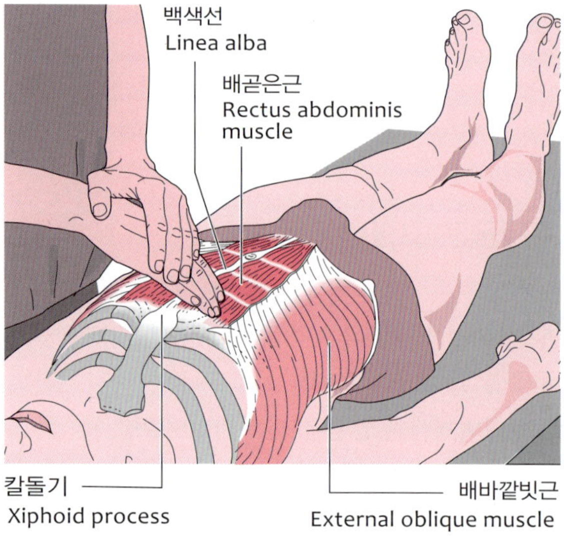

그림 7.8 배곧은근의 촉진

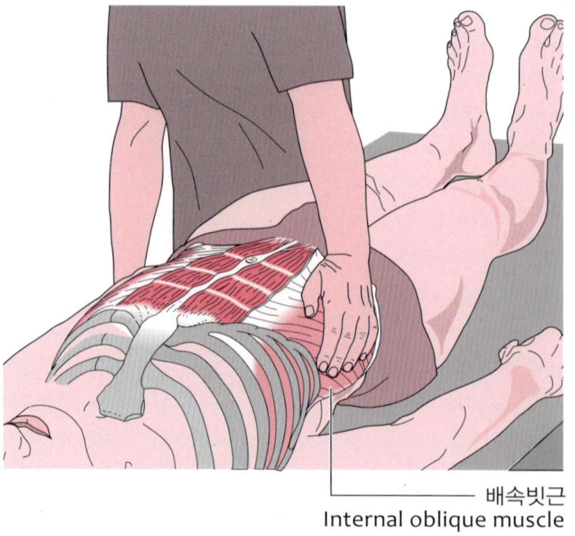

그림 7.9 배속빗근의 촉진

엉덩허리근(그림 7.10a,b)

시작 자세: 환자는 배벽을 이완하기 위해 무릎을 세우고 누운 자세를 취한다.

배꼽은 대개 L3–L4의 원반 공간 레벨에 위치한다. **큰허리근**은 배꼽의 위아래에서 촉진될 수 있고, 허리뼈의 측면과 앞쪽을 주행한다. 2개에서 4개의 손가락 끝을 사용하여, 복부 장기 사이를 조심스럽게 압박하면서 촉진한다. 큰허리근은 둥근 띠처럼 느껴질 것이다.

엉덩근은 엉덩뼈오목 안에 위치하기 때문에 전체 주행 경로를 촉진하는 것은 불가능하다. 엉덩뼈의 내벽을 따라 엉덩근을 촉진하기 위해, 엉덩뼈능선의 안쪽테두리로부터 배근육을 통과해 조심스럽게 촉진을 수행한다.
이 근육의 촉진은 앞쪽에서 접근하는 것이 가장 좋다.

이 근육이 허리뼈 문제와 중요한 관련성이 있기 때문에, 이 근육의 촉진 기법에 대해 더 많이 알고 싶으면 8장을 참고하기 바란다.

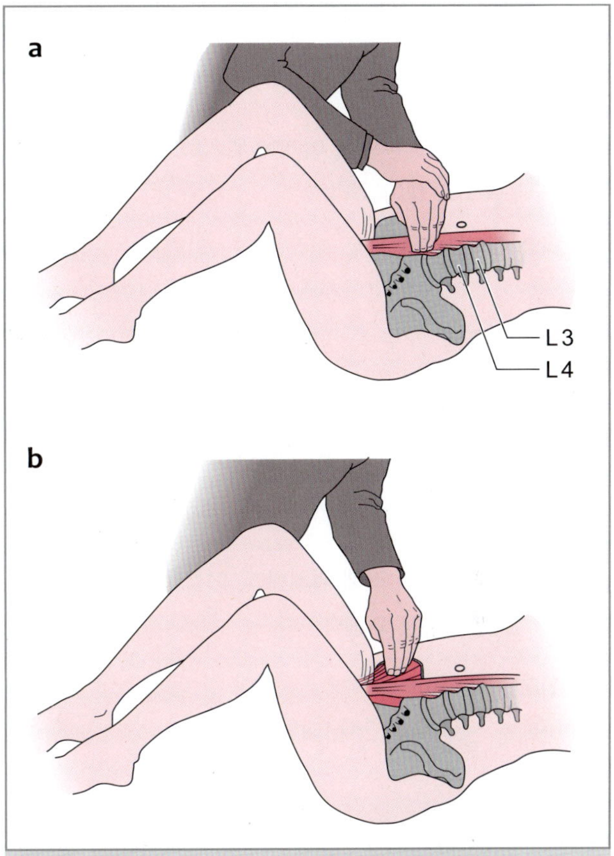

그림 7.10 엉덩허리근의 촉진. (a) 큰허리근. (b) 엉덩근

복부 장기의 투사

간(그림 7.11)

간은 가로막의 오른쪽 돔 아래에 위치하고, 왼쪽 윗배 쪽으로 뻗어 있다:

- **위쪽 경계:** 약 오른쪽 젖꼭지 1㎝ 밑과 왼쪽 젖꼭지 2㎝ 밑에 위치한다.
- **아래쪽 경계:** 오른쪽 경계는 9번–10번 갈비뼈연골이고, 왼쪽 경계는 7번–8번 갈비뼈연골이다.

지라(비장, 그림 7.11)

지라는 왼쪽 가슴우리에 위치한다. 이것은 약 11㎝ 길이, 7㎝ 폭, 4㎝의 두께를 가진다:

- **위쪽 경계:** 9번 갈비뼈
- **아래쪽 경계:** 11번 갈비뼈

위(그림 7.12)

위의 대부분은 왼쪽 위쪽 복부 영역에 위치한다. 위의 여러 영역은 다음과 같다:

- 식도이음부는 대략 왼쪽 7번 갈비뼈연골 레벨에 위치한다.
- 밑바닥(fundus)은 가로막의 왼쪽 돔 밑에 위치한다.
- 날문(pylorus)은 첫 번째 허리뼈 레벨에 위치하고, 4번째 허리뼈까지 아래쪽으로 뻗어 있다.

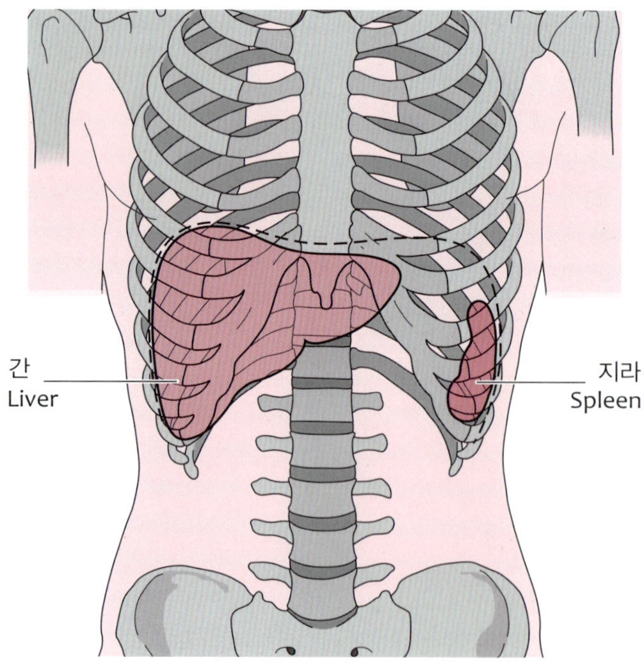

그림 7.11 복부장기의 투사: 간과 지라

샘창자(십이지장, 그림 7.12)

샘창자는 약 25–30 ㎝의 길이를 가지고 있으며, L1–L3(배꼽 위쪽) 레벨에서 커다란 C 자 모양을 띤다.

빈창자(공장)와 돌창자(회장)

샘창자는 L2 레벨에서 빈창자와 연결하고, 빈창자는 다시 돌창자와 연결한다. 이들 창자 부분은 배안에서 자유롭게 움직이는 다중 고리(loof)로 구성되어 있다.

이자(췌장, 그림 7.12)

이자는 위쪽 복부 영역의 복막 뒤쪽에 위치한다:

- 이자의 머리는 샘창자의 C 만곡(즉, L1–L3) 내에 위치한다.
- 이자의 몸통은 왼쪽 위쪽 복부에서 횡으로 놓여 있다.
- 이자의 꼬리는 왼쪽 콩팥 위에 위치하고, 9번–10번 갈비뼈의 가쪽에서 끝난다.

큰창자는 막창자, 잘록창자 및 곧은창자로 구성되어 있고, 전체 길이는 1.2–1.4m 정도이다.

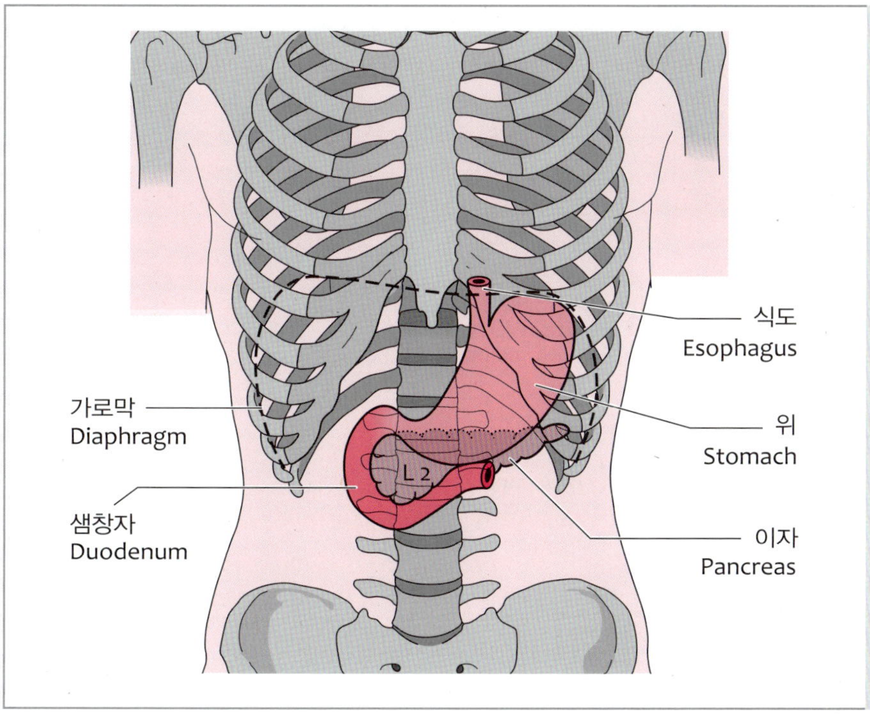

그림 7.12 복부장기의 투사: 위, 이자 및 샘창자

막창자(맹장, 그림 7.13)

염증이 있는 막창자꼬리를 확인하기 위해, McBurney 지점을 찾는다. 이 지점은 ASIS와 배꼽을 잇는 선의 중간지점이다. 그러나 막창자꼬리의 위치는 사람에 따라 다를 수 있다.

잘록창자(결장, 그림 7.13)

잘록창자는 사진틀처럼, 작은창자의 고리를 둘러싸고 있다.

다음과 같은 여러 지점이 존재한다:

- 오름잘록창자는 오른쪽 가쪽배안에 위치하고, 갈비뼈 레벨까지 올라간다.
- 오른쪽 잘록창자굴곡은 T12–L3 레벨에 위치한다.
- 가로잘록창자는 아래쪽 갈비뼈 레벨에서 뒤쪽 배안을 가로질러 주행한다.
- 왼쪽 잘록창자굴곡은 T11–L2 레벨에 위치한다.
- 내림잘록창자는 왼쪽 가쪽 배안을 주행한다.

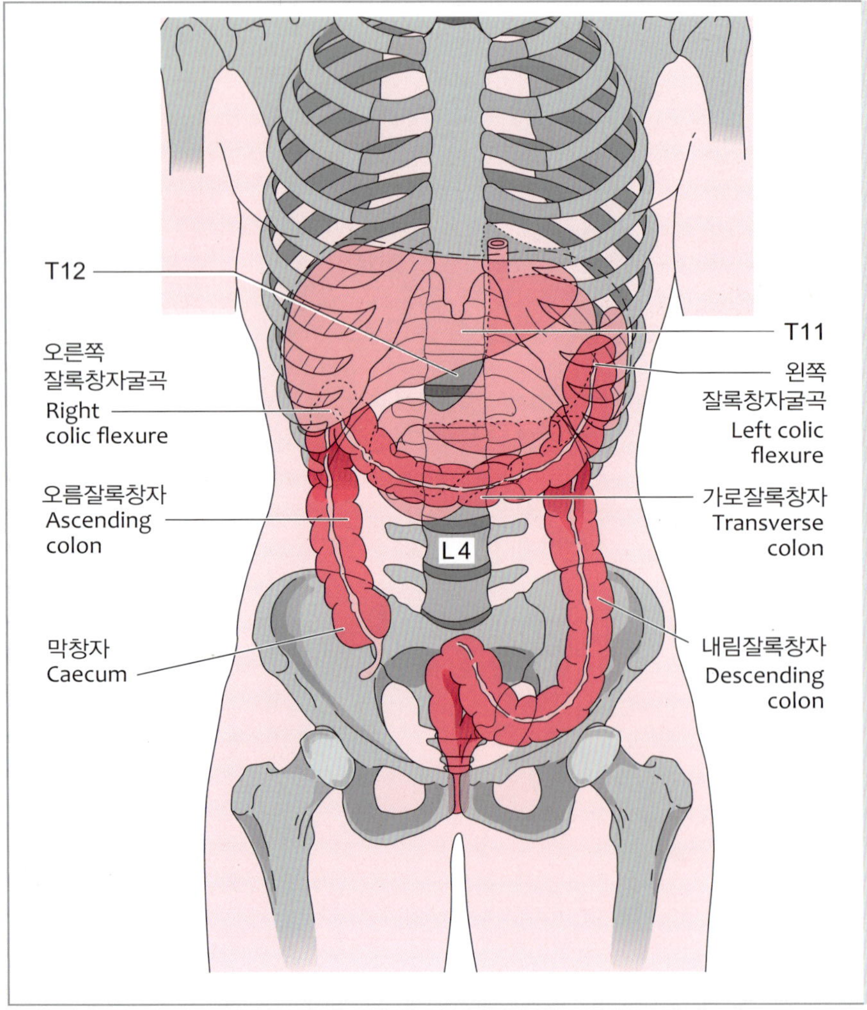

그림 7.13 복부장기의 투사: 잘록창자

콩팥(신장, 그림 7.14)

콩팥은 11-12㎝의 길이와, 5-6㎝의 폭과 3-4㎝의 두께를 가진다. 왼쪽 콩팥이 오른쪽 콩팥보다 약간 크다. 콩팥의 일부가 큰허리근 위에 위치하고, 다른 일부는 허리네모근 위에 위치한다.

콩팥의 위쪽 끝은 T11 레벨이고, 가슴막과 가로막에 의해 덮여 있다. 아래쪽 경계는 L3 레벨이다.

요관(그림 7.14)

요관은 약 25-30㎝의 길이이고, 큰허리근 위를 주행한 후, 복막뒤쪽공간을 통과해 방광 낭으로 들어간다.

이런 경로는 다음 표식점에 의해 잘 드러난다:

- L3 가로돌기 레벨
- 엉치엉덩관절의 중간지점
- 두덩결절의 레벨

병리

콩팥결석이 요관골반이음부와 요관방광이음부 등과 같은 요관의 여러 좁은 지점에서 걸릴 수 있다. 그들은 사타구니로 방사되는 통증과 허리뼈의 척추옆 통증과 같은 심한 통증을 유발한다.

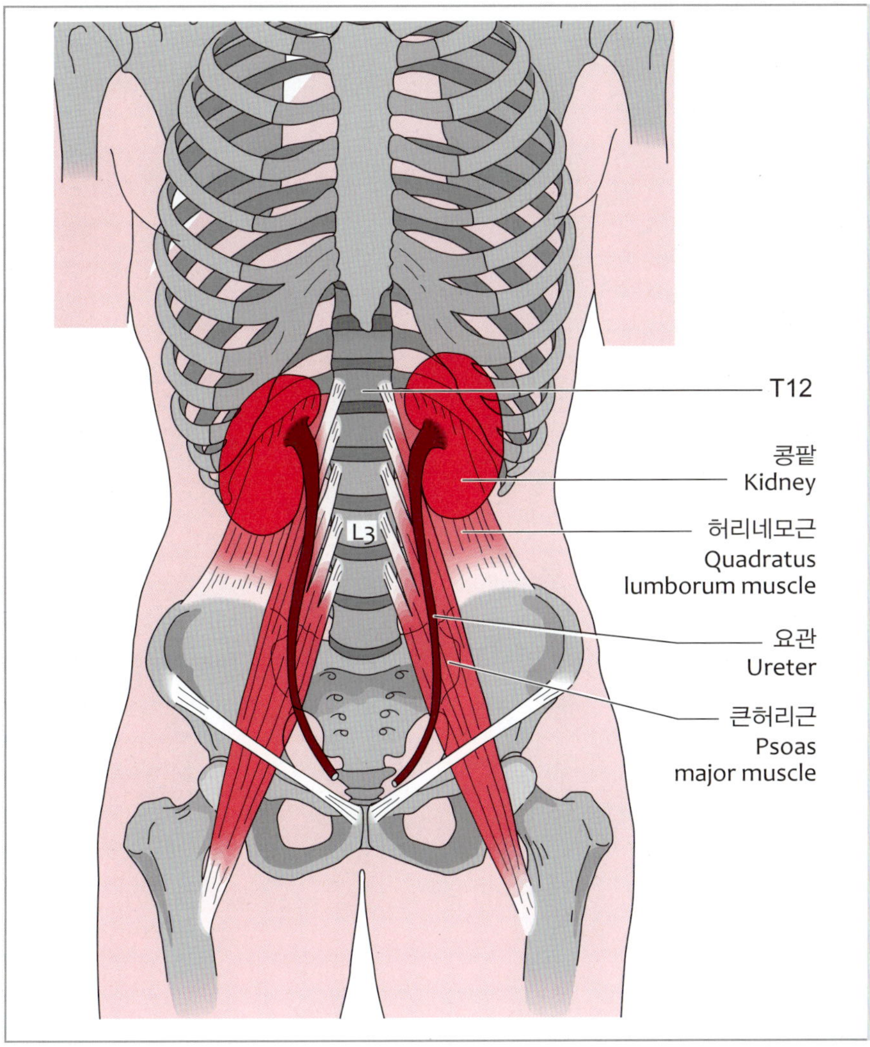

그림 7.14 복부장기의 투사: 콩팥과 요관

7.2 허리뼈, 골반 및 엉덩관절의 X선 영상

선 자세에서의 앞뒤면(그림 7.15)

척추뼈몸통의 수직정렬을 체크한다:

- 척추뼈고리의 다리: 타원형이고, 좌우 한쌍이며, 대칭적이다. 위아래로 배열되어 있다.
- 가시돌기: 정중간에 위치하고, 위아래로 배열되어 있으나 서로 중첩되지 않는다.
- 위쪽끝판과 아래쪽끝판: 평행
- 척추사이원반 공간: 아래쪽으로 내려갈수록 높이가 증가한다: L1 < L2 < L3 < L4 < L5.

척추관의 넓이(척추뼈다리 사이의 거리를 측정한다)를 확인한다. 좌우 척추뼈다리 사이의 간격이 충분히 넓어야 한다.

측연선의 경로를 체크한다:

두덩결합 → 정중 엉덩뼈능선 → 가시돌기의 열 → 척추뼈몸통의 중간지점

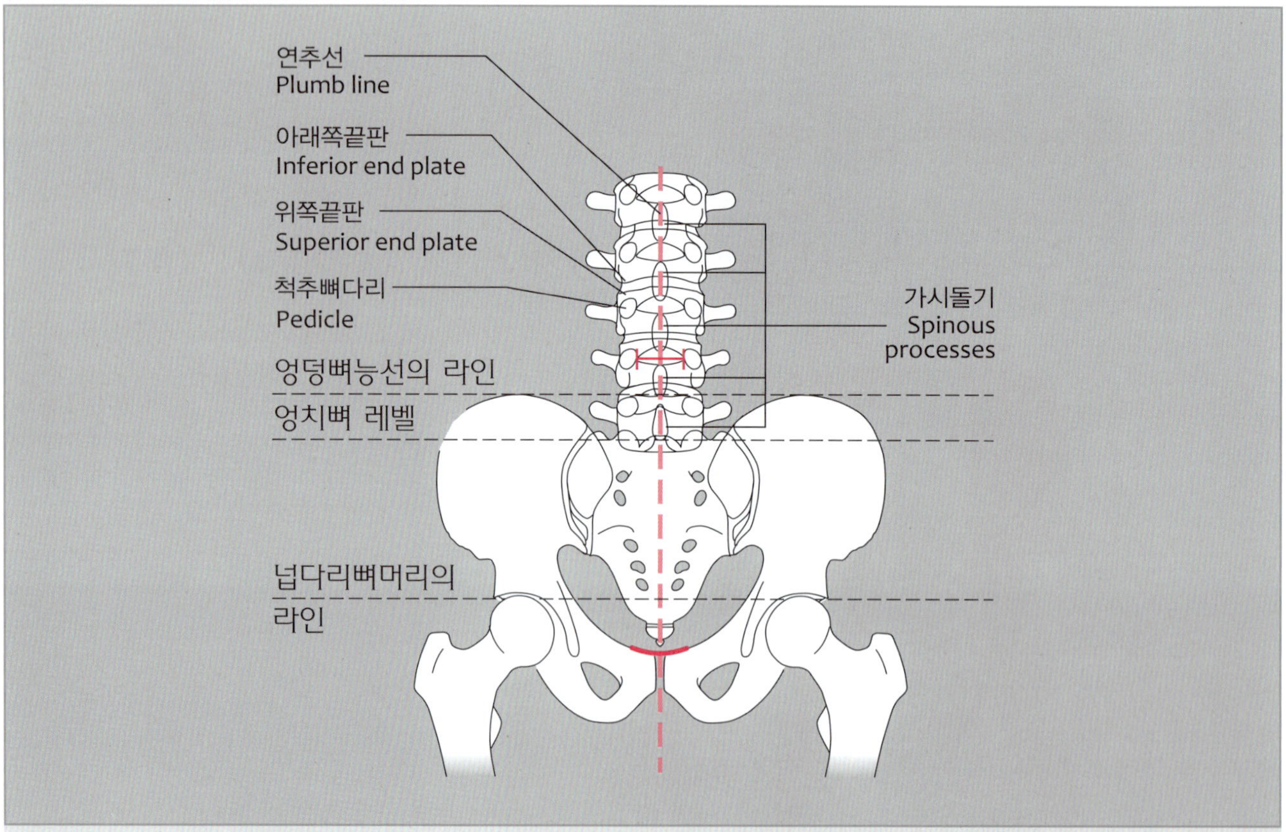

그림 7.15 X 선 영상: 허리뼈, 골반 및 엉덩관절의 앞뒤면

병리

X 선 영상은 다음과 같은 변화를 보여준다(**그림 7.16**):

- 척추뼈다리가 오른쪽이나 왼쪽으로 이동된다. 예를 들어, 한쪽 척추뼈다리가 절반만 보이고 다른쪽 척추뼈다리가 정중선 쪽으로 이동되어 있다면, 이것은 옆굽음증과 같은 회전성 변형이 있음을 의미한다.
- 척추사이원반 퇴행에 의한 가장자리 영역에 척추뼈몸통 뼈가시가 형성된다: 이것은 대개 척추사이원반 공간의 좁아짐과 후관절의 뼈가시와 관련된다.
- 허리엉치 동화 장애, 즉 엉치화: L5 가로돌기가 엉치뼈 바닥과 연결되는 경우. 허리뼈화(Lumbarization)는 S1가 허리뼈의 모양을 띠는 경우이다.

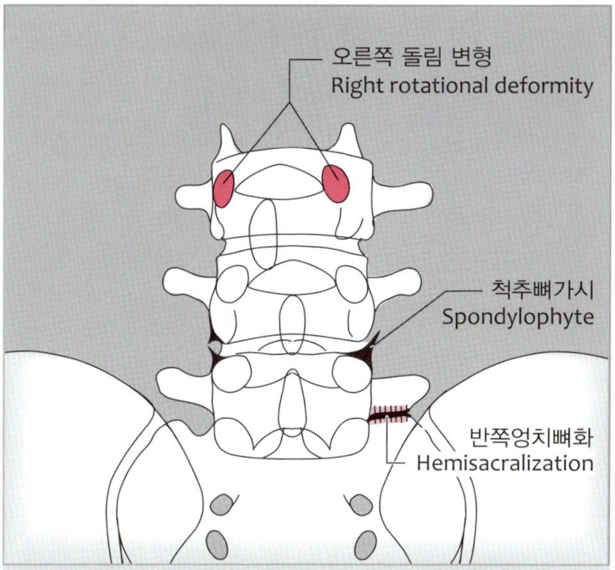

그림 7.16 X 선 영상: 앞뒤면에서 확인되는 병적 변화

가쪽면(그림 7.17)

- 척추뼈몸통의 앞쪽 부분과 뒤쪽 부분이 조화로운 아치를 그린다.
- 척추사이원반공간은 점차 쐐기 형태를 띤다 (특히 L5–S1).
- 척추뼈몸통은 뒤쪽의 높이가 앞쪽보다 낮은 상자모양이다.
- 위아래 가시돌기의 끝 사이에 작은 틈이 있다.
- **정상적인 앞굽음을 가진다:** 앞굽음의 각도는 앉은 자세에서 50°이고, 선 자세일 때 70°이다. L1의 위쪽끝판을 따라 하나의 선을 긋고, 엉치뼈바닥을 따라 다른 선을 그은 후, 교차되는 지점에서의 각도가 앞굽음 각도이다.
- 고정축은 L3 척추뼈몸통의 중심에서 엉치뼈 위쪽끝판의 앞쪽 가장자리로 수직으로 떨어지는 것으로 결정된다.
- **허리엉치각도:** 이것은 L5의 세로축과 엉치뼈의 세로축 사이에서 형성되는 것으로서, 대개 130–150°이다.

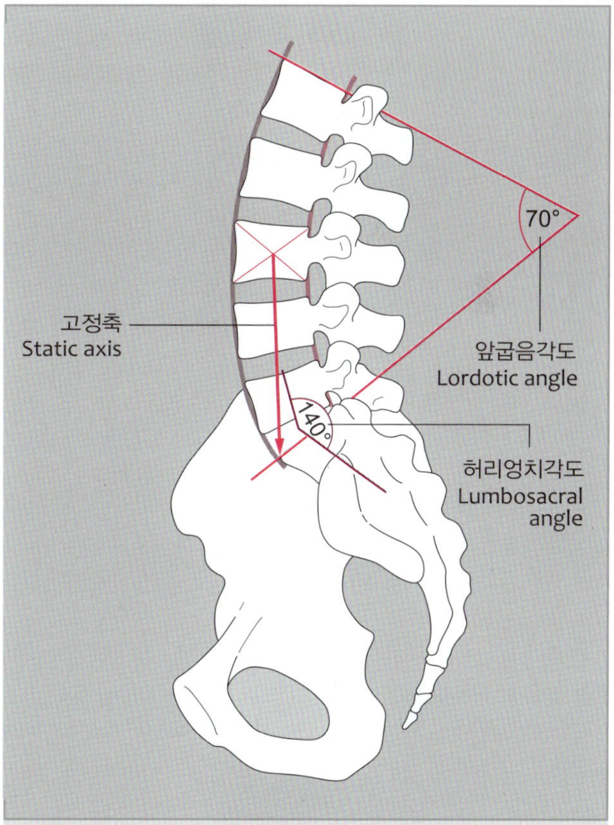

그림 7.17 X 선 영상: 허리뼈, 골반 및 엉덩관절의 가쪽면

병리

- **척추전방전위증:** L5의 앞쪽 전위로 인해 L5–S1 사이에서 계단이 뚜렷하게 형성되는 것이다(**그림 7.18**).
- **후방전위증:** 가동분절의 불안정으로 인해, 위쪽 척추뼈가 아래쪽 척추뼈에 비해 뒤쪽으로 이동하는 것이다. 이것도 척추뼈 사이에 계단을 형성한다.
- **Baastrup 질병:** 과도한 앞굽음증으로 인해 가시돌기의 끝이 부딪한다.
- **골다공증:** 쐐기형 척추뼈와 나비형 척추뼈와 같은, 척추뼈몸통의 변화가 일어난다.

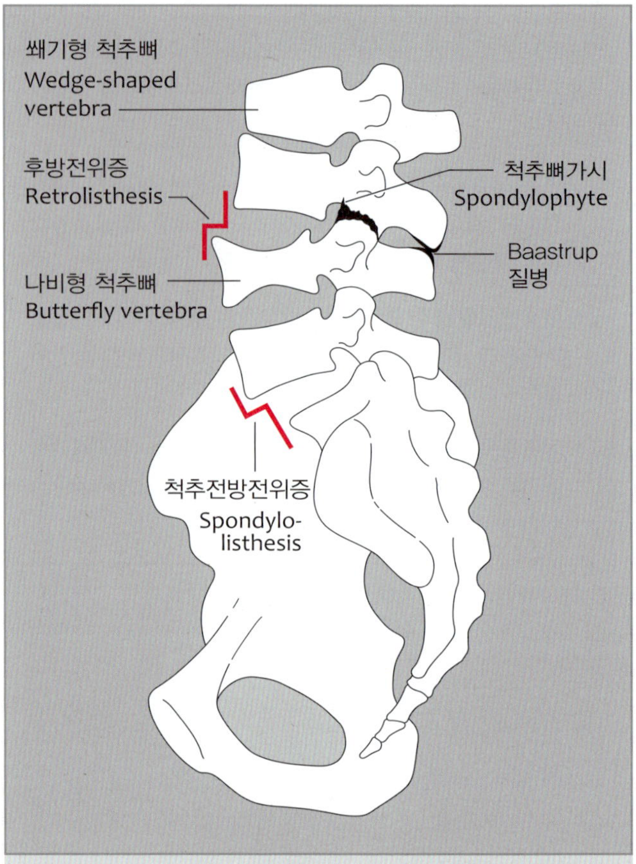

그림 7.18 X 선 영상: 가쪽면에서 볼 수 있는 병리적 변화

45° 의 사선면(그림 7.19)

관절사이부(pars interarticularis)의 평가:

Scotty 개의 모양이 나타난다:

- 주둥이 = 가로돌기
- 귀 = 위쪽관절돌기
- 앞발 = 아래쪽관절기
- 목 = 관절사이부
- 몸통 = 척추뼈고리
- 뒷다리를 포함한 뒤쪽 1/4 = 척추뼈고리와 반대쪽 관절돌기

후관절

- 관절공간의 폭: 1.5–2 ㎜
- 관절면: 매끄럽게 잘 정제되어 있다.

병리

척추분리증(**그림 7.19**): 척추뼈의 위쪽관절돌기와 아래쪽 관절돌기 사이에 틈이 발생하면, Scotty dog의 목걸이 모양이 나타난다.

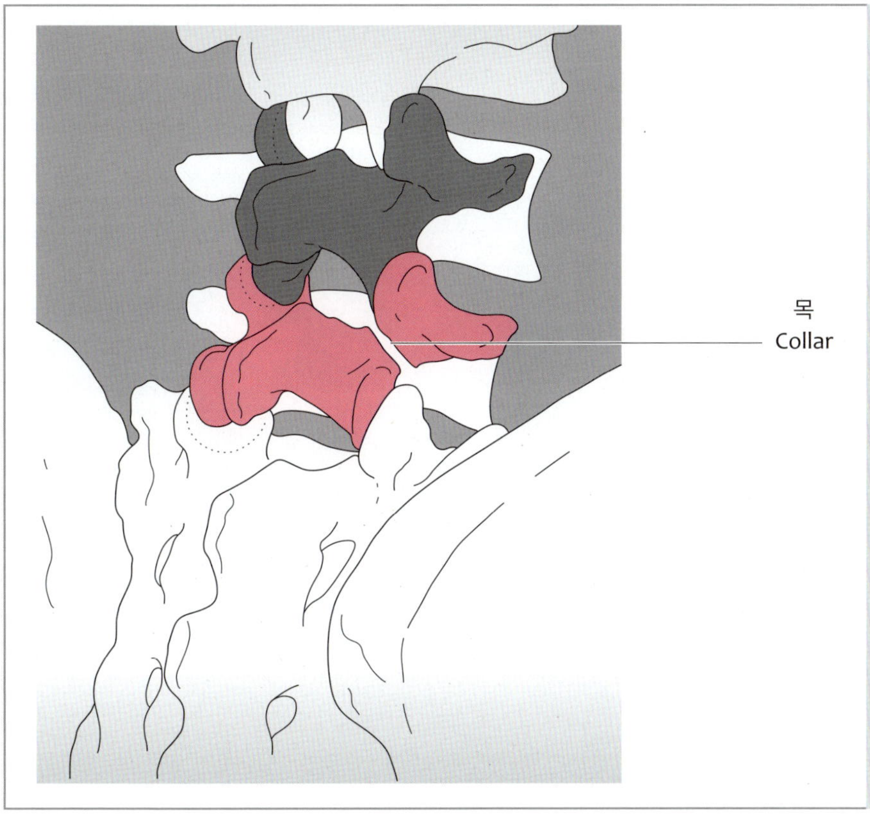

그림 7.19 X 선 영상: 허리뼈의 사선면 (45°). 회색: 정상적인 척추뼈. 빨간색: 척추분리증

7.3 허리뼈

척추뼈몸통(그림 7.20a,b)

- 가로축이 앞뒤축보다 더 길기 때문에, 약간의 타원 모양을 띤다.
- 척추뼈몸통은 아래쪽으로 내려갈수록 쐐기 형태가 더욱 뚜렷해진다. 그래서 L5 척추뼈몸통의 앞쪽이 뒤쪽보다 3–5 ㎜ 더 두껍다.

가로돌기(그림 7.20a,b)

- 이것은 커다란 갈비뼈 흔적과 원시 작은갈돌기(더부돌기)의 결합에 의해 형성된다.
- L5를 제외한(앞쪽으로 더 많이 뻗어 있는), 갈비돌기는 매우 길고, 수평으로 뻗어 있다.
- 더부돌기는 갈비돌기의 바닥에서 시작된다.

가시돌기(그림 7.20a,b)

가시돌기는 수평으로 뻗어 있고, 매우 두껍다.

관절돌기(그림 7.20a,b)

그들은 매우 강한 편이다.

- 위쪽관절돌기는 젖꼭지돌기라고 불리는 작은 융기를 가지고 있다. 관절면은 뒤안쪽으로 향하고 있다.
- 아래쪽관절돌기는 보다 안쪽으로 위치하고, 관절면은 앞가쪽으로 향하고 있다.

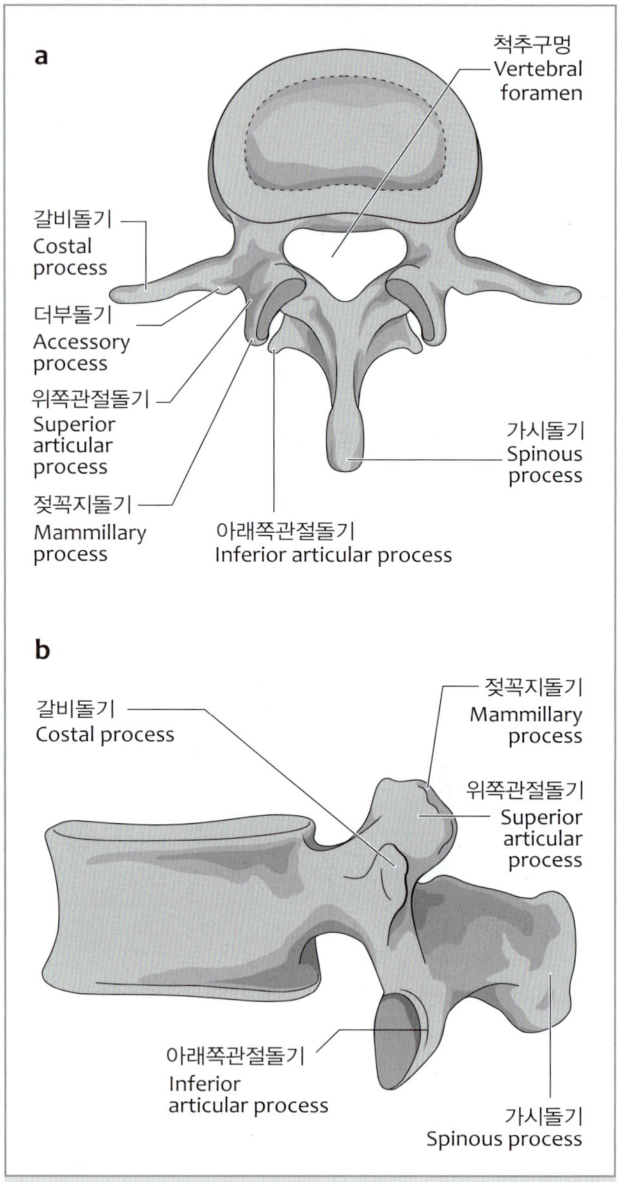

그림 7.20 허리뼈. (a) 위쪽면. (b) 가쪽면

후관절의 방향

후관절의 관절면은 가로면으로 90° 형성되어 있어, 매우 제한된 돌림만 허용한다.

45°의 각도까지는, 좋은 돌림 능력을 기대할 수 있다. 각도가 90°에 가까울수록, 돌림의 가능성이 줄어든다 (**그림 7.21**).

L1 의 후관절면은 시상면과 15°의 각도를 형성한다 (**그림 7.22a**).

아래쪽으로 갈수록, 그들의 방향은 이마면 쪽으로 가까워지고, 더 벌어진다.

관절면의 방향이 이마면에 있다는 것은 옆굽힘이 일어날 가능성이 크다는 것이다(**그림 7.22b**).

관절면은 약간 만곡져 있는데, 앞쪽 부분은 이마면에 가깝고, 뒤쪽 부분은 시상면에 위치한다.

아래쪽관절돌기의 관절면은 볼록하고, 위쪽관절돌기의 관절면은 오목하다.

힘의 흡수

관절면이 힘을 흡수하는 능력은 가동분절에 가해지는 전체 하중의 약 18–20%에 해당한다. 나머지의 힘은 척추사이원반에서 흡수된다. 만약 원반이 퇴행되면, 후관절이 흡수해야 할 하중은 정상 하중의 2배로 증가할 것이다.

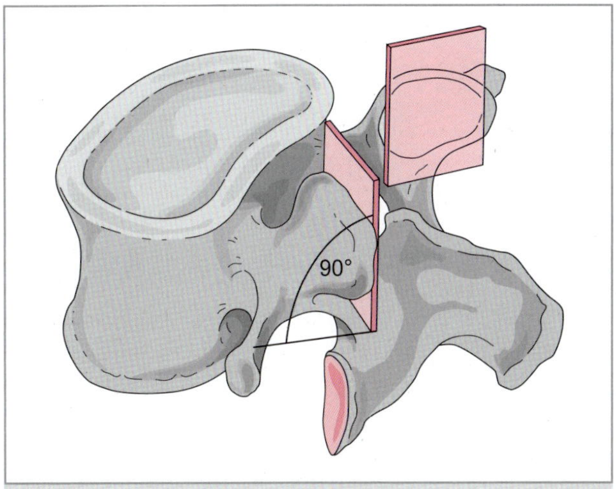

그림 7.21 가로면에 대한 관절면의 위치

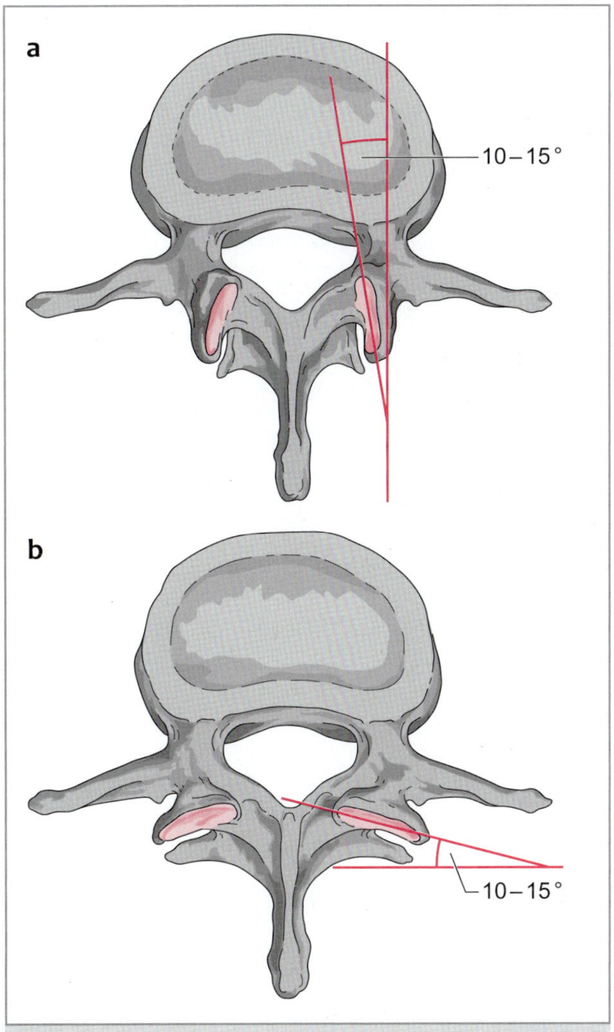

그림 7.22 관절면의 위치. (a) 시상면 방향을 가진 위쪽 허리뼈. (b) 이마면 방향을 가진 아래쪽 허리뼈.

관절주머니(그림 7.23)

윤활막은 윤활주름으로 불리는 반달판과 같은 뒤집음(eversion)을 가진다. 윤활주름은 관절 안으로 0.5㎝ 까지 들어갈 수 있다. 윤활주름은 관절면의 발산 움직임에 의해 긴장된다. 수렴 움직임(관절 안으로 끼어 들어가는)이 있으면, 윤활주름은 관절공간 안에서 찝히게 될 수 있고, 이로 인해 움직임이 제한된다.

섬유층 섬유의 일부는 위안쪽에서 아래가쪽으로 주행하고, 일부는 수평으로 주행한다.

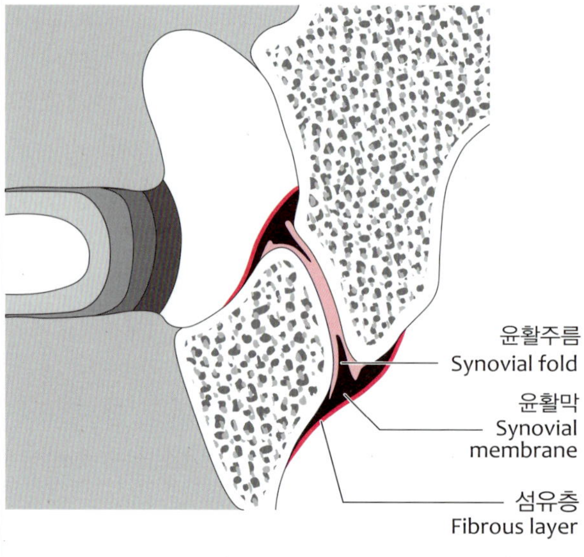

그림 7.23 관절주머니

병리

후관절에 대한 하중 증가와 관절주머니와 인대 구조물에 대한 스트레스의 감소는 관절 안으로 들어가는 관절주머니의 변위를 초래할 수 있다. 이로 인해 움직임이 제한된다.

임상 팁

만약 관절면이 적절한 접촉을 잃어버린다면, 강력한 견인을 적용하여 관절의 압박을 해제하고, 또 잼된 관절주머니함몰을 자유롭게 해제시킬 수 있다.

견인은 뻑뻑한 문처럼, 움직임이 제한된 방향으로 관절면을 움직이기 전에, 관절면을 차단된 잼 방향으로 가동시키는 것이 효율적일 수 있다.

척추구멍(그림 7.24)

가로면에서 보면, 척추구멍은 삼각형(클로버잎처럼 생긴)을 띤다. 삼각형의 앞가쪽 부분은 가쪽오목(lateral recess)으로 불린다.

척추구멍은 척추뼈몸통과 원반의 뒤쪽 부분에 의해 앞쪽으로 경계지고, 척추뼈다리에 의해 앞가쪽으로 경계지고, 척추뼈고리와 후관절에 의해 가쪽으로 경계지고, 또한 황색인대에 의해 뒤쪽으로 경계진다.

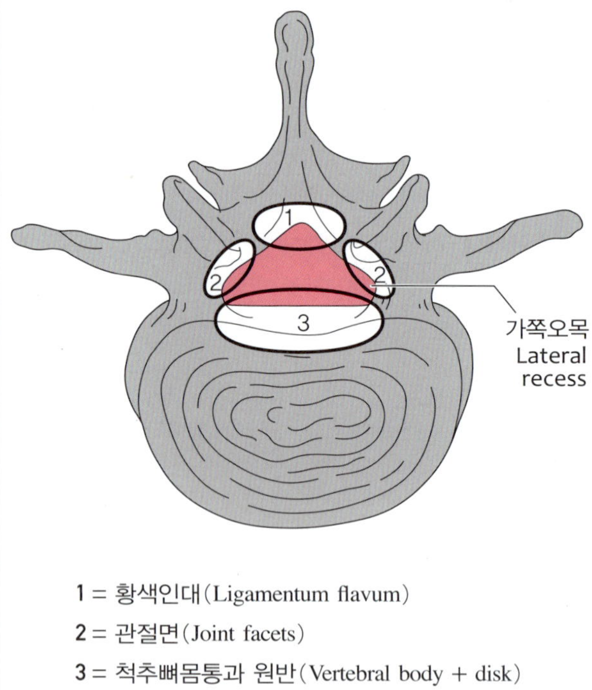

그림 7.24 척추구멍의 경계

척추관(그림 7.25)

위아래 분절의 여러 척추구멍이 연결되어 척추관을 형성하고, 척수(또는 말총, 척수레벨에 따라)가 척추관 안에 위치한다. 가쪽에 위치한 오목(recess)은 척수신경뿌리가 주행하는 채널을 형성한다. 신경뿌리는 경질막주머니(dural sac)에서 빠져 나온 후 척추사이구멍에 도달하기 전에 경질막에 의해 둘러싸여 있다.

신경뿌리 이외에, 경질막바깥 지방조직도 이 채널 안에서 발견된다. 이것은 뼈벽으로부터 신경뿌리소매를 보호하는 기능을 한다. 혈관얼기와 척수신경의 수막가지도 이런 지방조직 안에 위치한다.

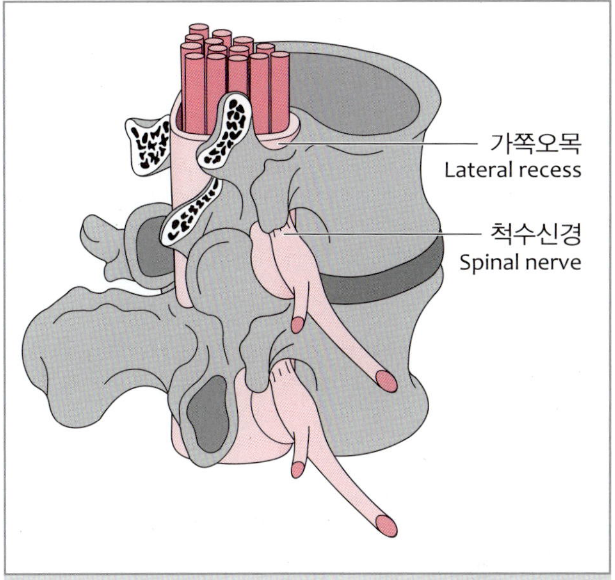

그림 7.25 척추관

다양한 길이

척추관은 길이에서 커다란 변화를 보인다:

- 굽힘 시 척추관의 뒤쪽 영역은 30% 증가되지만, 앞쪽 영역은 13%만 증가된다. 폄 시에는, 앞쪽 부분이 뒤쪽 부분보다 약간 더 길어진다.
- 옆굽힘 시, 반대쪽이 약 15% 길어진다.

병리

척추협착증: 허리뼈 협착증은 척추관이 좁아지는 경우로, 신경뿌리나 말총을 압박할 수 있다. 이것은 퇴행성 원반질환으로부터 발달할 수 있다. 그리고 가쪽오목을 좁게 하는 뼈가시 형성 때문에 후관절이 과도한 하중을 받게 된다.

불안정으로 초래되는 후방전위증도 척추관과 척추사이구멍을 좁게 만들 것이다. 증상은 대개 편측으로 일어나고, 간헐적 파행처럼 단일신경뿌리패턴을 가진다. 비록 관련 구조물이 척추관 협착증에 잘 적응하고 있지만, 좋지 못한 해부학적 변형으로서 선천적 척추관 협착증이 있다.

예를 들어, 분절 불안정이 일어날 때만, 증상이 유발된다.

치료: 척추뼈고리의 안쪽 테두리를 얇게 만들거나 뼈가시를 제거하는 감압술. 만약 불안정이 있으면, 척추 분절 융합술도 시행한다.

척추사이구멍(그림 7.26)

척추사이구멍은 척추사이원반공간의 레벨에 위치하고, 측면에서 볼 때 귓구멍처럼 생겼다. 신경뿌리가 척추사이구멍의 위쪽 부분을 지나가고, 구멍의 1/4을 차지한다.

옆굽힘 시, 오목한 쪽에서는 척추사이구멍이 좁아지고, 볼록한 쪽에서는 넓어진다. 굽힘시에는 약 30% 정도 구멍의 크기가 증가하고, 폄시에는 약 20% 정도 구멍의 크기가 작아진다. 돌림은 척추사이구멍의 크기에 큰 영향을 주지 않는다.

허리엉치이음부(그림 7.27)

허리엉치이음부는 중요한 경계면이다. 그 이유는 힘이 척추에서 다리로 또는 다리에서 척추로 전달되기 때문이다.

엉치뼈바닥의 경사 때문에, L5가 앞아래쪽으로 활주하는 경향을 가진다. 앞쪽 전단요소의 정도는 엉치뼈바닥의 경사각도에 좌우된다. 이런 활주 경향은 등쪽에 있는 인대와 근육 뿐만 아니라 S1 위쪽 관절돌기의 방향에 의해 제한된다.

병리

허리뼈의 불안정은 허리엉치이음부에서 가장 흔하게 발생한다(약 56%). 반면 L4-L5의 불안정은 44%이고, L3-L4의 불안정은 2% 밖에 안된다. 사람의 몸은 20년 이상 이것을 보상할 수 있다. 다른 요소가 부가될 때만 증상이 일어난다.

척추분리증은 위쪽관절돌기와 아래쪽관절돌기 사이의 척추뼈고리(대개 L5)에서 틈이 생기는 것이다. 척추분리증은 성장 장애의 결과로 일어날 수 있고, 또 장기간의 과도한 앞굽음으로도 일어날 수 있다.

만약 이런 틈이 양쪽에서 발생한다면, L5 척추뼈몸통이 엉치뼈바닥 위에서 앞쪽으로 이동되는 척추전방전위증이 일어날 수 있다(**그림 7.28**). 관절사이부의 과도한 하중(**그림 7.29**): 과도한 폄 동안, 아래쪽 파셋(L4)의 아래쪽 테두리가 L5의 척추뼈층판을 압박한다. 이것은 원반의 앞쪽 부분이 과도하게 신장되고, 원반을 통과하는 축성 압박이 더 이상 일어나지 않음을 의미한다. 전체 축성의 힘 전달은 L4의 아래쪽 파셋과 L5의 관절사이부 사이에서 일어난다. 낮은 하중의 빈번한 폄 활동도 관절사이부의 피로골절을 초래할 수 있다.

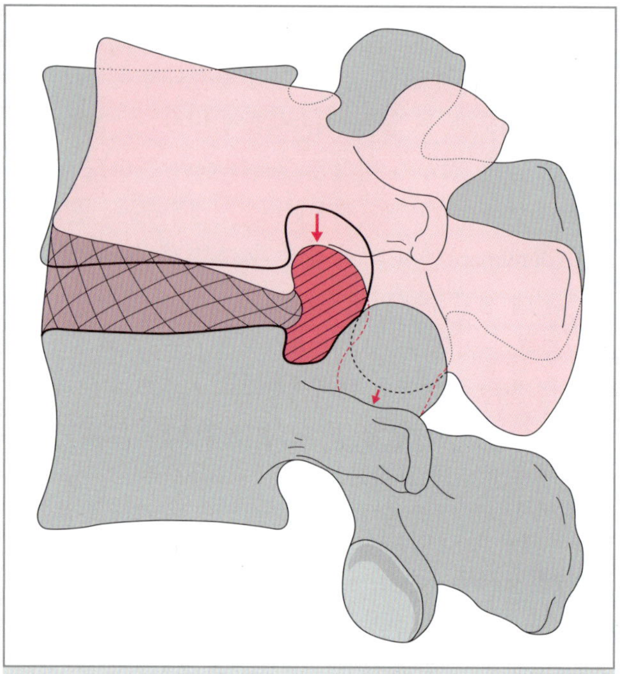

그림 7.26 폄 동안 척추사이구멍의 공간 변화 = 빗금친 영역

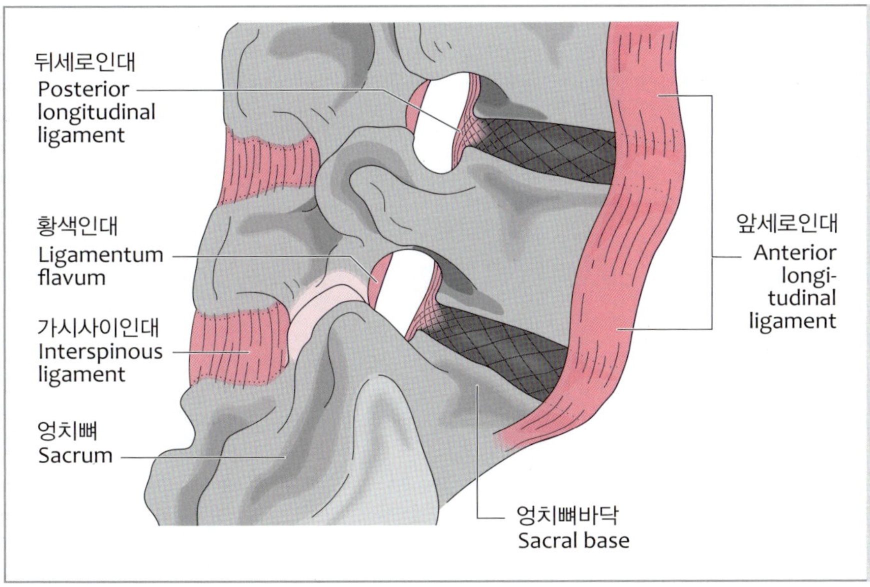

그림 7.27 허리엉치이음부

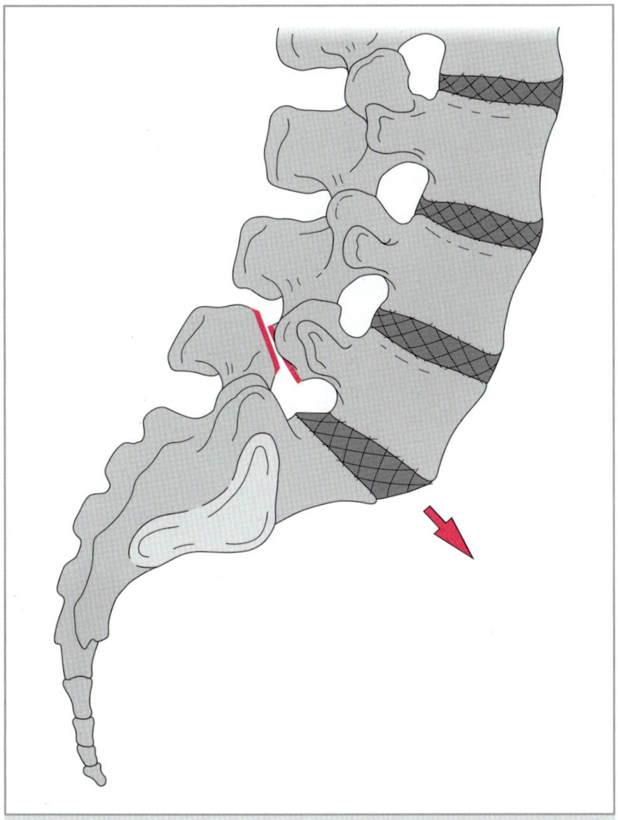

그림 7.28 척추전방전위증에 의한 L5의 아래쪽 미끄러짐

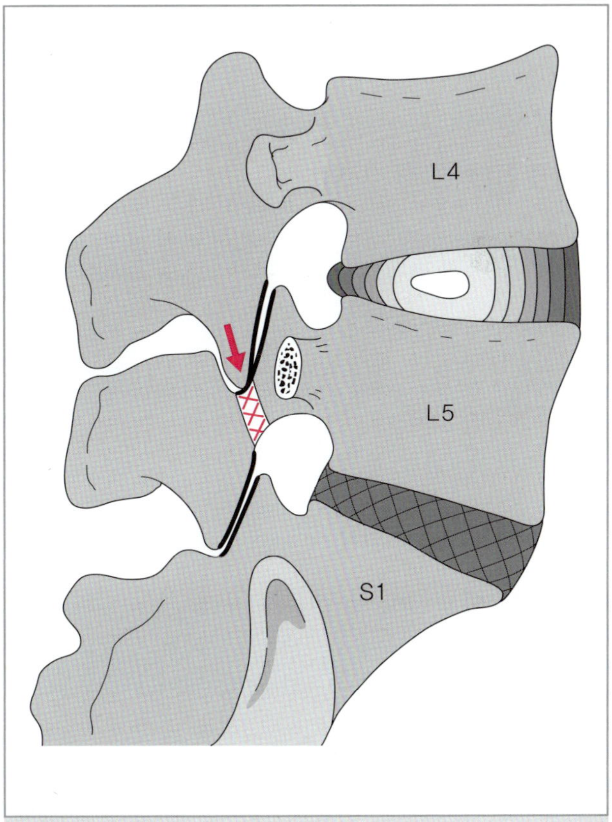

그림 7.29 젖힘에 의한 관절사이부의 과하중

7.4 허리뼈의 인대

허리뼈 영역은 여러 방향으로 주행하는 복잡한 인대 구조물들에 의해 둘러싸여 있고, 이로 인해 허리뼈가 모든 방향으로 안정화되어 있다.

뒤세로인대(그림 7.30)

- 이 인대는 많은 탄성 요소를 가지고 있다.
- 이 인대는 분절과 분절을 연결하는 짧은 섬유를 가진 깊은층 인대이다. 뒤세로인대는 척추뼈몸통을 지나갈 때는 약 1㎝의 폭을 가지지만, 원반을 지나갈 때는 인대의 폭이 넓어진다.
- 긴 섬유를 가진 더 두꺼운 얕은층 섬유는 L3-L4 운동분절의 레벨에서 끝난 후, 매우 얇은 섬유를 통해 엉치뼈까지 내려간다.
- 뒤세로인대는 척추사이원반의 뒤가쪽 영역을 덮지 않는다.
- 굽힘 동안 뒤세로인대가 뒤쪽원반공간을 안정화 시킨다.

앞세로인대(그림 7.31)

- 이것은 척추뼈몸통에서 척추뼈몸통을 연결하는 깊은층 인대이고, 몇몇 얇은 섬유를 통해 척추사이원반을 연결한다.
- 얕은층 섬유는 여러 분절을 연결하는 긴 섬유로 구성되어 있다.
- 이 인대는 폄할 때 신장된다.

황색인대(그림 7.31)

- 황색인대는 많은 양의 탄성 요소를 가지고 있다.
- 이 인대의 대부분은 3-10㎜의 두께를 가지고 있지만, L5-S1에서는 좁고 얇은 편이다.
- 이 인대는 좌우 척추뼈층판 사이에 넓게 펼쳐져 있고, 척추관의 뒤쪽벽과 척추사이구멍의 뒤쪽 부분을 형성한다.
- 중간면의 이 인대는 가시사이인대에 연결되어 있다.
- 가쪽면의 이 인대는 후관절의 관절주머니와 연결되어 있다.
- 이것은 뒤쪽에서 척추관을 완성하고, 굽힘을 제한하고, 또 반대쪽으로의 옆굽힘을 제한하는 점에서 보호 기능을 가진다.

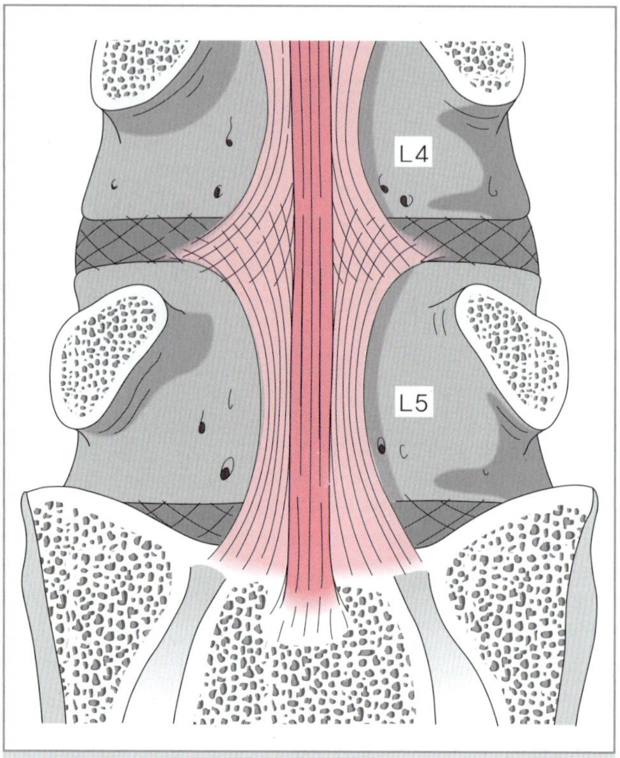

그림 7.30 뒤세로인대

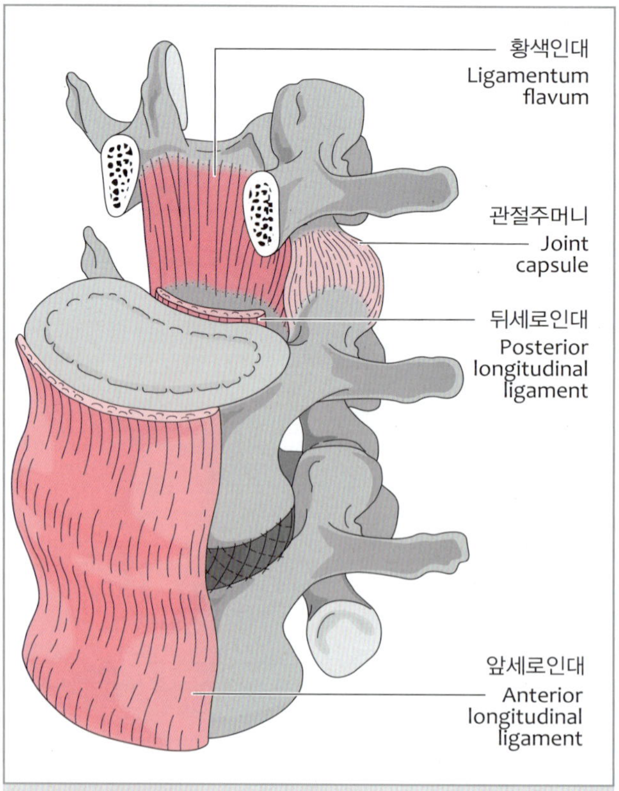

그림 7.31 허리뼈의 인대(앞가쪽면)

가시위인대(그림 7.32)

- 이 인대는 가시돌기끝 위를 얕게 주행하고, L5 레벨에서 끝난다.
- 이것은 등허리근막으로 이어진다.
- 이것은 굽힘과 돌림을 억제한다.

가시사이인대(그림 7.32)

- 이 인대는 가시돌기 사이를 깊게 주행한다.
- 깊은층 섬유는 황색인대 안으로 연결되는 반면, 얕은층 섬유는 가시위인대와 합병된다.
- 이것은 굽힘을 억제한다.

가로사이인대(그림 7.32)

- 가로사이인대는 서로 이웃한 위아래의 가로돌기를 연결한다.
- 이것은 비교적 얇고 넓은 편이다.
- 섬유의 일부는 가쪽관절주머니와 합병되고, 허리엉치이음부에서 엉덩허리인대로 바뀐다.
- 이것은 반대쪽으로의 돌림과 옆굽힘을 억제한다.

엉덩허리인대(그림 7.33)

- **엉덩허리인대의 위쪽 부분**은 엉덩뼈능선을 L4의 갈비돌기와 척추뼈몸통의 앞가쪽면에 연결시킨다.
- **엉덩허리인대의 아래쪽 부분(허리엉치인대)**은 L5의 갈비돌기와 앞가쪽면에서 시작한다. 이 인대의 위쪽 부분은 엉덩뼈능선에서 끝나고, 아래쪽 부분은 앞아래 방향으로 주행하여 엉치뼈바닥에서 끝나는 **V 자** 형태를 띤다.
- 폐쇄신경이 엉덩허리인대의 위쪽부분과 아래쪽 부분 사이를 통과한다.
- 허리네모근의 섬유성 변환이 존재하는데, 이것은 엉덩허리인대로 섬유를 낸다.
- 이 인대는 L5가 앞아래쪽으로 미끄러지는 것을 방지하고 옆굽힘과 돌림을 제한한다는 점에서 허리엉치의 안정성에 중요한 역할을 하는 반면, 굽힘과 폄을 허용한다.

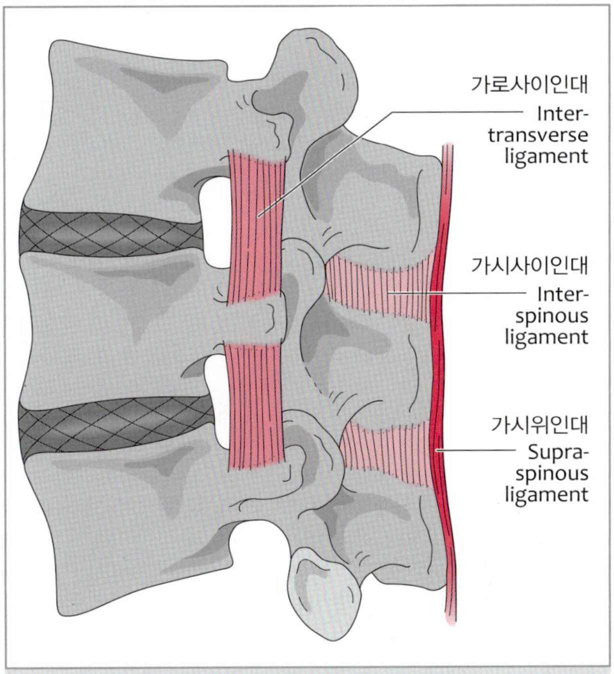

그림 7.32 허리뼈 인대(가쪽면)

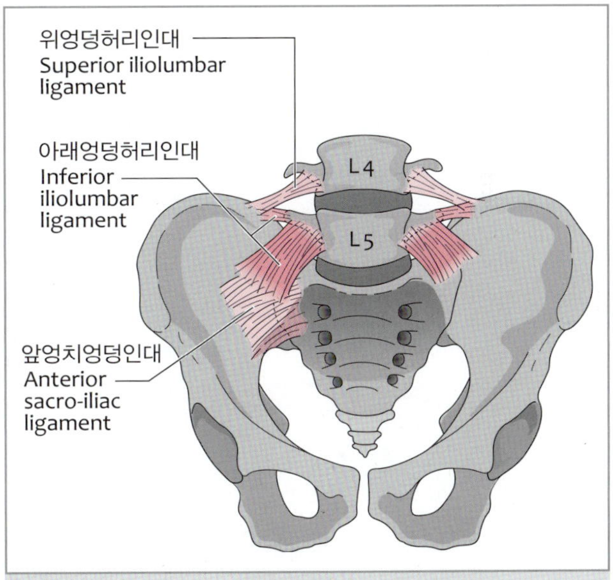

그림 7.33 허리뼈인대: 엉덩허리인대

7.5 순환과 신경지배

동맥 공급(그림 7.34)

- **허리동맥**은 각 허리뼈 분절 레벨의 대동맥에서 나온다.
- 뒤가쪽으로 주행하기 때문에, 엉덩허리근과 복막으로 분지를 낸다.
- 그들은 위아래 레벨의 동맥과 문합을 형성한다.
- 허리동맥의 마지막 분지는 L4 레벨의 대동맥에서 나온다.
- 모든 3번째 허리동맥은 척추사이구멍 근처에서 다음과 같이 나누어진다:
  - ○ 척추분지로서, 다음과 같이 나뉘어진다:
    (1) 척추뼈몸통과 경질막을 공급하는 분지와
    (2) 척수신경과 함께 경질막주머니 안으로 들어가는 **분절속질동맥**. 분절속질동맥은 좌우 뒤척수동맥과 앞척수동맥을 통해 말총과 척수신경에 혈액을 공급한다.
    앞뒤 분절속질동맥은 오름분지와 내림분지로 나누어지고, 다음의 분절속질동맥과 결합하여 척수동맥몸통을 형성한다(**앞뒤 척수동맥**).
  - ○ **등쪽분지**는 뒤쪽으로 주행하여 피부, 근육 및 기타 구조물에 혈액을 공급한다.
- 대동맥은 L4 레벨에서 좌우 **온엉덩동맥**으로 나누어지고, 이것은 다시 L5–S1 레벨에서 바깥엉덩동맥과 속엉덩동맥으로 나누어진다.
- **속엉덩동맥**은 앞뒤 분지를 낸다:
  앞쪽분지는 주로 주위 장기에 혈액을 공급하고, 뒤쪽분지는 엉덩허리동맥을 통해 L5–S1 분절에 혈액을 공급한다.
- 바깥엉덩동맥은 넙다리동맥이 되고, 이것은 샅굴인대 밑을 통과해 더 먼쪽으로 주행한다.

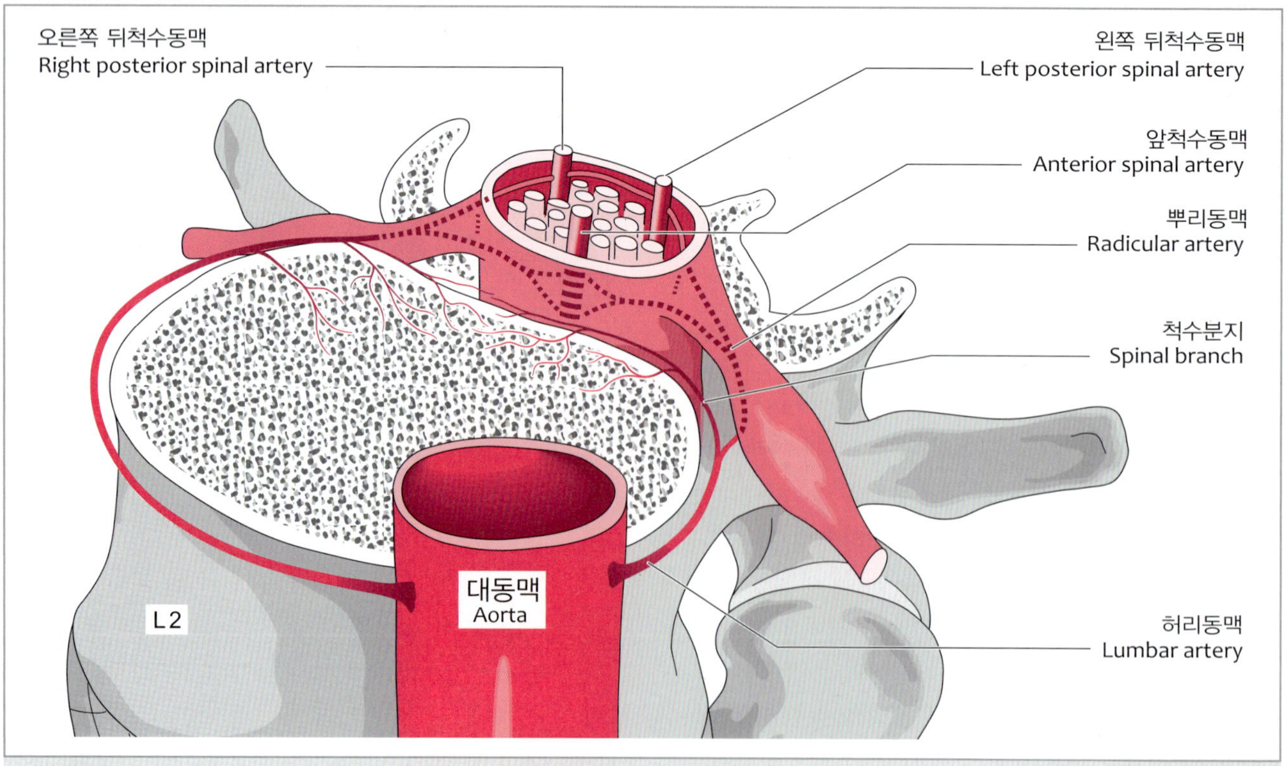

그림 7.34 허리뼈 영역의 동맥 공급

정맥순환 (그림 7.35)

- 허리정맥은 허리동맥과 나란하게 주행한다.
- **경질막내정맥시스템**(intradural venous system)은 세로정맥(longitudinal vein)을 통해 척수로부터 혈액은 배액하고, 속척추정맥얼기(internal vertebral venous plexus)에 연결된다.
- **경질막바깥 시스템**(extradular system)은 바깥척추정맥얼기와 속척추정맥얼기로 구성된다:
    - ○ **바깥척추정맥얼기**는 가시돌기와 척추뼈층판사이를 주행하여 척추사이구멍까지 이르는 정맥에 의해 형성된다. 그들은 내림대정맥과 오름대정맥 안으로 들어간다.
    - ○ **앞속척추정맥얼기**는 2개의 큰 세로정맥(**뒤세로인대의 바로 가쪽을 주행하는**)으로 구성되고, 많은 가로문합에 의해 연결된다. 그들은 척추뼈몸통 안으로 들어가는 척추뼈몸통정맥(basivertebral vein)을 낸다. 그들은 척추사이구멍 영역에서 바깥척추정맥얼기와 연결된다(**그림 7.35**).
    - ○ **뒤속척추정맥얼기**는 많은 작은 혈관과 함께 척추관의 뒤쪽 부분에 위치하고, 척추사이구멍을 통해 바깥척추정맥얼기와 분절정맥에 연결된다. 분절정맥은 오름허리정맥과 속엉덩정맥으로 분지를 낸다.

움직임에 의한 경질막과 척수의 신장은 주위 조직을 긴장시키고, 또 관류와 배액에 영향을 준다. 허리엉치 영역의 안팎으로 흐르는 혈류는 신경뿌리의 정상 기능에 매우 중요한 역할을 한다.

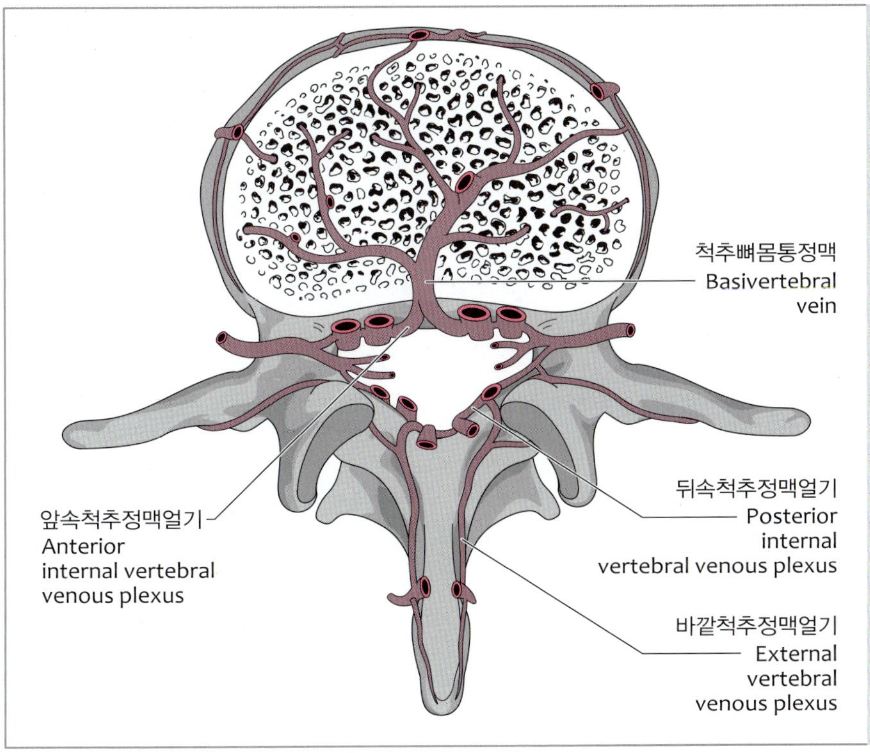

그림 7.35 운동분절에 있는 정맥망

허리뼈 영역의 신경지배(그림 7.36)

앞신경뿌리와 뒤신경뿌리는 척수신경을 형성하기 위해 결합한다. 척수사이구멍을 빠져나온 직후, 척수신경의 수막분지(recurrent branch)는 척수사이구멍을 통해 뒤쪽으로 주행하고, 척추관 내의 모든 구조물을 지배한다.

뒤쪽가지는 운동분절의 뒤쪽 구조물, 근육 및 피부를 지배한다. 앞쪽가지는 허리신경얼기와 엉치신경얼기를 형성한다.

▷ 1. 척주의 기본을 참고하기 바란다.

임상 팁

주사

신경 자극의 악순환 고리 → 잘못된 자세 → 근육 긴장 → 신경통증을 깨뜨리기 위해, 신경과 주위 영역의 탈감각화와 부종 감소의 목적으로 항염증 약물과 진통제의 혼합 주사요법이 여러 지점에서 이루어질 수 있다.

- 층판사이의 창문을 통해 경질막바깥공간 안에 적용하는 경질막바깥 주사요법
- 관절주머니 안의 수용기를 무력화시키는 후관절 주사요법
- 거미막밑공간 안으로 직접 주사하는 척수내 주사요법 (intrathecal injection)
- 신경뿌리가 척추사이구멍 밖으로 나온 직후에 탈감각화를 일으키는 신경뿌리차단요법
- 척추옆 주사요법: 근육힘줄이음부 또는 인대 부착점에 적용
- 피부내 주사요법

치료적 접근(그림 7.37)

허리 영역의 문제 원인을 고려할 때 다음을 명심하자:

- 원반 퇴행과 그에 따른 결과가 문제의 원인이 되는가?
- 잘못된 자세로 인한 근육과 인대의 조절 문제가 나타나는가?
- 분절의 자극으로 인한 황색인대의 낭포성 비후나 지방조직으로의 인대 변형을 일으키는가?
- 배액의 문제가 있는가? 정맥울혈이 문제를 일으키는가?
- 내적인 원인이 있는가?
  예를 들어, 노인의 경우 콩팥이 허리뼈 바로 곁에서 작동하고 콩팥의 기능이 떨어진다.
- 40–50대 여성에서 일어날 수 있는 출산에 따른 인대 느슨함이 초래되는가?

이런 접근은 많은 영역에서 적절한 치료의 수행을 이끌 수 있다. 그러나 치료적 접근은 차단된 분절을 가동시키고, 근육 불균형을 이완하고, 또 기타 구조물을 관리하는 쪽으로 이루어진다.

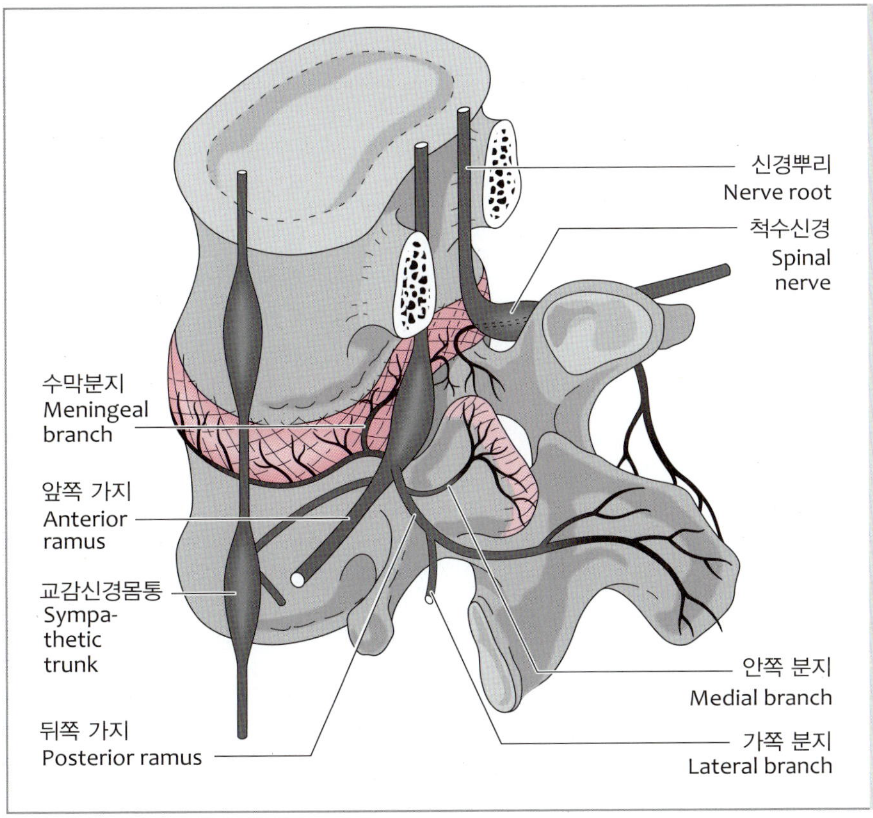

그림 7.36 허리뼈 영역의 신경지배

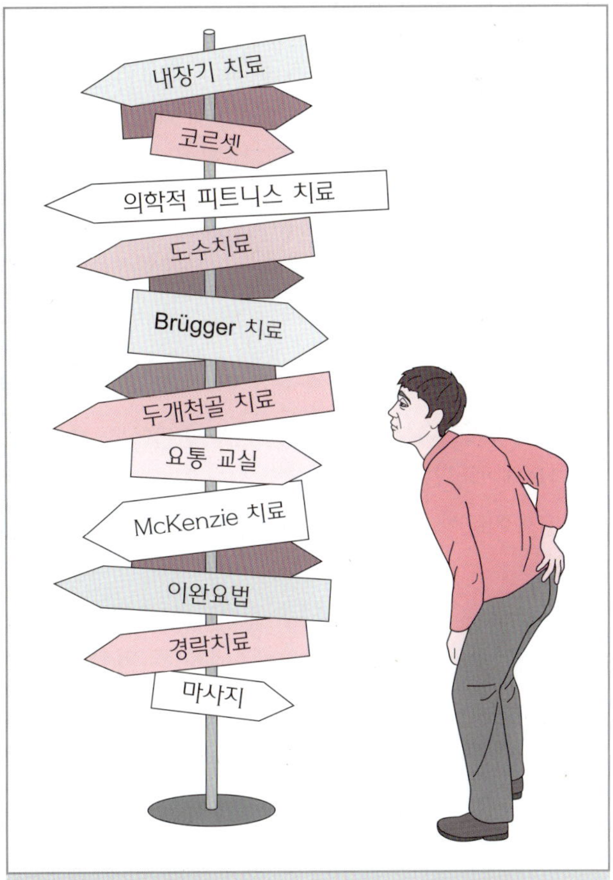
내장기 치료
코르셋
의학적 피트니스 치료
도수치료
Brügger 치료
두개천골 치료
요통 교실
McKenzie 치료
이완요법
경락치료
마사지

그림 7.37 치료적 접근

7.6 허리뼈 움직임

굽힘(그림 7.38)

굽힘의 초기 단계 시, 관절의 뒤아래쪽 부분은 접촉되지 않고, 관절의 앞쪽 부분에 압박 하중이 증가한다. 이런 움직임을 **발산**(divergence)이라고 한다.

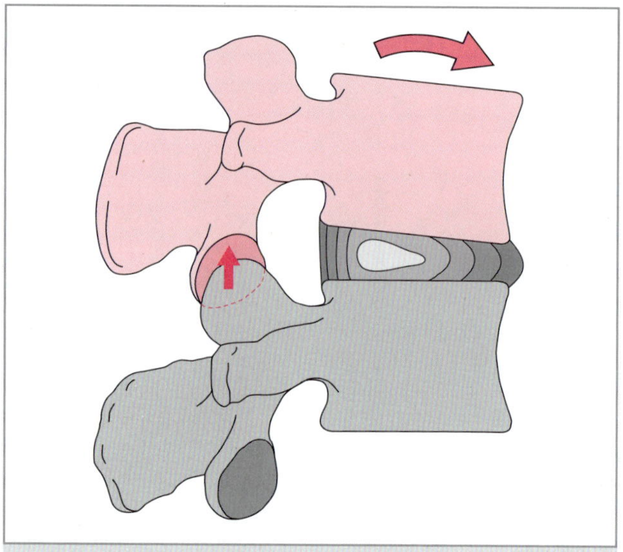

그림 7.38 허리뼈의 굽힘

가동성:

- 등허리이음부에서 L2까지, 그리고 허리엉치이음부에서 좋은 가동성을 가진다.
- L2–L5 사이의 가동성은 좋은 편이 아니다.
- **전체 가동성**: 40–45°(**그림 7.40**).

움직임 범위는 황색인대, 가시위인대 및 뒤세로인대 뿐만 아니라, 관절주머니와 주위 인대, 그리고 섬유테의 뒤쪽 섬유의 저항 증가에 의해 제한된다. 끝느낌은 팽팽한 탄성 느낌이다.

폄(그림 7.39)

정중시상면에서 보듯이, 최대 폄시 관절면의 접촉이 사라진다. 아래관절돌기의 끝은 오목(recess) 안으로 압박되고, 관절사이부에 충돌된다. 가끔 관절면의 압축(**수렴**)이 심해질 수 있는데, 이것을 후관절의 닫힘이라고 한다.

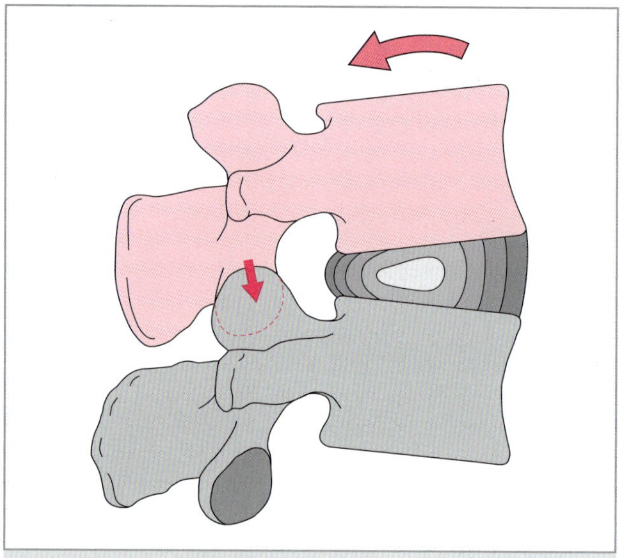

그림 7.39 허리뼈의 폄

가동성:

- 가동성은 모든 분절에서 좋은 편이다.
- 허리엉치이음부의 가동성은 매우 좋다(**전체 범위의 1/4에 해당한다**).
- **전체 가동성**: 약 40°(**그림 7.40**).

움직임 범위는 섬유테의 앞쪽 부분과 앞세로인대 뿐만 아니라, 끝범위에서는 후관절 접촉에 따른 뼈성 차단에 의해 제한된다. 끝느낌은 후관절의 닫힘에 따른 팽팽한 탄성 느낌이다.

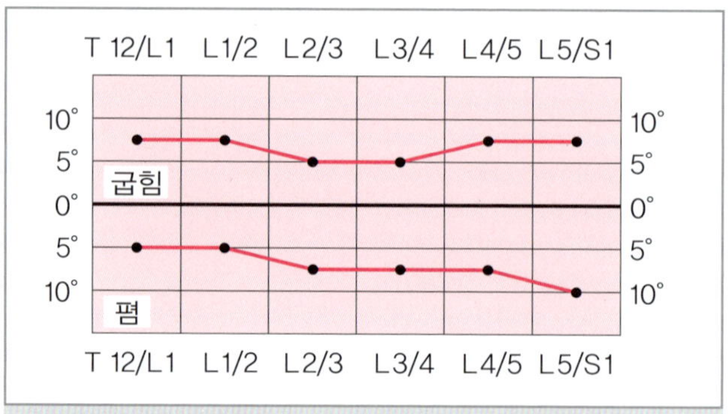

그림 7.40 움직임 도표: 굽힘/폄

옆굽힘(그림 7.41)

옆굽힘 동안, 후관절 공간이 쐐기형으로 변한다. 옆굽힘의 반대쪽 공간은 넓어지고, 같은쪽 공간은 좁아진다. 옆굽힘이 일어나는 동시에 반대쪽 돌림이 수반된다.

일반적으로 옆굽힘은 중립위보다는 굽힘된 자세에서 더 잘 일어난다.

가동성:

- 등허리이음부의 가동성은 좋은 편이다.
- 중간 지점의 가동성은 좋지 않지만, 아래쪽으로 내려갈수록 좋아진다.
- 마지막 분절에서는 움직임이 거의 일어나지 않는데, 그 이유는 엉덩허리인대에 의해 방해를 받기 때문이다.
- **전체 가동성**: 좌우 모두 약 30°(**그림 7.43**).

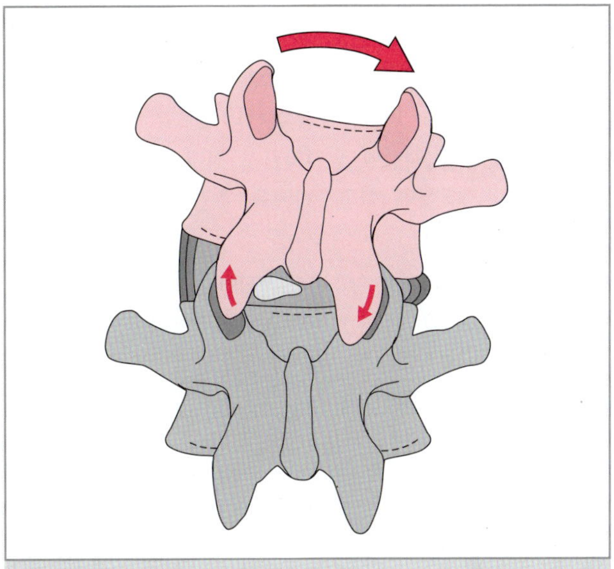
그림 7.41 허리뼈의 오른쪽 옆굽힘

움직임 범위는 섬유테의 볼록한 가쪽면, 황색인대, 관절주머니 및 가로사이인대 등에 의해 제한된다. 그리고 수렴 활주로 인해 옆굽힘한 쪽에서는 관절 압박이 일어난다. 끝느낌은 팽팽한 탄성 느낌이다.

돌림(그림 7.42)

돌림은 옆굽힘이 일어날 때만 발생한다. 폄 시에는 매우 작은 돌림만이 일어난다. 굽힘 시에는 관절공간이 약간 넓어져서 돌림이 일어날 가능성이 높다.

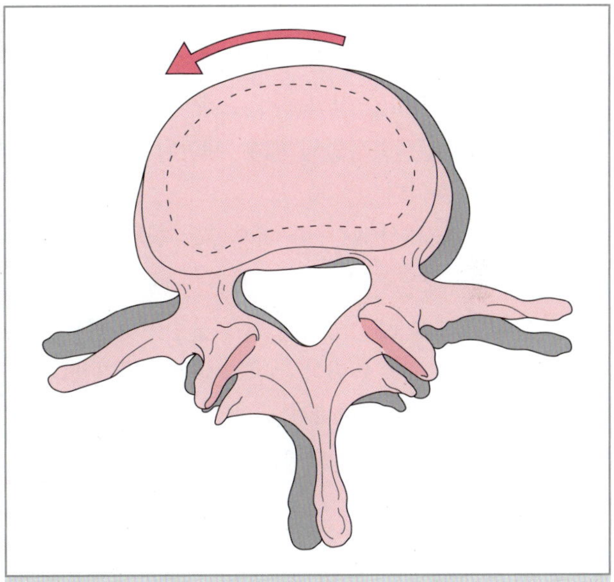
그림 7.42 허리뼈의 왼쪽 돌림

가동성:

가동범위: 각 분절에서 3–4°의 돌림이 일어난다 (그림 7.43).

임상 팁

분절에 가해진 강한 스트레인 직후에 원반공간이 좁아지기 때문에, 후관절의 관절면이 수렴하는 쪽으로 미끄러진다. 관절면을 중심 지점에 위치시키기 위해 위쪽 후관절을 위쪽으로 가동해야 하고, 아래쪽 후관절을 아래쪽으로 가동해야 한다.

볼록한 쪽을 뒤쪽으로 활주시켜 관절면을 느슨하게 만들면, 압박을 완화시킬 수 있다. 이웃한 척추뼈의 가시돌기에 반대쪽 돌림 트러스트를 가하면, 한쪽 관절면은 압박되고, 반대쪽 관절면은 견인된다.

운동형상학적 짝운동(그림 7.44)

후관절의 위치와 관절주머니와 인대 구조물의 섬유 방향 등을 포함한 다양한 요소들이 짝운동을 일으키는 역할을 한다.

10 N의 가쪽 토크를 분절의 위쪽 척추뼈에 부가할 때 허리뼈의 특정 위치를 나타내기 위해 컴퓨터 모델링을 이용했다. 이것은 축성돌림(매우 제한된)과 옆굽힘의 짝운동을 보여주었다.

White와 Panjabi(1990)도 짝운동을 검사했다. 그들은 중립위에서 오른쪽 옆굽힘을 시켰을 때 L1-L4 사이(**그림 7.44에서 보듯이**)에서는 왼쪽 돌림이 동반되었고, L4-S1에서는 오른쪽 돌림이 동반되었음을 발견했다.

부가적으로, 굽힘 자세에서는, 폄 쪽으로 향하는 경향이 있었고, 반대로 폄 자세에서는 굽힘 쪽으로 향하는 경향이 있었다.

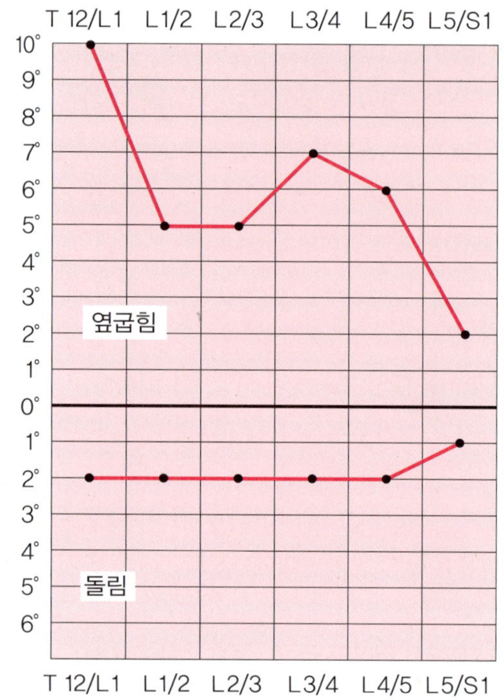

그림 7.43 움직임 도표: 옆굽힘/돌림

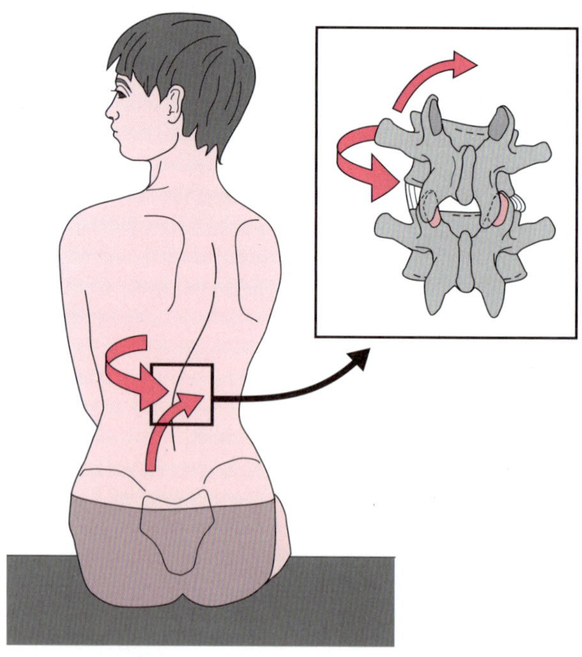

그림 7.44 짝운동: 왼쪽돌림과 오른쪽 옆굽힘

가동성 측정(그림 7.45)

측각기로 가동성을 측정하는 것은 불가능하다. 그러므로 검사는 눈대중으로 이루어진다. 예를 들어, 정상 가동성을 가진 사람의 척추는 굽힘과 옆굽힘시 조화로운 아치를 형성한다. 만약 곡선이 고평부를 띤다면 저가동성을 의미하고, 아치에 꺾임(kink)이 있으면 과가동성을 의미한다. 치료사는 분절 움직임을 평가하기 위해 예상 가동범위를 알고 있어야 하고, 제한 범위를 평가할 수 있어야 한다.

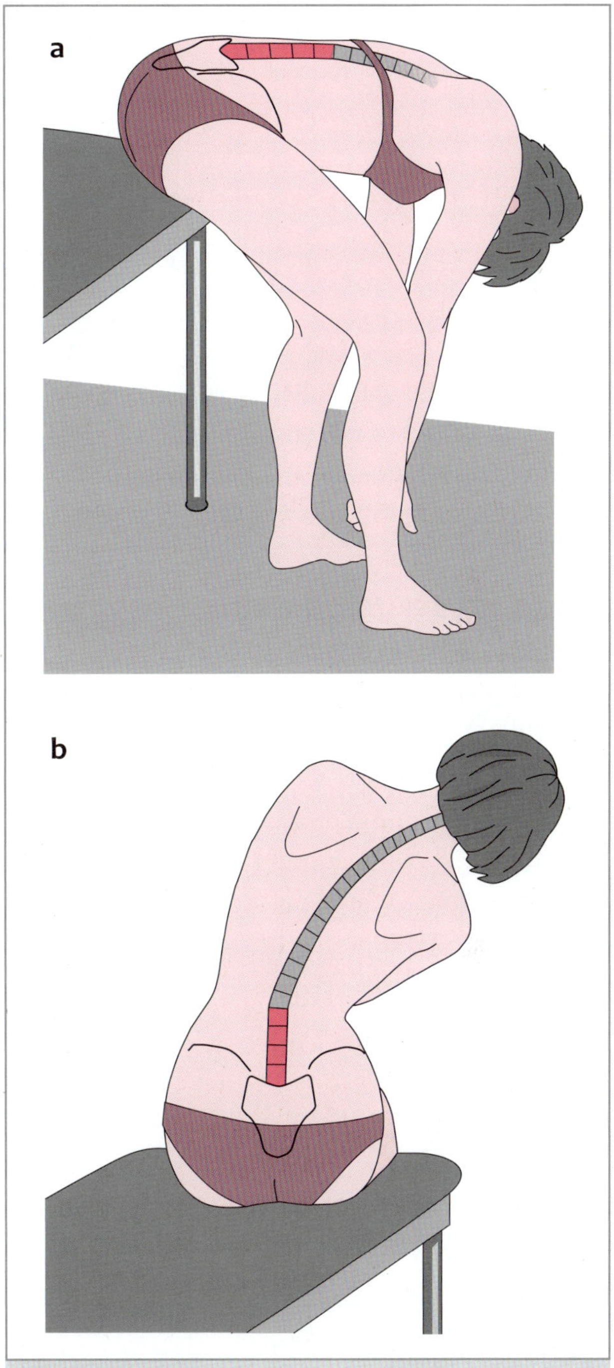

그림 7.45 가동성 평가. (a) 굽힘 시 허리뼈의 저가동성. (b) 오른쪽 옆굽힘 시의 **L1–L2** 과가동성

7.7 허리뼈 영역의 근육

배 근육

배곧은근(그림 7.46)

- 이 근육은 5번–7번 갈비뼈연골을 두덩결합으로 연결시킨다.
- 3개의 좁은 힘줄 가로띠(**나눔히줄**)는 배꼽 위에서 비슷한 크기의 근육을 만들고, 배꼽 아래에서는 하나의 큰 근육이 형성된다.
  이런 나눔힘줄(tendinous intersection)은 얕은층에서만 존재하고, 근육의 깊은층에는 존재하지 않는다.
- 다른 배근육의 널힘줄들이 백색선 쪽으로 주행한다. 일부는 배곧은근의 앞쪽으로 주행하고, 일부는 배곧은근의 뒤쪽으로 주행하여 배곧은근집을 형성한다.
- **백색선**은 칼돌기에서 두덩결합으로 주행하는 힘줄띠이고, 넓이는 약 10–25㎝이지만, 아래쪽으로 갈수록 좁아진다.
  이것은 배빗근 널힘줄과 배가로근 널힘줄이 만나는 지점에서 시작하고, 왼쪽 배곧은근과 오른쪽 배곧은근을 나눈다.

신경지배: 5번–12번 갈비사이신경

배세모근(그림 7.46)

- 이 근육은 배곧은근의 앞아래쪽에 위치하고, 두덩결합에서 백색선까지 주행한다.
- 이 근육은 배빗근의 널힘줄 안을 주행한다.
- 이 근육은 백색선을 당긴다.

배가로근(그림 7.47)

- 이 근육은 아래쪽 6개 갈비뼈와 등허리근막을 배곧은근집과 두덩결합에 연결시킨다.
- 위쪽 부분은 가로 방향으로 주행하고, 아래쪽 부분은 앞쪽–안쪽–아래쪽 방향으로 주행하는 약간 휜 곡선을 그린다.

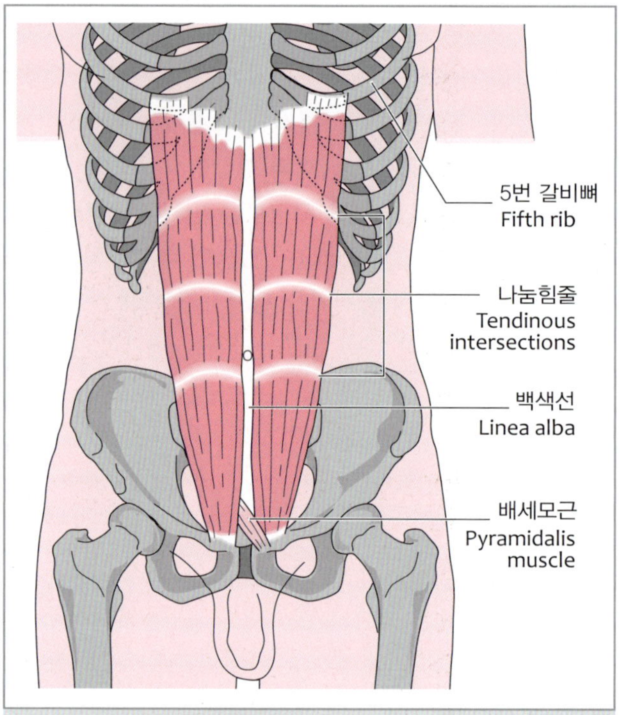

그림 7.46 배근육: 배곧은근

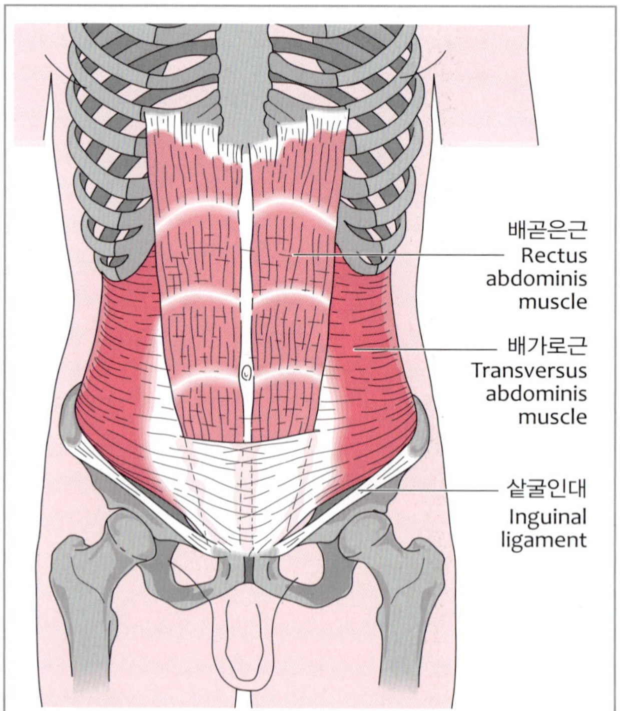

그림 7.47 배 근육: 배가로근

- 배꼽 아래의 섬유는 배곧은근집의 앞쪽 잎(leaf) 안으로 들어가고, 배꼽의 위쪽 섬유는 뒤쪽 잎으로 들어간다.

신경지배: 7번–12번 갈비사이신경, 엉덩아랫배신경, 엉덩샅굴신경

배속빗근(그림 7.48)

- 이 근육은 엉덩뼈능선, ASIS 및 샅굴인대의 가쪽 부분을 아래쪽 3개 갈비뼈에 연결한다.
- 근섬유의 방향은 아래가쪽에서 위안쪽이다.
- 이것은 배곧은근집의 형성에 참여하고, 배근육의 중간층에 속한다.
- 이 근육은 뒤쪽에서 등허리근막과 연결된다.
- 고환올림근(cremaster)이 배속빗근에서 갈라져 나와 샅굴관을 통해 정삭(spermatic cord)에 연결된다.

신경지배: 5번–12번 갈비사이신경, 엉덩아랫배신경, 엉덩샅굴신경

배바깥빗근(그림 7.48)

- 이 근육은 아래쪽 갈비뼈를 배곧은근집, 샅굴인대 및 엉덩뼈능선에 연결한다.
- 섬유의 방향은 위가쪽에서 아래안쪽이다. 아래쪽 부분은 배꼽으로부터 수직으로 주행한다.
- 위쪽의 톱니형 섬유는 앞톱니근의 섬유와 결합되어 있다.
- 이 근육은 반대쪽 배속빗근과 연결되어 있다.
- 이것은 배근육의 얕은층을 형성하고, 넓은 널힘줄을 통해 백색선을 긴장시킨다.

신경지배: 5번–12번 등뼈갈비사이신경, 엉덩아랫배신경, 엉덩샅굴신경

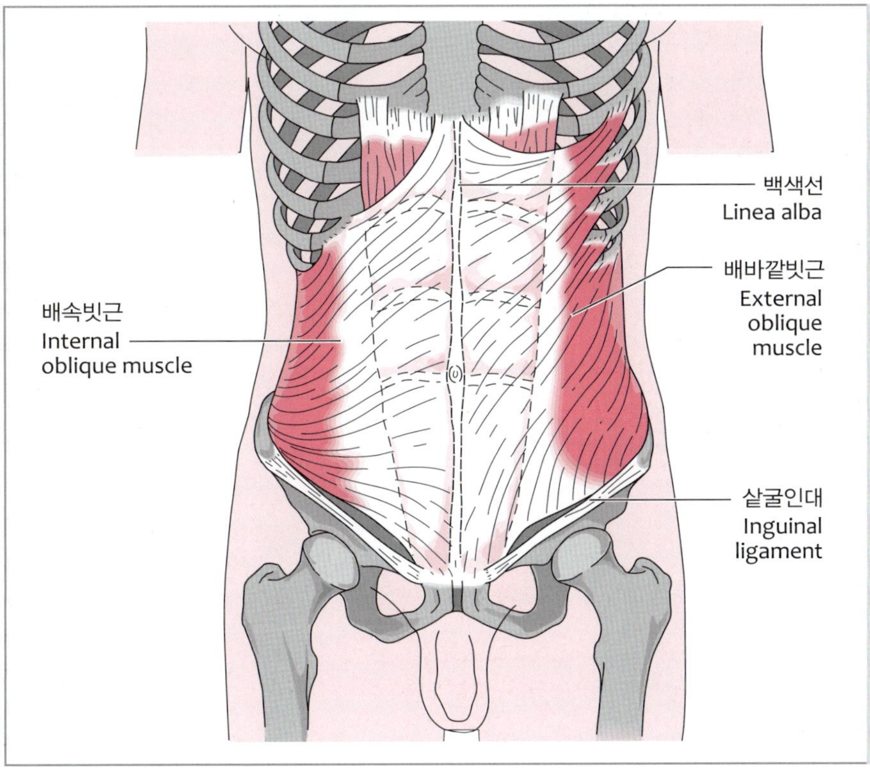

그림 7.48 배근육: 배빗근

허리네모근(그림 7.49)

- **엉덩갈비 부분**: 섬유는 마지막 갈비뼈와 엉덩뼈능선 사이를 수직으로 주행하고, 가장 뒤쪽에 위치한다.
- **갈비척추 부분**: 섬유는 마지막 갈비뼈에서 허리뼈의 갈비돌기까지 사선으로 주행한다.
  이 섬유는 가장 앞쪽에 위치하는 섬유이다.
- **엉덩척추 부분**: 섬유는 갈비돌기에서 엉덩뼈능선까지 사선으로 주행한다.
  이것은 갈비척추 부분과 엉덩갈비 부분 사이에 위치한다.

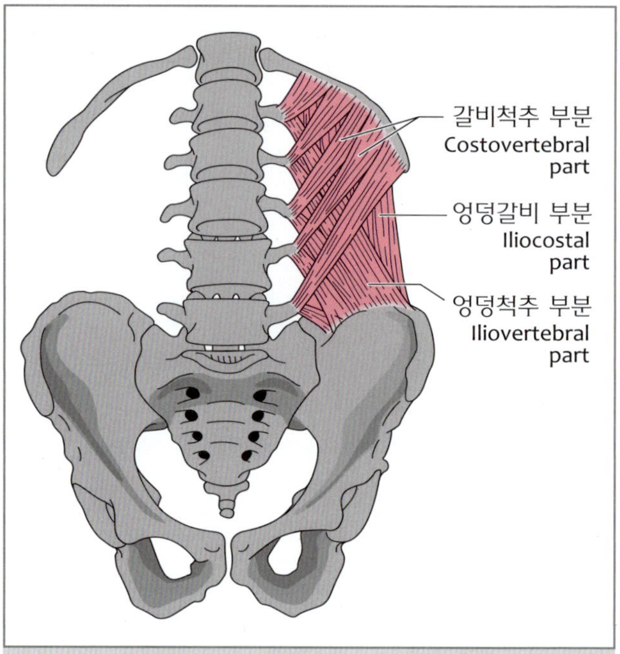

그림 7.49 배근육: 허리네모근

기능: 12번 갈비뼈를 당김으로서, 이 근육은 가슴우리를 뒤쪽으로 당겨 호기에 도움을 준다. 반대로, 이것은 흡기에도 도움을 주는데, 그 이유는 갈비뼈를 뒤쪽으로 고정하여 가로막의 고정 끝지점으로 작용하기 때문이다.

골반이 고정지점으로 작용하면, 이 근육은 허리뼈를 펌시키고, 편측 수축이 일어나면, 옆굽힘을 일으킨다. 만약 고정점이 바뀌면, 이 근육은 골반을 동측으로 들어올린다.

신경지배: 허리신경얼기의 근육분지,
12번 갈비사이신경

배곧은근집

이것은 다음과 같이 3개의 층으로 구성된다:

- 뒤쪽 근막층 = 뒤쪽층
- 근육층
- 앞쪽 근막층 = 앞쪽층

뒤쪽층(그림 7.50a)

- 위쪽 부분의 배곧은근집은 배속빗근의 뒤쪽잎, 배가로근 널힘줄, 그리고 가로근 근막으로부터 형성된다.
- 배곧은근의 뒤쪽 널힘줄은 뒤쪽층과 결합되지 않고, 그 위에서 활주한다.
- 뒤쪽층은 활꼴선(arcuate line)에서 배꼽 아래 5cm 지점에서 끝난다. 그 이유는 널힘줄이 이 지점을 지나 앞쪽층으로 주행하기 때문이다.
- 활꼴선의 아래쪽에서 배곧은근집은 배가로근막(transversalis fascia)과 복막(peritoneum)으로 구성된다.
- 이것은 샅굴인대와 넙다리근막 안으로 연장된다.

앞쪽층(그림 7.50b)

- 이것은 배곧은근의 앞쪽 부분으로 연장된다.
- 활꼴선의 위쪽에는, 배바깥빗근 널힘줄과 배속빗근의 앞쪽 잎이 앞쪽층을 형성하는데 참여한다.
- 활꼴선의 아래쪽에서는, 앞쪽층은 배빗근과 배가로근의 널힘줄로 구성된다.
- 나눔힘줄에서는, 배곧은근이 앞쪽층과 뒤쪽층에 연결되어 있다.

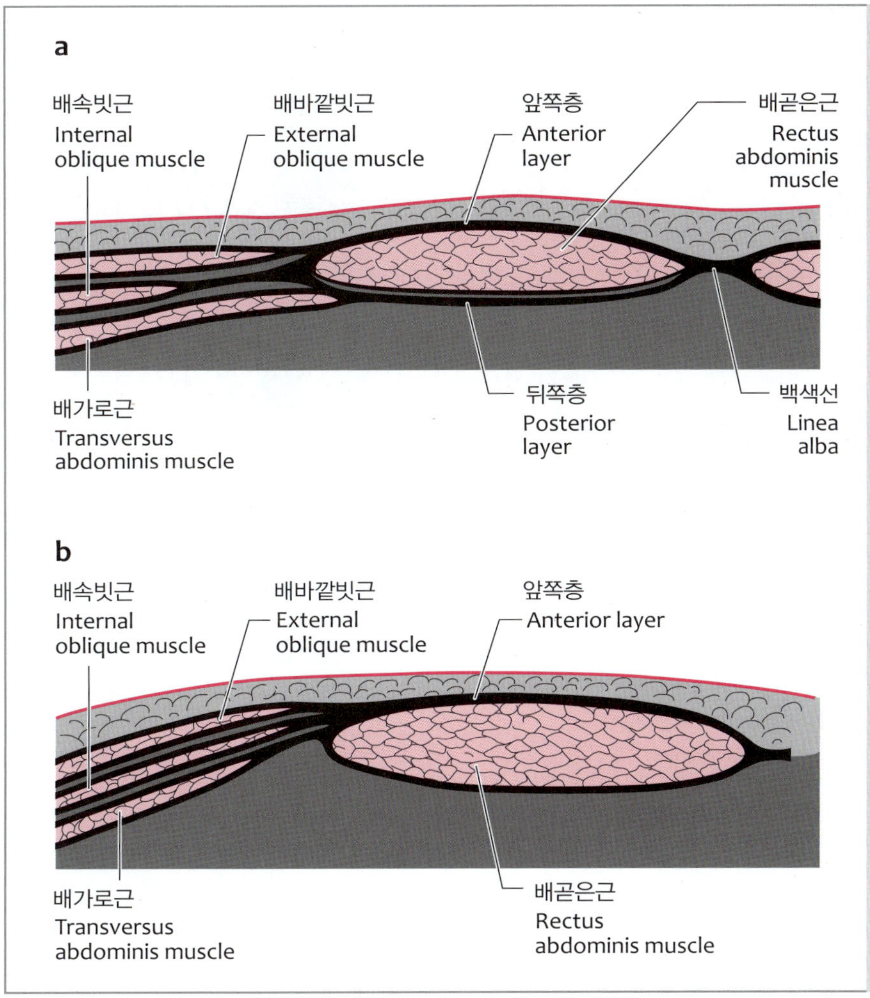

그림 7.50 배곧은근집.
(a) 활꼴선의 위쪽, (b) 활꼴선의 아래쪽

배근육의 기능

굽힘(그림 7.51)

골반이 고정되면, 배곧은근은 가장 강력한 몸통 굽힘근이 된다. 배곧은근은 배빗근에 의해 지지된다. 가슴우리가 고정되었을 때 배곧은근은 앞쪽골반을 위쪽으로 당길 수 있는데, 이것은 골반의 폄에 해당하고, 허리뼈를 더욱 굽힘시킨다.

나눔힘줄과 배곧은근집의 앞쪽 잎의 부착점을 통해, 개별 근육은 독자적으로 작용할 수 있다.

배 압박

배가로근과 가로막의 동시 수축은 복부 장기와 골반바닥 근육을 압박한다. 이것은 골반가로막과 요생식가로막을 수동으로 신장한다.

배 압박은 무거운 물건을 들 때 몸통을 고정시킨다. 척주세움근과 골반바닥 근육은 이런 특징을 지지한다.

만약 굽힘이 척주세움근에 의해 발생된 긴장에 의해 방해를 받으면, 배근육이 아래쪽 갈비뼈를 아래쪽으로 당길 것이고, 이것은 호기를 돕는다.

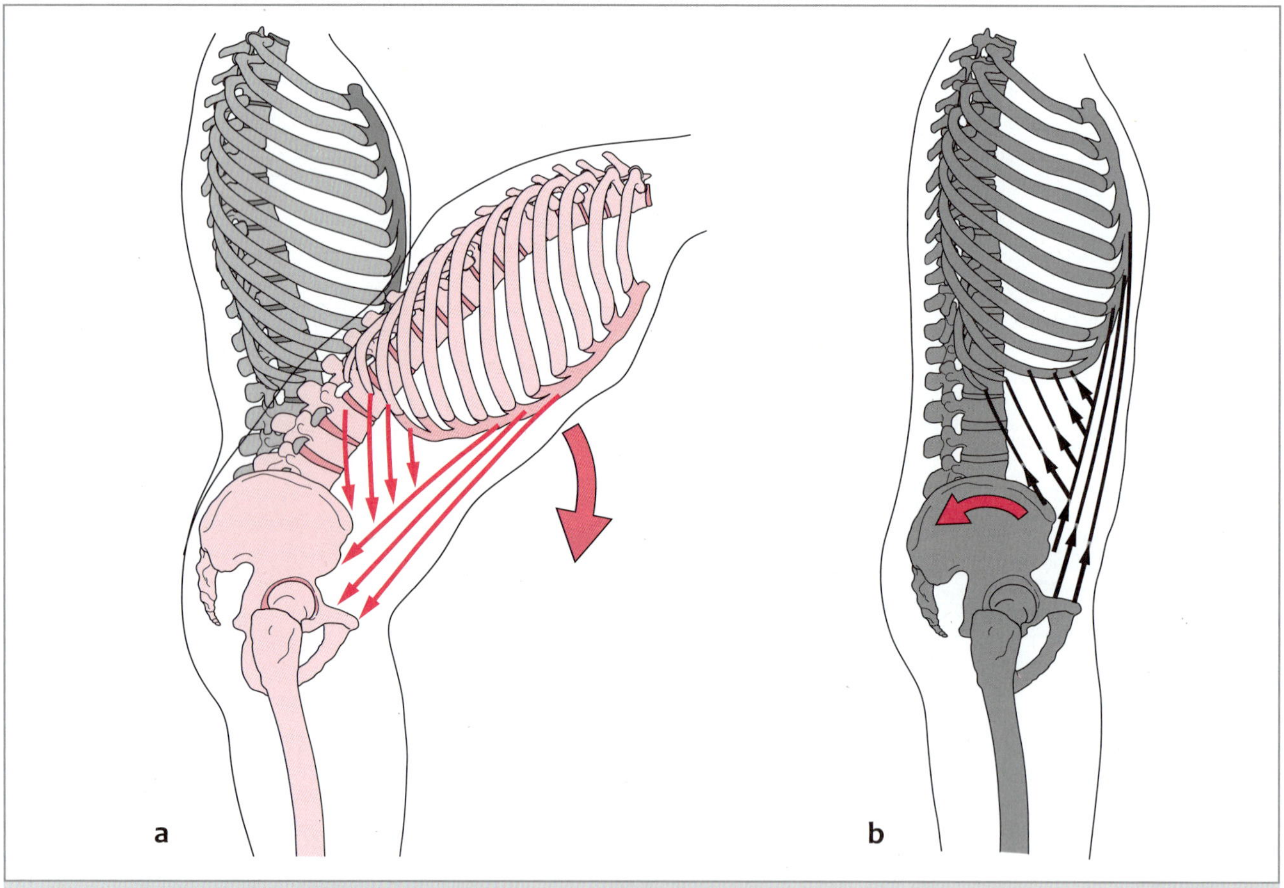

그림 7.51 배근육의 기능. (a) 몸통의 굽힘. (b) 골반의 폄

돌림(그림 7.52)

같은 대각선 방향의 왼쪽 배바깥빗근과 오른쪽 배속빗근이 동시에 수축하면, 몸통이 오른쪽으로 돌림한다.

옆굽힘(그림 7.53)

옆굽힘은 동측의 배속빗근, 배바깥빗근과 허리네모근에 의해 일어난다. 동측의 배곧은근도 옆굽힘에 도움을 준다.

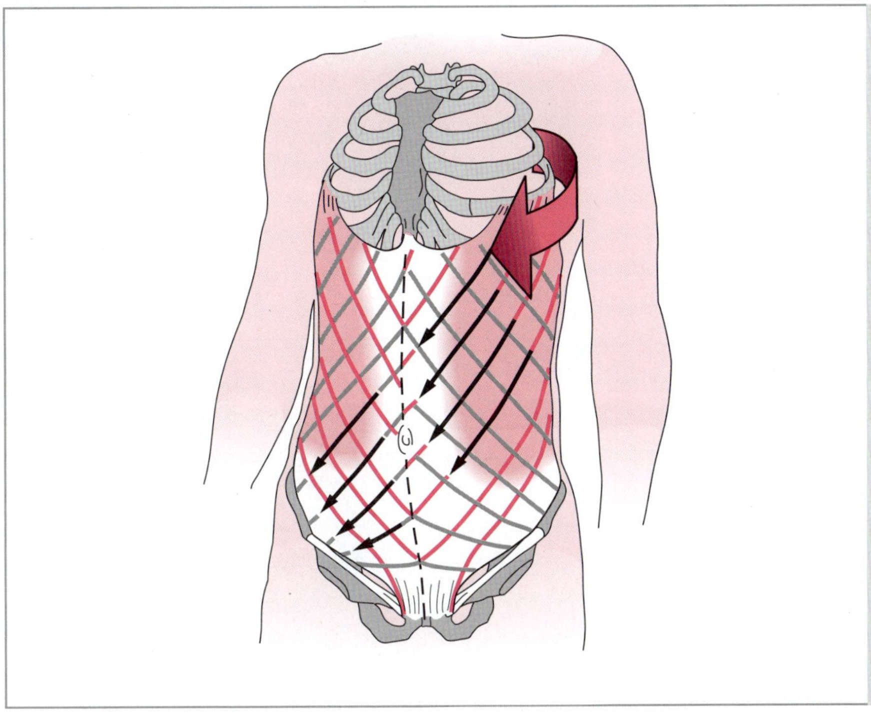

그림 7.52 배근육의 기능: 돌림

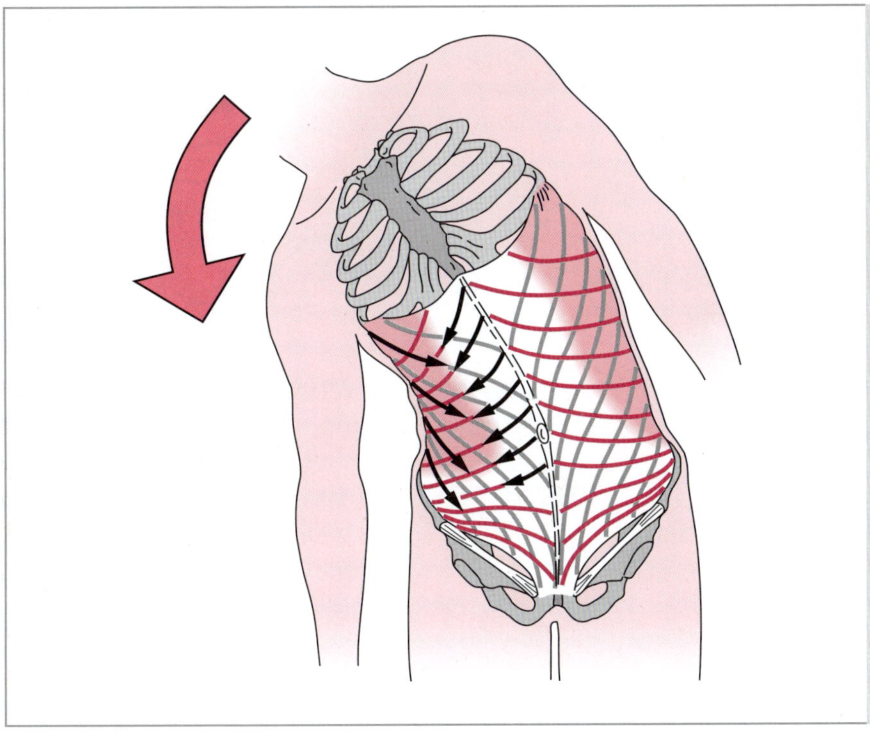

그림 7.53 배근육의 기능: 옆굽힘

배 부목 시스템(abdominal bracing system)

- 배근육이 당기는 여러 방향에서, 배곧은근, 배곧은근집, 백색선 및 배바깥빗근 널힘줄의 아래쪽 섬유는 **수직 방향**을 나타낸다.
- **대각선 부목**은 반대쪽 배속빗근과 연결되는 배바깥빗근에 의해 제공된다. 백색선과 2개의 배곧은근집은 인터페이스로 작용한다.
- 배가로근과 수평으로 주행하는 배빗근 섬유는 **가로 부목**을 제공한다. 배가로근의 위쪽 섬유는 윗배각(epigastric angle)을 좁게 만들어 강제 호기를 도와준다.

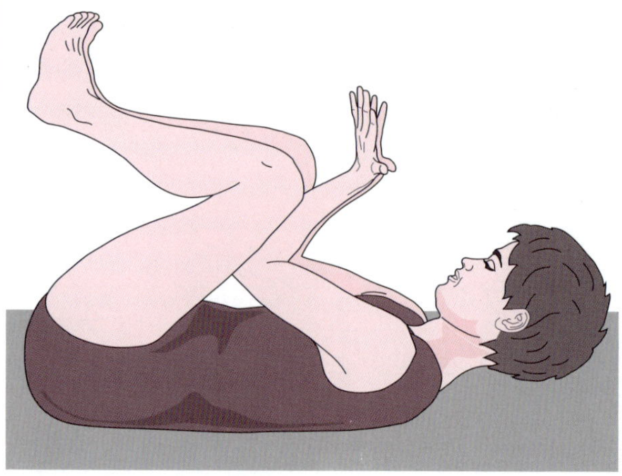

그림 7.54 기능적 배 훈련: "개구리"

임상 팁

배곧은근 분리는 배빗근의 부적절함을 의미하고, 이것은 이들 근육의 훈련 프로그램이 왜 중요한지를 알려준다. **배근육의 훈련**이 효율적이기 위해서는 해부학적 조건에 맞게 이루어져야 한다. 훈련의 선택은 골반과 가슴우리 사이에서 배근육이 신장되는 것을 요구한다.

골반과 가슴우리 사이의 긴장을 유발하는 등척성 수축이 적절한 방법이다. 이것은 Klein-Vogelbach(1991)에 의해 개발된 기능적 배 근육 훈련 프로그램이다. 팔과 다리가 관여하는 "개구리"(**그림 7.54**)와 같은 운동도 효율적인데, 그 이유는 팔다리가 골반과 가슴우리에 붙은 지렛대로 작용하기 때문이다. 이런 팔다리의 지렛대 작용은 힘의 소비를 증가시킨다.

잘못된 자세로 인한 근육 긴장의 변화 (그림 7.55)

임상가가 근육 경로를 알면, 잘못된 자세로 인해 어느 근육이 짧아지고 길어지는지를 알 수 있을 것이다. 예를 들어, 골반에 대한 가슴우리의 **가쪽 변위**(**오른쪽으로 이동되는**)는 배근육에 대한 다음과 같은 효과를 보인다.

- 왼쪽 배바깥빗근과 오른쪽 배속빗근이 수렴한다.
- 오른쪽 배바깥빗근, 왼쪽 배속빗근, 양쪽 허리네모근 및 양쪽 배곧은근이 일정한 긴장을 받는다.

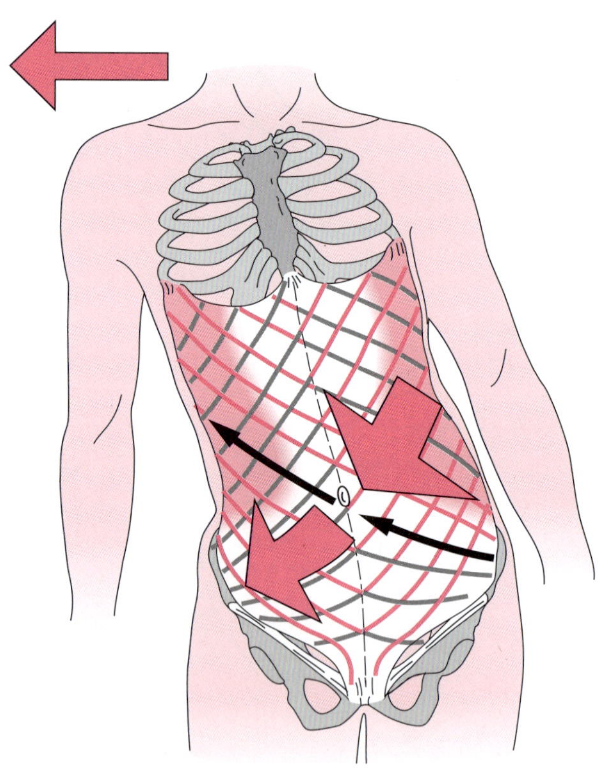

두꺼운 빨간색 화살표 = 단축된 근육
얇은 빨간색 화살표 = 길어진 근육

그림 7.55 잘못된 자세로 인한 근 긴장의 변화

등의 얕은층 근육

넓은등근(그림 7.56)

- 4개의 각 부분은 이는곳의 위치에 따라 명명된다:

  어깨뼈 부분은 어깨뼈 아래각에서 시작한다;
  척추뼈 부분은 아래쪽 6개 등뼈의 가시돌기에서 모든 허리뼈의 가시돌기까지 뻗어 있는 등허리근막에서 시작한다;
  갈비뼈 부분은 아래쪽 3개 갈비뼈에서 시작한다;
  엉덩뼈 부분은 엉덩뼈능선의 뒤쪽 부분에서 시작한다.

- 이것은 뒤쪽 겨드랑 주름을 형성하고, 위팔뼈에 부착하기 직전에 180° 회전한다. 그래서 엉덩뼈 부분은 앞쪽과 위쪽으로 가장 멀리 위팔뼈 작은결절능선에서 착지한다.

기능:

- 이것은 모음, 폄 및 안쪽돌림을 수행한다.
- 위팔뼈가 고정되면, 근육의 어깨뼈 부분이 어깨뼈를 가쪽돌림하고, 갈비뼈 부분은 흡기를 돕는다.
- 기침을 할 때, 갈비뼈가 고정되면, 넓은등근은 가로막을 위한 고정점으로 작용한다.

신경지배: 가슴등신경

아래뒤톱니근(그림 7.56)

- 이 근육은 T12 가시돌기와 L1–L3의 가시돌기까지 뻗어 있는 널힘줄처럼 등허리근막 위를 지나간다.
- 닿는곳은 아래쪽 4개 갈비뼈의 아래쪽면이다.

기능:

- 이것은 아래쪽 갈비뼈를 아래쪽으로 당긴다.
- 이것은 갈비뼈를 고정함으로써 가로막을 위한 고정 지점을 제공한다.

신경지배: 9번–12번 갈비사이신경

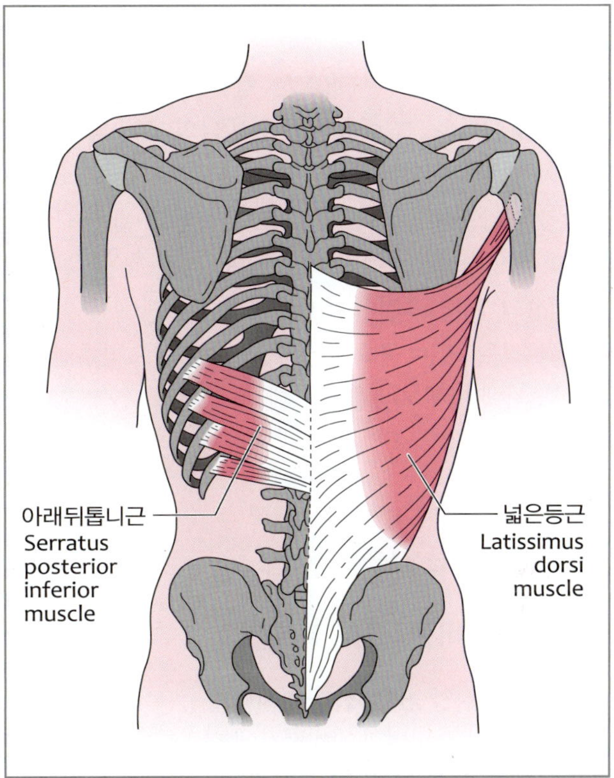

그림 7.56 등 근육: 넓은등근과 아래뒤톱니근

발달적 측면(Autochthonous)에서의 등근육

Autochthonous라는 용어는 등근육의 배아 발달과 관련된 용어이다. 그 이유는 근육 발달의 초기 때 그들이 각자의 장소에 위치하기 때문이다.

그들은 다양한 길이의 근섬유로 구성된다: 짧은 근육은 1개 또는 2개의 분절에 걸쳐 있지만, 가장 긴 근육은 10개 이상의 분절에 걸쳐 있다. 그러나 골반에서 뒤통수뼈까지 걸쳐 있는 근육은 없다. 등 근육은 척수신경의 뒤쪽 분지에 의해 지배를 받는다.

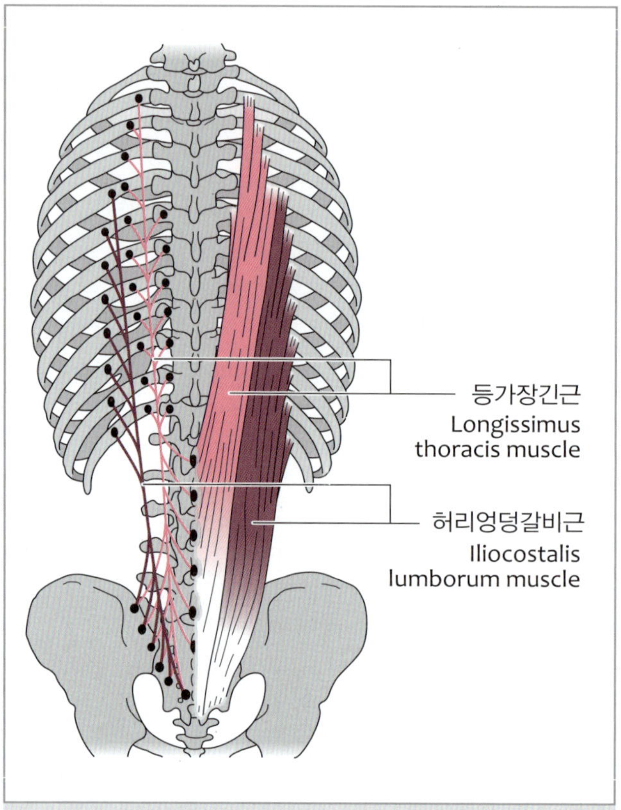

그림 7.57 등 근육: 등엉덩갈비근과 등가장긴근.

1. 가쪽경로의 근육

a) **척주세움근 그룹:**

허리엉덩갈비근(그림 7.57)

- 이것은 뒤엉덩뼈능선과 엉치뼈를 6번–9번 갈비뼈의 갈비뼈각에 연결한다.
- 이것은 가장 먼 가쪽에 위치한다.

등가장긴근(그림 7.57)

- 근섬유는 엉치뼈, PSIS, 아래쪽 6–7개 등뼈의 가시돌기, L1과 L2의 가시돌기에서 모든 허리뼈와 등뼈의 가로돌기와 2번–12번 갈비뼈각까지 이어진다.
- 이것은 척주세움근에서 가장 긴 근육이다.
- 이것은 2개 엉덩뼈 사이에서 아래쪽으로 신장하는 강한 널힘줄을 가지고 있고, 허리근막의 중요한 부분을 형성한다.

신경지배: 동일 분절 레벨에 있는 척수신경의 가쪽분지

b) **가로사이근 그룹:**

가쪽 허리가로사이근(그림 7.58)

- 이들은 갈비돌기의 끝 사이를 주행한다.

신경지배: 동일 분절 레벨에 있는 척수신경의 앞쪽가지의 분지들

안쪽 허리가로사이근(그림 7.58)

- 그들은 이웃한 젖꼭지돌기를 연결한다.

신경지배: 동일 분절 레벨에 있는 척수신경의 안쪽분지

2. 안쪽 경로의 근육

a) 가시근 그룹:

허리가시사이근(그림 7.58)

- 이들은 이웃한 가시돌기를 연결한다.

신경지배: 동일 분절 레벨에 있는 척수신경의 안쪽분지

b) 가로가시근 그룹:

뭇갈래근(그림 7.59)

- 이들은 가시사이근의 가쪽에서 연결된다.
- 그들은 엉치뼈로부터 아래가쪽에서 위안쪽으로 주행하고, 젖꼭지돌기에서 가시돌기로 이어지며, 3개 또는 4개의 분절을 건너뛴다.
- 일부 섬유는 척주세움근 널힘줄로 이어진다.
- 엉치뼈 영역에서 뒤엉치엉덩인대에 연결된다.
- 그들은 허리뼈의 안정화를 담당하는 주요 근육이다.

신경지배: 동일 분절 레벨에 있는 척수신경의 뒤쪽분지

긴 돌림근(그림 7.59)

- 이들은 갈비돌기에서 척추뼈고리(vertebral arch)에 있는 가시돌기바닥으로 이어지고, 2개 분절을 건너서 부착한다.
- 그들이 반드시 허리뼈에만 존재하는 것은 아니다.

신경지배: 동일 분절 레벨에 있는 척수신경의 뒤쪽분지

병리

반쪽 층판절제술(hemilaminectomy)의 경우, 운동분절의 긴돌림근 부착점이 제거된다.

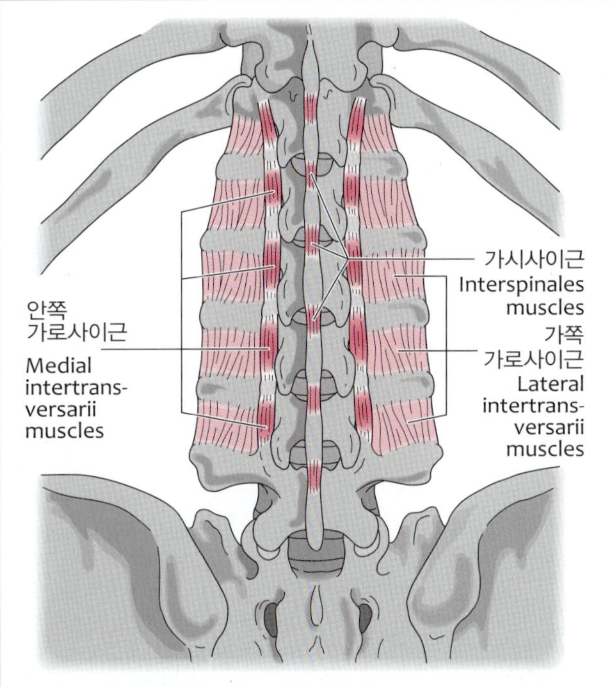

그림 7.58 등 근육: 가로사이근과 가시사이근

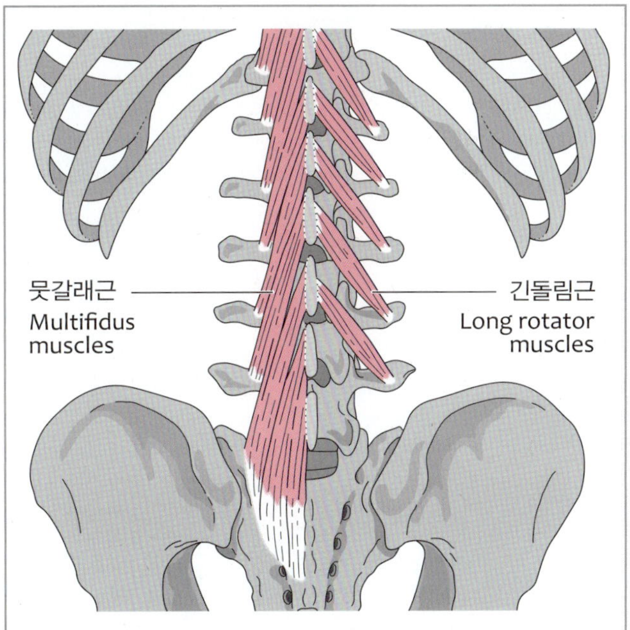

그림 7.59 등 근육: 뭇갈래근과 긴돌림근

등 근육의 기능

폄

등 근육군은 운동축보다 뒤쪽에 위치하기 때문에, 폄근으로 작용한다. 이런 점에서 엉치가시근군은 가장 강한 폄근이다. 그들은 끝범위의 폄을 안정화시킨다. 즉, 그들은 뒤로 휘어진 척추뼈의 아치를 유지시킨다.

앞쪽굽힘한 후 허리뼈를 똑바로 폄할 때, 뒤넙다리근과 볼기근이 골반을 폄함으로서 참여한다. 그 다음에 등 근육이 이 지점을 지나고 허리뼈를 똑바로 할 때만 참여한다.

옆굽힘

척주세움근의 모든 부분은 편측 수축을 함으로서 옆굽힘에 참여한다. 척주세움근 중 엉덩갈비근이 가장 강한 힘을 내는데, 그 이유는 갈비뼈에서 가장 멀리 부착하기 때문이다. 가시근과 가시사이근처럼, 안쪽에 부착하는 근육들은 약간의 옆굽힘에만 관여한다.

돌림

사선으로 주행하는 모든 근육, 특히 가로가시근군은 허리뼈를 돌림시킨다.

가로가시근군은 중요한 지지 시스템이다. 그들의 경로(**가로 방향이나 사선 방향**)와 다양한 섬유 길이 때문에, 그들은 분절을 적절하게 안정화시키고 후관절 닫힘을 강조할 뿐만 아니라, 어느 방향으로도 움직임을 수행할 수 있다.

짧은 근육의 다른 주요 기능은 척추 고유수용성 감각과 관련되는 것이다. 그들은 자세 조절과 척추 움직임 협응에 대한 감각 피드백을 제공한다.

임상 팁

근육과 관련된 관절 질환의 비율은 매우 높으며, 이것은 관절 평형에 대해 근육의 기능이 얼마나 중요한지를 보여준다.

치료 목표는 무엇보다 우선적으로 관절 조화의 회복이다. 그 다음 고유수용성 재활을 제공하는 쪽으로 치료가 설계되어야 한다. 예를 들어, 가로가시근군을 위한 돌림 자극과 안정화를 위한 특별한 분절 훈련이 이들 목표를 달성하기 위해 이용될 수 있다.

7.8 몸통의 근막 구조물

등허리근막

이것은 깊은 등 근육을 위한 지지띠의 한 형태이고, 얕은층과 깊은층으로 나누어진다:

- 얕은층 잎은 안쪽으로 등뼈와 허리뼈의 가시돌기와 엉치뼈로 신장하고, 가쪽으로 엉덩뼈능선으로 신장한다. 등허리근막의 아래쪽 부분은 질긴 특성을 가지고 있으며, 넓은등근과 아래뒤톱니근을 위한 이는곳으로 작용한다.
- 깊은층 잎은 갈비뼈 뒤쪽, 갈비돌기, 엉덩뼈능선을 서로 연결하고 허리네모근을 척주세움근으로부터 분리한다. 근막의 이 부분은 일부 배아발달적 등 근육과 배속빗근, 배가로근의 이는곳으로 작용한다.
- 골반 영역에서는, 뒤엉치엉덩인대가 엉치결절인대 안으로 연장되는 근막에서 보강띠를 형성하고, 뒤넙다리근으로 이어진다.

배근막

- 얕은 배근막은 앞쪽 배벽을 덮고 있고, 위가쪽으로 겨드랑 근막에 연결된다.
- 배가로근막은 안쪽 배근막이다. 이것은 배곧은근의 뒤쪽벽 위에서 주행하고, 허리네모근 위로 뻗는다. 그리고 위쪽으로는 얇은층으로서 가로막의 배쪽 면 위를 주행한다. 이것은 엉덩뼈능선 영역에서 벽쪽복막을 엉덩근막(엉덩허리근을 둘러싸는)에 연결시킨다.

7.9 말총(그림 7.60)

- 척수의 끝인 **척수원뿔**(conus medullaris)은 L2 레벨에 위치한다.
  이 지점 아래의 척추관 내에는 경질막주머니, 신경뿌리 및 경질막주위 조직(**혈관얼기와 지방조직을 구성하는**)들이 존재한다.
  그림 7.60은 신경뿌리를 보여주는 단면이다. 여기에서는 **말총**으로 불리는 **종말끈**이 경질막주머니에 의해 둘러싸여 있다.
- **척수경질막**은 S2까지 뻗어 있는 경질막주머니를 형성하고, 종말끈의 경질막 부분이 엉치뼈의 뼈막 안으로 부채꼴 모양으로 들어간다.

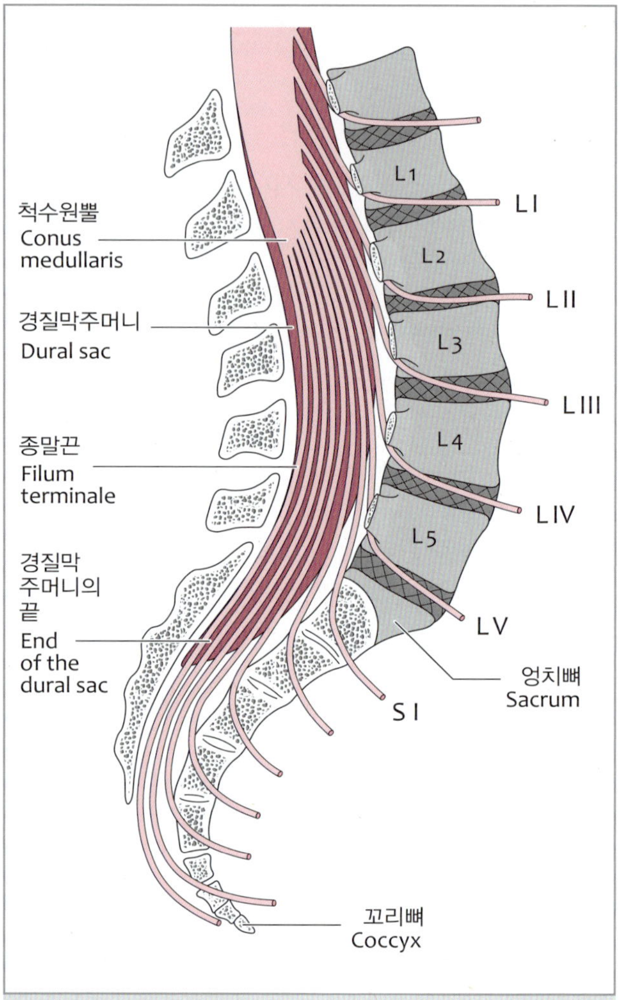

그림 7.60 말총

신경뿌리의 경로

- 신경뿌리 출구 영역에서, 뿌리소매(root sleeve)로 불리는 팽창 부위가 경질막 안에서 형성한다. 신경뿌리는 감각뿌리(**뒤쪽뿌리**)와 얇은 운동뿌리(**앞쪽뿌리**)로 구성된다. 각 뿌리는 거미막, 연질막 및 경질막에 의해 둘러싸여 있다. 뿌리소매는 2개 지점에서 느슨하게 고정되어 있다: 경질막 구멍(**경질막주머니에서 나오는 출구 지점**)과 척추사이구멍의 가쪽 경계
- 신경뿌리는 척추관을 통해 가파르게 아래쪽으로 뻗는다. 위쪽 허리뼈의 경우, 신경뿌리는 척추관 내에서의 주행거리는 매우 짧지만 경질막 구멍에서 약 80°로 가파르게 아래쪽으로 주행한다. 그 다음 척추사이구멍을 통과한 후에는 가로 방향으로 주행한다. 아래쪽 허리뼈의 경우에는, 신경뿌리는 약 10–20°의 예각을 가지고 경질막주머니를 빠져나와, 가쪽오목 내에서 긴거리를 주행한다(**그림 7.61**).
- 신경뿌리는 좌우 척추사이구멍을 통해 척추관을 빠져 나온다.
- 엉치뼈 영역에서, 그들은 앞엉치구멍을 통해 척추관을 빠져 나온다.

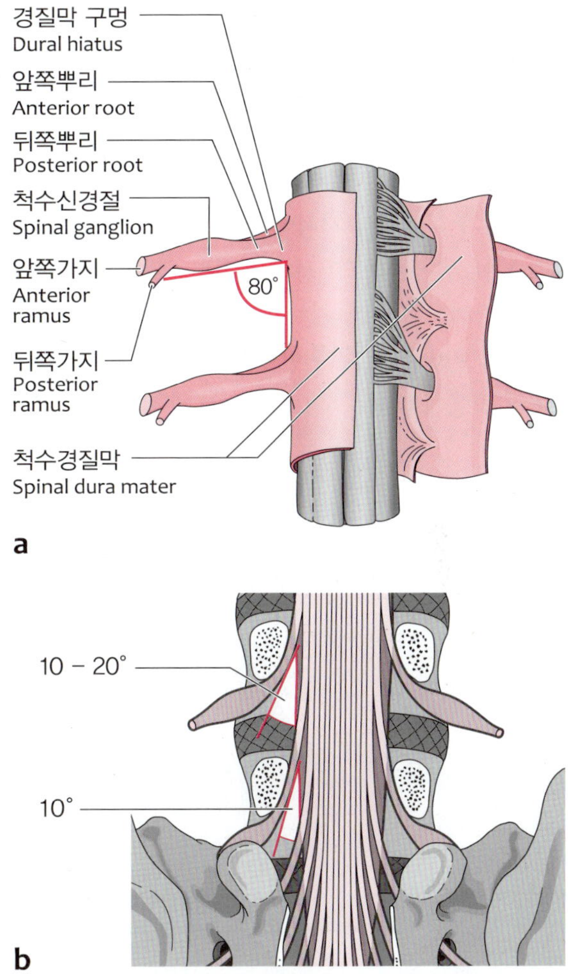

그림 7.61 척수에서 나온 신경뿌리.
(a) 등뼈와 위쪽 허리뼈. (b) 아래쪽 허리뼈

임상 팁

견인이 적용되면 척추관이 길어진다. 그러나 신경뿌리 자체는 경질막소매의 긴장 증가에 의해 영향을 받지 않는다. 그 이유는 경질막주머니 안에 예비 길이를 가지기 때문이다. 경질막의 긴장 변화 때문에, 환자는 가끔 두통을 호소한다. 그 이유는 척수 경질막이 큰구멍을 통해 뇌경질막과 연결되어 있기 때문이다.

신경뿌리와 척추사이원반의 관계 (그림 7.62)

L5의 신경뿌리는 가쪽오목(lateral recess) 안에서 위쪽 척추사이원반(L4–L5) 레벨의 경질막 구멍을 빠져나와 L5 밑으로 가쪽으로 주행하여 척추사이구멍을 향한다. 신경뿌리가 휘어지는 지점에서, 신경뿌리는 L5–S1 원반 바로 위에 위치한다. 이것은 신경뿌리가 2개의 원반에 매우 근접해서 주행한다는 것을 의미한다.

L5–S1 원반에 문제(**원반돌출**)가 일어나는 경우에는, 돌출의 방향에 따라 L5와 S1의 신경뿌리가 모두 영향을 받게 될 수 있다.

병리

원반의 안쪽돌출은 매우 드문 경우이지만(**대개 L3–L4 또는 L4–L5**), 말총이 압박을 받을 수 있다. 이런 경우, 허리뼈 척추관에 있는 모든 신경뿌리도 압박을 받는다.

증상: 방광이나 창자의 조임근이 불충분해질 수 있고, 안장형 무감각증과 아킬레스힘줄반사의 소실이 나타난다. 몇 시간 이내에 불가역적인 손상이 일어날 수 있기 때문에, 즉각적인 수술이 요구된다.

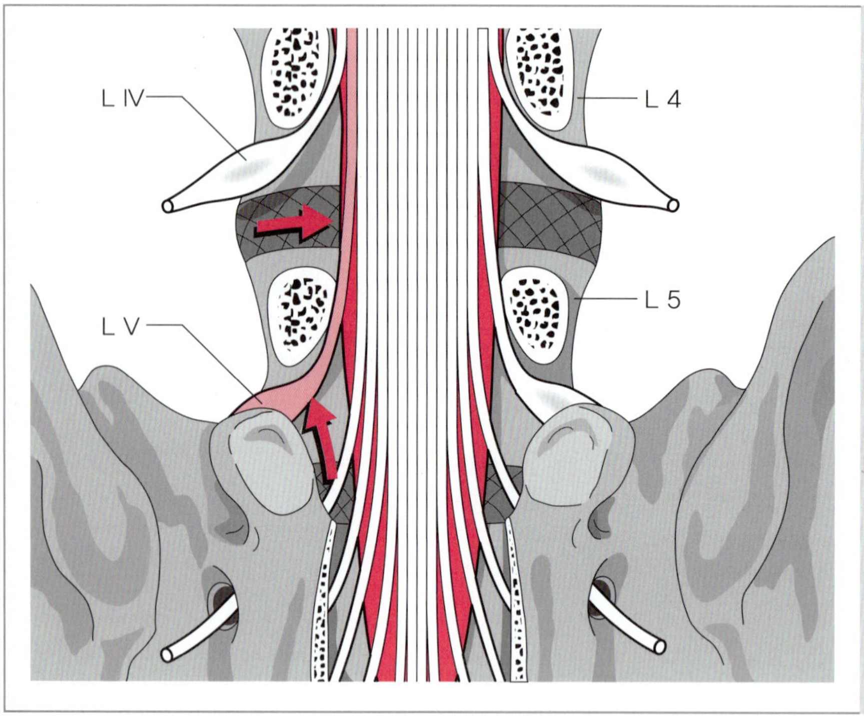

그림 7.62 아래쪽 분절에서의 신경뿌리 경로

7.10 허리신경얼기(그림 7.63)

- 이것은 L1–L5의 앞쪽가지(4개)와 T12의 작은 분지에서 나온다.
- 앞쪽가지는 서로 얽혀 있고, 운동분지를 낸다.
- 허리신경얼기는 큰허리근 섬유 사이에 있는 갈비돌기의 앞쪽을 지나간다.
- T12 갈비사이신경과 L2의 앞쪽가지와 문합하는 **L1의 앞쪽가지**는 엉덩아랫배신경(T12–L1)과 엉덩샅굴신경(L1–L2)을 낸다.
- 음부넙다리신경은 L1와 L2의 결합 분지에서 나온다.
- 허벅지의 가쪽피부신경은 L2–L3의 문합에서 나온다.
- 넙다리신경과 폐쇄신경은 L2–L4의 문합에서 형성된다.

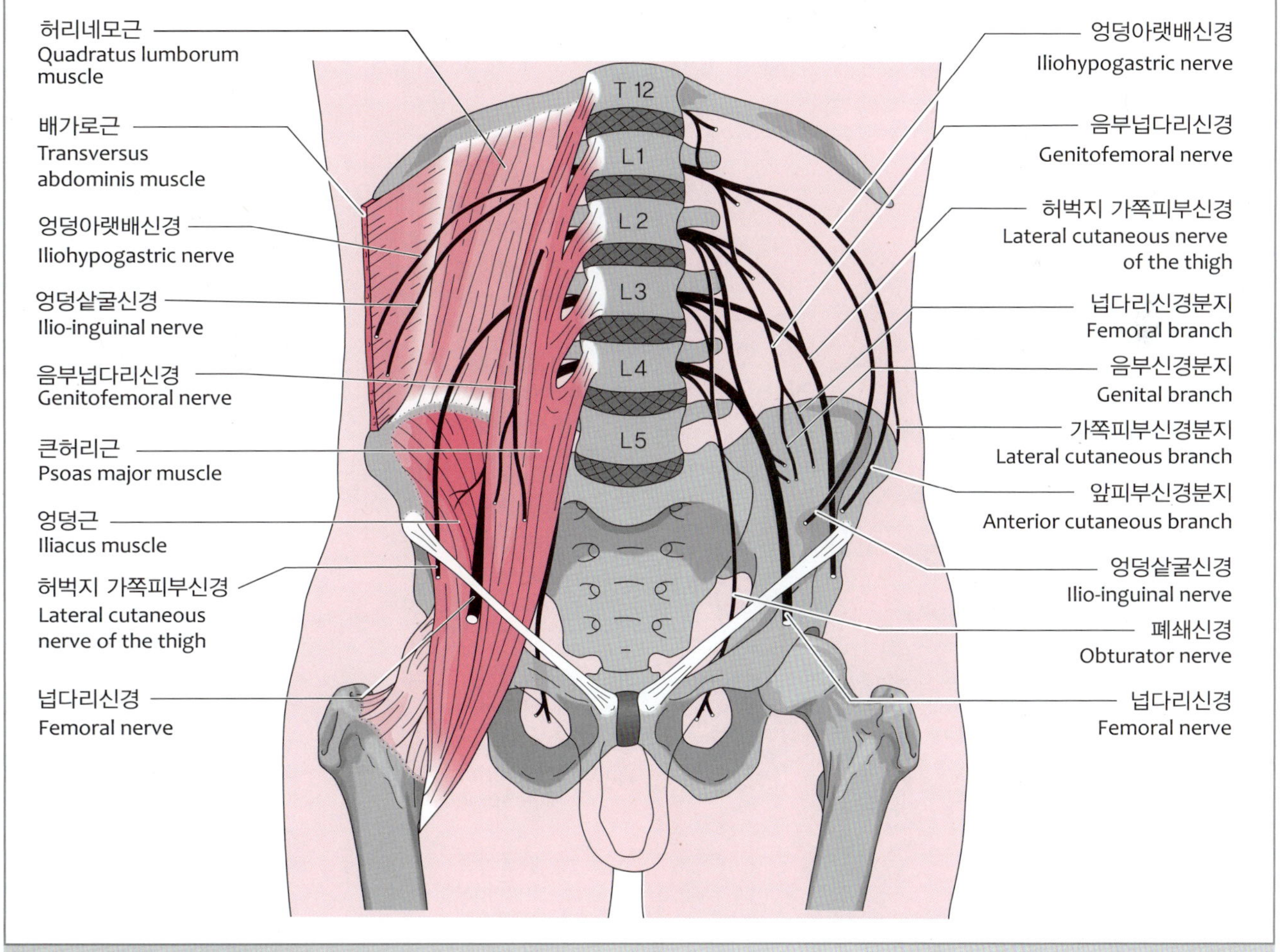

그림 7.63 허리신경얼기

신경의 경로

엉덩아랫배신경(그림 7.64)

- 이것은 L1–L2 레벨에서 큰허리근을 관통한다.
- 이것은 허리네모근 위를 지나가고, 콩팥 뒤쪽에 있는 지방조직내에서 주행한다.
- 그런 다음, 배가로근을 통과한다.
- 이것은 배가로근과 배속빗근 사이의 엉덩뼈능선을 따라 주행한다.
- 이것은 배가로근과 배속빗근으로 가는 2개의 운동분지와 ASIS 아래쪽 피부를 지배하는 1개의 감각분지를 낸다.
- 앞피부분지는 ASIS 바로 앞쪽에서 배바깥빗근 널힘줄을 통과하고, 두덩결합의 위쪽 피부를 지배한다.

엉덩샅굴신경—L1(그림 7.64)

- 이것은 L1 레벨에서 엉덩아랫배신경과 함께 나와, 그 신경과 약간 깊게 그리고 나란하게 주행한다.
- 이것은 배가로근과 배속빗근도 지배한다.
- ASIS 근처에서, 이것은 배바깥빗근 널힘줄을 통과하고, 샅굴관 안에서 안쪽으로 주행한다. 여기에서 이것은 앞피부분지를 통해 안쪽 허벅지와 음낭(scrotum)이나 음순, 그리고 두덩결합의 피부를 지배한다.

병리

콩팥 질환의 경우, 엉덩아랫배신경과 엉덩샅굴신경이 지배하는 영역에서 통증과 이상감각이 종종 일어난다.

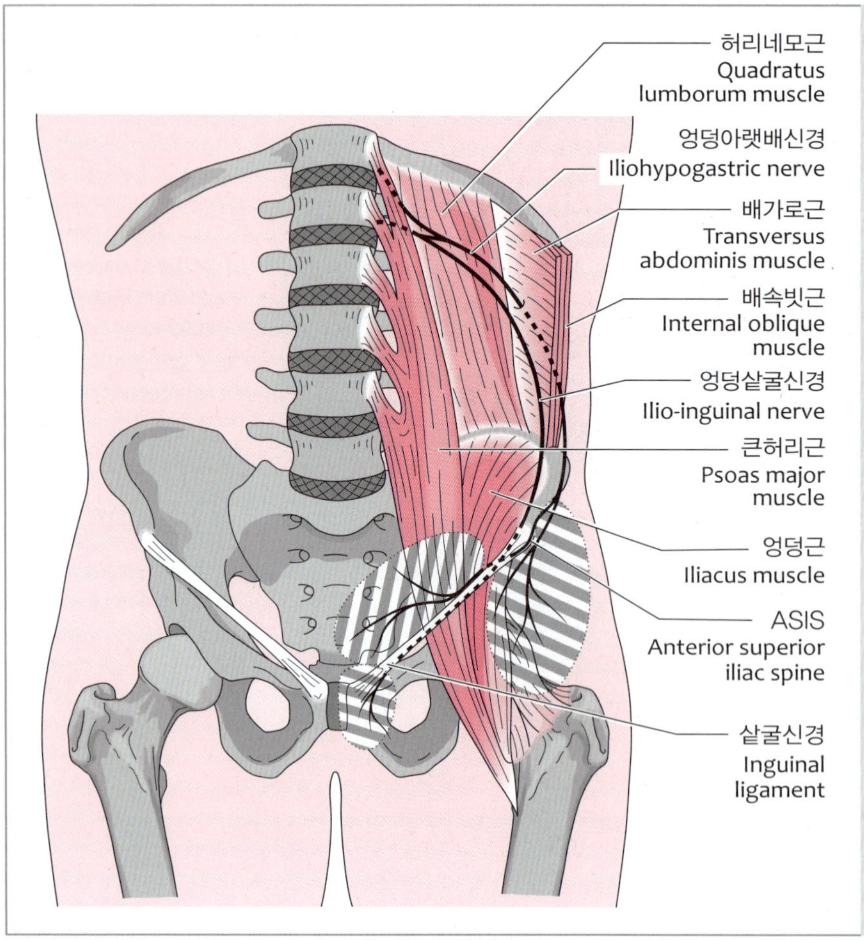

그림 7.64 엉덩아랫배신경과 엉덩샅굴신경의 경로. 빗금친 영역 = 피부의 신경지배 영역

음부넙다리신경—L1-L2(그림 7.65)

- 이것은 주위 근막 내에 있는 큰허리근을 통과한다.
- 이것은 혈관공간을 통해 샅굴인대 밑을 지나간다.
- 그런 다음, 이것은 샅굴 영역의 **넙다리 감각분지**와 혼합 **음부분지**를 낸다. 음부분지는 보다 안쪽으로 주행하여 음부 영역(**음낭**이나 **음순**)의 피부와 **고환올림근**을 지배한다.

허벅지 가쪽피부신경—L2-L3(그림 7.65)

- 이것은 순수한 감각 신경이다.
- 이것은 큰허리근을 관통하고 허리네모근의 앞쪽을 지나간 후, 엉덩뼈능선 쪽으로 주행한다.
- 이것은 ASIS 쪽인 엉덩근의 앞쪽으로 주행한다.
- 그런 다음, 샅굴인대 밑을 지나 허벅지 앞쪽에 도달한다(**여기에서 약 75–90°로 방향을 튼다**).
- 허벅지의 이 신경은 **앞가쪽 허벅지 피부**에서 무릎관절 레벨까지 지배하기 위해 몇 개의 분지를 낸다.
- 이것은 엉덩관절을 폄할 때 신장되고, 굽힘할 때 이완된다.

병리

허벅지 앞쪽 영역의 둔감, 저림 및 작열통 등은 허벅지 가쪽피부신경의 압박 증후군을 의미한다. 이것은 벨트나 바지를 너무 타이트하게 착용했을 때도 일어날 수 있다.

아랫배 비만(**똥배**)도 이 신경의 압박을 초래할 수 있다.

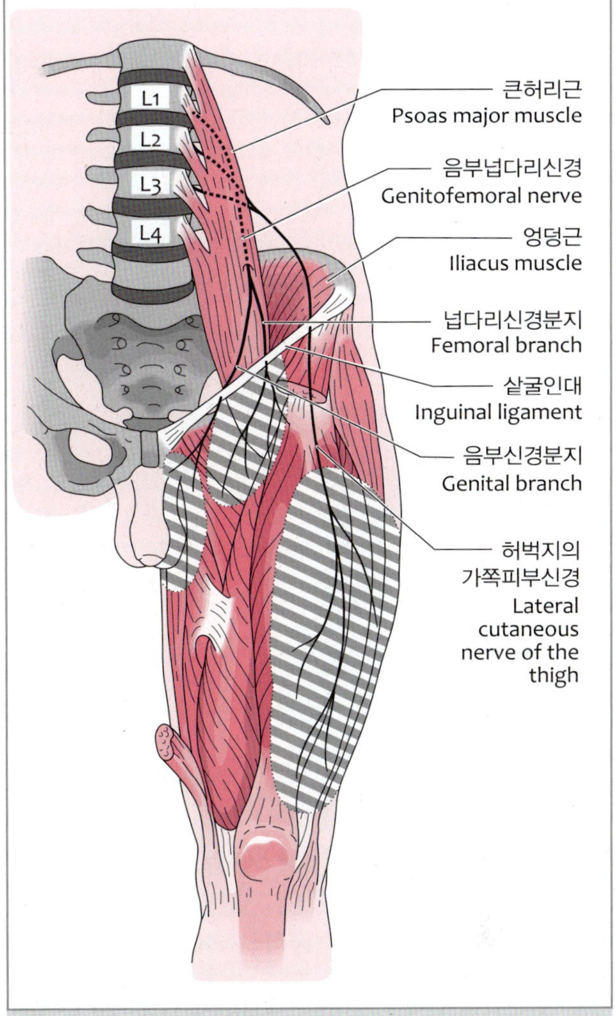

그림 7.65 음부넙다리신경과 가쪽피부신경의 경로. 빗금친 영역 = 피부의 신경지배 영역

넙다리신경—L1-L4(그림 7.66)

- 이것은 큰허리근 가쪽 경계의 뒤쪽을 아랫방향으로 지나간다.
- 이것은 큰허리근과 엉덩근 사이의 큰허리근막에 의해 덮여 있다.
- 이것은 샅굴인대의 몸쪽에서 **엉덩허리근**으로 가는 신경을 낸다. 다른 근육분지는 넙다리혈관 밑을 지나서 **두덩근**으로 간다.
- 그런 다음, 넙다리신경은 엉덩허리근을 가진 근육공간을 통과한다.
- 이것은 샅굴인대의 아래쪽에서 가쪽분지, 안쪽분지 및 깊은 분지를 낸다. 각 분지는 운동섬유와 감각섬유를 모두 가지고 있다.
- 운동분지는 **넙다리빗근**의 가쪽을 지나간다. **앞피부분지**는 넙다리빗근을 통과하여 큰두렁정맥으로 주행한다.
- 운동분지는 **두덩근**과 **긴모음근**으로 가고, 감각분지는 **안쪽 허벅지**로 간다. 깊은분지는 **넙다리네갈래근**을 지배하기 위해 다양한 길이의 많은 운동분지를 낸다. 그 이외, 두렁신경도 넙다리신경에 속한다.

두렁신경(그림 7.66)

- 이것은 넙다리신경의 가장 긴 분지이다.
- 이것은 넙다리동맥을 가진 모음관을 통과한 후, 넙다리빗근의 뒤쪽 경계를 따라 주행한다.
- 넙다리뼈 안쪽융기의 몸쪽에서, 이것은 무릎관절과 안쪽무릎에서 정강뼈거친면까지 이르는 피부를 위한 무릎뼈아래분지를 낸다.
- 종아리의 안쪽면에서는, 앞쪽분지와 뒤쪽분지는 피부로 가고, 발의 안쪽면까지 내려간다.

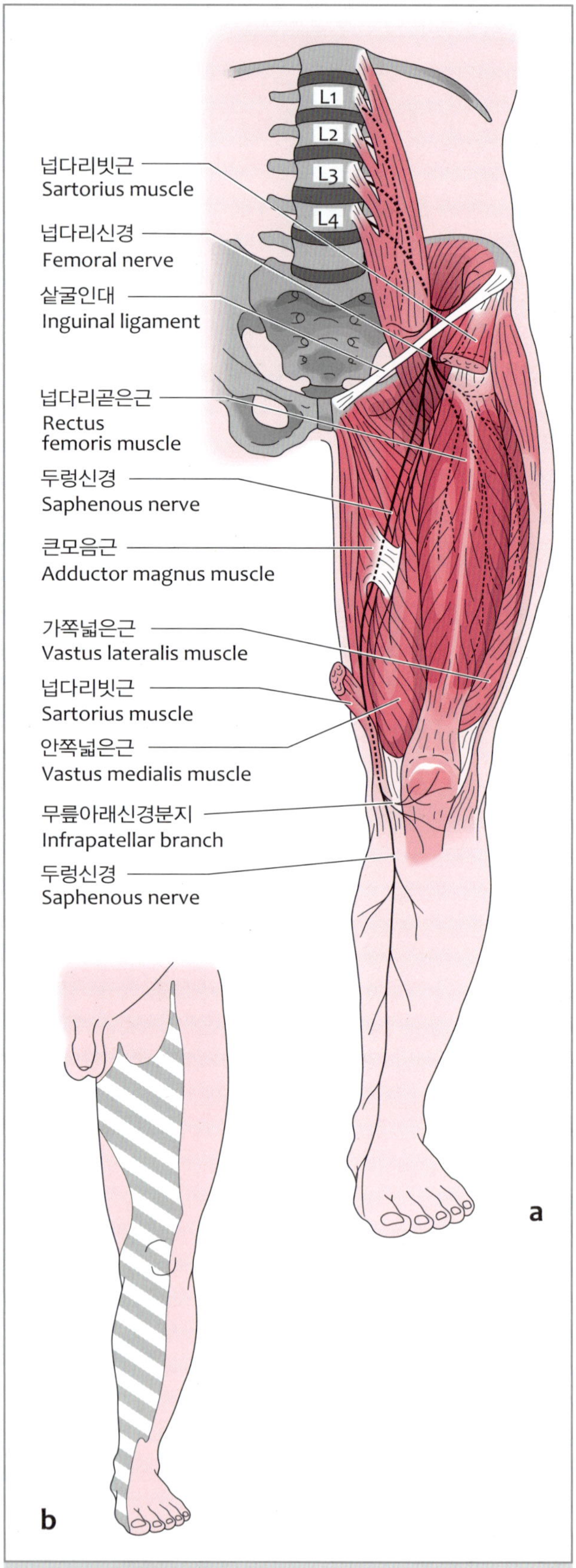

그림 7.66 넙다리신경과 두렁신경.
(a) 신경의 경로. (b) 피부의 신경지배 영역

폐쇄신경—L2-L4(그림 7.67)

- 폐쇄신경은 큰허리근의 안쪽 경계를 따라 아래쪽으로 주행한다.
- 이것은 엉치엉덩관절 위를 지나 참골반 안으로 들어가서 폐쇄관(obturator canal)으로 주행한다. 신경, 동맥, 정맥이 폐쇄관을 통과한다.
- 폐쇄신경이 폐쇄관 내에서 앞쪽분지와 뒤쪽분지로 나누어진다:
  - ○ **뒤쪽분지**는 짧은모음근과 큰모음근 사이를 주행한 후, 바깥폐쇄근과 큰모음근으로 가는 운동분지를 낸다.
  - ○ **앞쪽분지**는 짧은모음근의 앞쪽면을 따라 주행하고, 두덩근, 긴모음근, 짧은모음근 및 두덩정강근을 신경지배한다. 이 분지는 허벅지의 먼쪽과 안쪽 영역의 피부를 지배하는 피부감각분지를 낸다.

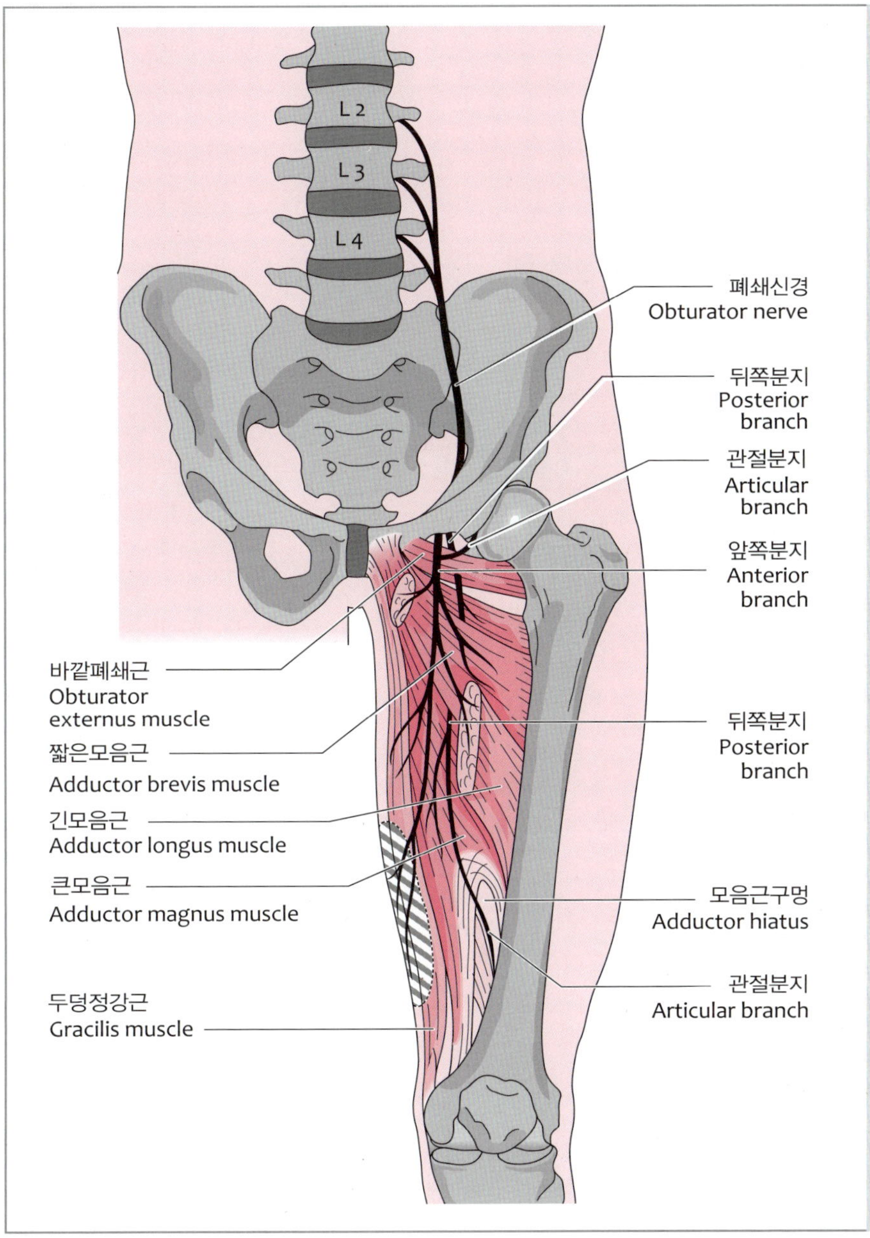

그림 7.67 폐쇄신경의 경로.
빗금친 부분 = 피부 지배 영역

8장

골반과 엉덩관절

Pelvis and Hip Joint

8

8. 골반과 엉덩관절 / Pelvis and Hip Joint

8.1 골반과 엉덩관절의 표식점 촉진

8.1.1 뒤쪽 골반 영역의 촉진

엉덩뼈능선(그림 8.1)

엉덩뼈능선은 넓은 골반의 위쪽 테두리이며, 집게손가락의 노쪽면이나 긴 3개 손가락의 끝으로 촉진될 수 있다. 엉덩뼈능선의 뒤쪽은 아래쪽으로 휘어져 PSIS에서 끝난다.

가쪽 테두리에서 안쪽으로 엉덩뼈능선을 따라 움직일 때 아래와 같은 근육들의 닿는곳을 촉진할 수 있다(그림 8.2):

배바깥빗근

이 근육은 엉덩뼈능선에서 촉진될 수 있다.

배속빗근

이 근육은 넓은등근의 가쪽 가장자리와 배바깥빗근의 뒤쪽 가장자리 사이의 엉덩뼈능선 뒤쪽 끝에 위치한다. 이들 구조물에 의해 형성되는 삼각형을 아래허리삼각(inferior lumbar triangle)이라 한다.

PSIS(그림 8.3)

이것은 엉덩뼈능선의 뒤쪽 끝단에 위치하고, 넓은 거친 부위이다. 좌우 PSIS의 높이 차이를 확인하기 위해, 좌우 PSIS의 끝에 엄지를 배치한다.

만약 골반에 보조개가 생기면, 그 보조개보다 PSIS가 약간 아래쪽에 위치한다. PSIS를 빠르게 찾는 방법은 손가락끝을 엉덩뼈능선의 가쪽에 배치시킨 후, 엄지를 아래쪽으로 가능한 넓게 벌린다. 이때의 엄지 주변에 PSIS가 위치한다.

임상 팁

PSIS와 엉덩뼈능선 주변의 피부밑지방조직 안에 있는 작고 잘 움직이는 영역은 섬유성 지방결절이며, 가끔 통증이 이 부위에서 발생할 수 있다.

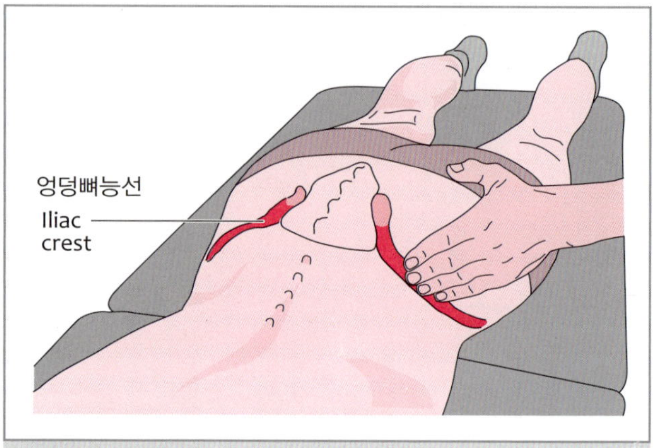

그림 8.1 엉덩뼈능선의 촉진

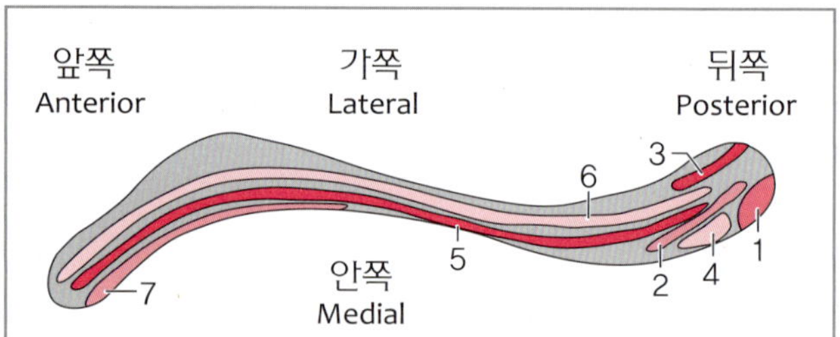

1 = 척주세움근(Erector spinae muscle)
2 = 허리네모근(Quadratus lumborum muscle)
3 = 넓은등근(Latissimus dorsi muscle)
4 = 엉덩허리인대(Iliolumbar ligament)
5 = 배속빗근(Internal oblique abdominal muscle)
6 = 배바깥빗근(External oblique abdominal muscle)
7 = 배가로근(Transverse abdominis muscle)

그림 8.2 엉덩뼈능선에 부착하는 근육 닿는곳의 촉진

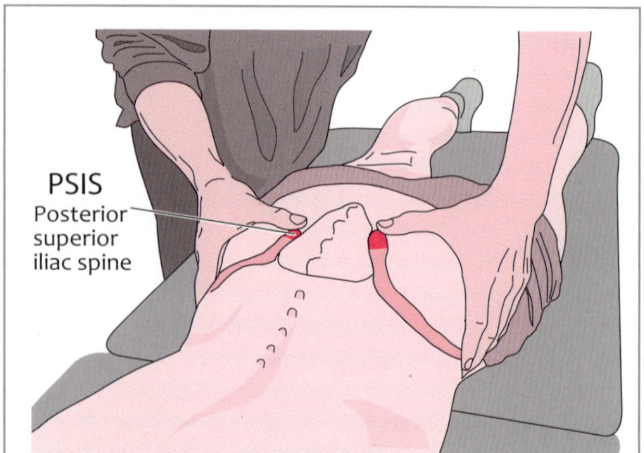

그림 8.3 PSIS의 촉진

엉치뼈고랑(그림 8.4)

엉치뼈고랑은 PSIS의 바로 위안쪽에 위치한다. 짧은 뼈사이엉치엉덩인대가 그 위를 지나간다. 엉치엉덩관절은 엉치뼈고랑의 깊은 곳에 위치하기 때문에 촉진이 불가능하다.

이들 인대의 팽팽함을 확인하기 위해 섬유 방향을 가로질러 촉진해 본다. 여러분의 손가락이 엉치뼈고랑 안에 위치하는지를 확인하기 위해 엉치뼈 가동성 검사를 이용할 수 있다. 손가락끝이 엉덩뼈 테두리에 닿을 수 있도록 엉치뼈고랑 안에 손가락끝을 배치한다.

여러분의 반대쪽 손을 동측의 ASIS에 배치한 후, 엉덩뼈가 이동하는지를 알아보기 위해 뒤쪽으로 가볍게 밀어 본다. 이런 엉덩뼈의 움직임은 손가락끝에서 감지될 수 있다(**그림 8.5**).

임상 팁

좌우측 엉치뼈고랑의 깊이와 엉치엉덩인대의 긴장 상태를 비교하여, 어느 쪽 엉치엉덩관절이 부정 위치에 있는지를 알 수 있다. 이와 같이, 만약 엉치뼈 가동성 검사를 할 때, 엉덩뼈의 변위가 일어나지 않거나 또는 너무 크게 일어나면, 기능 장애를 의심할 수 있기 때문에, 추가적인 검사를 통해 기능장애를 확진할 필요가 있다.

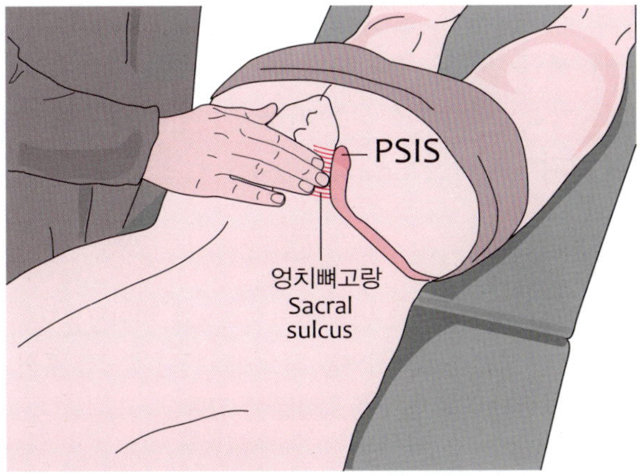

그림 8.4 엉치뼈고랑의 촉진

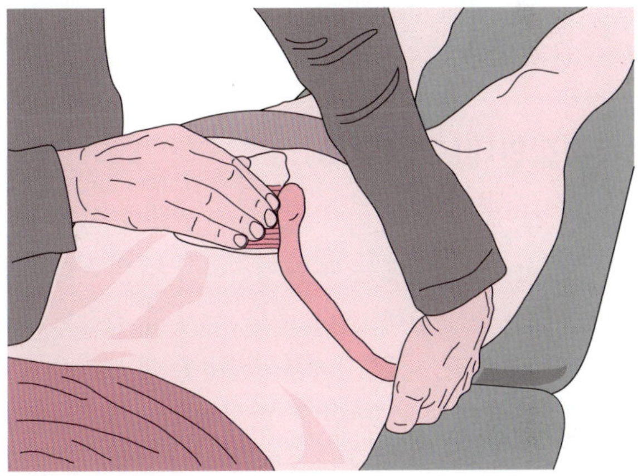

그림 8.5 엉치뼈 가동성 검사

엉치뼈의 아래가쪽각(그림 8.6)

볼기사이틈의 위쪽 끝단 높이에서, 가운데손가락과 집게손가락을 약간 벌린 후, 볼기사이틈보다 약 1.5㎝ 아래쪽과 가쪽에 배치시킨다. 손가락 바로 밑에서 엉치뼈의 가쪽각을 발견할 수 있을 것이다. 이것을 이용해, 좌우 아래가쪽각의 높이와 엉치뼈 경사를 평가할 수 있다.

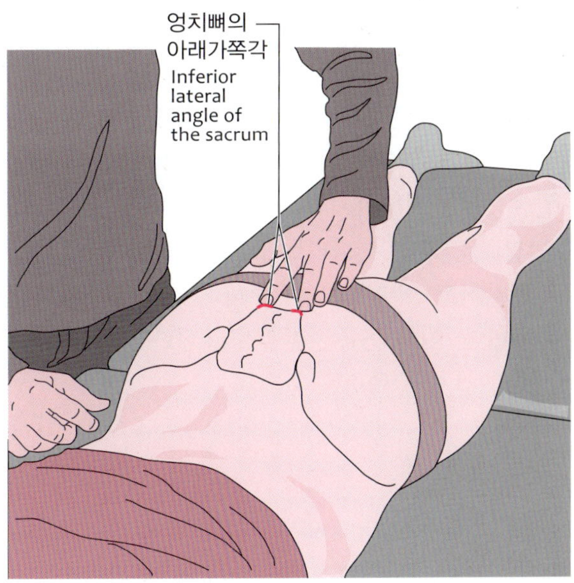

그림 8.6 엉치뼈 아래가쪽각의 촉진

꼬리뼈(그림 8.7)

꼬리뼈의 만곡을 촉진하기 위해, 위쪽끝단으로부터, 집게손가락을 볼기사이틈을 따라 배치한다. 곧은창자를 통해 꼬리뼈를 촉진할 필요도 있다.

> **임상 팁**
>
> 궁둥이로 넘어졌을 때 꼬리뼈가 앞쪽으로 휘어졌는지를 확인하는 방법은 볼기사이틈 검사이다. 곧은창자를 통한 꼬리뼈의 촉진으로 진단을 확진할 수 있다.

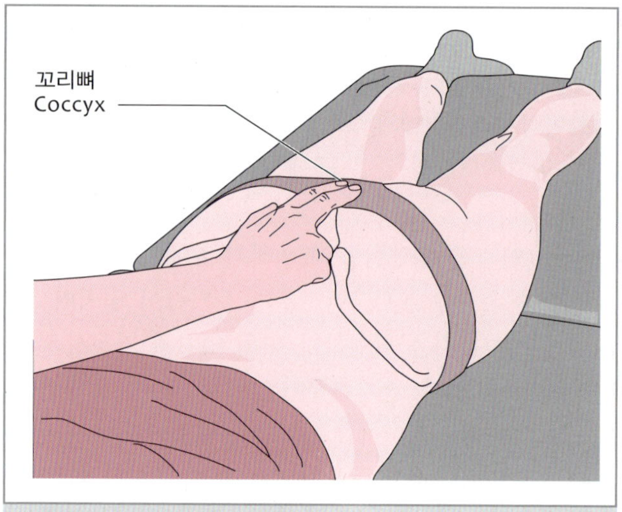

그림 8.7 꼬리뼈의 촉진

궁둥뼈거친면

넓게 볼록 튀어나온 궁둥뼈거친면을 확인하기 위해, 볼기주름의 안쪽 1/3 지점에서 깊게 촉진해 본다.

엉치결절인대(그림 8.8)

엉치결절인대는 궁둥뼈거친면에서 위쪽과 안쪽 방향으로 주행한다. 이 인대는 매우 팽팽하고 넓은 인대이다. 좌우 인대를 동시에 촉진함으로서, 좌우의 긴장도 차이를 비교할 수 있고, 다른 사례를 진단하는데 도움을 주기 위해 통증을 유발할 수도 있다. 엉치뼈가 뉴테이션할 때 긴장도가 증가됨을 촉진할 수 있다.

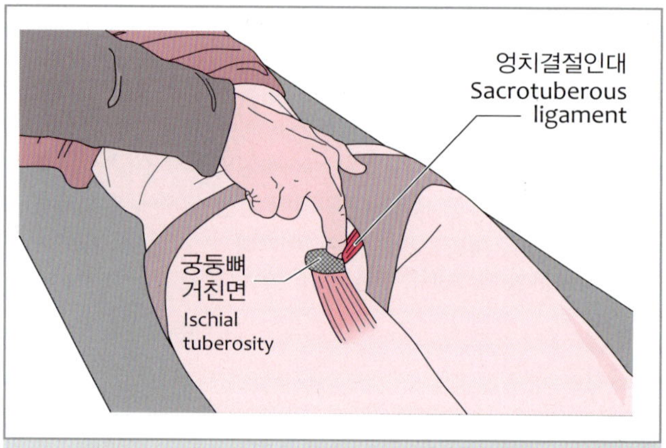

그림 8.8 엉치결절인대의 촉진

▷ **8.4.7 엉치뼈 움직임을 참고하기 바란다.**

뒤넙다리근(그림 8.9)

뒤넙다리근의 공동 이는곳은 궁둥뼈거친면의 아래쪽 면에서 촉진될 수 있다. **넙다리두갈래근의 긴갈래** 이는곳은 얕은층에 위치하여, 다른 근육들의 이는곳을 덮고 있다. **반힘줄모양근**이 넙다리두갈래근의 긴갈래 보다 안쪽으로 주행하고, 반힘줄모양근보다 깊은곳에 **반막모양근**이 주행한다. 이들 근육은 무릎을 굽힘한 상태에서 저항을 가했을 때 쉽게 촉진될 수 있다.

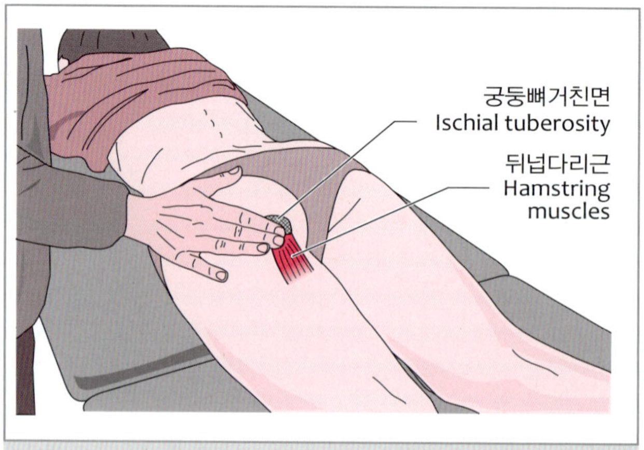

그림 8.9 뒤넙다리근의 촉진

큰볼기근(그림 8.10)

큰볼기근의 위쪽 가장자리를 찾기 위해, PSIS 위쪽으로 손가락 2개의 폭만큼 떨어진 지점에 한 점을 찍고, 이 지점을 큰뼈돌기와 연결하는 선을 그린다. 엉덩관절을 폄하여 큰볼기근을 등척성으로 수축하면, 아래가쪽으로 주행하는 근섬유의 방향을 확인할 수 있다.

큰볼기근의 아래쪽 가장자리는 아래가쪽 방향으로 볼기주름을 가로지른다. 볼기주름은 큰볼기근의 아래쪽 가장자리가 아니고, 엉덩정강띠에서 궁둥뼈거친면까지 펼쳐져 있는 섬유띠로서 피부에 연결되어 있다.

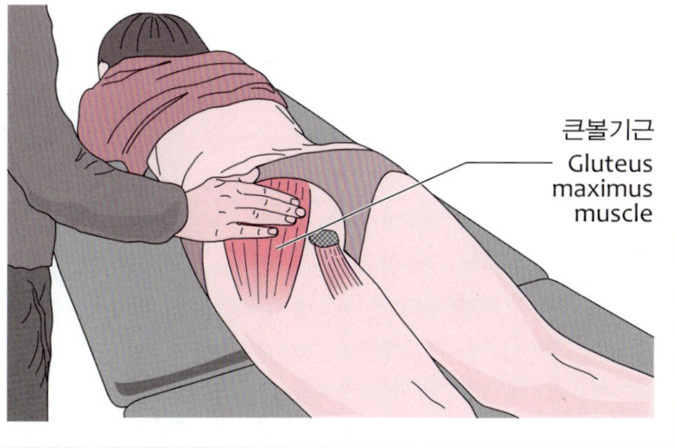

그림 8.10 큰볼기근의 촉진

궁둥구멍근(그림 8.11a)

궁둥구멍근은 2개의 선, 즉 ASIS에서 엉치뼈 아래가쪽각을 잇는 선과 PSIS에서 큰뼈돌기의 위쪽 가장자리를 잇는 선을 통해 찾을 수 있다. 이들 선의 교차점 근처에서 딱딱한 구조물이 촉진되는데, 여기에 근육힘줄 이음부가 위치한다; 근육의 약 1/3은 힘줄로 구성되며, 이 힘줄은 큰뼈돌기 끝의 뒤안쪽면에 부착한다.

궁둥구멍근위구멍(그림 8.11b)

PSIS와 큰뼈돌기끝을 잇는 선을 그린다. 이 선(**정중앙과 안쪽 1/3 지점 사이**)의 위쪽에 궁둥구멍근위구멍이 존재한다. 위볼기신경과 혈관이 궁둥구멍근위구멍을 통과한다.

궁둥구멍근아래구멍(그림 8.11b)

궁둥구멍근아래구멍은 PSIS와 궁둥뼈거친면을 잇는 선의 중간지점보다 약간 가쪽에 위치한다. 아래볼기혈관, 음부신경과 아래볼기신경, 그리고 궁둥신경이 이 구멍을 통과한다.

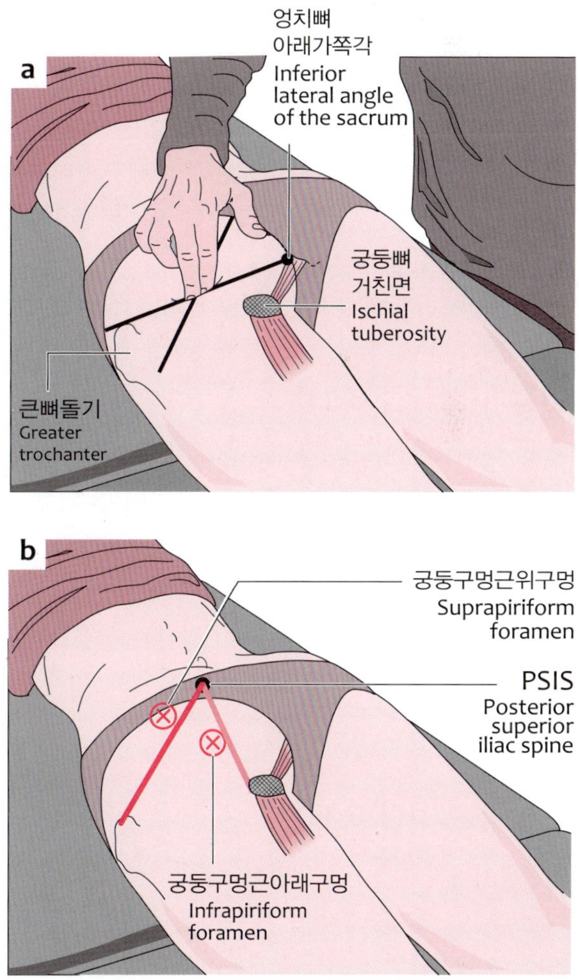

그림 8.11 촉진. (a) 궁둥구멍근. (b) 궁둥구멍근위구멍과 궁둥구멍근아래구멍

궁둥신경(그림 8.12)

궁둥신경은 넙다리뼈로 전이되는 지점인 속폐쇄근 힘줄, 위쌍둥이근 힘줄, 아래쌍둥이근 힘줄, 그리고 넙다리네모근의 힘줄을 가로지른다.

이 지점에서, 궁둥신경은 궁둥뼈거친면과 큰뼈돌기를 연결하는 선의 중간 지점에 위치한다. 그리고 이 지점에는 손가락 1개 폭의 넓이를 가진 코드가 촉진된다. 물론, 큰볼기근이 궁둥신경을 덮고 있다.

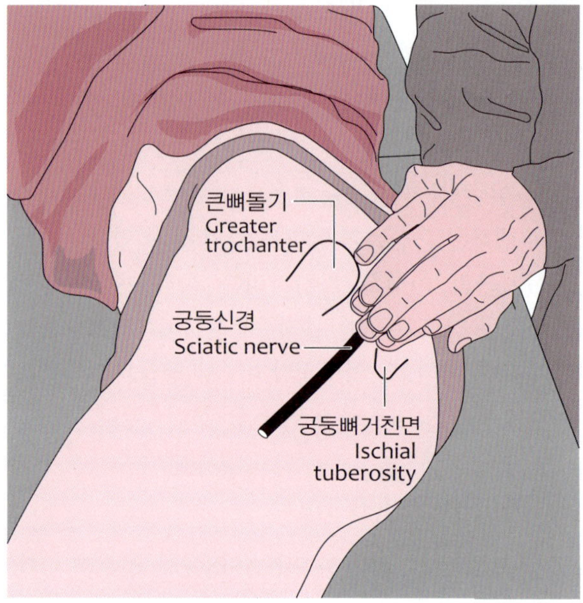

그림 8.12 궁둥신경의 촉진

8.1.2 가쪽골반 영역의 촉진

큰뼈돌기

엄지를 ASIS에 배치한 후 손가락들을 뒤아래쪽 방향으로 벌려서 손을 펼친다. 큰뼈돌기 부위를 느껴본다.

검사의 목적을 위해, 촉진 손가락 밑에서 큰뼈돌기가 앞쪽과 뒤쪽으로 활주할 수 있도록 환자에게 다리를 여러 번 돌림하도록 주문한다.

다음의 부착점들이 큰뼈돌기에서 촉진될 수 있다.

중간볼기근(그림 8.13)

특히, 엉덩관절의 벌림 방향으로 등척성 수축을 할 때, 뒤쪽 가장자리에서 중간볼기근이 잘 촉진될 수 있고, 이 근육은 큰뼈돌기에 부착된다. 닿는곳은 큰뼈돌기 끝의 가쪽에 위치하고, 손가락 2–3개 폭의 넓이를 가진다.

근육의 앞쪽 힘살은 넙다리근막긴장근과 경계를 이룬다. 중간볼기근은 가쪽과 위쪽으로 펼쳐져 있고, 뒤쪽 경계는 PSIS와 큰뼈돌기 끝을 잇는 선에 해당한다.

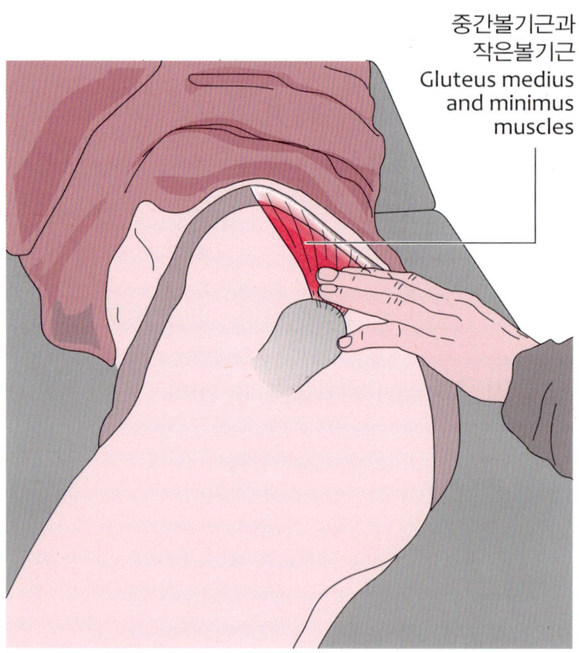

그림 8.13 중간볼기근과 작은볼기근의 촉진

작은볼기근(그림 8.13)

작은볼기근의 이는곳은 엉덩뼈능선의 뒤쪽에서 손가락 1개 폭의 넓이를 가지고 있고, 닿는곳은 큰뼈돌기 끝지점이며, 중간볼기근의 닿는곳 밑에 위치한다.

궁둥구멍근(그림 8.14)

닿는곳은 큰뼈돌기끝의 뒤쪽면에서 촉진될 수 있다. 힘줄은 매우 강한 편이고, 근섬유는 거의 수평방향으로 주행한다.

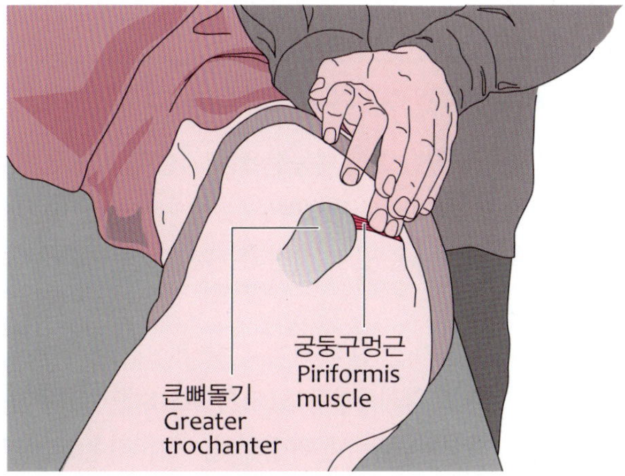

그림 8.14 궁둥구멍근 닿는곳의 촉진

골반뼈돌기근육(그림 8.15)

궁둥구멍근 바로 뒤쪽에 있는 골반뼈돌기 근육들은 뼈돌기사이능선에서 착지한다.

큰뼈돌기끝에서 가쪽으로 이동하여, 손가락의 끝들을 큰뼈돌기의 뒤쪽 가장자리에 배치한다. 근육의 섬유 방향에 횡단으로 손가락을 배치하여, 위쪽 근육에서 아래쪽 근육 방향으로 촉진한다.

아래의 근육들을 개별으로 촉진하는 것은 불가능한데, 그 이유는 닿는곳들이 매우 근접하기 때문이다. 그리고 그들은 동일한 기능을 가지고 있다:

- 속폐쇄근
- 바깥폐쇄근
- 쌍둥이근
- 넙다리네모근

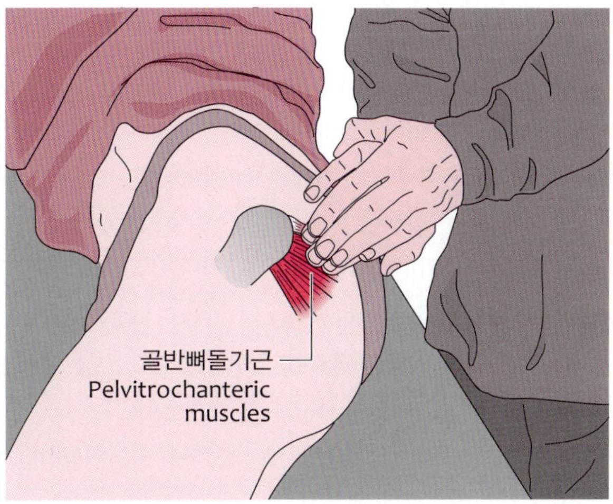

그림 8.15 골반뼈돌기근의 촉진

8.1.3 앞쪽 골반 영역의 촉진

ASIS(그림 8.16a)

양손의 손가락끝을 엉덩뼈능선에 배치한 후, 양쪽 엄지를 앞쪽으로 넓게 벌려서 엉덩뼈능선 위에 배치한다. 엄지 근처에 볼록 튀어나온 곳이 발견되는데, 이 부위를 ASIS 라고 한다.

다리 길이의 평가는 선 자세에서 시작한다. 양쪽 ASIS 높이를 체크하기 위해, 양쪽 엄지를 ASIS에 배치한다. 그리고 양쪽 복사뼈와 무릎관절의 높이가 같은 높이에 있는지를 체크한다.

임상 팁

다리길이 차이와 엉치엉덩관절의 기능 문제 (그림 8.16 b와 c)

높이 차이의 측면에서 볼 때, PSIS와 ASIS의 평가는 다리길이의 차이와 SIJ의 기능 문제를 감별하는 중요한 검사이다. 이들 검사는 선 자세에서 수행된다.

예를 들어, 만약 왼쪽의 PSIS와 ASIS가 오른쪽보다 약간 올라가 있다면, 다리길이의 차이 때문이다.

반면, 오른쪽 PSIS가 왼쪽 보다 내려가 있고, 오른쪽 ASIS가 왼쪽보다 약간 올라가 있다면, SIJ의 기능 문제이다.

즉, 다리길이 차이를 확인할 때 ASIS나 엉덩뼈능선만 고려한다면, 부정확할 수 있다.

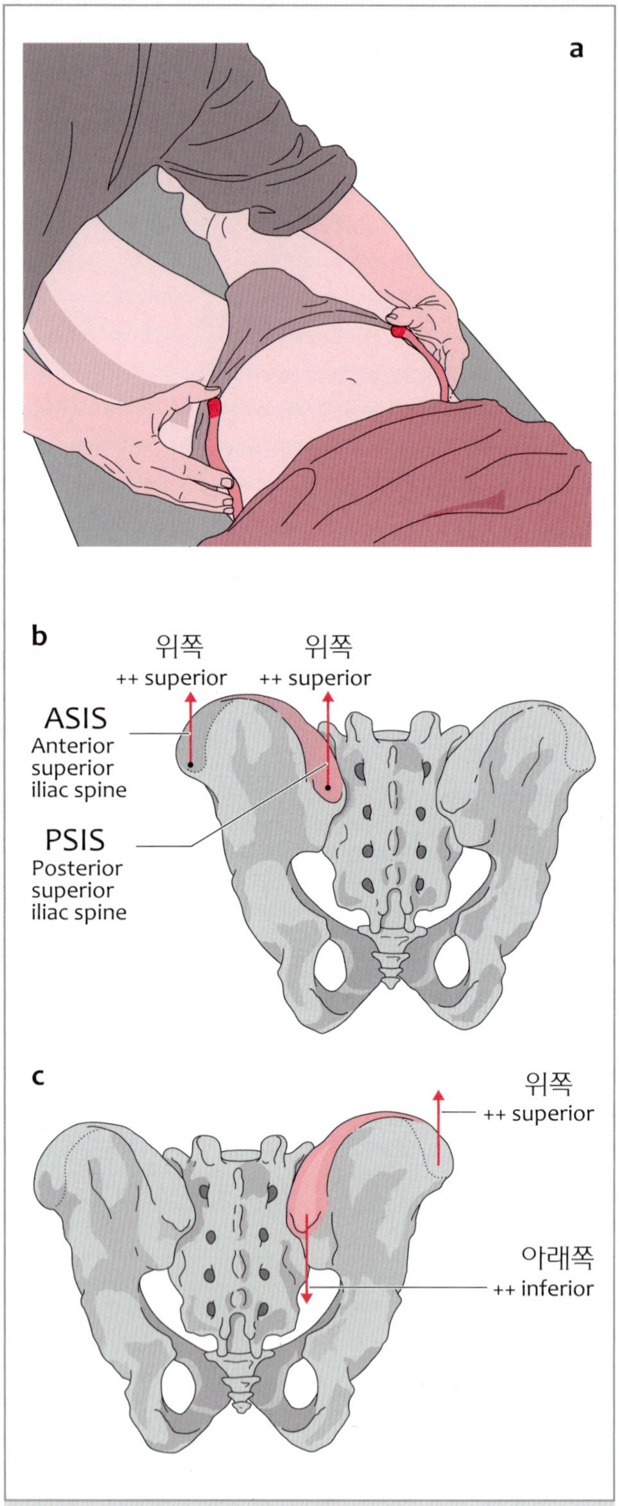

그림 8.16 촉진. (a) ASIS (b) 다리길이의 차이. (c) 골반 비틀림

ASIS는 아래 근육들의 이는곳이다:

넙다리빗근(그림 8.17)

이 근육은 ASIS의 끝에서 아래안쪽 방향으로 주행하며, 이완된 상태에서도 잘 촉진될 수 있다. 필요 시 엉덩관절을 굽힘함으로써 근육을 긴장시킬 수 있다.

넙다리근막긴장근(그림 8.18)

이 근육은 ASIS보다 가쪽에 위치하며, 넙다리빗근보다 더 두꺼운 편이고, 이완된 상태에서도 쉽게 찾을 수 있다. 엉덩관절을 벌림하면, 이 근육이 더욱 뚜렷해진다.

허벅지의 가쪽삼각

넙다리빗근과 넙다리근막긴장근은 "V"자 모양을 형성한다. V 자의 가쪽 획은 넙다리근막긴장근이 형성하고, 안쪽 획은 넙다리빗근이 형성한다. 이런 V 자 모양을 넙다리의 가쪽삼각이라 한다. 넙다리의 깊은 동맥과 정맥이 이 부위를 통과하고, 이 부위에서 넙다리곧은근을 촉진할 수 있다.

샅굴인대(그림 8.19)

샅굴인대는 ASIS의 안쪽면에서 두덩결절로 이어진다.

샅굴인대의 섬유를 횡으로 촉진보자. 이 인대는 균질성 끈(homogeneous cord)처럼 느껴지지 않고, 오히려 많은 섬유들이 작은 결합조직성 끈에 의해 묶여있는 것처럼 느껴질 것이다. 그 이유는 샅굴인대의 위쪽 부분은 배근육널힘줄과 섞여 있고, 샅굴인대의 아래쪽 부분은 허벅지 근막과 섞여 있기 때문이다.

병리

피하지방(panniculus)이 샅굴인대를 누르듯이, 복부 비만이 샅굴인대에 압박을 가할 수 있다. 이 부위를 주행하는 신경도 손상될 수 있다.

▷ **7.10 허리신경얼기를 참고하기 바란다.**

임상 팁

두덩결절을 촉진할 때 조심해야 하는데, 그 이유는 두덩결절이 정삭 부위(spermatic cord)와 가깝기 때문이다.

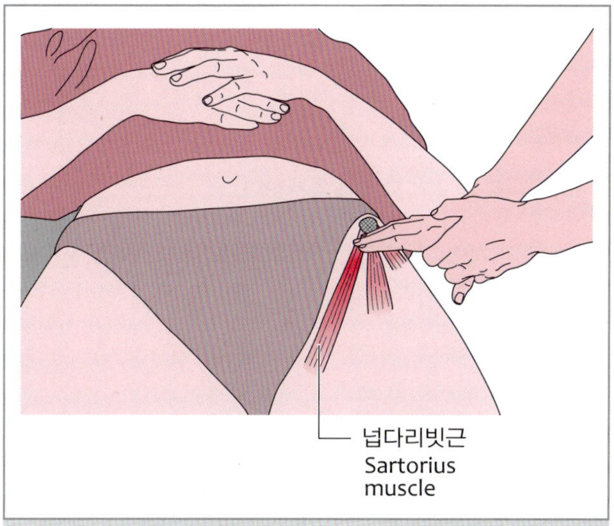

그림 8.17 넙다리빗근의 촉진

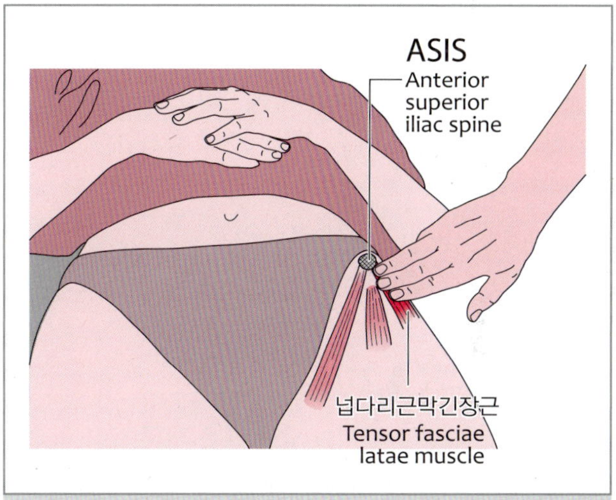

그림 8.18 넙다리근막긴장근의 촉진

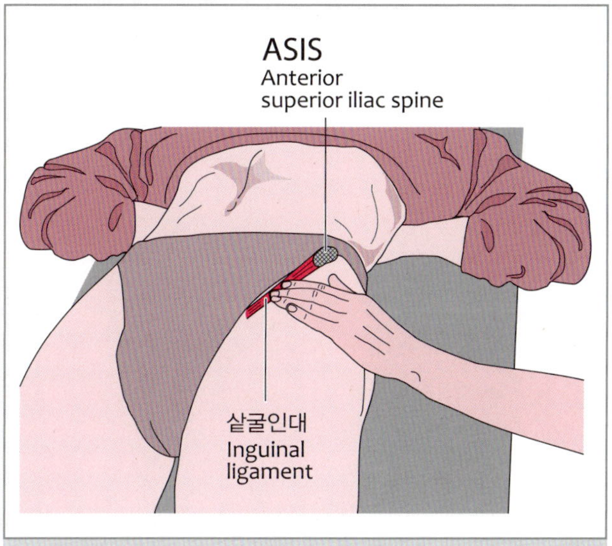

그림 8.19 샅굴인대의 촉진

두덩결절(그림 8.20)

두덩결합의 위쪽 가장자리를 촉진할 때 위쪽으로부터 접근한다.

다음 사항을 명심하면서 촉진한다:

- **높이의 차이:** 두덩결합의 양쪽 측면에 손가락을 배치한다. 양쪽 두덩결절은 같은 높이에 있다.
- **가동성의 대칭:** 위쪽에서 접근하여 두덩뼈의 오른쪽면과 왼쪽면에 집게손가락과 가운데손가락을 배치한다. 환자에게 오른쪽 다리와 왼쪽 다리를 교대로 아래쪽으로 쭉 뻗도록 주문한다. 환자가 이런 동작을 할 때 가동성의 대칭을 평가한다. 편측 막힘이 비대칭을 의미할 수 있다.
- **배곧은근의 닿는곳 지점에서 통증이 발생할 수 있다:** 배곧은근 섬유를 가로질러 촉진해 본다. 그리고 샅굴인대 쪽으로 계속 이동하면서 촉진한다.

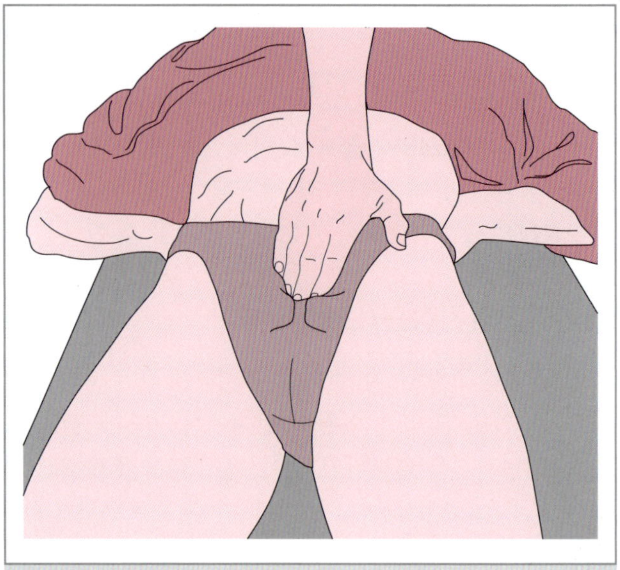

그림 8.20 두덩결절의 촉진

두덩뼈에서 벗어나면,
아래와 같은 근육의 이는곳을 촉진할 수 있다:

긴모음근(그림 8.21)

환자는 한쪽 발을 당겨 바닥에 세운 후 치료사 쪽으로 무릎을 기울인다. 환자가 그 다리를 모음 자세로 움직일 때 저항을 주면, 긴모음근은 허벅지 안쪽면에서 둥근 띠처럼 보이거나 촉진이 가능할 수 있다. 위두덩가지에서 이 근육을 촉진할 수 있다.

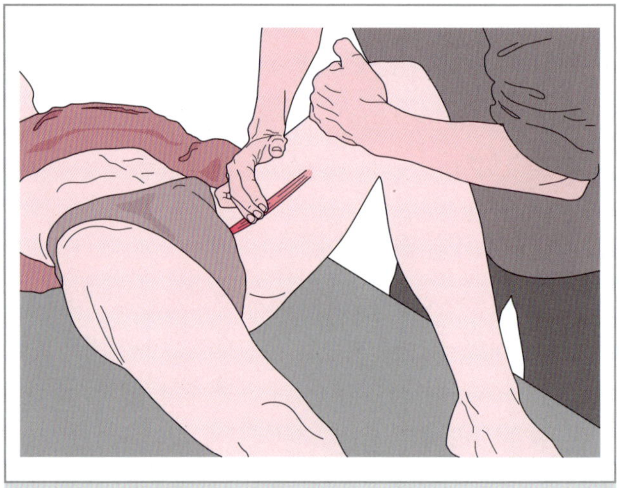

그림 8.21 긴모음근의 촉진

두덩정강근(그림 8.22)

두덩정강근은 긴모음근 이는곳의 바로 뒤아래쪽에서 시작한 후 아래쪽으로 주행한다. 이 근육이 무릎관절을 지나가는 유일한 모음근이기 때문에, 무릎을 굽힐 때 저항을 주어 다른 모음근과 구분할 수 있다.

짧은모음근(그림 8.22)

이 근육은 두덩정강근 이는곳의 뒤아래쪽에서 시작한다.

큰모음근(그림 8.22)

이것은 넓고 납작한 모양이기 때문에 촉진하기가 쉽지 않다. 큰모음근은 아래두덩가지와 궁둥뼈거친면에서 시작하고, 뒤넙다리근 바로 옆의 뒤안쪽에서 촉진될 수 있다.

안쪽넙다리삼각(그림 8.23)

넙다리빗근과 긴모음근은 안쪽넙다리삼각을 형성한다. 삼각형의 꼭지점은 아래쪽에 위치하고, 넙다리동맥이 삼각형을 양분한다. 가층으로 큰두렁정맥과 림프절이 안쪽넙다리삼각을 통과하고, 이것보다 깊은 곳에 엉덩두덩윤활주머니가 존재한다.

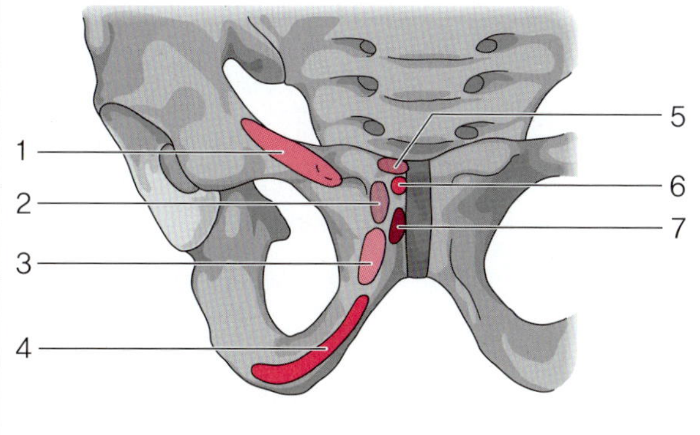

1 = 두덩근(Pectineus muscle)
2 = 긴모음근(Adductor longus muscle)
3 = 짧은모음근(Adductor brevis muscle)
4 = 큰모음근(Adductor magnus muscle)
5 = 배곧은근(Rectus abdominis muscle)
6 = 배세모근(Pyramidalis muscle)
7 = 두덩정강근(Gracilis muscle)

그림 8.22 두덩뼈에 있는 근육 이는곳의 촉진

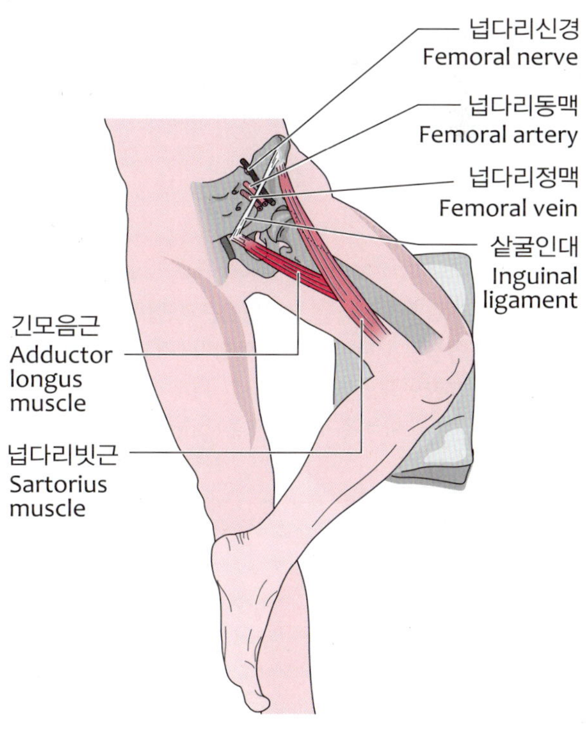

그림 8.23 안쪽넙다리삼각의 촉진

작은뼈돌기(그림 8.24)

작은뼈돌기를 촉진하려면, 무릎을 굽힘하고 가쪽돌림해야 한다. 안쪽 샅고랑에서 아래쪽으로 손의 폭 만큼 떨어진 넙다리뼈 지점에 4개의 손가락을 깊게 압박하여 작은뼈돌기의 엉덩허리근 닿는곳을 확인할 수 있다.

엉덩허리근을 수축시켜서 불룩하게 올라오는 지점의 넙다리뼈(작은뼈돌기)를 느껴본다.

덩치가 큰 사람의 경우에는 이런 촉진이 통증을 유발할 수 있기 때문에, 촉진의 가치가 없을 수 있다. 오히려 샅고랑 영역의 근육을 촉진하는 것이 더 좋을 수 있다.

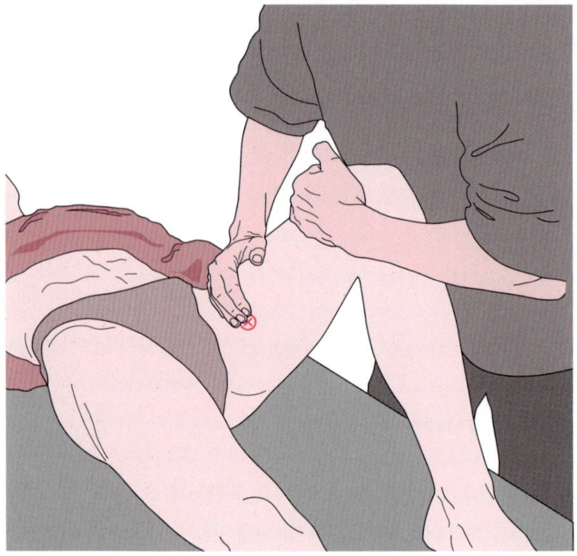

그림 8.24 작은뼈돌기의 촉진

넙다리곧은근(그림 8.25)

허벅지 근막을 이완하기 위해, 무릎을 지지할 수 있는 두꺼운 롤을 사용하고 엉덩관절을 굽힘해야 한다. 넙다리근막긴장근과 넙다리빗근이 방향을 잡는데 도움을 줄 수 있다. 넙다리곧은근은 넙다리근막긴장근과 넙다리빗근의 사이와 ASIS로부터 아래쪽으로 약 손가락 2개 또는 3개의 폭만큼 떨어진 지점에서 촉진될 수 있다.

촉진 지점을 확인하기 위해, 무릎을 폄함으로서 넙다리곧은근에 긴장을 주어야 한다. 무릎을 펴하는 이유는 엉덩관절 굽힘으로 인해 이 부위의 모든 근육이 긴장되어 촉진을 어렵게 만들기 때문이다.

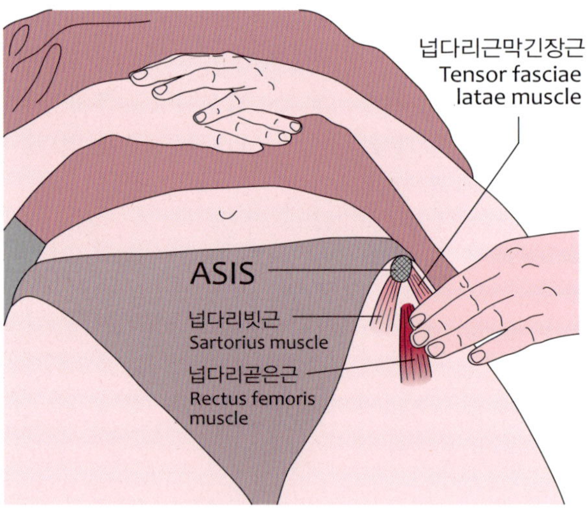

그림 8.25 넙다리곧은근의 촉진

임상 팁

허벅지의 가쪽 피부신경은 넙다리빗근과 넙다리근막긴장근에 의해 형성된 V자 공간을 주행한다. 가쪽 피부신경은 감각신경 분지이고, 만약 촉진이 너무 강하면, 가쪽 허벅지에서 무릎 아래쪽까지 작열통(burnning pain)을 초래할 수 있다.

넙다리동맥(그림 8.26)

넙다리동맥은 샅굴인대의 중간지점 밑을 지나간다. 촉진을 쉽게 하기 위해 다리를 약간 가쪽돌림시킨다. 가운데손가락과 반지손가락을 이용해 깊게 촉진한다.

두덩근(그림 8.27)

이 근육은 넙다리동맥보다 안쪽에 위치한다. 이것은 두덩뼈능선에서 두덩결절까지 이르는 넓은 이는곳을 가진다. 이 근육은 샅굴인대 뒤쪽의 깊은 곳에서 촉진될 수 있고, 모음에 저항을 주면 더 쉽게 촉진할 수 있다.

엉덩허리근(그림 8.28)

엉덩허리근은 샅굴인대 밑의 근육 공간 안에서 주행하고, 넙다리동맥보다 가쪽을 주행한다. 그리고 엉덩관절의 굽힘에 저항을 주면, 깊은 촉진을 명확하게 할 수 있다.

▷ **7.1 허리뼈와 배의 표식점 촉진을 참고하기 바란다.**

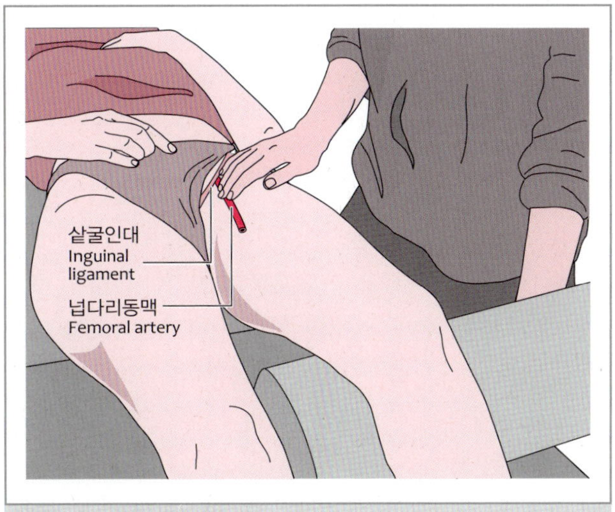

그림 8.26 넙다리동맥의 촉진

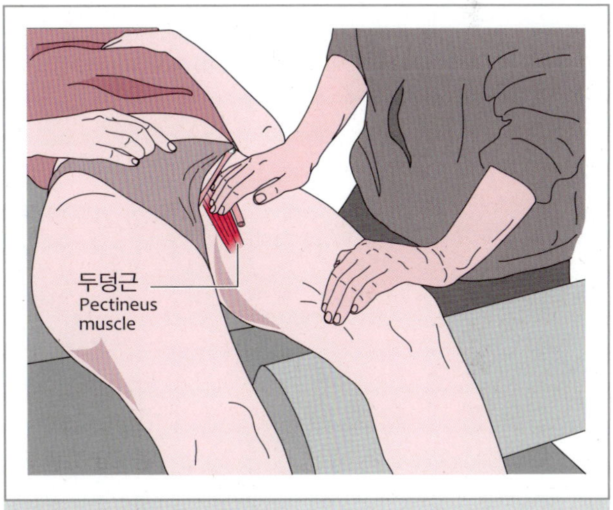

그림 8.27 두덩근의 촉진

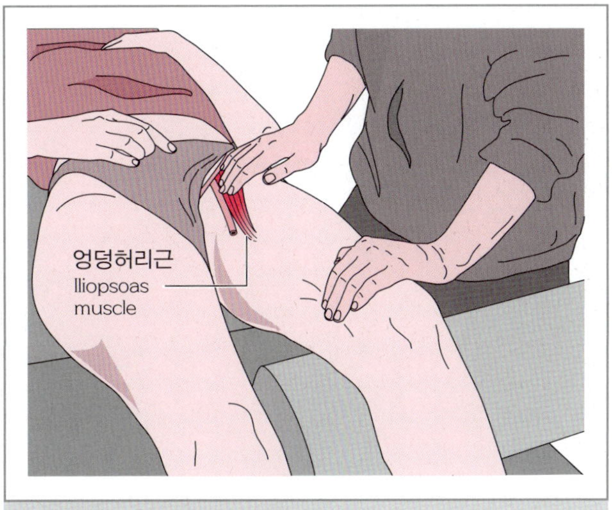

그림 8.28 엉덩허리근의 촉진

넙다리정맥(그림 8.29)

이것은 넙다리동맥보다 안쪽에 위치한다.

엉덩관절(그림 8.29)

넙다리뼈머리는 넙다리동맥 밑에 위치한다. 이것 때문에 맥박의 촉진이 잘 되어, 구조물의 위치와 방향을 결정짓는데 도움을 준다. 다리의 폄도 넙다리뼈머리의 위치를 찾는데 도움을 줄 수 있다. 왜냐하면, 샅고랑에 배치된 촉진 손가락에서 넙다리뼈머리가 앞쪽으로 회전하는 것이 감지된다.

림프절(그림 8.29)

얕은층 림프절은 샅고랑의 안쪽에 위치한다. 림프절의 크기 때문에, 그들은 앞뒤로 움직이는 작은 결절처럼 느껴질 수 있다.

병리

샅고랑 부위의 통증

샅고랑 부위의 통증에는 많은 원인이 있다:

비후된 림프절은 다리 또는 비뇨생식로의 염증을 의미할 수 있다.

연관통: 비뇨생식로의 장기가 샅고랑의 통증을 일으킬 수 있다. 여성의 장기 통증은 대개 월경주기와 관련이 있고, 반면 다른 장기는 산통을 일으키는 것 같다.

샅고랑 탈장과 넙다리 탈장은 샅고랑의 통증과 연결될 수 있다. 그들은 샅굴인대의 위쪽이나 아래쪽에서 발생하는 부종으로 감소될 수 있고, 기침할 때 커진다.

단일 신경가지의 압박이 혈종에 의해 일어날 수 있다. 신경 압박은 샅굴인대를 누르는 비만한 배 때문에도 일어날 수 있고, 신경을 손상시킨다. 이런 신경 압박은 다양한 종류의 수술 이후에 콩팥, 샅고랑 또는 엉덩 부위 등에서 발생할 수 있다.

허리신경얼기의 자극도 하나의 원인으로서 고려되어야 한다. 샅고랑 부위의 피부절은 T12–L1에 지배를 받는다.

혈관에 의한 통증은 스트레스 의존성 통증(**간헐적 파행**)이다.

두덩결절 쪽으로 방사하는 통증의 원인으로는, 장시간의 한발 서기 자세, 빈번한 미세손상, 배, 골반 또는 다리의 근불균형, 그리고 변화된 신체 정역학 등이 있다.

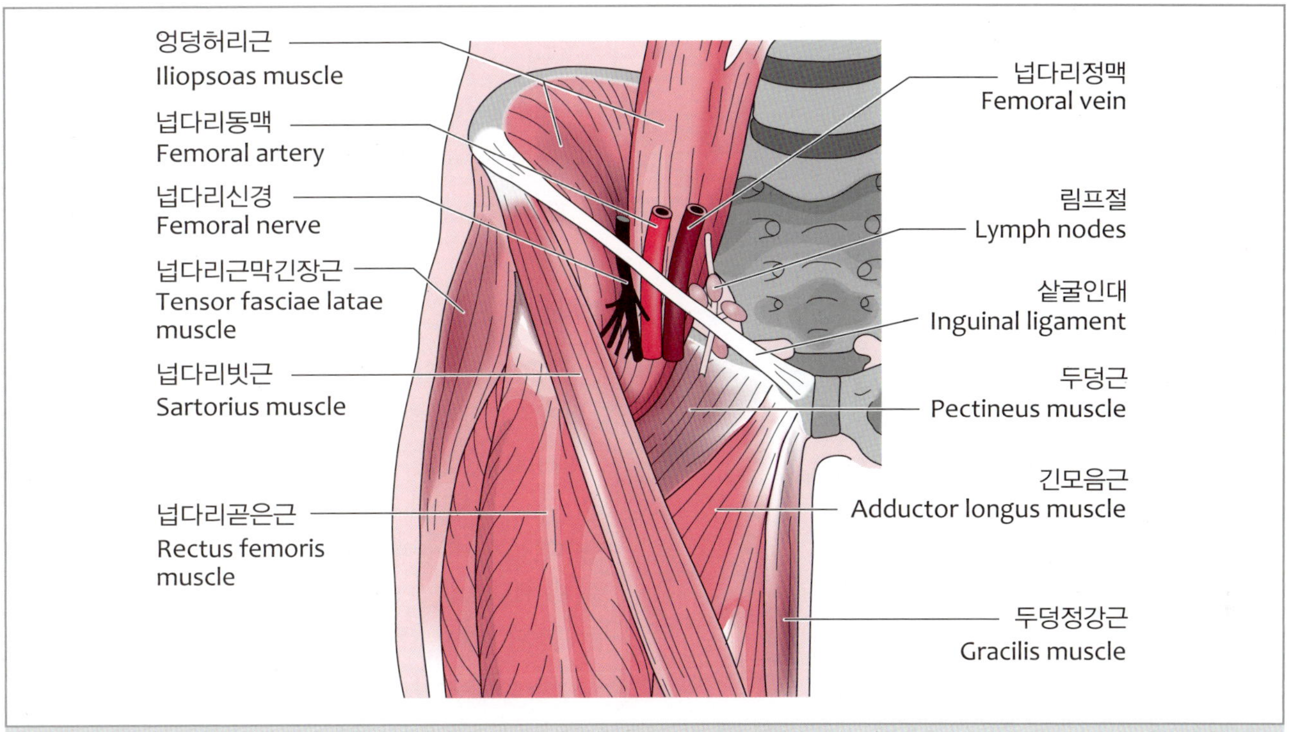

그림 8.29 샅고랑 안에 있는 구조물의 촉진

8.2 X선 영상과 CT 스캔

8.2.1 골반-다리 개요(선 자세의 앞뒤 촬영) (그림 8.30)

다음의 기준선은 다리길이 차이와 골반 경사를 결정하는데 이용된다. 기준선들은 서로에 대해 수직이나 수평을 이룬다.

- **넙다리뼈머리 기준선**: 양쪽 넙다리뼈머리의 위쪽면을 통과하는 선
- **엉덩뼈능선사이 기준선**: 양쪽 엉덩뼈능선의 가장 높이 지점과 L4 몸통을 통과하는 선
- **엉치뼈 레벨**: 엉치뼈 위쪽면을 통과하는 수평선
- **정중선**: 엉치뼈의 정중앙과 두덩결합을 통과하는 수직선

- **두덩결합**:
  - 계단 형성이나 가장자리 뼈가시가 없음
  - **두덩결합 너비**: 6㎜ 까지 정상
  - **관절공간**: 부드러운 경계

- **엉치뼈**: 4개 구멍 가장자리: 매끈하고, 양쪽 대칭
- **엉덩뼈**: 엉덩뼈날개의 대칭
- **넙다리뼈**: 공모양의 넙다리뼈머리
- **엉덩관절**: 매끈한 관절면과 4–5㎜의 관절공간
- **폐쇄구멍**: 약간 난원형이며 대칭적이어야 한다.

엉치엉덩관절

엉치엉덩관절의 복잡한 형태는 평가를 어렵게 만든다. 앞뒤면은 전체 형태의 작은 부위만 보여줄 수 있다.

엉치엉덩관절의 뒤쪽 부분은 측면 촬영을 할 때 더 잘 보인다. 즉, 매끈한 관절 형태와 약 3㎜의 관절공간을 보여준다. 중간 부분과 아래쪽 부분은 약 30°의 사선 촬영을 할 때 더 잘 보인다. CT와 MRI는 엉치엉덩관절의 형태를 더 잘 보여준다.

시작 자세: 넙다리뼈의 앞방향경사(anteversion)를 보상하기 위해 약 20° 안쪽돌림하고 선 자세를 취한다.

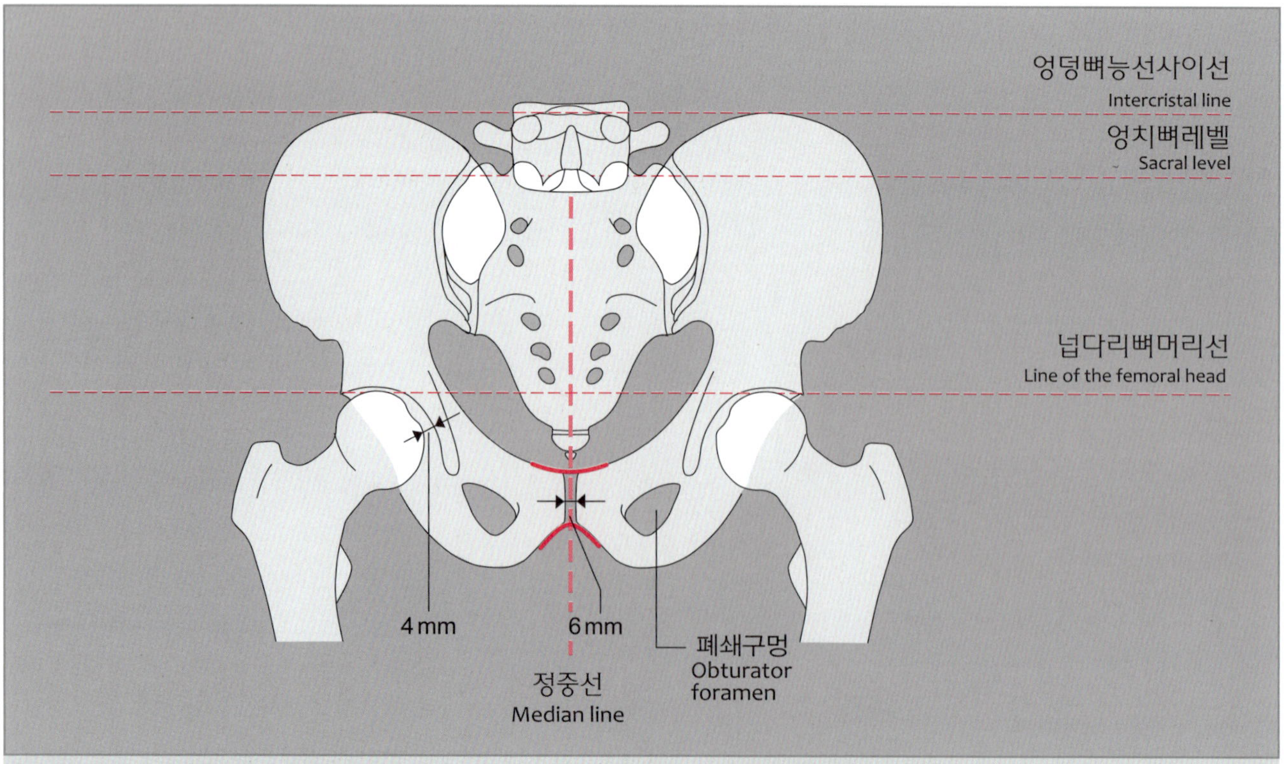

그림 8.30 앞뒤 촬영에서의 골반-다리 개요

넙다리뼈목의 축

넙다리뼈목의 축은 넙다리뼈머리의 중간지점을 통과하고, 넙다리뼈목의 윤곽으로부터 동일한 거리를 유지한다.

넙다리뼈몸통의 축

넙다리뼈몸통의 축은 넙다리뼈몸통의 골수강을 통과한다.

넙다리뼈목의 각도(CCD 각도: 그림 8.31)

머리–목–몸통(CCD)의 각도는 넙다리뼈목의 축과 넙다리뼈몸통의 축이 이루는 각도이다. 유아의 경우, 이 각도는 130°이다. 성인의 정상 수치는 125–130°이다. 이 각도는 연령(50–60세)이 높아짐에 따라 감소한다.

▷ **8.7.6 넙다리뼈 영역에서의 각도를 참고하기 바란다.**

절구의 입구면(그림 8.31)

절구지붕의 위쪽모서리에서, 절구의 아래쪽모서리까지 선을 긋는다. 이 선은 절구의 입구면을 나타내고, 수평선과 각을 이루어 가로 각도(transverse angle)를 형성한다. 신생아의 이 각도는 60°이고, 10세의 각도는 45–50°이고, 성인의 각도는 약 40°이다.

이 측정 각도가 항상 정확한 것은 아닌데, 그 이유는 골반돌림과 같은, 골반 자세의 변화가 골반 크기에 영향을 받기 때문이다. 만약 탈구나 이형성 변화가 의심된다면, 가짜 프로파일(faux profile), Lauenstein 투사, 그리고 폐쇄근 투사와 같은, 추가적인 투사 촬영이 관절의 여러 부분에 대해 더 높은 결과를 제공할 수 있다.

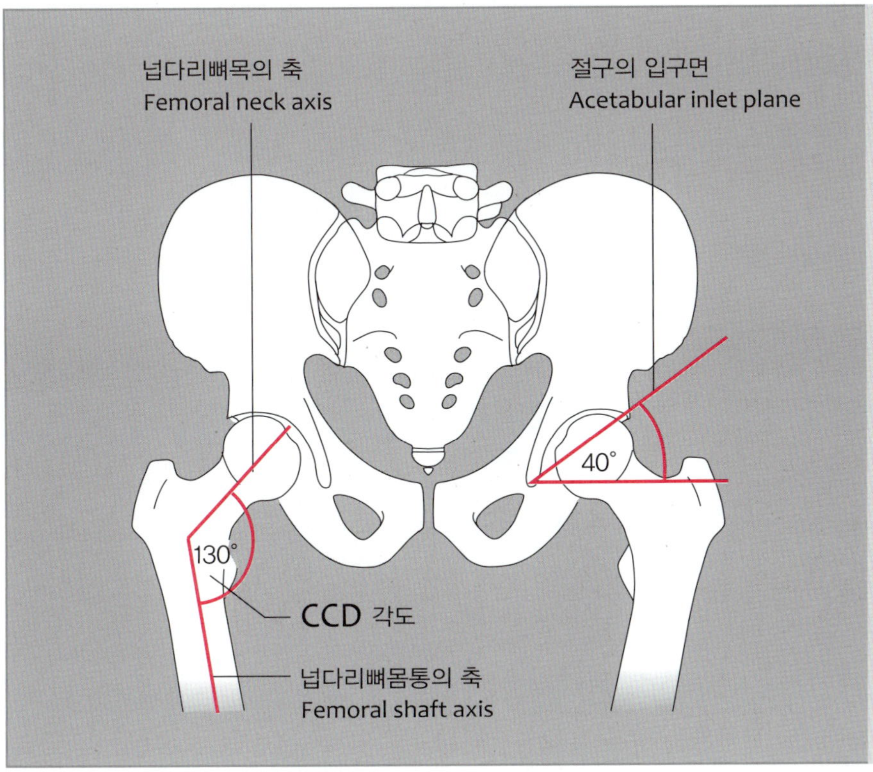

그림 8.31 절구의 입구면과 머리–목–몸통(CCD)의 각도

병리

엉덩관절의 퇴행성 관절염 (그림 8.32)

관절연골의 수축으로 인해 관절공간이 좁아짐

절구 주변에 뼈가시가 있음

넙다리뼈머리의 일치성 소실, 넙다리뼈머리의 붕괴가 초래될 수 있음.

낭포성 발광과 연골밑 낭포가 있는 연골밑 영역의 경화증

넙다리뼈머리끝분리증 (그림 8.33a)

뼈끝 판(epiphysial plate)이 넓어짐

넙다리뼈머리와 넙다리뼈목 사이에 어긋남이 발생함

Legg-Calvé-Perthes 질환 (그림 8.33b)

넙다리뼈목의 가쪽화를 통해 관절공간이 넓어짐

넙다리뼈목이 짧아진다.

마지막 단계: 넙다리뼈머리가 버섯 모양으로 변한다.

넙다리뼈목 각도(CCD 각도)의 변화 (그림 8.34)

밖굽이엉덩: CCD 각도가 135° 보다 커짐

- 뼈잔기둥의 방향 변화: 압박 부위의 뼈잔기둥 방향이 더욱 수직으로 변하고, 견인 부위의 뼈잔기둥도 수평 방향에서 수직 방향으로 변한다.

안굽이엉덩: CCD 각도가 120° 보다 작아짐

- 견인 부위의 뼈잔기둥과 압박 부위의 뼈잔기둥이 더욱 뚜렷해지는 것이 해면뼈의 특징이다. 압박 부위의 뼈잔기둥 방향은 넙다리뼈목의 안쪽면을 지나간다.

골절

안쪽 넙다리뼈목 골절: 관절주머니 안에서 골절의 틈이 발생한다.

가쪽 넙다리뼈목 골절: 골절선은 관절주머니 밖에서 발생하고, 큰뼈돌기 근처에서 일어난다.

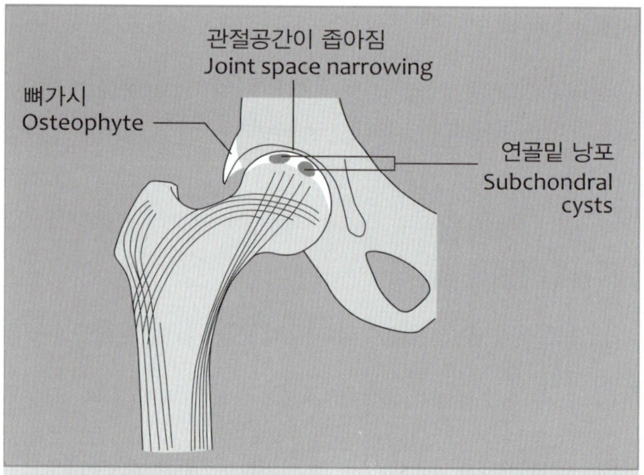

그림 8.32 엉덩관절의 퇴행성 골관절염

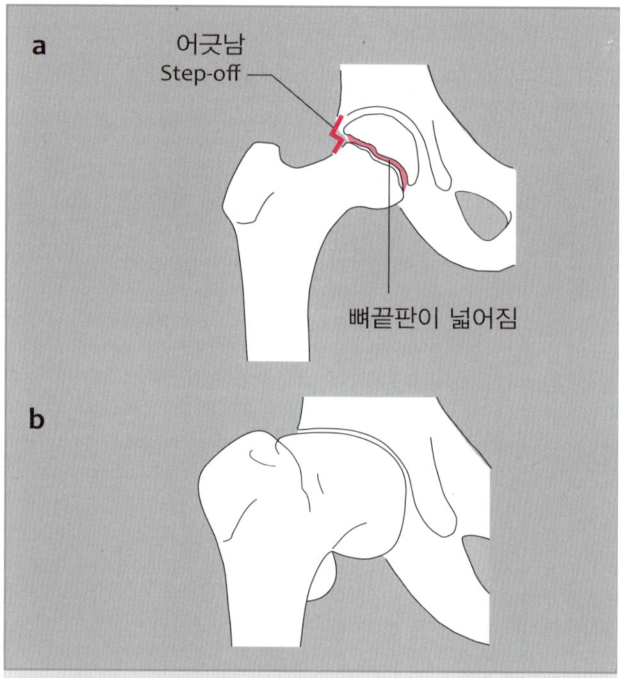

그림 8.33 (a) 넙다리뼈머리끝분리증. (b) Legg-Calvé-Perthes 질환의 마지막 단계

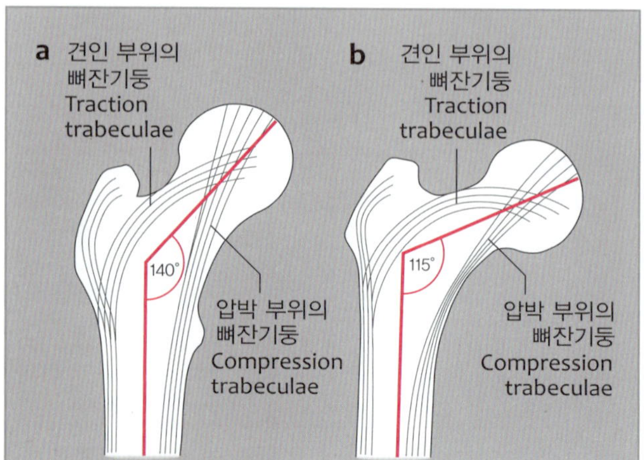

그림 8.34 (a) 밖굽이엉덩. (b) 안굽이엉덩

8.2.2 골반-다리 개요(선 자세에서의 측면 촬영)

정상 값(그림 8.35):

- L5는 마름모 모양이고, 뒤쪽이 더 낮아진다.
- 엉치뼈바닥 각도는 엉치뼈바닥을 지나가는 선과 수평선 사이의 각도이다. 정상: 45°
- 주요 하중 효과는 엉치뼈바닥의 뒤쪽 부분에서 일어난다.
- 엉덩관절 가로축은 엉치뼈곶 보다 앞쪽에 위치한다.
- 좌우 ASIS와 두덩결합의 위쪽 가장자리는 동일 시상면 상에 위치한다.
- 엉치-꼬리 각도: 약 10–30°
- 골반경사각도는 골반입구의 면과 수평선이 이루는 각도이다. 정상: 50–60°

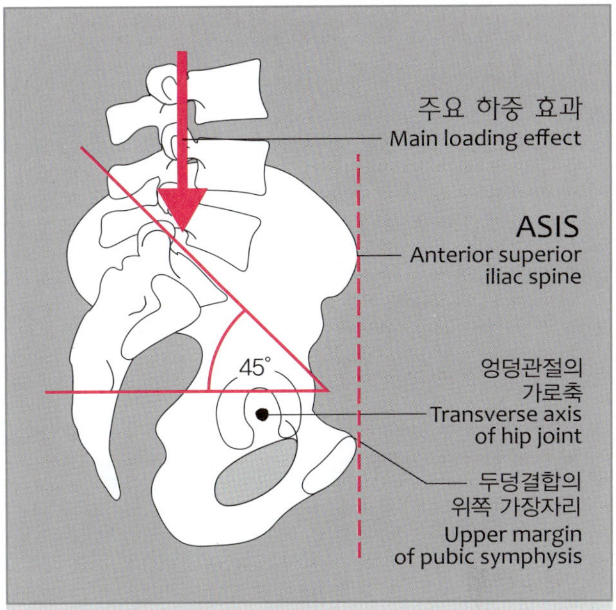

그림 8.35 가쪽면에서 본 골반

병리

일어선 골반 (그림 8.36a)

이런 형태의 골반은 큰 마모가 5번째 허리뼈척추사이원반에서 일어난다.

엉치뼈곶이 양쪽 엉덩뼈능선 사이에서 높게 위치한다.

엉치뼈바닥 각도가 45° 보다 작아지는데, 그 이유는 엉치뼈가 수직 자세 쪽으로 변하기 때문이다.

허리뼈 앞굽음이 감소된다.

주요 하중 효과가 L5–S1의 중간지점에서 일어난다.

엉덩관절의 가로축이 엉치뼈곶보다 앞쪽에 위치한다.

두덩결합의 위쪽 가장자리에 비해 양쪽 ASIS가 뒤쪽에 위치한다.

누운 골반 (그림 8.36b)

나쁜 하중 효과 때문에 엉덩관절이 심하게 손상될 수 있다. 이로 인해 엉덩관절의 퇴행성 관절염이 초래될 수 있다.

엉치뼈곶이 골반 깊숙한 곳에 위치한다.

5번째 허리뼈와 원반이 쐐기모양으로 변한다.

허리뼈 앞굽음이 증가된다.

엉치뼈바닥 각도가 45° 보다 커지는데, 그 이유는 엉치뼈가 수평 자세 쪽으로 변하기 때문이다.

주요 하중 효과가 L5–S1의 후관절, SIJ, 엉덩관절에서 일어난다.

두덩결합의 위쪽 가장자리에 비해 양쪽 ASIS가 앞쪽에 위치한다.

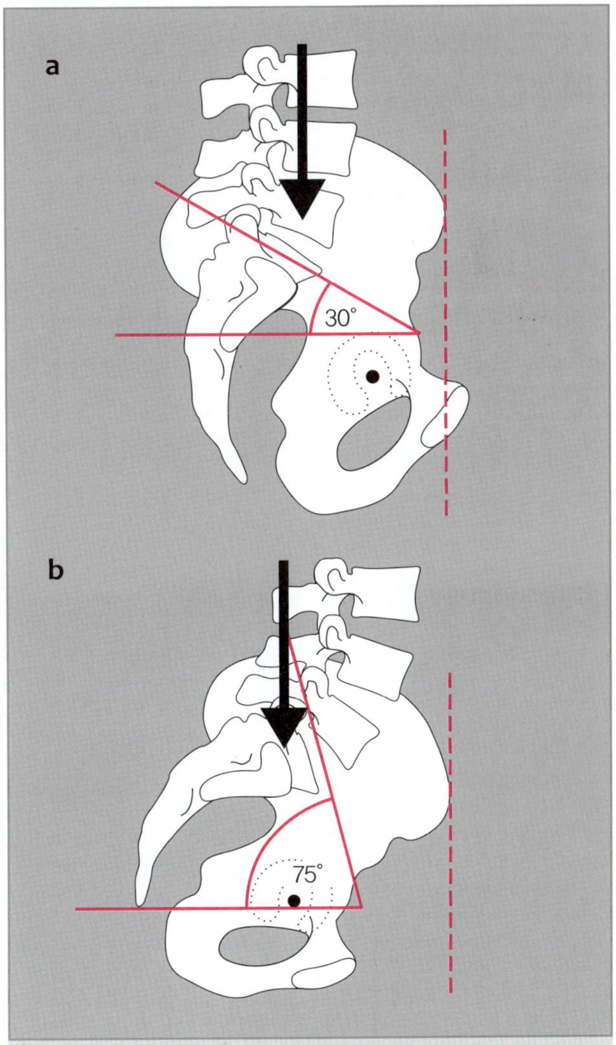

그림 8.36 (a) 일어선 골반(뒤쪽경사) (b) 누운 골반(앞쪽경사)

8.2.3 엉덩관절 이형성증과 탈구를 결정하는 라인과 각도

초음파는 영아의 골반 변형을 확인하는 방법으로 인정되었다. 생후 3개월 이후부터 X 선이 이용될 수 있는데, 그 이유는 이 시점 부터 골화가 뚜렷해져 진단에 도움을 주기 때문이다.

중심-테두리 각(그림 8.37a)

넙다리뼈머리 위에 있는 절구 지붕은 중심-테두리 각의 도움으로 평가될 수 있다. 중심-테두리 각도는 넙다리뼈머리의 중심을 통과하는 수직선과 넙다리뼈머리의 중심에서 가쪽 절구 가장자리를 잇는 선이 이루는 각도이다.

10-13세의 정상 수치는 20°이고, 14세 이상의 정상 수치는 25°이다. 수직선은 항상 다른 선보다 안쪽에 위치해야 한다. 만약 이 각도가 정상 보다 작으면, 엉덩관절의 이형성증을 의심해야 한다.

절구각도(그림 8.37a)

절구각도는 넙다리뼈머리 위의 절구 지붕이 부족한지를 결정하는데 도움을 줄 수 있다. 이 각도는 절구의 양쪽 삼방연골(triradiate cartilage)의 위쪽면을 연결하는 선과 절구 지붕을 따라 심방연골로 연장되는 선이 이루는 각도이다.

신생아의 정상 수치는 29°이고, 3-4세의 정상 수치는 15°이고, 15세 이상의 정상 수치는 10° 미만이다.

Ombrédanne 십자(그림 8.37b)

- Hilgenreiner 라인: 양쪽 삼방연골의 위쪽 가장자리를 잇는 선. 이것은 십자의 가로 선이다.
- Perkin 라인: 절구 지붕의 가쪽면을 통과하는 수직 선.

이들 선은 십자 형태를 그려 4개의 사분원을 형성한다. 아탈구가 발생했는지를 알아보기 위해, 넙다리뼈머리 골화 중심이 어느 사분원에 위치하는지를 결정해야 한다.

정상: 골화 중심은 안쪽 아래쪽 사분원에 위치한다. 만약 골화 중심이 가쪽 아래쪽 사분원에 위치하면 엉덩관절이 아탈구된 것이고, 반면 위쪽 가쪽 사분원에 위치하면 탈구된 것이다.

Ménard-Shenton 라인(그림 8.37b)

이 선은 넙다리뼈목의 안쪽 윤곽과 두덩뼈의 폐쇄능선으로 이루어진 매끈한 원호를 그려야 한다. 만약 넙다리뼈머리가 탈구되거나 CCD 각도가 변화되면, 원호에 계단이 형성되거나 틈이 발생한다.

> **병리**
>
> **엉덩관절 이형성증**
>
> 엉덩관절 이형성증의 경우, 절구가 손상된다. 절구각도가 정상보다 더 커지고, 넙다리뼈머리를 덮는다. 넙다리뼈머리는 위쪽, 가쪽 또는 뒤쪽으로 탈구될 수 있다.
>
> 이런 변화는 넙다리뼈목의 앞방향경사와 결합되어 매우 흔하게 발견된다.

▷ 8.2.4 Rippstein Ⅱ 촬영면을 참고하기 바란다.

> **임상 팁**
>
> 다음의 신체검진 소견은 엉덩관절 이형성증을 의미한다:
>
> 침범된 다리로 페달 동작을 할 수 없다; 침범된 다리가 짧아진다.
>
> 허벅지와 엉덩이의 주름이 비대칭이다.
>
> 벌림이 제한된다.

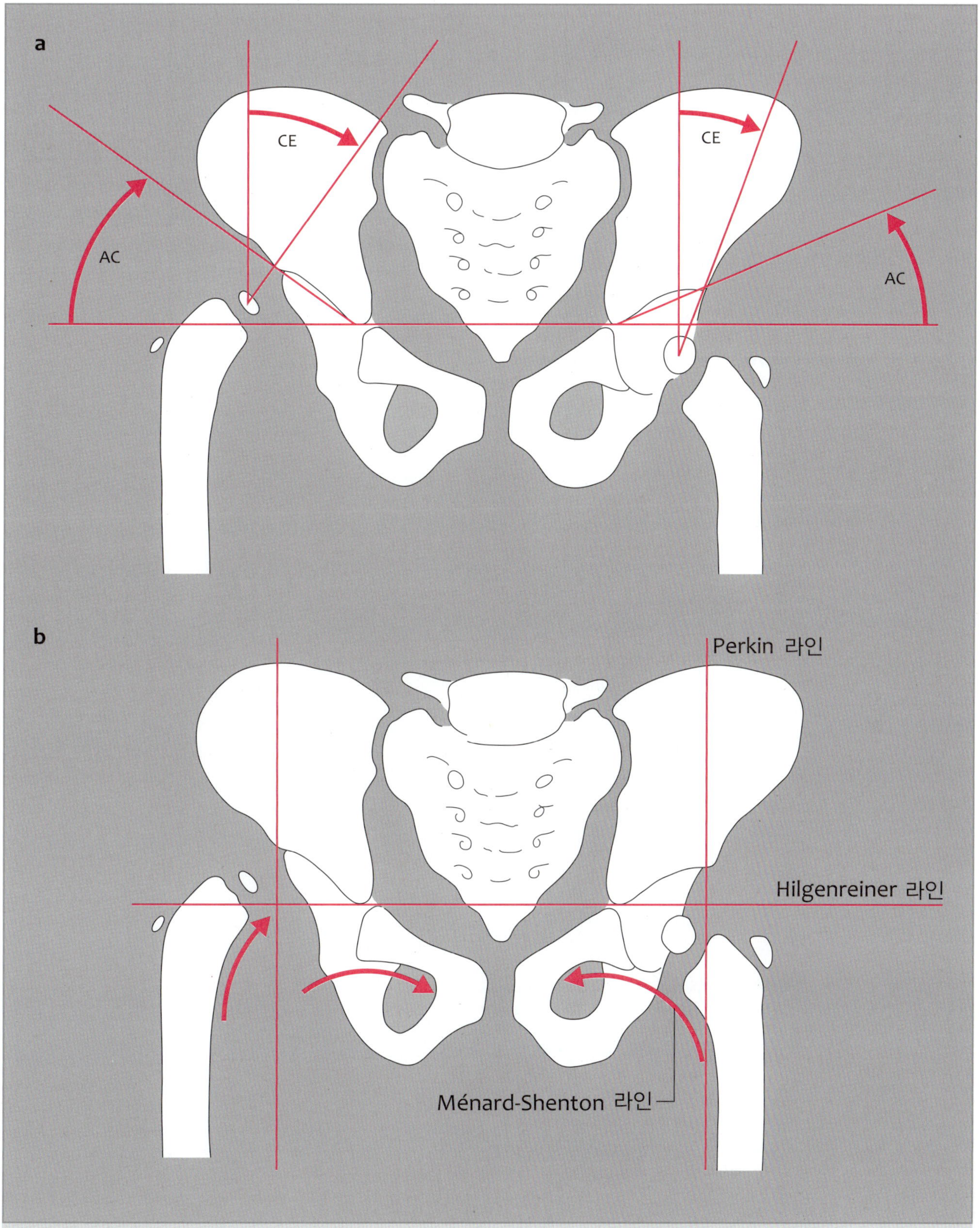

그림 8.37 (a) 중심-테두리 각(CE)과 절구 각도(AC). 왼쪽 엉덩관절: 정상이고, 오른쪽 엉덩관절은 이형성증이다. (b) **Ombrédanne** 십자와 **Ménard-Shenton** 라인. 왼쪽 엉덩관절은 정상이고, 오른쪽 엉덩관절은 탈구된 것이다.

8.2.4 Rippstein Ⅱ 촬영면 (그림 8.38a)이다.

넙다리뼈의 앞방향경사 각도(그림 8.38b)

수평면으로 투사했을 때, 넙다리뼈목의 축은 넙다리뼈융기의 가로축과 각을 형성한다. 신생아의 경우, 이 각도는 약 30–40° 정도이고, 성장함에 따라 각도가 감소한다. 즉, 10세의 각도는 약 25°이고, 성인의 각도는 12°이다.

넙다리뼈의 앞방향경사(AV 각)를 보기 위해, 방사선 촬영기사는 특별한 환자 자세를 필요로 한다: 엉덩관절을 90° 굽힘하고, 20°벌림하는 자세.

예각을 결정하기 위해, 변환표를 찾아봐야 한다.

병리

넙다리뼈목의 앞방향경사

만약 앞방향경사가 너무 크다면, 예로 25° 앞방향경사를 가진 채 성장이 멈추었다면, 넙다리뼈머리가 절구로부터 너무 앞쪽으로 이동하게 되고, 이것은 주로 가쪽돌림과 연관된다. 이와 반대로, 안쪽돌림은 넙다리뼈머리를 중심쪽으로 이동시킨다. 이런 보상작용은 안쪽돌림을 하고 보행할 때 일어난다.

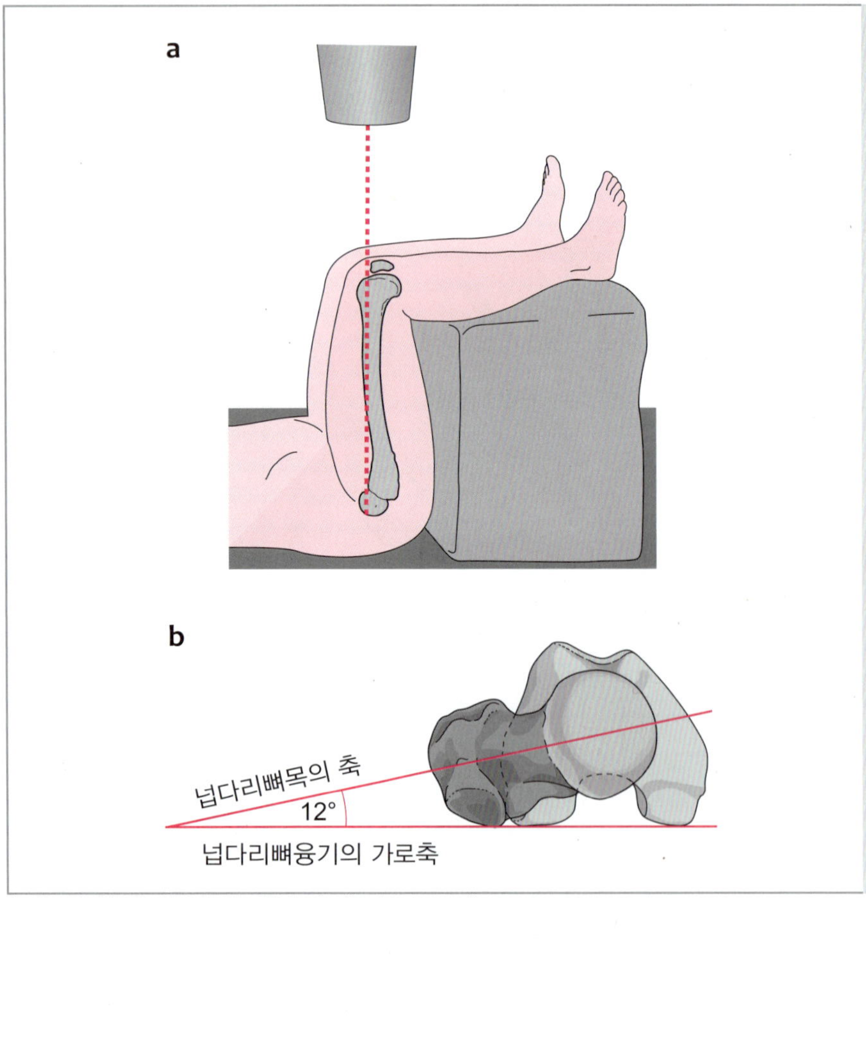

그림 8.38 (a) Rippstein II 촬영면. (b) 앞방향경사각

8.2.5 컴퓨터단층촬영(CT)

CT 스캐닝은 횡단면 영상을 보여줄 수 있다.
여러 가지 밀도 장치를 이용하여, 물렁조직과 뼈를 볼 수 있다.

앞방향경사 각도(그림 8.39)

횡단면에서 절구의 앞방향경사 각도(**절구가 앞쪽으로 열리는 각도**)를 볼 수 있다. 앞방향경사 각도는 넙다리뼈머리의 앞쪽 덮힘에 대한 정보를 제공한다. 이 각도는 절구의 앞쪽 가장자리와 뒤쪽 가장자리의 접선과 절구 뒤쪽 가장자리의 시상축 사이의 각도이다.

정상 수치는 10–15°이다. 그래서 절구의 접선은 항상 시상축보다 안쪽에 위치해야 한다.

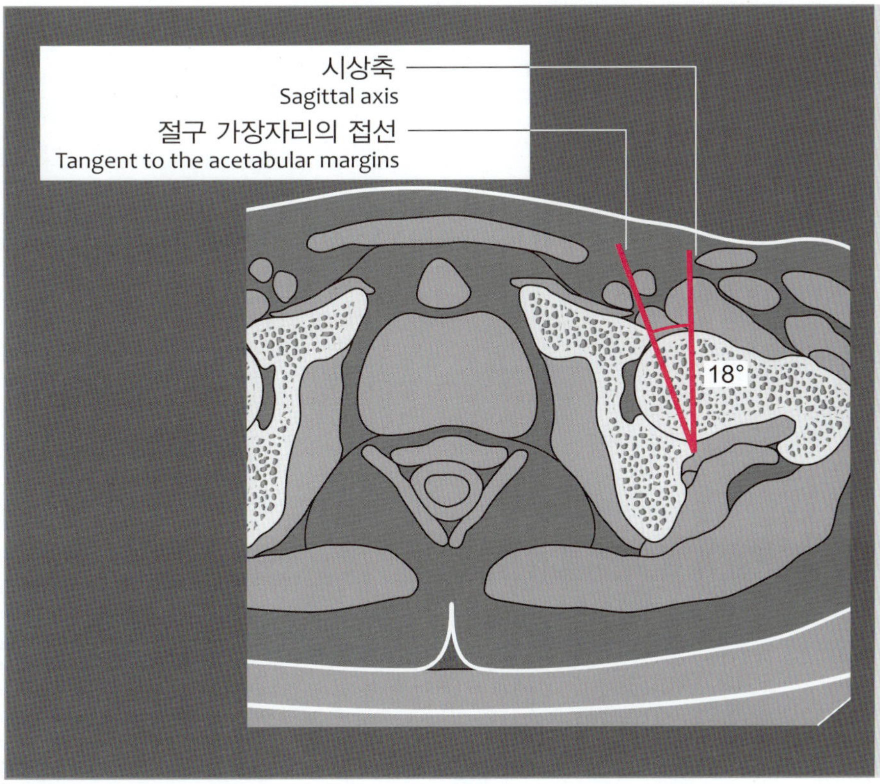

그림 8.39 앞방향경사각

8.3 골반고리(Pelvic Ring)

8.3.1 골반의 뼈구조물

골반고리는 척주와 다리 사이에서 작용하는 뼈의 고리이다. 골반고리는 척주를 지지하고, 다리 위에 놓여 있다.

골반은 2개의 볼기뼈와 1개의 엉치뼈로 구성되어 있다. 볼기뼈는 엉덩뼈, 궁둥뼈 및 두덩뼈로 구성된다.

이들 뼈는 엉덩관절의 오목한 소켓 내에 있는 3개 뼈 사이의 틈을 메우는 **Y자** 연골인 삼방연골에서 합쳐진다. 이 삼방연골은 대개 16세 쯤에 골화된다.

골반은 큰골반과 작은골반으로 나누어진다. 엉치뼈곶에서 두덩결합의 위쪽가장자리로 이어지는 분계선(linea terminalis)에 의해 큰골반과 작은골반이 나누어진다.

엉덩뼈(그림 8.40–그림 8.42)

엉덩뼈는 엉덩뼈날개와 엉덩뼈몸통으로 구성된다.

엉덩뼈 날개

볼기 표면(Gluteal Surface)

- 이것은 엉덩뼈의 가쪽면이다.
- 이것은 볼기근육을 위해 이는곳으로 작용하는 여러 개의 능선을 가지고 있다.
  - **아래쪽 볼기선:** 절구의 위쪽
  - **앞쪽 볼기선:** 중간 영역 안에서
  - **뒤쪽 볼기선:** 볼기 표면의 뒤쪽 영역 안에서

엉덩뼈능선

- 이것은 위쪽으로 휘어진 원호처럼 엉덩뼈의 경계를 형성한다.
- 엉덩뼈능선의 위쪽 면에는 3개의 능선이 있다.
  - **가쪽 입술:** 넓은등근과 중간볼기근의 이는곳이고, 배바깥빗근의 닿는곳이다.
  - **중간 영역:** 배속빗근의 이는곳
  - **안쪽 입술:** 배가로근 아래쪽 부분의 이는곳이고, 허리네모근의 닿는곳이다.

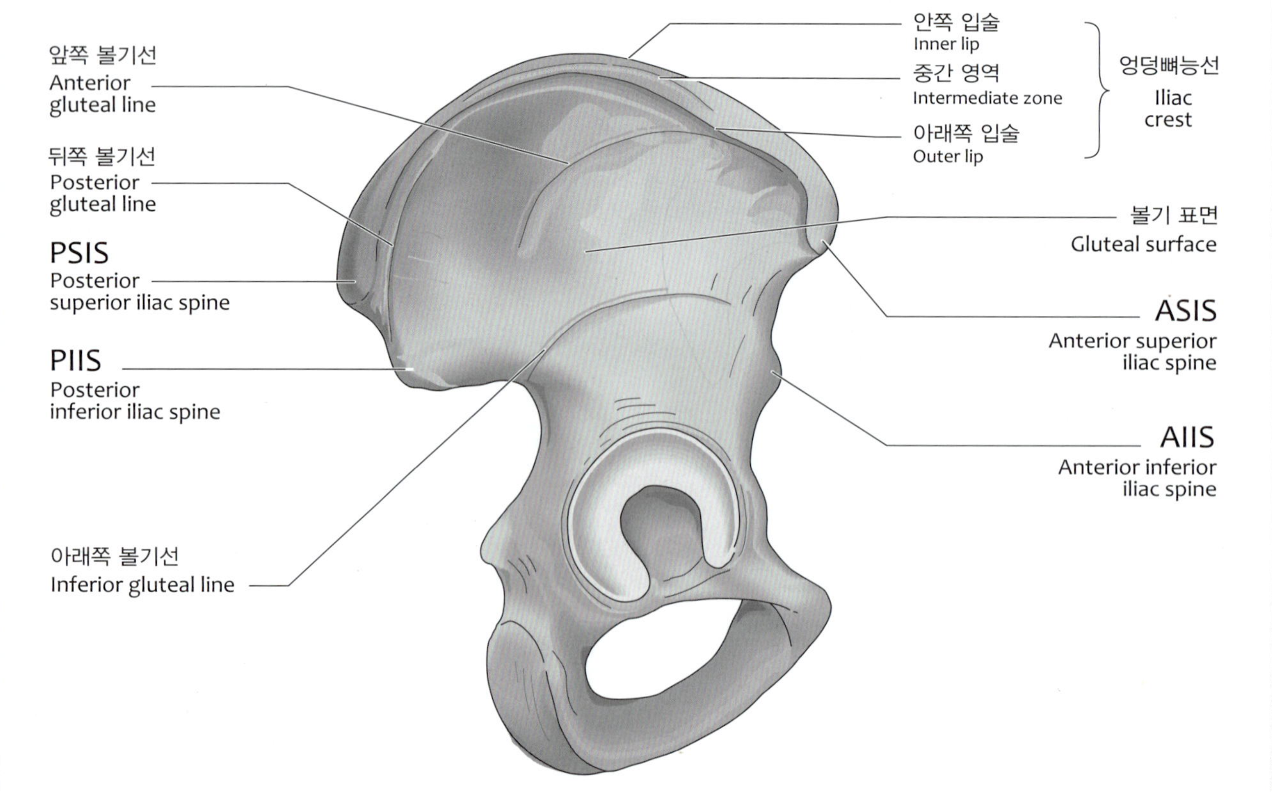

그림 8.40 엉덩뼈(가쪽면)

- ASIS: 이것은 엉덩뼈능선의 앞쪽끝이고, 여러 구조물의 이는곳이다. 넙다리빗근이 ASIS로부터 아래쪽으로 주행하고, 넙다리근막긴장근이 ASIS 보다 약간 가쪽에서 시작한다. 그리고 ASIS 끝에서 샅굴인대가 안쪽으로 주행한다.
- **샅굴인대**: 이것은 두덩결절의 방향으로 주행하고, 일부는 약간 넓은 곳인 두덩가지로 향한다. 이것은 레트로인귀이널 스페이스(retroinguinal space) 위를 지나간다. 배근육이 위쪽과 가쪽 방향에서 샅굴인대 안으로 주행하고, 허벅지 근막이 아래쪽 방향에서 샅굴인대 안으로 주행한다.
- AIIS: 이것은 ASIS보다 아래쪽으로 약 2 ㎝ 떨어진 지점에 위치한다. 넙다리곧은근이 여기에서 시작한다.
- **근육공간**: 샅굴인대와 위두덩가지와 함께, 엉덩뼈의 앞쪽면이 터널을 형성한다. 이 터널은 칸사이근막활(iliopectineal arch)인 근막 밴드에 의해 2개의 공간으로 나누어진다. 다음의 구조물들이 가쪽 공간인 근육공간을 통과한다: 엉덩허리근과 허벅지가쪽피부신경이 위가쪽 영역을 통과하고, 넙다리신경이 안쪽 영역을 통과한다. 엉덩허리근볼기 윤활주머니가 근육공간의 아래쪽 영역에 위치한다(**그림 8.41**).
- **혈관공간**: 림프절과 함께 넙다리동맥과 넙다리정맥이 혈관공간을 통과한다. 샅굴인대에서 펼쳐나온 섬유로 형성된 갈고리인대(lacunar ligament)가 안쪽 경계를 형성하고, 칸사이근막활이 가쪽 경계를 형성한다(**그림 8.41**).
- **샅굴관**: 이것은 배바깥빗근의 널힘줄에 의해 앞쪽으로 형성되고, 배가로근에 의해 위쪽으로 형성된다. 샅굴관은 약 5 ㎝의 길이를 가지고 있고, 정삭(spermatic cord)이나 자궁의 둥근인대로 주행한다.
- 엉덩뼈능선의 뒤쪽 끝: PSIS(**그림 8.42**)
- PIIS는 PSIS보다 아래쪽으로 손가락 3개의 폭만큼 떨어져 위치한다.

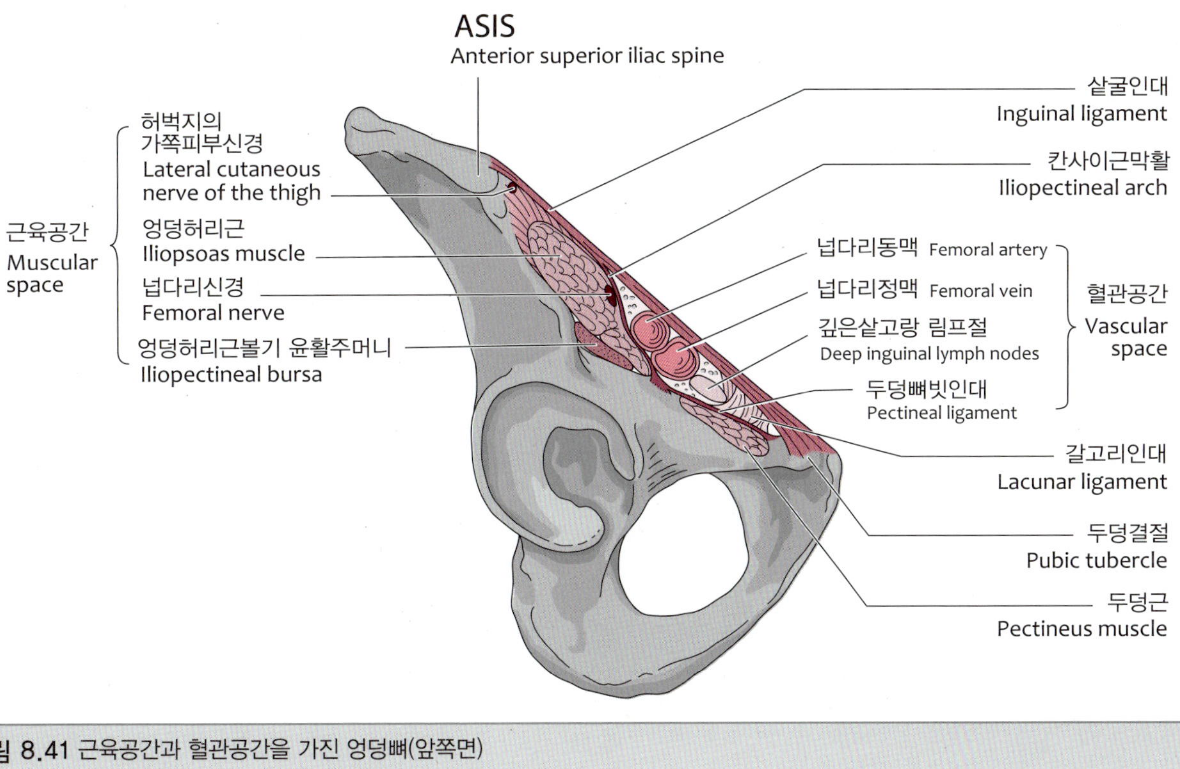

그림 8.41 근육공간과 혈관공간을 가진 엉덩뼈(앞쪽면)

안쪽엉덩뼈오목

- 이것은 엉덩뼈의 안쪽면에 있는 함몰 부위로서, 엉덩근의 이는곳으로 작용한다.
- SIJ의 귀모양 관절면은 뒤아래쪽에 위치한다.
- 엉덩뼈거친면: 이것은 짧은 뒤쪽 인대의 닿는곳을 위해 귀모양 관절면보다 위쪽과 가쪽에 위치한다.

엉덩뼈몸통(그림 8.42)

- 이것은 절구의 지붕을 형성한다.
- 활꼴선(arcuate line)은 엉덩뼈몸통과 엉덩뼈날개 사이의 경계를 형성한다. 이것은 큰골반과 작은골반을 나누는 분계선(linea terminalis)에 해당한다.

궁둥뼈(그림 8.43)

궁둥뼈몸통

- 이것은 절구의 뒤쪽 부분을 형성한다.
- 이것은 폐쇄구멍의 뒤쪽 경계이다.

궁둥뼈가시

- 이것은 궁둥뼈몸통의 뒤쪽에 위치하고, 위쌍둥이근과 엉치가시인대의 이는곳으로 작용한다.
- **작은궁둥뼈패임**은 궁둥뼈가시보다 아래쪽에 위치하고, 연골로 덮여 있다. 그리고 속폐쇄근을 위한 하이포모클리온(hypomochlion)으로 작용한다.
- **큰궁둥뼈패임**은 궁둥뼈가시 보다 위쪽에 위치한다.

궁둥뼈거친면

- 궁둥뼈거친면의 아래쪽면은 뒤넙다리근과 큰모음근의 이는곳이다.
- 여기로부터 엉덩결절인대가 엉치뼈 쪽으로 위안쪽 방향으로 주행한다.

궁둥가지

이것은 폐쇄구머의 아래쪽 경계를 형성한다.

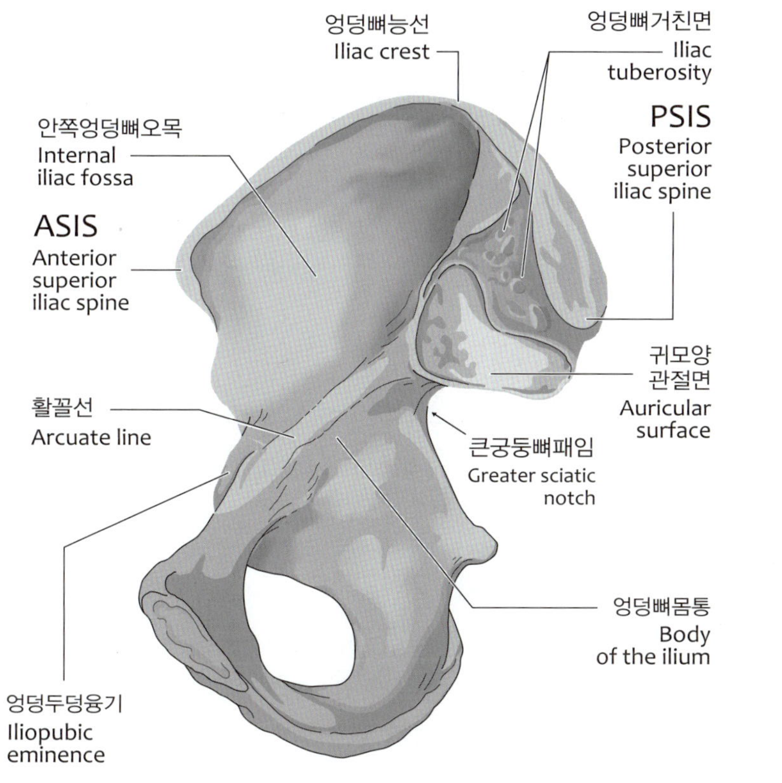

그림 8.42 엉덩뼈(안쪽면)

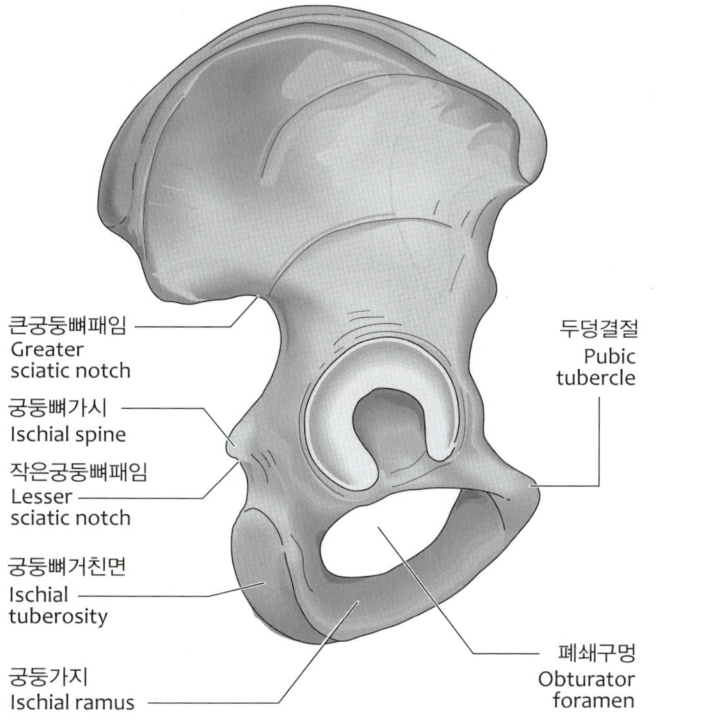

그림 8.43 궁둥뼈(가쪽면)

두덩뼈(그림 8.44)

두덩뼈몸통

- 두덩뼈몸통은 절구의 앞쪽 부분을 형성한다.
- 이것은 두덩결절을 형성한다.
- 이것은 엉덩두덩융기에서 위두덩가지로 들어간다.

위두덩가지

- 이것은 폐쇄구멍의 위쪽 경계면을 형성한다.
- 위쪽 가장자리가 두덩뼈빗(pecten pubis)으로 튀어나와 있다; 이것은 두덩근의 이는곳이다.
- 이것은 활꼴선(arcuate line) 안으로 합병된다.

폐쇄능선

이것은 뼈 능선으로서 두덩결절에서 절구패임의 앞쪽 가장자리까지 이른다.

폐쇄고랑

- 이것은 폐쇄능선 아래에 있는 고랑이다.
- 이것은 폐쇄관의 위쪽 경계를 형성한다.
- **폐쇄관**: 길이는 약 3 ㎝ 정도이고, 뒤쪽에서 위가쪽으로 주행한다. 폐쇄신경과 폐쇄혈관이 이것을 통과하고, 폐쇄관의 지방 몸통은 결합조직과 지방의 쿠션을 형성한다.

아래두덩가지

- 이것은 안쪽에서 두덩결합면을 형성한다.
- 이것은 폐쇄구멍의 아래쪽 경계를 형성하고, 궁둥가지와 연결한다.

두덩활/두덩밑각

여성의 경우, 아래두덩가지와 두덩결합이 90–100°의 각도를 이루는 활(**두덩활**)을 형성한다.

남성의 경우, 두덩밑각이 형성되며, 약 70°을 이룬다.

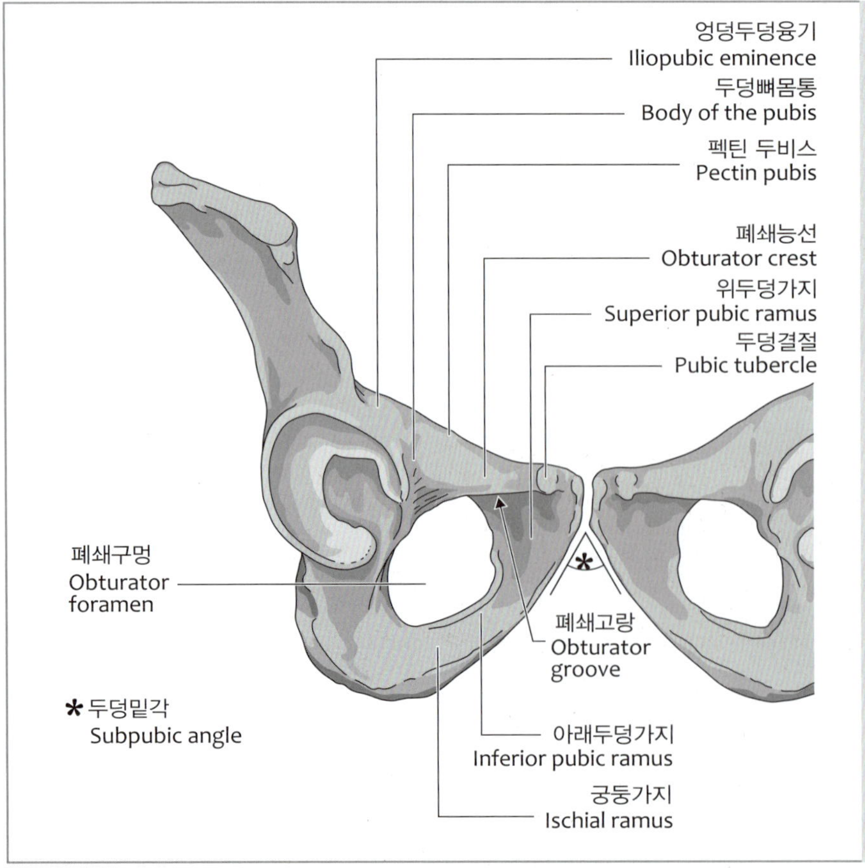

그림 8.44 두덩뼈 (앞쪽면)

폐쇄막(그림 8.45)

- 폐쇄막은 폐쇄구멍을 덮는다.
- 이것은 타이트한 결합조직으로 구성되며, 여러 개의 층과 다양한 방향으로 짜여져 있다.
- 여기에는 혈관과 신경을 위한 여러 개의 틈이 뚫여 있다.
- 폐쇄막은 골반바닥근을 위한 닿는곳으로 작용하고, 폐쇄근을 위한 이는곳으로 작용한다.

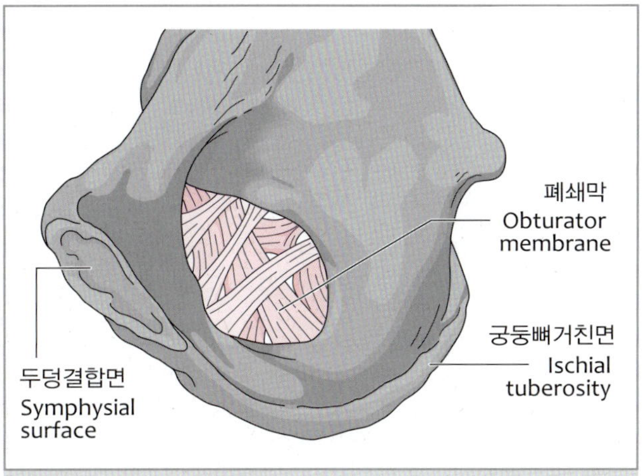

그림 8.45 폐쇄막(안쪽면)

엉치뼈(그림 8.46-그림 8.49)

- 진화 과정에서, 5개의 척추뼈가 하나의 뼈로 융합된다.
- 엉치뼈는 쐐기 형태이고, 위쪽 끝단이 두껍고 넓은 편이고, 아래쪽 끝단이 얇고 좁은 편이다.
- 엉치뼈는 바깥쪽으로 향하는 볼록한 만곡 (S3 레벨에서 만곡의 꼭대기를 가진)을 가지고 있다.

엉치뼈바닥(그림 8.46)

- 엉치뼈바닥은 엉치뼈의 위쪽 끝단이다; 앞쪽 부분이 엉치뼈곶을 형성하기 위해 가쪽으로 튀어나와 있다.
- 이것은 마지막 척추원반에 의해 L5 척추뼈에 연결되어 있다.
- 한쌍의 위쪽관절돌기는 위쪽 방향으로 뻗어서, L5와 관절을 이룬다.

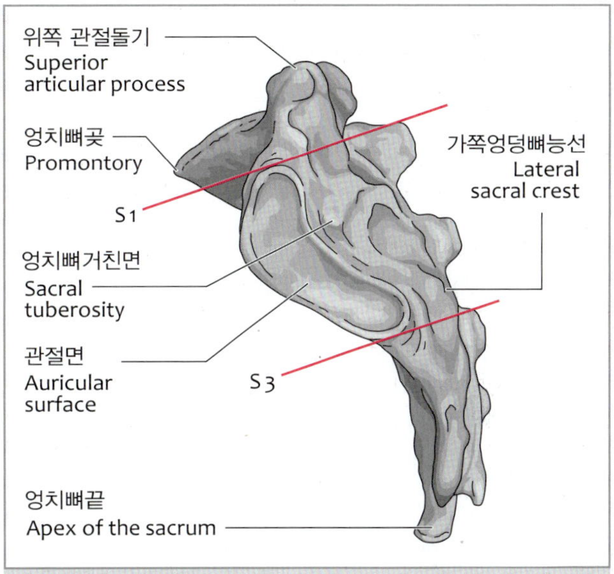

그림 8.46 엉치뼈(가쪽면)

엉치뼈꼭대기(그림 8.46)

- 이것은 엉치뼈의 뾰족한 아래쪽 끝단이다.
- 엉치뼈꼭대기는 좁은 원반을 통해 꼬리뼈와 연결된다.

엉치뼈의 바깥면(그림 8.47)

- 엉치뼈의 바깥면은 세로 방향으로 배열된 능선을 가지고 있다:
  - 중앙엉치뼈능선: 가시돌기에 해당한다.
  - 2개의 중간엉치뼈능선: 관절돌기의 융합으로부터 시작된다.
  - 2개의 가쪽엉치뼈능선: 더부돌기가 존재한다.

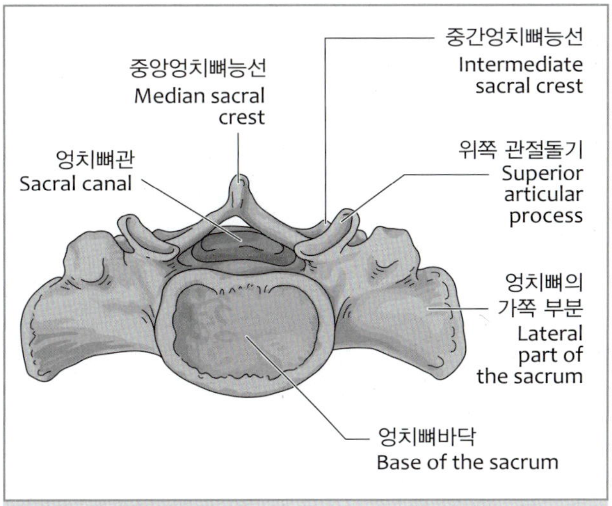

그림 8.47 엉치뼈(위쪽면)

- **엉치뿔(그림 8.48)**
  - 엉치뿔은 가쪽으로 튀어나와 있고, 엉치관의 뒤가쪽 끝단을 형성한다.
  - 이것은 S5 엉치뼈 관절돌기의 흔적이다.
- **엉치관(그림 8.47과 그림 8.48)**
  - 엉치관은 척추관의 꼬리쪽 연장부이다.
  - 이것은 엉치뼈구멍(**네 번째 엉치뼈 밑에 위치하는**)에서 끝난다.
- **뒤쪽 엉치뼈구멍**
  - 이들은 뒤쪽 신경을 위한 8개 구멍으로 구성된다.
- **엉치뼈의 가쪽 부분**
  - 이것은 갈비돌기의 융합으로 시작한다.
  - SIJ의 관절면(**귀모양의 관절면**)은 위쪽 부위에 위치하고, 세 번째 엉치뼈 쪽으로 뻗는다.
- **엉치뼈거친면**
  - 이것은 뒤엉치엉덩인대의 닿는곳으로 작용한다.
  - 이것은 귀모양 관절면 높이에서 뒤쪽에 위치한다.

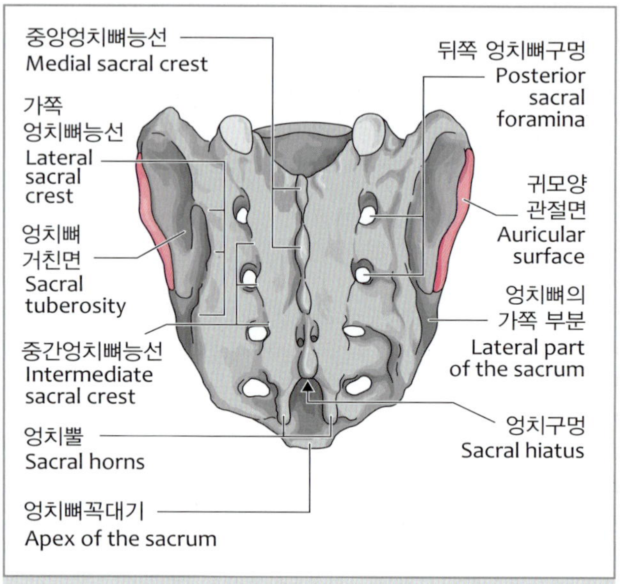

그림 8.48 엉치뼈(뒤쪽면)

골반면(그림 8.49)

- 4개의 **가로선(또는 가로돌기)**은 척추사이원반이 있는 곳에서 볼 수 있다.
- 엉치신경얼기를 형성하는 신경들이 8개의 **앞쪽 엉치구멍**을 통해 밖으로 나온다.

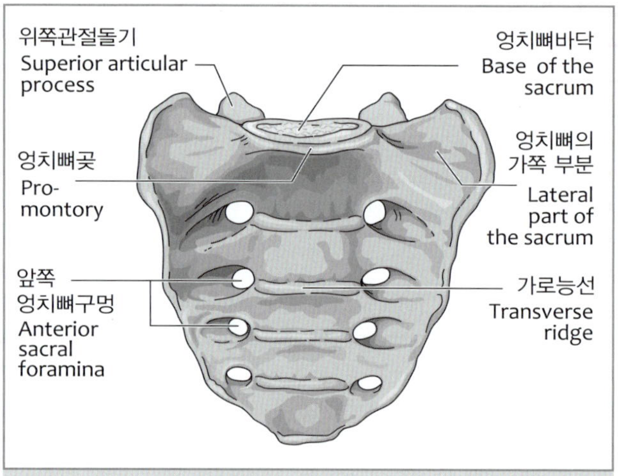

그림 8.49 엉치뼈(앞쪽면)

꼬리뼈(그림 8.50)

- 꼬리뼈는 3개 또는 4개의 꼬리뼈가 융합된 것이다.
- 첫 번째 꼬리뼈는 짧은 가로돌기와 **꼬리뼈모서리(관절돌기의 흔적)**를 가지고 있다. 그러나 그들이 엉치뼈와 직접 관절을 이루지 않고, 인대를 통해 연결된다.
- 꼬리뼈의 **위쪽면(관절면)**은 **엉치꼬리관절**에서 엉치뼈꼭대기와 연결된다.

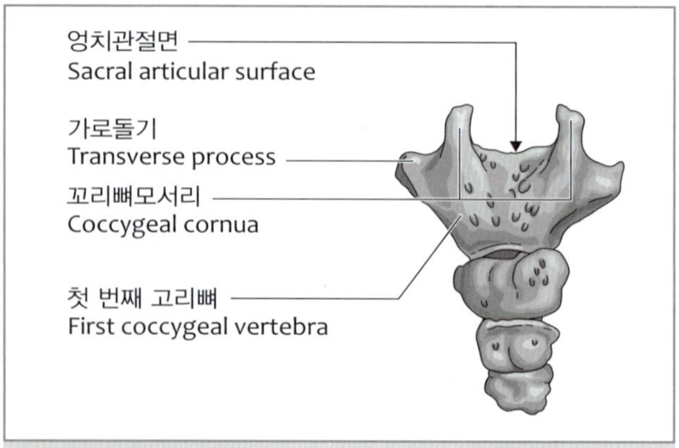

그림 8.50 꼬리뼈(뒤쪽면)

8.3.2 골반 치수

골반의 성별 차이

여성 골반(그림 9.51a)

- 가로로 누운 난원형의 골반 입구 영역
- 넓은 골반 출국
- 크고 가쪽으로 펼쳐진 골반 날개
- 삼각형의 폐쇄구멍
- 넓고 낮은 두덩결합
- 약 100°의 두덩활

남성 골반(그림 9.51b)

- 하트 모양의 골반 입구
- 작은골반의 크기가 여성보다 작다.
- 골반 날개가 가파르다.
- 폐쇄구멍이 난원형이다.
- 약 70–80°의 두덩뼈각

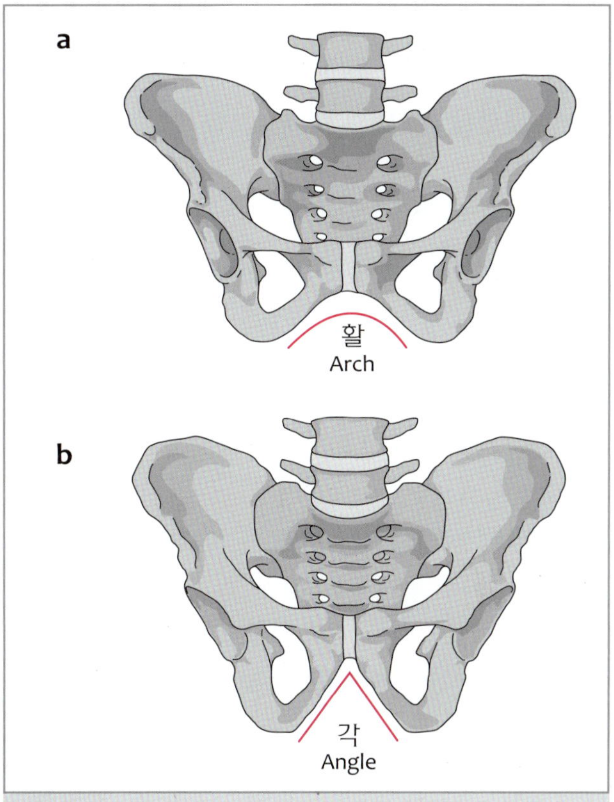

그림 8.51 성별에 따른 골반의 차이. (a) 여성 골반. (b) 남성 골반

골반 바깥치수

이들 치수는 작은골반 크기와 형태에 대해 나타낸다. 다음의 치수는 골반 서클에 대해 결정될 수 있다:

- **뼈돌기사이거리(그림 8.52a)**: 큰뼈돌기 가쪽 지점 사이의 거리. **정상**: 약 31–32 ㎝.
  실제로 이 치수는 직접적인 골반 치수에 속하지 않지만, 이를 통해 골반 형태를 추정할 수 있다.
- **가시사이거리(그림 8.52a)**: 좌우 ASIS 사이의 거리. 정상: 약 25 ㎝.
- **능선사이거리(그림 8.52a)**: 양쪽 엉덩뼈능선 가쪽 지점 사이의 거리. 정상: 약 28 ㎝.

이들 치수는 대개 3 ㎝ 이내에 해당된다. 만약 그들 치수가 너무 작으면, 출산에 악영향을 줄 수 있는 좁아진 골반을 의미한다.

- **바깥앞뒤지름(external conjugate, 그림 8.52b)**: 두덩결합의 위쪽 가장자리와 L5 가시돌기 사이의 거리. **정상**: 약 20 ㎝.

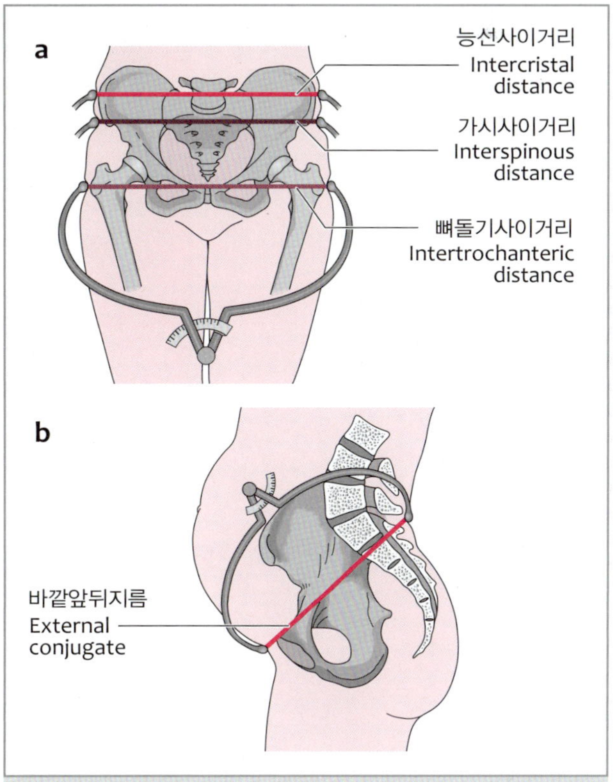

그림 8.52 골반 바깥치수. (a) 뼈돌기사이거리, 가시사이거리, 능선사이거리. (b) 바깥앞뒤지름

골반 내부 치수(그림 8.53)

골반 내부 치수는 초음파 검사로 결정될 수 있다. 이들은 골반의 뼈 경계에 대한 증거를 제공한다.

골반입구는 산도의 가장 좁은 부분이다. 이것은 양쪽 다리를 뻗었을 때 커진다.

- **실제 앞뒤지름**: 엉치뼈곶과 두덩결합의 위쪽 안쪽면 사이의 거리. **정상**: 약 11 ㎝.
- **대각선 앞뒤지름**: 엉치뼈곶과 두덩결합의 아래쪽 가장자리 사이의 거리. **정상**: 약 13 ㎝.
- **사선 앞뒤지름**: 골반의 대각선 직경이고, SIJ와 반대쪽 엉덩두덩융기 사이의 거리로 측정된다.
- **가로직경**: 분계선 사이의 거리. **정상**: 13 ㎝.

골반출구는 다리를 굽힘했을 때 커지고, 분만의 2번째 단계에서 중요하다. 이런 이유 때문에, 전세계의 많은 사람들이 쭈그려 앉은 자세에서 출산을 시도한다.

- **앞뒤지름**: 골반 출구의 직경으로서, 약 9 ㎝ 정도이다. 꼬리뼈의 유연성 때문에, 직경이 11 ㎝ 로 증가된다.
- **가로지름**: 양쪽 궁둥뼈거친면 사이의 거리로서 약 11 ㎝ 정도이다.

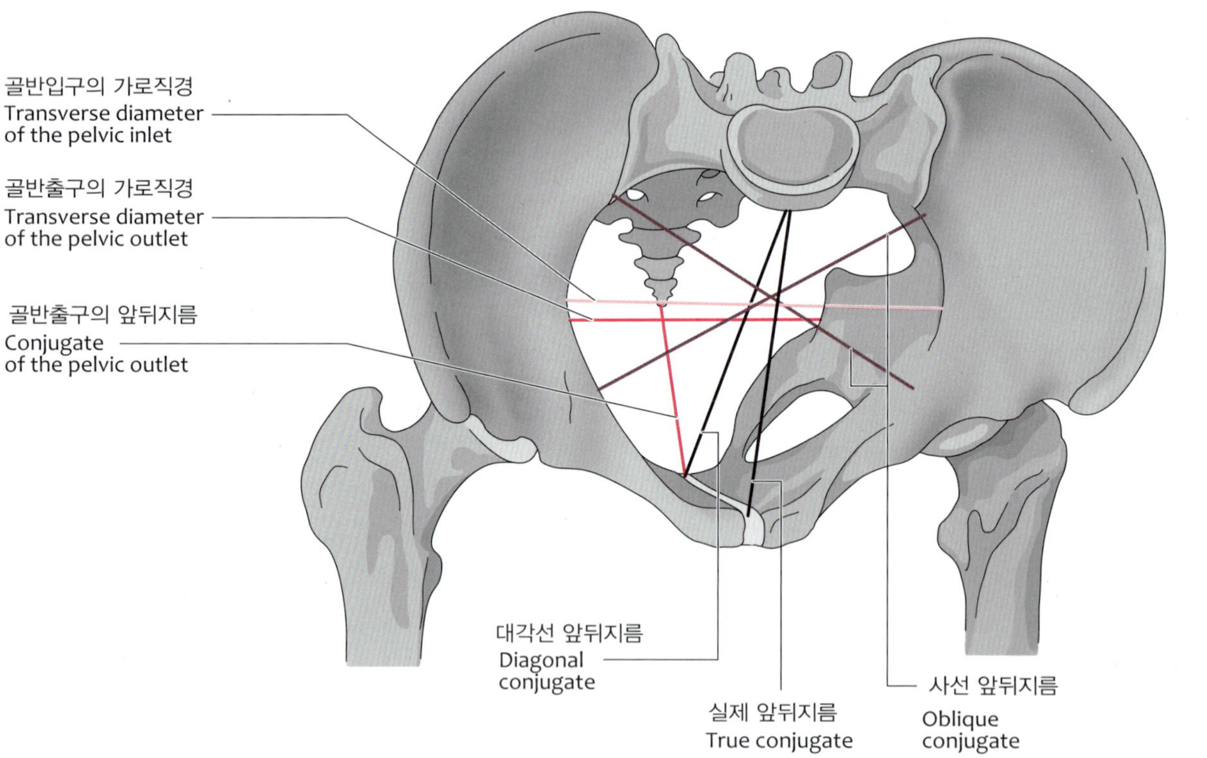

그림 8.53 골반 내부 치수

8.3.3 힘의 분산

골반 고리는 위쪽과 아래쪽으로부터 작용하는 힘을 분산시킨다는 점에서 중요한 역학적 기능을 가진다.

힘의 효과

선 자세에서의 압박 하중(그림 8.54)

체중이 엉치뼈곶으로 떨어진다. 힘은 SIJ와 절구 쪽으로 전이된다. 힘이 엉덩관절로 분산될 때, 사람은 아래쪽으로 향하는 큰 힘(**그림 8.54의 a**)과 가쪽으로 향하는 작은 힘(**그림 8.54의 b**)을 감지할 수 있다.

아래쪽 방향의 힘은 엉덩관절에 압박 하중을 가하는 반면, 가쪽 방향의 힘은 두덩결합에 장력을 가한다.

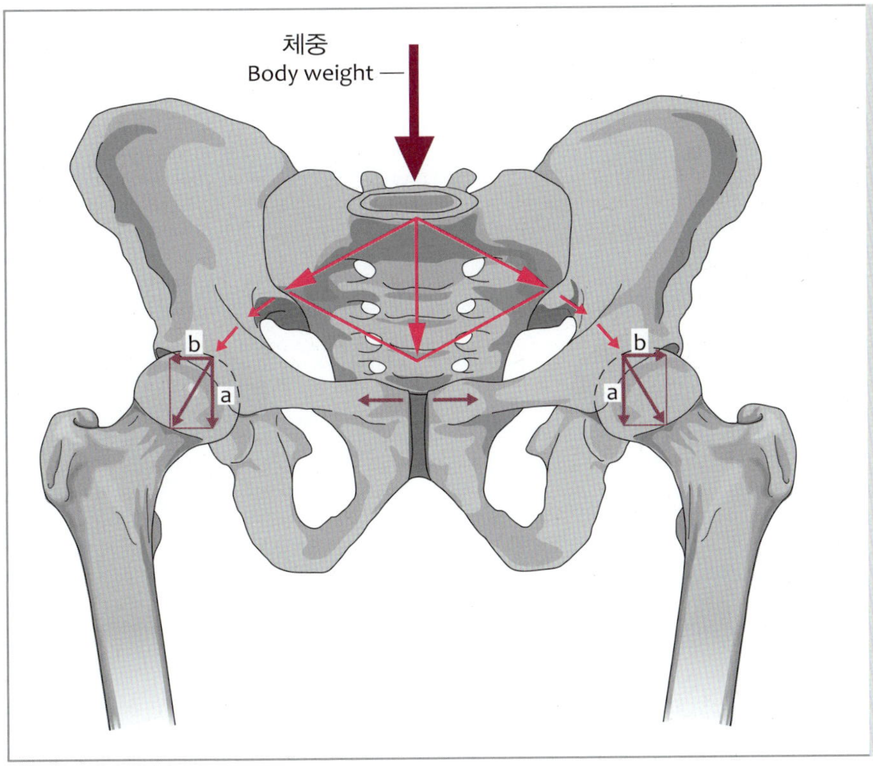

그림 8.54 선 자세에서의 압박 하중

앉은 자세에서의 압박 분산(그림 8.55)

앉은 자세를 취할 때, 체중은 엉치뼈곶에 가해진 후, SIJ 쪽으로 전파된다. 그러나 그 힘은 절구 쪽으로 향하지 않고, 궁둥뼈거친면 쪽으로 향한다. 힘의 분산에서 보면, 수평 방향과 수직 방향의 힘이 있음을 확인할 수 있다. 수직 요소는 궁둥뼈거친면 쪽으로 압박을 가하고, 반면 수평 요소는 두덩결합에 압박을 가한다.

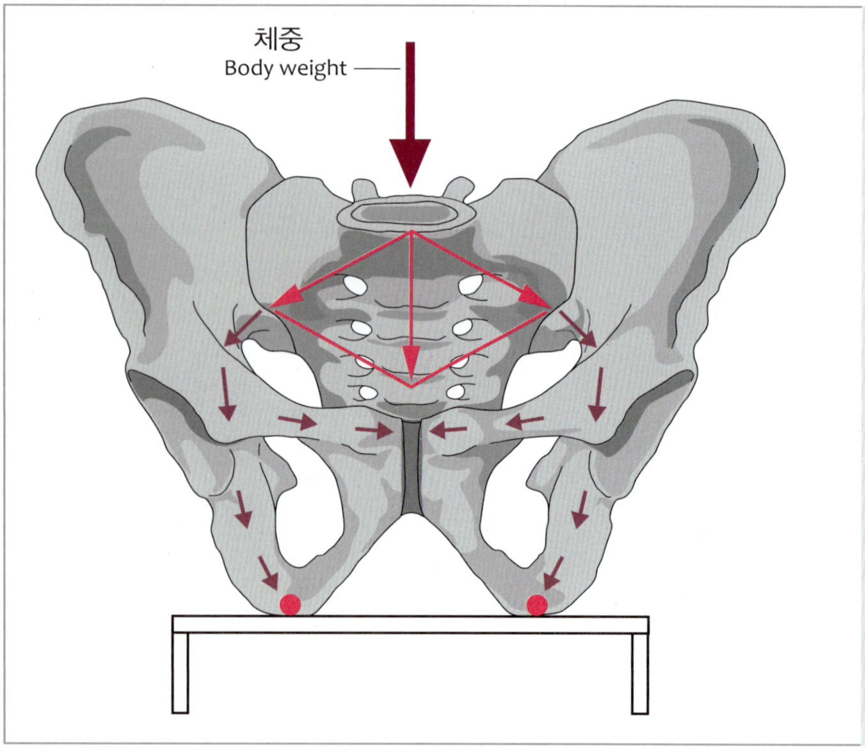

그림 8.55 앉은 자세일 때의 압박 하중

뼈잔기둥(해면뼈)의 구조

힘의 분산은 뼈잔기둥 구조물의 정렬과 밀도에 영향을 준다.

골반 고리에서의 궤적(그림 8.56)

귀모양 관절면의 위쪽 영역에서 내려온 힘은 가쪽으로 주행하여 큰궁둥뼈패임의 뒤쪽 가장자리를 지나 궁둥뼈 쪽으로 향하고, 그 다음 더 가쪽으로 주행하여 뒤쪽 절구로 향한다. 활꼴선의 밀도는 귀모양 관절면의 안쪽면으로부터 전달되는 힘의 크기를 의미한다.

귀모양 관절면의 아래쪽 영역에서 가쪽으로 이동하는 힘의 궤적은 위볼기선 레벨에서 갈라져 나와 활꼴선을 형성한다. 활꼴선은 절구의 위쪽 영역으로 뻗는다.

뼈잔기둥의 다발은 아래쪽 방향인 궁둥뼈 쪽으로 주행한다. 일부는 궁둥뼈거친면 쪽으로 향하고, 다른 일부는 앞쪽 방향인 두덩가지 쪽으로 향한다.

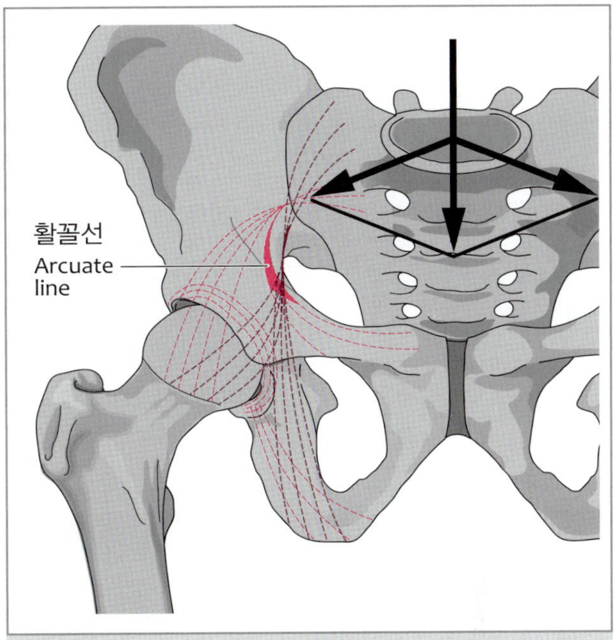

그림 8.56 골반 영역에서의 뼈잔기둥 경로

넙다리뼈의 몸쪽끝단에서의 뼈잔기둥의 분산(그림 8.57)

압박 궤적은 넙다리뼈머리 관절면에서 수직으로 만난 후, 넙다리뼈목과 넙다리뼈몸통의 안쪽면으로 뻗는다(Adams 활).

넙다리뼈머리 안쪽면에서 시작된 견인성 뼈잔기둥은 몸쪽 영역에서 압박성 뼈잔기둥을 가로질러 넙다리뼈목을 따라 주행하기 전에 위쪽으로 원호를 그린다. 압박성 뼈잔기둥은 뼈돌기사이선을 따라 나란하게 큰뼈돌기에서 작은뼈돌기로 주행하는 다른 견인성 뼈잔기둥과 교차한다.

X 선 상에서 Ward 삼각으로 불리는, 감소된 밀도 영역이 이들 시스템 사이에서 나타난다.

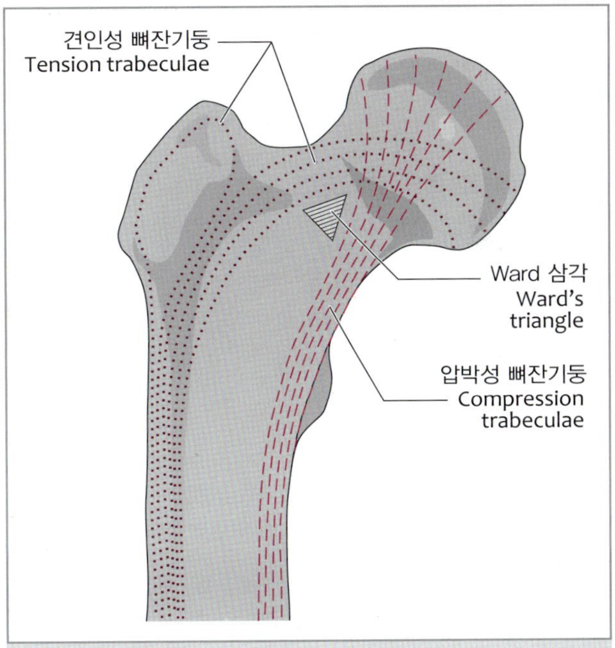

그림 8.57 몸쪽 넙다리뼈의 뼈잔기둥 분포

병리

안굽이엉덩

넙다리뼈목의 굽힘 스트레스가 매우 크기 때문에, 치밀하게 배열된 견인성 뼈잔기둥이 뚜렷한 활을 그리면서 먼쪽으로 주행한다. 그러나 압박성 뼈잔기둥은 아래쪽 방향으로 매우 가파르게 주행한다. 그림 8.34 참고.

밖굽이엉덩

몸쪽 넙다리뼈목 영역에서, 아래쪽으로 가파르게 발생하는 뚜렷한 압박성 뼈잔기둥이 존재하고, 반면 견인성 뼈잔기둥이 현저하게 감소되고 있다.

쐐기처럼 생긴 엉치뼈 (그림 8.58과 그림 8.59)

다리이음뼈는 체중을 다리로 전달할 수 있을 만큼 안정화되어야 한다. 인대성 연결, 근육, 그리고 쐐기형태의 엉치뼈가 이런 안정성을 보장한다.

이마면에서 보면, 엉치뼈는 쐐기 모양으로서, 아래쪽 끝단이 좁고, 양쪽 볼기뼈 사이에 끼워져 있다.

가로면에서 보더라도, 엉치뼈는 다리이음뼈 사이에 끼워져 있다. SIJ에 걸쳐 있는 강한 뒤쪽 인대와 두덩결합의 인대성 연결이 엉치뼈를 고정한다.

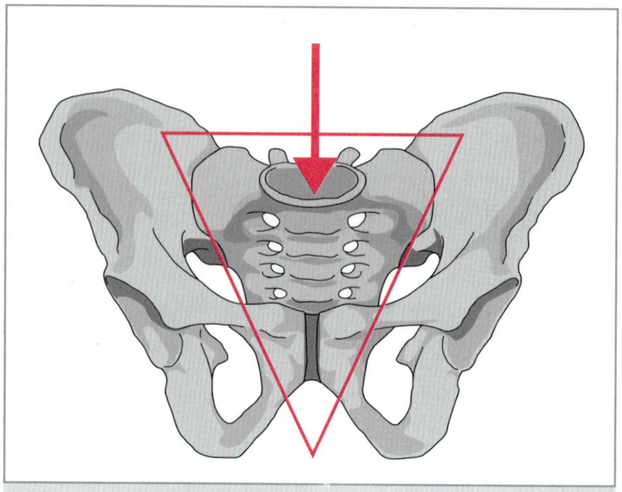

그림 8.58 쐐기로서의 엉치뼈: 이마면

병리

불안정

만약 인대가 특정 지점에서 안정성을 잃으면, 전체 골반고리의 강도가 손상된다. 임신 동안, 호르몬의 유리가 다리이음뼈의 인대를 느슨하게 만들어, 출산 과정을 보다 유연하게 만든다. 이런 느슨함은 출산 이후에 정상화되어야 한다. 만약 그렇지 않으면, 불안정이 그대로 남아있게 된다.

두덩결합 파열 (그림 8.60)

출산 과정 동안에, 두덩결합의 파열이 일어날 수 있다. X 선과 촉진으로 두덩결합이 5㎝ 까지 벌어지는 두덩결합의 파열을 알 수 있다.

치료: 팽팽한 뼈돌기 벨트의 적용

외상

양쪽 궁둥뼈거친면로 넘어졌을 때, 엉덩뼈가 위쪽으로 밀려 올라가서 엉치뼈를 더욱 강하게 압박한다.

골반 골절의 경우에는, 체중을 부하는 골반의 능력이 소실될 수 있어, 안정성이 소실된다.

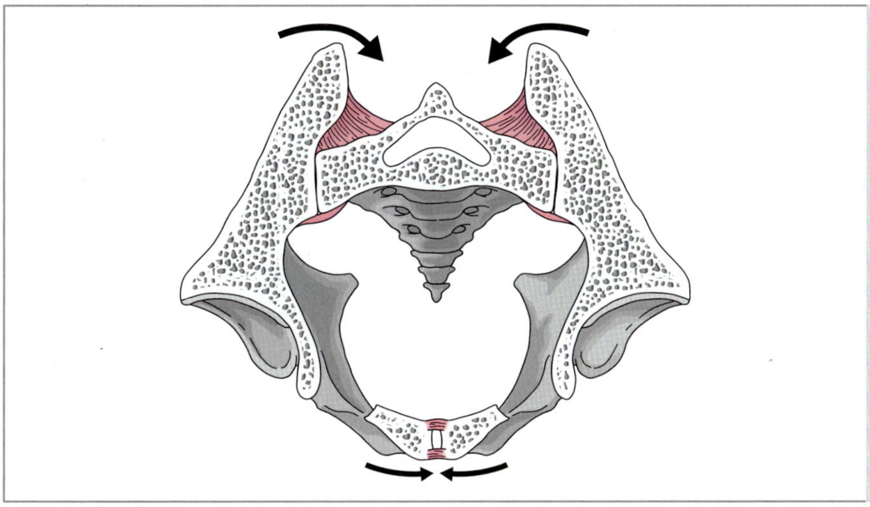

그림 8.59 쐐기로서의 엉치뼈: 가로면

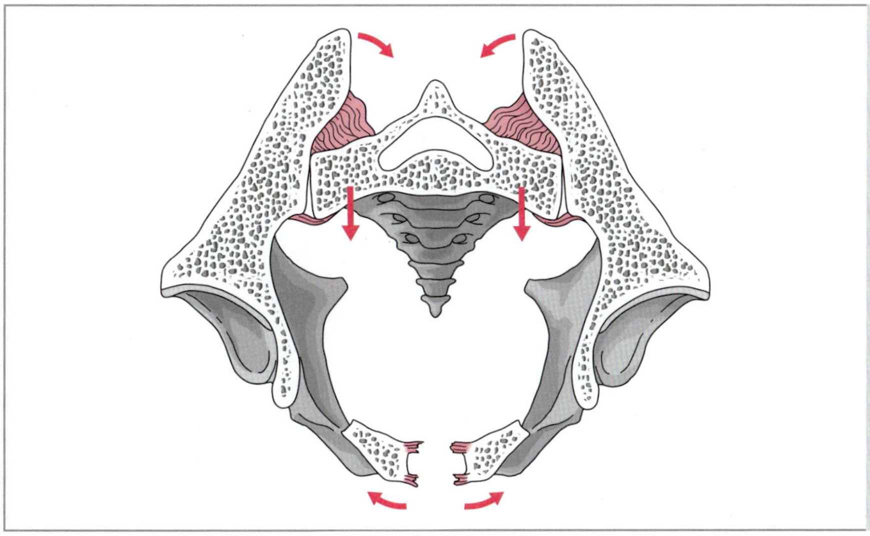

그림 8.60 두덩결합 파괴에 따른 결과

8.4 엉치엉덩관절

8.4.1 관절면

국소화(그림 8.61)

엉치뼈와 엉덩뼈의 **관절면**은 "C" 자 또는 부메랑 모양의 일치성이 좋은 관절면이다. 아래쪽 부분은 위쪽 부분보다 약 1/3이 더 길다. 관절의 끝단을 "극(pole)"이라 부른다.

성인의 경우, 관절면은 첫 번째 엉치뼈에서 세 번째 엉치뼈까지 걸쳐 있다.

전이 부위, 즉 위쪽 극과 아래쪽 극 사이의 비틀린 부위(kink)는 대략 두 번째 엉치뼈 레벨에 위치한다. 전반적으로, 관절면은 6–8 ㎝의 길이와 2–3 ㎝의 폭을 가지고 있다.

위치

위쪽 극과 아래쪽 극은 100–120°에서 만난다. 관절은 경사져서, 위쪽 극은 위쪽으로 향하고, 아래쪽 극은 뒤쪽으로 향한다. Kapandji(2008)는 가시의 형태와 귀모양 관절면 모양 사이의 상관관계를 설명하고 있다. 일자등을 가진 사람은 만곡이 덜 휘어졌고, 뚜렷한 척추 만곡이 있을 때는 각도가 90° 정도이다.

형태(그림 8.62)

관절면은 많은 도랑과 혹을 가지고 있어 평편하지 않다. 가로면에서 보면, 위쪽 영역의 엉치뼈 관절면은 돌출 부위를 가지고 있고, 중간 영역의 관절면에는 함몰과 돌출 부위가 있고, 아래쪽 영역의 관절면에는 함몰 부위가 있다.

유리연골층(hyaline cartilage layer)은 엉덩뼈 쪽 보다는 엉치뼈 쪽에서 더 두껍다.

12–13세 이후에 관절이 고정되고, 실제 관절면을 갖게 된다. 그 이전의 관절면은 납작한 편이다.

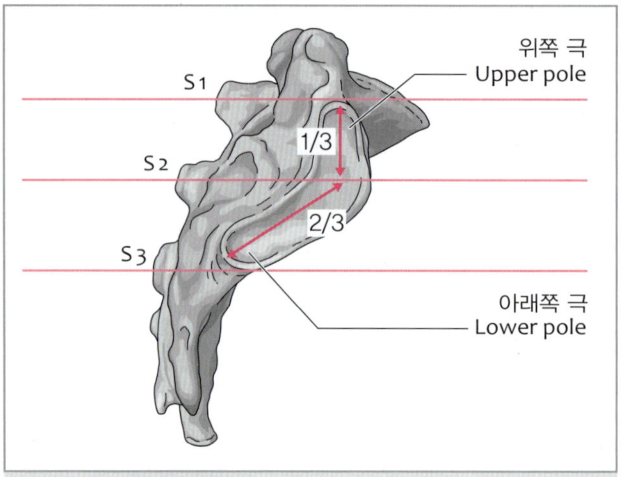

그림 8.61 엉치뼈의 귀모양 관절면

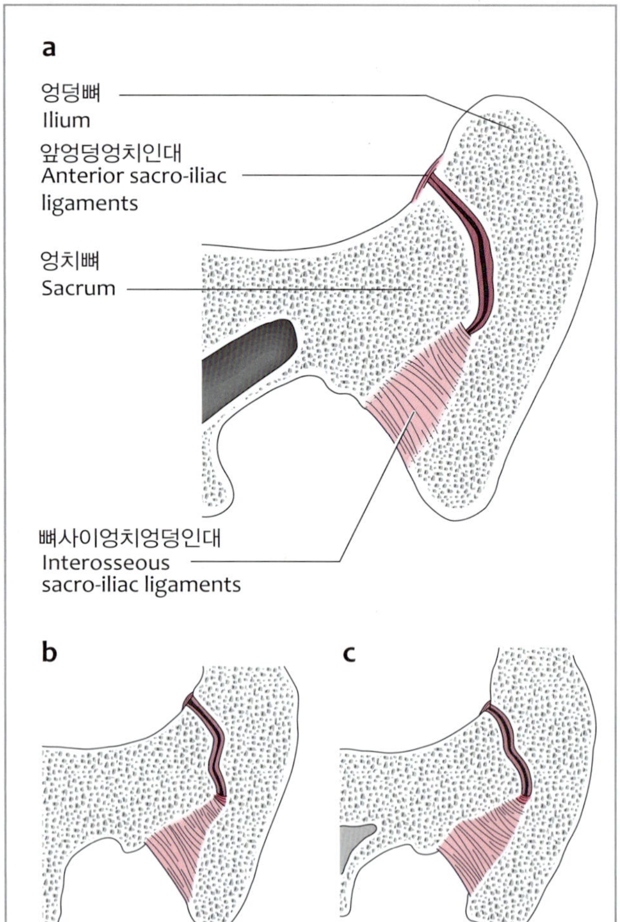

그림 8.62 가로면 상에서의 관절면.
(a) 위쪽 부분. (b) 중간 부분. (c) 아래쪽 부분.

남성과 여성의 관절면 차이

남성의 경우에는, 뚜렷한 고랑과 능선이 많다. 이것은 관절면을 움직이는데 많은 양의 힘이 필요하다는 의미이다. 그래서 관절은 매우 안정적이고 가동성이 적다. 이런 형태의 관절 폐쇄를 형태 폐쇄(form closure)라고 부른다(**그림 8.63**).

여성의 경우에는, 뚜렷한 능선과 도랑이 적은 편이다. 여기에 골반 고리 안으로 들어가는 엉치뼈의 쐐기 형태와 인대와 근육 구조물이 관절을 안정화시키는데 중요한 역할을 한다. 이런 형태의 관절 폐쇄를 힘 폐쇄(force closure)라고 부르며, 관절의 가동성이 좋은 편이다.

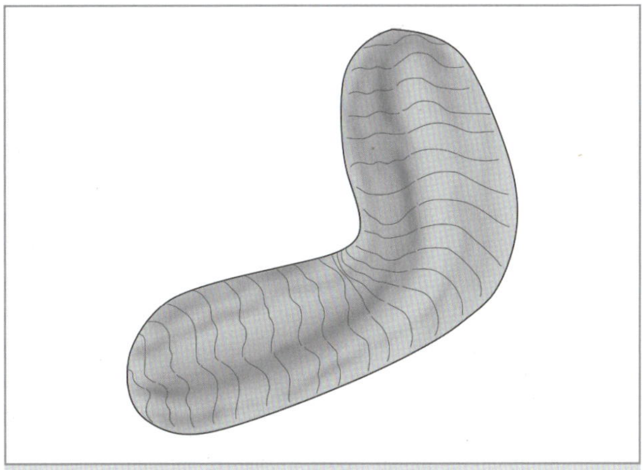

그림 8.63 남성의 관절면

임상 팁

관절의 자극 유발(그림 8.64a)

통증 유발 검사는 진단 시에 좋은 역할을 한다. 관절에 균등한 압박을 적용하기 위해, 환자를 바로 누운 자세로 눕게 하고, 검사자는 양 팔을 교차하여 양쪽 ASIS에 일정한 압박을 가하고, 그 압박을 유지한다. 통증의 발생은 SIJ의 문제를 의미한다. 이것은 추가적인 유발 검사에 의해 확진되어야 한다.

관절의 이완(그림 8.64b)

모든 관절 부분의 대칭성 이완을 얻기 위해, 치료사는 한 손을 ASIS에 배치하고, 다른 손의 손가락이 엉치뼈고랑을 향하도록 배치한다. 관절이 가쪽이동하는지를 느낄 때까지 가벼운 압박을 가쪽으로 유지한다.

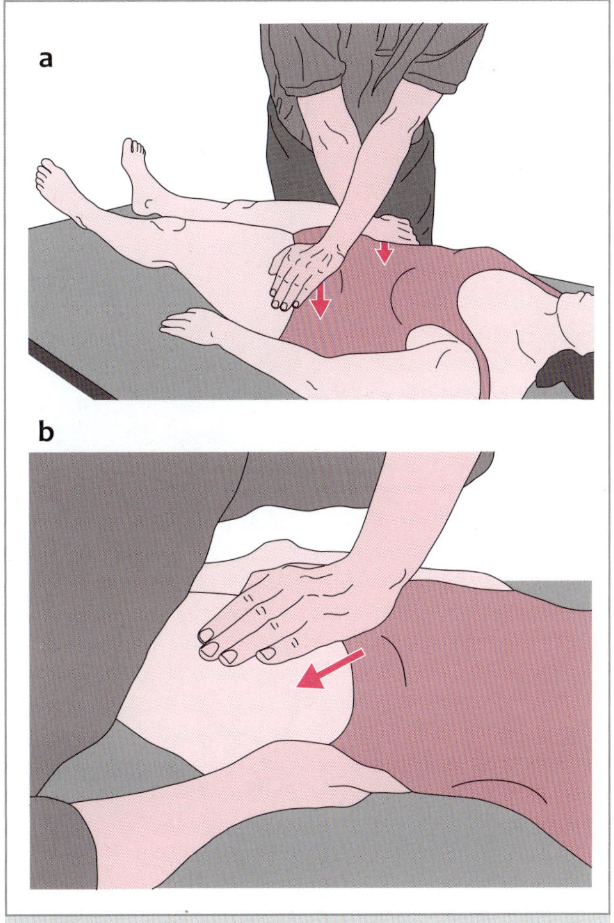

그림 8.64 (a) 엉치엉덩관절의 자극 유발. (b) 엉치엉덩관절의 이완

8.4.2 관절주머니

관절주머니(joint capsule)는 뼈-연골 경계면에 부착되어 있고, 뚜렷한 함몰이 형성되지 않았다. 앞엉치엉덩인대와 뼈사이엉치엉덩인대가 관절주머니의 섬유층에 융합된다.

8.4.3 인대

앞에서 언급된 요소 이외에, 관절 경계면의 특별한 구조인 광범위한 인대 시스템과 쐐기형태의 엉치뼈가 엉치엉덩관절의 안정성을 보장한다.

뒤엉치엉덩인대(그림 8.65)

일부는 짧고 일부는 긴 두꺼운 섬유 밴드가 엉덩뼈와 엉치뼈를 연결하고 있다. 이들 중에서, 여러 사선 섬유 밴드가 구분될 수 있다. 아래쪽으로 향하는 가장 긴 섬유는 긴 뒤엉치엉덩인대이다. 이들은 엉치결절인대의 일부가 되고, 다시 꼬리뼈 인대 시스템의 일부가 된다.

뼈사이엉치엉덩인대(그림 8.65)

뼈사이엉치엉덩인대는 짧은 섬유로 구성되며, SIJ의 관절면을 연결하고, 엉치고랑을 채운다. 뼈사이엉치엉덩인대는 관절의 위쪽 부분에서 특히 치밀한 편이다.

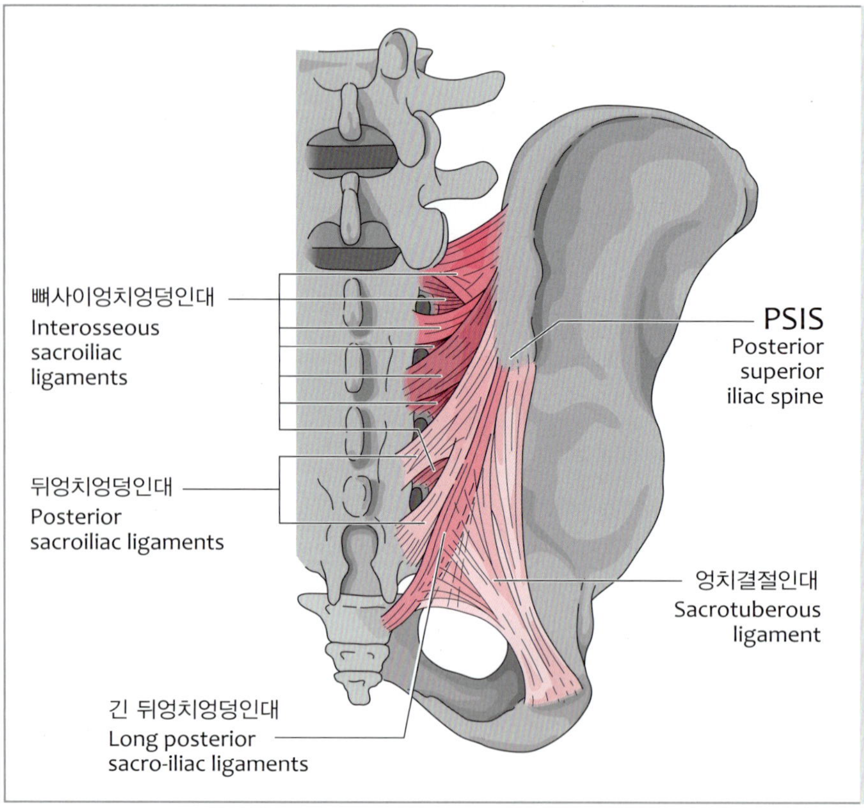

그림 8.65 뒤엉치엉덩인대와 뼈사이엉치엉덩인대

앞엉치엉덩인대(그림 8.66)

앞쪽 인대는 매우 얇고 관절주머니와 얽혀 있다.

1번–3번 앞엉치구멍의 레벨에서 이들은 엉덩뼈의 엉치골반면에서 엉치뼈까지 주행한다. 이들 섬유는 2개의 방향으로 갈래진다: 앞위쪽과 앞아래쪽. 위쪽 영역의 이들 인대는 엉덩허리인대와 섞여 있다.

엉치가시인대(그림 8.67)

이것은 엉치뼈 골반면의 아래가쪽면과 꼬리뼈바닥에서 기시하여, 엉치뼈가시에서 착지한다. 이것의 위쪽 영역은 엉치결절인대를 가로질러 그것과 연결한다.

엉치가시인대는 큰궁둥뼈패임으로부터 큰궁둥뼈구멍을 형성한다. 작은궁둥뼈구멍은 큰궁둥뼈구멍보다 약간 아래쪽에 위치한다. 음부신경과 속폐쇄근힘줄이 큰궁둥뼈구멍을 통과한다.

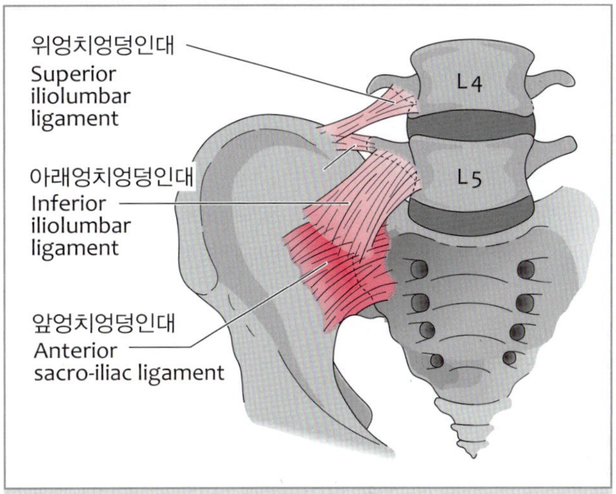

그림 8.66 앞엉치엉덩인대

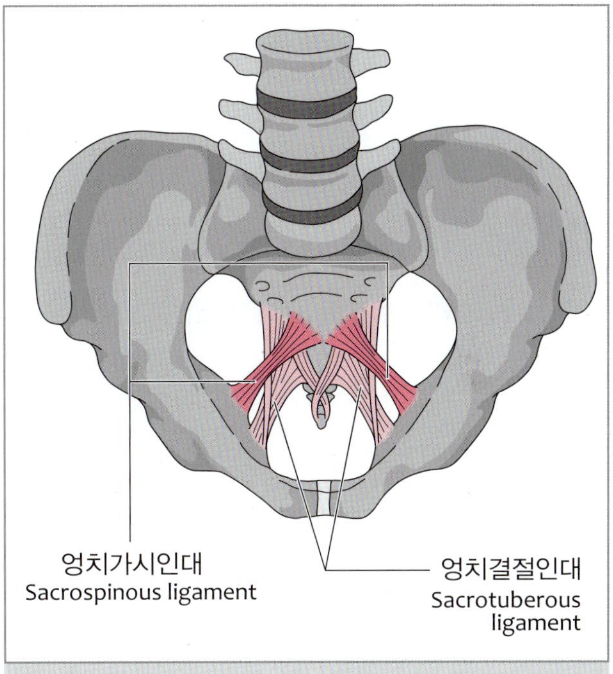

그림 8.67 엉치가시인대와 엉치결절인대(앞위쪽에서 바라본 것)

엉치결절인대(그림 8.68)

이 인대는 삼각형이다. 이것은 긴 섬유와 짧은 섬유로 구성되어 있고, 긴 섬유는 긴 뒤엉치엉덩인대와 섞여 있고, PSIS에서 궁둥뼈거친면과 뒤쪽 엉치뼈꼭대기 까지 연결되어 있다. 짧은 섬유는 뒤쪽 엉치뼈꼭대기, 가쪽 엉치뼈 및 꼬리뼈에서 궁둥뼈거친면과 궁둥가지 까지 이어져 있다. 이 인대는 자신의 축에서 회전한다. 오른쪽 인대와 왼쪽 인대가 넥타이처럼 꼬리뼈를 에워싸고 있다.

엉치결절인대는 큰궁둥뼈구멍을 형성하고, 엉치가시인대의 밑을 가로지른다. 위팔두갈래근의 일부 섬유가 이 인대 쪽으로 들어온다. 궁둥구멍근의 널힘줄도 엉치결절인대의 위쪽 부분과 섞인다. 엉치결절인대는 SIJ의 안정과 가동성에 중요한 역할을 한다.

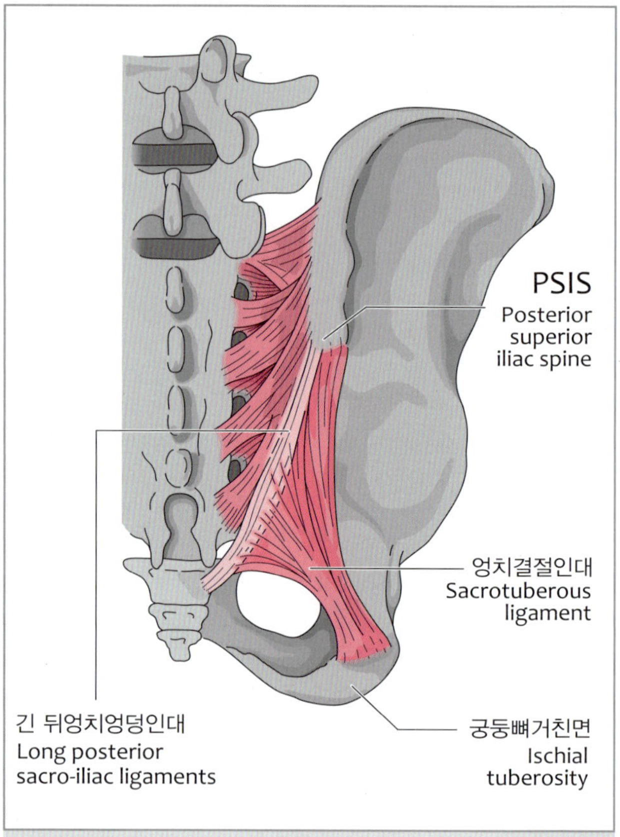

그림 8.68 엉치결절인대

엉덩허리인대

이 인대는 앞엉치엉덩인대의 연장부이고, 5번 허리뼈를 엉덩뼈에 고정시킨다.

▷ **7.4 허리뼈의 인대와 그림 7.33을 참고하기 바란다.**

인대의 기능

그들은 SIJ를 고정하고, SIJ의 움직임을 느리게 만든다. 예를 들어, 엉치결절인대와 엉치가시인대는 뉴테이션을 제어하는데 중요한 역할을 한다.

▷ **8.4.6 운동축을 참고하기 바란다.**

병리

엉덩뼈나 엉치뼈의 부정정렬은 그들을 연결하는 인대 구조물에 장기간 부담을 준다. 예를 들어, 만약 엉치결절인대가 매우 팽팽하다면, SIJ의 가동성을 제한할 것이다. 손상된 측의 가동성이 40%까지 감소된다.

임상 팁

인대 통증유발검사(그림 8.69)

인대를 자극하기 위해, 환자를 누운 자세로 취하게 한다. 환자의 다리를 굽힘시킨 후, 다음과 같은 다양한 엉덩관절의 자세에서 허벅지의 세로축을 따라 강한 트러스트를 적용하여 인대에 스트레스를 가한다:

반대쪽 엉덩관절 쪽으로 무릎을 가져간다: 엉덩허리인대

동측 어깨 쪽으로 무릎을 가져간다: 엉치결절인대

반대쪽 어깨 쪽으로 무릎을 가져간다: 뒤엉치엉덩인대와 엉치가시인대

신장 자세를 5–10초 정도 유지하도록 권장하고, 동시에 인대들을 촉진해야 한다.

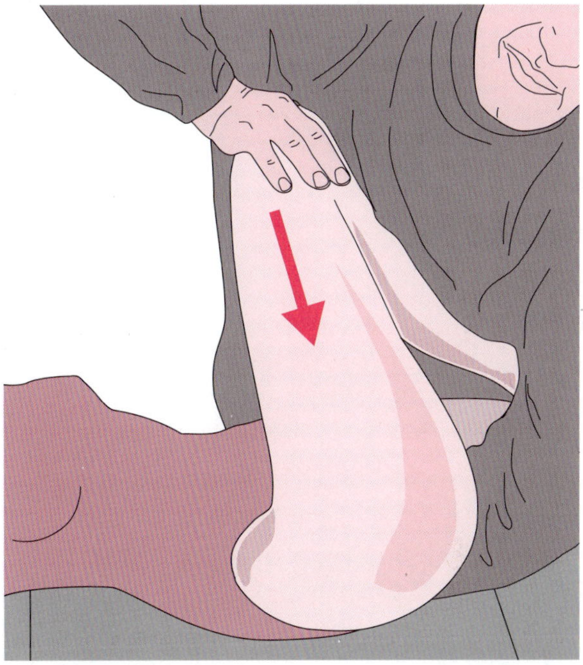

그림 8.69 엉덩허리인대의 통증유발검사

8.4.4 혈액공급

동맥 공급(그림 8.70)

SIJ는 여러 동맥의 혈액을 공급받는다. 이들 동맥은 매우 적은 종말 동맥을 가지고 있어, 이들 동맥 모두는 문합을 형성한다.

속엉덩동맥

- 이것은 S1–S2 레벨에서 온엉덩동맥에서 나온다.
- 이것은 SIJ로 가는 분지를 낸다. 특히 SIJ의 중간 영역으로 가는 분지를 낸다.
- 이것은 작은골반 안으로 통과한 후, 이는곳과 다른 구조물을 위해 분지를 낸다.

엉덩허리동맥

- 이것은 속엉덩동맥에서 갈래진다.
- 이것은 큰허리근의 뒤쪽에서 주행하여, 큰허리근과 그 부위의 다른 근육에 혈액을 공급한다.
- 이것은 **허리분지**를 통해 마지막 움직임 분절(L5/S1)에 혈액을 공급하고, SIJ의 앞위쪽 부분으로 분지를 낸다.
- **엉덩근 분지**는 엉덩근과 볼기 근육에 혈액을 공급한다.

위볼기동맥

- 이것은 속엉덩동맥에서 나온다.
- 이것은 몇몇 분지와 함께, SIJ의 뒤가쪽과 앞아래쪽 부분에 혈액을 공급한다.
- 이것은 궁둥구멍근위구멍을 통해 주행한다.
- 이것은 볼기근육을 위해 여러 개의 분지를 낸다.

가쪽엉치동맥

- 이것은 속엉덩동맥에서 나온다.
- 이것은 SIJ의 중간 영역과 아래쪽 영역에 혈액을 공급한다.
- 이것은 안쪽엉치동맥 안에서 문합을 형성한다. 안쪽엉치동맥은 L4 레벨의 대동맥에서 직접 나온다.
- 이것은 앞엉치구멍을 통해 주행하여, 앞엉치구멍과 엉치뼈관에 혈액을 공급한다.

정맥 시스템

동맥은 같은 이름의 정맥과 함께 주행한다. 정맥 시스템은 엉치뼈관, 작은골반 안의 이는곳, SIJ과 인접한 다른 구조물 등에서 배액을 한다. 골반 영역의 몇몇 정맥은 판막을 가지고 있지 않다.

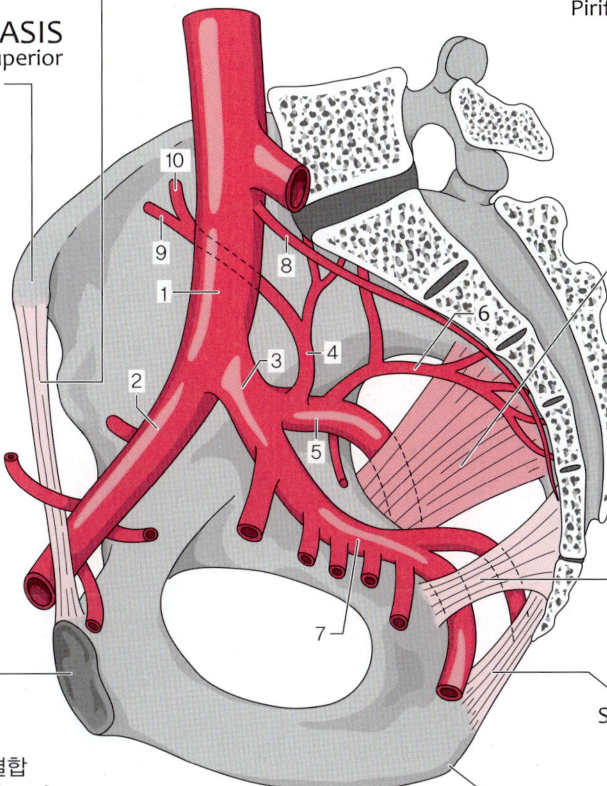

1 = 오른쪽온엉덩동맥 (Right common iliac artery)
2 = 바깥엉덩동맥 (External iliac artery)
3 = 속엉덩동맥(Internal iliac artery)
4 = 엉덩허리동맥(Iliolumbar artery)
5 = 위볼기동맥 (Superior gluteal artery)
6 = 가쪽엉치동맥 (Lateral sacral arteries)
7 = 아래볼기동맥 (Inferior gluteal artery)
8 = 안쪽엉치동맥 (Medial sacral artery)
9 = 엉덩근분지(Iliacus branch)
10 = 허리분지(Lumbar branch)

그림 8.70 골반의 동맥 공급

8.4.5 신경지배

엉치엉덩관절은 주로 S1과 S2의 신경뿌리로부터 신경지배를 받는다. 부가적으로, 위볼기신경(L4–L5)이 엉치엉덩관절에 일부 신경분지를 낸다.

S2–S3의 뒤쪽분지는 뒤엉치엉덩인대로 분지를 낸다. 일부 분지는 큰볼기근의 이는곳으로 주행한다.

S2–S4 분절은 엉치결절인대와 엉치가시인대를 지배한다. Fortin 등(1999)에 따르면, 두꺼운 말이집신경들이 관절주머니–인대 구조물 안의 매우 많은 수용기에 연결되어 있다고 했다.

8.4.6 운동축

운동축의 위치에 대해 많은 다른 주장들이 존재한다. 대부분의 학자들은 모든 축의 교차점이 S2 레벨(**뼈사이엉치엉덩인대**)에 있다고 한다.

이마축(이마가로축; 그림 8.71)

이 축은 S2 레벨에서 수평으로 주행한다. 뉴테이션(**굽힘**)과 카운터뉴테이션(**폄**)도 이 축을 중심으로 일어난다.

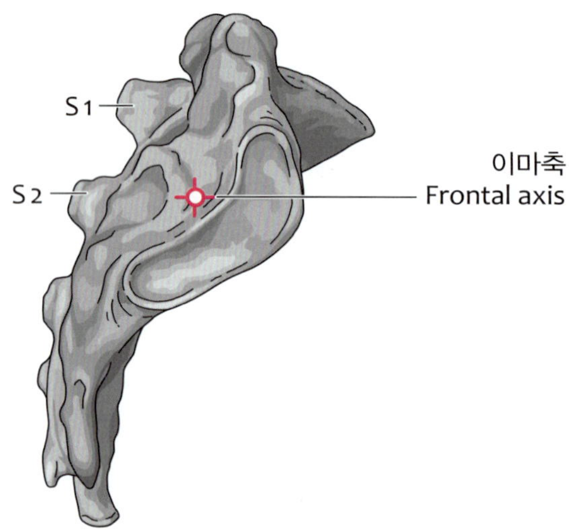

그림 8.71 운동의 이마축

세로축(그림 8.72)

보행 동안, 엉치뼈는 이 축을 중심으로 회전한다. 이 축은 선 자세일 때 수직으로 뻗어 있고, 엉치뼈를 오른쪽 절반과 왼쪽 절반으로 나눈다. 비록 매우 적지만, 돌림 운동이 일어난다.

다른 2개의 세로축도 SIJ를 통과한다.

대각선 축(그림 8.73)

Greenman(2004)은 가로축 이외에, 엉치뼈를 통과하는 2개의 대각선 축(**비틀림 축으로 알려짐**)에 대해 설명했다. 오른쪽 축은 위쪽 오른쪽 극에서 아래쪽 왼쪽 극으로 주행한다. 즉, 오른쪽의 위앞쪽에서 왼쪽의 아래뒤쪽으로 주행한다. 왼쪽 축은 왼쪽 위쪽 극에서 오른쪽 아래쪽 극으로 주행한다. 보행 때 일어나는 비틀림 움직임은 이들 축을 중심으로 일어난다.

시상축(시상가로축; 그림 8.73)

이 축은 S2를 통과해 앞쪽에서 뒤쪽으로 주행한다.

S2는 대부분의 축들이 교차하는 지점이다. 엉치뼈는 이 축을 중심으로 균형을 잡고 있다. 가쪽 편위가 이 축을 중심으로 일어날 수 있다. 예를 들어, 엉치뼈바닥의 오른쪽이 왼쪽보다 뒤쪽으로 높게 위치한다.

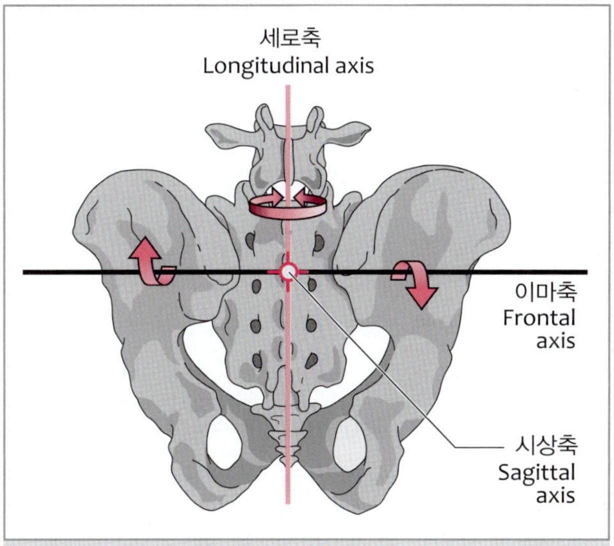

그림 8.72 세로축, 이마축 및 시상축

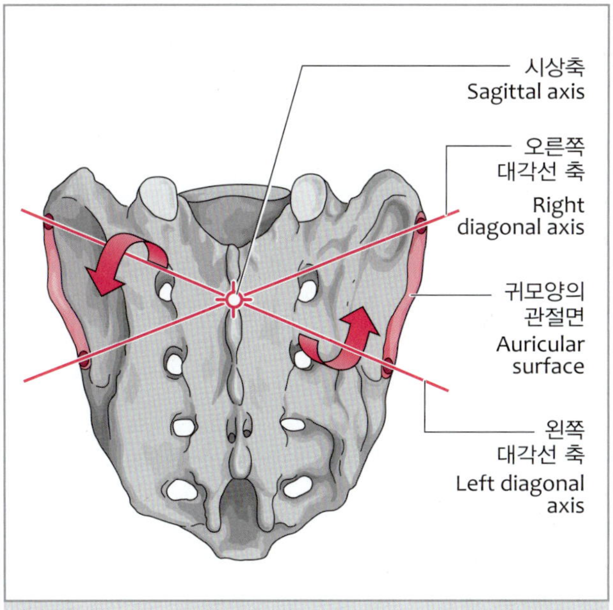

그림 8.73 대각선 축과 시상축

8.4.7 움직임

뉴테이션(Nutation)

엉치뼈와 관련된 움직임(그림 8.74)

엉치뼈곶은 앞쪽과 아래쪽으로 이동하고, 엉치뼈꼭대기는 뒤쪽과 위쪽으로 이동한다. SIJ에서는, 아래쪽과 뒤쪽 방향으로 약간 휘어진 활주 움직임이 일어난다.

지속적인 움직임(ongoing movement)

다음의 움직임은 지속적으로 일어난다:

- 위쪽과 뒤쪽에 있는 인대들의 긴장 증가 때문에,
  양쪽 엉덩뼈날개가 가까워지고,
  양쪽 궁둥뼈거친면이 멀어진다(= 인플레어 움직임)
  (그림 8.75).
- 이것은 허리뼈의 과도한 젖힘을 초래한다.

뉴테이션을 제한하는 요소

뉴테이션은 엉치가시인대, 엉치결절인대, 그리고 등쪽과 바닥쪽의 엉치엉덩인대의 긴장에 의해 제한된다. 인플레어 움직임은 중간볼기근과 작은볼기근, 그리고 안쪽으로 주행하는 뒤넙다리근에 의해 제한된다.

엉덩뼈와 관련된 움직임(그림 8.76)

엉덩뼈의 움직임은 엉덩관절에서의 골반의 폄에 상응한다. 엉치뼈에 대해, 엉덩뼈는 뒤아래쪽 방향으로 움직인다(뒤쪽 돌림). SIJ에서의 엉덩뼈는 엉치뼈에 대해 앞위쪽으로 활주한다.

임상 팁

움직임의 촉진

엉덩뼈의 뒤쪽 움직임은 위쪽 가시에 의해 쉽게 촉진될 수 있다. 인플레어는 궁둥뼈거친면에서 촉진되며, 양쪽 엉덩뼈능선이 가까워지고, 양쪽 궁둥뼈거치면이 멀어지는 움직임이다.

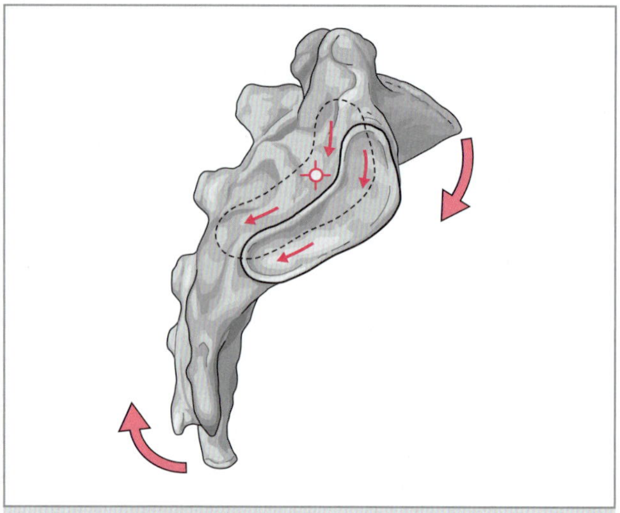

그림 8.74 엉치뼈의 뉴테이션

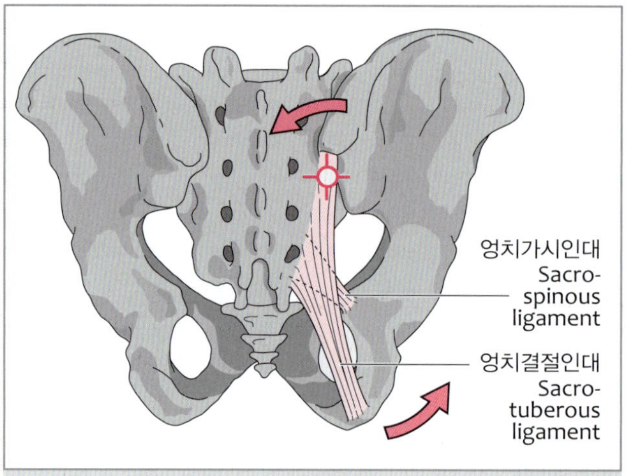

그림 8.75 엉덩뼈의 인플레어

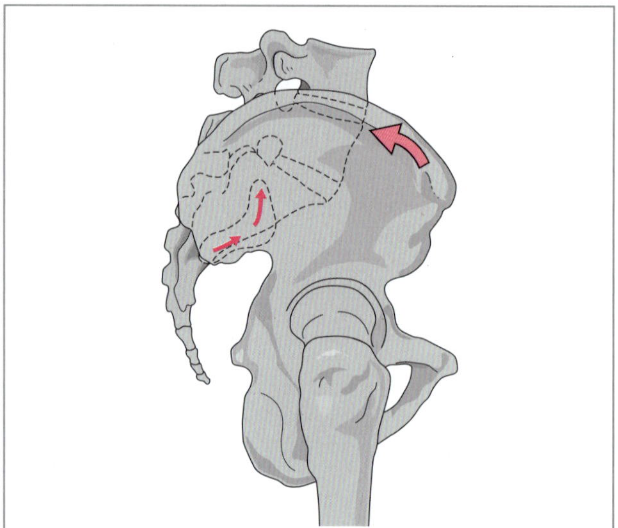

그림 8.76 엉덩뼈의 뉴테이션

카운터뉴테이션(Counternutation)

엉치뼈와 관련된 움직임(그림 8.77)

엉치뼈곶은 뒤쪽과 위쪽으로 이동하고, 엉치뼈꼭대기는 앞쪽과 아래쪽으로 이동한다. SIJ에서는, 앞쪽과 위쪽 방향으로 활주 움직임이 일어난다.

지속적인 움직임

- 양쪽 엉덩뼈날개가 서로 멀어지는 반면, 양쪽 궁둥뼈거친면은 서로 가까워진다. (= 아웃플레어)(그림 8.78)
- 허리뼈의 앞굽음이 감소된다.

카운터뉴테이션을 제한하는 요소

뒤엉치엉덩인대의 아래쪽 부분과 앞엉치엉덩인대의 위쪽 부분이 카운터뉴테이션을 제한한다.

아웃플레어 움직임은 엉덩허리인대, 위쪽 모음근, 가쪽돌림근, 허리네모근에 의해 억제된다.

엉덩뼈와 관련된 움직임

엉덩뼈의 움직임은 엉덩관절에서의 골반의 굽힘에 상응한다. 엉치뼈에 대해, 엉덩뼈는 앞아래쪽 방향으로 움직인다(앞쪽 돌림). SIJ에서의 엉덩뼈는 엉치뼈에 대해 뒤쪽과 아래쪽으로 활주한다.

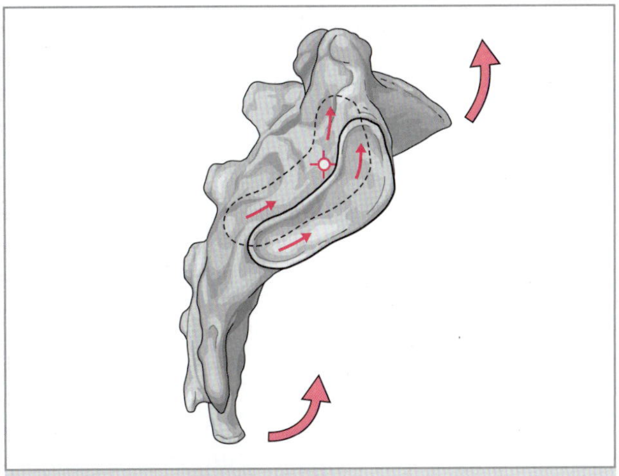

그림 8.77 엉치뼈의 카운터뉴테이션

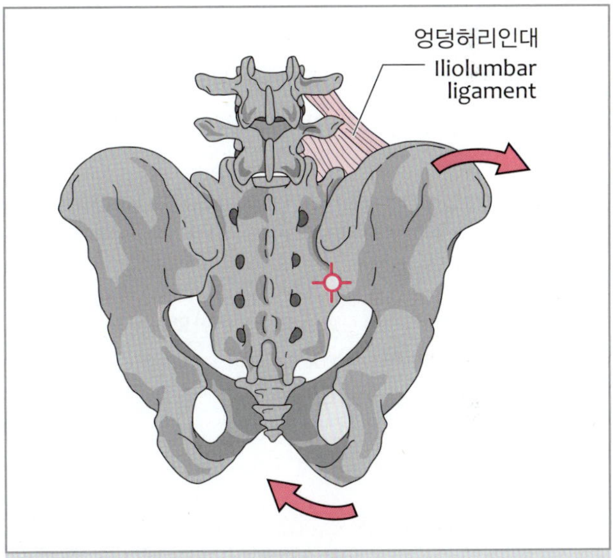

그림 8.78 엉덩뼈의 아웃플레어

비틀림(돌림-옆굽힘의 복합)(그림 8.79)

비틀림 움직임은 보행할 때 주로 일어난다. 왼발의 발끔치닿기시, 비틀림이 오른쪽 비틀림축을 중심으로 일어나고, 왼쪽 엉덩관절은 뒤쪽 방향으로 돌림하고, 오른쪽 엉덩관절은 앞쪽 방향으로 돌림한다.

엉치뼈바닥도 동시에 오른쪽으로 기울어지는데, 이것은 옆굽힘–돌림(비틀림)이 결합된 것이다.

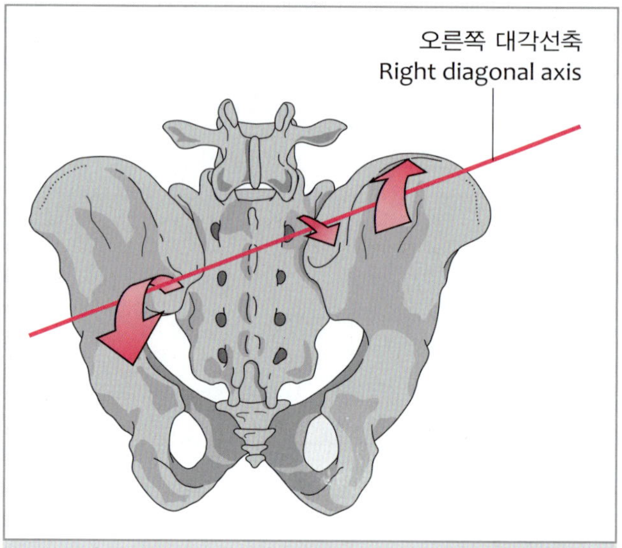

그림 8.79 오른쪽 대각선축을 중심으로 일어나는 움직임

가동범위

움직임의 정도는 매우 작고, 사람간의 차이가 큰 편이다. 이런 복합움직임을 정확하게 측정하는 것은 매우 어렵다.

그러나 움직임을 촉진할 수 있고, 각 축을 중심으로 약 2°의 움직임을 추측할 수 있다. SI 관절에서의 능동움직임은 불가능하다. SIJ에 대한 정보는 지속적인 움직임(ongoing movement)의 측면에서 수집될 수 있다.

병리

막힘

SIJ에서의 막힘은 임신과 출산 동안의 정적 질환, 내장기의 반사적 반응, 예기치 못한 계단을 만났을 때 등과 같이, 다양한 원인이 있다.

임상 팁

SIJ의 검진

오른쪽–왼쪽을 비교하는 SIJ의 검진에서, 무엇이 비대칭 인지를 아는 것이 중요하다. 예를 들어, 좌우 SIJ의 조인트 플레이의 차이는 비교적 일반적인 현상이다. 그러므로 다음의 기준이 검진에서 중요하다: 비대칭 해부학적 랜드마크, 뚜렷한 끝느낌의 차이, 조직의 일관성 변화, 그리고 통증유발검사 시의 통증 정도.

선 자세에서의 움직임 경향

양쪽 다리로의 체중부하(그림 8.80)

양쪽 다리로 선 자세를 취할 때, 위쪽과 뒤쪽에서 오는 힘의 효과 때문에 뉴테이션되는 경향이 있다. 체중의 효과가 엉치뼈바닥의 앞쪽 부분에 가해지고, 이것이 엉치뼈곶을 뒤쪽으로 밀어서 뉴테이션을 일으킨다.

뒤쪽에서 작용하는 힘은 골반을 넙다리뼈머리 위로 압박하여 폄 자세로 만든다. 엉덩관절의 운동축은 SIJ 축보다 앞쪽에 위치하고, 엉덩뼈를 뒤쪽 자세로 만드는데, 이것은 SIJ의 뉴테이션 자세와 같다.

한발 서기(그림 8.81)

한발 서기를 할 때, 입각기 다리 쪽으로 중력중심이 이동하고, 입각기 다리의 엉덩뼈가 인플레어되고, 뒤쪽으로 돌림된다. 부가적으로, 엉치뼈는 뉴테이션되는데, 체중 때문이다. 한편 반대쪽 다리의 엉덩뼈는 앞쪽돌림되고, 아래쪽으로 하강한다.

입각기 다리의 지면반발력 효과는 엉덩뼈를 위쪽으로 트러스트한다.

보행 동안의 움직임(그림 8.82)

보행 동안, 최소한의 움직임 변화가 지속적으로 SIJ에서 일어난다. **오른쪽 다리로 스텝핑할 때**, 다음과 같은 연속적인 움직임이 일어난다(Greenman 1990):

- 오른쪽 엉덩뼈가 뒤쪽으로 움직이고,
  세로축을 중심으로 왼쪽돌림한다.
  왼쪽 엉덩뼈는 앞쪽으로 움직인다.
  부가적으로, 왼쪽 비틀림축을 중심으로 비틀림 움직임이 일어나고, 엉치뼈바닥이 왼쪽으로 경사진다.
- 중간입각기부터는, 오른쪽 볼기뼈는 앞쪽으로 움직인다. 왼쪽 볼기뼈는 뒤쪽으로 움직인다.
  엉치뼈는 오른쪽으로 돌림하고,
  엉치뼈바닥은 약간 하강한다.

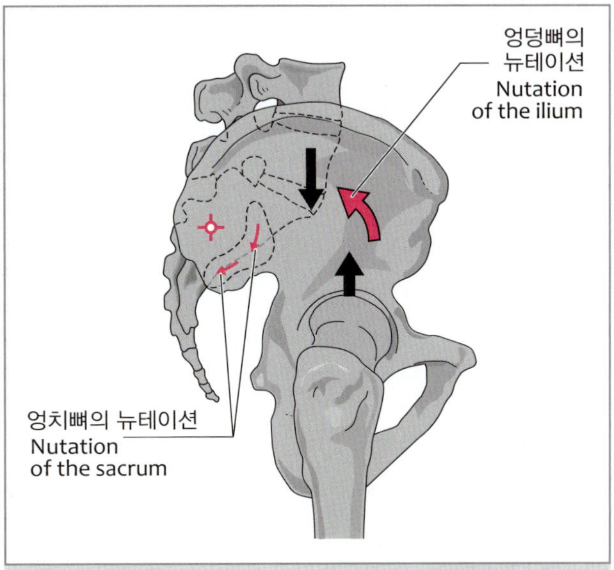

그림 8.80 선 자세를 취할 때 뉴테이션되는 경향이 있다.

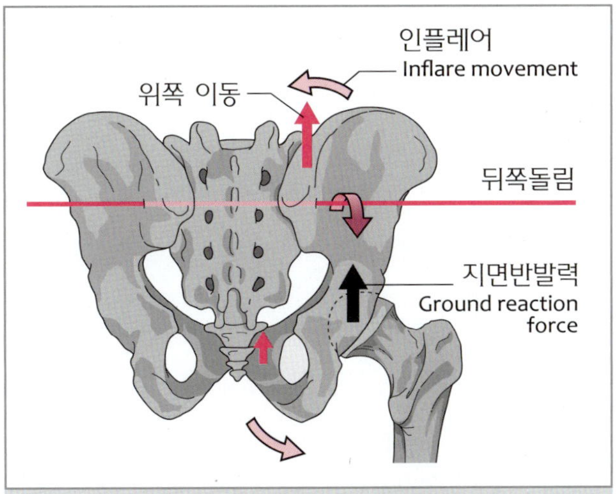

그림 8.81 체중이 오른쪽으로 이동하는 움직임

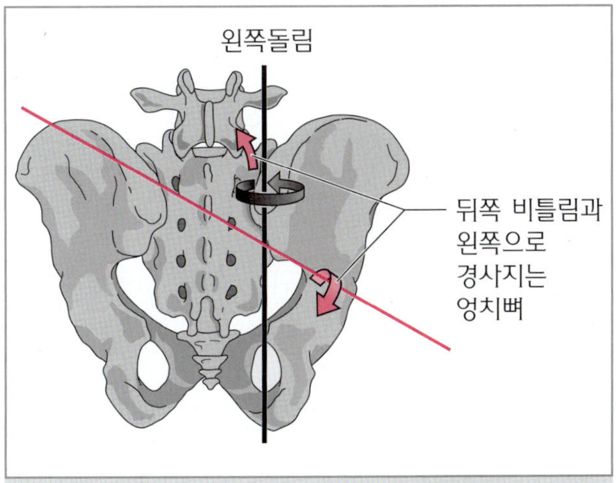

그림 8.82 오른쪽 다리로 스텝핑할 때의 골반 움직임

SIJ를 움직이는 근육

1. 뉴테이션(Nutation)

척주세움근

척주세움근의 먼쪽 섬유는 S2 위를 주행하고, 엉치뼈 바닥의 앞쪽 움직임을 일으킨다.

뒤넙다리근과 큰모음근(그림 8.83)

이들 근육은 궁둥뼈거친면을 아래쪽으로 당긴다. 이것은 엉덩뼈를 엉치뼈에 대해 뒤쪽으로 움직인다.

배곧은근(그림 8.83)

배곧은근은 두덩뼈를 위쪽으로 당겨서 엉덩뼈를 엉치뼈에 대해 뒤쪽으로 움직인다.

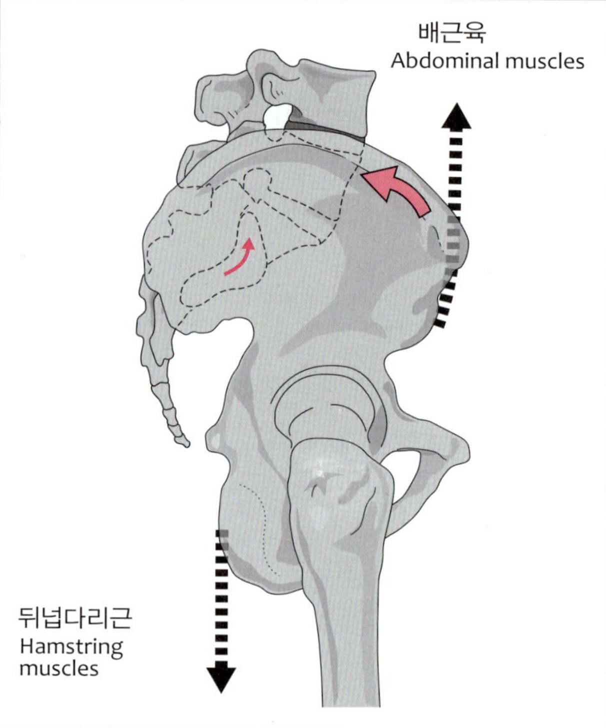

그림 8.83 근육 견인에 의한 뉴테이션

2. 인플레어 움직임

허리네모근

이 근육은 엉덩뼈날개를 안쪽으로 당기는데, 이것이 인플레어 움직임이다.

두덩근, 짧은모음근과 긴모음근

이들 근육의 이는곳 지점은 차축 아래에 위치한다; 그래서 그들은 두덩뼈를 가쪽으로 당긴다.

골반뼈돌기 근육

가쪽돌림근은 골반의 뒤쪽면을 가쪽으로 당긴다.

3. 카운터뉴테이션(Counternutation)

넓은등근(그림 8.84)

엉덩뼈를 당기는 이는곳 부위의 섬유는 엉덩뼈를 앞쪽으로 이동시킬 수 있다.

넙다리빗근, 넙다리근막긴장근과 넙다리곧은근, 모음근(그림 8.84)

이들 근육은 골반을 앞쪽과 아래쪽으로 당긴다.

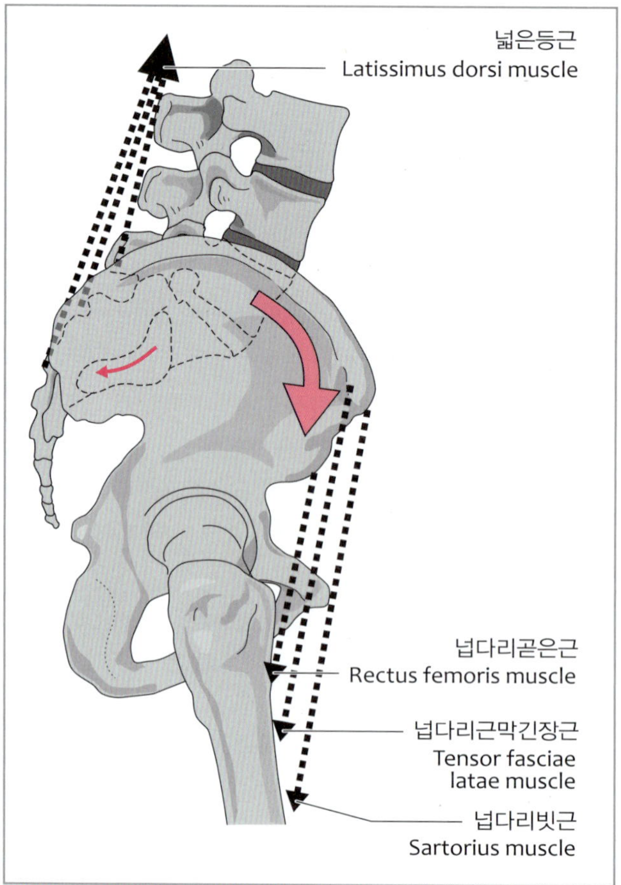

그림 8.84 근육 견인에 의한 카운터뉴테이션

4. 아웃플레어 움직임

중간볼기근과 작은볼기근, 큰볼기근의 위쪽섬유

이들 근육은 엉덩뼈날개를 가쪽으로 당긴다.

반막모양근과 반힘줄모양근

이들 근육은 궁둥뼈거친면을 안쪽으로 당긴다.

▷ 7.3 허리뼈와 8.8 골반과 엉덩관절의 근육을 참고한다.

임상 팁

원인과 효과의 사슬

1. 점프와 같은 갑작스런 힘의 적용은 엉치뼈를 뉴테이션 자세로 만들어 SIJ의 막힘을 초래한다. 뒤쪽으로부터의 압박 때문에, 엉덩뼈는 뒤쪽 자세로 변한다. 이것은 앞쪽에 위치한 근육이 스트레스를 받게 되어, 닿는곳의 자극을 초래할 수 있다는 의미이다.

   다음의 영역이 이것에 영향을 받을 수 있다:

   - Gerdy 결절에서의 넙다리근막긴장근
   - 거위발에서의 넙다리빗근
   - 넙다리곧은근
     - 정강뼈거친면에서
     - 상승된 무릎뼈에 의한 무릎뼈꼭대기에서
     - 무릎넙다리관절의 상승된 압박과 재발성 관절 삼출물에 의해 일어난 연골연화증을 가진 무릎뼈

   다음과 같은 관절의 효과가 나타날 수 있다:

   - 엉덩관절: 절구가 몸쪽으로 이동하여 다리 길이가 짧아진다. 볼기 근육 뒤쪽 섬유의 긴장에 의해 가쪽돌림이 일어난다.
   - 무릎관절: 안쪽 관절면의 압박과 가쪽 관절면의 과도한 신장으로 인해 무릎이 안굽이되는 경향을 띤다.
   - 발: 정강뼈가 뒤쪽으로 이동하여 발등굽힘을 제한하고, 앞발이 모음/엎침되지만, 안쪽발활은 높아진다.

   그러나 원인과 효과의 사슬은 SIJ 기능부전의 원인으로 인해 각각의 관절들이 영향을 받을 수 있음을 보여준다; 예를 들어, 안쪽번짐의 이상은 종아리뼈를 더 몸쪽으로 이동시켜, 넙다리두갈래근에 스트레스를 주고, 엉덩뼈를 뒤쪽으로 이동시킨다.

2. 만약 엉덩뼈가 앞쪽에 위치한다는 것은 뒤넙다리근의 강한 당김이 있다는 의미이고, 이것은 아래의 부위들을 자극하여 기능적 결과를 초래할 것이다:

   - 안쪽반달판(**재발성 관절 삼출물 발생**)의 반막모양근
   - 거위발 부위의 넙다리빗근(**거위발 염증**)
   - 넙다리두갈래근:
     - 이것은 넙다리뼈를 몸쪽으로 당겨, 긴종아리근을 긴장시키고, 이로 인해 입방뼈가 안쪽으로 돌림된다.
     - 뼈사이막이 긴장된다; 종아리동맥과 정강동맥과 같은 혈관을 위한 틈이 좁아지고, 이로 인해 혈액순환이 방해를 받게 된다.

   관절에 대한 결과:

   - 엉덩관절: 절구가 먼쪽으로 이동하여 다리 길이가 길어진다. 볼기 근육 앞쪽 섬유의 긴장에 의해 안쪽돌림이 일어난다.
   - 무릎관절: 가쪽 관절면의 압박과 안쪽 관절면의 과도한 신장으로 인해 무릎이 밖굽이되는 경향을 띤다.
   - 발: 정강뼈가 앞쪽으로 돌림되어 발등굽힘을 제한하고, 안쪽발활이 낮아진다.

8.4.8 안정화 구조물

근막(그림 8.85)

근막이 관절 위를 지나기 때문에, 근막이 관절을 안정화시킬 수 있다. SIJ 주변 영역의 근막은 SIJ을 대각선으로 가로지르는 위쪽과 뒤쪽의 섬유와 섞이게 되어, 양쪽 SIJ을 연결한다.

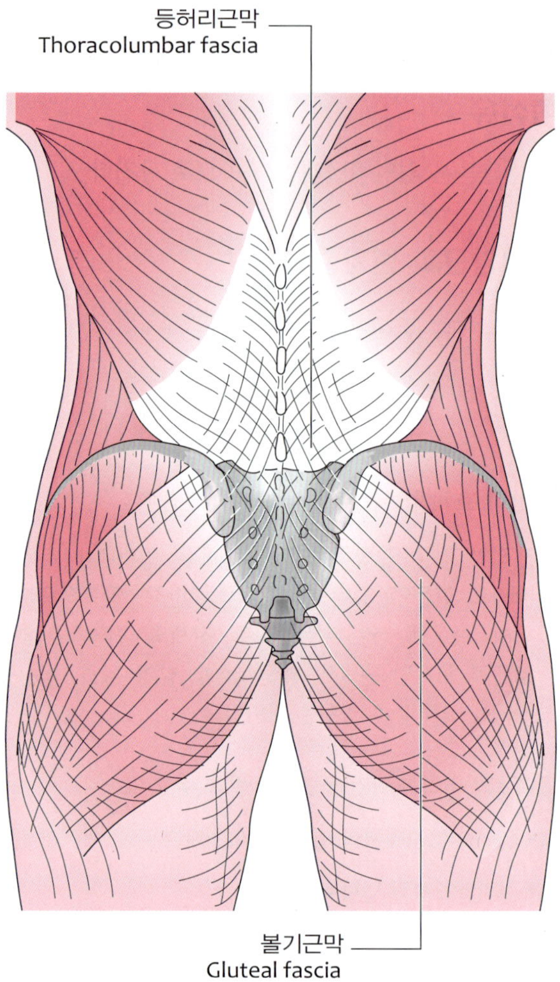

그림 8.85 안정화에 작용하는 근막: 등허리근막과 볼기근막

등허리근막

등허리근막은 얇은 섬유 구조물로, 세로 섬유와 가로 섬유가 있으며, 이들은 서로 섞여 있다. 등허리근막은 3층으로 구성된다:

- **뒤쪽 층**: 이것은 허리뼈와 엉치뼈의 가시돌기와 가시위인대에 부착한다. 이것은 넓은등근과 뒤아래톱니근의 근막으로 이어지고, 엉덩뼈 능선의 가쪽입술을 지나 엉치뼈로 향한다.
- **중간 층**: 이것은 허리뼈의 가로돌기끝과 가로사이인대에서 시작하여 마지막 갈비뼈와 엉덩뼈능선에 부착한다.
- **앞쪽 층**: 이것은 허리뼈 가로돌기의 바닥, 엉덩허리인대 및 엉덩뼈 능선에 착지한다. 위쪽의 척주세움근은 등허리근막 안으로 들어가고, 배근육은 가쪽에서 등허리근막 안으로 들어간다.

볼기근막

이것은 엉덩뼈 능선에서 착지하여 중간볼기근을 가로지른다. 근막섬유는 큰볼기근 영역에서 근섬유다발 안으로 들어간다. 볼기근막은 엉치뼈 부착점에서 등허리근막과 섞인다.

넙다리근막(fascia lata)

이 섬유의 일부는 SIJ 방향에서 볼기근막 위를 지나가는데, 이것은 등허리근막이 큰뼈돌기를 하이포모클리온으로 이용하고, 엉덩정강띠의 일부처럼 가쪽 허벅지에서 세로를 배열하고 있음을 의미한다.

인대

뼈사이엉치엉덩인대(그림 8.86a)

이들 인대는 관절주머니 바로 뒤쪽에 위치하기 때문에 중요한 고정 장치 역할을 하며, 엉치뼈고랑 전체를 채우고 있다. 이들은 짧은 섬유로서, 모든 방향의 움직임에 의해 항상 긴장된다.

엉치결절인대와 엉치가시인대(그림 8.86b)

SIJ의 움직임은 뉴테이션 되는 경향을 가진다. 그러므로 가장 강한 인대들이 뉴테이션을 안정화시킨다.

엉덩허리인대

엉덩허리인대는 앞엉치엉덩인대와 연결되어 앞쪽 SIJ 영역을 안정화시킨다. 엉덩뼈를 주행하는 섬유의 도움으로, 그들은 뒤아래쪽 방향으로 이동되는 것을 막는다.

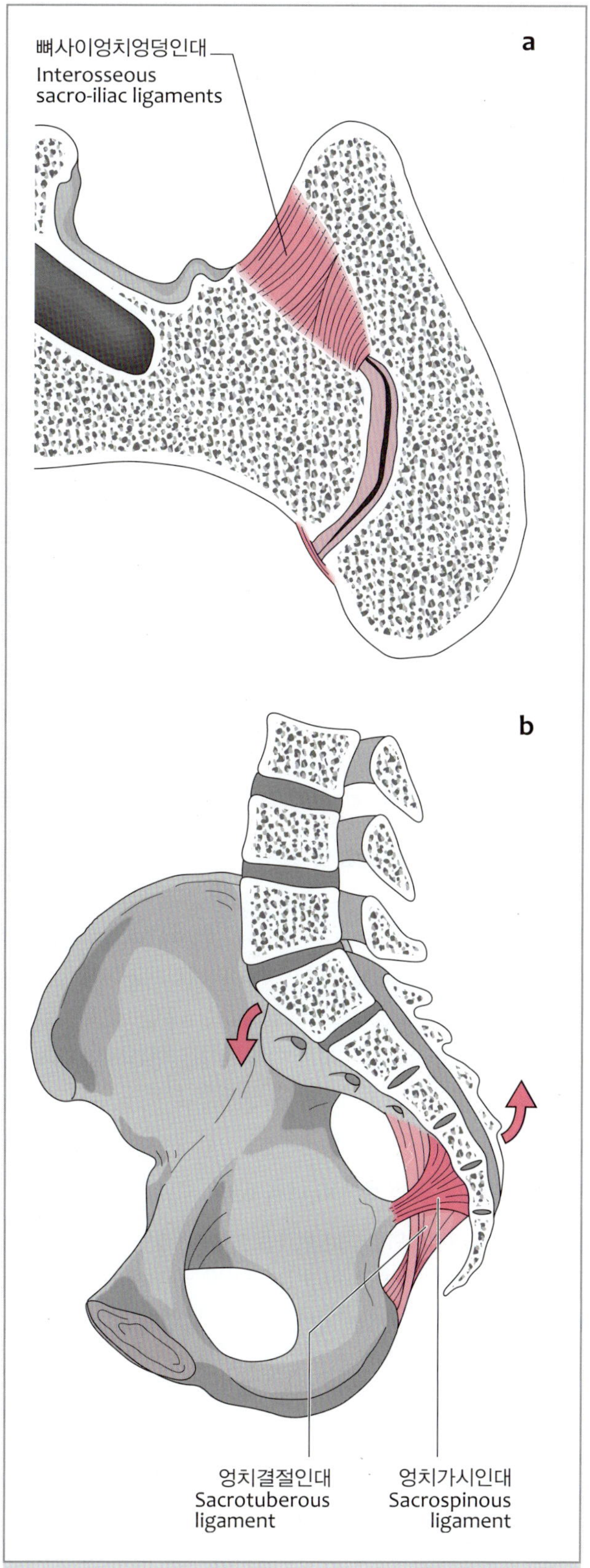

그림 8.86 안정화 작용을 하는 인대. (a) 뼈사이엉치엉덩인대. (b) 뉴테이션 억제 인대: 엉치결절인대와 엉치가시인대.

근육

큰볼기근(그림 8.87)

이것은 SIJ을 직접 덮고 있는 유일한 근육으로서, SIJ를 안정화는데 도움을 준다. 근섬유가 SIJ의 라인과 직각을 이루면서 주행하기 때문에, SIJ에 압박력을 가한다.

큰볼기근은 등허리근막, 엉덩뼈,엉치뼈 및 꼬리뼈로 연결되어, 골반 고리에 중요한 영향을 미친다.

궁둥구멍근(그림 8.87)

궁둥구멍근은 가로 경로를 통해 SIJ의 뒤쪽 부분을 당겨, 엉치뼈를 엉덩뼈 쪽으로 당기듯이 SIJ을 압박한다.

척주세움근

척주세움근 힘줄의 대부분 섬유는 엉치뼈고랑의 중간 레벨에서 끝난다. 소수의 긴 섬유만이 엉치뼈꼭대기까지 이어진다. 이들은 엉치결절인대와 섞이게 된다.

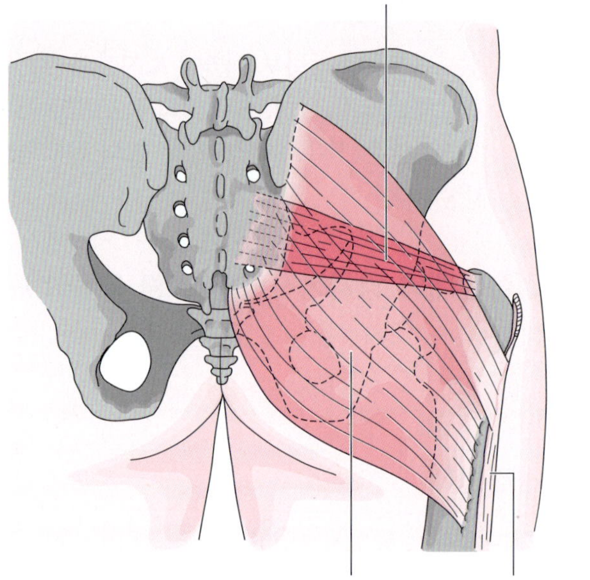

그림 8.87 안정화 근육: 큰볼기근과 궁둥구멍근

임상 팁

조인트 플레이와 근육의 검진

몇몇 요소들이 SIJ의 가동성에 영향을 줄 수 있다. 조인트 플레이나 근육의 부정정렬이 있는지를 평가하기 위해 여러 검사를 수행해야 한다. 조인트 플레이를 검사하기 위해서는, 관절을 이루는 한쪽 뼈를 고정한 후 반대쪽 뼈를 가동시킴으로써 관절의 활주 능력을 평가해야 한다. 손상된 근육은 탄성과 근력의 측면에서 검진된다.

SIJ 불안정 측면에서의 근육 훈련

SIJ가 불안정하다면, 큰볼기근, 척주세움근 및 궁둥구멍근을 재활해야 한다. 이들 근육의 근력 훈련이 종종 SIJ의 반복 움직임과 관련되어 있기 때문에, 골반 고리를 수동으로 고정해야 한다. 큰뼈돌기 레벨에 맞게 골반 지지 벨트를 착용한 후, 훈련 프로그램을 안전하게 수행해야 한다.

8.4.9 엉치뼈와 머리뼈 사이의 연결 (그림 8.88)

엉치뼈와 꼬리뼈는 머리엉치 시스템의 가장 아래쪽 끝단이다. 경질막이 큰구멍에 부착되고, 앞쪽 척수경질막은 C2와 C3에 부착된다. 앞쪽 경질막 부착은 S2 레벨에서만 다시 발견되고, 뒤쪽경질막은 꼬리뼈에서 발견된다.

척수 경질막은 부분적으로 탄성이어서, 골반 영역의 자세 변화가 머리뼈에도 영향을 준다. 반대로, 머리뼈의 변화도 골반 영역에 영향을 준다.

병리

출산이나 외상으로 유발된 기능부전은 머리 영역을 통해 아래쪽의 척수에 영향을 줄 수 있고, 반대의 현상도 일어날 수 있다. 만약 뒤통수뼈융기가 앞쪽과 위쪽으로 이동되었다면, 같은 쪽의 엉치뼈는 뒤쪽과 위쪽으로 이동될 것이고, 반대쪽의 엉치뼈는 앞쪽과 아래쪽으로 이동될 것이다.

임상 팁

치료의 접근법

SIJ의 기능 장애를 핸들링할 때 있어, 위쪽 목뼈와 머리뼈를 항상 검사해서 치료해야 하는데, 그 이유는 머리뼈와 골반 사이의 활동 균형에 영향을 줄 수 있기 때문이다.

부가적으로, 머리뼈와 골반 사이에 위치하는 모든 가로막을 조화롭게 하는 것도 중요하다: 목뿔위근으로 이루어진 입의 바닥, 첫 번째 갈비뼈 레벨의 목가슴가로막(가슴입구), 가슴허리 가로막 및 골반가로막 등.

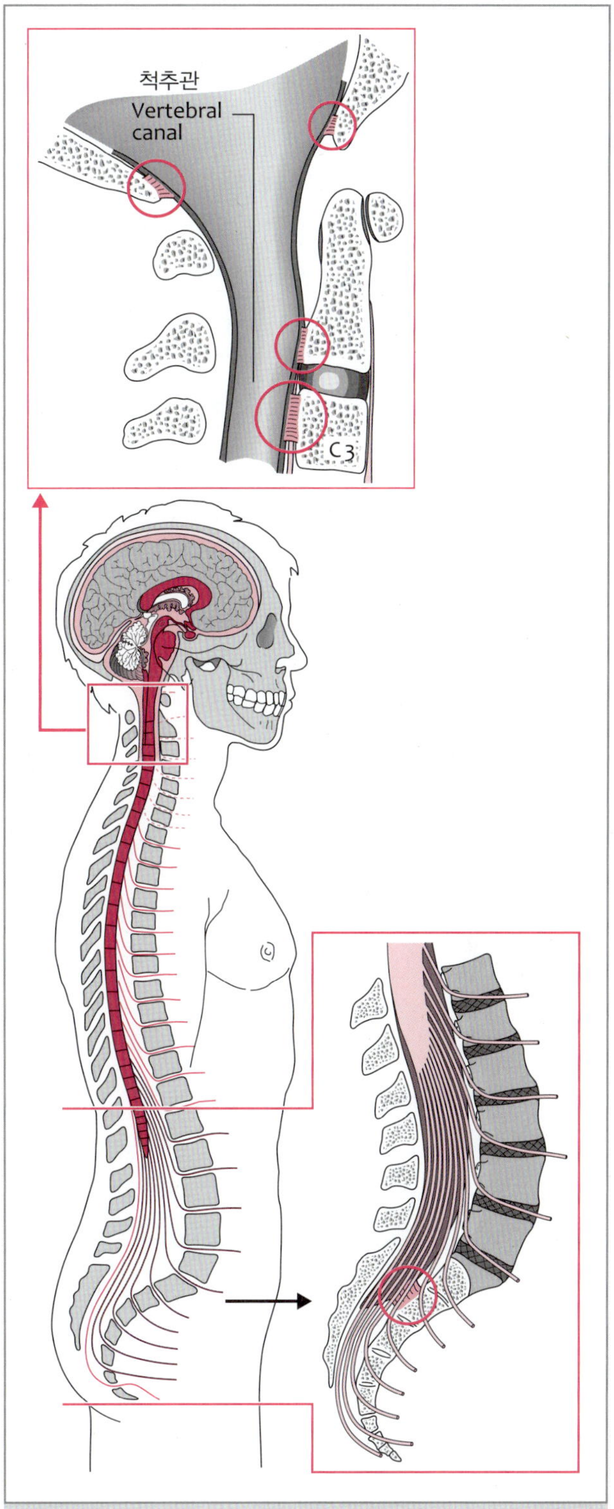

그림 8.88 엉치뼈에서 머리뼈까지의 연결

8.5 두덩결합(그림 8.89)

8.5.1 관절면

두덩뼈의 관절면은 납작한 난원형이고, 매우 얇은 유리연골로 덮여 있다.

두덩사이원반은 섬유연골이고, 연골로 덮인 관절면에 붙어 있다. 중간의 세로 틈은 관절공간을 형성하고, 윤활액으로 차여 있다. 원반은 뒤쪽보다 앞쪽이 더 넓고, 교원질 섬유의 방향 때문에 압박과 장력 하중에 잘 적응한다.

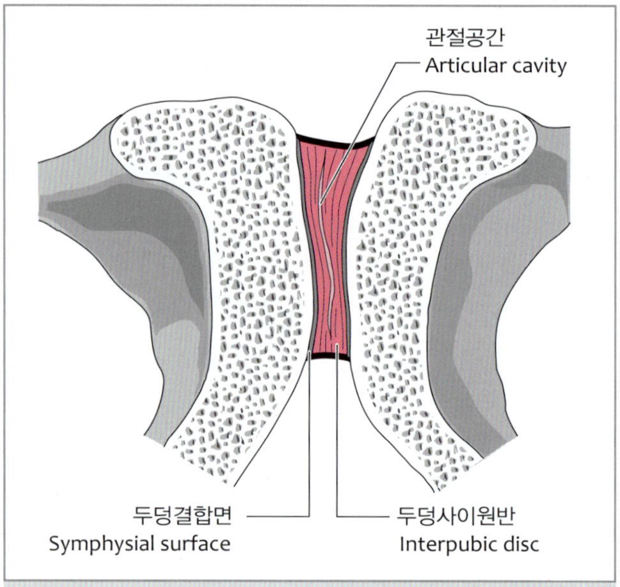

그림 8.89 두덩결합 (앞쪽에서 바라본 이마면)

8.5.2 운동축과 움직임

두덩결합은 골반의 관절 움직임 사슬의 일부분이다. 이것은 골반의 움직임이 두덩결합에 영향을 주고, 반대로 두덩결합으로부터 영향을 받는다는 의미이다.

축(그림 8.90)

움직임이 일어나는 축은 3개이다:

- 시상축
- 이마축
- 세로축

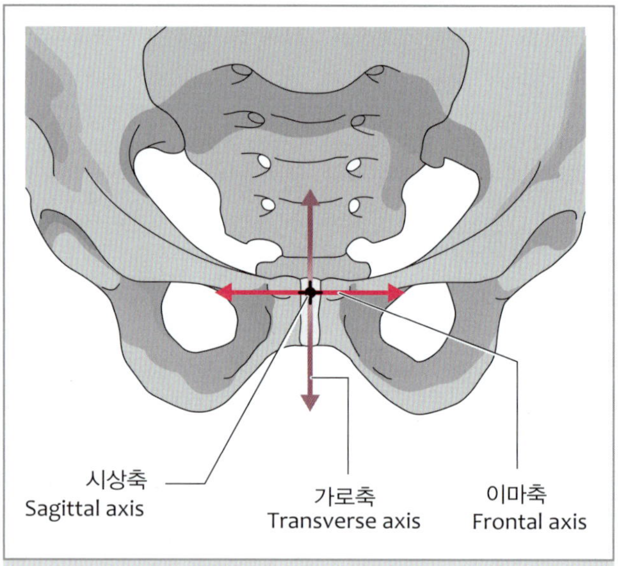

그림 8.90 두덩결합의 축

움직임의 방향과 범위

두덩결합은 반관절이다. 보행 동안, 트러스트와 회전 움직임이 일어난다. 입각기 다리에서는, 두덩결합이 위쪽으로 약 1-2 ㎜ 이동하고, 엉덩뼈가 뒤쪽돌림을 한다. 여성의 경우에 돌림은 2 ㎜이고 남성보다 적은 편이다. 유각기 다리쪽의 두덩뼈는 아래쪽으로 이동한다.

8.5.3 인대

인대는 두덩뼈사이원반과 융합되어 있다.

앞두덩인대(그림 8.91a)

이 인대는 앞쪽에 위치하고, 얕은층 사선 섬유와 세로 섬유에 의해 강화되는 가로 섬유로 구성되어 있다. 이들 섬유는 배바깥빗근, 배곧은근, 배세모근의 널힘줄로부터 형성되고, 또 긴모음근과 두덩정강근로부터 형성된다.

뒤두덩인대(그림 8.91a)

이것은 얇고 넓은 인대로서 뒤쪽 영역에 위치한다.

위두덩인대(그림 8.91b)

이것은 한쪽 두덩결절에서 다른쪽 두덩결절로 이어지고, 샅굴인대의 섬유와 결합된다.

아래두덩인대(그림 8.91b)

이것은 두덩결합의 아래쪽에 위치한 두덩활 안에서 주행한다.

8.5.4 안정화 근육

배근육

배바깥빗근, 배곧은근, 배세모근 등은 위쪽에서 인대 안으로 주행한다.

모음근

두덩근과 긴모음근은 앞쪽인대와 연결하는 부위로 들어간다.

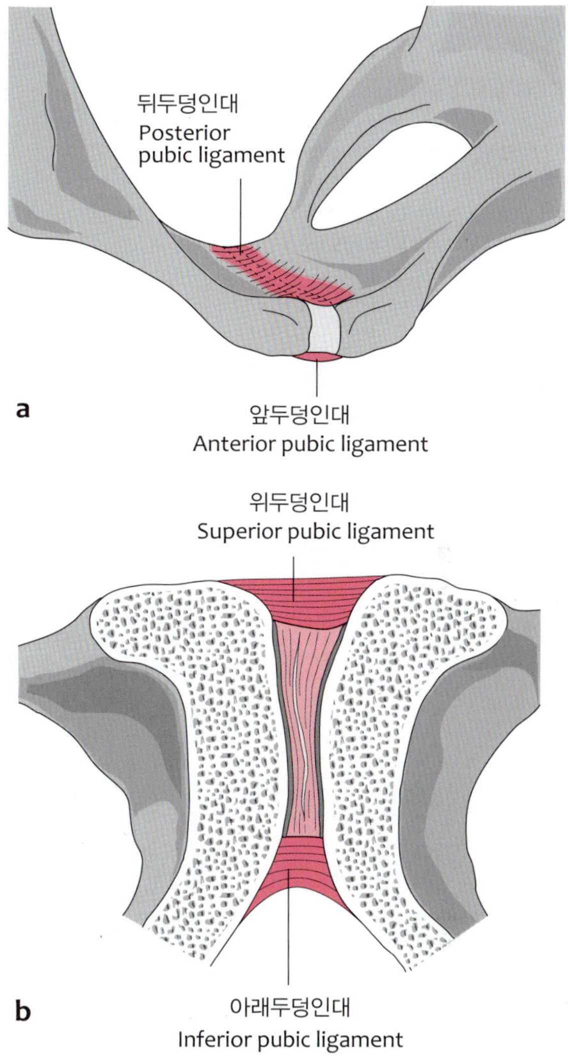

그림 8.91 두덩결합의 인대. (a) 뒤두덩인대와 앞두덩인대. (b) 위두덩인대와 아래두덩인대

임상 팁

검진

두덩 부위에 기능부전이 있을 때, 다음의 평가를 수행한다:

- 긴장 상태와 통증유발점에 대해 배근육과 모음근을 촉진한다.
- 통증과 긴장 변화에 대해 샅굴인대를 촉진한다.
- 한쪽 두덩뼈가 다른쪽 보다 더 높은지를 검진한다.
- 환자가 다리를 바깥으로 밀 때와 엉덩관절을 움직일 때 비대칭 움직임이 일어나는지를 평가한다.

두덩결합의 느슨함(두덩결합의 분리)

두덩결합 분리의 전형적인 증상으로는, 엉덩관절을 움직일 때(**특히, 벌림할 때**)의 통증성 과가동성과 보행 시 샅고랑과 허리 부위 쪽으로 방사하는 두덩결합 부위의 통증 등이 있다. 주위 근육의 집중 근력강화와 골반지지 벨트와 같은 외적 안정화 장치의 사용이 환자의 증상을 완화시킬 수 있다.

8.6 엉치꼬리관절

8.6.1 관절면

관절면은 평면이고, 원반을 가지고 있다.

8.6.2 인대

뒤엉치꼬리인대(그림 8.92)

이 인대의 깊은 섬유와 얕은 섬유는 중앙엉치뼈능선을 따라 뒤쪽면을 주행하는 얕은층 구조물이다.

관절사이 엉치꼬리인대(그림 8.92)

이 인대는 짧은 섬유로서 이 관절에만 뒤쪽으로 뻗어 있다.

가쪽 엉치꼬리인대(그림 8.92)

이것은 꼬리뼈의 가로돌기와 엉치뼈아래각을 연결한다. 꼬리신경이 이 인대와 꼬리뼈 사이를 주행한다.

앞엉치꼬리인대(그림 8.93)

이 인대는 앞세로인대의 실질적인 연장선이지만, 2개의 부분으로 갈라진다. 각 섬유는 3번–4번 꼬리뼈에서 서로 교차한다.

꼬리사이인대(그림 8.93)

이 인대는 꼬리뼈의 아래쪽 부분과 가쪽돌기를 연결한다.

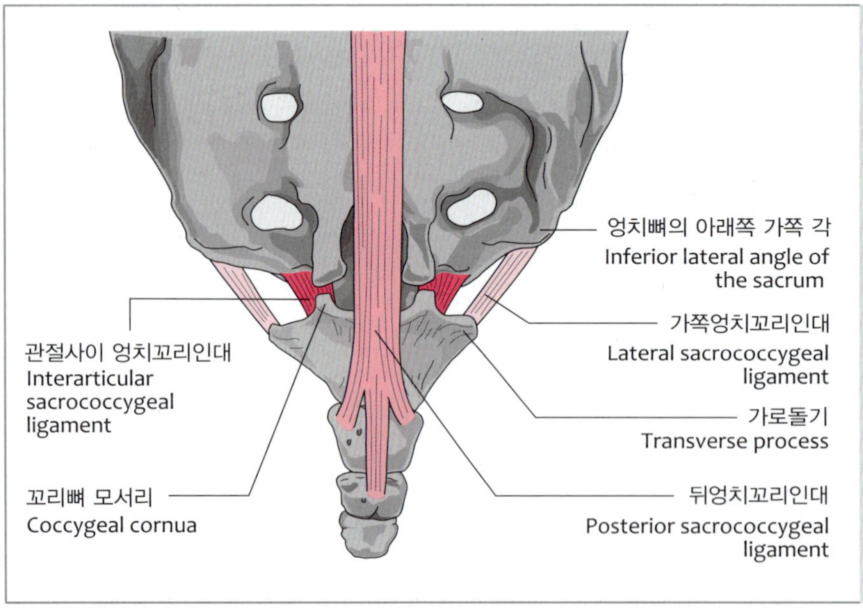

그림 8.92 엉치꼬리인대의 뒤쪽 인대

8.6.3 운동축과 움직임

굽힘과 폄이 가로축을 중심으로 일어난다. 연골결합으로서 제한된 움직임만 가능하다. 꼬리뼈는 엉치뼈의 움직임을 따른다.

8.6.4 안정화 근육

다음 근육이 관절을 안정화시키는 역할을 한다:

- 항문올림근
- 궁둥꼬리근
- 큰볼기근

병리

꼬리뼈의 기능부전은 거의 앞쪽 방향에서 일어난다. 다음은 가능한 원인이다:

- 출산 시 외상
- 척주의 기능부전
- 꼬리뼈로 넘어졌을 때
- 머리 외상

임상 팁

외상 이후의 치료

꼬리뼈를 손상시킬 수 있는 낙상이 발생했을 때, 꼬리뼈는 앞으로 휘어지고 뒤쪽 볼기 영역에서 통증을 일으킨다. 특히 장시간 앉아 있을 때나 아래쪽으로 힘(**예, 배변을 할 때**)을 줄 때 일어난다. 꼬리뼈가 휘어지는 지점은 항문 주름 영역을 검사할 때 촉진될 수 있다. 곧은창자의 치료가 요구되고, 궁둥꼬리근과 인대를 이완한 후, 엉치꼬리관절에 감압을 해 주고, 꼬리뼈를 원래 위치로 되돌린다.

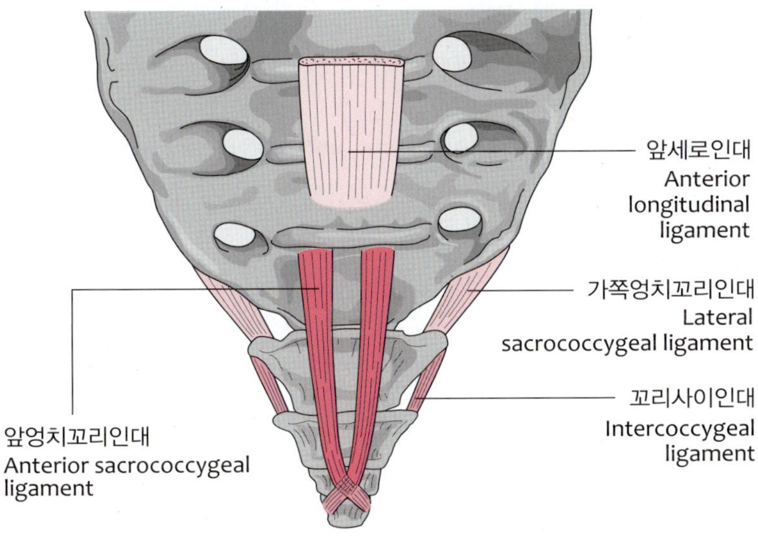

그림 8.93 엉치꼬리인대의 앞쪽 인대

8.7 엉덩관절

8.7.1 관절면

절구(그림 8.94)

절구는 3개의 볼기뼈로 구성된다:

- 위쪽: 엉덩뼈
- 앞쪽: 두덩뼈
- 아래쪽: 궁둥뼈

삼방연골이 14–16세 사이에 닫혀, 오목한 관절 소켓을 형성한다. 가쪽 테두리는 **절구 가장자리**로 불린다. 이것은 앞쪽–가쪽–아래쪽으로 향한다. 절구의 방향은 절구 입구면의 바닥을 기준으로 이마면 상에서 40°을 이루고, 가로면 상으로는 10–15°의 앞방향경사를 이루고 있다. 절구는 넙다리뼈머리를 완전하게 덮지는 못한다.

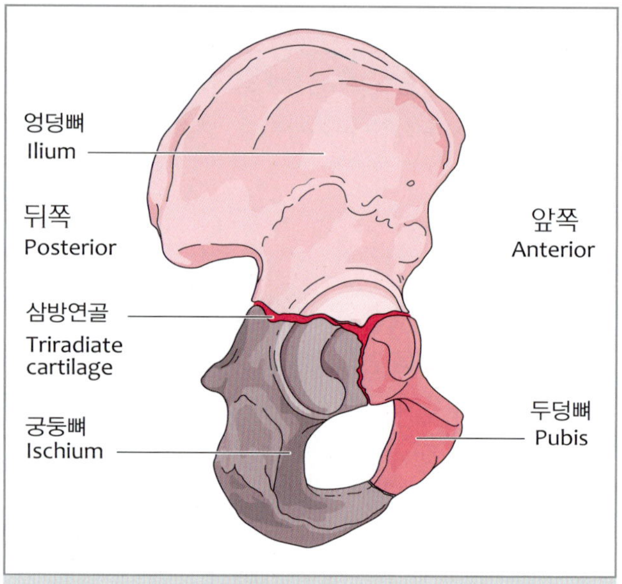

그림 8.94 절구: 삼방연골

절구테두리(그림 8.95)

절구테두리는 삼각형의 구조물로, 견고한 결합조직과 섬유연골로 구성된다. 이것은 고리처럼 절구를 둘러싸고, 가장자리의 바닥에 고정되며, 그 끝은 관절까지 이어진다.

위쪽과 뒤쪽의 절구테두리는 약 1 ㎝의 폭을 가지고 있고, 앞쪽과 아래쪽의 절구테두리는 약 0.5 ㎝의 폭을 가지고 있다. 절구테두리는 관절 소켓의 크기를 증가시키고, 움직임 동안에 변형될 수 있다.

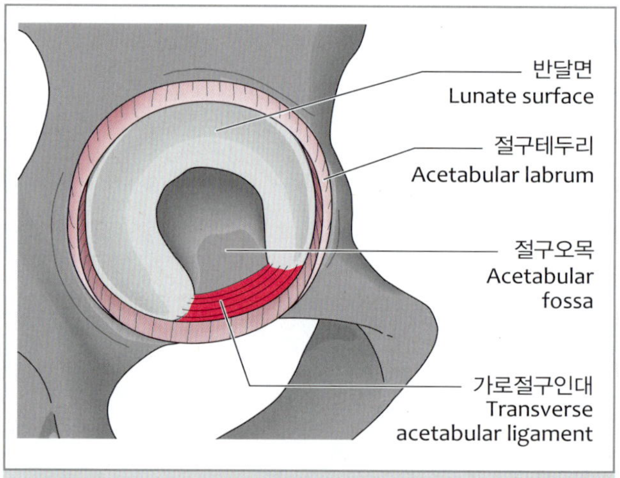

그림 8.95 절구테두리

절구패임(그림 8.96)

절구패임은 아래쪽 절구 가장자리에 있는 뚜렷한 함몰 부위이고, 두덩뼈와 궁둥뼈 사이의 경계면을 나타낸다. **가로절구인대**가 절구패임 위를 지나간다.

반달면(그림 8.96)

절구에 있는 반달모양의 관절면은 연골로 덮여 있다. 이것은 뒤쪽과 앞쪽으로 주행하고, 양쪽 끝에 뿔을 가지고 있다. 연골은 앞뿔과 뒤쪽보다. 중간 지점, 특히 앞가쪽 절구지붕에서 가장 두꺼운데, 약 3 ㎜ 정도 된다.

절구오목(그림 8.97)

절구오목은 반달면의 안쪽가장자리에서 3-4㎜의 함몰 부위이며, **느슨한 지방** 결합조직(**절구 지방패드**)과 **넙다리뼈머리인대**로 채워져 있다. 지방패드는 주변 연골로 덮인 관절면과의 차이를 보상해 준다. 이 공간은 관절의 안정성에 영향을 주는 진공 상태를 만든다. 가로절구인대는 내부 공간을 닫는다.

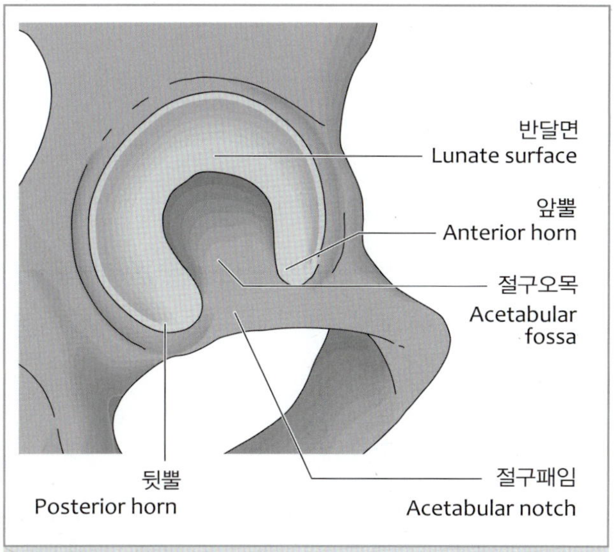

그림 8.96 반달모양 관절면

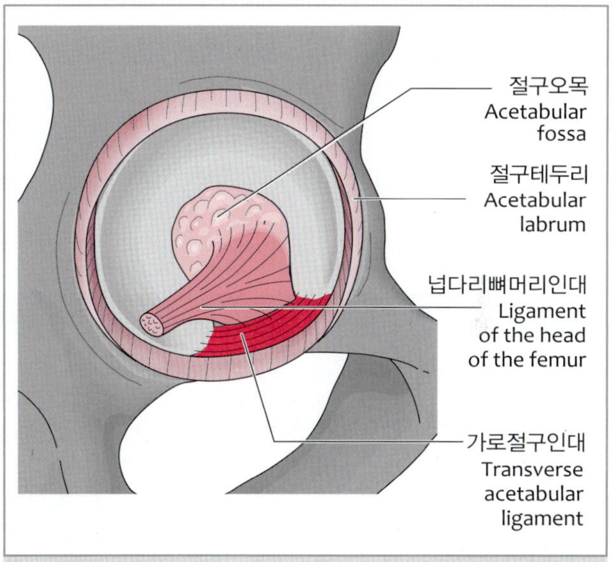

그림 8.97 절구오목

넙다리뼈머리(그림 8.98)

넙다리뼈머리는 구형이며, 넙다리뼈 관절면을 형성한다.

넙다리뼈머리인대를 위한 오목

이 오목은 뒤아래쪽 사분원에 있는 작은 함몰부위이다. 이것은 연골로 덮여 있지 않고, 넙다리뼈머리인대의 부착점을 형성한다.

연골로 덮인 관절면

4㎜나 되는 가장 강한 연골층이 넙다리뼈머리오목보다 위쪽에 위치한다. 아래안쪽의 연골층이 가장 얇고, 좁은 관절면을 가진다. 그리고 넙다리뼈목과 불균등한 경계를 이룬다.

반달면과 접촉하는 영역은 관절의 자세에 따라 달라진다. 넙다리뼈머리의 유일한 연골로 덮인 관절면은 반달면 전체와 접촉한다. 부가적으로, 예를 들어, 반달면의 안쪽 테두리가 오목의 연골성 테두리에 닿도록 접촉 지점이 안쪽으로 이동한다.

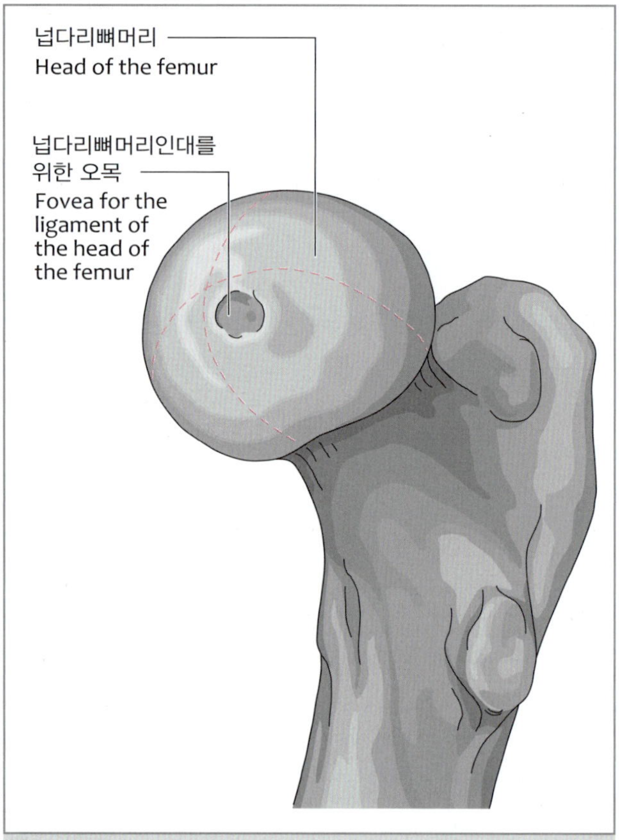

그림 8.98 넙다리뼈머리(뒤안쪽면)

병리

연골 보호 영역

관절연골은 간헐적 압박힘(**특정 생리적, 크기 범위 내에 있는**)을 통해 반복 탄성 압박 스트레스를 받는 곳에서만 보호된다. 이것의 의미는 오랜 시간이 지난 후 특정 내성 한계내에서 힘의 전달이 일어나는 관절면에서만, 관절연골이 남아 있다는 것이다.

임상 팁

골관절염 초기 단계의 치료의 중요한 목적은 자세와 관련된 단계별 기능 훈련(**전체 가동범위를 이용하여 관절에 하중과 비중하를 적용하는**)을 통해 관절연골과 관절에 영양을 촉진하는 것이다.

관절 근처의 넙다리뼈 구조물 (그림 8.99와 그림 8.100)

넙다리뼈목

- 이것은 넙다리뼈머리와 넙다리뼈몸통을 이어준다.
- 이것은 앞쪽과 먼쪽으로 뼈돌기사이선으로 이어지고, 뒤쪽으로는 뼈돌기사이능선으로 이어진다.

큰뼈돌기

- 이것은 돌기부위이다.
- 이것은 근육의 부착점으로 작용한다.
- 뼈돌기오목은 큰뼈돌기의 안쪽에 위치한다.

작은뼈돌기

- 이것은 뼈돌기사이선의 안쪽에 위치한다.
- 이것은 엉덩허리근의 닿는곳이다.

뼈돌기사이선

이것은 앞쪽에서 큰뼈돌기와 작은뼈돌기를 이어주는 라인이다.

뼈돌기사이능선

이 능선은 뒤쪽에서 큰뼈돌기와 작은뼈돌기를 연결한다.

뼈돌기오목

뼈돌기오목은 큰뼈돌기보다 뒤안쪽에 위치하는 함몰부위이다.

거친선

- 이것은 세로방향으로 형성된 능선으로서, 넙다리뼈몸통의 뒤쪽면에 위치한다.
- 이것은 많은 근육들의 부착점으로 작용한다.

볼기근거친면

- 볼기근거친면은 큰볼기근의 닿는곳으로 작용한다.
- 이것은 거친선의 위쪽 연장부이다.

두덩근선

- 이것은 두덩근의 닿는곳이다.
- 이것은 작은뼈돌기로 향하는 거친선의 앞쪽 연장부이다.

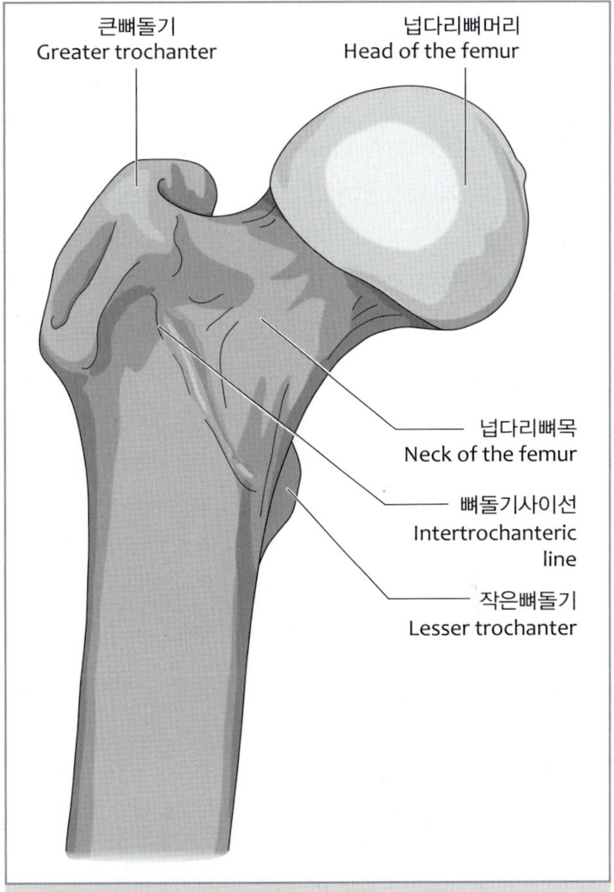

그림 8.99 몸쪽 넙다리뼈(앞쪽면)

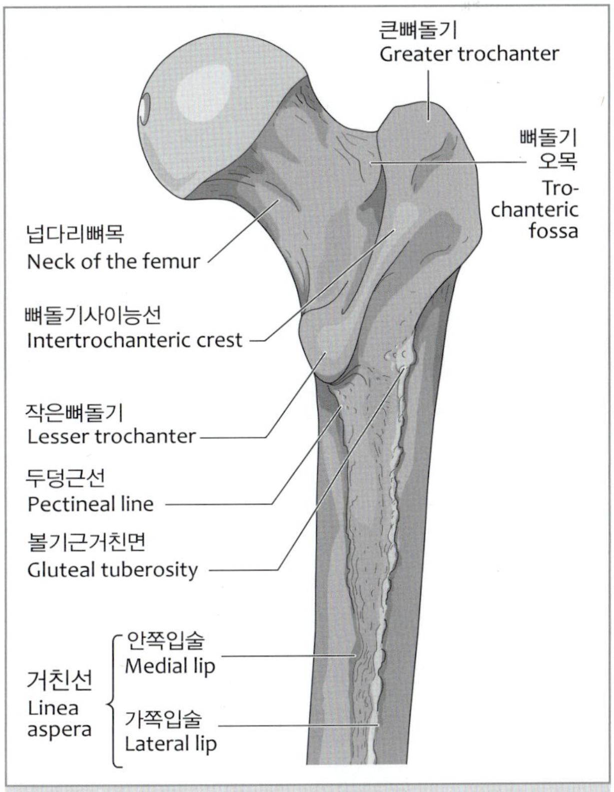

그림 8.100 몸쪽 넙다리뼈(뒤쪽면)

8.7.2 관절주머니

섬유층(그림 8.101과 그림 8.102)

섬유층은 견고하고 두꺼운 막이다. 이것은 다양한 방향(예: 세로 방향과 대각선 방향)으로 주행하는 섬유다발로 구성되어 있다. 섬유층의 경우는 견고한 콜라겐 섬유가 70–80%를 차지하고, 탄성 요소가 약 5%를 차지한다.

섬유층은 절구의 골성 테두리, 가로절구인대와 넙다리뼈의 앞쪽면(뼈돌기사이선을 따라)에 부착한다. 뒤쪽으로는, 뼈돌기오목과 함께, 뼈돌기사이능선보다 약 1 ㎝ 안쪽인 넙다리뼈목 근처에 부착한다.

섬유층은 위치, 움직임 및 편위에 대한 정보를 중추신경계로 보내는 많은 수용기를 가지고 있다.

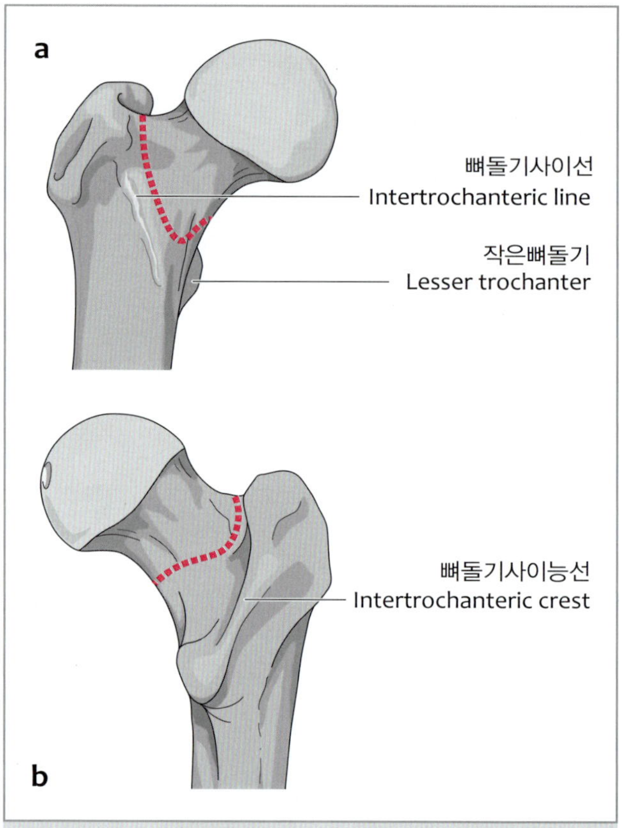

그림 8.101 섬유층의 부착점. (a) 넙다리뼈의 앞쪽면. (b) 넙다리뼈의 뒤쪽면

윤활막(그림 8.102)

윤활막은 절구테두리바닥의 바깥 가장자리에서 부착하여, 관절공간 안으로 들어가기 위해 절구테두리의 테이퍼 가장자리에서 나온다. 이것은 관절주머니와 절구테두리 사이에서 **둘레주변함몰**로 알려진 작은 고리형 함몰부위를 형성한다. 윤활막의 아래쪽 부분만이 절구테두리의 끝(tip)에서 시작된다.

윤활막은 앞쪽에서 뼈–연골 경계면인 넙다리뼈 부위에 부착하여, 작은 아웃퍼칭(outpouching)을 형성한다. 뒤쪽면의 윤활막 부착점은 뼈돌기사이능선보다 몸쪽으로 약 1.5㎝ 위치한 곳이다. 윤활막은 넙다리뼈목 주위를 가쪽, 안쪽 및 안쪽으로 감은 후, "frenula capsule"로 불리는 윤활주름을 형성한다. 이것은 넙다리뼈목의 부착점에서 넙다리뼈머리의 뼈–연골 이음부까지 주행하고, 넙다리뼈머리로 향하는 혈관이 있다. 이들 혈관은 넙다리뼈목에 혈액을 공급한다. 윤활막은 넙다리뼈머리인대를 둘러싸는 관을 형성한다. 이 관은 절구테두리바닥에서 시작하여 절구패임과 절구오목에서 관절을 닫는다(그림 8.103).

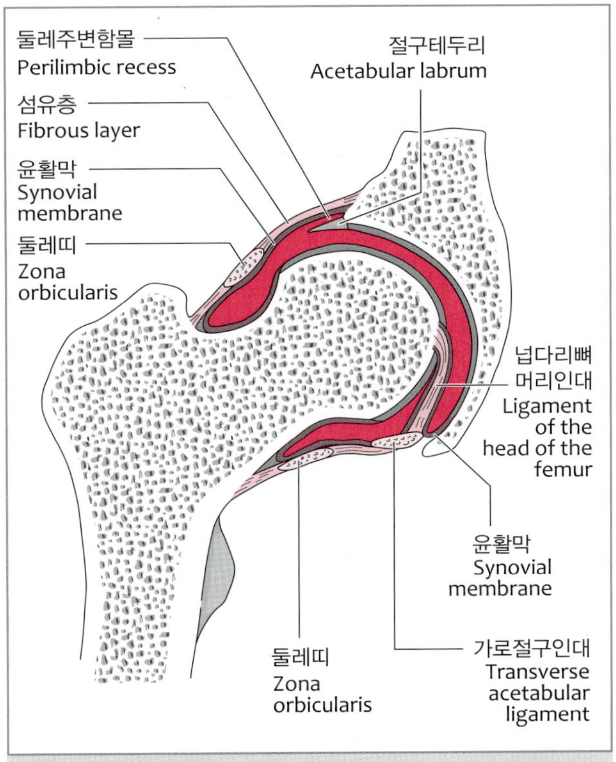

그림 8.102 윤활막(더 잘 보여주기 위해 넙다리뼈머리를 절구로부터 추출했다.)

병리

관절주머니 패턴

만약 골관절염과 같이, 전체 관절주머니에 문제가 발생하면, 각 관절은 움직임에 대한 자신만의 독특한 제한 패턴을 가지는데, 이것은 움직임의 순서와 움직임에 정도에 영향을 준다. 예를 들어, 엉덩관절의 관절주머니 패턴은 안쪽돌림/폄 → 벌림 → 굽힘.

엉덩관절 완전대치술

엉덩관절 완전대치술의 경우, 관절주머니–인대 구조물의 일부가 제거된다. 이것은 정적 기능과 동적 기능에 대한 중요한 조절기전의 일부가 손상을 받는다는 것을 의미한다.

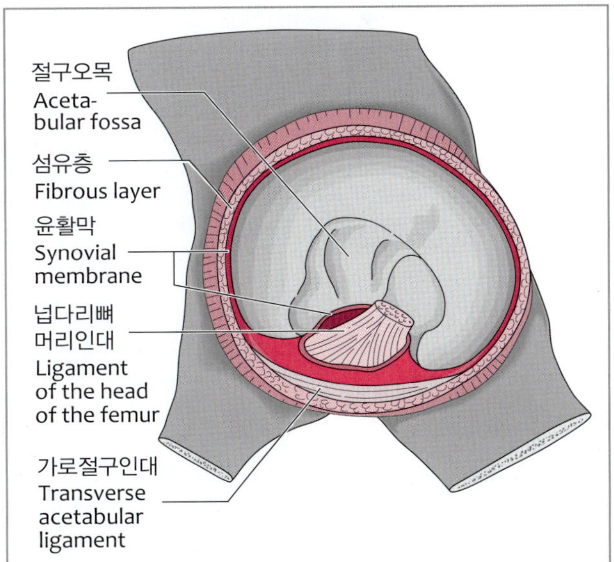

그림 8.103 넙다리뼈머리인대에 대한 윤활막

8.7.3 인대

관절속 인대와 관절바깥 인대 사이에 차이점이 있다.

관절속 인대(그림 8.104)

넙다리뼈머리인대

넙다리뼈머리인대는 넙다리뼈의 둥근인대로 알려졌다. 이것은 약 3㎝의 길이와 1㎝의 폭을 가지고 있고, 관절주머니 안에 위치하고, 윤활막에 의해 둘러싸여 있다.

섬유다발은 반달면의 앞뿔과 뒷뿔과 가로절구인대의 위쪽 가장자리에서 시작해 절구오목까지 주행한다. 넙다리뼈머리인대는 폐쇄동맥의 절구분지를 운반하여, 넙다리뼈머리에 혈액을 공급한다(**그림 8.112 참고**).

이 인대는 엉덩관절을 굽힘/모음/가쪽돌림할 때 팽팽해진다.

가로절구인대

이 인대는 절구패임 위를 지나가서 내부로부터 넙다리뼈머리를 지지한다. 바깥층은 절구테두리의 양쪽 끝단을 연결하고, 속층은 반달면의 양쪽 뿔을 연결한다. 이것의 폭은 약 1 ㎝이다.

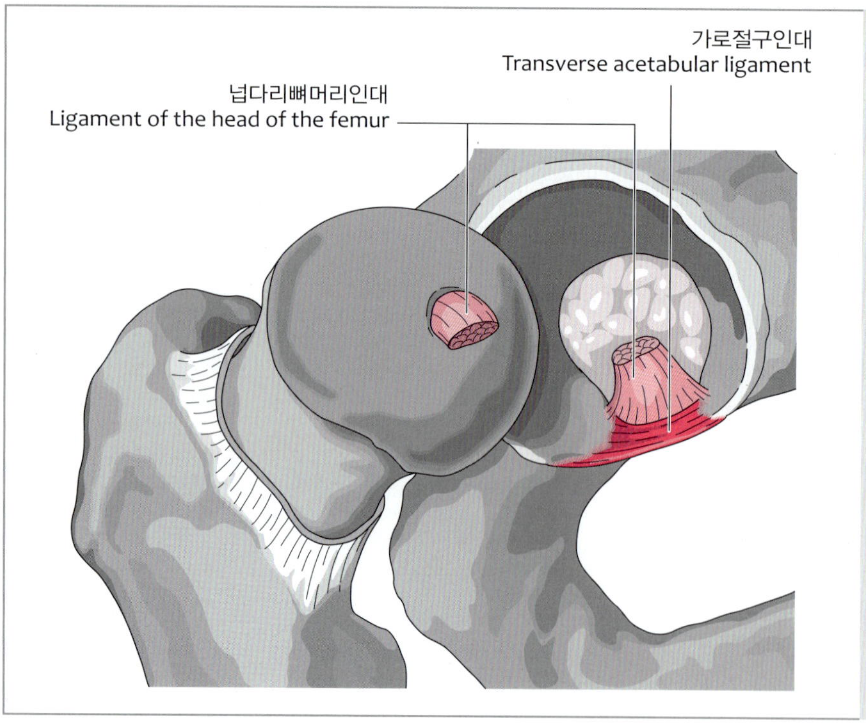

그림 8.104 관절속 인대:
넙다리뼈머리인대와 가로절구인대

관절바깥인대(그림 8.105)

엉덩넙다리인대

엉덩넙다리인대는 V자 인대이다.
V자의 끝은 AIIS 아래쪽에 위치하고, 넙다리곧은근과 합병한다.

이 인대는 뼈돌기사이선을 따라 부착한다:

- **가로섬유:** 위쪽의 밴드(Bertini 인대)로서, 가로 방향으로 주행하고, 사람의 인체 중에서 가장 강한 인대이다. 이 섬유의 두께는 1 ㎝ 정도이고, 350㎏의 장력 강도를 가진다.
- **하행섬유:** 아래쪽의 얇은 밴드로서, 뼈돌기사이선의 아래쪽 절반까지 주행한다. 오른쪽 엉덩관절을 볼 때, 그들은 왼쪽으로 방향을 틀고, 왼쪽 엉덩관절의 경우에는 오른쪽으로 방향을 튼다. 가쪽돌림 동안에는 이들 섬유가 꼬이지 않고 느슨해진다.

두덩넙다리인대

두덩넙다리인대는 엉덩두덩융기와 폐쇄능선(**두덩근 힘줄과 섞임**)에서 시작하여 뼈돌기사이선의 아래쪽 부분에 도달한다. 뼈돌기사이선에서는 두덩넙다리인대가 엉덩넙다리인대와 섞인다. 이 인대는 관절주머니와 둘레띠를 연결한다.

앞쪽에서 보면, 엉덩넙다리인대와 두덩넙다리인대는 아래의 요소로 Welcker-Z를 형성한다:

- 엉덩넙다리인대의 가로섬유
- 엉덩넙다리인대의 하행섬유
- 두덩넙다리인대

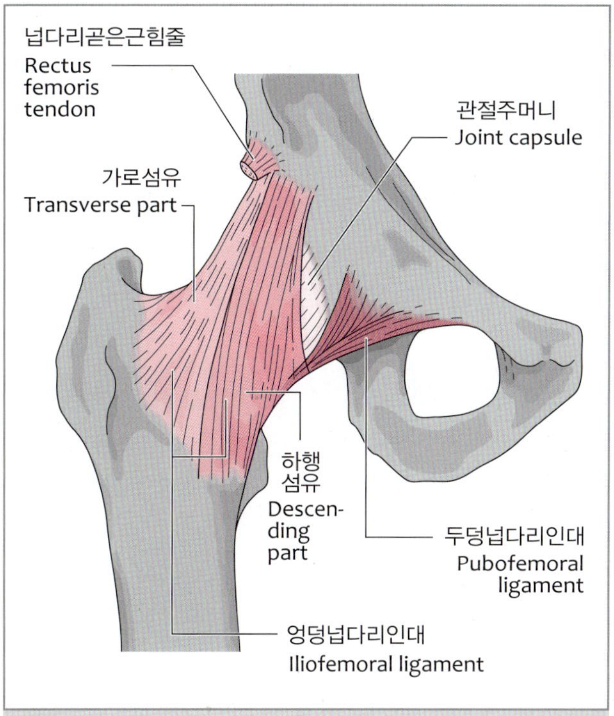

그림 8.105 관절바깥인대: 엉덩넙다리인대와 두덩넙다리인대

엉덩허리근볼기주머니(그림 8.106)

엉덩넙다리인대와 두덩넙다리인대 사이에 있는 관절주머니 벽은 얇은 편이다. 이 관절주머니 바로 위에 엉덩허리근볼기주머니가 위치한다. 사람의 10–15%에서는 엉덩허리근볼기주머니가 관절공간과 교통한다.

이것은 길게 늘어져 작은뼈돌기까지 멀리 이어질 수 있다. 엉덩허리근힘줄이 이 부위 위를 지나간다.

병리

감염에 의한 염증 결과로, 움직일 때(**특히, 엉덩허리근이 수축할 때**), 엉덩허리근볼기주머니에서 통증이 발생할 수 있다.

정적 자세 변화도 윤활주머니염이 초래될 수 있고, 종종 만성화될 수 있는데, 그 이유는 재발성 자극 때문이다.

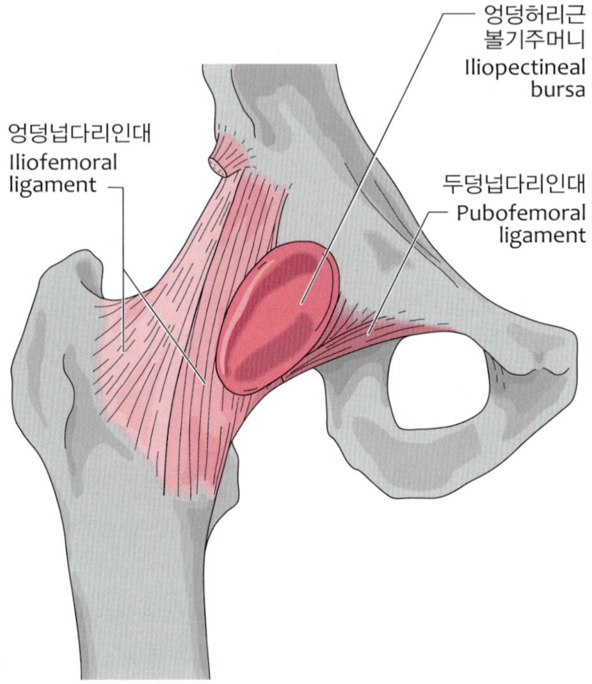

그림 8.106 엉덩허리근볼기주머니

궁둥넙다리인대(그림 8.107)

궁둥넙다리인대는 절구의 뒤쪽과 아래쪽 가장자리와 궁둥뼈거친면의 위쪽 가장자리에 있는 이는곳을 가진다.

이 인대는 위가쪽 방향인 나선형 방향으로 주행한다. 이 인대의 닿는곳은 큰뼈돌기의 안쪽면와 둘레띠이다. 이것은 바깥폐쇄근의 닿는곳으로도 작용한다. 이 인대를 위한 작은 고랑이 존재한다.

이 인대는 엉덩넙다리인대의 가쪽 섬유와 섞인다.

둘레띠(Zona Orbicularis)(그림 8.107)

둘레띠는 3개의 관절바깥 인대에서 나온 섬유를 가지고 있는 인대성 고리이다. 이것은 관절주머니에 부착되어 있고, 넙다리뼈목을 감싼다. 이것은 관절바깥 인대들의 연결을 통해 엉덩관절에 압박의 힘을 가한다.

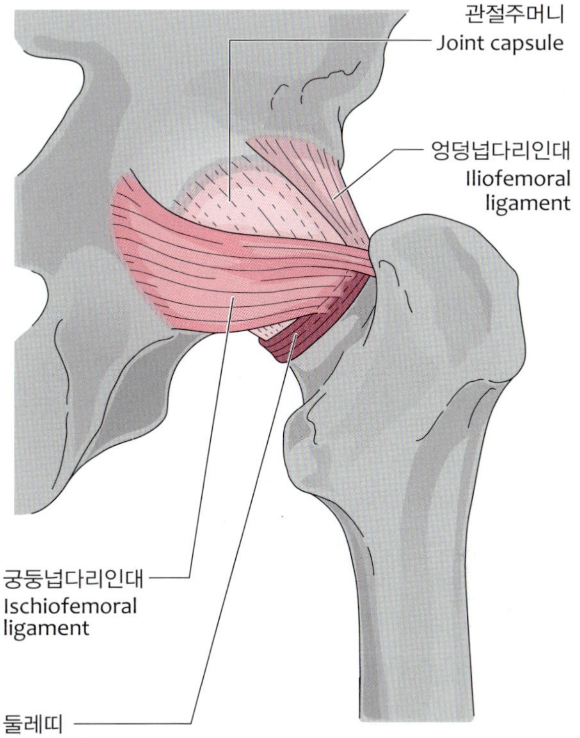

그림 8.107 궁둥넙다리인대

인대의 기능 (그림 8.108과 그림 8.109)

인대는 관절의 움직임을 수행하기도 하고 제한하기도 한다:

- **폄**: 폄을 할 때, 인대들이 비틀려 관절 폐쇄를 일으킨다. 이것은 폄을 약 10–15°까지 제한한다.
- **굽힘**: 중간 굽힘 자세를 취할 때, 모든 인대 구조물이 이완된다. 뚜렷한 굽힘이 일어나지 않는 한, 엉덩넙다리인대의 가로섬유가 팽팽하게 된다.
- **돌림**: 가쪽돌림 시, 엉덩넙다리인대의 가로 섬유와 두덩넙다리인대가 팽팽해진다; 안쪽돌림 시에는, 궁둥넙다리인대와 엉덩넙다리인대의 하행섬유가 팽팽해진다. 만약 인대가 굽힘 자세에서 이완되면, 큰 범위의 가쪽돌림이 가능해진다.
- **벌림**: 벌림 시, 엉덩넙다리인대의 하행섬유와 두덩넙다리인대, 그리고 궁둥넙다리인대의 아래쪽 부분이 팽팽해진다.
- **모음**: 모음 시, 엉덩넙다리인대의 가로 섬유가 큰 움직임을 막아준다.

안정 자세

안정 자세 시, 관절주머니-인대 구조물이 이완되고, 윤활주름이 적절하게 분배될 수 있다. 이것은 편안한 자세로서, 통증이 발생할 때 환자가 자동적으로 취하는 자세이다.

고관절에서 안정 자세는 대략 굽힘 30°, 벌림 15–20°, 바깥돌림 5–10° 이다.

잠김 자세

잠김 자세 시, 관절주머니-인대 구조물이 최대로 팽팽해지고, 조인트 플레이가 일어나지 않는다. 엉덩관절의 잠김 자세는 안쪽돌림이 동반된 최대 폄 자세에 벌림이나 모음이 결합된 자세이다.

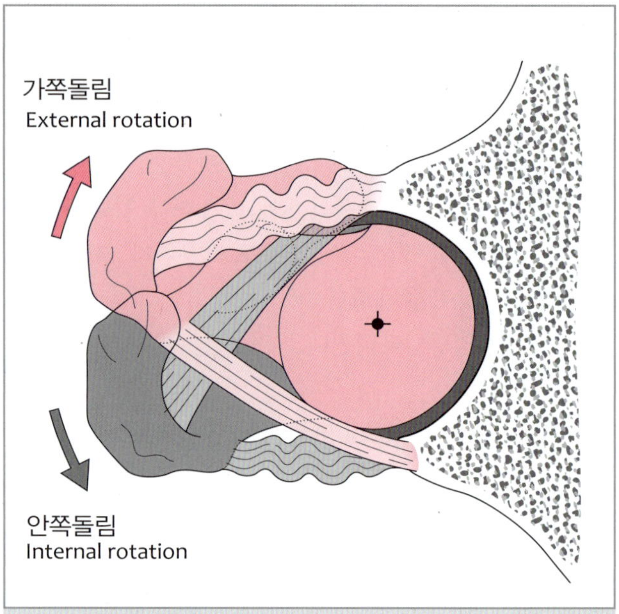

그림 8.108 가쪽돌림과 안쪽돌림 시 인대 긴장(가로면)

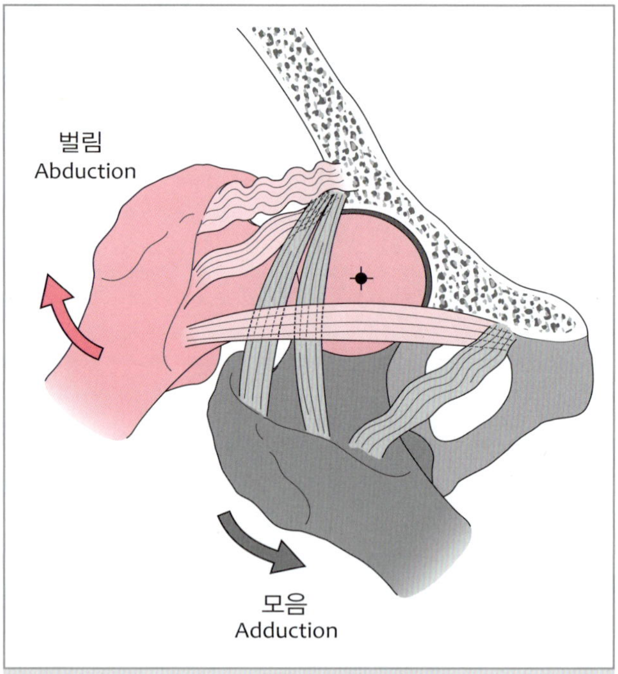

그림 8.109 벌림과 모음 시 인대 긴장(앞쪽면)

병리

취약지점

엉덩관절의 안정성 측면에서의 취약지점은 여러 인대 구조물이 섞이는 부위이다. 취약지점은 엉덩넙다리인대와 두덩넙다리인대 사이에서 일어난다(즉, 앞쪽 영역).

엉덩관절의 후천성 탈구

엉덩관절을 탈구시키기 위해서는 커다란 힘이 요구된다. 예로, 최대 가쪽돌림이 있는 두덩뼈 유형의 앞쪽 탈구인 경우와 절구가장자리와 절구테두리가 하이포모클리온으로 사용될 때, 넙다리뼈머리가 앞쪽 방향에서 관절의 지렛대로 작용한다. 다리가 가쪽돌림 자세로 고정되면, 체중부하를 할 수 없다.

임상 팁

관절주머니-인대 구조물의 치료

통증 감소(그림 8.110과 그림 8.111)

통증을 완화하기 위해, 환자의 현재 안정 자세에서 견인의 힘을 적용하는 치료를 한다. 견인은 관절주머니를 타이트하게 만들어야 하는데, 그 이유는 신장 자극이 불편을 일으키기 때문이다. 약 30° 굽힘, 약간의 가쪽 돌림과 벌림 자세에서 현재의 안정 자세를 찾는다. 이 자세를 찾은 후, 견인을 적용할 때, 탄성의 힘을 느낄 수 있다.

움직임 증가

통증을 완화하는데 이용되는 방법과는 달리, 견인치료로 관절주머니의 여러 부분을 신장하는 것이 움직임 끝지점에서 수행되어야 한다. 이것은 최소한의 견인으로 시작한 후, 점진적인 강한 견인으로 진행하고, 간헐적으로 수행되어야 한다.

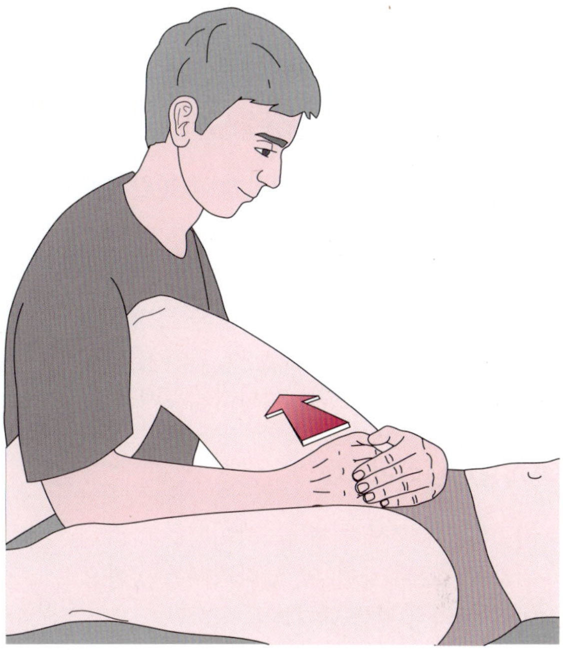

그림 8.110 안정 자세에서의 견인

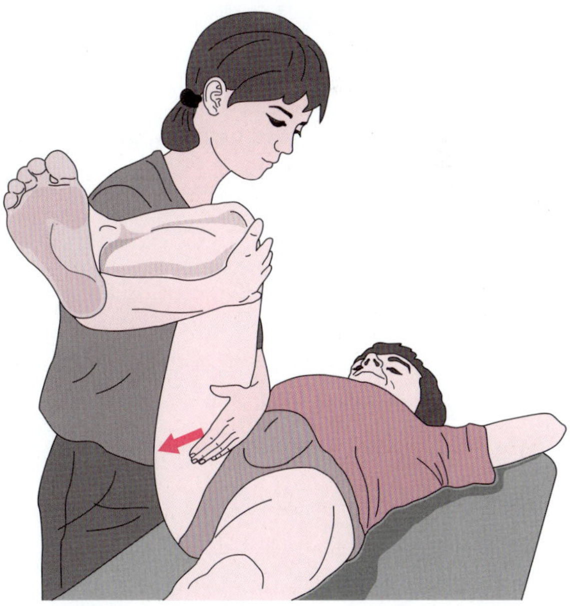

그림 8.111 움직임 끝 지점에서의 견인치료. 예를 들어: 굽힘

8.7.4 동맥공급(그림 8.112)

넙다리동맥

- 이것은 바깥엉덩동맥에서 나온다.
- 이것은 혈관 공간에서 시작해 그 공간 가쪽으로 뻗는다.
- 샅굴인대로부터 약 3 개 손가락의 폭만큼 아래쪽에서, 넙다리동맥이 뒤가쪽 방향으로 **허벅지의 깊은동맥분지**를 낸다. 그 다음 넙다리동맥이 가쪽휘돌이넙다리동맥을 낸다.

가쪽휘돌이넙다리동맥

- 이것의 **오름분지**가 뼈돌기사이선을 따라 위가쪽으로 주행한 후, 넙다리뼈목 방향으로 여러 개의 분지를 낸다:
  이들 분지는 윤활막 밑으로 주행하고, 뼈-연골 경계면 근처에서 넙다리뼈머리를 관통한다.
- **가로분지**는 큰뼈돌기 영역에 혈액을 공급한다.
- **내림분지**는 넙다리뼈몸통을 따라 먼쪽으로 주행하여 무릎관절까지 이른다.

넙다리동맥의 나머지 부분(**얕은넙다리동맥**)은 주변 영역으로 가는 주요 분지를 내지 않고, 먼쪽으로 모음근관까지 주행한다.

안쪽휘돌이넙다리동맥

- 이것은 가쪽휘돌이넙다리동맥과 같은 레벨에서 허벅지의 깊은동맥에서 나온다.
- 이것은 넙다리뼈목의 안쪽을 주행하고, 엉덩허리근 힘줄을 뒤쪽 방향으로 감아돈다.
- **깊은분지**는 위쪽으로 주행하고, 큰뼈돌기와 넙다리뼈목으로 분지를 낸다.
- **절구분지**는 넙다리뼈목 아래쪽으로 주행한 후, 폐쇄동맥과 문합한다. 그리고 앞쪽 절구 쪽으로 분지를 보낸다.

위볼기동맥과 아래볼기동맥

- 이것은 속엉덩동맥에서 나온다.
- 그들은 절구의 뒤위쪽과 아래쪽으로 혈액을 공급한다.

폐쇄동맥

- 절구분지는 절구패임 위를 지나서 관절 속으로 들어간다.
- 이것은 넙다리뼈머리인대 내에서 더 멀리 주행한다.
- 동맥은 관절 소켓, 지방패드 및 넙다리뼈머리에 혈액을 공급한다.

병리

넙다리뼈목의 골절 시, 골절선이 관절속에 있다면 넙다리뼈머리로 가는 혈액공급이 차단될 수 있다. 넙다리뼈머리인대를 통해서만 영양공급이 보장된다.

이것이 노인층에서 위축될 수 있기 때문에, 영양 공급 부족으로 인한 괴사가 발생할 수 있다.

이런 경우, 인공관절로 대체한다. 만약 골절선이 관절 바깥에 있다면, 영양 상태가 더 좋을 것이다.

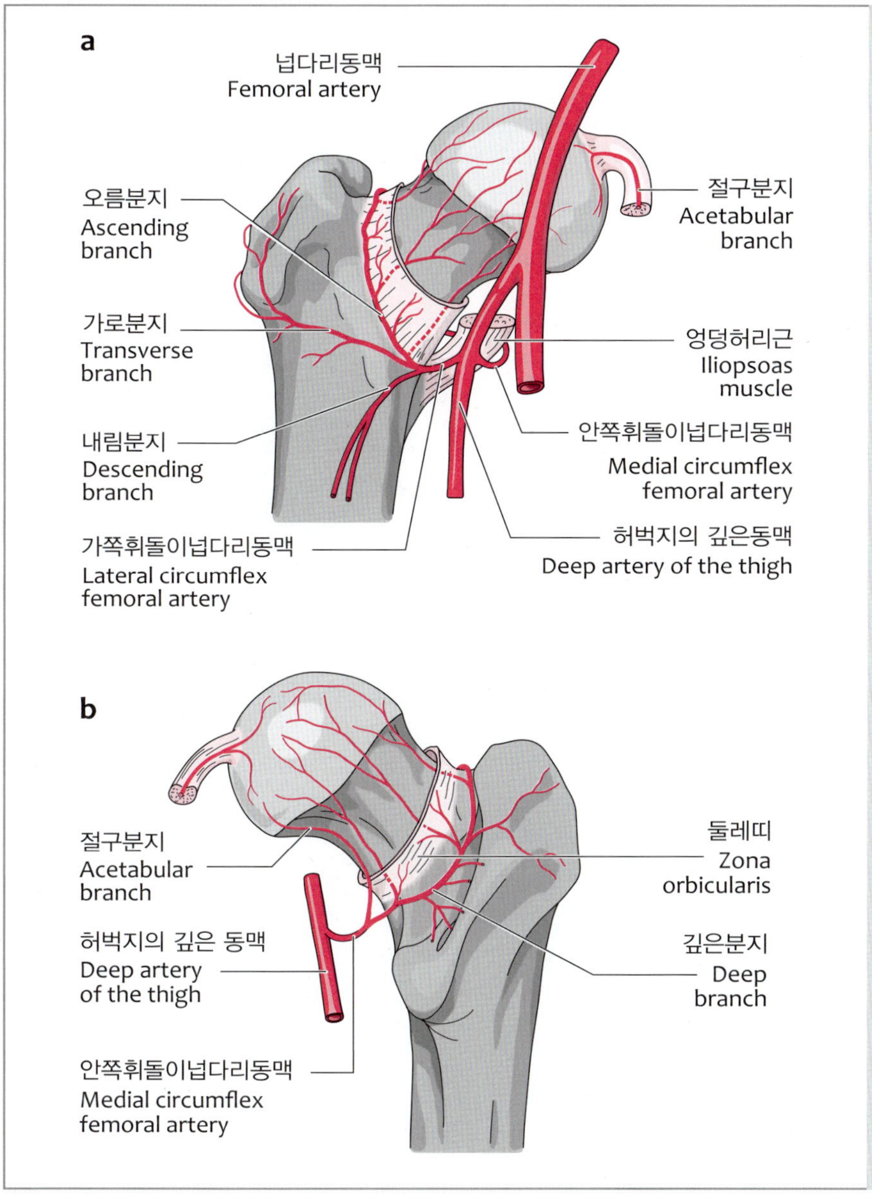

그림 8.112 엉덩관절의 동맥 공급.
(a) 앞쪽. (b) 뒤쪽

8.7.5 신경지배(그림 8.113)

넙다리신경

가쪽휘돌이넙다리동맥의 먼쪽에서, 넙다리신경이 앞쪽 관절영역으로 가는 신경분지를 낸다.

폐쇄신경

- L3–L4 신경뿌리에서 나온 더부폐쇄신경이 엉덩관절 아래쪽으로 주행한다.
- 더 많은 신경분지가 무릎관절까지 뻗는다.

궁둥신경

- 엉덩관절로 가는 관절분지는 궁둥구멍근아래구멍 바로 직전에 분지를 낸다.
- 이것은 뒤쪽 엉덩관절을 지배한다.

위볼기신경

이것은 위가쪽 방향에서 엉덩관절로 가는 작은 분지를 낸다.

넙다리네모근으로 가는 신경

- 이것은 큰궁둥구멍을 통과해 주행한다.
- 이것은 넙다리네모근과 뒤아래쪽 엉덩관절로 가는 분지를 낸다.

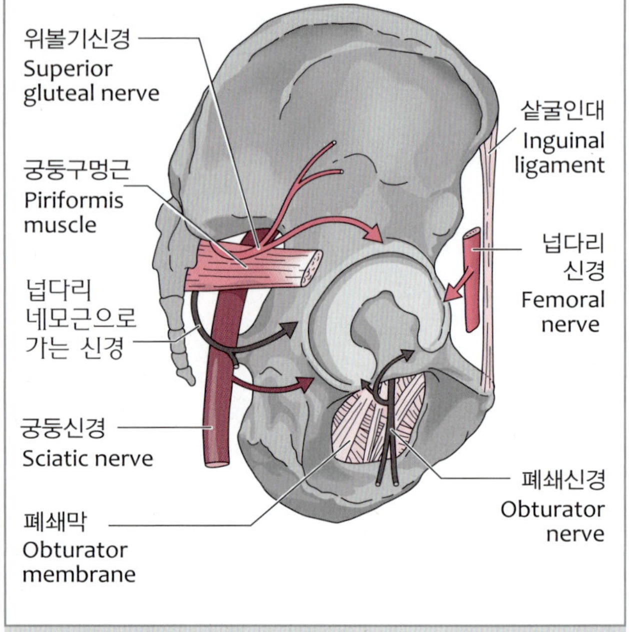

그림 8.113 엉덩관절의 신경지배

8.7.6 넙다리 영역에서의 각들

CCD 각도(그림 8.114)

CCD 각도는 넙다리뼈목의 축과 넙다리뼈몸통의 축이 이루는 각도이다.

- **넙다리뼈목의 축**은 넙다리뼈머리의 중간지점을 통과하고, 넙다리뼈목의 윤곽에서 동일한 거리를 유지한다.
- **넙다리뼈몸통의 축**은 넙다리뼈몸통의 골수강을 통과한다.

신생아의 경우, CCD 각도는 150°이고, 2살 쯤에는 그 각도가 더 작아진다. 성장이 멈추는 시기에서는 CCD 각도가 125–130°이고, 연령이 증가할수록, 그 각도는 계속 작아진다.

각도변화에 영향을 주는 요소

- 각도를 감소시키는 힘(안굽이를 일으키는 힘)은 체중, 벌림근, 넙다리곧은근, 뒤넙다리근, 긴모음근, 지면반발력 등이 있다 (그림 8.115).
- 각도를 증가시키는 힘(밖굽이를 일으키는 힘)은 가로 방향으로 주행하는 모음근, 엉덩정강띠로 뻗는 2개의 근육(큰볼기근과 넙다리근막긴장근), 골반뼈돌기근육, 엉덩허리근의 가로섬유 등이 있다.

병리

각도의 변화 (그림 8.116)

- 밖굽이엉덩: 각도가 135° 이상
- 안굽이엉덩: 각도가 120° 미만

▷ 8.7.8 생체역학을 참고하기 바란다.

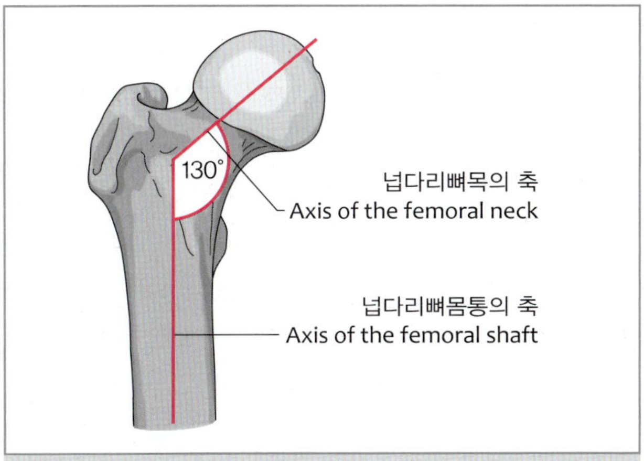

그림 8.114 머리–목–몸통 각도(CCD 각도)

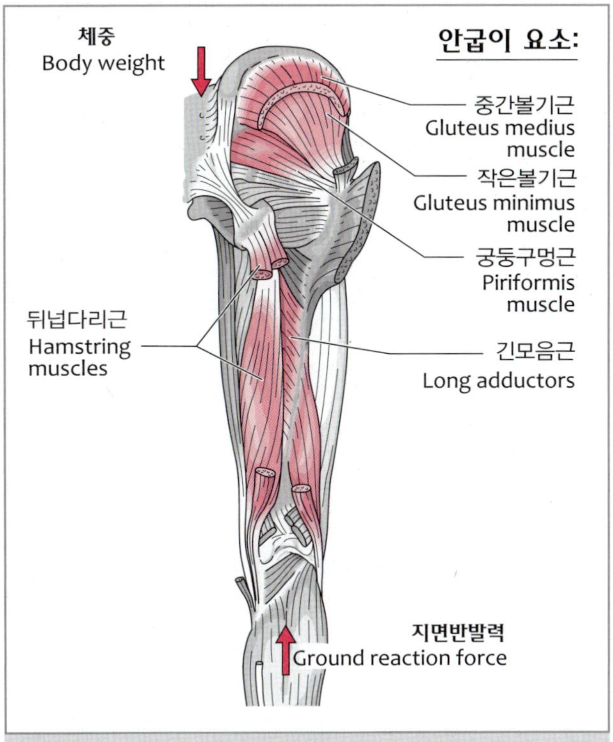

그림 8.115 머리–목–몸통 각도를 감소시키는 힘

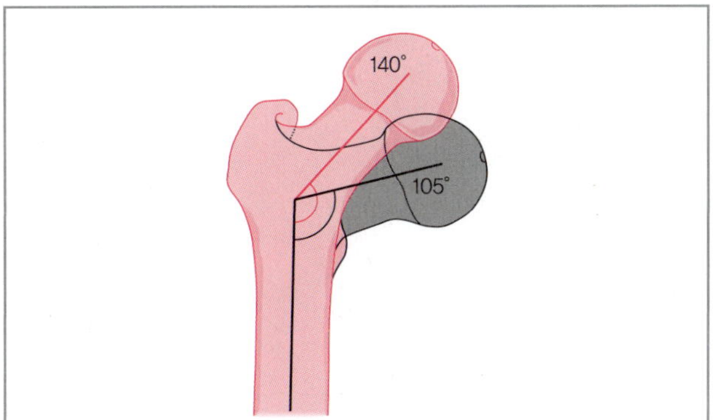

그림 8.116 밖굽이엉덩과 안굽이엉덩

앞방향경사의 각도(그림 8.117)

넙다리뼈목의 축은 넙다리뼈융기의 가로축과 각도를 형성하고, 각도가 앞쪽으로 열린다.

넙다리뼈번짐의 발달

신생아의 경우, 앞방향경사의 각도는 30–40°이고, 출생 후 이 각도는 점차 줄어들어, 10–14세 사이에는 18°쯤되고, 성인의 정상 수치는 12°이다.

각도의 변화와 그들의 결과(그림 8.118)

만약 앞방향경사의 각도가 정상보다 크다면, 이것은 다리의 안쪽돌림을 증가시킬 것이고, 반대로 뒤방향경사는 가쪽돌림을 증가시킬 것이다.

몸쪽의 절구 영역에서 보상이 이루어질 수 있고, 또는 먼쪽인 정강뼈에서 비틀림이 일어날 것이다.

임상 팁

관찰가능한 돌림 자세(그림 8.119)

만약 가쪽돌림하는 능력이 뚜렷하게 제한되면, 앞방향경사의 증가와 같은, 넙다리뼈 비틀림 에러가 나타날 것인데, 그 이유는 돌림의 중심축이 이동되었기 때문이다. 다리 전체를 보면, 무릎뼈와 발의 세로축이 안쪽으로 향하게 될 것이다.

만약 발이 안쪽으로 돌림되면, 그 이유가 반드시 앞방향경사의 증가는 아니다. 만약 무릎뼈가 정중앙을 향하고 있지만 발의 세로축이 안쪽으로 편위되었다면, 그 원인이 정강뼈의 안쪽 비틀림일 수 있다. 평가는 정강뼈의 몸쪽 가로축에 대한 양쪽 복사뼈의 위치를 바탕으로 이루어진다. 이런 방식으로 형성된 각도는 30°이어야 하고, 각도가 안쪽으로 열려야 한다.

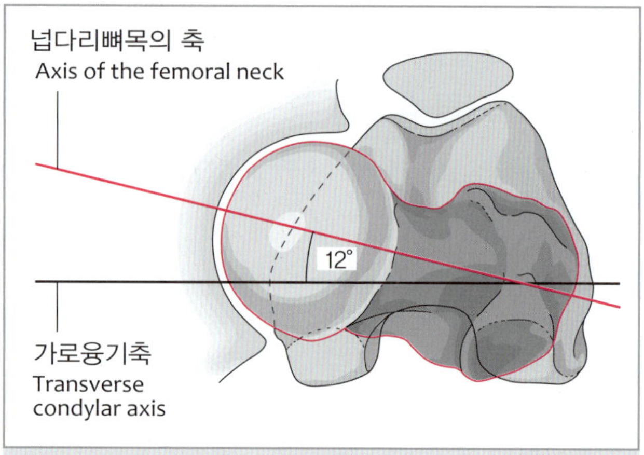

그림 8.117 앞방향경사의 각도

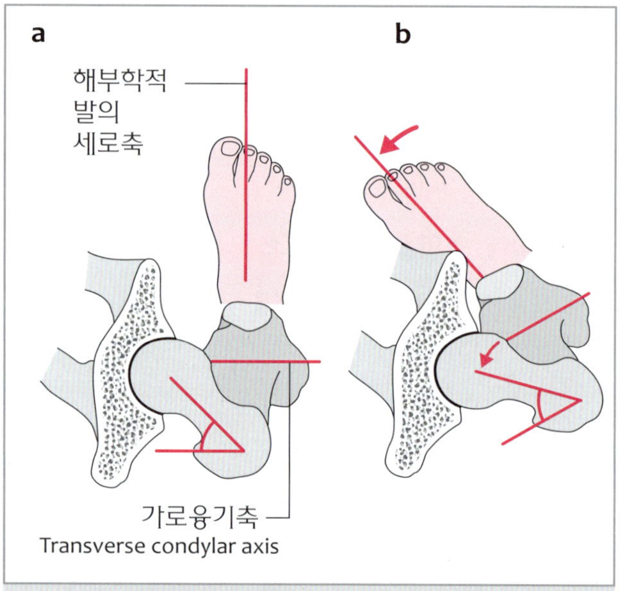

그림 8.118 증가된 앞방향경사. (a) 앞쪽 자세에서의 넙다리뼈머리. (b) 중앙에 위치한 넙다리뼈머리

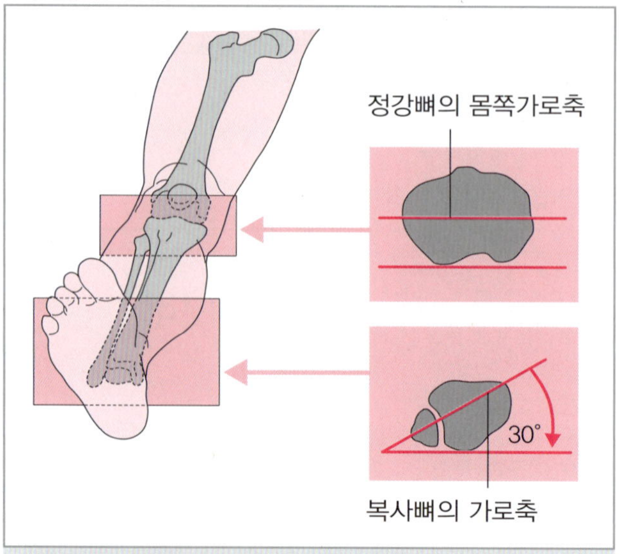

그림 8.119 정강뼈 비틀림의 결정

8.7.7 운동축과 움직임

운동축(그림 8.120)

엉덩관절은 절구관절로, 3개의 운동축을 가지고 있다. 3개의 모든 축은 서로에 대해 직각을 이루고, 넙다리뼈 머리의 중심에 위치한다.

- **이마축**: 굽힘과 폄
- **시상축**: 벌림과 모음
- **세로축**: 돌림. 회전축은 넙다리뼈몸통의 축이 아니고, 그것보다 안쪽으로 주행한다.

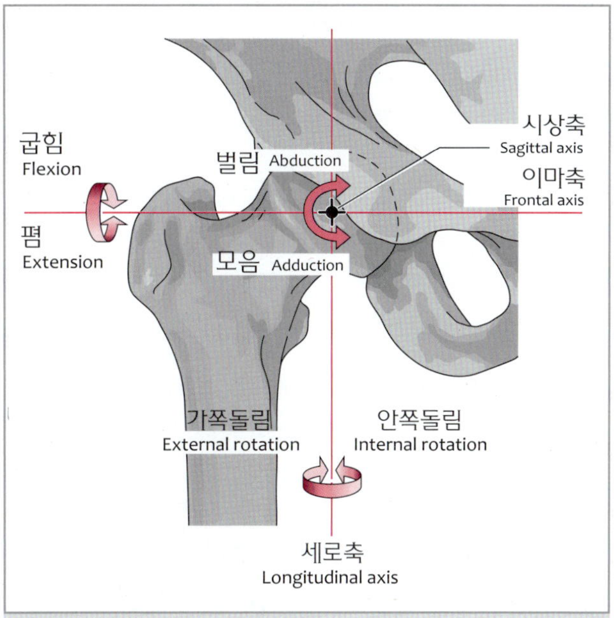

그림 8.120 엉덩관절의 운동축

움직임 – 방향과 범위

굽힘/폄(그림 8.121)

- **능동**: 중립위로부터 각각 130–140°/10–15°
- **수동**: 중립위로부터 각각 150°/15°

폄은 대개 환자를 누운 자세를 취하게 하고, Thomas 검사를 이용해 평가한다. 골반경사가 12°역전될 때까지 반대쪽 무릎관절을 굽힘한다. 만약 허벅지가 테이블 위에 놓여 있으면, 10°의 폄이 이루어진 것이다.

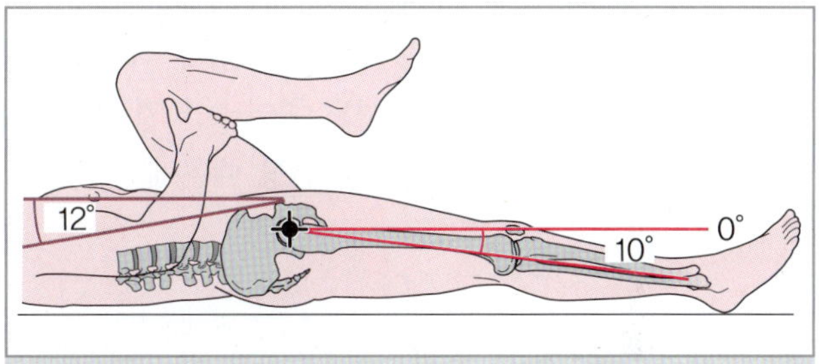

그림 8.121 Thomas 검사

무릎 굽힘 자세에서의 엉덩관절 움직임과 무릎 폄 자세에서의 엉덩관절 움직임에서 나타나는 생리적 차이점

무릎을 굽힘했을 때, 엉덩관절은 약 130°까지 최대로 굽힘할 수 있지만, 엉덩관절을 펴하는 능력은 현저히 감소된다.

무릎을 폄했을 때는, 엉덩관절의 굽힘은 약 90°될 것으로 예상되고, 엉덩관절은 약 15°까지 폄될 수 있다. 이런 현상은 무릎 굽힘 동안 뒤넙다리근의 탄성 감소와 무릎 폄 동안 넙다리곧은근의 탄성 감소와 관련이 있다.

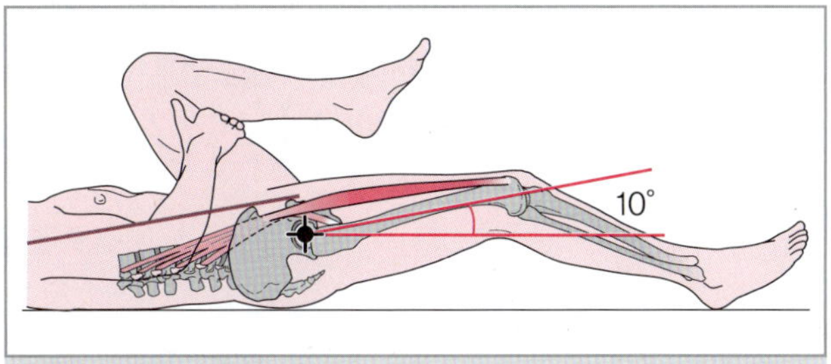

그림 8.122 굽힘 구축

> **병리**
>
> **굽힘 구축(그림 8.122)**
>
> Thomas 검사 시, 만약 폄을 검사하는 쪽 다리가 굽힘되어 수동으로도 폄되지 않으면, 굽힘 구축이 존재하는 것이다.

벌림/모음(그림 8.123)

- **능동**: 중립위로부터 각각 30–40°/20–30°
- **수동**: 각 방향으로 10° 증가

모음하는 능력은 엉덩관절을 굽힘했을 때 더 크다. 그 이유는 인대가 이완되기 때문이다.

가쪽돌림/안쪽돌림(그림 8.124)

- **능동**: 중립위로부터 각각 40–50°/30–40°
- **수동**: 각 방향으로 10° 증가

돌림은 누운 자세와 중립위에서 평가되기 어렵다. 그러므로 측정은 엉덩관절과 무릎관절을 90° 굽힘한 자세에서 이루어지고, 종아리를 기준점으로 관찰한다.
이런 자세를 취할 때, 인대가 이완되고, 좋은 가동성을 가진다.

다른 방법: 환자를 엎드린 자세로 취하게 하고, 무릎관절을 90°로 굽힘한다. 여기서도 종아리를 기준점으로 측정한다. 이 자세에서는 인대의 긴장 때문에 움직임이 적게 일어난다.

정상 가동성을 위한 조건

엉덩관절의 조화롭고 최대의 움직임을 위한 선제조건은 관절주머니–인대 구조물이 좋은 탄성을 가져야 하고, 또 관절 소켓 안에서 넙다리뼈머리가 정중앙에 위치하고, 주변 근육의 좋은 협응이 있어야 한다.

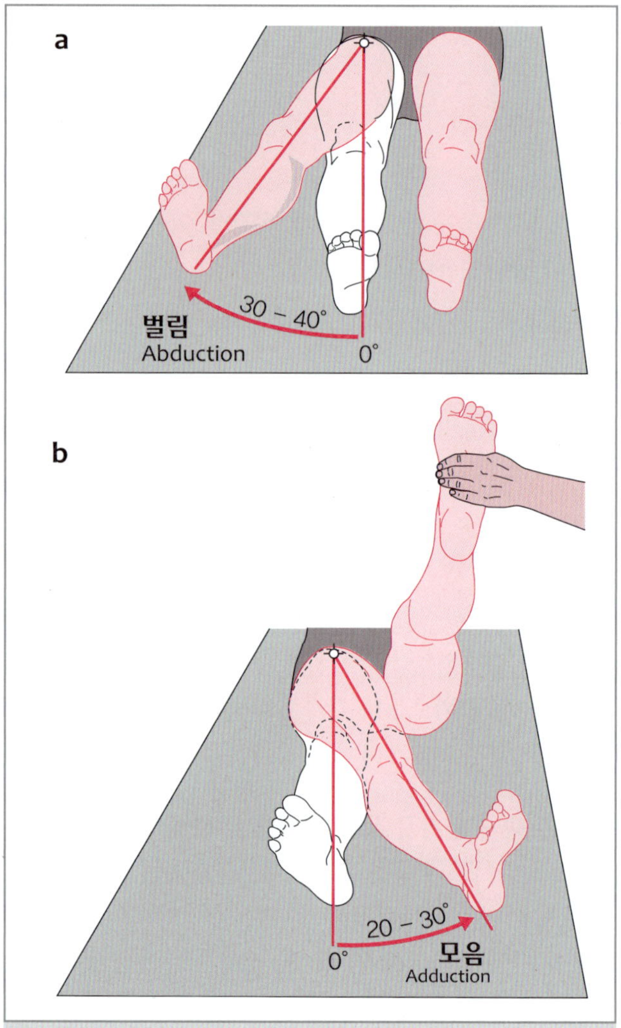

그림 8.123 엉덩관절의 움직임. (a) 벌림. (b) 모음

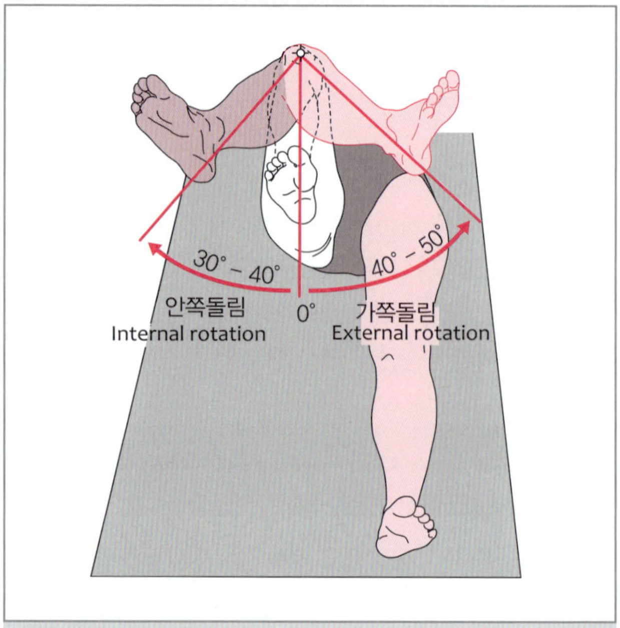

그림 8.124 엉덩관절의 움직임: 가쪽돌림과 안쪽돌림

병리

골관절염

골관절염의 경우, 굽힘, 가쪽돌림 및 모음 자세에서의 구축이 일어날 수 있다. 이런 결과로 인해, 다리가 기능적으로 짧아질 수 있다. 그리고 이로 인해, 골반 돌림, 과도한 앞굽음 및 옆굽힘 등과 같은, SIJ와 허리뼈에서 보상작용이 일어날 수 있다. 온걸음길이 변화와 모음근의 약증 때문에, 다리를 절뚝거리는 현상이 일어나고, 보행의 효율성이 떨어진다. 골관절염의 3 단계 때는, 뚜렷한 움직임 제한이 일어날 것이다. 통증에 의한 가동성 감소 때문에, 관절면의 연골이 변화되어 영양상태가 나빠질 것이다. 이런 방식으로 악순환 고리가 형성된다.

환자는 엉덩관절의 폄 제한을 거의 느끼지 못하지만, SIJ와 허리뼈에서 통증이나 보상작용을 가질 수 있다. 반대로, 환자는 골관절염을 악화시키는 나쁜 일상 움직임의 측면에서(**깊은 의자에 앉거나 스타킹을 신는 것과 같은**), 제한된 엉덩관절의 굽힘이 매우 좋지 못하다는 것을 인지한다.

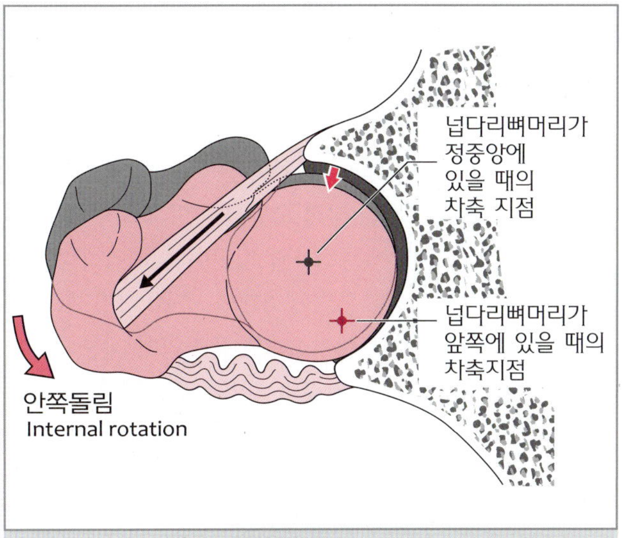

그림 8.125 앞쪽으로 위치된 넙다리뼈머리에 의한 세로축의 이동

임상 팁

움직임 제한의 치료 (그림 8.125와 그림 8.126)

적절한 장소에서 치료를 시작하기 위해서는 감소된 가동성의 원인(**예, 관절 또는 근육**)을 발견해야 한다.

신장성과 통증의 측면에서 관절주머니-인대 구조물을 검사하고, 넙다리뼈머리가 중앙에 제대로 위치하는지(**중심화**)를 평가한다. 예를 들어, 넙다리뼈머리가 너무 앞쪽으로 향한다면, 안쪽돌림이 제한될 것인데, 그 이유는 차축 지점이 앞쪽으로 이동하여 움직임 시 너무 초기에 뒤쪽 관절주머니-인대 구조물이 팽팽해지기 때문이다. 가동성을 향상시키기 위해서는, 넙다리뼈머리가 중심에 위치할 필요가 있다는 의미이다.

이런 중심화는 무릎관절과 엉덩관절을 90°로 굽힘한 자세에서 무릎을 뒤쪽으로 미는 트러스트 기법으로 이루어질 수 있다. 이때 절구지붕의 감압이 이루어져야 한다.

탄성과 지구력 및 힘 요소의 협응의 측면에서 근육을 평가할 필요가 있다.

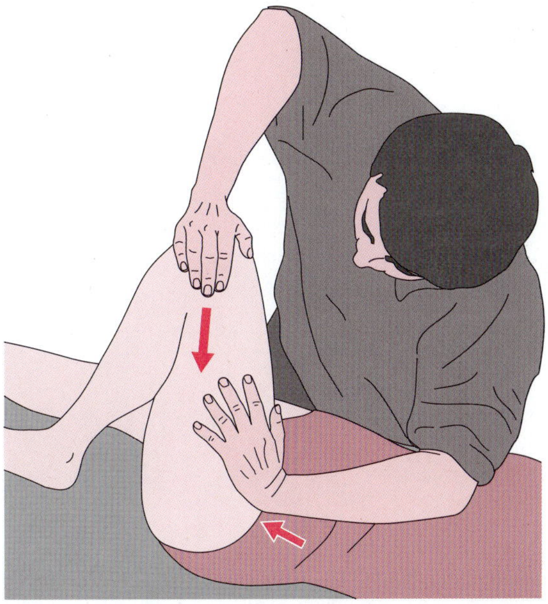

그림 8.126 발이 앞쪽으로 위치되었을 때, 넙다리뼈머리의 중심화

8.7.8 생체역학

힘 균형의 계산

힘 균형의 계산은 Pauwels(1973)에 의해 기술되었다. 그는 한발 서기의 2차원 정적 모델을 바탕으로 힘의 균형을 결정했다. 오늘날에는 3차원 접근이 생체역학적으로 이루어지고 있다. 절구관절이 3개의 축을 가지고 있기 때문에, 평형 상태에 대해서 3개의 움직임이 계산되어야 하고, 또 관절 합성 힘의 방향과 크기는 자세와 하중 상태에 따라 변해야 한다.

한발서기 동안의 관절역학(그림 8.127)

지렛대 법칙에 따라 이마면에서 엉덩관절을 평가할 때, 1형 지렛대(즉, **받침점이 하중과 힘 사이에 위치하는**)를 이용한다.

- **받침점**: 엉덩관절
- **하중**: 체중; 중력중심이 유각기 다리쪽으로 약간 이동되고, 골반을 아래쪽으로 당긴다.
- **힘**: 입각기 다리쪽의 벌림근이 균형을 위해 골반을 유지한다.
- **하중팔**: 받침점에서 하중이 작용하는 지점 사이의 수직 거리
- **힘팔**: 받침점에서 근육이 작용하는 지점 사이의 수직 거리

힘팔이 하중팔 보다 짧기 때문에, 모멘트의 평형을 유지하는데 더 많은 힘이 요구된다.

지렛대 법칙에 따르면, "힘 × 힘팔 = 하중 × 하중팔"이어야 한다.

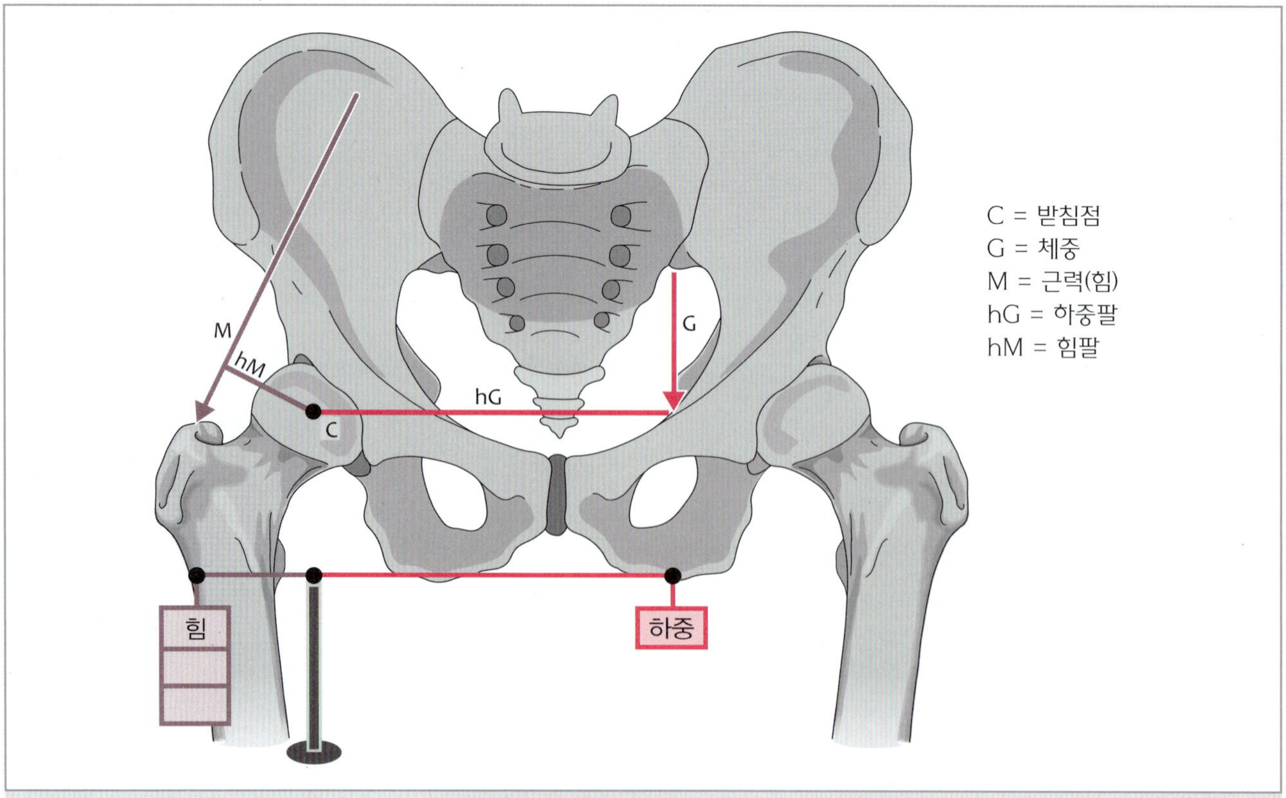

그림 8.127 한발서기 동안의 관절역학

관절하중의 계산(그림 8.128)

관절에 작용하는 실제 하중은 관절에 작용하는 합성 힘이다. 작용하는 힘의 크기와 방향을 결정하기 위해, 힘의 평행사변형 그림을 이용해 근력과 체중의 기하학적 합계를 결정한다.

체중이 첫 번째 벡터이다. 체중의 크기는 알 수 있고, 화살표의 길이로 표현된다. 그것은 작용선과 만날 때까지 그것의 작용선을 따라 그려진다.

힘(근력)은 두 번째 벡터이다. 힘의 크기는 지렛대 법칙으로부터 얻어진다. 기준점으로부터 나온 2개의 벡터가 있다면, 힘의 평행사변형을 그린 후, 합성 힘을 의미하는 대각선을 그린다. 이때 합성 힘의 크기는 대각선의 화살표 길이이다. 작용선은 항상 차축지점을 통과한다.

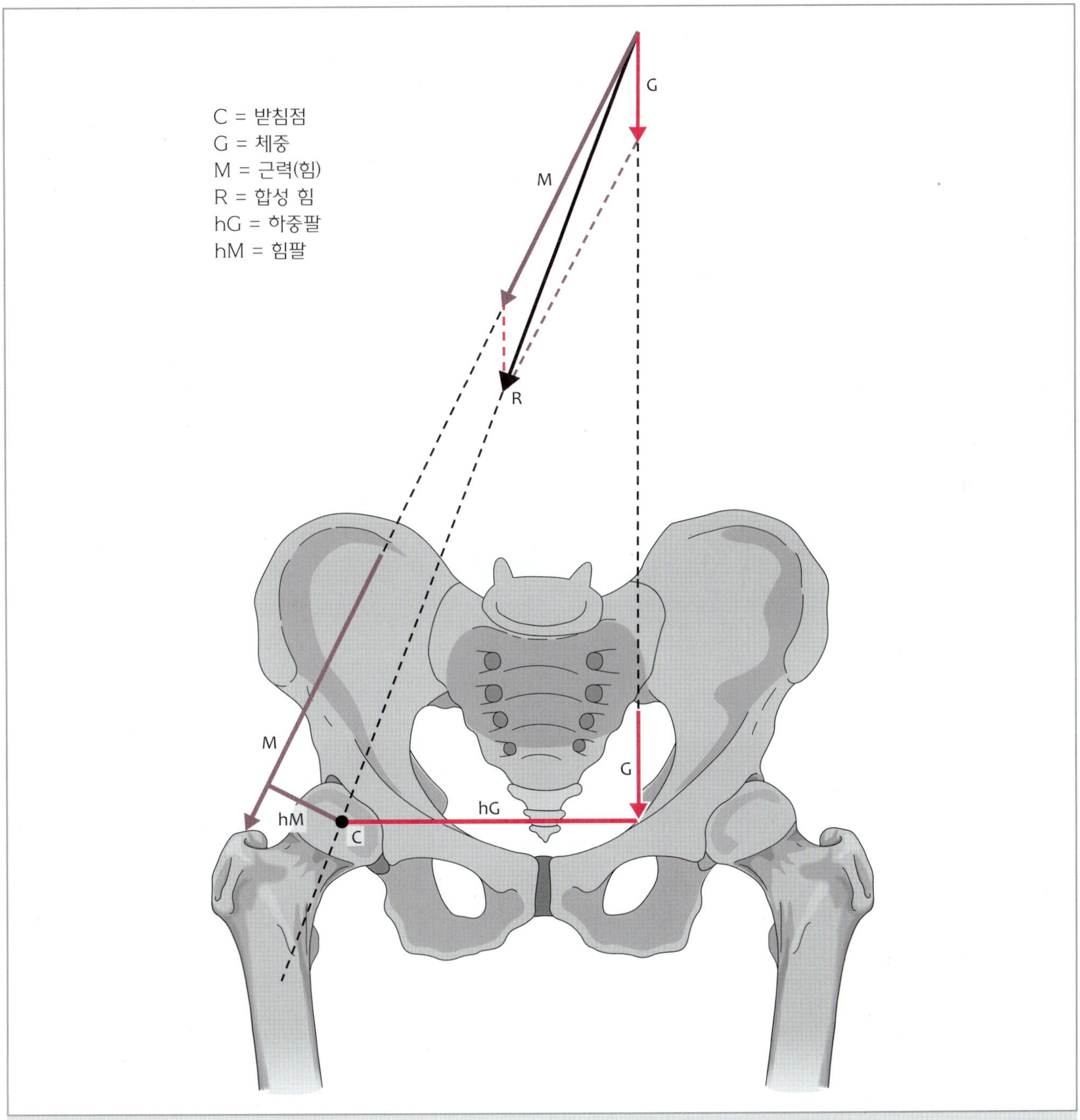

그림 8.128 한발서기할 때의 관절 하중 계산

엉덩관절 하중의 생체내 측정

Bergmann(1993)은 Freie Universitat Berlin에서 인공관절(endoprosthesis)을 개발한 후 인체에 삽입했다. 그는 3개의 스트레인 게이지와 1개의 미니 트랜스미터를 인공관절 목 부위에 설치하고, 3차원의 작용힘을 측정했다.

다리를 뻗고 들어올리기와 내리기(그림 8.129a)

환자가 다리를 뻗은 상태에서 들어올리기를 했을 때, Bergmann(1993)은 엉덩관절에서 체중의 160%에 해당되는 힘을 측정했다. 그리고 다리를 내려 패드를 강하게 압박했을 때, 체중의 250%에 해당되는 힘이 발생했다.

저항 운동(그림 8.129a)

저항을 이기고 벌림을 할 때, 힘이 체중의 3배까지 발생했다. 저항을 이기고 안쪽돌림할 때는 힘이 체중의 2배 정도 발생했다.

보조운동(그림 8.129a)

보조운동을 했을 때, 엉덩관절에 가해지는 힘은 체중의 50% 였다.

대칭적 양발서기(그림 8.129a)

양발로 대칭적인 서기 자세를 취할 때, 힘은 체중의 80–100%에 해당되었다.

지팡이를 이용한 보행(그림 8.129a)

지팡이 등으로 지지한 보행은 엉덩관절에 뚜렷한 비하중을 하지 못한다. 이런 경우, 체중의 180%나 되는 힘이 엉덩관절에 가해졌다. 다리에 체중을 싣지 않는 반복적인 명백한 요구 이후에만 그들이 감소되었다. 맨발로 보행하는 것이 신발을 착용하고 보행하는 것보다 약간만 덜 스트레스를 받았다.

지팡이를 사용하지 않은 보행에 비해 지팡이를 반대 다리 쪽 손으로 이용했을 때가 약 20–25% 정도 하중이 감소되었다.

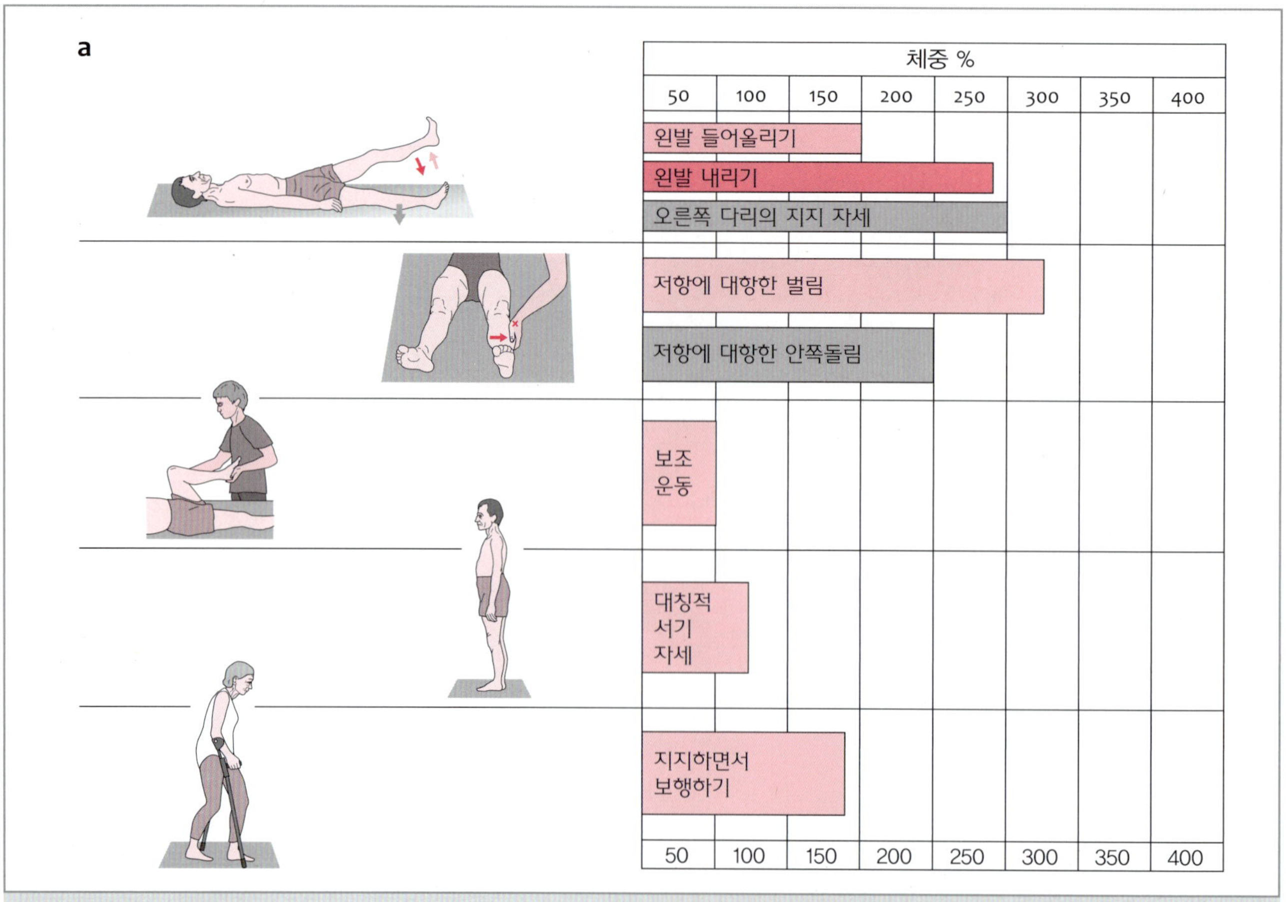

그림 8.129 (a) 다양한 활동 동안의 관절 하중 측정

엉덩관절하중의 측정(그림 8.129b)

- 앉은 자세를 취할 때: 30% BW
- 일어서기를 할 때: 200–300% BW
- 계단 보행:
  - 올라갈 때: 350% BW
  - 내려갈 때: 400% BW
- 조깅: 400% BW
- 90–100 W로 사이클링할 때: 75% BW (사이클을 탈 때와 내릴 때 문제가 있음)
- 교각활동을 할 때: 200–300% BW

임상 팁

수술 이후의 결과

엉덩관절 완전대치술 이후 부분 체중부하를 내리는 처방은 인공관절 주변의 뼈가 보다 치밀하고 강하게 성장하기 위해서는 역학적 휴식이 필요하다는 생각에서 나온 것이다. 매우 높은 관절의 힘은 임플란트의 구멍 안으로 성장하는 뼈에 나쁜 영향을 줄 것이다.

위에서 설명된 하중의 힘은 넙다리뼈몸통 영역에 주로 토크를 일으켜, 인공관절을 느슨하게 만들 것이다. 그러므로 수술 이후에 체중의 2배나 3배 되는 힘이 가해지지 않도록 해야 한다.

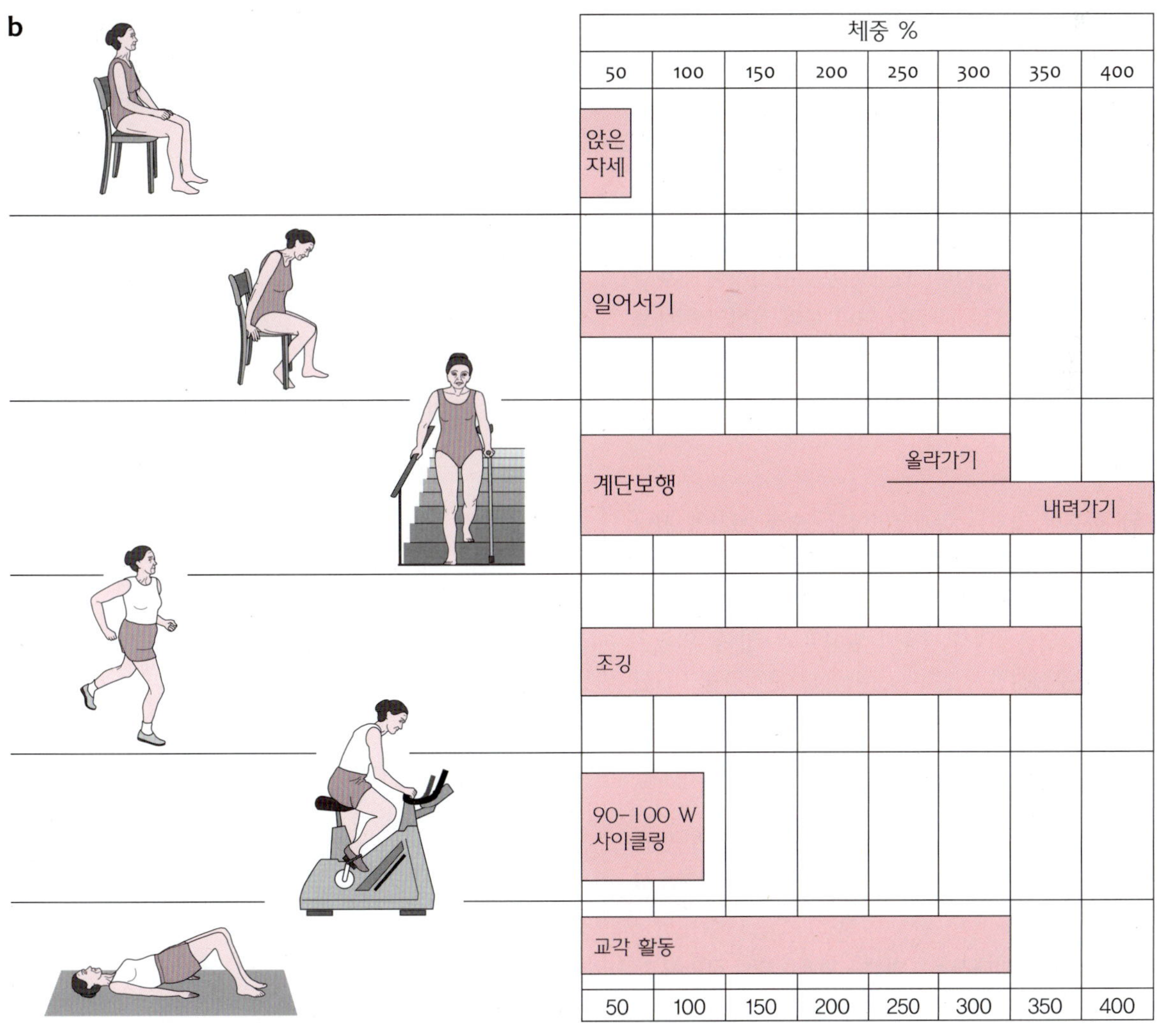

그림 8.129 (b) 계속)

병리

CCD 각도는 힘팔의 길이와 당김 방향에 영향을 미쳐, 엉덩관절의 하중을 변화시킬 것이다.

밖굽이엉덩

힘팔이 짧아지는 반면, 하중팔은 변하지 않는다. 모멘트 사이의 균형을 이루기 위해서는, 더 많은 근육의 파워가 요구되어야 하는데, 이것은 근육힘의 벡터가 증가하여 합성 힘이 증가한다는 의미이다. 벌림근의 작용선이 더욱 가파르게 되는데, 이것이 합성 힘이 변화되는 이유이다. 합성 힘도 절구테두리로 가파르게 접근한다. 엉덩관절에 가해지는 전체 하중이 더 커져서, 오랜 시간이 지난 후, 과사용으로 인해 연골이 손상될 것이다(**그림 8.130**).

하중팔의 짧아짐을 통해 보상이 일어나는데, 이것은 힘의 작용점이 받침점 쪽으로 이동한다는 의미이다.

이것은 몸통이 입각기 다리쪽으로 이동한다는 의미인데, 이것은 Duchenne 보행에 해당한다(**그림 8.131**). 균형을 유지할 때 벌림근에 의해 요구되는 힘은 감소되고, 이로 인해 관절 하중도 감소된다.

만약 중간볼기근과 작은볼기근의 힘이 골반을 안정화 시키기에 충분하지 않다면, Trendelenburg 보행이 일어날 것이다(**그림 8.131**). 유각기 다리 쪽의 골반이 아래로 내려갈 것이고, 엉덩관절에서의 압박으로 인해 통증이 발생할 것이다.

골관절염

잘못된 하중의 결과는 골관절염이다. 오랜 시간이 지난 후, 스트레스 영역과 비하중 영역에서 뼈가시가 발생할 것이다. 이들은 새로운 뼈 형성의 반응성 영역이다. 부가적으로, 연골밑에서 낭종이 발생할 수 있다. 이들은 해면뼈의 무질서한 잔해와 괴사성 경계면을 가진 스트레스 영역에서 발생하는 둥근 낭종이다.

안굽이엉덩(그림 8.132)

힘팔이 길어져서, 벌림근이 골반의 균형을 유지할 만큼 강한 힘을 내지 못한다. 벌림근의 작용선은 가파르지 않다.

결과: 관절에 가해지는 합성 힘은 더 작아지고, 안쪽으로 쏠리게 된다. 이런 과정 때문에, 작용선이 안쪽 넙다리뼈목에 가해져서 굽힘 스트레스가 증가한다.

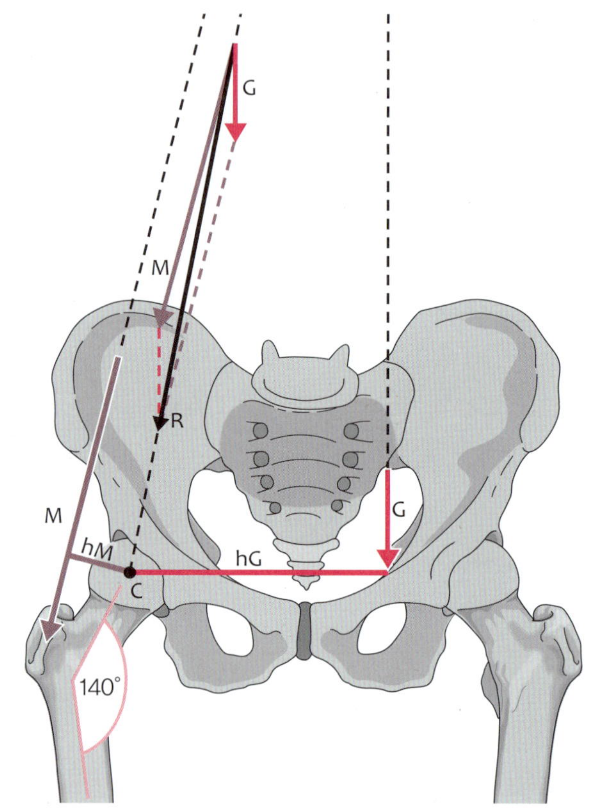

그림 8.130 밖굽이엉덩에서의 관절 하중

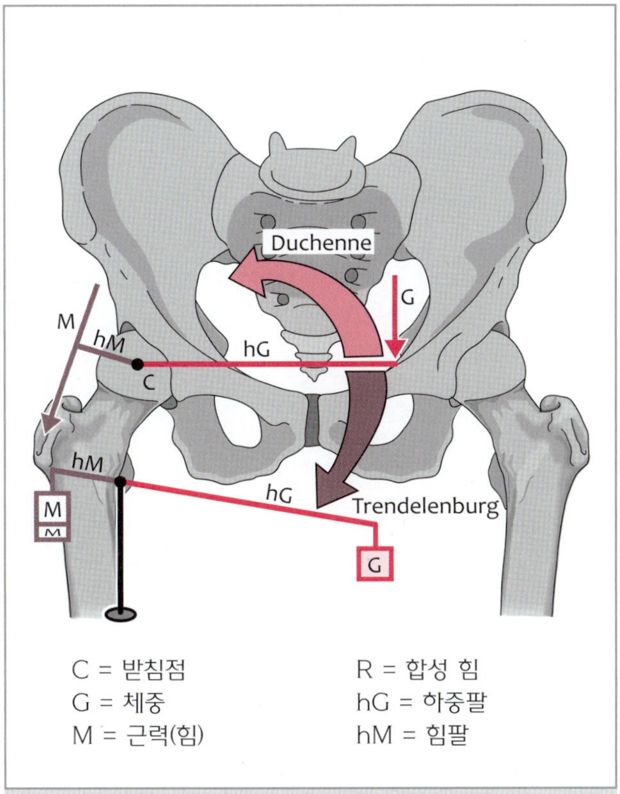

그림 8.131 Duchenne 보행과 Trendelenburg 보행

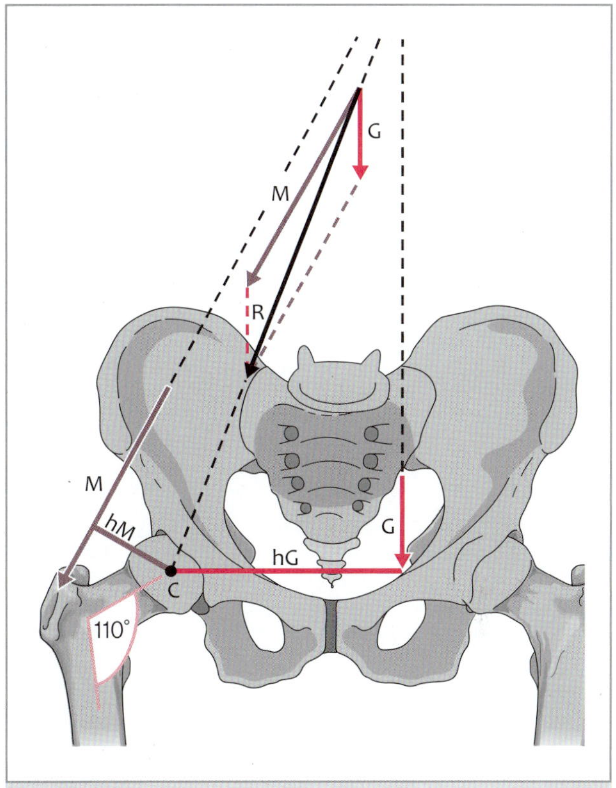

그림 8.132 안굽이엉덩에서의 관절 하중

임상 팁

지팡이 (그림 8.133)

관절 스트레스를 피하거나 줄여주기 위해, 환자는 반대쪽 (건측) 손으로 지팡이를 사용해야 한다. 입각기 동안, 지팡이와 받침점 사이의 거리는 40㎝이다. 하중팔은 15㎝이고, 힘팔은 5㎝ 이다. 지팡이의 힘은 벌림근의 힘보다 8배나 된다. 이것은 지팡이 방향으로 작용하는 상대적으로 작은 힘이 벌림근의 힘을 뚜렷하게 감소시켜 관절에 가해지는 압박의 힘을 완화시킨다.

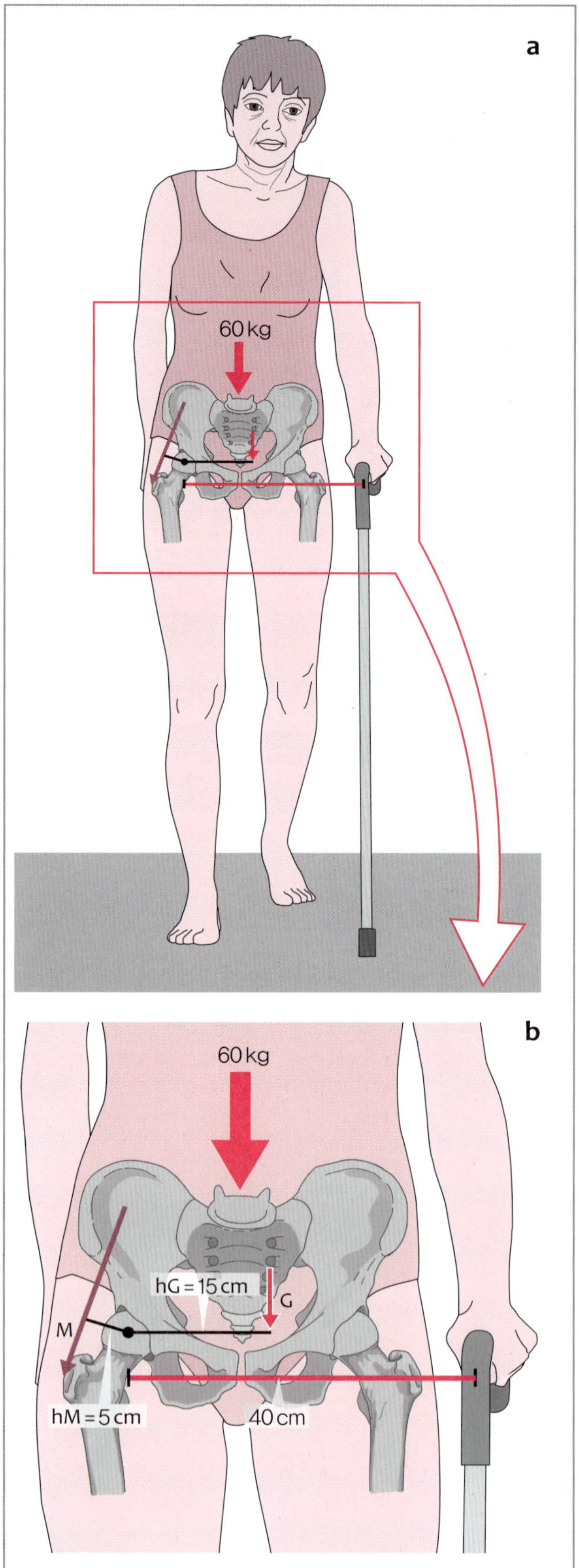

그림 8.133 (a, b) 지팡이를 이용한 하중 감소

8.7.9 엉덩관절의 안정화

관절면

중립위를 취할 때, 넙다리뼈머리는 절구에 의해 완전히 덮이지 않는다. 즉, 앞위쪽 영역의 연골이 덮이지 않는다. 이것은 넙다리뼈의 앞방향경사와 절구의 앞방향경사 때문에 일어난다. 이것은 중립위 자세일 때 넙다리뼈머리가 정중앙에 있지 못한다는 의미이다.

관절면을 완전히 덮기 위해서는 3개의 움직임 필요하다: 약 70°의 굽힘, 약간의 벌림과 가쪽돌림.

엉덩관절 폐쇄(그림 8.134)

관절 폐쇄는 다음의 구조물에 의해 보장된다.

절구테두리

이것은 가장자리의 불균등함을 보상하고, 가늘어지는 끝단으로 넙다리뼈머리를 덮은다.

관절주머니

관절주머니는 두껍고 팽팽하며, 여러 방향으로 주행하는 섬유층의 섬유에 의해 보강된다.

인대

위에서 설명된 모든 인대들이 안정성에 기여한다. 이런 관점에서 볼 때, 둘레띠도 관절주머니와 인대의 연결을 통해 중요한 역할을 한다.

근육

넙다리뼈목의 축과 일치하는 세로 방향의 근육 요소가 넙다리뼈머리를 위안쪽 방향으로 당겨 넙다리뼈머리를 중심화시킨다. 특히 이것과 관련된 근육들로는 궁둥구멍근, 중간볼기근, 작은볼기근 및 바깥폐쇄근이 있다. 큰볼기근과 넙다리근막긴장근의 어긋남(slip)과 넙다리근막과의 그들 연결이 넙다리뼈머리의 중심화를 돕는다.

관절의 위쪽 부분은 골반뼈돌기근육에 의해 안정화된다. 앞쪽 부분은 넙다리뼈머리 바로 위로 지나가는 엉덩허리근이 관절을 안정화시킨다.

인대와 근육이 관절 폐쇄에 있어 매우 중요한 역할을 하고, 서로를 도와준다. 앞쪽의 인대가 가장 강하지만, 앞쪽에는 근육이 많지 않다. 반대로 뒤쪽 부분에는 많은 근육들이 존재한다.

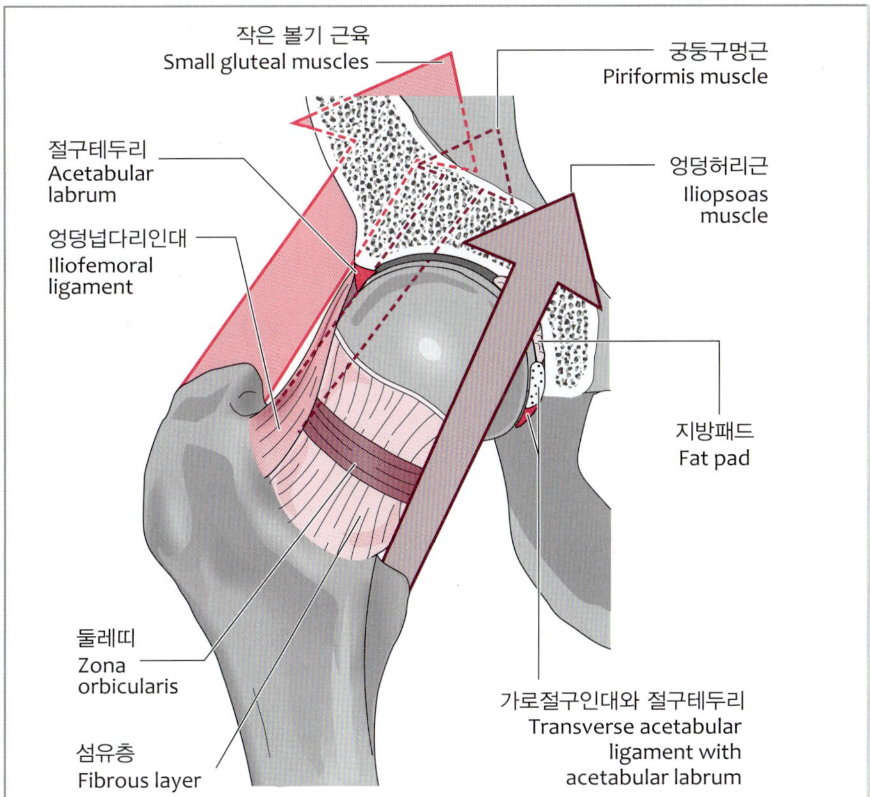

그림 8.134 엉덩관절의 안정화

8.8 골반과 엉덩관절의 근육

8.8.1 골반가로막(그림 8.135)

항문올림근

- 이것은 얇고 넓은 근육이다.
- 이것은 여러 개로 나누어질 수 있고, 가끔 중첩되는 부분도 있다.
- **엉덩꼬리근**은 힘줄활과 꼬리뼈를 연결한다.
- **두덩곧은창자근**은 곧은창자와 앞쪽의 두덩뼈를 둘러싸고 있다.
- **두덩꼬리근**은 두덩뼈를 꼬리뼈에 연결하는 긴 섬유로 구성되어 있고, 항문의 가장자리와 비뇨생식구멍에 주행한다.
- 폐쇄막의 섬유밴드는 근육 안으로 펼쳐진다.
- 항문올림근은 전립샘막과 질벽 안으로 들어가서, 그들의 톤에 영향을 준다.
- 항문올림근에서 나온 섬유로 형성된 **항문조임근**은 곧은창자를 둘러싸고 있고, **항문꼬리인대**로 불리는 꼬리뼈와의 연결 부위를 가지고 있다.
  이것은 가로음부근육과도 연결되어 있다.
  이 근육은 휴식기 톤을 가지고 있고, 기본적으로 항문의 닫힘을 유지한다.
- **신경지배**: S3–S4 분절에 나온 신경

궁둥꼬리근

- 이것은 궁둥뼈가시와 엉치결절인대를 아래쪽 엉치뼈와 꼬리뼈에 연결한다.
- 아래쪽 부분은 큰볼기근과 융합된다.
- 이것은 항문올림근의 뒤쪽 부분에 연결된다.
- 이 근육의 위쪽 가장자리는 궁둥구멍근의 아래쪽 가장자리와 함께, 엉치신경이 주행하는 틈을 형성한다.
- 이것은 엉치뼈의 자세에 영향을 주고, 카운터뉴테이션을 일으킨다.
- **신경지배**: S4–S5

> **임상 팁**
>
> **근육 긴장 변화의 결과**
>
> 궁둥꼬리근의 과긴장은 엉치뼈의 뉴테이션을 방해할 수 있다. 이것은 SIJ의 부정정렬을 초래할 수 있고, 이것이 경질막 주머니(dural sac)를 통해 전달되기 때문에, 머리의 뇌막 시스템을 당기는 작용을 하게 될 것이다.
>
> 예를 들어, 두덩뼈의 위치 변화나 배근육의 과긴장이 골반가로막의 긴장에 영향을 줄 수 있다.

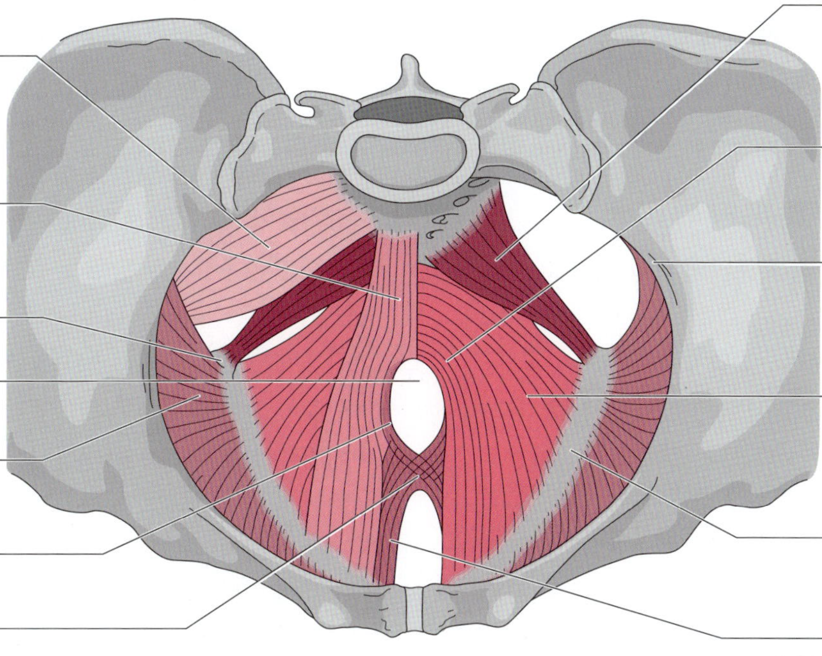

그림 8.135 여성 골반가로막(위쪽면)

8.8.2 비뇨생식가로막

비뇨생식가로막은 근막과 근육으로 구성된 깊은층과 얕은층으로 구성되어 있다. 이들은 두덩뼈의 오른쪽과 왼쪽 사이에 퍼져 있다.

깊은가로음부근육(그림 8.136)

- 이것은 깊은층으로서 가로막의 앞쪽 영역을 가로질러 주행한다.
- 이것은 앞쪽으로는 두덩결합에 부착되어 있고, 위쪽으로는 샅힘줄중심(perineal body)에 부착되어 있다.
- 이것은 요도와 질의 통로를 빠져나와 이들 구멍을 감아돌고, 망울해면체근(**최가층의 조임근**)에 연결된다.
- 이것은 방광을 위해 넓고 납작한 지지를 제공한다.
- 샅힘줄중심은 항문조임근과 요도조임근이 교차하는 지점이다.

얕은가로음부근육(그림 8.136)

- 이것은 깊은층의 뒤쪽 가장자리에 위치하는 좁은 근육이다.
- 이것은 샅힘줄중심을 궁둥뼈거친면에 연결한다.
- 이것은 앞쪽으로 계속 주행하여 궁둥가지의 가장자리와 함께, **궁둥해면체근**을 형성한다.
- **신경지배**: 음부신경

비뇨생식가로막의 기능

- 수축은 골반바닥을 올림한다.
- 등허리가로막과 함께, 그들은 복부 부목의 기능을 한다.
- 이것은 작은골반 장기를 위한 해먹으로 작용하여, 장기들이 아래쪽으로 하강하는 것을 막아준다.
- 이것은 곧은창자와 방광을 위한 폐쇄 기전으로서 작용한다.
- 가로막은 번식에 중요한 역할을 한다.
- 이것은 출산 과정에도 관여된다.
- 이것은 힘을 뒤쪽으로 전달하는데 중요한 역할을 한다.
- 이것은 엉치뼈, 꼬리뼈 및 두덩뼈의 가동성과 자세에 영향을 준다.
  그러므로 이들 구조물의 자세 변화는 골반바닥의 톤에 영향을 줄 수 있다.

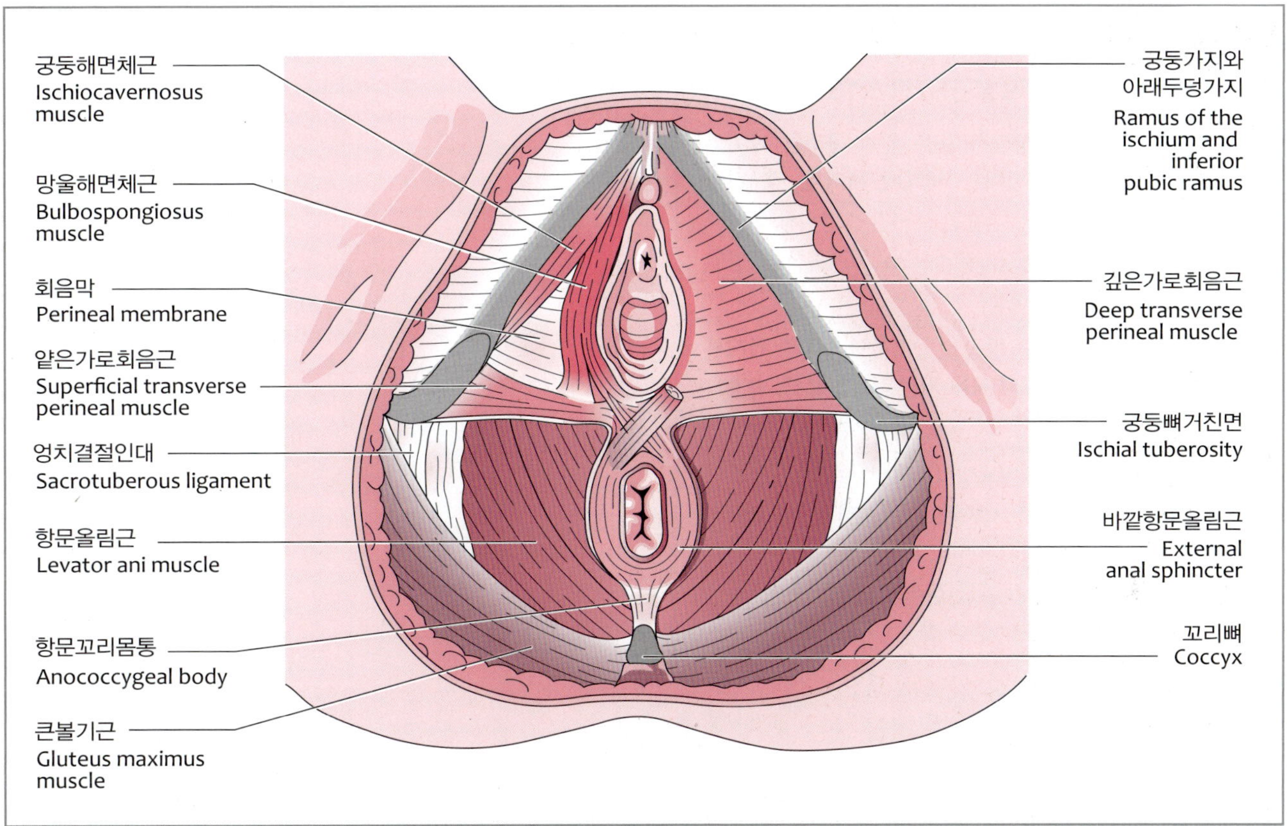

그림 8.136 여성 비뇨생식가로막. 왼쪽: 얕은층. 오른쪽: 깊은층(아래쪽면)

병리

골반바닥의 불충분과 요실금(그림 8.137)

방광, 곧은창자, 여성 생식기 등은 인대 구조물(**장기와 엉치뼈, 엉덩뼈 및 두덩뼈의 내벽에 연결된**)에 의해 매달려 있다. 이들 인대의 느슨함은 시간이 경과함에 따라 골반바닥근에 과도한 짐을 부여하여, 아래쪽으로 변위되게 만든다.

수직 하강에 의해, 자궁이 방광을 압박하여 요도의 위치를 변화시킨다. 이것은 방광의 폐쇄 기전을 붕괴시켜, 방광의 약증을 초래한다.

요실금의 다른 원인은 비뇨생식로의 수술이고, 감소된 정맥 배액의 결과로서, 부종이 충분하게 해소되지 않는다. 이런 결과로 폐쇄기전이 제한된다. 부가적으로, 골반바닥근의 신경지배가 과신장으로 인해 종종 손상된다.

전립샘 비대(그림 8.138)

전립샘 비대는 요도 방해를 일으키는데, 그 이유는 전립샘이 방광 바로 밑에 위치하기 때문이다. 전립샘이 비대되면 요도 구멍을 수축시킬 수 있다.

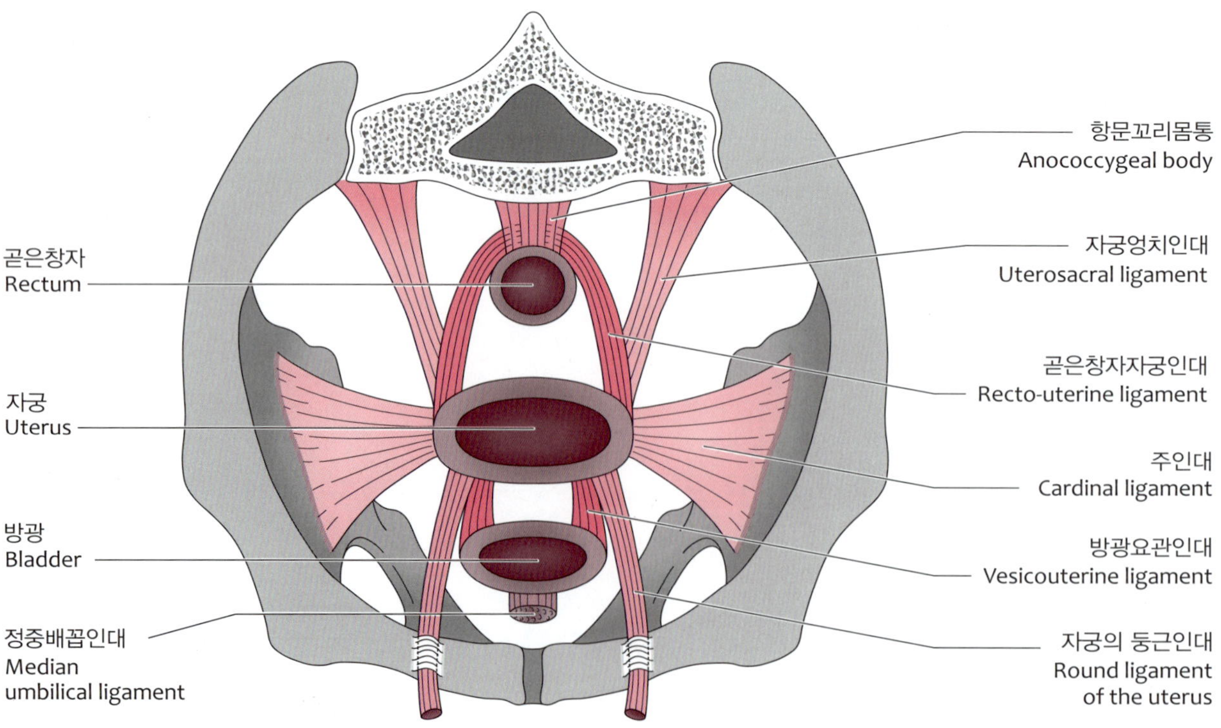

그림 8.137 여성 골반의 장기 현수(위쪽면)

임상 팁

골반바닥 운동 (Pelvic Floor Exercises)

비뇨생식로의 수술 후, 요실금을 위한 예방책으로 골반바닥 운동이 조기에 실시되어야 한다. 이들 운동은 혈류를 촉진하고, 정맥 배액을 활성화시키고, 비뇨생식 장기의 위치에 중요한 역할을 한다. 그리고 골반바닥운동은 배뇨 사이의 간격을 연장하고, 방광 능력을 향상시키고, 조임근의 근력을 향상시킨다.

그러나, 운동은 여러 자세에서 양쪽 궁둥이를 단순하게 쪼이는 것 뿐만 아니라, 골반운동의 인지를 훈련시키는 것까지 다양하다. 선택할 수 있는 운동의 예로는, 앉은 자세에서 궁둥뼈거친면의 압박과 관련된 다양한 활동, 조심스런 호흡 연습, 그리고 PNF 패턴 중 앞쪽올림/뒤쪽내림 등이 있다.

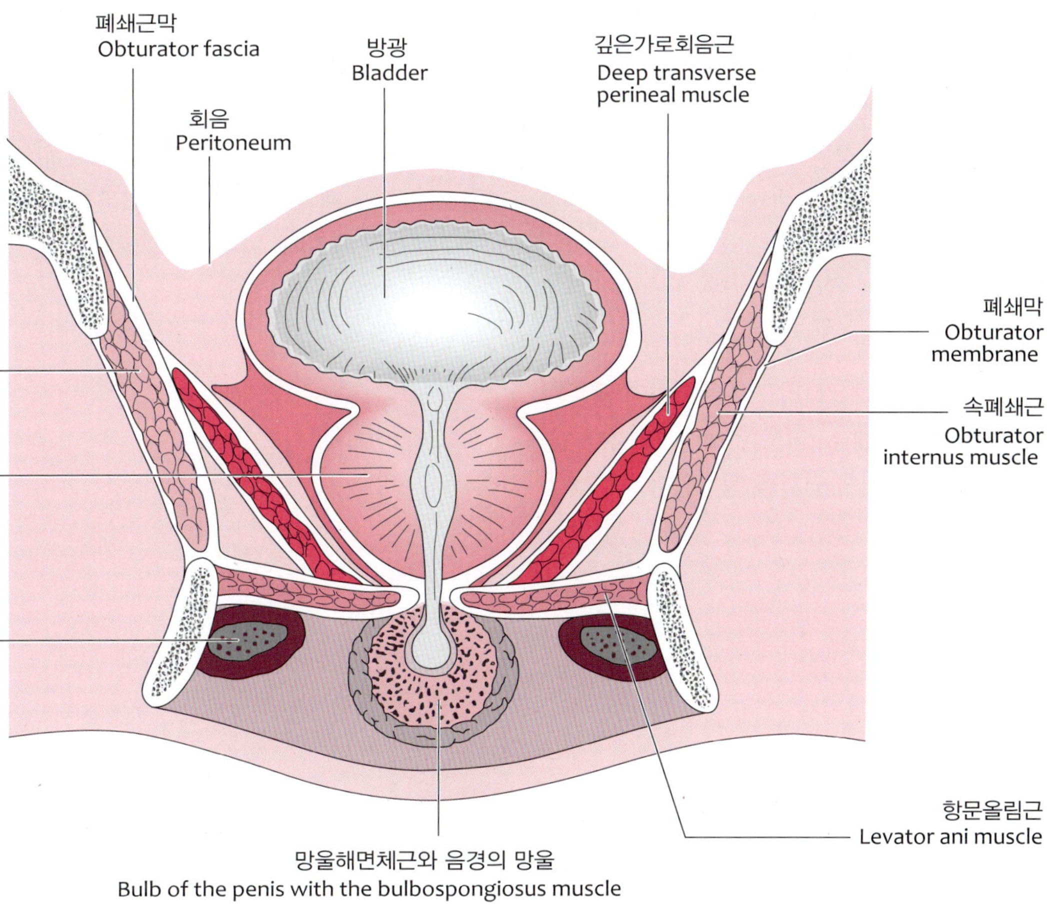

그림 8.138 이마면으로 절단한 남성 골반

8.8.3 엉덩관절 굽힘근

엉덩허리근 (그림 8.139)

- 이것은 넙다리뼈머리의 앞쪽에서 샅굴인대 밑을 지나간다.
- 이것은 하이포모클리온의 한 종류로서 넙다리뼈머리를 사용하고, 뒤쪽으로 이동한다. 근육은 큰 리프팅 높이를 가진다.
- 이 근육은 큰 생리적 횡단면을 가지고 있어서, 엉덩관절 굽힘근 중에서 가장 큰 힘을 내는 근육이다.
- 교감신경몸통의 교통가지가 힘줄활 밑으로 지나가고, 허리엉치신경얼기와 연결된다.

큰허리근

- 큰허리근은 L1–L4와 T12에서 시작하여 척주와 다리 사이에 중요한 기능적 연결을 형성한다.
- 얕은층은 척추몸통의 가쪽면에서 시작한다. 일부 섬유는 섬유테로 이어진다.
- 깊은층은 갈비돌기에서 시작한다.
- 허리신경얼기는 깊은층과 얕은층 사이에 위치한다.
- 일부 섬유는 정중 활꼴인대에서 골반가로막과 섞여 있다.

작은허리근

- 모든 사람에게 작은허리근이 존재하지 않는다.
- 이것은 12번 등뼈와 1번 허리뼈의 척추몸통과 엉덩근근막 사이의 연결을 형성한다.

엉덩근

- 이것은 두꺼운 근육판으로 구성되어 있다.
- 작은뼈돌기의 닿는곳 지점에서, 엉덩근의 섬유는 ASIS에서 시작하여 작은뼈돌기의 먼쪽에 부착한다. 가끔 거친선의 안쪽입술까지 이어진다.
- **기능:**
  - **굽힘:** 이 근육은 가장 강한 엉덩관절 굽힘근이고, 움직임의 시작 부분에서 끝부분까지 작용할 것이다. 이 근육은 다른 굽힘근과 구분될 수 있는데, 그 이유는 엉덩근만이 엉덩관절을 90° 이상 굽힐 수 있기 때문이다.
  - **돌림:** 돌림 기능에 대한 의견은 매우 복합하다. 그러나 만약 근육 경로가 돌림축에 대해 고려된다면, 이것은 앞안쪽에서 나와서 뒤가쪽으로 방향으로 주행할 것이고, 중립위에서 가쪽돌림을 일으킬 것이다.
  - **허리뼈의 폄:** 다리가 고정되면, 이 근육은 허리뼈를 폄할 것이다. 그러나 만약 등 근육이 폄을 방해한다면, 엉덩근은 배근육과 함께 몸통을 옆굽힘시킬 것이다.
  - **옆굽힘과 돌림:** 편측 수축 시, 이것은 동측 옆굽힘과 반대쪽 돌림을 일으킨다.
- **신경지배:** 넙다리신경(T12–L3)

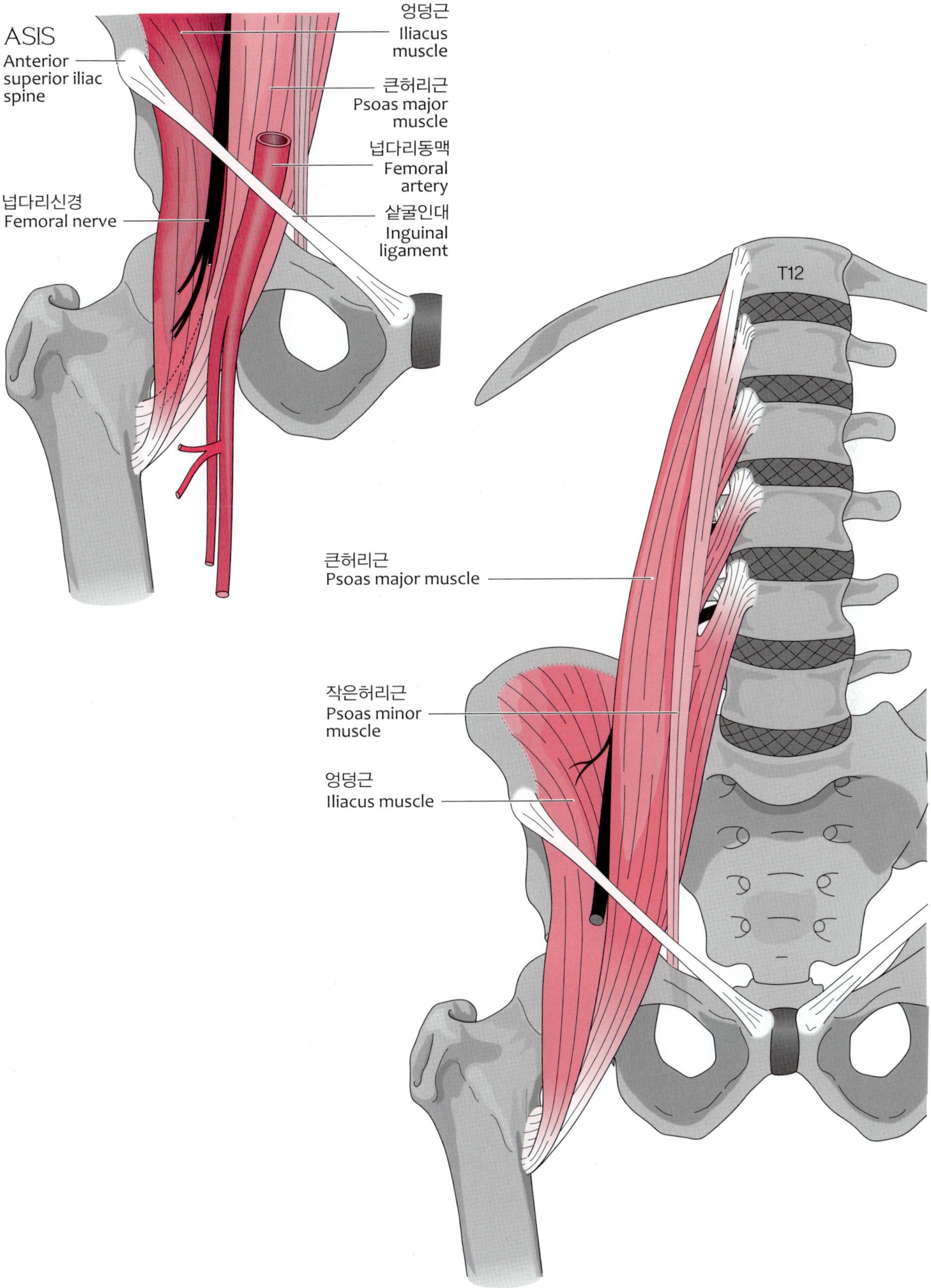

그림 8.139 엉덩허리근

엉덩허리근의 지렛대 계산(그림 8.140)

엉덩허리근은 넙다리뼈머리의 중심으로부터 4㎝의 거리에 위치한다. 이 계산에서 저항은 다리의 무게이고, 다리의 중력중심은 무릎을 폈을 때 엉덩관절로부터 먼쪽으로 약 40 ㎝ 떨어진 곳이다.

2개 지렛팔의 비율(4 ㎝와 40 ㎝)을 고려해 볼 때, 근력의 힘은 다리 무게의 10배이다. 다리 무게는 체중의 1/6 또는 110 N 이었다. 그러므로 근육의 힘은 이것의 10배(1100 N)이었다. 즉, 체중의 1.5배였다.

다리를 더 높이 들어올리면, 다리 무게의 지렛팔이 감소되고, 엉덩허리근의 효율성이 향상된다. 그래서 엉덩관절에 작용하는 힘들이 감소된다.

근육 당김의 작은 각도로부터, 전체 힘들이 관절 압박을 일으킨다는 것을 알 수 있다.

엉덩허리근은 넙다리뼈머리를 활차로 사용한다:

활차는 뒤쪽으로 이동하여 넙다리뼈머리 앞쪽으로 주행한 다음, 다시 작은뼈돌기 뒤쪽으로 주행한다. 이것은 뒤쪽으로 넙다리뼈머리에 압박을 가한다.

이것 때문에, 일부 사람에서는 작은 고랑이 넙다리뼈머리의 앞쪽 영역에 존재한다.

임상 팁

가장 큰 힘은 침대로부터 다리들어올리기의 1 단계에서 발생한다. 만약 엉덩관절에 대한 비체중부하가 허용되면, 이 단계는 잠재적으로 위험해질 수 있다.

이런 위험을 감소하기 위해, 짧은 지렛팔을 이용하거나 다리의 무게를 감소시킨다(**예를 들어, 다른 다리를 이용하여**).

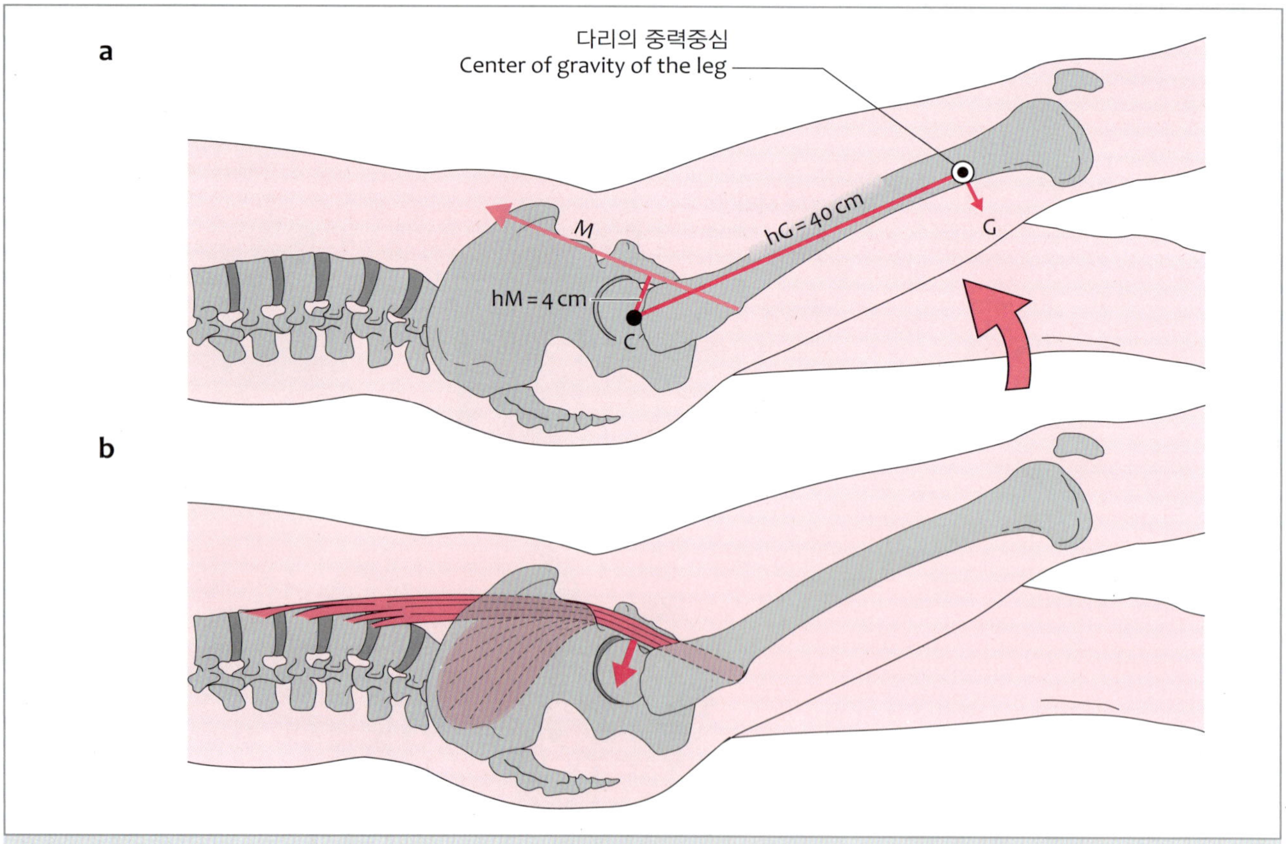

그림 8.140 (a) 엉덩허리근의 지렛대 비율. M은 근육, hM은 힘팔, hG는 하중팔, g는 체중. (b) 뒤쪽으로 향하는 압박 요소

넙다리곧은근(그림 8.141)

- 이는곳은 엉덩관절 부근이다.
  넓은 부분은 절구 가장자리의 위쪽 테두리에서 시작하여 관절주머니의 섬유층과 연결한다.
  힘줄의 둥근 부분은 AIIS에서 시작한다.
- 넙다리근막긴장근과 넙다리빗근이 넙다리곧은근의 이는곳 위에 놓여 있다.
- 근육은 무릎뼈 위쪽으로 1개 손가락의 폭만큼 떨어진 곳에서 종말힘줄로 바꾼다.
- 종말힘줄의 연속은 무릎인대이다.

- **기능:**
  - ○ 엉덩관절: 굽힘이 주된 기능이다. 근육이 무릎관절 위로 더 많이 신장되면 될수록, 굽힘의 기능은 더 좋아진다. 이것은 벌림도 지지한다.
  - ○ 무릎관절: 폄
- 신경지배: 넙다리신경(L2–L4)

임상 팁

엉덩관절 완전대치술과 같은 엉덩관절 수술 시, 절구의 크기에 따라 관절주머니–인대 구조물의 일부가 제거된다.

이것은 넙다리곧은근의 이는곳 일부가 절개된다는 의미이며, 수술 이후에 넙다리네갈래근을 수축하기 어렵다.

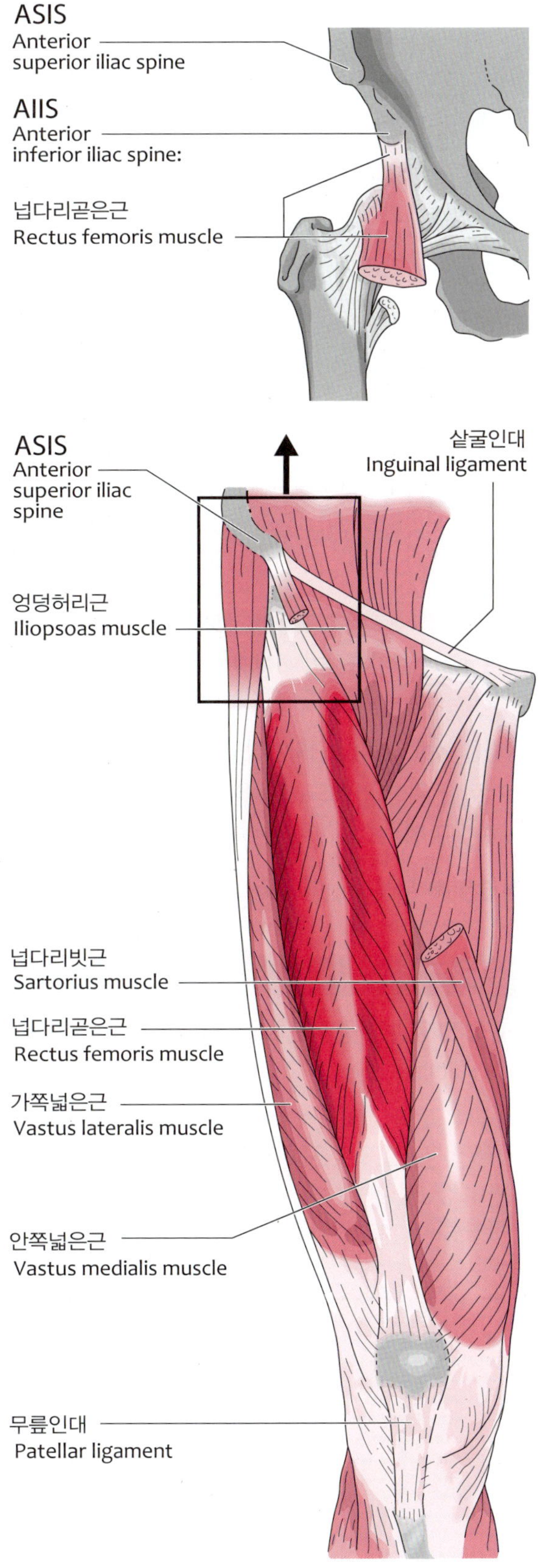

그림 8.141 넙다리곧은근

넙다리근막긴장근(그림 8.142)

- 이것은 중간볼기근 바로 앞쪽에 위치하고, 진화적인 측면에서 볼 때 중간볼기근으로부터 유래된 것이다.
- 이것은 큰뼈돌기 앞에서 먼쪽으로 주행하고, 엉덩정강띠와 넙다리근막으로 이어진다.
- **기능:**
  - 굽힘/벌림/안쪽돌림
  - 이것은 엉덩정강띠와의 연결을 통해, 무릎관절의 가쪽 안정화에 중요한 역할을 한다.
  - 엉덩관절의 중심화에도 특별한 역할을 한다. 앞쪽에 있는 넙다리근막긴장근과 뒤쪽에 있는 큰볼기근은 허벅지 전체를 덮고 있는 넙다리근막의 위쪽 1/3로 들어간다. 그런 다음, 그들은 엉덩정강띠를 형성한다. 엉덩정강띠는 매우 팽팽한 세로 방향의 널힘줄 밴드를 형성하여 정강뼈까지 이어진다. 엉덩정강띠의 중앙 섬유도 엉덩뼈능선까지 이어진다. 엉덩정강띠와의 연결을 통해, 넙다리근막긴장근과 큰볼기근은 넙다리뼈머리를 위한 가이드 기능을 제공하고, 넙다리뼈머리를 절구 안으로 압박한다(**그림 8.143**).
- 신경지배: 위볼기신경(L4/L5)

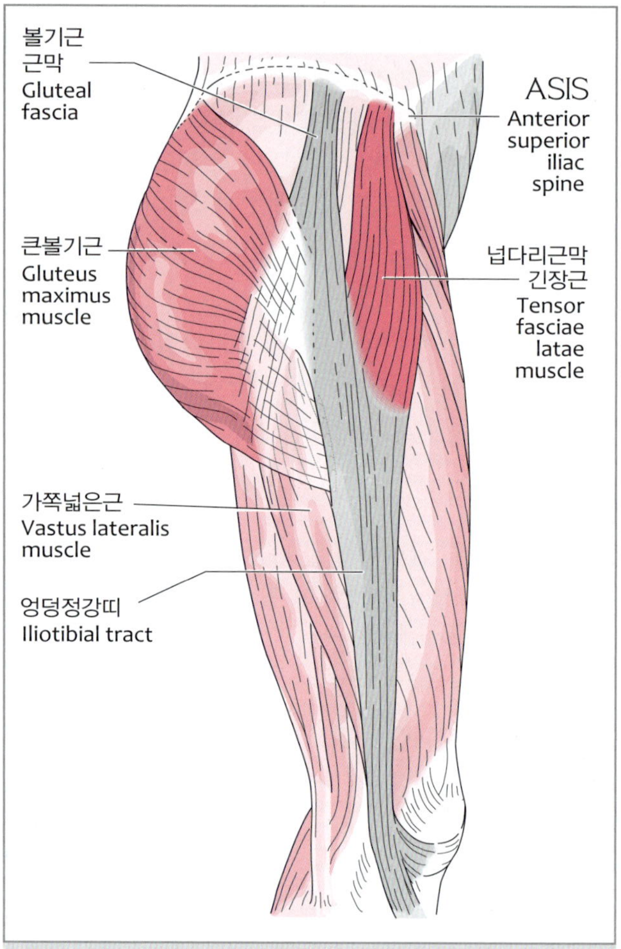

그림 8.142 넙다리근막긴장근

병리

발음성 엉덩관절 증후군(snapping hip syndrome/coxa saltans)

가쪽근막 전체(**특히, 엉덩정강띠**)가 너무 긴장되면, 발음성 엉덩관절 증후군을 초래할 수 있다. 굽힘과 폄을 할 때, 엉덩정강띠가 큰뼈돌기 위에서 활주한다. 이런 활주의 결과로 소리가 발생하고, 통증성 윤활주머니염이 발생할 수 있다.

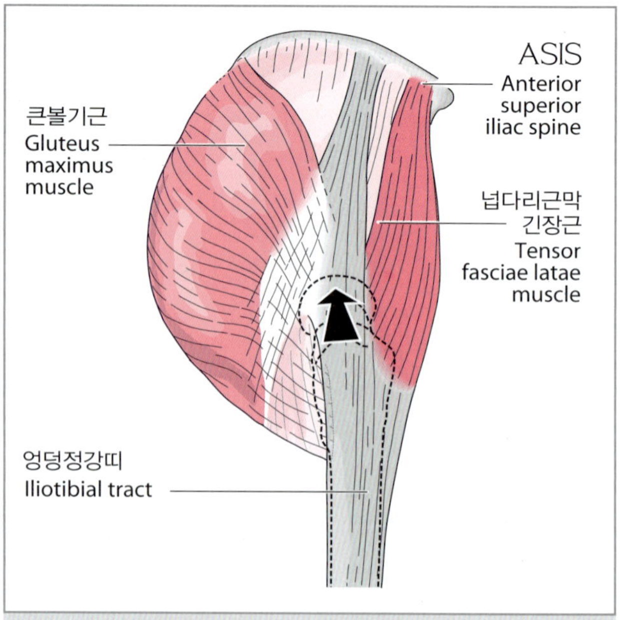

그림 8.143 넙다리뼈머리를 제자리에 유지하는 넙다리근막긴장근과 큰볼기근

임상 팁

굽힘근 신장 검사 (그림 8.144)

엉덩관절 굽힘근은 주로 Ⅰ형 콜라겐섬유를 가진 근섬유이다. 이들 근육은 긴장성 근육에 속하며, 지속적인 파워, 느린 수축속도 그리고 좋은 모세혈관 공급 등을 가진다.

근육의 탄성 검사를할 때, 한쪽 다리를 테이블 밖으로 내어놓는 Thomas 검사를 실시하는데, 이것은 엉덩허리근, 넙다리곧은근 및 넙다리근막긴장근을 검사하는데 이용된다.

만약 엉덩허리근에 단축이 있다면, 엉덩허리근은 엉덩관절을 굽힘시킬 것이다.

넙다리곧은근에 단축이 있다면, 무릎관절을 폄시킬 것이다. 그리고 넙다리근막긴장근에 단축이 있으면, 다리를 약간 벌림할 것이다.

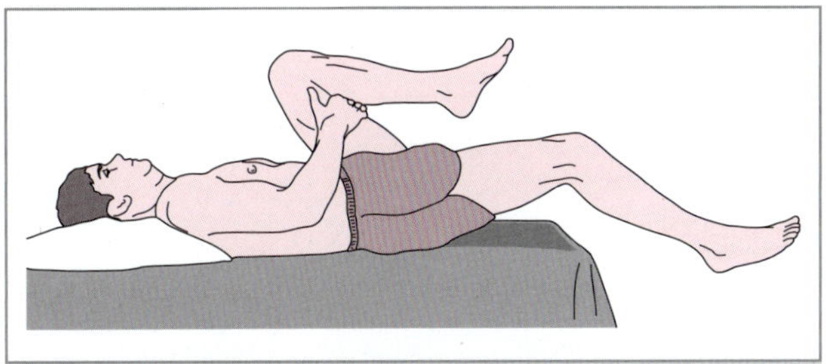

그림 8.144 엉덩관절 굽힘근을 위한 굽힘근 신장 검사는 엉덩허리근과 넙다리곧은근의 탄성 감소를 보여 준다.

넙다리빗근(그림 8.145)

- 이것은 2개의 관절을 지나가는 근육이다.
- 근섬유는 매우 긴 편이다.
- 이것은 허벅지 앞쪽에서 몸쪽-가쪽에서 먼쪽-안쪽으로 주행한다.
- 닿는곳의 힘줄은 얕은거위발을 형성한다.
- **기능:**
  - 엉덩관절: 굽힘/벌림/가쪽돌림
  - 무릎: 굽힘과 안쪽돌림
- 신경지배: 넙다리신경(L2–L3)

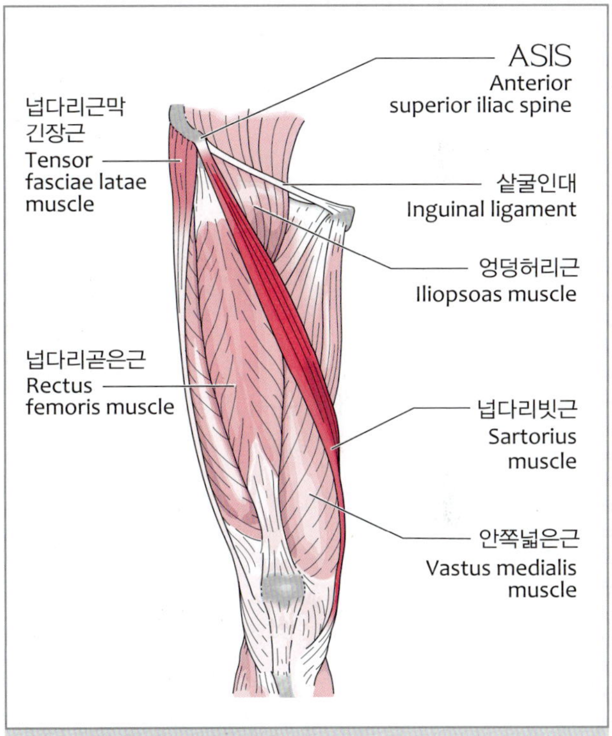

그림 8.145 넙다리빗근

기타 굽힘근(그림 8.146)

다음의 근육은 굽힘을 보조하는 근육으로서, 나중에 설명될 것이다:

- 두덩근
- 긴모음근
- 짧은모음근
- 두덩정강근
- 중간볼기근과 작은볼기근

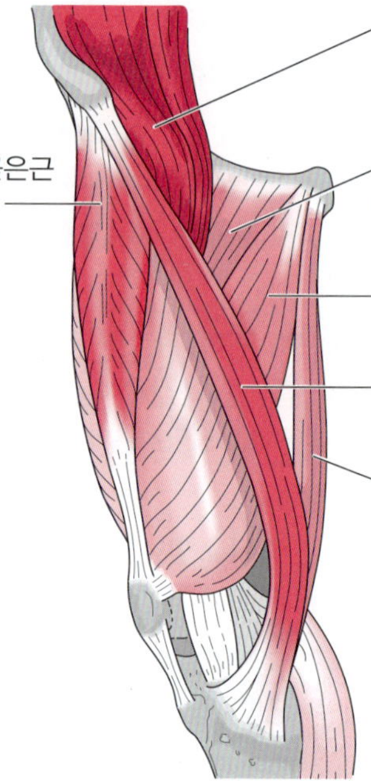

그림 8.146 엉덩관절의 굽힘근(앞안쪽면)

기능에 따른 굽힘근의 분류

굽힘근은 그들의 다른 기능 때문에 2개의 그룹으로 나누어질 수 있다.

- **굽힘/벌림/안쪽돌림**: 중간볼기근과 작은볼기근의 일부와 넙다리근막긴장근
- **굽힘/모음/가쪽돌림**: 엉덩허리근, 두덩근, 두덩정강근, 긴모음근 및 짧은모음근

변화된 골반 자세에 의한 근육 힘의 영향

골반의 자세는 굽힘근에 의한 파워의 발생에 영향을 미친다. 골반이 굽힘되고 허리뼈의 앞굽음이 증가되었다면, 엉덩허리근, 넙다리근곧은근 및 넙다리빗근이 단축되어, 적절한 파워를 낼 수 없다.

그러므로 중간볼기근과 작은볼기근이 굽힘근으로 더 많이 작용하게 되는데, 그 이유는 이들 근육이 굽힘 자세일 때 운동축 보다 더 앞쪽에 위치하기 때문이다.

8.8.4 엉덩관절 폄근

큰볼기근(그림 8.147)

- 이는곳에서 큰볼기근은 등허리근막과 연결된다.
- 넓은 위쪽 부분은 엉덩정강띠와 합병된다; 전이되는 지점에서 계단이 형성됨을 인지할 수 있다.
- 뒤쪽 부분은 넙다리뼈의 볼기근거친면과 거친선까지 주행한다.
- 가쪽 근육사이사이막까지 이어지는 연결이 존재한다.
- 근육은 가쪽넓은근으로 이어진다.
- 결합조직 사이막은 근육다발 사이에 존재하고, 구획을 만든다.
- 넙다리근막(fascia lata)은 큰볼기근의 아래쪽 가장자리를 위한 고삐 같은 지지를 형성한다. 가로방향으로 주행하는 섬유는 앉은 자세를 취할 때 긴장되고, 근육의 경계면을 위쪽과 가쪽으로 당긴다. 앉은 자세를 취할 때, 궁둥뼈거친면이 피부밑지방조직으로부터 보호를 받는다.
- **기능:**
  - **폄:** 뚜렷한 힘(**약 체중의 1–2 배**)이 근육을 활성화하는데 요구된다. 이것은 엉덩관절을 약 90°로 굽힘했을 때, 가장 효율적인 폄근이다. 넙다리뼈가 고정했을 때, 큰볼기근은 파워를 요하는 모든 폄 운동(**앉은 자세에서 일어서기, 쭈그려 앉은 자세에서 일어서기, 굽힘된 몸통을 똑바로 펴기 등**)에 참여한다. 만약 골반이 고정된다면, 큰볼기근은 계단 오르기, 등산하기 및 빠르게 달리기 등과 같은 활동에 참여한다.
  - **가쪽돌림:** 큰볼기근은 강력한 가쪽돌림근이다.
  - 이것은 자동길항작용(autoantagonism)을 한다. 큰볼기근 넓은 경로 때문에, 일부 섬유는 시상축보다 위쪽에 위치하여 벌림을 수행하고, 다른 일부 섬유는 시상축보다 아래쪽에 위치하여 모음을 수행한다(**그림 8.148**).
  - 엉덩정강띠와의 연결을 통해, 큰볼기근은 넙다리뼈 머리의 중심화에 영향을 주고(**그림 8.143 참고**), 무릎관절을 안정화시킨다.
- **신경지배:** 아래볼기신경(L4–S1)

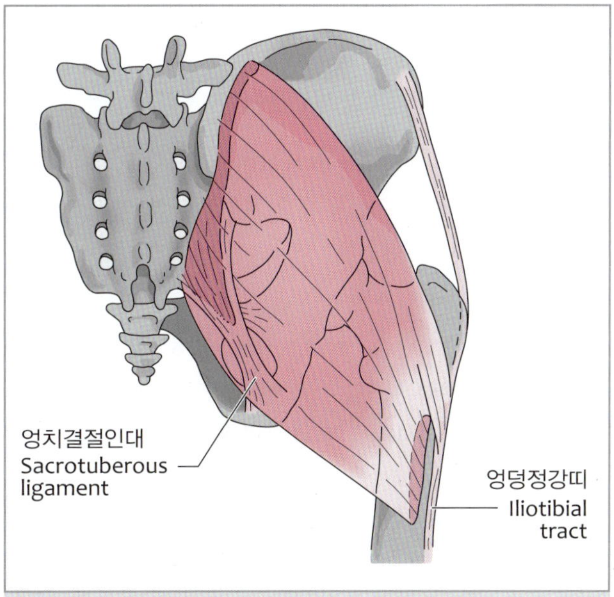

그림 8.147 큰볼기근

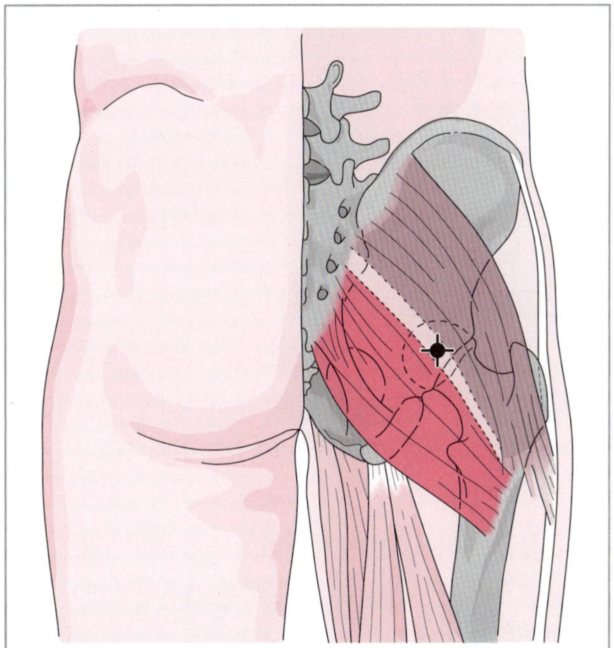

그림 8.148 자동길항작용(autoangonism): 벌림과 모음에 대한 큰볼기근. 갈색 부분: 벌림. 빨간색 부분: 모음.

뒤넙다리근

넙다리두갈래근 긴갈래(그림 8.149)

- 이것은 활차로서 궁둥뼈거친면을 이용하는데, 그 이유는 일부 근섬유가 엉치결절인대 안으로 들어가기 때문이다.
- 궁둥뼈거친면의 이는곳은 얕은층이다. 이것은 반힘줄모양근과 함께 공동 갈래를 형성한다.
- 이것은 가쪽넓은근의 바로 안쪽으로 주행하고, 가쪽 근육사이사이막에 의해 가쪽넓은근과 분리된다.
- 이 근육은 무릎관절에서 오금오목의 가쪽 경계면을 형성한다.

반힘줄모양근(그림 8.149)

- 이것은 엉치결절인대와 연결된다.
- 이것은 반막모양근에 의해 형성된 고랑 안에 위치한다.
- 이 근육은 허벅지 아래쪽 1/3의 시작지점에서 긴 종말힘줄로 전이된다.

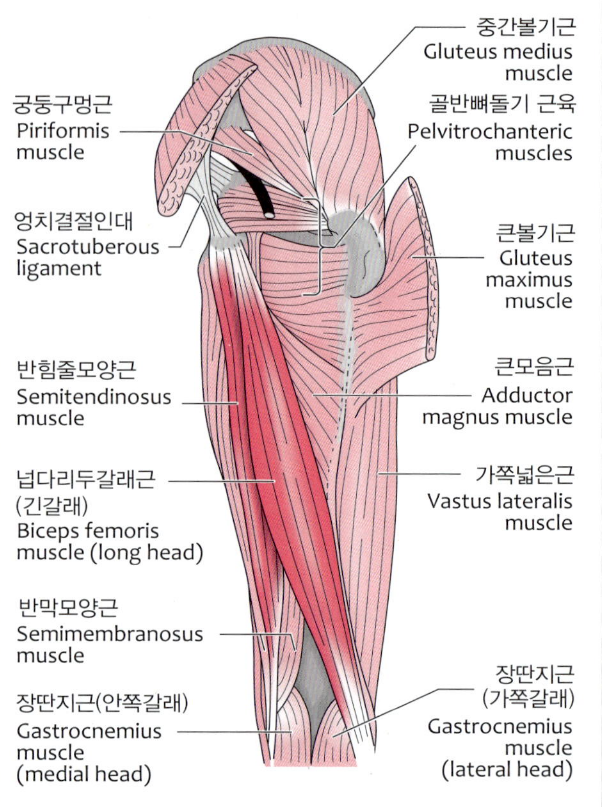

그림 8.149 뒤넙다리근: 넙다리두갈래근과 반힘줄모양근

반막모양근(그림 8.150)

- 이 근육은 이는곳의 아래쪽에서 널힘줄 안으로 들어가고, 위에 언급된 2개의 근육(넙다리두갈래근 긴갈래와 반힘줄모양근) 위쪽으로 지나간다.
- 근섬유는 위가쪽에서 아래안쪽으로 주행한다.
- 근섬유의 안쪽 부분은 가쪽 부분보다 빠르게 힘줄로 전이된다.
- 무릎관절의 닿는곳은 5개 방향으로 넓게 퍼진다. 9.3.5 안쪽 기능 복합체와 **그림 9.97**를 참고한다.
- 이것은 오금오목의 안쪽 경계면을 형성한다.

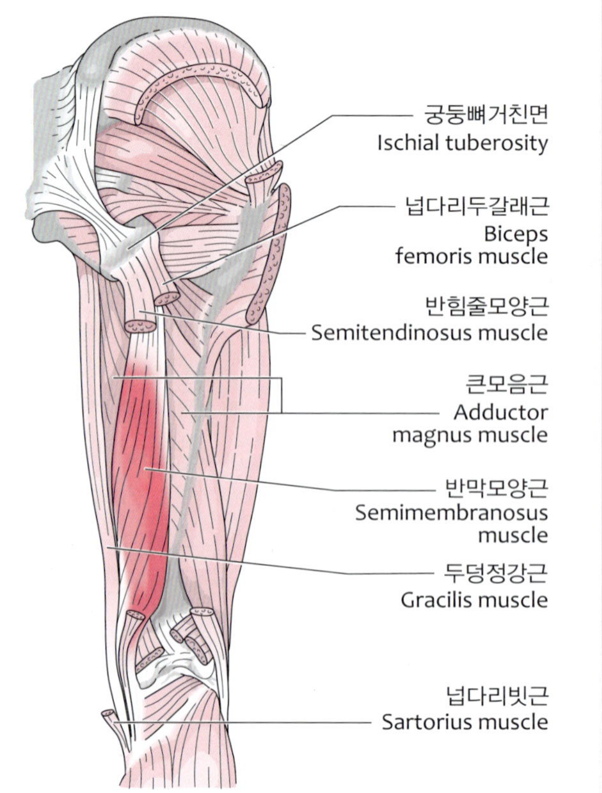

그림 8.150 뒤넙다리근: 반막모양근

뒤넙다리근의 기능

- 뒤넙다리근의 수행은 큰볼기근 수행의 2/3 정도에 해당한다.
- 뒤넙다리근의 모든 부분은 엉덩관절 **폄**에 기여한다.
- **가쪽돌림**은 넙다리두갈래에 의해 이루어진다.
- **안쪽돌림**은 반힘줄모양근과 반막모양근에 의해 이루어진다.
- **무릎의 굽힘과 종아리의 가쪽돌림**은 넙다리두갈래근에 의해 일어나고, 무릎 굽힘과 종아리의 **안쪽돌림**은 반힘줄모양근과 반막모양근에 의해 이루어진다.

신경지배: 궁둥신경(L5–S2)

시상면에서의 안정화(그림 8.151)

- 환자가 편안한 선 자세를 취할 때, 중력중심은 엉덩관절 뒤쪽에 놓인다. 엉덩넙다리인대와 넙다리근막긴장근은 폄이 이 지점을 넘어서지 않도록 제한한다.
- 만약 중력중심이 엉덩관절의 중심을 통과하면, 굽힘근과 폄근 모두가 이완될 것이고, 불안정 평형을 유지할 것이다.
- 만약 골반이 약간 굽힘되었다면, 뒤넙다리근이 골반을 안정화시킨다.
- 엉덩관절이 더 많이 굽힘되면, 큰볼기근이 활성화될 것이다.

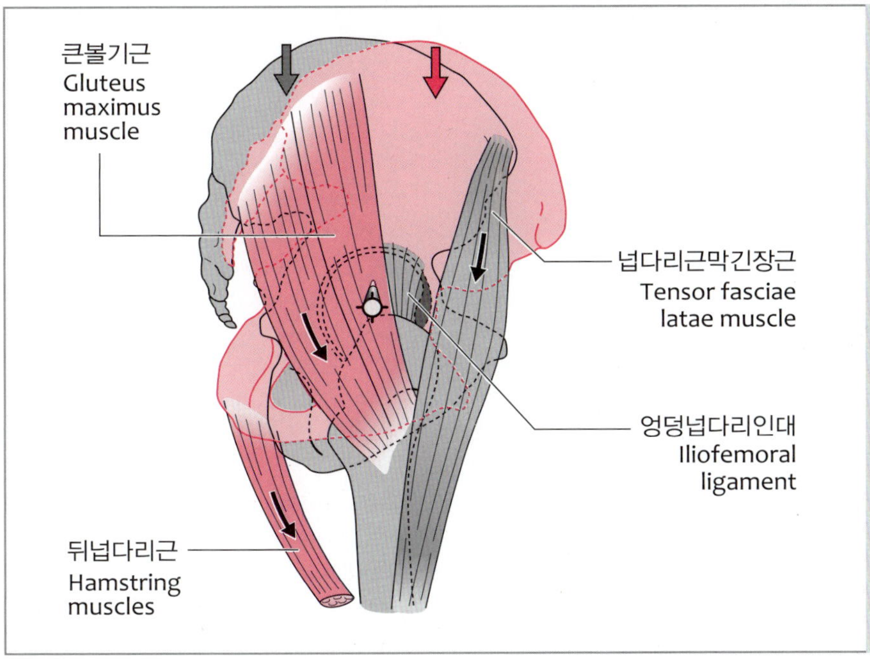

그림 8.151 시상면에서의 안정화.
회색: 차축 뒤에 위치한 중력중심.
빨간색: 차축 앞에 위치한 중력중심.

기타 폄근(그림 8.152)

아래의 근육은 폄근을 보조하는 근육이며, 나중에 설명될 것이다:

- 중간볼기근과 작은볼기근
- 큰모음근
- 짧은가쪽돌림근(예: 궁둥구멍근과 폐쇄근)

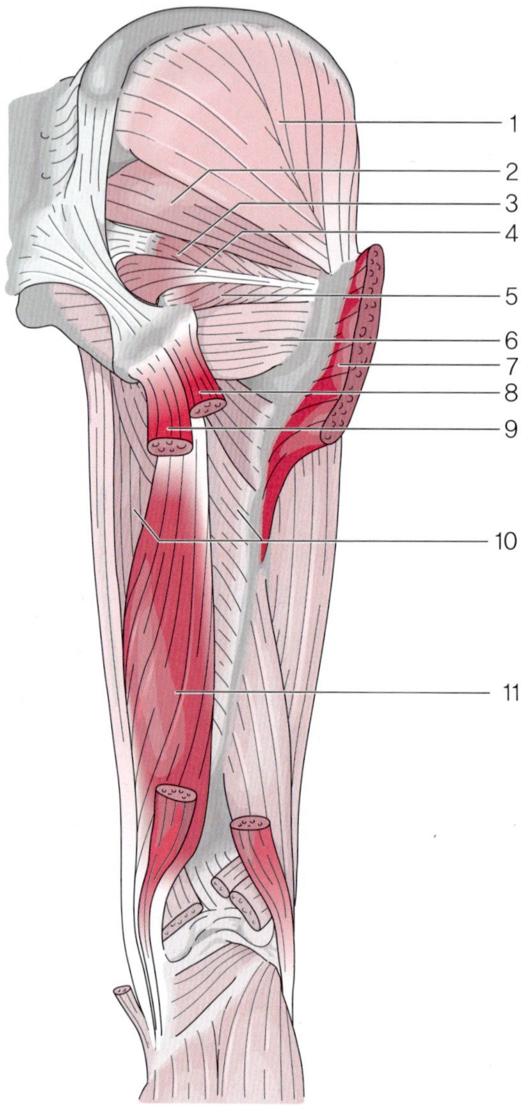

1 = 중간볼기근(Gluteus medius muscle)
2 = 궁둥구멍근(Piriformis muscle)
3 = 위쌍둥이근(Gemellus superior muscle)
4 = 속폐쇄근(Obturator internus muscle)
5 = 아래쌍둥이근(Gemellus inferior muscle)
6 = 넙다리네모근(Quadratus femoris muscle)
7 = 큰볼기근(Gluteus maximus muscle)
8 = 넙다리두갈래근(긴갈래)(Biceps femoris muscle)
9 = 반힘줄모양근(Semitendinosus muscle)
10 = 큰모음근(Adductor magnus muscle)
11 = 반막모양근(Semimembranosus muscle)

그림 8.152 엉덩관절의 폄근

8.8.5 엉덩관절 벌림근

중간볼기근(그림 8.153)

- 앞쪽섬유는 뒤쪽 방향으로 나선으로 주행하고, 큰뼈돌기에서 뒤쪽 섬유의 위쪽 부분에 놓인다.
- 뒤쪽 1/3은 큰볼기근에 의해 덮여 있다.
- 닿는곳은 큰뼈돌기의 가쪽면을 차지한다.
- 중간볼기근의 얕은뼈돌기주머니는 중간볼기근의 힘줄과 큰뼈돌기 사이에 위치한다.

작은볼기근(그림 8.154)

- 이것은 중간볼기근에 의해 덮여 있다.
- 이것은 큰뼈돌기의 앞쪽으로 주행한다. 작은볼기근의 뼈돌기주머니는 작은볼기근의 힘줄과 뼈사이에 위치한다.
- **기능:**
  - **벌림:** 이 2개의 벌림근은 신체 균형에 중요한 역할을 한다. 입각기 시 먼쪽 끝단이 고정되면, 그들은 유각기 다리 쪽의 골반이 떨어지는 것을 막아준다. 이것을 수행할 때, 원심성 수축을 하게 된다. 골반이 고정되면, 그들은 다리를 벌림시킨다.
  - **골반경사에 대한 영향(그림 8.155):** 측면에서 봤을 때, 섬유 요소의 분리와 굽힘-폄 축의 관계를 쉽게 확인할 수 있다. 만약 섬유 방향이 축보다 앞쪽에 위치하면, 굽힘이 일어나고, 반대로 뒤쪽에 위치하면, 폄이 일어난다.
  - **돌림:** 앞쪽 섬유는 안쪽돌림을 일으키고, 뒤쪽 섬유는 가쪽돌림을 일으킨다.
  - **CCD 각도의 크기는 중간볼기근과 작은볼기근의 효과에 영향을 미친다:**
    - 밖굽이엉덩은 근섬유의 경로를 바꾼다. 근섬유의 경로가 더욱 가파르게 되고, 벌림과 안정성의 기능이 떨어진다. 그 이유는 힘의 모멘트가 너무 낮기 때문이다.
    - 안굽이엉덩의 경우, 근육의 경로는 거의 수평이다. 이것은 좋은 힘의 모멘트가 있음을 의미하지만, 넙다리뼈목이 아래쪽으로 내려감으로써 이는곳과 닿은곳이 더 가까워지기 때문에 모멘트가 무효된다는 것이다.
- **신경지배:** 위볼기신경

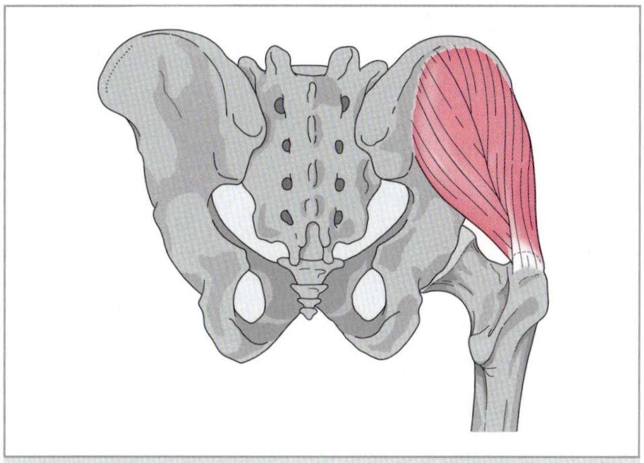

그림 8.153 중간볼기근

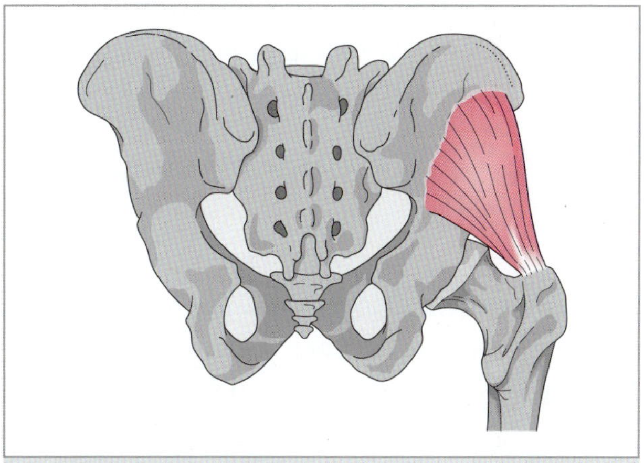

그림 8.154 작은볼기근

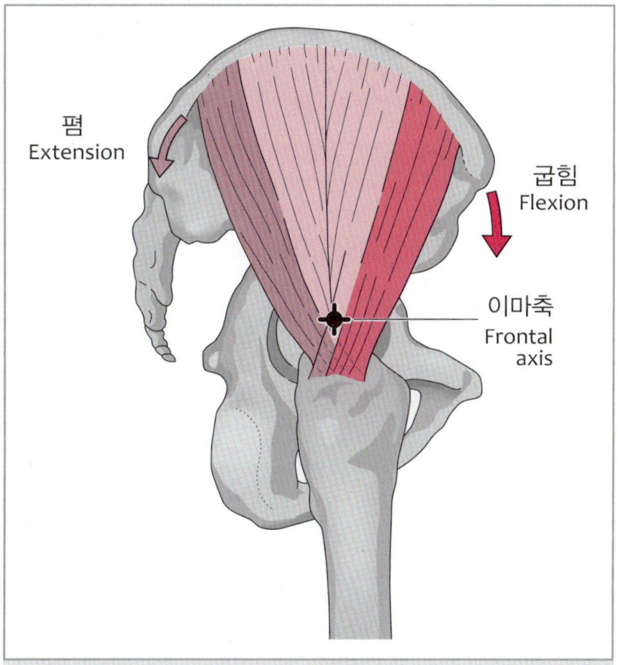

그림 8.155 골반경사에 대한 중간볼기근과 작은볼기근의 영향

궁둥구멍근(그림 8.156)

- 이것은 SIJ 위를 지나며, 앞아래쪽으로 주행한다.
- 이것은 큰궁둥구멍을 통과하여 거의 가로 방향으로 주행하고, 궁둥구멍근위구멍과 궁둥구멍근아래구멍으로 갈라져 통과한다.
- **궁둥구멍근위구멍**은 위볼기동맥과 위볼기정맥, 그리고 위볼기신경이 지나가는 틈이고, 결합조직으로 채워져 있다.
- 아래볼기혈관, 음부신경과 아래볼기신경은 **궁둥구멍근아래구멍**을 통과하고, 궁둥신경은 궁둥구멍근아래구멍의 가쪽 부분을 통과한다.
- 궁둥구멍근은 엉치가시인대와 연결되어 있다.
- **기능:**
  - **벌림**: 중립위에서, 이것은 굽힘과 가쪽돌림을 일으킨다.
  - 엉덩관절 60° 굽힘에서는 근육작용의 **역전현상**이 일어난다. 근육의 경로는 돌림의 축을 기준으로 바뀐다. 폄된 자세의 경우에는, 궁둥구멍근이 돌림축의 뒤쪽을 주행하여 가쪽돌림을 일으킨다. 굽힘된 자세의 경우에는, 궁둥구멍근이 돌림의 앞쪽을 주행하여 안쪽돌림을 일으킨다. 궁둥구멍근은 이마축을 중심으로 자신의 경로를 바뀌기도 한다. 약 60° 굽힘에서는, 큰뼈돌기의 닿는곳이 아래쪽으로 이동하게 되고, 이것으로 인해 궁둥구멍근이 폄근으로 작용한다.
  - **SIJ의 안정화**: 8.4.8 안정화 구조물을 참고하기 바란다.
- **신경지배**: 엉치신경얼기(L5–S2)

병리

궁둥구멍근 증후군

궁둥신경의 문제인 궁둥구멍근 증후군은 다음과 같은 원인을 가질 수 있다:

- **혈종**: 근육과 주위 조직의 부종을 일으킬 수 있음.
- **근육의 과긴장**
- **혈관의 증식**: 아래볼기정맥은 궁둥구멍근 밑에 위치한다. 이것은 아웃퍼칭을 형성하여 궁둥신경을 압박할 수 있다. 만약 장기간 궁둥신경이 압박되면, 신경종이 발병할 수 있다.

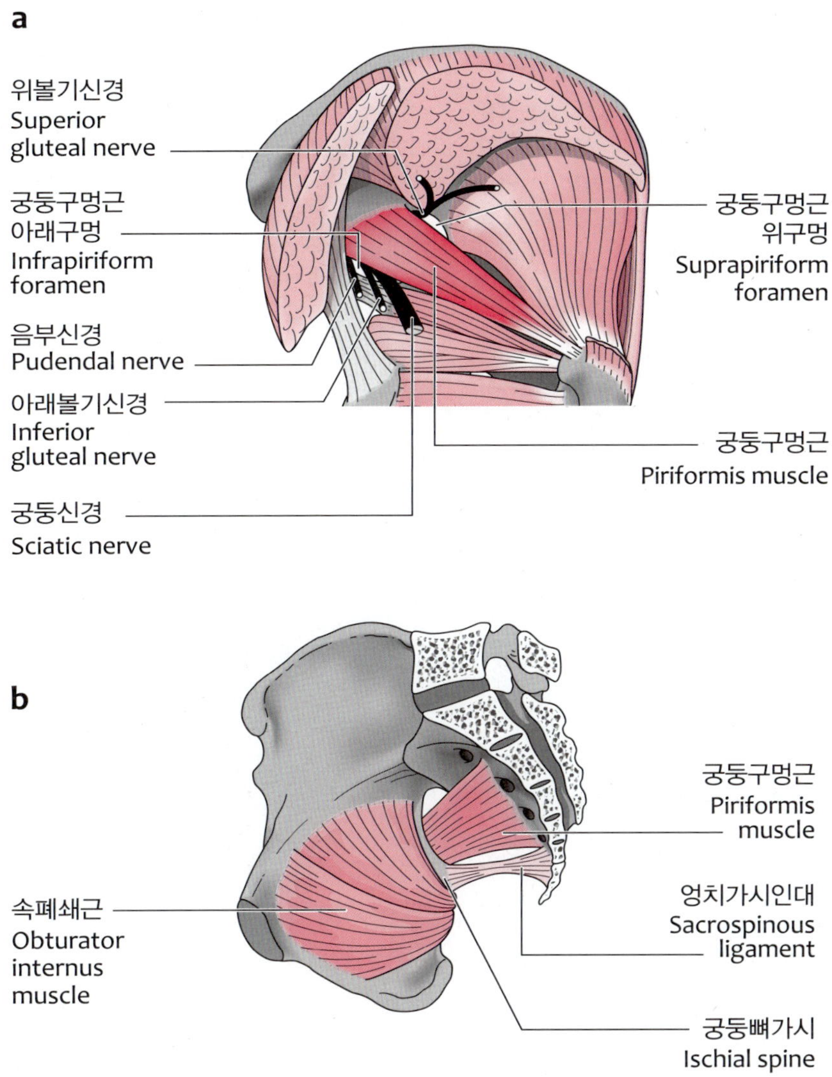

그림 8.156 궁둥구멍근. (a) 위쪽면. (b) 안쪽골반면

임상 팁

궁둥구멍근 증후군의 검진과 치료

궁둥구멍근이 환자의 궁둥신경통에 관련되어 있는지를 결정하기 위해, 다리 뻗어 들어올리기를 조심스럽게 약 70°까지 수행해 본다(**심지어 통증이 있어도**). 이런 자세에서, 다리는 안쪽돌림과 모음되는데, 그 이유는 궁둥구멍근을 이완시키기 위함이다. 이로 인해, 통증이 감소하거나 굽힘이 증가될 수 있다. 반대로 가쪽돌림/모음은 통증을 증가시킬 것이다.

궁둥신경을 위한 공간을 증가시키기 위해, 궁둥구멍근의 긴장을 감소시켜야 한다. 궁둥구멍근의 긴장 감소는 세로 방향의 신장이나 주의깊은 억제 압박에 의해 달성될 수 있다. 궁둥신경을 위한 가동술도 잊지 않아야 한다.

기타 벌림근

- 넙다리근막긴장근
- 큰볼기근(위쪽 섬유)

이마면에서의 골반 안정화(그림 8.157)

선 자세와 보행 때 엉덩관절의 다양한 굽힘 자세에서 이마면 안정화는 여러 벌림근에 의해 보장된다.

벌림근들은 유각기 다리쪽 골반의 하강을 막는다:

- 만약 부분 체중부하의 하중이 가로축 뒤에 놓이면, 골반은 엉덩넙다리인대, 넙다리근막긴장근 및 중간볼기근의 앞쪽 섬유에 의해 안정화된다.
- 만약 중력중심이 엉덩관절의 돌림축을 통과하면, 환자의 다리가 약간 굽힘되었을 때 중간볼기근과 작은볼기근이 수행하는 것처럼 골반을 안정화시킨다.
- 굽힘이 증가하면, 큰볼기근의 위쪽 섬유와 궁둥구멍근이 작용한다.

병리

보행할 때, 체중을 지지하고 골반을 안정화시키기 위해서는 골반이 거의 중립위를 유지해야 한다. 더 이상 골반을 유지할 수 없을 때는 특히 중간볼기근과 작은 볼기근의 약증이 두드러지게 보인다. 그래서 유각기 다리 쪽의 골반이 하강하는 Trendelenburg 징후가 나타난다.

▷ **8.7.8 생체역학을 참고하기 바란다.**

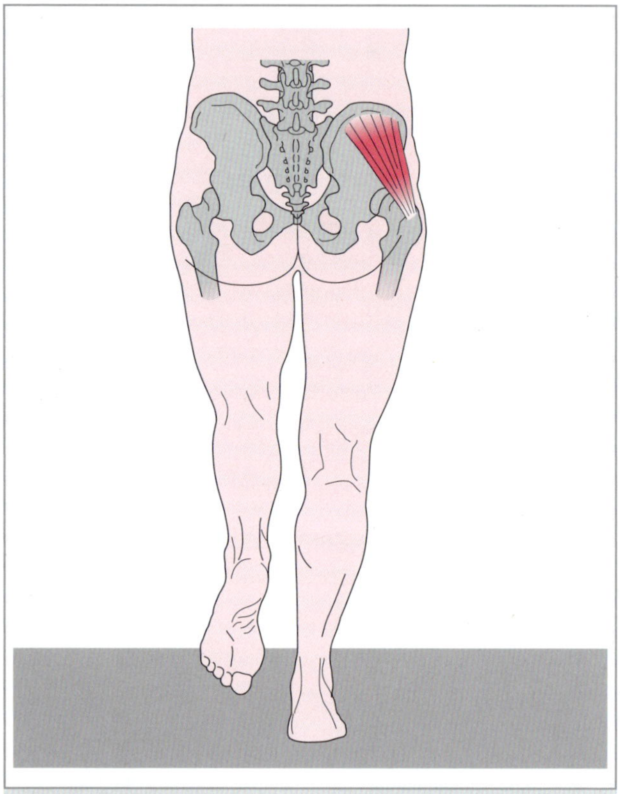

그림 8.157 중립위에서의 골반 안정화

8.8.6 엉덩관절 모음근

두덩근(그림 8.158)

- 엉덩허리근과 함께, 이것은 V 자 형태의 함몰 부위(엉덩두덩오목)를 형성한다. 그리고 혈관이 이 부위를 따라 먼쪽으로 주행한다.
- 근육의 뒤쪽면은 엉덩관절의 앞쪽 인대, 짧은모음근과 바깥폐쇄근과 접촉한다.
- **기능:** 모음/굽힘/가쪽돌림
- **신경지배:** 넙다리신경과 폐쇄신경

긴모음근(그림 8.158)

- 이것은 모음근관의 입구를 경계짓는다.
- 넙다리빗근과 샅굴인대와 함께, 이것은 **안쪽넙다리삼각(V 자형 공간)**을 형성하고, 이 공간을 넙다리동맥, 넙다리정맥 및 림프관이 통과한다.
- **기능:**
  - 모음
  - 중립위에서 굽힘 70°까지는 굽힘; 굽힘 70° 이상일 때는 폄
  - **가쪽돌림:** 만약 돌림축에 대해 거친선(**앞안쪽에서 뒤가쪽으로**)까지 근육의 경로를 고려한다면, 이것의 기능을 이해할 수 있다(**그림 8.159**).
- **신경지배:** 폐쇄신경의 앞쪽분지(L2–L4)

두덩정강근(그림 8.158)

- 이것은 아래두덩가지의 넓은 이는곳을 갖지만, 점차 좁아진다.
- 이것은 2개 관절을 지나가는데, 그 이유는 닿는곳이 앞안쪽 정강뼈인 얕은거위발에 위치하기 때문이다.
- **기능:**
  - 50° 굽힘 자세까지는 모음/엉덩관절 굽힘이고, 그 이상의 굽힘 자세에서는 엉덩관절의 폄이다.
  - 무릎관절의 굽힘과 안쪽돌림
- **신경지배:** 폐쇄신경의 앞쪽분지(L2–L4)

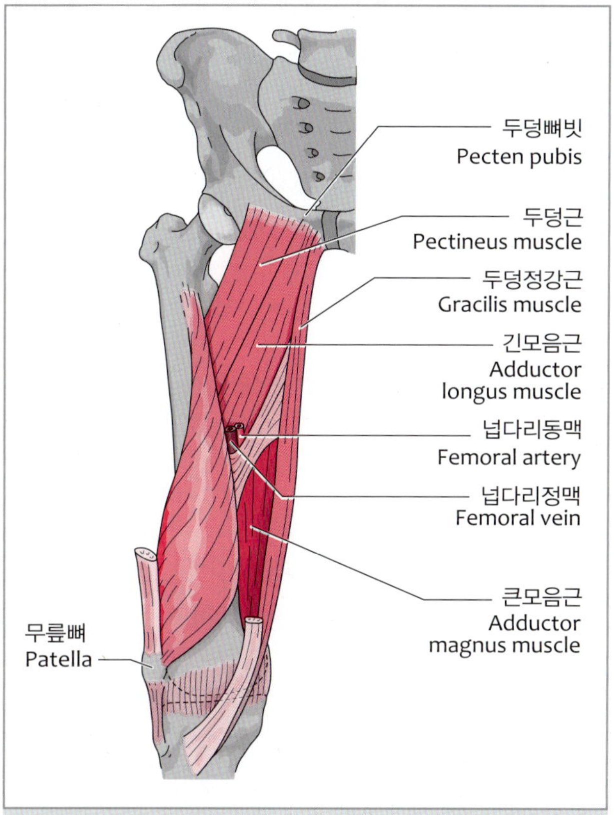

그림 8.158 엉덩관절의 벌림근: 두덩근, 긴모음근, 두덩정강근(앞쪽면)

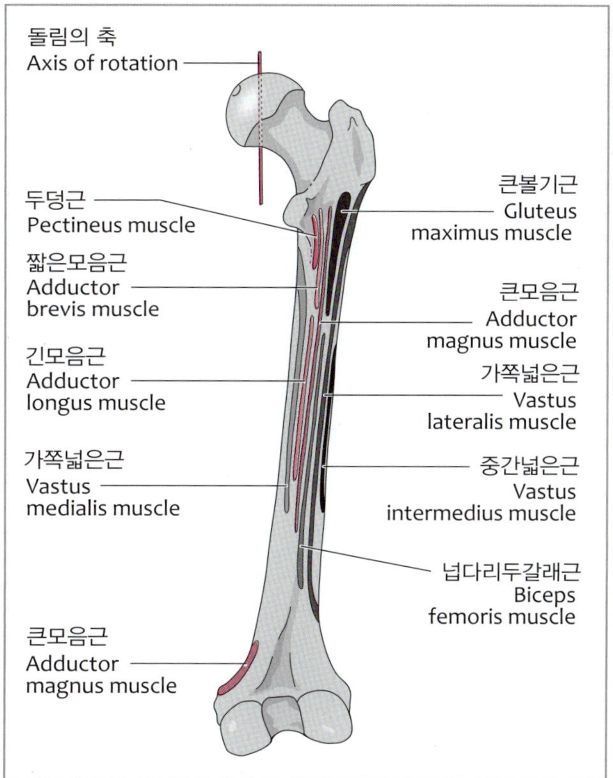

그림 8.159 모음근의 닿는곳: 거친선

짧은모음근(그림 8.160)

- 큰모음근과 함께, 이거서은 깊은 모음근층을 형성한다.
- **기능:** 긴모음근을 참고하기 바란다.
- 신경지배: 긴모음근을 참고하기 바란다.

큰모음근(그림 8.161)

- 이것은 뒤쪽으로 가장 먼 곳에 위치한다. 큰모음근의 뒤쪽면은 뒤넙다리근과 접촉한다.
- 이것은 가장 강력한 모음근이다.
- 이 근육은 펼쳐진 부채 모양이다.
- 이것은 3개의 부분으로 나누어진다; 몸쪽 부분은 가로 방향으로 주행하여 작은 모음근으로 간주된다. 중간 부분은 전체 거친선에 붙는 가장 넓은 닿는곳을 가지고 있다. 먼쪽 부분은 안쪽넙다리뼈융기에 있는 모음근결절까지 주행한다.
- 안쪽넓은근과 함께, 큰모음근은 거친선의 근육 닿는곳을 따라 앞안쪽 근육사이사이막을 형성하고, 모음근관의 위쪽 부분을 형성한다. 혈관은 이것을 통해 먼쪽으로 주행한다. 모음근관은 먼쪽으로 모음근구멍(큰모음근의 얕은층과 깊은층 사이에 위치하는)에 의해 경계된다.
- **기능:**
    - 모음/강력한 폄(특히, 근육의 융기위 부분). 몸쪽 부분에 의한 가쪽돌림과 먼쪽 부분에 의한 안쪽 돌림.
    - 골반 균형에 있어 벌림근과 모음근 사이의 상호역할이 중요한데, 그 이유는 2개 근육군 사이에 좋은 균형이 있을 때만 골반이 유지될 수 있기 때문이다.
- 신경지배: 폐쇄신경(L3–L4)의 뒤쪽분지에 의해 위쪽 영역이 지배를 받고, 아래쪽 영역은 궁둥신경(L4–L5)의 정강신경 부분에 의해 지배를 받는다.

기타 모음근

- 뒤넙다리근
- 큰볼기근 (아래쪽 섬유)
- 넙다리네모근

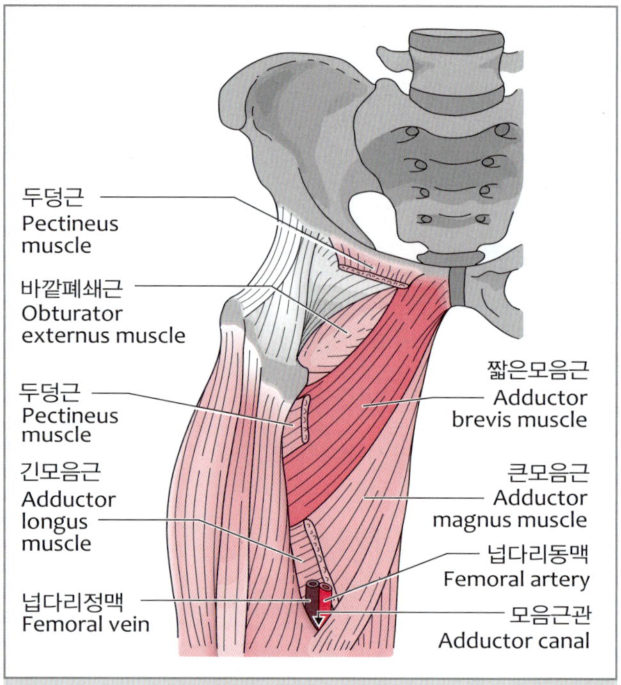

그림 8.160 짧은모음근

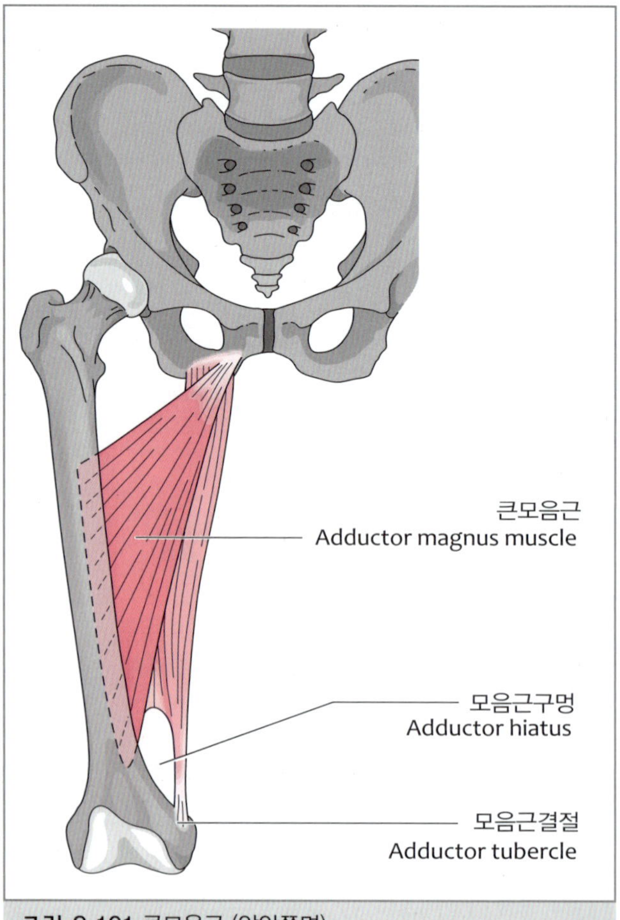

그림 8.161 큰모음근 (앞안쪽면)

8.8.7 엉덩관절 가쪽돌림근

이들 근육은 아래볼기 영역에 위치하고, 골반뼈돌기 근육으로 알려져 있다. 그들은 세로축 보다 뒤쪽을 주행하여 가쪽돌림근으로 작용한다.

그들은 다음 근육으로 구성되어 있다.

궁둥구멍근(그림 8.162)

▷ **8.8.5 엉덩관절 벌림근을 참고하기 바란다.**

속폐쇄근(그림 8.162)

- 이것은 짧은 넓은 근육 부분과 긴 종말힘줄로 구성된다.
- 폐쇄막의 안쪽면은 이는곳으로 작용한다.
- 이것은 작은궁둥뼈패임 주위를 급하게 돌면서 주행하고, 하이포모클리온으로 작용한다. 이것은 이 영역의 관절면이 왜 연골로 덮여 있는지를 설명해 준다.
- 이것은 골반가로막과 쌍둥이근에 연결된다.
- 이것은 폐쇄고랑과 함께, 폐쇄관을 형성한다. 폐쇄관은 위가쪽에서 아래안쪽으로 주행하고, 폐쇄신경과 폐쇄정맥이 이 고랑을 주행한다.
- **기능:**
  - ○ 중립위: 가쪽돌림/모음 및 폄
  - ○ 약 90°의 엉덩관절 굽힘: 벌림
- 신경지배: 엉치신경얼기, 볼기신경 및 음부신경

쌍둥이근(그림 8.163)

- 이들은 원래 속폐쇄근에 속하는 근육으로서, 엉덩세갈래근으로 알려져 있다.
- 이들은 속폐쇄근의 위쪽과 아래쪽에서 주행한다. 양쪽 근육의 힘줄은 종말힘줄 안으로 들어간다.
- **기능:**
  - ○ 중립위: 가쪽돌림/모음 및 폄
  - ○ 약 90°의 엉덩관절 굽힘: 벌림
- 신경지배: 엉치신경얼기, 아래볼기신경 및 음부신경

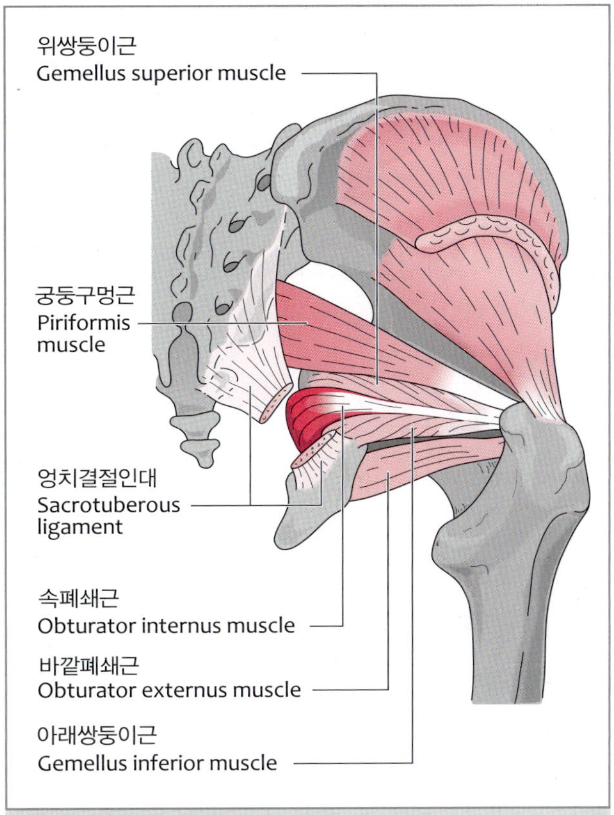

그림 8.162 궁둥구멍근과 속폐쇄근

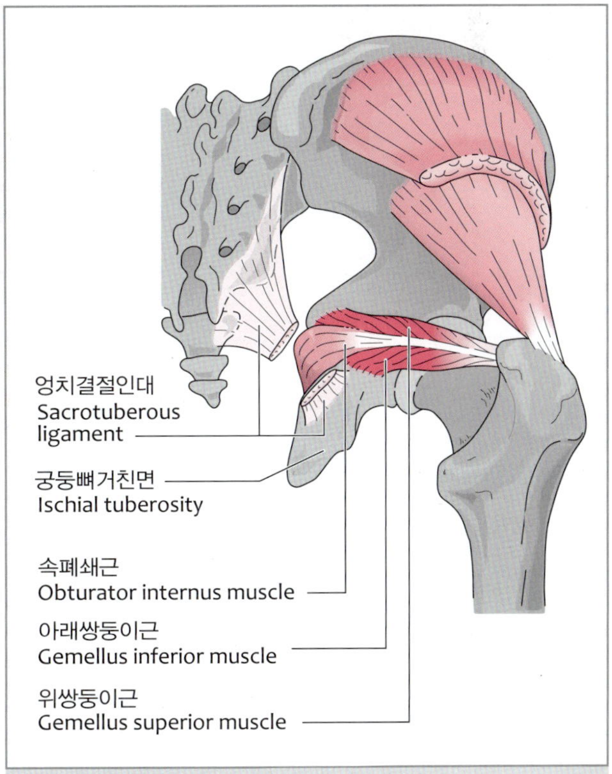

그림 8.163 쌍둥이근

바깥폐쇄근(그림 8.164)

- 이것은 폐쇄막의 바깥면과 연결된다.
- 이것은 둘레띠로 일부 섬유를 낸다.
- 이것은 넙다리뼈머리 주위에 나선형 활을 형성하고, 또 이것은 궁둥넙다리인대와 함께 넙다리뼈목에서 8 자 모양을 형성한다.
- 이것은 넙다리네모근에 의해 덮여 있다.
- **기능:**

  넙다리뼈머리의 중심화, 가쪽돌림/약간 모음
- **신경지배:** 폐쇄신경(L3–L4)

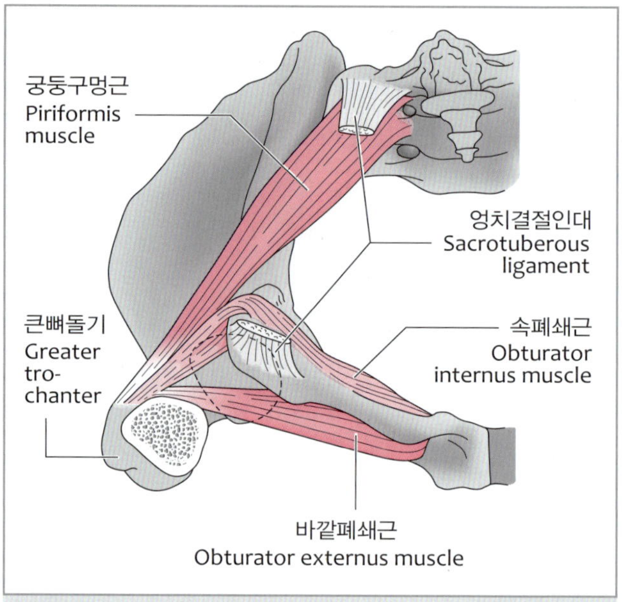

그림 8.164 바깥폐쇄근(뒤쪽면)

넙다리네모근(그림 8.165)

- 이것은 아래쌍둥이근 바로 뒤쪽에서 위치하고, 아래쌍둥이근과 유착되기도 한다.
- **기능:**
  - 가쪽돌림/모음
  - 다리를 굽힘에서 폄까지 가져가거나 반대로 다리를 폄에서 굽힘까지 가져갈 수 있다.
- **신경지배:** 아래볼기신경과 궁둥신경의 정강 부분

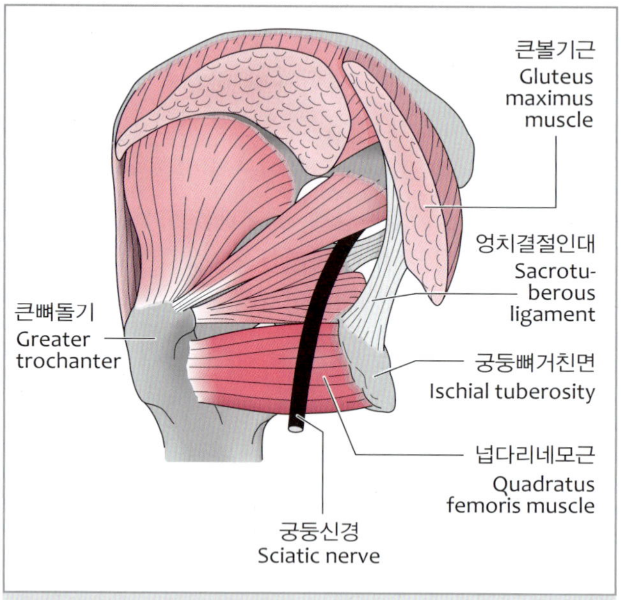

그림 8.165 넙다리네모근

기타 가쪽돌림근

- **큰볼기근**: 가장 강력한 가쪽돌림근이고, 전체 가쪽돌림 힘의 1/3을 담당한다.
- 중간볼기근과 작은볼기근(뒤쪽 섬유)
- 몇몇 모음근
- 넙다리빗근
- 넙다리두갈래근
- 엉덩허리근

가쪽돌림 방향의 가장 큰 파워 발생은 약 60° 굽힘에서 일어나는 것으로 예상될 수 있다. 가쪽돌림근의 힘 요소가 분해되면, 다음과 같은 차이점이 발견될 것이다(**그림 8.166**):

- 궁둥구멍근, 속폐쇄근, 큰볼기근, 중간볼기근 및 작은볼기근이 가쪽돌림 방향으로 작용할 것이고, 작은 관절 중심화의 힘을 가진다.
- 두덩근, 넙다리네모근 및 바깥폐쇄근의 경우에는, 관절폐쇄 요소가 주된 힘이다.

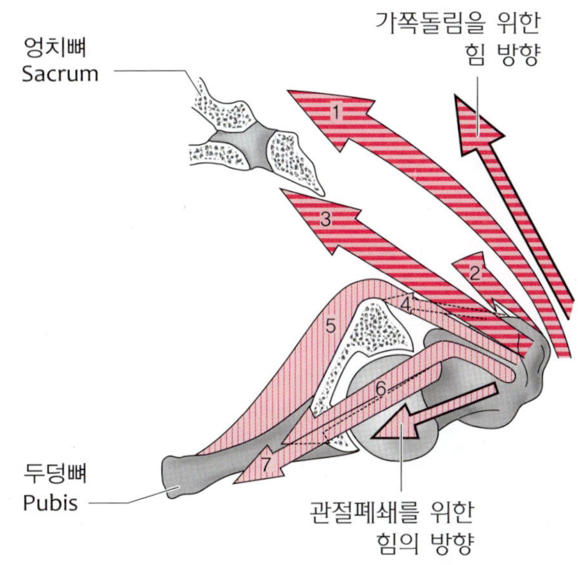

1 = 큰볼기근(Gluteus maximus muscle)

2 = 중간볼기근과 작은볼기근 (Gluteus medius and minimus muscles)

3 = 궁둥구멍근(Piriformis muscle)

4 = 넙다리네모근(Quadratus femoris muscle)

5 = 속폐쇄근(Obturator internus muscle)

6 = 바깥폐쇄근(Obturator externus muscle)

7 = 두덩근(Pectineus muscle)

그림 8.166 가쪽돌림근의 힘 요소 (위쪽면)

근육 기능의 역작용(그림 8.167)

안쪽돌림 동안, 돌림근의 역작용이 일어날 수 있다.

이런 자세에서는, **모음근의 일부**, **바깥폐쇄근** 및 **두덩근**이 안쪽돌림근으로 작용할 수 있는데, 그 이유는 돌림의 축에 대해 그들의 경로가 바뀌기 때문이다.

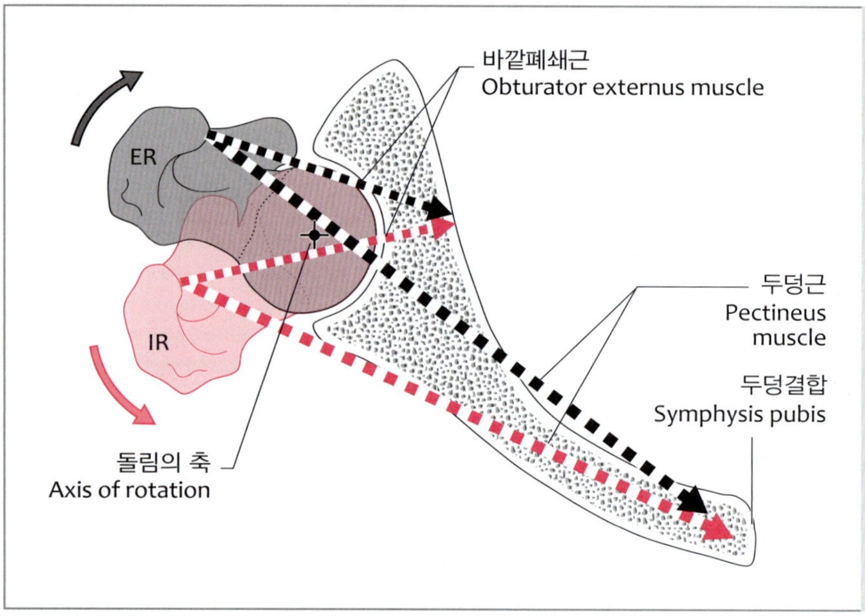

그림 8.167 근육 기능의 반전: 바깥폐쇄근과 두덩근.
ER: 가쪽돌림, IR: 안쪽돌림.

8.8.8 엉덩관절 안쪽돌림근 (그림 8.168)

극소수의 근육이 안쪽돌림을 일으킨다. 그들의 강력한 힘은 가쪽돌림의 1/3 힘 밖에 안된다.

- 중간볼기근과 작은볼기근(**앞쪽섬유**)
- 넙다리근막긴장근
- 큰모음근(**먼쪽 섬유**)

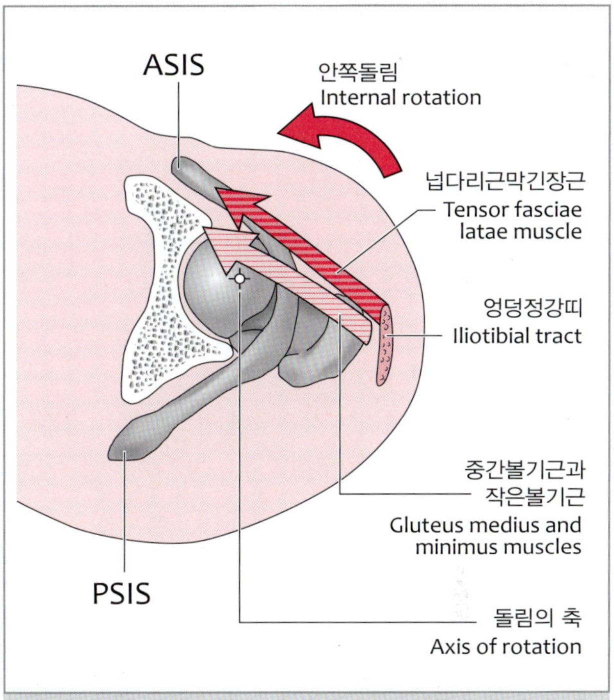

그림 8.168 중간볼기근, 작은볼기근과 넙다리근막긴장근 (가로면).

8.9 골반-엉덩관절의 신경 구조물

8.9.1 엉치신경얼기(그림 8.169)

- 엉치신경얼기는 궁둥신경얼기(L4-S3)와 음부신경얼기(S2-S4)로 나누어질 수 있다.
- 이것은 L4-L5의 앞쪽가지와 S1-S3 신경뿌리에서 나온다.
- L4-L5의 앞쪽가지는 작은골반 안으로 들어가는 허리엉치신경몸통을 형성한다.
- 가지는 앞쪽으로 주행하는 축전(preaxial) 분지와 뒤쪽으로 주행하는 축후(postaxial) 분지로 나누어진다.
- 앞쪽 분지는 궁둥신경의 정강신경 부분을 형성하고, 뒤쪽 분지는 온종아리신경 부분을 형성한다.
- 엉치신경얼기의 경로는 궁둥구멍근의 앞쪽에 위치한다.
- 이들 분지들은 궁둥구멍아래구멍을 빠져나오기 전에 결합된다.

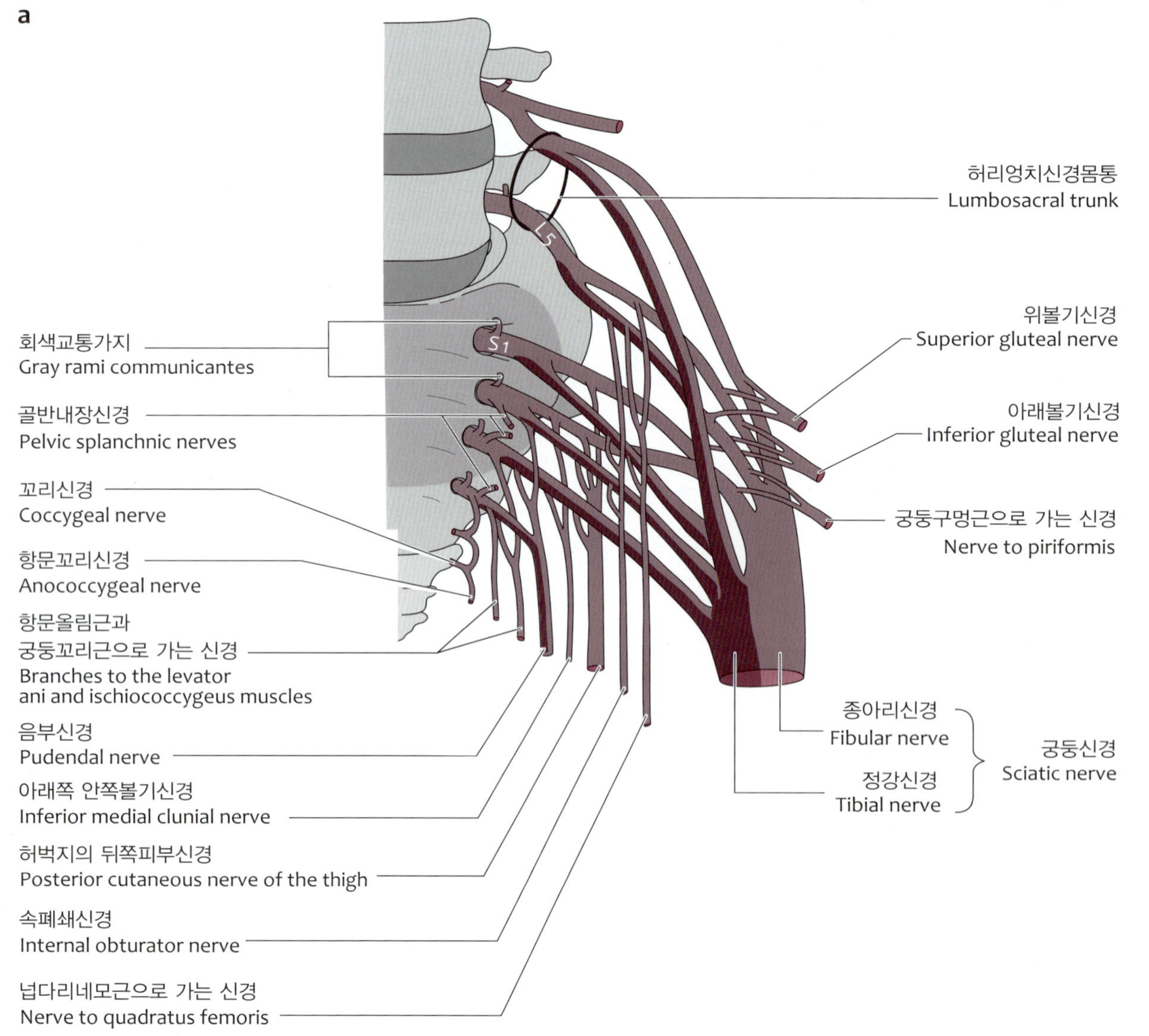

그림 8.169 엉치신경얼기. (a) 앞쪽면

계속 ▶

병리

신경얼기 마비

- 특히 엉치구멍의 병변과 관련된 엉치뼈 골절은 신경얼기의 과신장과 파열에 영향을 줄 수 있고, 이로 인해 신경학적 결손이 초래된다.
- **종양:** 자궁, 전립샘, 잘록-곧은창자 등의 종양이 신경얼기를 압박할 수 있다.
- **엉덩관절 수술:** 엉덩관절 완전대치술을 하면, 인공뼈머리가 강한 견인과 안쪽돌림을 가진 절구의 지렛대를 가진다. 이것은 신경얼기의 개별 신경을 과신장할 수 있다.
- **임신:** 아기의 머리와 궁둥이가 신경을 압박할 수 있는 나쁜 자세를 취할 수 있다.

임상 팁

신경얼기 병변을 진단하기 위해서는, 엉덩관절의 벌림근과 폄근 뿐 만 아니라, 발과 종아리 근육에 대한 기능적 검사를 수행해야 한다.

이것은 신경얼기 마비를 궁둥신경 병변으로부터 구분할 수 있는 유일한 방법이다.

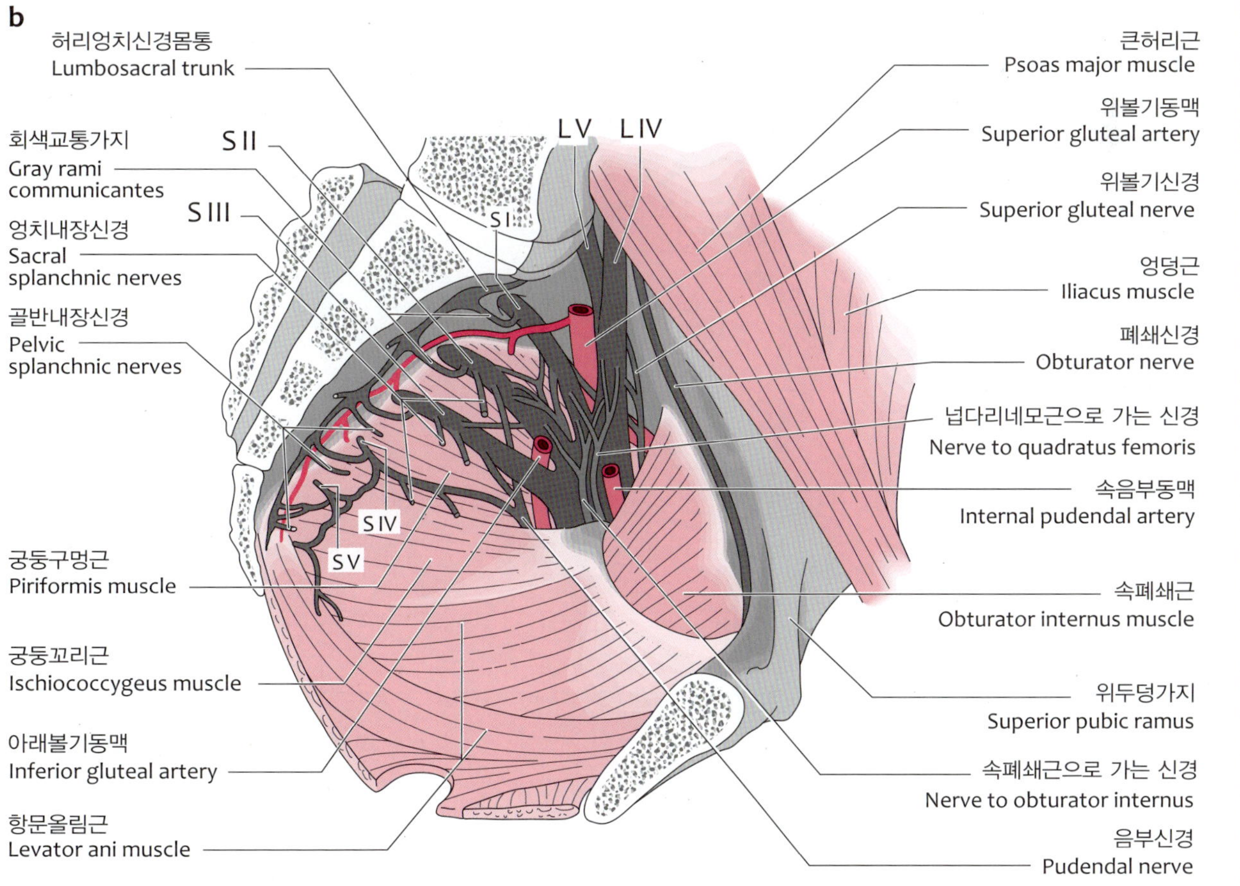

그림 8.169 계속) (b) 안쪽 골반 면

엉치신경얼기의 분지

위볼기신경(L4-S1; 그림 8.170)

- 이것은 L4-S1 앞쪽가지의 뒤쪽 분지에서 나온다.
- 위볼기신경은 궁둥구멍위구멍을 통과한다.
- **궁둥구멍위구멍**을 빠져나온 후, 위볼기신경은 중간볼기근과 작은볼기근 사이의 결합조직인 볼기사이공간을 주행한다.
- 이 신경은 중간볼기근, 작은볼기근, 넙다리근막긴장근, 그리고 엉덩관절 관절주머니의 일부를 신경지배한다.

아래볼기신경(L5-S2; 그림 8.170)

- 아래볼기신경은 L5-S2 앞쪽가지의 뒤쪽분지에서 나온다.
- 이것은 궁둥구멍아래구멍을 통과해 궁둥신경보다 뒤안쪽에서 골반을 빠져나온다.
- 몇몇 분지는 큰볼기근을 지배하고, 개별 분지는 엉덩관절 관절주머니로 간다.

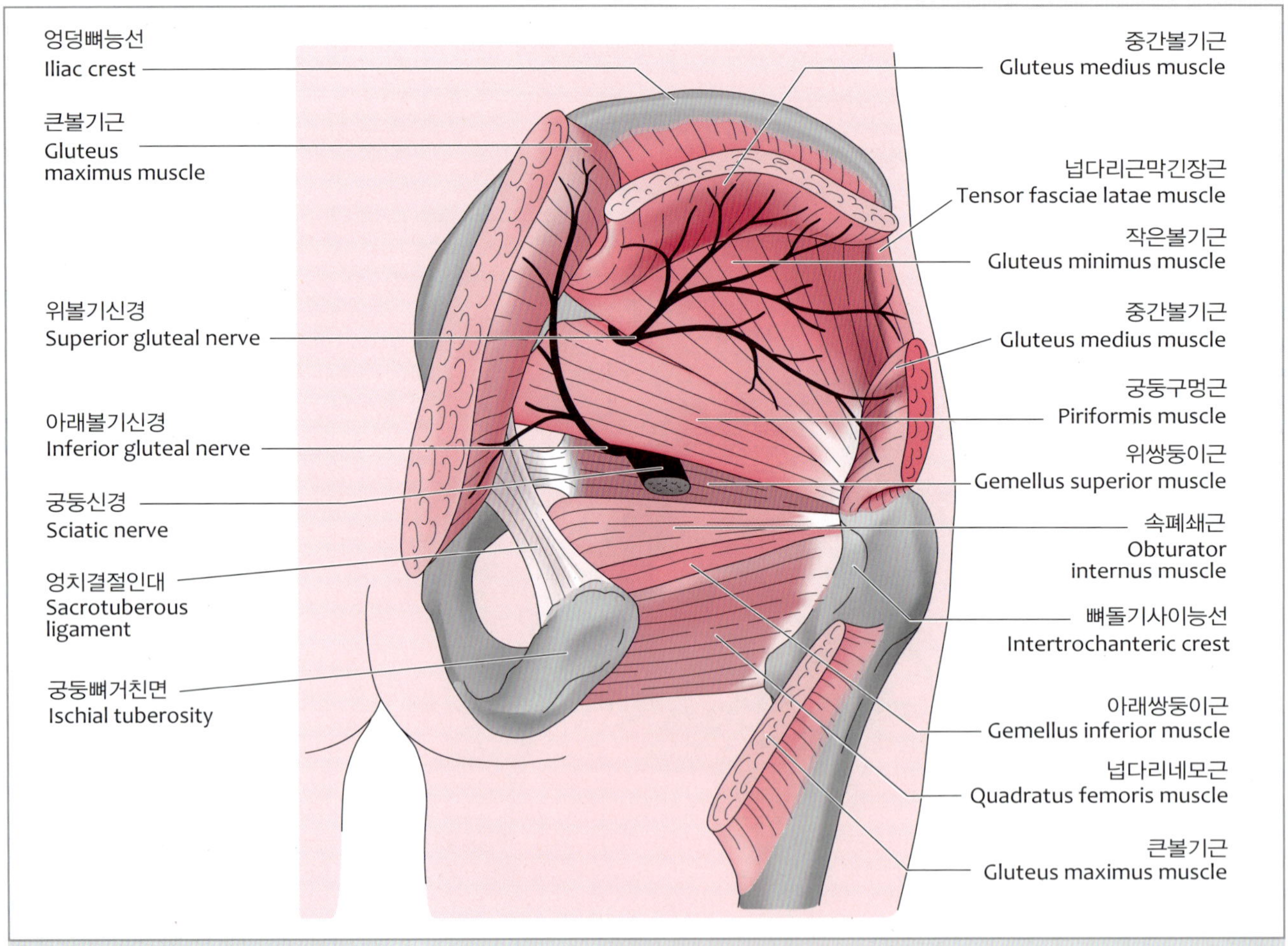

그림 8.170 위볼기신경과 아래볼기신경

궁둥신경(L4-S3; 그림 8.171)

- 이것은 말초신경 중에서 가장 크고 강한 신경이다.
- 궁둥신경은 엉치신경얼기의 일부에서 나온 후, 궁둥구멍아래구멍을 통과해 골반을 빠져나온다.
- 이것은 가쪽으로 주행하여 속폐쇄근, 쌍둥이근, 그리고 넙다리네모근 등의 힘줄을 가로지른다.
- 그런 다음, 궁둥신경은 볼기밑공간인 큰볼기근 밑을 주행한다. 볼기밑공간은 지방조직과 혈관으로 채워진 공간이다.
- 허벅지 몸쪽 1/3 지점에서, 궁둥신경은 허벅지의 뒤쪽 구획 안으로 들어간다.
- 오금 오목 내에서, 궁둥신경는 2개의 종말 신경(정강신경과 온종아리신경)으로 나뉘어진다.
- 궁둥신경은 뒤넙다리근과 종아리와 발의 모든 근육을 지배하는 운동신경을 제공한다.

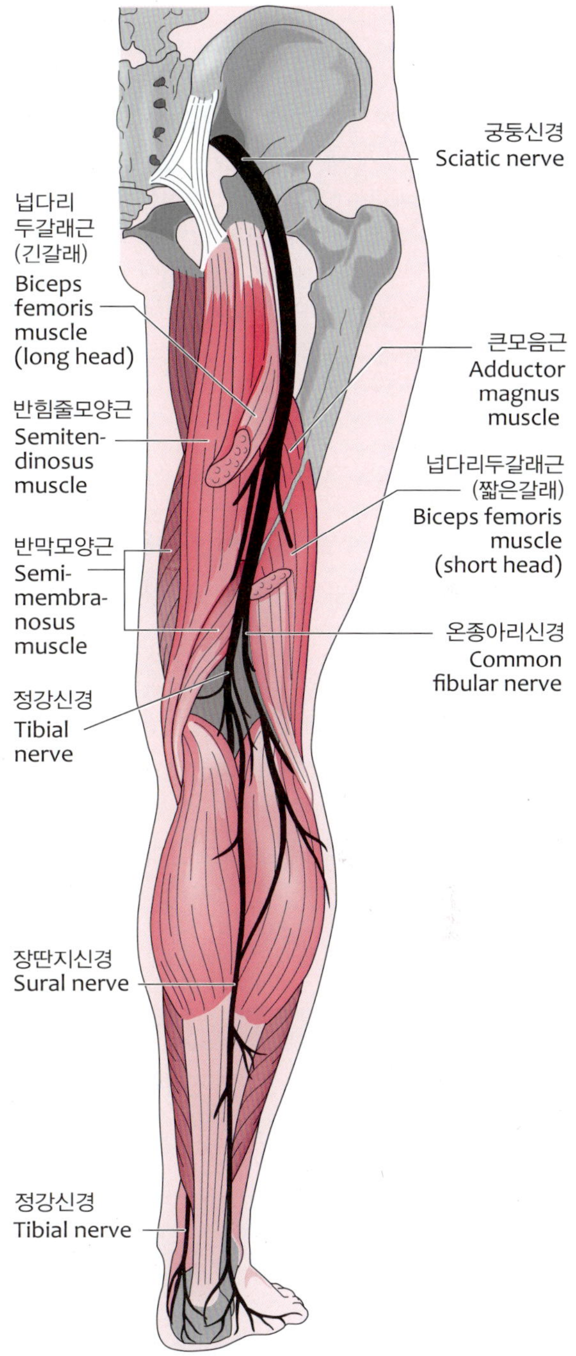

그림 8.171 궁둥신경

병리

궁둥신경의 병변

많은 원인이 있다:

- 근처 부위의 수술
- 골절 이후의 종양과 혈종
- 볼기밑공간을 통한 염증 전파
- 주사에 의한 손상:
  - 주사액의 양과 직접 바늘 외상에 의한 신경압박. 결과는 신경조직 내의 압박이다. 이것은 궁둥신경의 혈액 공급에 나쁜 영향을 줄 수 있다. 환자는 주사 바늘이 들어갈 때, 작열통과 방사통을 호소한다.
  - 혈종에 의한 신경압박: 주사바늘이 신경조직 근처의 혈관을 손상시킬 때 혈종이 발생할 수 있다. 혈종이 신경을 압박할 수 있다. 주사 시점과 증상 시점 사이에 수 시간 또는 며칠의 간격이 있을 수 있다.
  - 독소에 의한 신경 손상. 말초신경은 진통제, 항류마티스제 및 항생제의 결과로서 염증과 함께 독소 반응을 보인다.

임상 팁

검진

궁둥신경이 완전히 손상되면, 무릎관절 굽힘근만이 기능적으로 남아있게 된다. 그 이유는 넙다리빗근과 두덩정강근을 지배하는 넙다리신경이 온전하게 남아 있기 때문이다. 보행 분석 시, 검사자는 발의 안정성 부족을 확인할 수 있고, 반면 엉덩관절과 무릎관절이 볼기 근육과 넙다리신경의 지배를 받는 근육에 의해 안정화되어 있음을 확인할 수 있다.

음부신경(S1-S4; 그림 8.172)

- 음부신경은 S1-S4 앞쪽가지에서 나온다.
- 이것은 교감신경섬유와 부교감신경섬유를 운반한다.
- 음부신경은 궁둥구멍아래구멍을 통과한 후, 궁둥뼈가시를 돌아 작은궁둥구멍 안으로 들어간다. 그런 다음, 속폐쇄근 근막인 음부관 안으로 들어간다.
- 이것은 골반가로막과 비뇨생식가로막, 궁둥꼬리근, 그리고 궁둥이, 항문 및 생식기 영역을 지배한다.

병리

자전거를 탈 때, 안쪽으로 뻗은 음부신경의 분지가 좌석 압력에 의해 압박될 수 있다. 결과는 손상된 영역의 일시적인 감각 방해와 임포텐스이다.

허벅지의 뒤쪽피부신경(S1-S3; 그림 8.172)

- 이것은 S1-S3의 앞쪽가지와 뒤쪽가지에서 나온다.
- 이것은 궁둥구멍아래구멍을 통과해 아래볼기신경과 함께 주행한다. 그런 다음, 허벅지 뒤쪽의 중간을 따라 오금 오목 안으로 들어간다.
- 이것은 볼기주름 근처의 피부로 분지를 내고, 오금오목 안으로 주행하는 동안 허벅지 뒤쪽 전체를 지배한다.

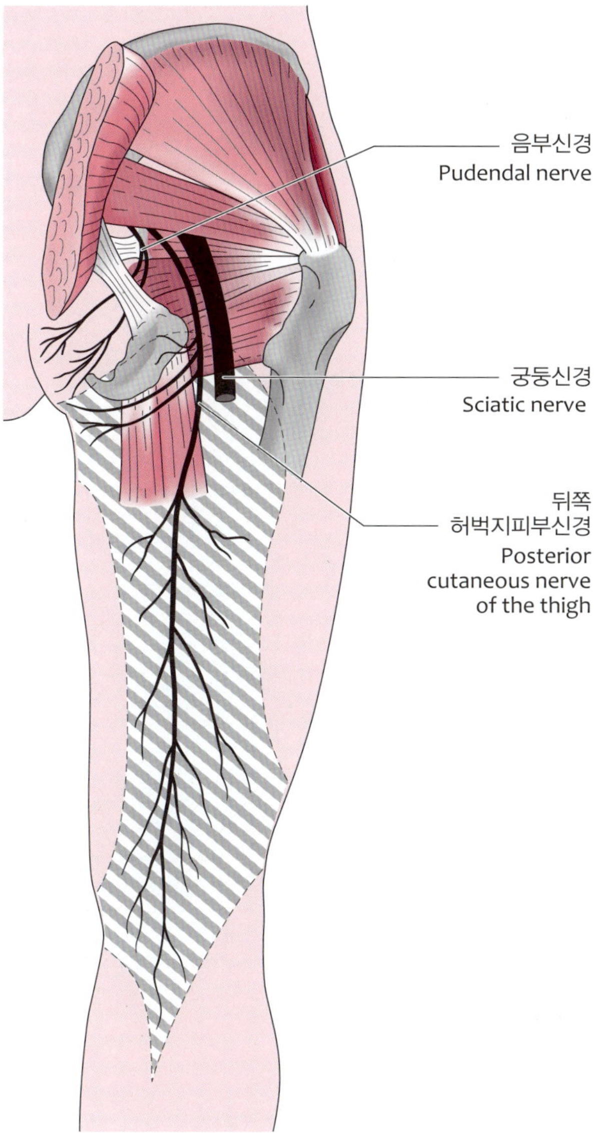

그림 8.172 음부신경과 뒤쪽 허벅지 피부신경. 빗금친 영역은 피부 신경 지배를 나타낸다.

9장

무릎

Knee

9. 무릎 / Knee

9.1 무릎 구조물의 촉진

무릎 구조물의 촉진은 여러 자세에서 수행된다. 앞쪽과 안쪽의 구조물을 촉진하기 위해서는, 누운 자세를 취하고 무릎 밑에 작은 롤을 배치한다. 가쪽 영역을 촉진하기 위해서는 옆으로 누운 자세를 취하게 하고, 또 뒤쪽 영역을 촉진하기 위해서는 엎드린 자세를 취하게 한다.

9.1.1 앞쪽 무릎 구조물의 촉진

무릎뼈(그림 9.1과 그림 9.2)

여러분의 손으로 무릎뼈의 표면을 체크해 본다: 넙다리곧은근의 일부 섬유는 무릎 위를 주행하고, 거기에 위치하는 작은 윤활주머니에 부종이 종종 발생할 수 있다.

많은 구조물이 무릎뼈의 가장자리를 주행하기 때문에, 조심스럽게 이들 구조물을 촉진해야 한다.

넙다리곧은근의 힘줄은 무릎뼈 바닥 전체를 넓게 주행한다. 촉진을 돕기 위해, 무릎뼈바닥이 위쪽으로 올라와서 힘줄을 긴장시키도록 무릎뼈 꼭대기를 무릎뼈 표면쪽으로 압박한다.

무릎뼈꼭대기는 특별한 관심을 받을 만큼 중요한 구조물이다. 무릎뼈바닥에 압박을 적용하면, 무릎뼈꼭대기가 위쪽으로 약간 올라가서 무릎인대가 긴장된다. 이때 닿는곳을 촉진할 수 있다.

무릎인대(그림 9.3)

무릎인대는 무릎뼈 꼭대기에서 시작해 아래쪽과 약간의 가쪽 방향으로 주행하여 정강뼈거친면에 부착한다. 무릎인대의 안쪽 경계와 가쪽 경계를 따라 세로로 촉진해 본다. 그리고 무릎인대의 주행 방향과 횡단되는 방향으로 촉진해 본다.

정강뼈거친면(그림 9.4)

무릎인대는 정강뼈거친면에서 부착한다. 이것은 무릎뼈 꼭대기로부터 아래쪽으로 3–4개 손가락의 폭만큼 떨어져 위치하는 뼈돌출부이다.

임상 팁

무릎뼈의 가쪽치우침과 같은 치우침이나 비정상적인 경사가 있는지를 확인하기 위해, 무릎관절의 안정 자세 때나 굽힘 또는 폄 자세에서 무릎뼈를 촉진해 본다. 그리고 염발음이 발생하는지도 확인해 본다.

병리

무릎힘줄염(Jumper 무릎)

이 질환의 경우, 무릎인대의 부착점(**무릎뼈 꼭대기**)이 압박에 매우 민감해질 것이고, 또 저항을 이겨내고 무릎을 폄했을 때 통증이 발생할 것이다. 많은 원인중의 일부는 갑작스런 감속 동작을 요하는 스포츠와 관련되고, 또 이들 스포츠를 수행할 때의 지면과 신발과도 관련성이 있다. 다른 요소로는 부정정렬과 근불균형이 있다. 이들 모든 요소는 무릎인대에 원하지 않는 힘을 가할 수 있다.

Osgood-Schlatter 질환

이 질환은 정강뼈거친면의 골화 문제로서 그 부위가 두껍고 붉은 편이며, 통증이 발생한다.

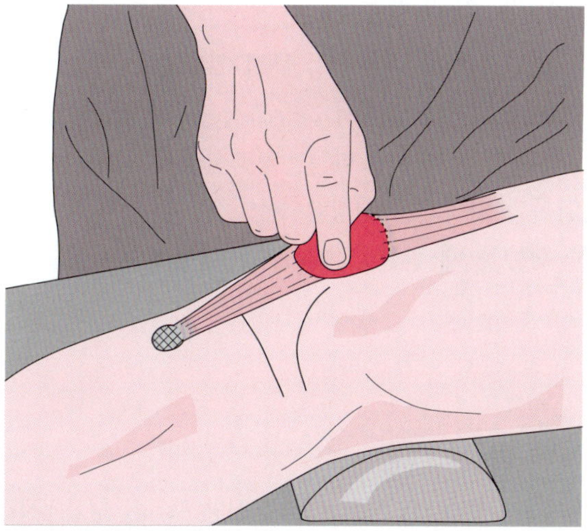

그림 9.1 무릎뼈 표면의 촉진

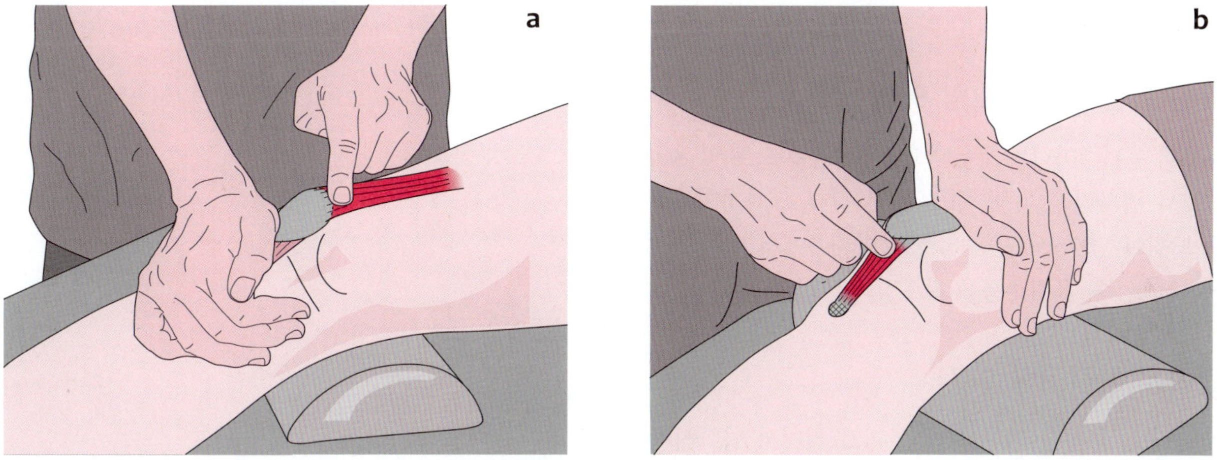

그림 9.2 촉진. (a) 무릎뼈바닥에 부착된 넙다리곧은근힘줄. (b) 무릎뼈 꼭대기에 붙은 무릎인대

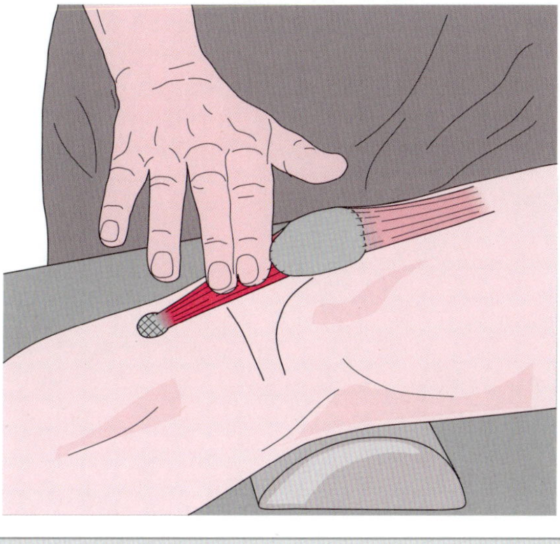

그림 9.3 무릎인대의 촉진

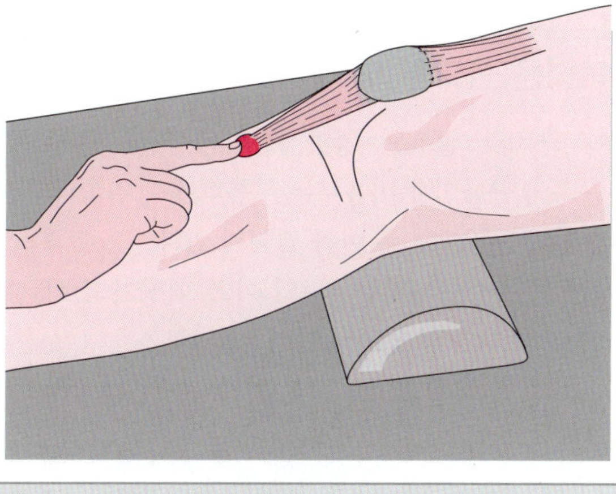

그림 9.4 정강뼈거친면의 촉진

무릎아래 지방패드(그림 9.5)

무릎을 굽힌 상태에서, 물리치료사는 무릎인대 좌우 측면의 오목한 곳 밑에서 지방조직을 촉진할 수 있다.

무릎관절을 폄했을 때는, 팽팽한 구조물이 무릎인대의 안쪽과 가쪽으로 팽창한다. 이것은 지방패드로서, 무릎을 폄했을 때 관절공간의 부족 때문에 앞쪽으로 압박된다.

임상 팁

지방 패드의 비대

무릎을 폄했을 때 모든 사람의 지방 패드가 팽창해지기 때문에, 부종이 있는지를 확인하기 위해 좌우 무릎을 비교하는 것이 중요하다. 비대는 무릎관절의 좋지 못한 하중의 징후이다.

무릎위 윤활주머니(그림 9.6)

무릎위 윤활주머니는 무릎뼈바닥에서 위쪽으로 약 8㎝ 지점에서 넙다리곧은근힘줄을 통해 깊게 느껴지며, 팽창된 느낌이 난다. 촉진의 방향은 아래쪽에서 위쪽으로 이루어진다. 즉, 윤활주름을 가로질러 촉진한다.

넙다리곧은근(그림 9.7)

이 근육은 무릎을 폄했을 때 부피가 커져서 넙다리뼈의 중간 지점에서 촉진될 수 있다. 근육힘줄 이음부는 무릎뼈바닥에서 위쪽으로 손가락 1½의 폭만큼 위치한다. 이 이음부는 아래쪽면에서 접근하여 촉진할 때, 약간 올라온 경계처럼 느껴질 수 있으며, 무릎을 폄할 때처럼 근육을 긴장시킬 때, 이 근육을 확인할 수 있다.

가쪽넓은근(그림 9.8)

이 근육의 일부는 엉덩정강띠에 의해 덮여 있다. 이 근육의 근육힘줄 이음부는 무릎뼈에서 위쪽과 가쪽으로 손가락 2-3개의 폭 만큼 떨어져 있다.

종말힘줄은 넙다리곧은근의 가쪽 가장자리로부터 작은 틈을 가지고 분리되어 있다. 닿는곳은 1-1.3㎝ 폭을 가지고 있고, 무릎뼈의 위가쪽 가장자리에 위치한다.

병리

무릎의 부종

관절주머니의 부종은 일반적으로 무릎뼈 바로 위에서 발생하며, 섬유층의 염증을 의미한다. 이런 부종의 형태는 부드럽게 압박되지만, 관절 안에서 이동하지 않는다.

한편, 관절삼출은 관절 내에서 이동될 수 있다. 댄싱 무릎뼈: 앞쪽함몰을 압박하고 무릎을 폄했을 때, 삼출액이 무릎뼈 밑에서 축적한다. 무릎뼈에 압박을 적용하면 무릎뼈가 가라앉지만, 압박을 해제하면 무릎뼈가 원래 위치로 되돌아온다.

▷ 9.3 무릎관절을 참고하기 바란다.

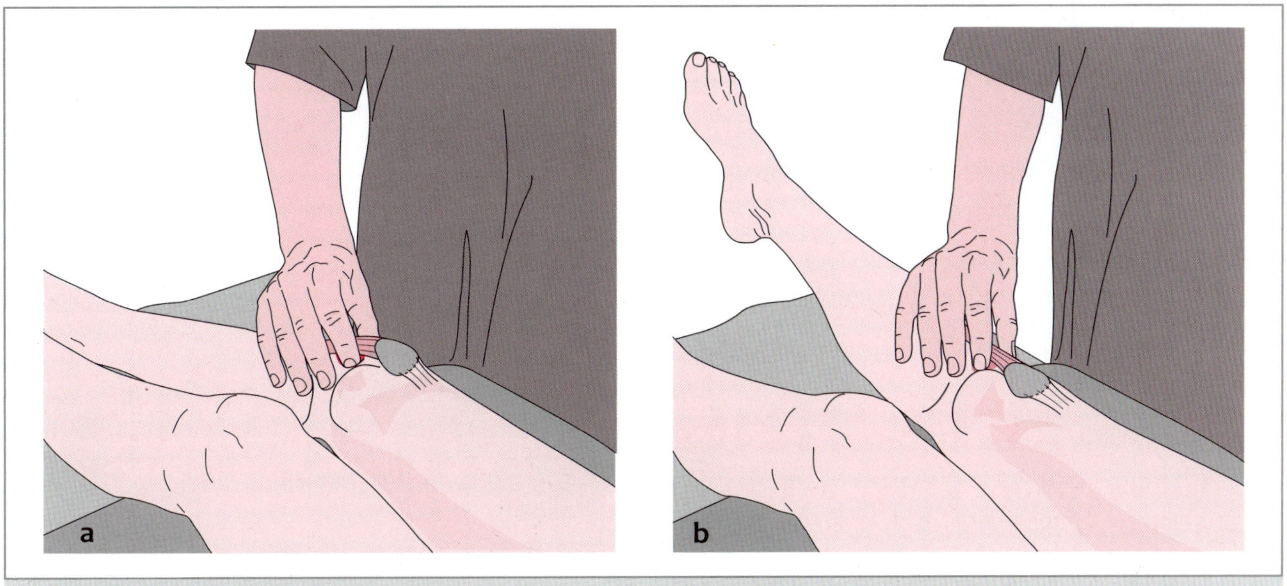

그림 9.5 지방 패드의 촉진. (a) 굽힘 시. (b) 폄 시

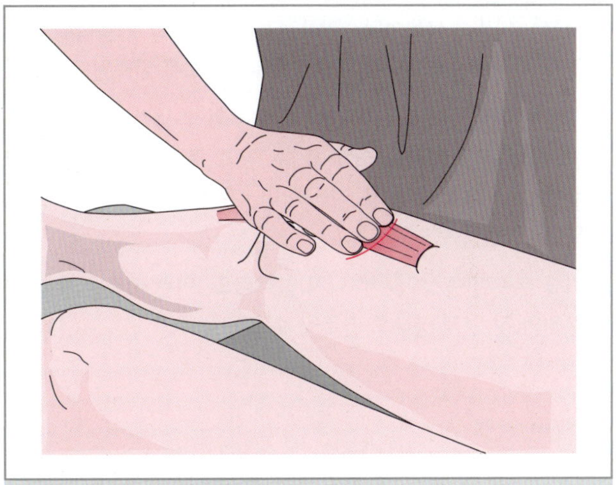

그림 9.6 무릎위 윤활주머니의 위쪽 경계 촉진

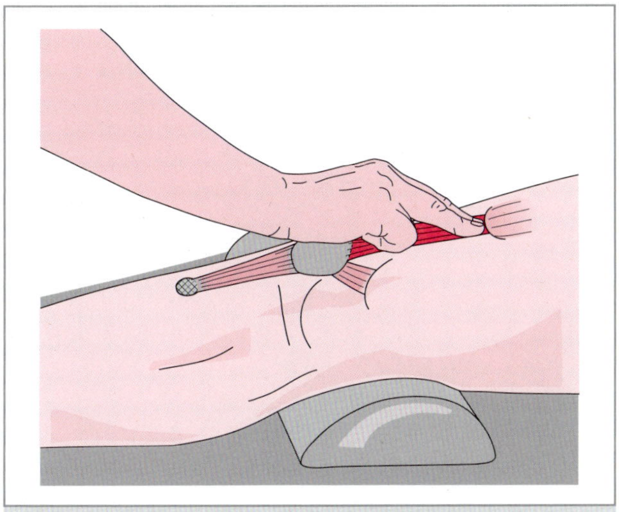

그림 9.7 넙다리곧은근 힘줄의 근육힘줄 이음부 촉진

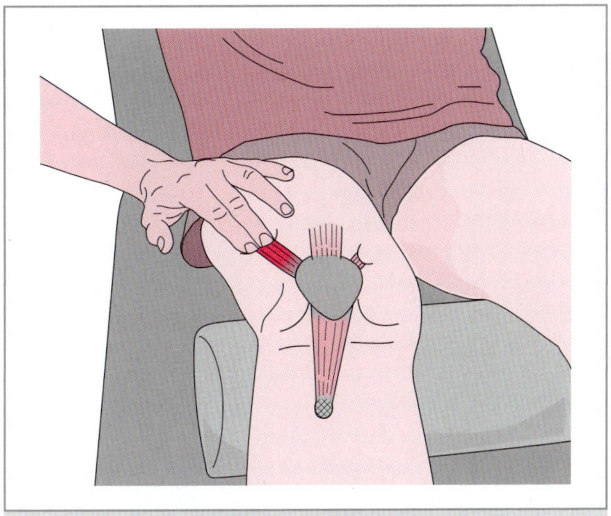

그림 9.8 가쪽넓은근힘줄의 근육힘줄 이음부 촉진

안쪽넓은근(그림 9.9)

안쪽넓은근은 먼쪽 허벅지의 안쪽에 위치한다. 안쪽넓은근은 끝 부위에서 가쪽으로 불거져 나온다. 아래쪽 섬유가 거의 수평으로 주행하기 때문에, 위쪽에서 아래쪽으로 근육을 가로질러 촉진해야 한다.

안쪽넓은근의 종말힘줄은 0.5-1㎝로 가장 짧고, 넙다리곧은근의 안쪽 경계와 약간의 틈을 가지고 분리되어 있다. 닿는곳은 무릎뼈의 위안쪽 가장자리에 위치한다.

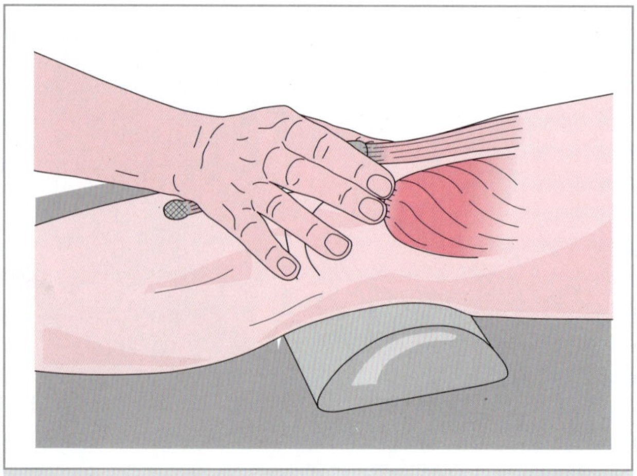

그림 9.9 안쪽넓은근의 근육힘줄 이음부 촉진

임상 팁

넙다리곧은근과 가쪽넓은근은 많은 긴장근 섬유를 가지고 있고, 짧아지는 경향이 있는데, 촉진 시 긴장이 증가된 것처럼 느껴진다.

한편, 안쪽넓은근은 많은 위상근 섬유를 가지고 있고, 긴장이 감소되는 경향을 띤다. 무릎관절의 편안한 자세는 약간 굽힘된 자세이다. 안쪽넓은근이 주로 가동범위의 끝지점에서 활성화되기 때문에, 매우 빠르게 위축된다.

무릎뼈의 위안쪽에서 뚜렷한 오목 부위가 생기기 때문에, 안쪽넓은근의 위축을 쉽게 볼 수 있고 촉진할 수도 있다. 촉진시 좌우측 무릎을 비교하면, 뚜렷한 긴장 차이를 확인할 수 있다.

비록 뚜렷한 증상이 나타나지 않더라도, 이런 위축은 무릎 문제의 첫 번째 징후로 간주될 수 있다.

9.1.2 안쪽 무릎 구조물의 촉진

안쪽 관절공간(그림 9.10)

무릎인대의 바로 안쪽에는 함몰부위가 있다. 함몰부위의 위쪽 경계는 안쪽넙다리뼈융기고, 아래쪽 경계는 정강뼈고원이다. 관절공간은 이런 함몰부위의 깊은 곳에 위치한다. 이 부위는 관절주머니에서만 관절이 덮여 있기 때문에, 쉽게 촉진될 수 있고, 안쪽반달판의 앞쪽뿔이 더 안쪽의 관절공간에 위치한다. 지지띠와 인대가 안쪽반달판 위를 지나가고 있고, 안쪽반달판이 관절공간을 채우고 있다.

부가적으로, 손가락을 그 위에 배치하고 관절을 움직이는 것이 좋은데, 그 이유는 관절을 움직일 때 마찰이나 부조화가 일어나는지를 평가할 수 있기 때문이다.

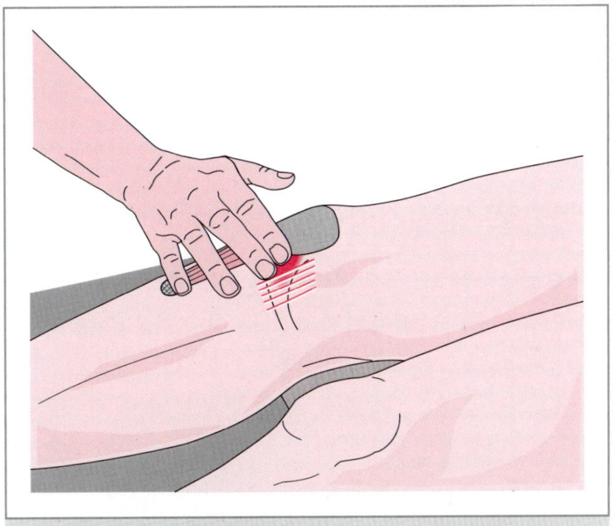

그림 9.10 안쪽 관절공간의 촉진

안쪽반달판(그림 9.11)

90° 굽힘 시, 종아리 무게에 의해 관절공간이 약간 벌어지기 때문에, 관절공간의 촉진이 더 쉬워진다.

한 손으로 종아리를 안쪽과 가쪽으로 교대로 회전시킨다. 이때 다른 손의 엄지나 집게손가락을 이용해 안쪽반달판의 앞쪽뿔을 촉진하여 관절공간을 촉진한다. 정강뼈를 가쪽돌림할 때는 반달판이 촉진 손가락으로부터 멀어지고, 안쪽돌림할 때는 반달판이 손가락 쪽으로 움직인다.

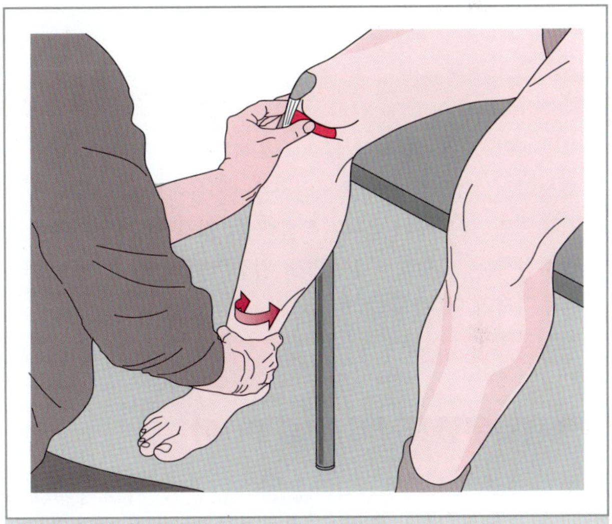

그림 9.11 안쪽반달판의 촉진

임상 팁

관절공간의 압통은 반달판의 문제를 의미한다. 그러나 이런 통증은 십자인대의 파열 때도 일어날 수 있다. 그러므로 반달판에 대한 정밀 검사를 추가로 수행해야 한다.

지지띠

지지띠는 납작한 구조물로서, 깊게 주행하는 섬유와 얕게 주행하는 섬유로 구성된다.

안쪽가로무릎지지띠(그림 9.12)

- **무릎넙다리 부분**: 안쪽 무릎뼈 가장자리에서 안쪽위넙다리뼈융기까지 가로 방향으로 주행한다. 무릎뼈의 닿는곳은 무릎뼈를 가쪽으로 기울일 때 긴장될 수 있기 때문에, 주위 구조물과 쉽게 구분될 수 있다.
- **무릎정강 부분**: 이것은 무릎뼈의 측면에서 아래안쪽의 대각선 방향으로 주행한다. 그리고 이것은 세로 섬유 밑을 주행하기 때문에 명확하게 촉진되기 어렵다.

임상 팁

무릎뼈의 가쪽 활주검사는 가로지지띠의 긴장 정도를 측정하는 것이다. 양쪽 엄지를 이용하여, 무릎뼈를 가쪽으로 이동시켜 좌우 무릎뼈를 비교해 본다. 가쪽 활주검사는 넙다리네갈래근이 완전히 이완된 상태에서 이루어져야 한다(그림 9.13).

안쪽세로무릎지지띠(그림 9.14)

세로지지띠의 촉진은 무릎힘줄의 안쪽 가장자리에서 위에서 아래쪽으로 이루어진다. 지지띠의 위치는 무릎힘줄로부터 안쪽으로 약 1㎝ 떨어진 지점이고, 약간 볼록한 느낌이 든다. 무릎힘줄과 지지띠 사이에서 촉진되는 유일한 구조물은 관절주머니로서 상당히 부드러운 느낌이 난다.

이 지점에서 시작하여 위쪽의 안쪽넓은근에서 아래쪽의 정강뼈 가장자리 쪽으로 지지띠의 섬유를 가로질러 촉진한다. 즉, 거기에서 약 1–1.5㎝ 먼쪽으로 촉진한다.

지지띠의 폭을 따라 관절공간을 지나 곁인대쪽으로 더 안쪽으로 이동하면서 촉진한다.

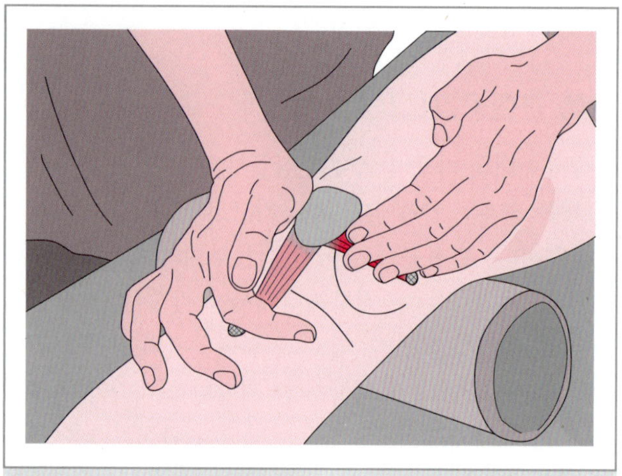

그림 9.12 안쪽가로무릎지지띠의 무릎넙다리 부분 촉진

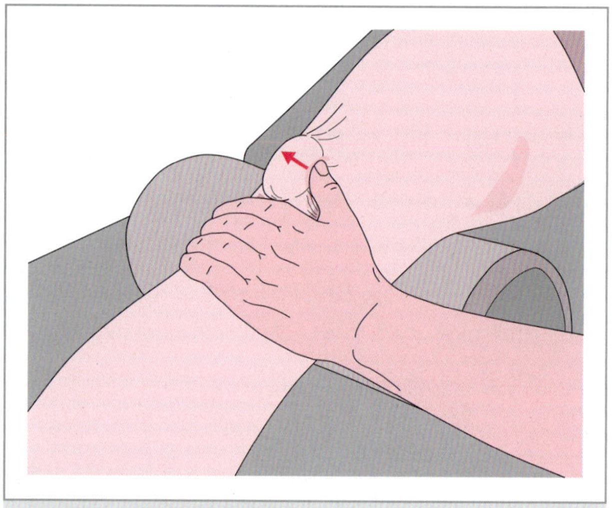

그림 9.13 무릎뼈 활주검사

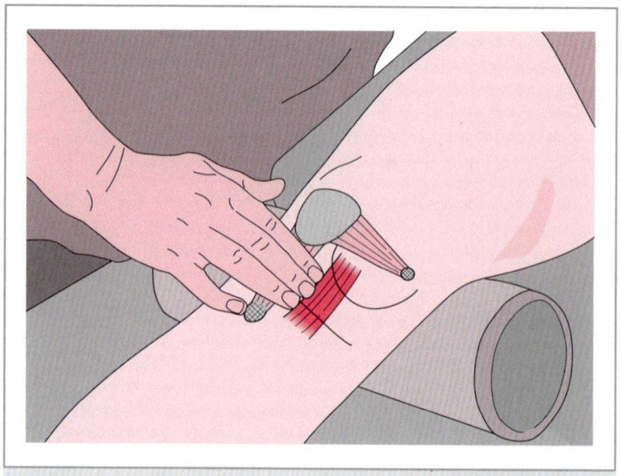

그림 9.14 안쪽세로무릎지지띠의 앞쪽 가장자리 촉진

정강쪽곁인대(그림 9.15)

작은 볼록 부위가 지지띠로부터 안쪽으로 약 2㎝ 지점에서 촉진될 수 있다. 정강쪽곁인대의 세로 섬유다발은 관절공간을 지나 뒤위쪽에서 앞안쪽으로 주행한다. 이것은 위쪽의 안쪽위넙다리뼈융기에서 아래안쪽의 정강뼈까지 주행한다. 거위발이 정강뼈의 닿는곳을 덮고 있다.

관절공간 레벨에서, 짧은 섬유를 확인하기 위해 더 뒤쪽으로 촉진한다. 그러나 뒤쪽 가장자리를 확인하기 어려운데, 그 이유는 거위발이 그것을 덮고 있기 때문이다.

얕은거위발(그림 9.16)

방향의 가이드로서 정강뼈거친면을 이용한다—정강뼈거친면에서 약간 아래안쪽으로 부드러운 패드가 촉진될 수 있다. 이것은 3개 손가락의 폭만큼 몸쪽에서 먼쪽으로 뻗어 있고, 2개 손가락의 폭만큼 안쪽에서 가쪽으로 뻗어 있다. 촉진을 위해 다음 절차를 따른다: 손바닥을 종아리의 안쪽면에 배치하고, 약간의 압박을 주면서 종아리 위쪽으로 움직인다. 몸쪽 1/3 지점에서, 집게손가락의 가쪽면은 뒤위쪽 방향으로 뻗어 있는 비후된 부분과 만나는데, 이 부위가 거위발이다.

여기에서는 개별 근육(**넙다리빗근, 두덩정강근 및 반힘줄모양근**)의 닿는곳을 구분할 수 없다. 오금 오목 쪽으로 더 이동하면, 개별 근육의 닿는곳을 확인할 수 있다.

힘줄과 정강뼈 사이에 위치하는 거위발 윤활주머니는 부종이 있을 때만 촉진이 가능하다.

모음근결절(그림 9.17)

안쪽위넙다리뼈융기의 뒤쪽끝단에 모음근결절이 위치한다. 앞쪽 관절공간에서 위쪽으로 넙다리뼈융기의 가장자리를 촉진한다. 무릎뼈바닥 레벨에서 볼록한 뼈가 촉진된다. 큰모음근 힘줄이 여기에서 부착하여, 팽팽한 둥근 띠를 형성한다. 큰모음근이 수축하여 엉덩관절을 모음할 때, 이 부위를 쉽게 촉진할 수 있다.

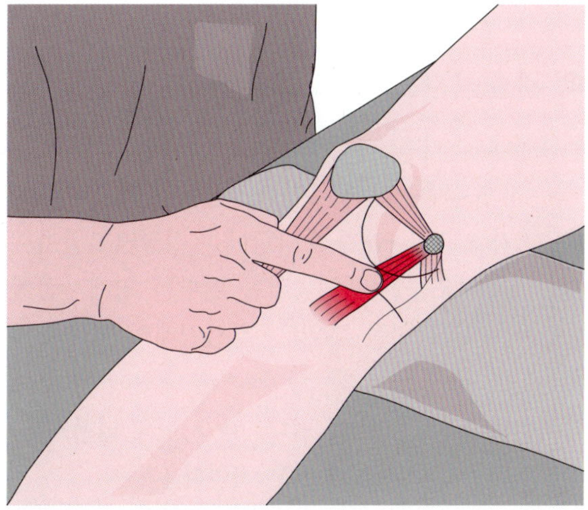

그림 9.15 정강쪽곁인대의 촉진

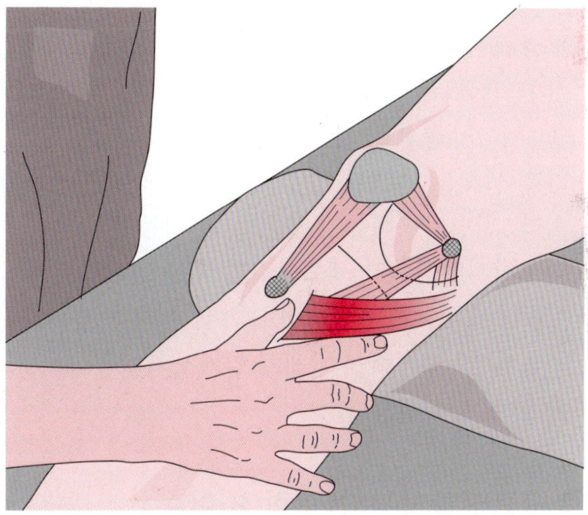

그림 9.16 얕은 거위발의 촉진을 돕는다.

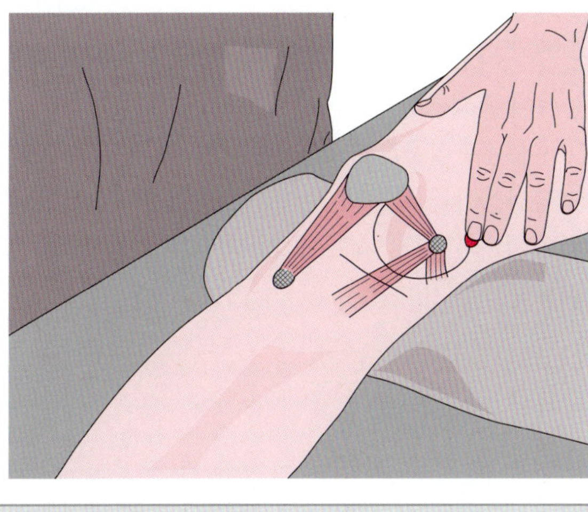

그림 9.17 모음근결절의 촉진

9.1.3 가쪽 무릎 구조물의 촉진

가쪽 관절공간(그림 9.18)

무릎인대의 가쪽 가장자리는 구조물의 방향과 위치를 찾는데 도움을 준다. 무릎뼈의 위가쪽에는 가쪽넙다리뼈융기가 있고, 아래가쪽 방향에는 정강뼈고원이 위치한다. 이들 구조물은 관절공간을 이루는 경계지점이다. 관절공간은 작은 함몰 부위로, 무릎인대의 이웃에 위치한다.

가쪽반달판은 정강뼈와 넙다리뼈 사이의 넓은 바닥 위에 놓여 있어서, 촉진하기 매우 어렵다.

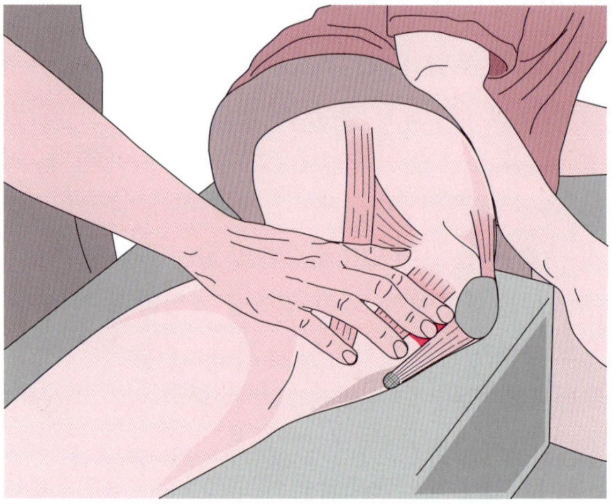

그림 9.18 가쪽 관절공간의 촉진

지지띠

가쪽가로지지띠(그림 9.19)

- 무릎뼈의 가쪽 가장자리에서 가쪽위넙다리뼈융기까지 이어진 섬유는 무릎넙다리 부분의 경로를 나타낸다. 가로 섬유는 무릎뼈 옆에 있기 때문에 촉진하기가 쉽다. 위넙다리뼈융기 쪽으로 더 이동하면, 가로지지띠섬유가 세로지지띠 밑을 지나간다.
- 무릎정강 부분은 앞가쪽의 대각선 방향으로 주행하고, 무릎뼈의 아래가쪽 가장자리에서 가장 쉽게 촉진된다.

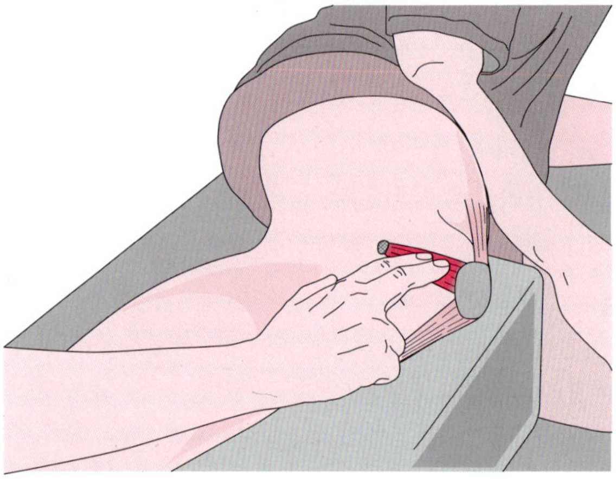

그림 9.19 가쪽가로무릎지지띠의 무릎넙다리 부분 촉진

가쪽세로무릎지지띠(그림 9.20)

관절공간의 레벨에서의 세로지지띠의 경계는 무릎힘줄의 가쪽 가장자리로부터 ½–1 개 손가락의 폭만큼 떨어진 지점에서 촉진이 가능하다. 이것은 무릎인대보다 훨씬 부드러운 편이다. 무릎인대와 세로지지띠 사이에 작은 틈이 존재한다.

이번에는 관절공간의 레벨에서 약간의 압박을 가하면서 엉덩정강띠를 촉진해 본다. 이 부위에서는 엉덩정강띠와 지지띠가 서로 섞여 있기 때문에, 지지띠의 경계 부위를 찾을 수 없다.

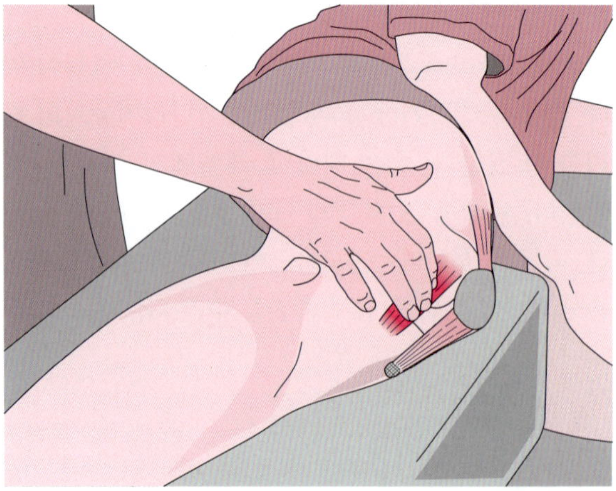

그림 9.20 가쪽가로무릎지지띠의 앞쪽 가장자리 촉진

엉덩정강띠(그림 9.21)

엉덩정강띠의 가장자리는 쉽게 촉진될 수 있다. 이 구조물은 납작한 모양으로서, 세로지지띠보다 가쪽으로 손가락 1개의 폭 만큼 떨어진 곳에 위치한다. 이 섬유는 뒤가쪽에서 앞안쪽의 사선 방향으로 주행한다. 엉덩정강띠는 주로 Gerdy 결절(**엉덩정강띠결절**)에서 부착된다.

이 결절은 정강뼈거친면으로부터 위쪽과 가쪽으로 2개의 손가락 폭만큼 떨어져 위치한다.

타이트한 엉덩정강띠는 위쪽으로 넙다리근막긴장근에 연결된다.

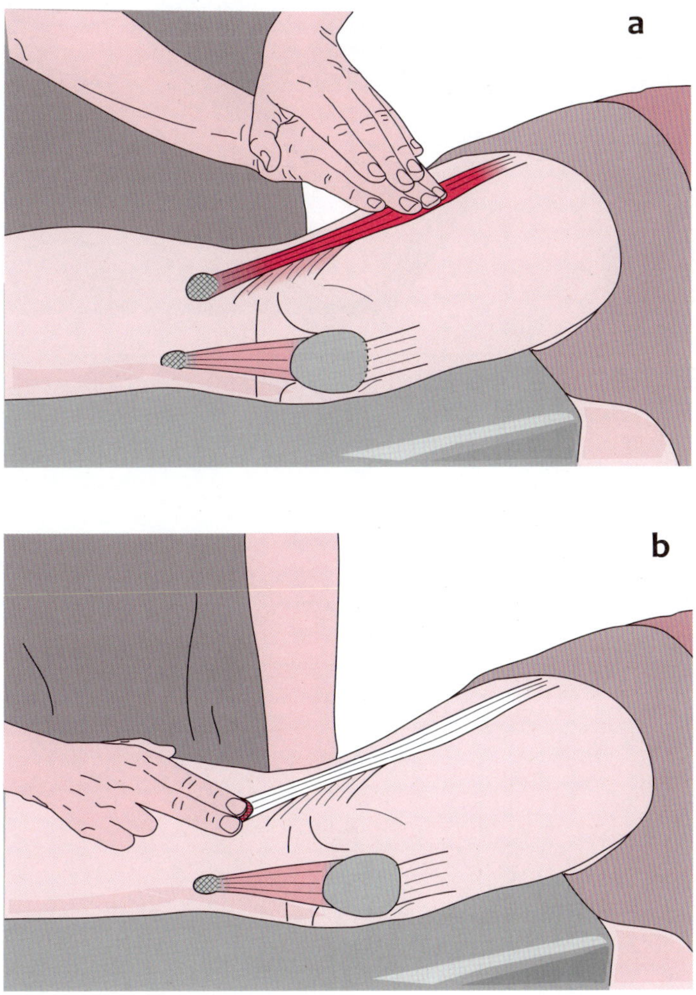

그림 9.21 촉진.
(a) 엉덩정강띠. (b) **Gerdy** 결절

종아리쪽곁인대(그림 9.22)

엉덩정강띠의 바로 가쪽에 종아리쪽곁인대가 위치한다. 이것은 둥근 띠모양으로서 연필 두께의 크기를 가지고 있으며, 가쪽위넙다리뼈융기에서 종아리뼈머리까지 위앞쪽에서 아래뒤쪽으로 주행한다.

엉덩관절과 무릎관절을 굽힘하고, 엉덩관절을 최대로 가쪽돌림한 4자 자세를 취하면, 종아리쪽곁인대가 타이트하게 신장되어, 쉽게 촉진할 수 있다.

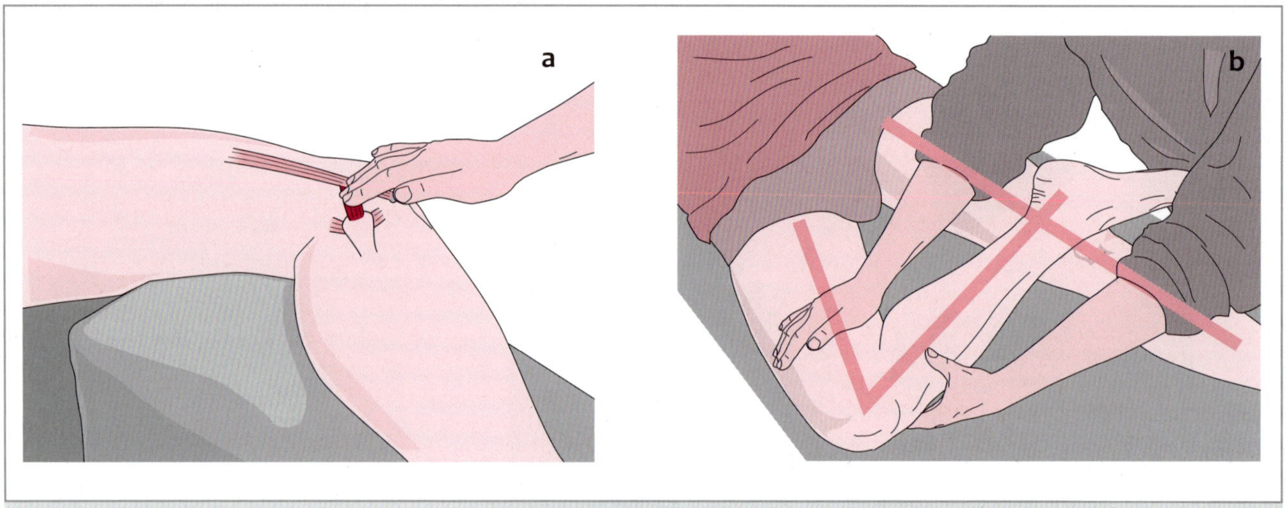

그림 9.22 종아리쪽곁인대의 촉진. (a) 약간 굽힘 자세. (b) 종아리쪽곁인대를 신장하는 4 자 모양 자세

종아리뼈머리(그림 9.23)

종아리뼈머리는 뒤가쪽 관절공간으로부터 아래쪽으로 2-3개 손가락의 폭만큼 떨어진 곳에서 촉진된다. 종아리쪽곁인대는 앞위쪽으로 주행하고, 넙다리두갈래근은 뒤위쪽으로 주행한다. 이들 두 구조물은 "V자" 모양을 만든다.

종아리뼈머리의 앞쪽인대(그림 9.24)

이런 짧은 인대는 종아리뼈머리에서 정강뼈까지 수평으로 주행한다. 종아리뼈머리의 바로 앞쪽에서 섬유를 가로질러 촉진해 본다.

활꼴오금인대(그림 9.25)

이 인대를 촉진하려면, 종아리뼈의 뒤쪽 가장자리에서 위쪽과 약간의 안쪽 방향으로 이동하면서 깊게 촉진한다. 이 인대가 깊은 곳에 위치하기 때문에, 종아리뼈머리에 있는 이는곳만 촉진이 가능하다. 다른 경로는 촉진이 불가능한데, 그 이유는 장딴지근의 가쪽갈래가 이것을 덮고 있기 때문이다.

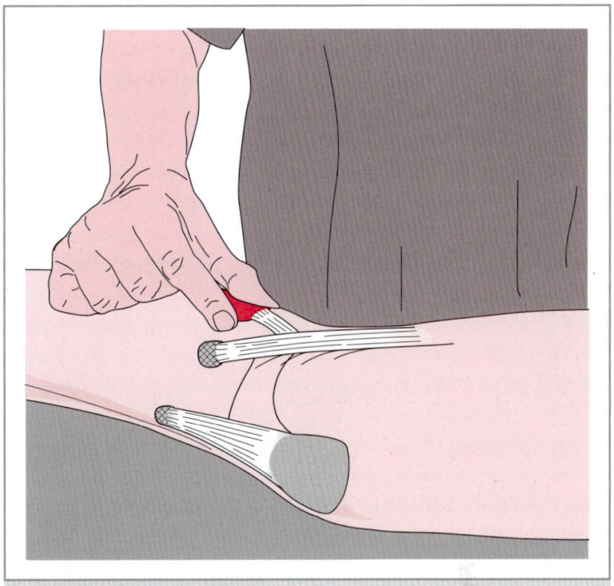

그림 9.23 종아리뼈머리의 촉진

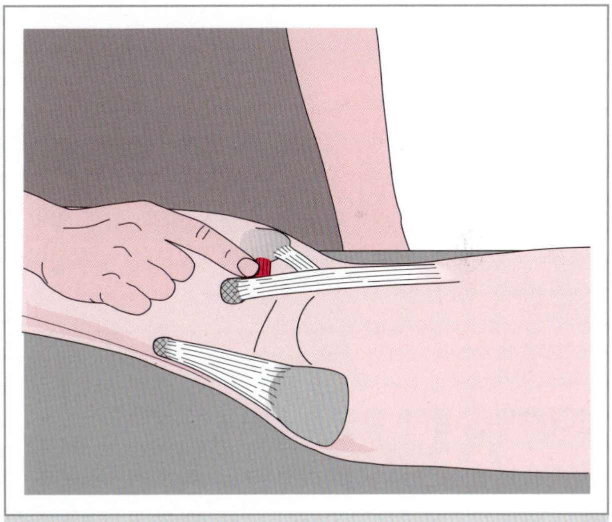

그림 9.24 종아리뼈머리의 앞쪽 인대 촉진

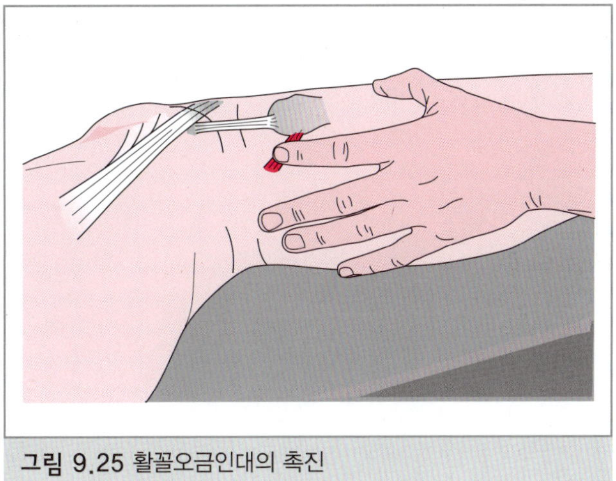

그림 9.25 활꼴오금인대의 촉진

오금근(그림 9.26)

오금근의 이는곳은 가쪽넙다리뼈융기의 곁인대 닿는 곳보다 약간 앞아래쪽에 위치한다. 그 다음, 오금근은 뒤아래쪽 방향으로 곁인대 밑을 주행한다. 처음에 이것은 넙다리두갈래근 힘줄의 바로 아래쪽에서 넓은 힘줄처럼 느껴질 수 있다. 장딴지근의 갈래가 오금근 닿는곳의 촉진을 방해한다.

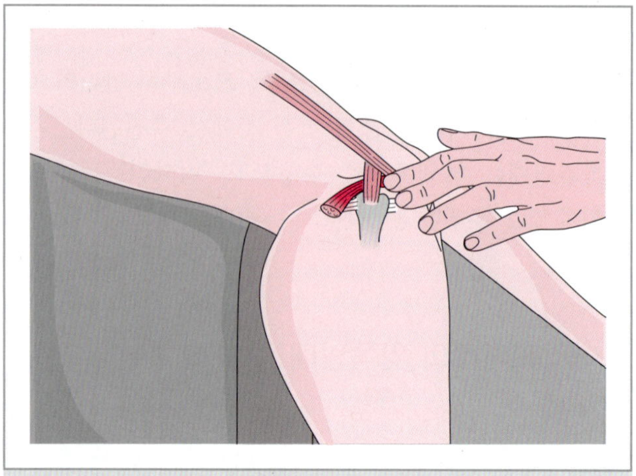

그림 9.26 가쪽넙다리뼈융기에 있는 오금근 이는곳의 촉진

온종아리신경(그림 9.27)

넙다리두갈래근의 위쪽 가장자리에 있는 온종아리신경을 촉진해 본다. 이 신경은 세로 방향으로 주행하고, 오금 오목에서 얇고 강한 가닥처럼 느껴진다. 온종아리신경은 종아리뼈머리 쪽으로 주행한 후, 종아리뼈머리를 앞쪽으로 감아 돌고 아래쪽으로 내려간다.

병리

종아리뼈머리를 앞쪽으로 감아 도는 얕은 경로 때문에, 온종아리신경이 쉽게 압박될 수 있다. 예를 들어, 타이트한 밴드에 의해 쉽게 압박되거나 그 쪽 다리를 교차하여 반대쪽 다리 위에 올려 놓을 때도 쉽게 압박된다. 이런 압박에 의해 불쾌 감각과 일시적인 발처짐이 일어날 수 있다.

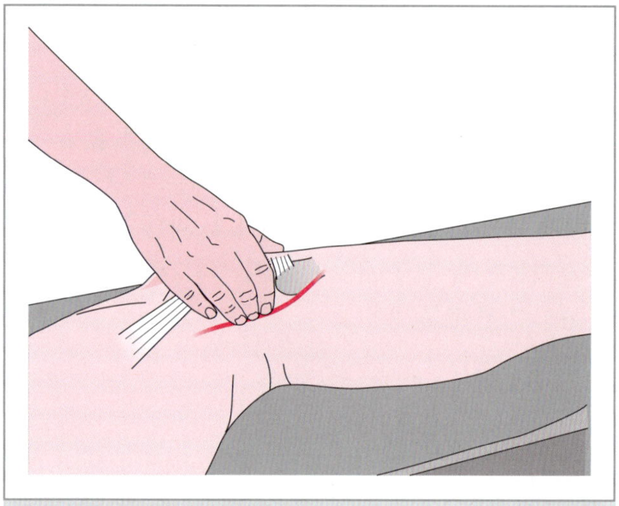

그림 9.27 온종아리신경의 촉진

넙다리두갈래근(그림 9.28)

넙다리두갈래근의 힘줄은 무릎의 위가쪽 영역에서 쉽게 촉진될 것이다. 종아리뼈머리로 주행하는 나머지 근육 부분은 쉽게 확인될 수 있으나, 정강뼈 쪽으로 향하는 근육 부분은 쉽게 확인될 수 없다. 무릎을 굽힘하여 넙다리두갈래근을 긴장시키면, 이 근육의 힘줄이 튀어나와 더 쉽게 확인될 것이다.

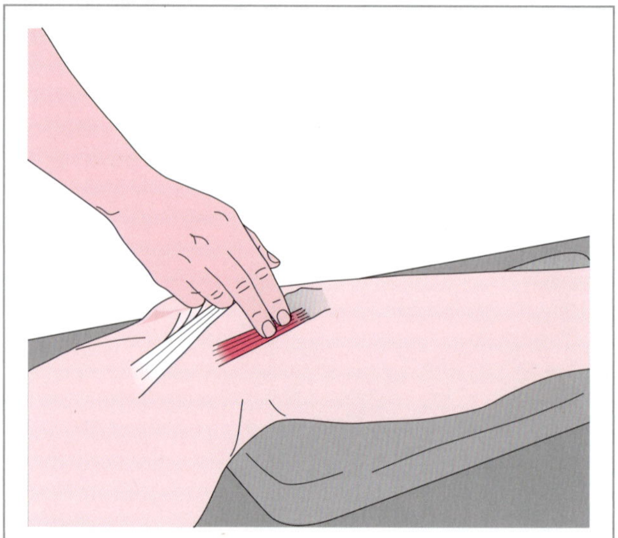

그림 9.28 넙다리두갈래근의 촉진

가쪽반달판(그림 9.29)

집게손가락과 가운데손가락을 무릎인대보다 약간 가쪽에 있는 앞쪽관절공간에 배치한 후, 종아리를 수동으로 안쪽돌림시키면, 반달판이 관절 안의 원래 위치로 돌아가게 되어 가쪽반달판의 앞뿔을 쉽게 촉진할 수 있다.

가쪽돌림을 하면, 촉진 손가락에서 멀어지게 된다. 다른 방법은 무릎관절을 수동으로 폄과 굽힘을 반복하는 것이다. 폄 시에는 가쪽반달판의 앞뿔이 촉진 손가락에서 멀어지고, 굽힘 시에는 반달판이 관절 안의 원래 위치로 돌아가게 된다.

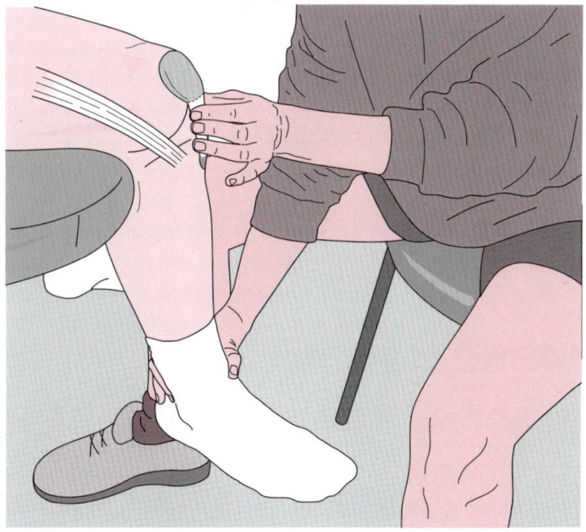

그림 9.29 가쪽반달판의 촉진

임상 팁

반달판 병변

폄을 할 때 앞쪽으로 움직이고, 굽힘을 할 때 뒤쪽으로 움직이는 통증은 반달판 병변을 의미한다. 진단을 확진하기 위해, 반달판에 대한 더 많은 검사들을 수행해야 한다.

9.1.4 뒤쪽 무릎 구조물의 촉진

반힘줄모양근(그림 9.30)

무릎 굽힘 쪽으로 근육을 긴장시키면, 반힘줄모양근의 힘줄이 안쪽 오금 영역에서 얕은 가닥처럼 튀어나올 것이다. 이 근육은 앞안쪽으로 주행하고, 앞쪽 정강뼈의 닿는곳까지 이른다.

반막모양근(그림 9.31)

이 근육은 오금 부위에 있는 반힘줄모양근 힘줄의 안쪽과 가쪽 모두에서 촉진될 수 있지만, 반힘줄모양근의 힘줄보다 더 깊은 부위에 위치한다. 안쪽 가장자리(**무릎의 안쪽면을 가르키는**)는 좁고 팽팽한데, 그 이유는 힘줄 부분이기 때문이다. 반대로, 가쪽 가장자리(**근육 부분**)는 부드럽고 넓은 편이다. 반막모양근은 무릎을 굽힘했을 때 더 뚜렷해진다.

두덩정강근(그림 9.32)

반막모양근 힘줄로부터 안쪽으로 이동하면, 두덩정강근의 힘줄이 안쪽 무릎 영역의 깊은 곳에 위치한다.
이것은 더 먼쪽으로 주행하는 팽팽한 얇은 가닥과 같다.

넙다리빗근(그림 9.33)

넙다리빗근의 힘줄은 얕은 층에 위치하는 넓은 힘줄이다. 이것은 두덩정강근 힘줄보다 앞안쪽에서 납작한 가닥처럼 촉진된다.

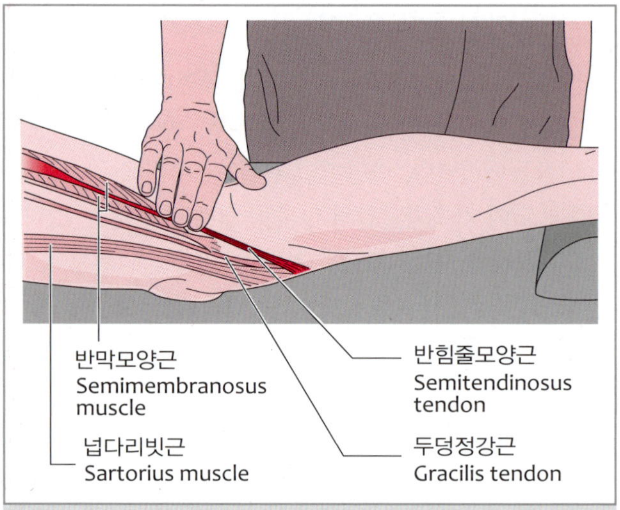

그림 9.30 반힘줄모양근 힘줄의 촉진

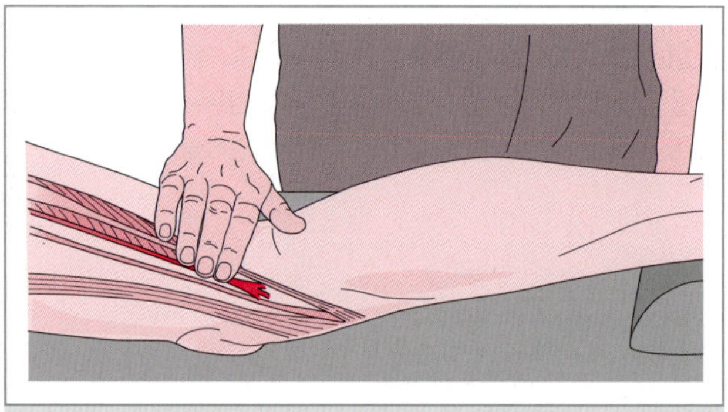

그림 9.31 반막모양근 힘줄의 촉진

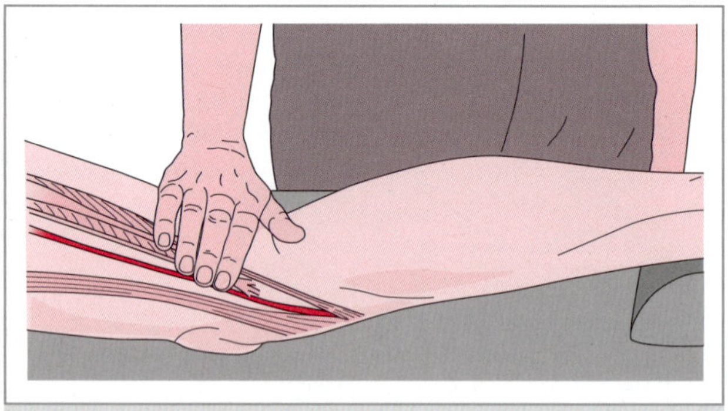

그림 9.32 두덩정강근 힘줄의 촉진

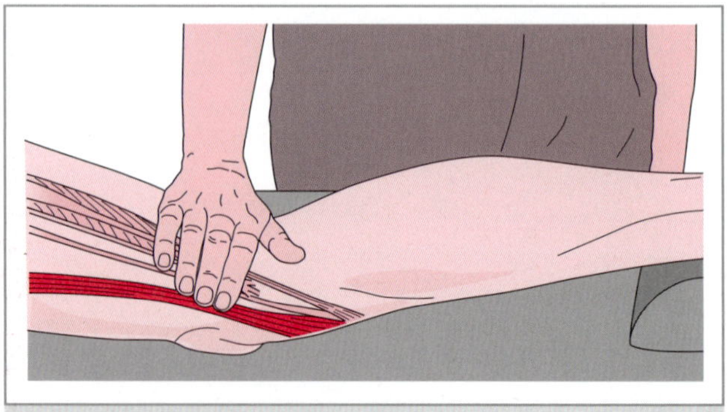

그림 9.33 넙다리빗근 힘줄의 촉진

장딴지근(그림 9.34)

장딴지근 양쪽 갈래의 촉진은 무릎을 굽힘했을 때만 가능하다. 그 이유는 무릎을 폄했을 때 오금 근막이 팽팽해지기 때문이다.

집게손가락과 가운데손가락의 끝을 넙다리두갈래근 힘줄 바로 옆(**오금 주름 레벨**)에 배치한다. 그런 다음 무릎을 최대로 굽힘한다. 발을 발바닥굽힘하면, 장딴지근 가쪽갈래의 이는곳이 가쪽넙다리뼈융기의 위쪽 부분 근처에서 튀어나오게 된다. 같은 방법으로 장딴지근 안쪽갈래를 찾아본다. 그러나 이번에는 위치와 방향의 기준점으로서 반막모양근 힘줄을 이용한다.

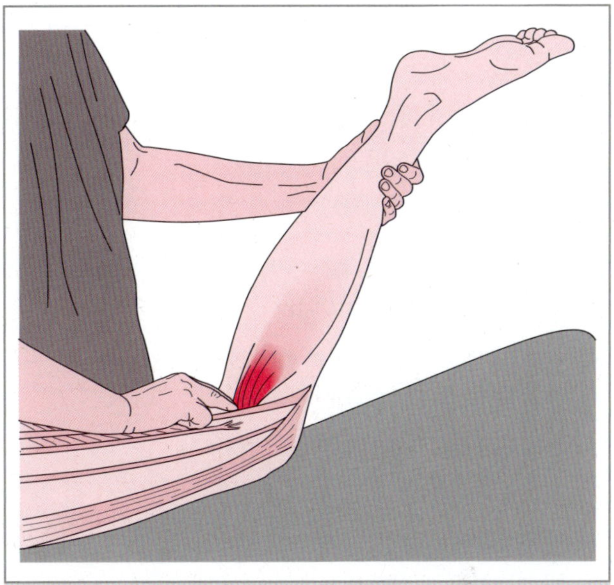

그림 9.34 장딴지근 안쪽갈래의 촉진

정강신경(그림 9.35)

정강신경은 오금 오목의 중앙 지점에서 끈과 같은 구조물처럼 느껴진다. 이런 촉진 절차를 하려면, 무릎을 굽힘해야 한다.

오금동맥(그림 9.35)

오금동맥은 신경을 따라 주행하지만, 더 깊은 곳에 위치한다. 맥박을 촉진하기 위해서는, 무릎을 적어도 90° 이상 굽힘해야 한다. 깊은 촉진이 필요하다.

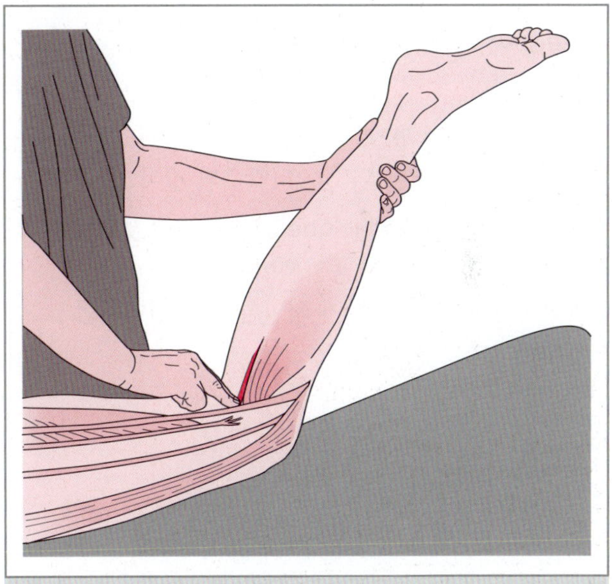

그림 9.35 오금 오목 안에 있는 정강신경과 오금동맥의 촉진

9.2 무릎의 X선 영상

9.2.1 앞뒤 촬영

정상 소견(그림 9.36)

- **관절공간 너비**: 3–5 ㎜, 안쪽 관절공간이 가쪽 관절공간보다 약간 더 넓다.
- **가쪽융기**: 가쪽융기의 가쪽에 오금근 힘줄이 주행하는 작은 고랑이 있다.
- **융기사이융기**: 안쪽융기사이결절이 가쪽융기사이결절보다 더 높다.
- **안쪽정강뼈 관절면**: 전반적으로 가쪽정강뼈 관절면보다 더 높다.
- **종아리뼈머리**: 정강뼈융기 때문에 약 1/3이 안 보인다.
- **무릎뼈**: 넙다리뼈융기에 희미한 음영처럼 형태가 나타난다.
- **무릎뼈 위치의 평가**: 중앙 위치는 정상이고, 가쪽으로 밀려난 위치는 아탈구된 것이다.
- **장딴지근갈래종자뼈(Fabella)**: 장딴지근의 가쪽갈래에 위치한 종자뼈이고, 가쪽넙다리뼈융기에서 치밀한 둥근 영역처럼 투사된다.

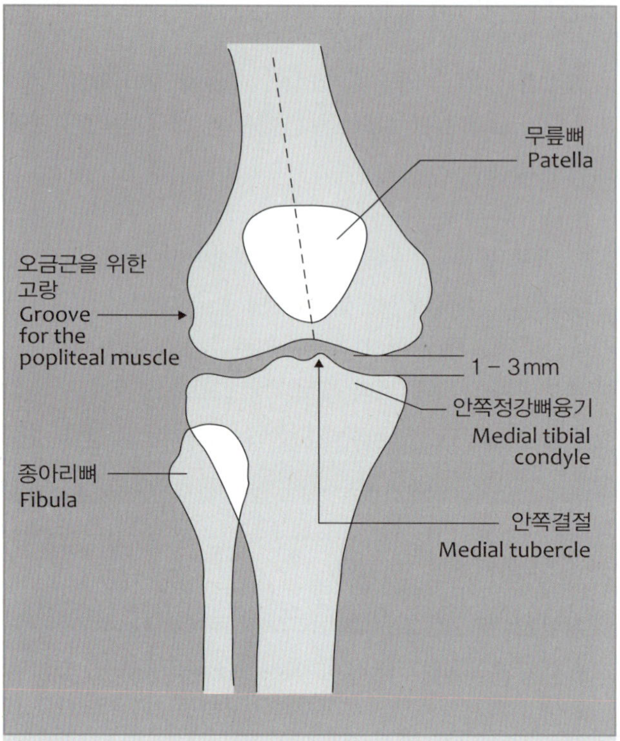

그림 9.36 X 선 영상: 앞뒤 촬영

병리

손상

골절, 인대 박리, 뼈연골 골절, 탈구(**종아리뼈머리나 무릎뼈에서**) 등이 감지될 수 있다.

퇴행성 변화 (그림 9.37)

뼈가시와 뼈돌출층(exostosis).

박리뼈연골염(osteochondritis dissencans) 안의 유리체; 안쪽넙다리뼈융기에 경화된 경계를 가짐.

뼈괴사 징후로 약간의 연골밑 비후를 가진 융기의 납작화.

오금근 힘줄, 무릎아래지방패드(Hoffa **지방패드**), 그리고 무릎위 윤활주머니와 깊은 무릎아래 윤활주머니 안에 있는 인대 이는곳의 칼슘화.

골낭종(bone cyst).

Rauber 징후: 반달판 병변(**뼈가시 발달과 경화**)의 결과로서 정강뼈고원의 가장리에 있는 뼈막 침착.

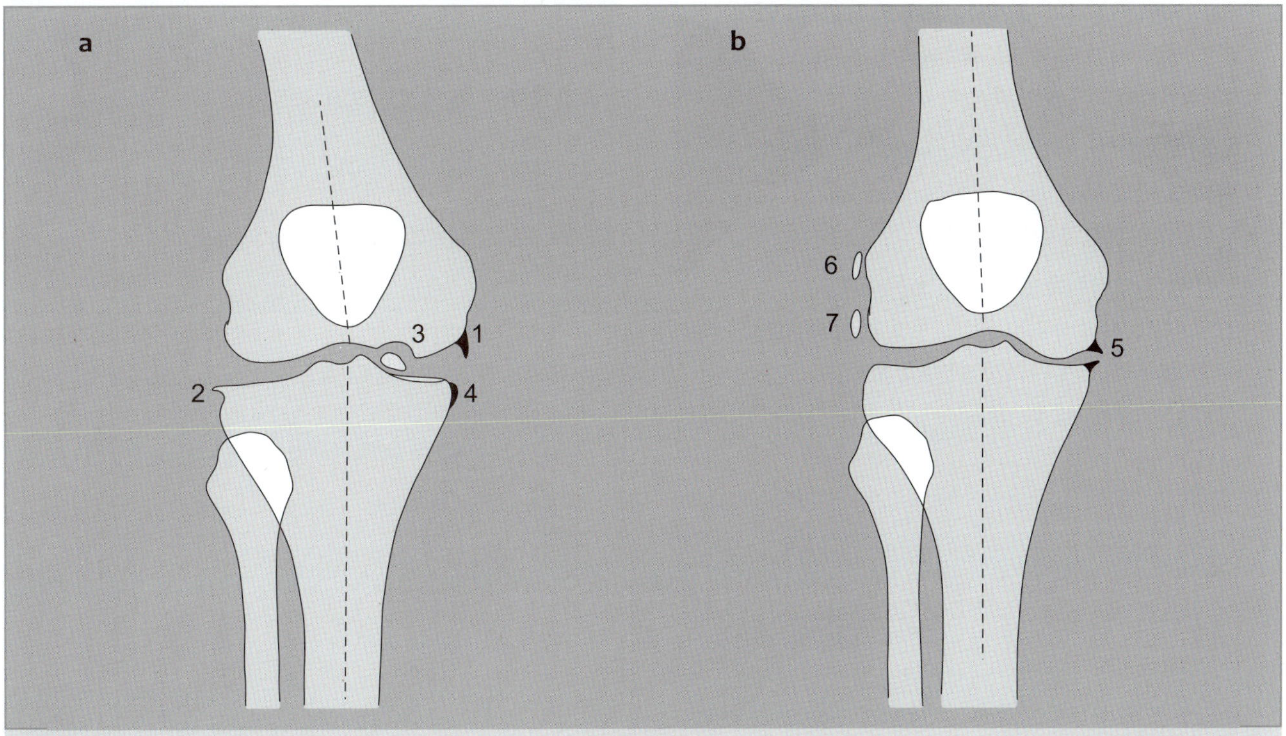

그림 9.37 (a,b) X 선 영상: 앞뒤 촬영에서 볼 수 있는 퇴행성 변화.

1 = 뼈가시(Osteophytes)
2 = 가쪽정강뼈고원에서 경화된 테두리를 가진 압박성 침식
3 = 박리뼈연골염(Osteochondritis dissecans)
4 = Rauber 징후
5 = 관절공간이 좁아진 뼈가시
6 = 자쪽곁인대의 석회화(Calcification in the ulnar collateral ligament)
7 = 오금근힘줄의 석회화(Calcification in the popliteus tendon)

9.2.2 가쪽 촬영 (Profile; 그림 9.38)

자세 취하기: 30° 굽힘하고 옆으로 누운 자세; 가쪽 투사

정상 소견

- X선 필름 카세트에서 멀리 떨어진 융기는 흐릿한 가장자리를 가짐
- 안쪽융기와 가쪽융기에 있는 가장자리 고랑은 **작은 함몰**처럼 보인다. 안쪽 고랑은 안쪽넙다리뼈융기의 위쪽 1/3 지점에 위치하고, 가쪽 고랑은 가쪽넙다리뼈융기의 중간 1/3지점에 위치한다.
- **안쪽정강뼈고원**은 오목한 형태를 띠고, 그 고원의 끝은 정강뼈의 뒤쪽면에서 가파르게 수직 하강한다.
- **가쪽정강뼈고원**은 볼록한 원호를 그리면서 정강뼈 뒤쪽면에서 불룩하게 솟아 있다.
- Blumersaat **라인(융기사이오목의 지붕)**은 압박 라인처럼 인지되며, 넙다리뼈몸통의 축으로부터 40°의 각도로 기울어져 있다.
- **무릎뼈의 위치**: 무릎뼈 꼭대기는 Blumersaat 라인의 연장선과 같은 레벨에서 위치한다.
- **무릎넙다리관절의 공간**: 3–5mm
- 무릎뼈의 **넙다리쪽 관절면**은 오목하다. 안쪽 파셋 가장자리와 가쪽 파셋 가장자리의 중첩 때문에, 2개의 경계선이 보인다.

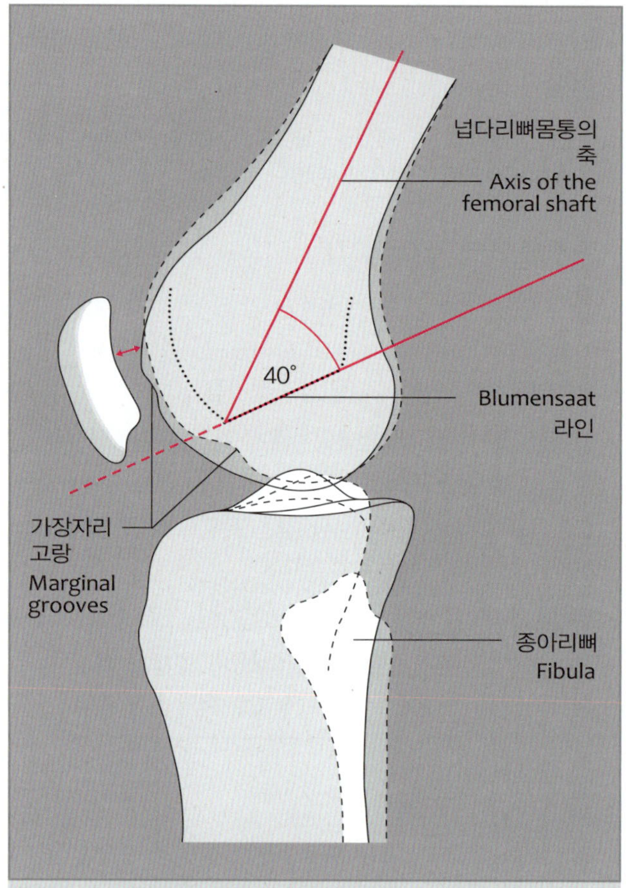

그림 9.38 무릎의 X 선 영상: 가쪽면

병리

(그림 9.39)

높게 발달된 가장자리고랑은 십자인대의 문제를 의미한다. 그 이유는 정상 구르기-활주 움직임이 방해를 받고, 움직임(**예, 폄**)이 갑자기 중단되기 때문이다.

무릎아래지방패드, 십자인대, 등쪽 관절주머니(**빗오금인대와 활꼴오금인대**) 등과 같은 여러 구조물에서 석회화(**칼슘화**)가 일어난다.

섬유골화증은 넙다리네갈래근 힘줄의 닿는곳(**무릎뼈의 위쪽 뼈가시**), 무릎뼈 꼭대기에 있는 무릎인대의 닿는곳(**무릎뼈의 아래쪽 뼈가시**), 그리고 정강뼈거친면(Osgood-Schlatter **질환**)에서 일어난다.

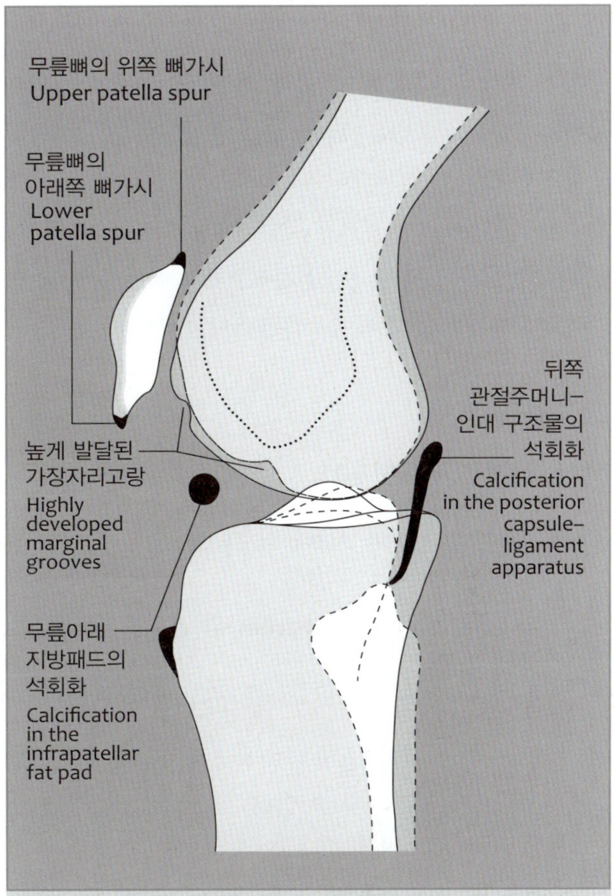

그림 9.39 X 선 영상: 가쪽면에서 볼 수 있는 퇴행성 변화

9.2.3 접선 촬영

접선 촬영(sunrise 또는 défilé 촬영)은 가로면에서 무릎뼈와 그에 상응하는 넙다리뼈도르래고랑(넙다리뼈의 무릎쪽 관절면)을 보여준다. 접선 촬영은 이형성증, 무릎뼈의 중심화 및 관절 변화를 평가하는데 이용될 수 있다.

자세 취하기: 무릎을 60°로 굽히고 누운 자세. X 선 빔은 아래쪽에서 위쪽으로 무릎뼈 뒤쪽면과 나란하게 투사된다.

무릎뼈의 평가

정상 소견(그림 9.40)

- 가쪽파셋은 안쪽파셋보다 더 긴 편이고, 납작해지는 과정을 가진다.
  무릎뼈 관절면 지수(**Brattström**)의 결정은 정확한 측정을 제공한다:
  가쪽파셋 길이와 안쪽파셋 길이의 비율 = 1.7:1
- 무릎뼈의 깊이는 무릎뼈 깊이 지수(**Ficat**)를 측정함으로서 추정될 수 있다.
  분절 AB:CD의 비율 = 3.5–4.3
- 파셋 각도: 130°± 10°

도르래의 평가 (넙다리뼈의 무릎뼈면)

정상 소견(그림 9.41)

- 가쪽융기가 안쪽융기보다 약간 더 높은 편이다.
- 융기사이고랑은 채널과 같은 구조로서 중앙에서 약간 안쪽에 위치한다.
- 고랑각도(**Brattström**): 140°± 5°
- 고랑의 깊이는 융기 깊이 지수(**Ficat**)를 측정함으로써 알 수 있다:
  EF:GH의 비율 = 5.3 ± 1.2

도르래에 대한 무릎뼈의 평가

정상 소견(그림 9.42)

- 무릎뼈는 융기의 가쪽 뺨(lateral cheeks)과 함께 매끈한 원호(무릎넙다리활)를 형성한다.
- 무릎뼈 파셋과 도르래 사이에는 대칭적인 틈이 있다.

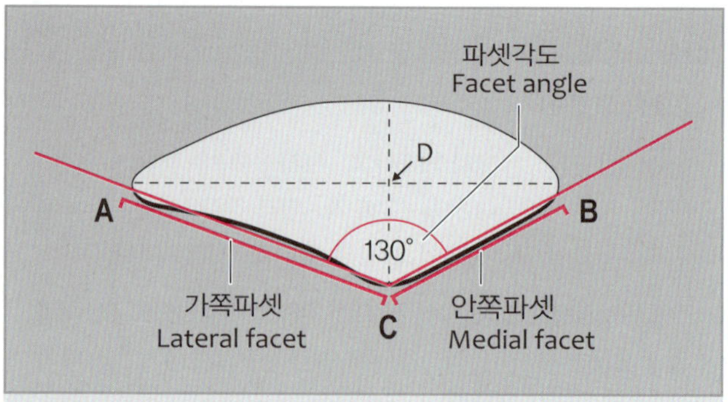

그림 9.40 X 선 영상: 접선면에서의 무릎뼈

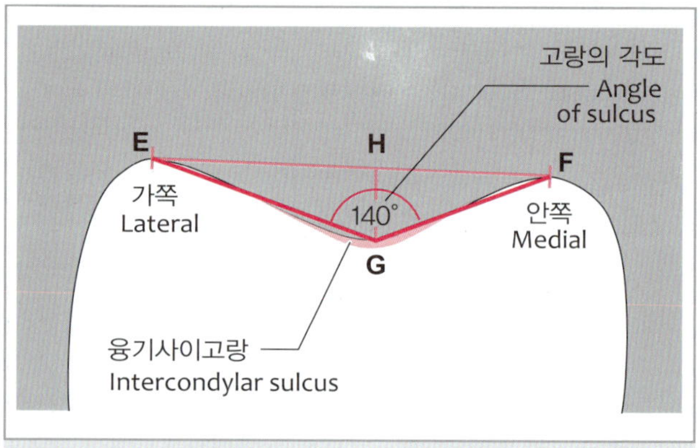

그림 9.41 X 선 영상: 접선면에서 보는 넙다리뼈 도르래

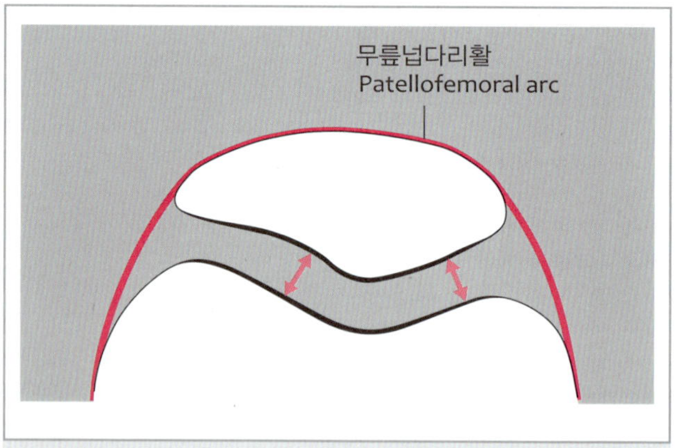

그림 9.42 X 선 영상: 접선면에서 보는 도르래에 대한 무릎뼈의 위치

병리

(그림 9.43)

퇴행성 변화

관절공간의 좁아짐

과도한 하중의 결과로 연골밑 경화증이 증가됨

형성 부전과 이형성증

도르래의 **형성 부전**: 융기사이고랑과 가쪽융기 뺨이 납작 해지고, 심지어는 고랑이 형성되지 않는다.

가쪽넙다리뼈 도르래의 납작한 무릎뼈 쪽 표면으로 인해 무릎뼈의 가쪽 부정정렬이 발생한다. 이것으로 인해 무릎넙다리활이 제대로 형성되지 않는다. 이러한 부정정렬은 무릎뼈 탈구의 비율을 추정할 수 있다.

Jägerhut(hunter hat) 무릎뼈와 같은, **무릎뼈 이형성증**이 발생할 수 있다. 이것은 매우 가파른 안쪽 무릎뼈 파셋이나 갈라진 무릎뼈를 가진다.

무릎뼈의 안쪽 **형성 부전**: 매우 짧고 볼록한 안쪽 파셋을 가진다. 예를 들어, 90–100°의 파셋 각도를 가진다.

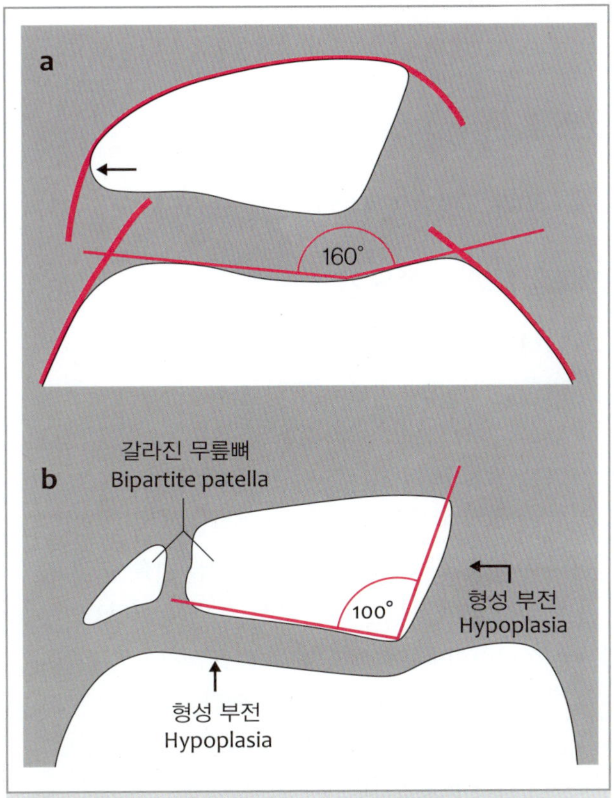

그림 9.43 X 선 영상: 병리적 변화. (a) 가쪽 부정정렬을 가진 **Jägerhut** 무릎뼈 기형. (b) 가쪽넙다리뼈융기와 안쪽 파셋의 형성 부전과 갈라진 무릎뼈

9.3 무릎관절

9.3.1 뼈구조물과 관절면

넙다리뼈(그림 9.44와 그림 9.45)

안쪽융기와 가쪽융기

- 넙다리뼈의 먼쪽끝단은 안쪽넙다리뼈융기와 가쪽넙다리뼈융기로 이루어진다.
- 뒤쪽 영역의 안쪽 넙다리뼈융기와 가쪽넙다리뼈융기는 **융기사이오목**이라는 깊고 넓은 고랑에 의해 나누어진다.
- 양쪽 위넙다리뼈융기의 가쪽면에는 **안쪽 및 가쪽 위넙다리뼈융기**라는 작은 돌출 부위가 있다.
- 안쪽넙다리뼈융기의 끝에는 모음근결절이 있는데, 이 부위는 큰모음근의 닿는곳이다.
- 이마면에서 보면, 안쪽넙다리뼈융기가 가쪽넙다리뼈융기보다 약간 더 길다. 그래서 선 자세를 취할 때, 6°의 옵셋각(**넙다리뼈몸통의 축과 다리의 세로축이 형성하는 각도**)이 존재한다.
- 가로면에서 보면, 가쪽넙다리뼈융기가 안쪽넙다리뼈융기보다 더 짧고 넓은 편이다.

오금 표면

- 이것은 거친선의 안쪽 입술과 가쪽 입술에 의해 형성된다. 거친선은 위넙다리뼈융기 쪽으로 향하는 역 Y 자 형태를 만들기 위해 양쪽으로 갈라진다.
- 아래쪽 경계는 양쪽 넙다리뼈융기를 연결하는 능선(**융기사이선**)이다.

넙다리뼈도르래 (넙다리뼈의 무릎뼈쪽 표면)

- 앞쪽에서 보면, 양쪽 넙다리뼈융기는 무릎뼈 쪽 표면에서 끝난다. 가로면 상에서 무릎뼈쪽 표면은 하트 모양이고, 그 중심 부위에 수직의 넓은 고랑이 존재한다.
- 가쪽 경계는 **융기뺨**이라고 불리고, 가쪽뺨이 안쪽뺨보다 더 많이 튀어나와 있다.

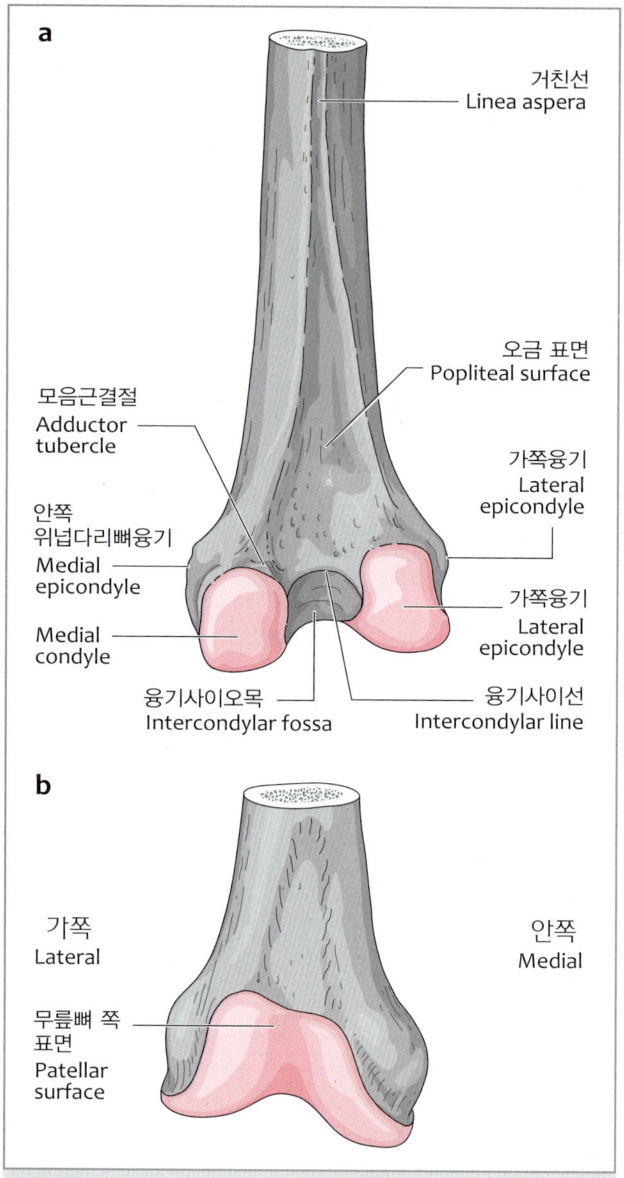

그림 9.44 먼쪽 넙다리뼈: (a) 뒤쪽면. (b) 앞쪽면

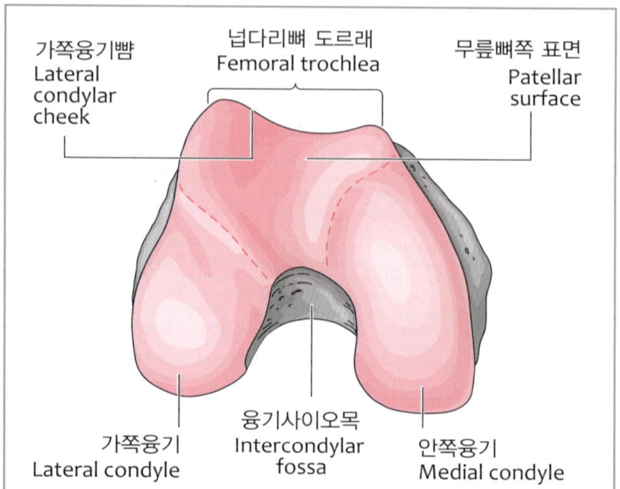

그림 9.45 먼쪽 넙다리뼈(가로면)

축폐선(Evolute, 그림 9.46)

양쪽 넙다리뼈융기는 뒤쪽으로 갈수록 곡률 직경이 감소한다. 예를 들어, 안쪽넙다리뼈융기의 곡률 반경은 앞쪽의 38㎜에서 뒤쪽의 17㎜로 감소하고, 가쪽넙다리뼈융기의 곡률 반경은 앞쪽의 60 ㎜에서 뒤쪽의 12㎜로 감소한다.

넙다리뼈융기의 윤곽선(contour line)은 나선형 모양이지만, 여러 개의 중심을 가지고 있다. 곡률 중심에 의해 형성된 만곡선을 축폐선이라 부른다. 위넙다리뼈융기는 축폐선의 앞쪽 끝과 거의 일치하고, 한편 축폐선의 뒤쪽 끝은 융기사이오목 레벨이다.

연골로 덮인 관절면(그림 9.47)

2개의 넙다리뼈융기는 5-7 ㎜의 동등한 두께의 연골을 가진다.

넙다리뼈의 무릎뼈쪽 표면은 무릎뼈가 활주하는 표면을 형성한다. 넙다리뼈융기와 무릎뼈 사이의 전이 지점에는, **안쪽 및 가쪽 융기무릎선**이라는 작은 돌출 부위가 있다. 이들은 가장자리고랑으로 간주된다. 그들은 최대 폄 시 반달판 앞뿔의 가장자리 압박으로부터 발달한다. 안쪽융기무릎선은 가쪽융기무릎선보다 더 몸쪽으로 연장된다.

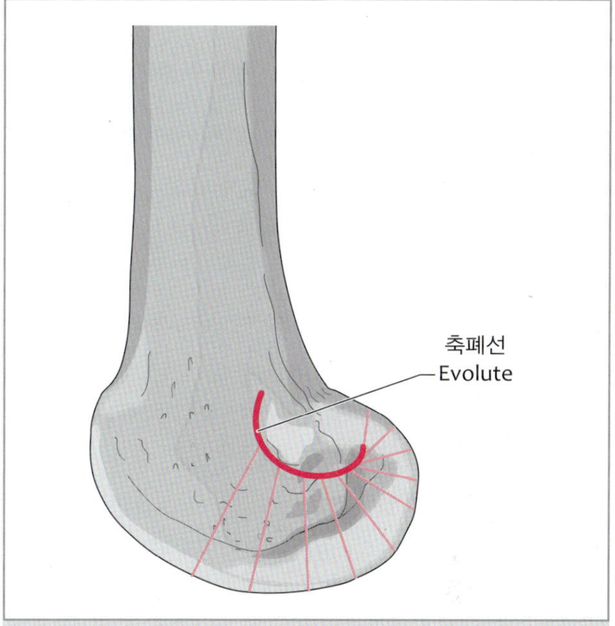

그림 9.46 축폐선

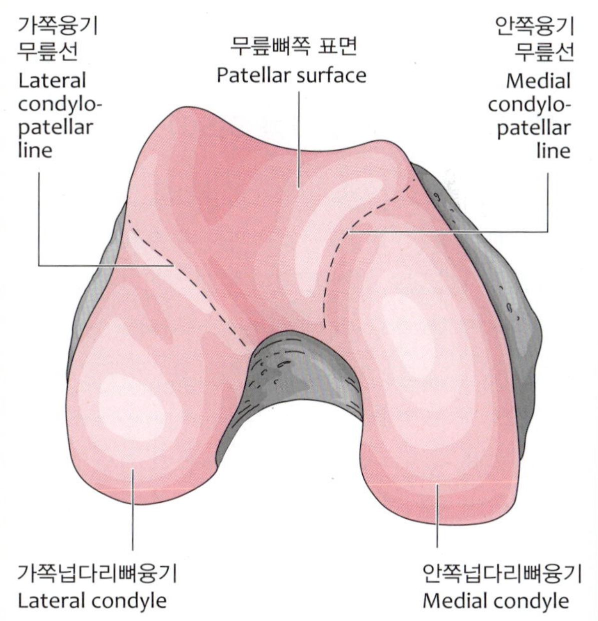

그림 9.47 먼쪽 넙다리뼈의 연골로 덮인 관절면

병리

박리뼈연골염(**이단성 골연골염**, osteochondritis dissecans)

이것은 연골밑의 무균성 괴사로서, 특히 안쪽융기의 안쪽면에서 주로 발생한다.

뼈와 연골의 작은 조각(**유리체**)이 떨어져 나올 수 있고, 부드러워진다. 이것은 넙다리뼈융기의 해당 결함을 벗어난다. 유리체는 관절의 잠김을 일으킬 수 있다.

박리뼈연골염의 원인은 무릎관절에 가해지는 생체역학적 스트레스의 증가이다. 재발성 미세외상이나 부정정렬로 인해 하중이 증가된다. 다른 원인으로는 유전적 요소와 호르몬 요소가 있다.

정강뼈

정강뼈고원(그림 9.48과 그림 9.49)

- 정강뼈의 위쪽 부위를 정강뼈고원이라 한다.
- 이것은 뒤쪽으로 약 9° 기울어져 있다.
- 고원의 관절면은 **위쪽 관절면**이고, 가쪽관절면과 안쪽관절면으로 나누어진다.
- 안쪽관절면과 가쪽관절면은 연골로 덮여 있지 않는 **융기사이융기**에 의해 나누어진다.
- **융기사이융기**는 **돌출 부분**으로서, 앞쪽 융기사이 영역과 뒤쪽 융기사이 영역 안에서 앞쪽과 뒤쪽으로 납작하다.
- 파셋에서 융기로 전이되는 돌출 부위(**안쪽 및 가쪽 융기사이결절**)가 특히 많이 튀어나와 있다.
- 양쪽 관절 파셋은 난원형이다;
  안쪽파셋은 시상면과 이마면 모두에서 오목하고, 가쪽파셋은 이마면에서 오목하고, 시상면에서는 볼록하다.

안쪽융기와 가쪽융기(그림 9.50)

- 몸쪽정강뼈는 안쪽융기와 가쪽융기로 형성된다.
- **Gerdy 결절**은 엉덩정강띠의 닿는곳으로서, 가쪽융기의 앞쪽에서 튀어나온 부위이다.
- **정강뼈거친면**은 무릎인대의 닿는곳이며, Gerdy 결절보다 아래쪽에 위치하고, 몸쪽정강뼈의 중앙에 위치한다.
- 종아리뼈 관절파셋은 가쪽정강뼈융기 밑부분에서 뒤가쪽에 위치한다.

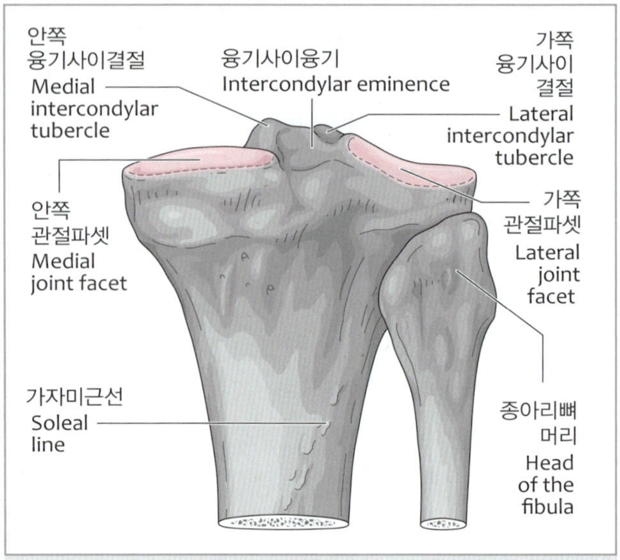

그림 9.48 몸쪽 정강뼈(뒤쪽면)

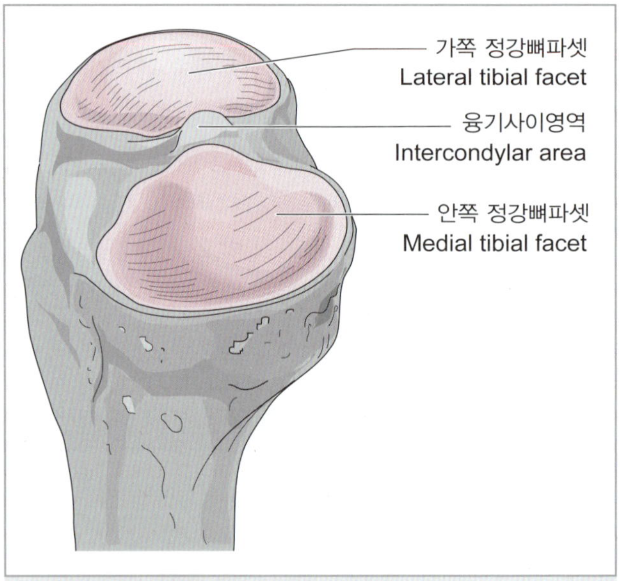

그림 9.49 정강뼈의 관절 파셋(안쪽면)

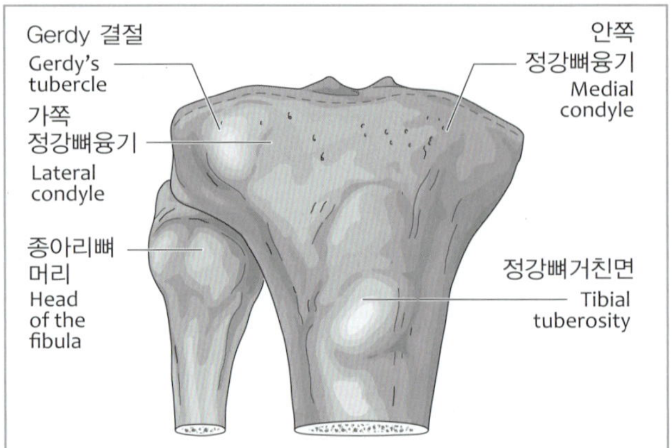

그림 9.50 몸쪽정강뼈(앞쪽면)

연골로 덮인 정강뼈의 관절면(그림 9.51)

정강뼈고원의 관절면은 5㎜ 두께의 연골로 덮여 있다. 가쪽 고원의 연골이 안쪽 고원의 연골보다 약간 더 두꺼운 편이다.

고원의 뒤쪽 가장자리가 더 얇은 편이다. 만약 무릎 굽힘 동안 가쪽반달판이 앞쪽으로 변위되면, 뒷뿔이 그 고원 부위에서 활주를 한다.

무릎뼈(그림 9.52)

- 무릎뼈는 가장 큰 종자뼈이다.
- 무릎뼈의 형태는 난원형에서 원형, 그리고 하트 모양까지 매우 다양하다.
- 무릎뼈는 몸쪽이 더 넓고(**무릎뼈바닥**), 대개 아래쪽(**무릎뼈 꼭대기**)이 뾰족한 형태를 띤다.
- 넙다리네갈래근은 몸쪽에서 접근하여 무릎뼈바닥에 부착되고, 일부 긴 섬유는 무릎뼈 위를 지나간다. 이것의 연장선을 **무릎인대**라 부른다. 무릎인대는 무릎뼈 꼭대기에서 정강뼈거친면까지 이어져 있다.

앞쪽면

- 어느 쪽에서 보더라도, 무릎뼈의 앞쪽면은 약간 볼록하다.
- 앞쪽면은 거친 표면으로서 넙다리곧은근힘줄의 방사에 의해 형성된 수직의 함몰 부위가 있다. 앞쪽면 위로 많은 혈관이 지나간다.

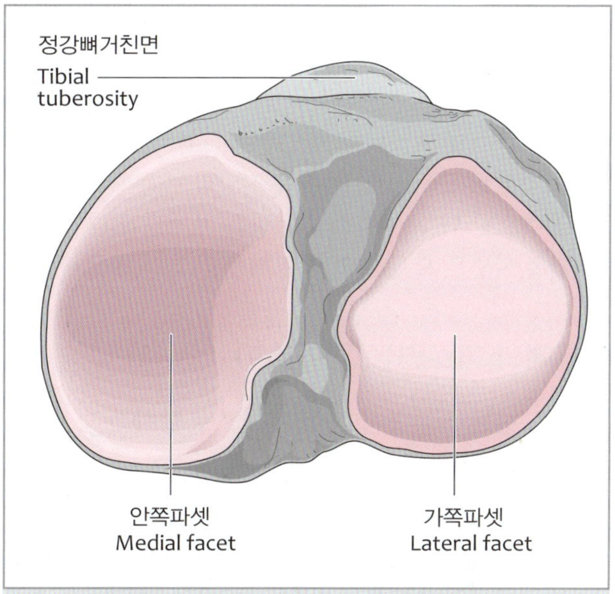

그림 9.51 연골로 덮인 정강뼈의 관절면(뒤쪽면)

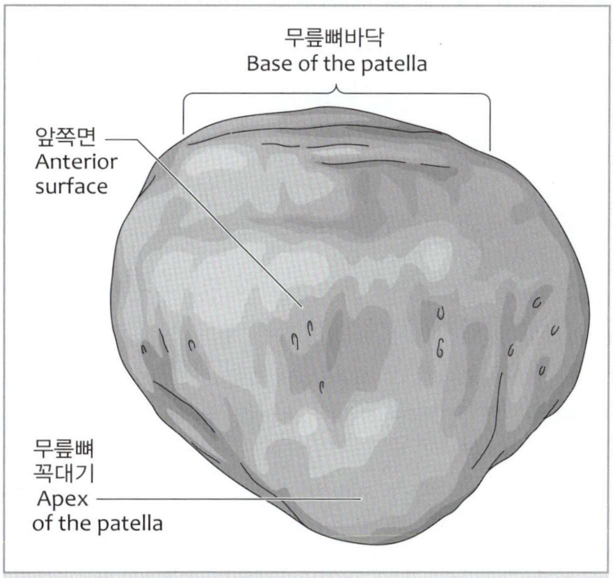

그림 9.52 무릎뼈: 무릎뼈의 앞쪽면

무릎뼈의 관절면(그림 9.53)

- 이것은 무릎뼈뒤(retropatellar) 관절면으로 불린다.
- 이것은 무릎넙다리관절을 위한 무릎뼈 관절면이다.
- 이것은 무릎뼈를 넓은 가쪽 절반과 좁은 안쪽 절반으로 나누는 수직의 능선을 가지고 있다. 가쪽 파셋은 오목하고, 안쪽 파셋은 약간 볼록하다.

무릎뼈의 가로면(그림 9.54)

- 무릎뼈는 삼각형이며, 관절 안으로 향하는 팁을 가지고 있다.
- 가쪽 가장자리는 다양한 두께로 되어 있고, 안쪽 가장자리는 가쪽 가장자리보다 더 강한 편이다. 그러나 가쪽 부분이 더 멀리 연장된다.
- 안쪽 파셋과 가쪽 파셋 사이의 각도(파셋 각도 또는 무릎뼈 열림 각도)는 120–140°이다.
- 만약 무릎뼈 뒤쪽면의 능선이 넙다리뼈 무릎뼈쪽 면에 있는 고랑 안에 위치하면, 무릎뼈가 중앙에 잘 위치하게 된다.

연골로 덮인 관절면

중간 영역은 두꺼운 유리연골의 층(약 6 ㎜)을 가지고, 반면 무릎뼈 꼭대기는 연골로 덮여 있지 않다. 무릎뼈의 무릎뼈뒤 관절면과 넙다리뼈의 무릎뼈쪽 면은 함께 작용하여 무릎넙다리관절을 형성한다.

병리

무릎뼈 탈구

무릎뼈의 이형성증과 넙다리뼈 무릎뼈쪽 관절면의 이형성증은 반복적인 가쪽 아탈구나 탈구를 가진 무릎뼈의 불안정을 초래한다. 이것은 넙다리뼈의 가쪽 무릎뼈쪽 관절면에 대한 압박 과하중을 초래할 것이고, 나중에 무릎넙다리관절의 관절염을 초래할 것이다. 환자는 갑작스런 움직임을 가진 무릎의 "give way"를 호소할 것이다. 대개 탈구는 발생 직후에 자발적으로 교정된다.

치료: 퇴행성 변화의 진전을 막기 위해 도르래고랑 내에서의 무릎뼈 균형을 향상시킨다. 그래서 근불균형을 교정해야 한다. 수술적 교정은 안쪽 관절주머니를 타이트하게 만들고, 가쪽 지지띠를 나누는 것이다.

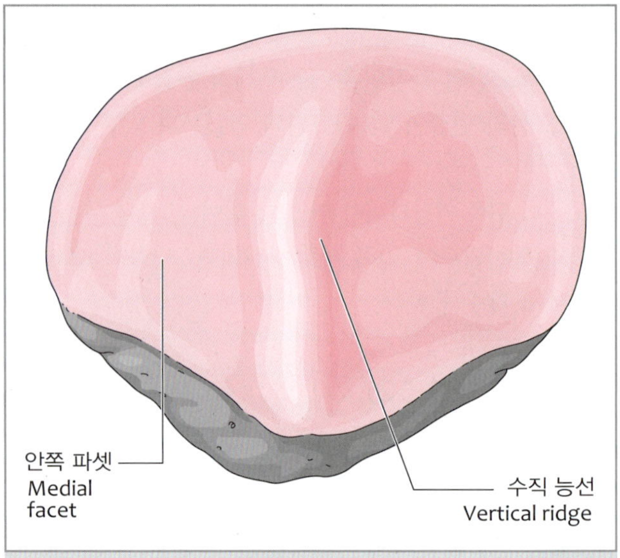

그림 9.53 무릎뼈의 관절면

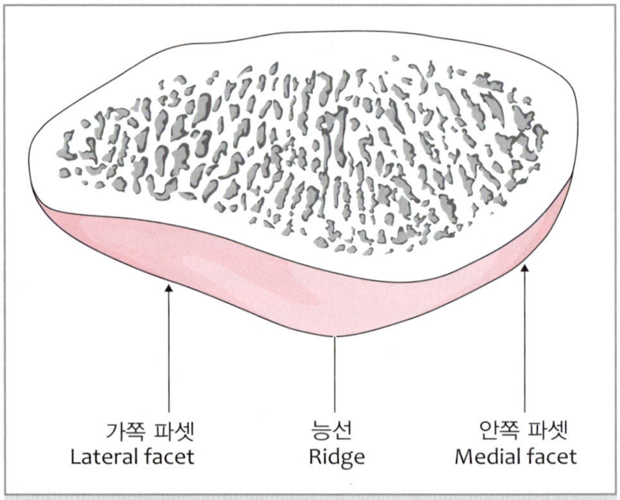

그림 9.54 무릎뼈의 가로면

해면뼈의 건축학적 측면

먼쪽 넙다리뼈(그림 9.55)

2개의 뼈잔기둥 선이 확인될 수 있다: 몇몇 압박성 뼈잔기둥은 넙다리뼈융기의 치밀뼈 안에서 거의 수직으로 주행한다. 이런 압박성 뼈잔기둥은 안쪽에서 가쪽으로 주행하는 약한 견인성 뼈잔기둥에 의해 교차된다.

몸쪽 정강뼈(그림 9.55)

정강뼈고원 영역에서는, 압박성 뼈잔기둥이 정강뼈고원으로부터 수직인 아래쪽 방향으로 주행한다. 그 이외에, 일부의 뼈잔기둥은 융기사이융기로부터 아래쪽으로 약간 만곡을 그리면서 주행한다.

이들 압박성 뼈잔기둥은 안쪽 정강뼈융기에서 가쪽 정강뼈융기로 주행하는 수평의 견인성 뼈잔기둥과 교차를 한다. 견인성 뼈잔기둥은 압박성 뼈잔기둥보다 덜 발달된다.

무릎뼈(그림 9.56)

시상면에서 보면, 넙다리네갈래근 힘줄의 당김 방향이 휘어진 강한 견인성 뼈잔기둥을 만들어낸다. 그 이외에, 무릎뼈뒤 관절면(retropatellar joint surface)에서는 압박성 뼈잔기둥이 그 관절면 쪽으로 주행하고 있다.

가로면 상에서, 횡으로 주행하는 견인성 뼈잔기둥은 물론, 무릎넙다리관절과 수직으로 이루는 압박성 뼈잔기둥을 볼 수 있다.

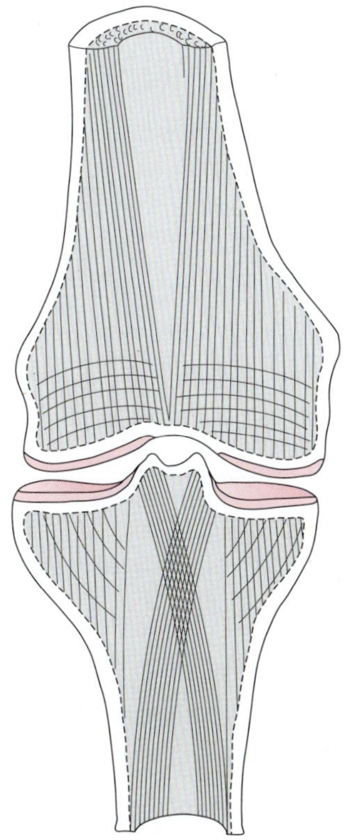

그림 9.55 이마면상에서 볼 수 있는 넙다리뼈와 정강뼈의 해면뼈

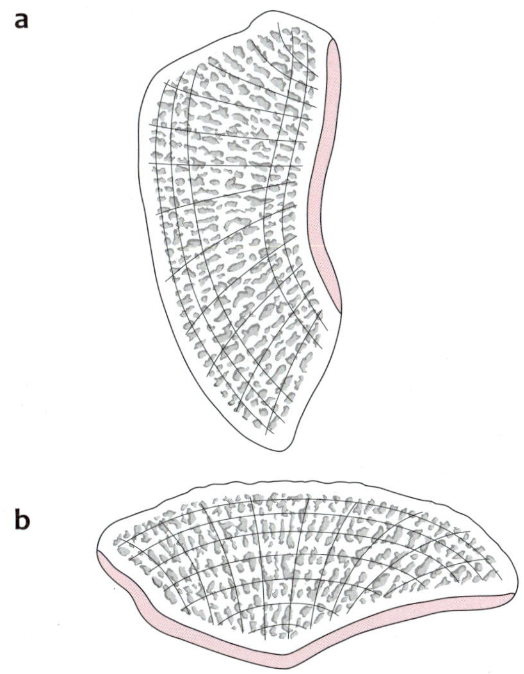

그림 9.56 무릎뼈의 해면뼈. (a) 시상면. (b) 가로면

9.3.2 관절주머니

윤활막(그림 9.57과 그림 9.58)

윤활막은 혈관이 풍부하고, 많은 함몰 부위를 갖고 있다.

넙다리뼈(femur)의 윤활막 닿는곳은 뼈-연골 경계면에 가깝다. 앞위쪽의 닿는곳은 무릎뼈쪽 관절면 보다 몸쪽으로 1 ㎝ 떨어진 지점이고, 무릎위 윤활주머니를 형성한다. 거기에서부터, 관절주머니는 무릎뼈의 위쪽 가장자리까지 간다. 안쪽 융기와 가쪽 융기의 뼈-연골 이음부로부터, 윤활막은 무릎뼈의 가쪽 가장자리로 넘어간다.

무릎뼈의 아래쪽 가장자리로부터, 윤활막은 지방 패드를 지나 반달판 앞뿔의 위쪽 가장자리까지 이어진다.

넙다리뼈 뒤쪽면에 붙는 윤활막 닿는곳의 연결 라인은 장딴지근의 이는곳 바로 아래에서 융기의 몸쪽 가장자리를 둘러 지나간다. 그리고 "polar gap"으로 불리는 함몰이 형성된다.

정강뼈의 안쪽, 가쪽 및 앞쪽면에 붙는 윤활막의 닿는곳은 정강뼈고원의 뼈-연골 경계면이다. 정강뼈의 뒤쪽에 붙는 윤활막의 닿는곳 라인은 안쪽 정강뼈 파셋과 가쪽 정강뼈 파셋의 뼈-연골 이음부를 따라 앞쪽 방향으로 이어지고, 융기사이 영역을 감싸 돈다. 진화적인 측면에서 볼 때, 십자인대는 뒤쪽에서 나와 무릎관절 안으로 들어간다. 그래서 십자인대는 앞쪽면에서만 윤활막에 의해 감싸지게 되며, 윤활막 바깥에 위치하는 구조물인 것이다.

정강뼈고원에서 보면, 윤활막은 반달판의 아래쪽 가장자리로 이동한다. 윤활막은 반달판의 위쪽 가장자리로부터 계속 해서, 넙다리뼈융기로 이어진다.

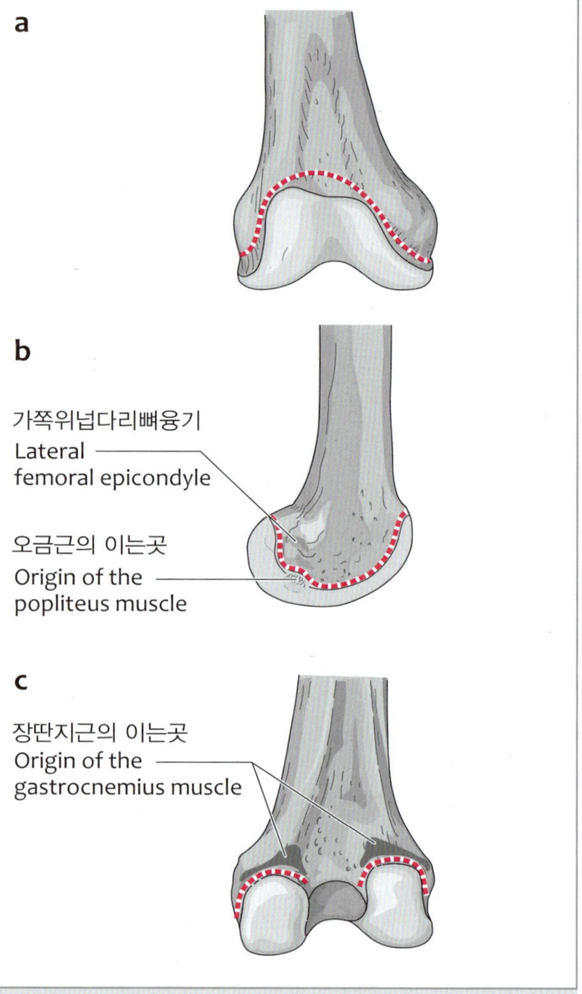

그림 9.57 넙다리뼈에 붙은 윤활막의 닿는곳: (a) 앞쪽 넙다리 영역. (b) 가쪽 넙다리 영역. (c) 뒤쪽 넙다리 영역

섬유층(그림 9.59)

관절주머니의 섬유층은 거의 모든 영역에서 윤활막을 따라 부착하지만, 아래의 것은 예외이다:

- 정강뼈고원에서의 섬유층 닿는곳 라인은 고원 가장자리보다 약 1㎝ 먼쪽에서 주행한다.
- 뒤쪽면에서는, 섬유층이 융기사이와 연결되어, 윤활막을 따르지 않는다.
- 가쪽융기에 있는 닿는곳에서부터, 섬유층의 섬유들은 반달판바닥의 위가쪽 가장자리로 주행한다. 정강뼈에 있는 닿는곳으로부터, 섬유층은 아래쪽으로 향해 반달판바닥의 아래가쪽 가장자리까지 이어진다. 반달판은 섬유층 내에 위치하게 된다.

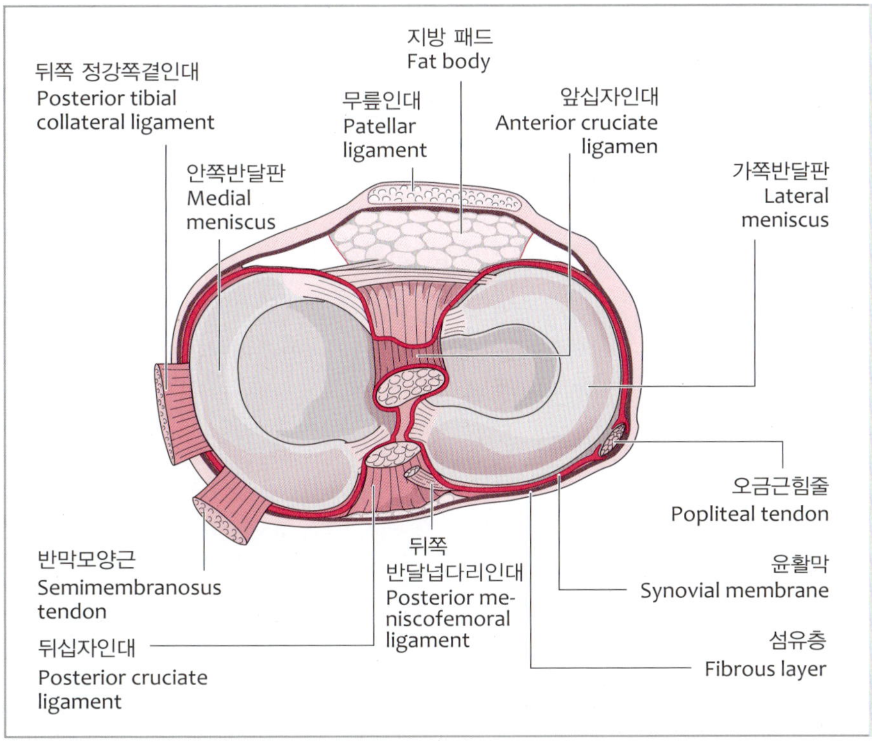

그림 9.58 정강뼈고원에 있는 관절주머니의 경로. 적색선은 윤활막이고, 갈색선은 섬유층이다.

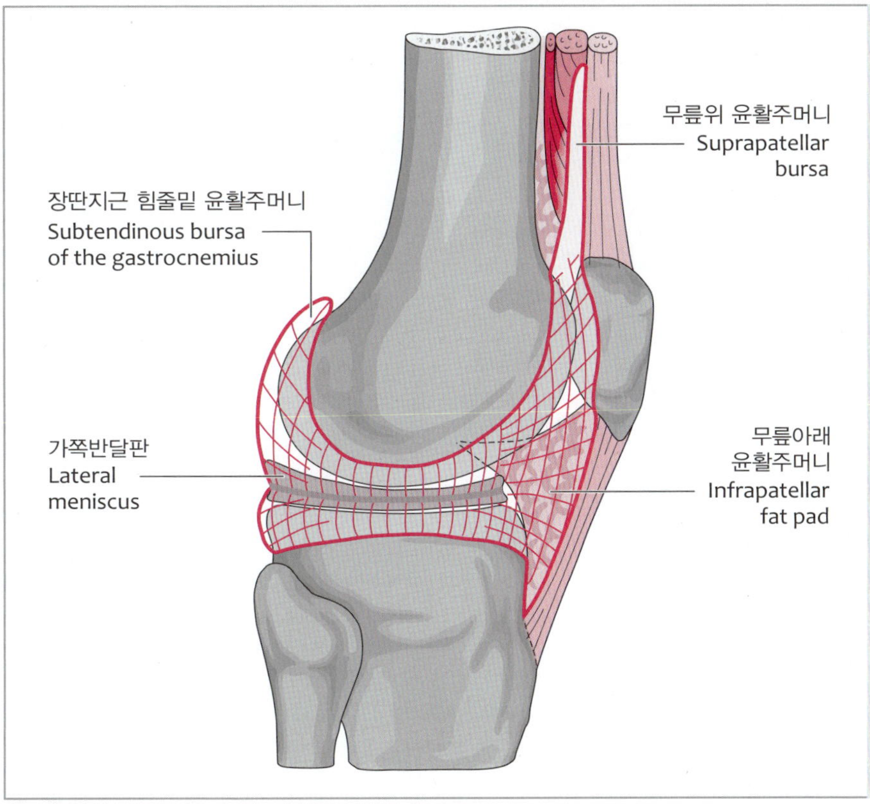

그림 9.59 섬유층의 닿는곳(가쪽면)

함몰(오목, recess)(그림 9.60)

관절주머니는 여러 지점에 함몰을 형성한다. 관절주머니의 함몰은 관절주머니가 찢어짐 없이, 최대 움직임을 할 수 있도록 만드는 여유 공간이다.

무릎뼈곁함몰

관절주머니는 넙다리뼈와 가쪽 무릎뼈 표면 사이에 작은 함몰을 형성한다.

오금밑함몰

오금근힘줄 이는곳 밑에 있는 윤활주머니는 쿠션 역할을 한다. 이 윤활주머니는 항상 관절공간과 연결되어 있어, 함몰처럼 여겨진다.

장딴지근힘줄밑 윤활주머니

관절주머니는 장딴지근 갈래와 넙다리뼈융기 사이에서 "polar cap"으로 불리는 아웃퍼칭(outpouching) 현상을 만든다.

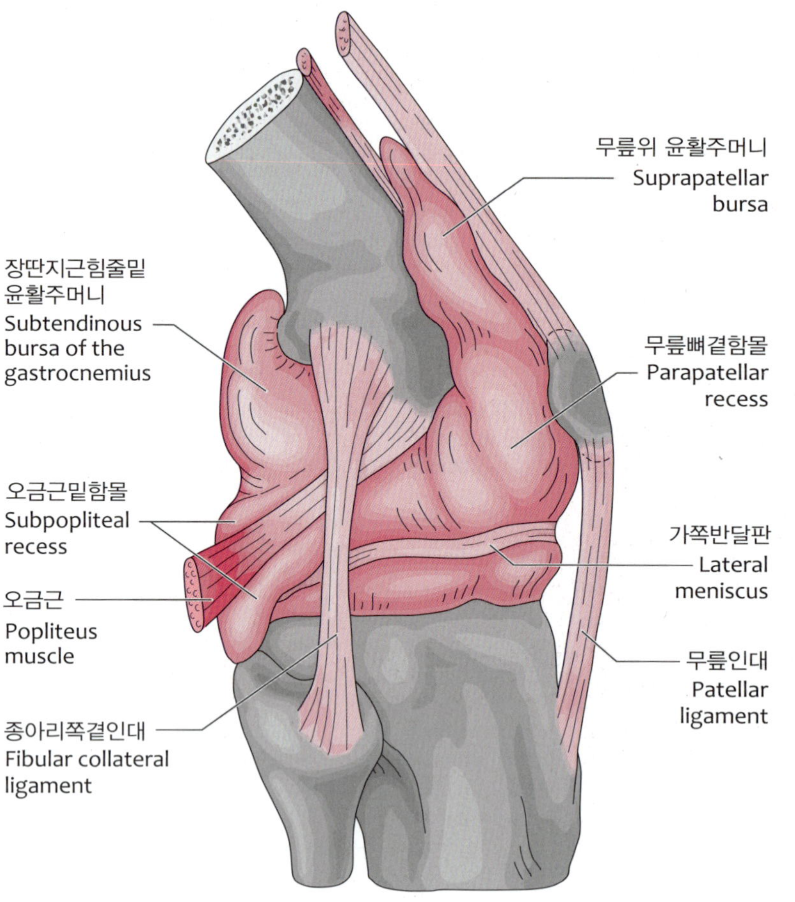

그림 9.60 관절주머니의 함몰(팽창된 무릎관절, 가쪽면)

무릎위 윤활주머니(그림 9.61)

관절주머니는 무릎뼈의 앞쪽과 위쪽에서 가장 큰 함몰을 형성한다. 이것은 넙다리뼈의 무릎뼈쪽 관절면의 몸쪽 부위에서 시작하고, 이 함몰의 깊은 층은 위쪽 방향으로 이어진다. 무릎뼈바닥에서 위쪽으로 약 10-12cm 떨어진 지점에서, 이 함몰은 아래쪽으로 주행한 후, 얕은층을 형성한다. 얕은층은 무릎뼈바닥에 고정된다.

이 함몰은 넙다리곧은근힘줄 바로 밑에 위치하고, 이 힘줄에 부착된다. 먼쪽 부분에서 지방성 결합조직이 아래층과 넙다리뼈 사이에서 형성된다. 이것의 몸쪽에는 무릎관절근의 섬유가 이 함몰 안으로 들어간다. 이것으로 볼 때, 넙다리네갈래근이 함몰의 움직임에 직접적인 효과를 가진다는 것이다. 넙다리네갈래근의 수축이나 이완할 때 함몰(**무릎위 윤활주머니**)의 2개 층이 서로에 대해 활주하게 된다.

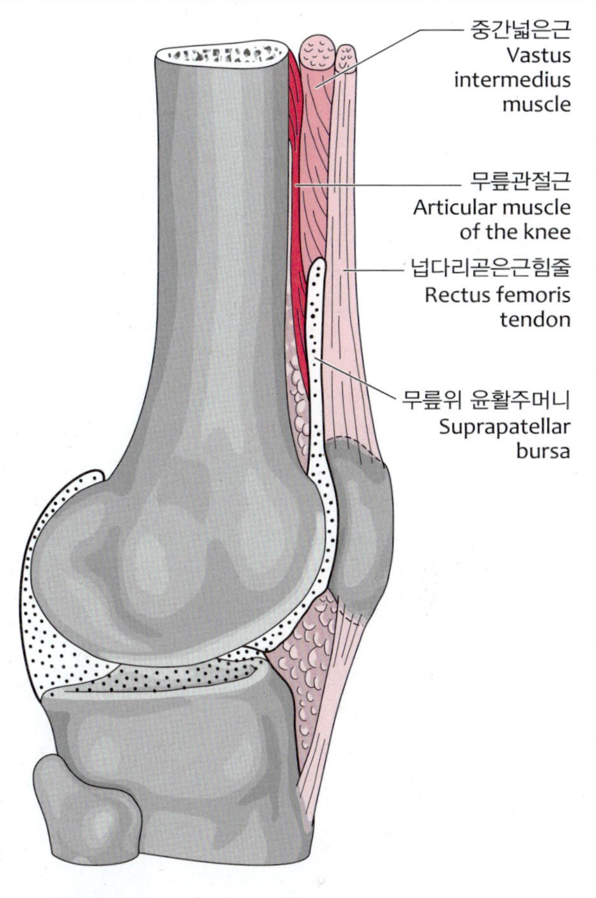

그림 9.61 무릎위 윤활주머니

무릎위 윤활주머니의 신장(그림 9.62): 무릎관절이 80°굽힘될 때 까지는, 함몰의 신장 상태가 크게 변하지 않는다. 그러나 80°굽힘을 초과했을 때는, 윤활주머니의 위쪽 층이 아래층 위에서 활주할 수 있어야 한다. 최대 유연성을 달성하기 위해서는 함몰이 완전하게 팽창되어야 한다.

병리

관절 삼출물

부적절한 하중과 다른 염증 자극 때문에, 윤활막이 많은 체액을 생성하여 관절 삼출물을 만든다. 관절 삼출물의 결과는 관절주머니의 과도한 신장과 관절 내에 있는 모세혈관의 압박이다.

부가적으로, 윤활막염의 결과로, 백혈구가 관절 안으로 들어와서 리소좀 효소를 유리한다. 리소좀 효소는 연골을 침범하여 파괴한다.

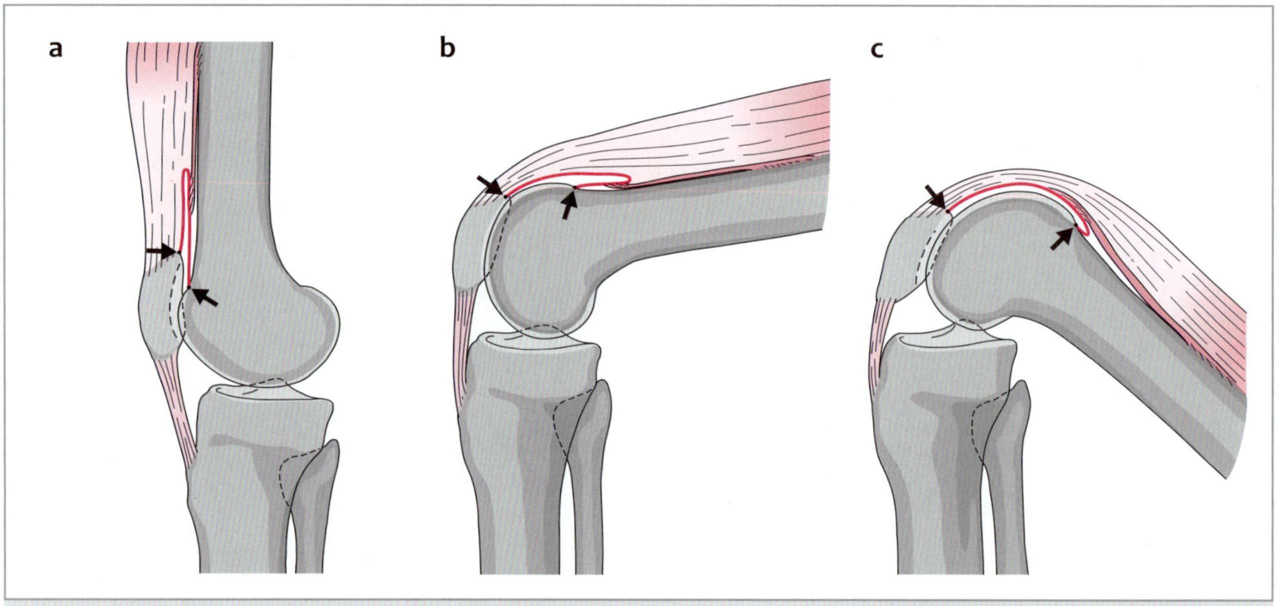

그림 9.62 무릎위 윤활주머니의 신장. (a) 중립위(0°)일 때, 뼈-연골 경계면에 있는 함몰의 고정지점은 무릎뼈의 몸쪽 1/3 지점에 해당한다. (b) 80°의 굽힘 자세일 때, 함몰의 고정지점은 무릎뼈의 몸쪽 가장자리로부터 약간만 움직이고, 함몰은 조금만 신장될 것이다. (c) 135°로 굽힘했을 때, 함몰이 완전히 신장될 수 있도록, 함몰의 고정지점은 무릎뼈의 몸쪽 가장자리로부터 뚜렷하게 멀어질 것이다.

임상 팁

시진

삼출물이 존재하면, 다리는 약간 굽힘된 자세를 취할 것이다. 관절주머니의 이완을 위해, 최소한의 압박으로 관절내 체액을 배출한다. 관절을 움직이면, 무릎관절의 자세에 따라 체액이 이동할 것이다. 폄 동안 수동으로 신장하면, 장딴지근 갈래가 "polar cap"을 압박하여 체액을 무릎뼈곁 윤활주머니 안으로 이동시킨다.

굽힘 시에는, 체액이 뒤쪽으로 이동하게 되는데, 그 이유는 넙다리네갈래근이 신장되어 무릎위 윤활주머니를 압박하기 때문이다.

댄싱 무릎뼈 (그림 9.63)

만약 삼출물이 존재하면, 윤활액의 이동을 체크한다. 다리를 최대로 폄하여 체액을 위쪽 함몰과 아래쪽 함몰로부터 무릎뼈 밑으로 이동시킨다. 이렇게 되면, 무릎뼈가 솟아오른다. 무릎뼈를 압박하면, 무릎뼈가 가라앉지만, 압박을 제거하면 용수철처럼 무릎뼈가 원래 위치로 다시 솟아오르게 된다.

제한된 가동성

무릎위 윤활주머니의 뚜렷한 신장은 80° 이상 굽힘되었을 할 때만 요구된다. 만약 윤활주머니가 유착되면, 굽힘이 80° 미만으로 제한된다. 수술후 재활프로그램의 초기 때 이루어지는 시작 운동은 무릎위 윤활주머니의 앞쪽 층과 뒤쪽 층의 유착을 예방하거나 적어도 유착을 감소시키는 수단이 된다.

넙다리네갈래근의 효과

넙다리네갈래근을 위한 운동은 함몰의 얕은층에 대항해 깊은 층을 무릎관절근 위에서 활주시키는 역할을 한다. 이것은 무릎위 윤활주머니의 유착을 예방한다.

부가적으로, 넙다리네갈래근은 체액이 차 있는 함몰 부위에 외적 압박을 가한다. 넙다리네갈래근의 펌핑 작용은 체액을 주변 물렁조직으로 이동시켜, 체액의 흡수를 촉진시킨다.

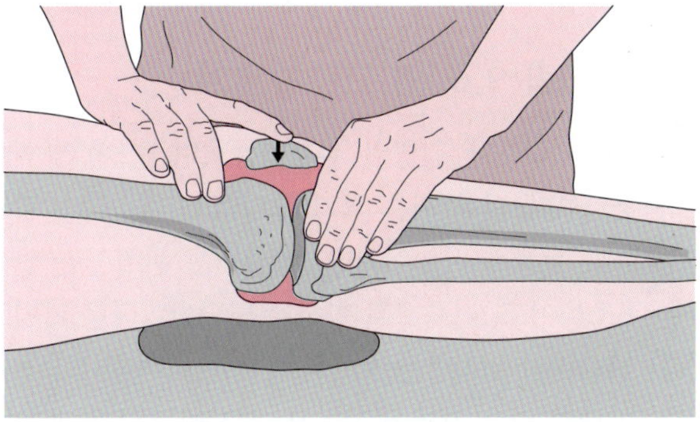

그림 9.63 댄싱 무릎뼈를 위한 검사

9.3.3 중앙 기능 복합체

반달판(그림 9.64와 그림 9.65)

반달판은 C자나 원형의 섬유연골이며, 가쪽 영역이 안쪽 영역보다 더 두꺼운 쐐기 모양을 띤다. 각 반달판은 앞뿔과 뒷뿔로 나누어진다. 반달판은 관절공간 안에 있는 구조물이고, 가쪽으로 향하는 반달판바닥을 가지고 있다. 반달판의 위쪽면은 오목하고, 넙다리뼈융기와 접촉한다. 아래쪽 면은 거의 납작하고, 정강뼈고원 위에 안착되어 있다. 반달판은 넙다리뼈와 정강뼈 사이의 관절을 넙다리반달 부분과 반달정강 부분으로 나눈다.

양쪽 반달판의 앞뿔은 넙다리반달인대를 통해 무릎뼈의 측면에 연결되어 있다.

무릎의 가로인대는 양쪽 앞뿔을 연결하고, 무릎아래 지방패드까지 이어져 있다.

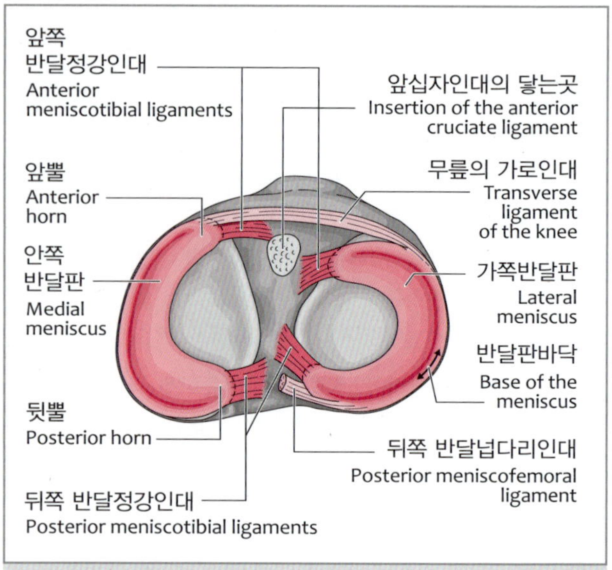

그림 9.64 안쪽반달판과 가쪽반달판

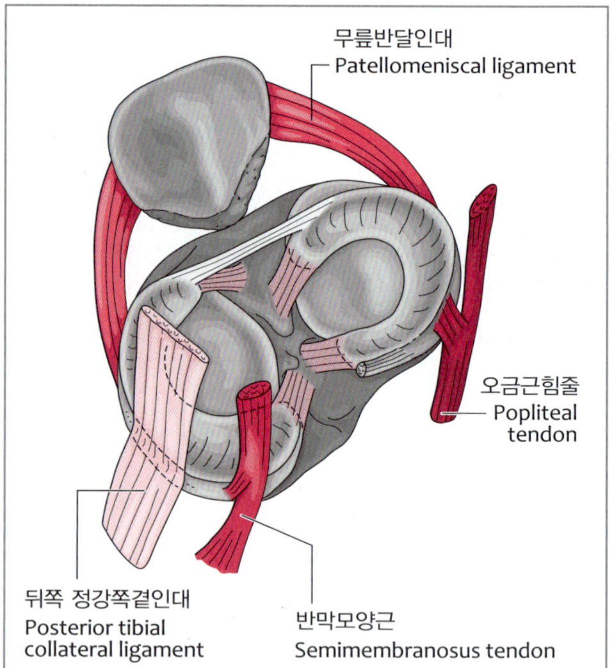

그림 9.65 반달판의 연결

안쪽반달판

안쪽반달판은 C자 모양이다. 이것의 앞뿔은 **앞쪽 반달정강인대**에 의해 앞쪽 융기사이 영역에 고정되고, 뒷뿔은 **뒤쪽 반달정강인대**에 의해 뒤쪽 융기사이 영역에 고정되어 있다.

중간 1/3 지점에서는, **관절주머니 섬유의 밴드**가 위쪽에서 아래쪽으로 주행하여 반달판바닥에 연결되어 있다. 반달판바닥은 반달판의 가장 가층과 연결되어 있다.

뒤안쪽 영역에서는, **뒤쪽 정강쪽곁인대**가 반달판 안으로 들어가고, **반막모양근**은 뒷뿔 안으로 들어간다.

가쪽반달판

가쪽반달판은 고리모양이다. 안쪽반달판과 마찬가지로, 앞뿔과 뒷뿔은 각각 **앞쪽 반달정강인대**와 **뒤쪽 반달정강인대**에 의해 정강뼈고원의 중간 지점에 부착한다.

여기에는 반달판바닥으로 향하는 관절주머니 섬유의 다발이 있다.

뒤쪽 반달넙다리인대는 가쪽반달판의 뒷뿔에서 안쪽 융기의 안쪽면으로 주행하여, 뒤십자인대와 나란하게 주행한다. **오금근**은 가쪽반달판의 뒷뿔과 연결되어 있다.

조직학(그림 9.66)

반달판은 주로 Ⅰ형 콜라겐 섬유로 구성되며, 약간의 탄성 섬유를 가지고 있다. 연골세포는 콜라겐 원섬유 사이에 박혀 있다.

전자현미경으로 관찰하면, 다음과 같은 3개 층이 나타난다:

- **첫 번째 층**: 가는 섬유 그물망이 반달판을 덮고 있다.
- **두 번째 층**: 층판 섬유 다발의 정렬은 다양한 각도로 교차된 격자와 같다.
- **세 번째 층**: 가장 두꺼운 층이며, 원섬유의 다발들이 원형으로 배열되어 있다. 반달판바닥에서는, 관절주머니의 결합조직이 세 번째 층 안으로 들어가서 그들과 합병된다.

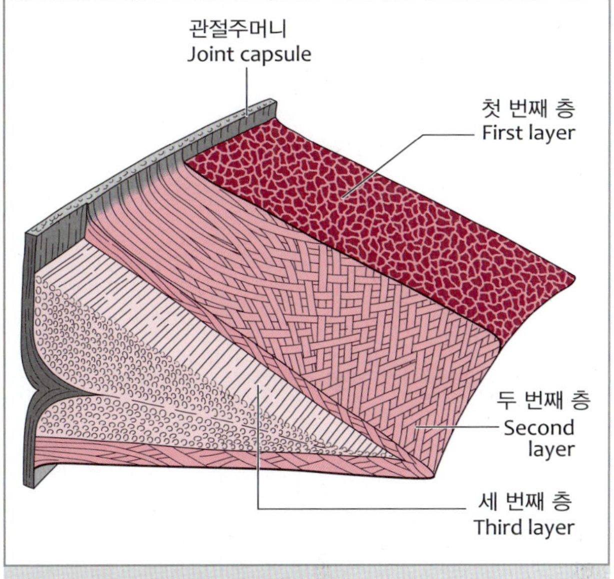

그림 9.66 반달판의 조직학적 구성

반달판의 영양공급(그림 9.67)

영양학적인 측면에서 볼 때, 반달판은 3개의 다른 영역을 가지고 있다:

- 윤활액이 확산을 통해 반달판의 2/3(**안쪽 부분**)에 영양을 공급한다.
- 섬유층에서 나온 혈관은 반달판바닥에 영양을 공급한다. 안쪽반달판에서는, 혈관이 정강쪽곁인대를 통해 반달판바닥으로 전달된다.
- 주위 조직에서 오는 혈관은 가장자리 안으로 약 2㎜ 들어간다. 반달판의 혈관 밀도는 관절주머니보다 훨씬 낮은 편이다.
- 앞뿔과 뒷뿔 모두는 정강뼈고원에 있는 반달정강인대 위에서 혈관화를 수용한다.
- 반달판의 중심 부위가 영양 공급으로부터 가장 멀리 떨어진 부위여서, 영양 상태가 나쁜 편이다. 그러므로 기능부전이 이 부위에서 쉽게 발생한다.

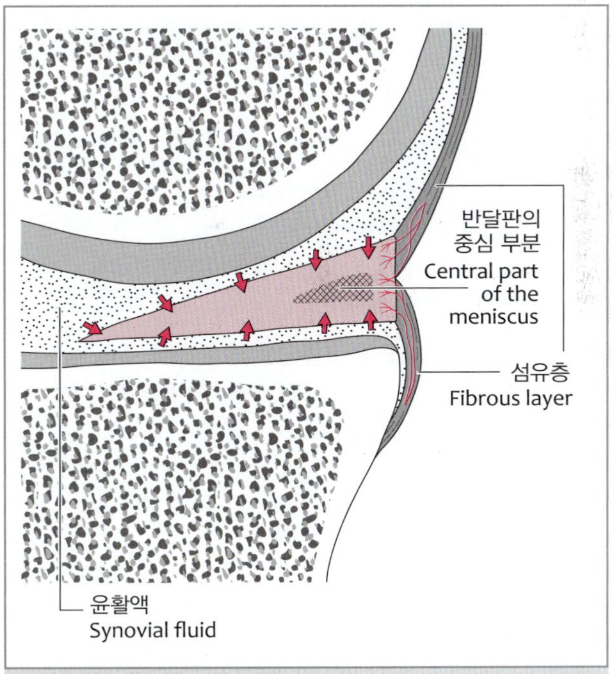

그림 9.67 반달판의 혈액공급

반달판에 있는 수용기

고유수용기와 자유신경종말은 반달판바닥 근처인 반달판의 세 번째 층과 앞뿔과 뒷뿔에서 존재한다. 특히 뒷뿔이 많은 고유수용기를 가지고 있다.

파시니안 소체는 움직임과 속도에 대한 정보를 전달한다. **골지 소체**는 장력의 변화를 전달한다. 골지 소체는 운동신경세포를 억제하는 Ⅰb의 들신경을 자극하여 통제된 움직임 순서를 확보한다.

자유신경종말은 화학 자극을 감지한다. 반응을 잘 하기 위해서는, 화학물질(**염증에 의해 유리되는 물질**)의 농도가 매우 높아야 한다.

움직임 동안의 반달판 변위

굽힘(그림 9.68)

넙다리뼈융기는 반달판을 뒤쪽으로 민다. 이런 움직임에서의 능동 요소는 안쪽에 있는 반막모양근과 가쪽에 있는 오금근이다.

폄

넙다리뼈융기는 정강뼈고원에 있는 반달판을 앞쪽으로 변위시킨다.

안쪽반달판은 6 ㎜ 정도 움직이고, 가쪽반달판은 약한 고정 때문에, 안쪽반달판의 움직임보다 2배 더 많이 움직인다. 앞뿔의 고정과 나머지 부분의 가동성 때문에, 움직일 때마다 반달판의 모양이 변한다.

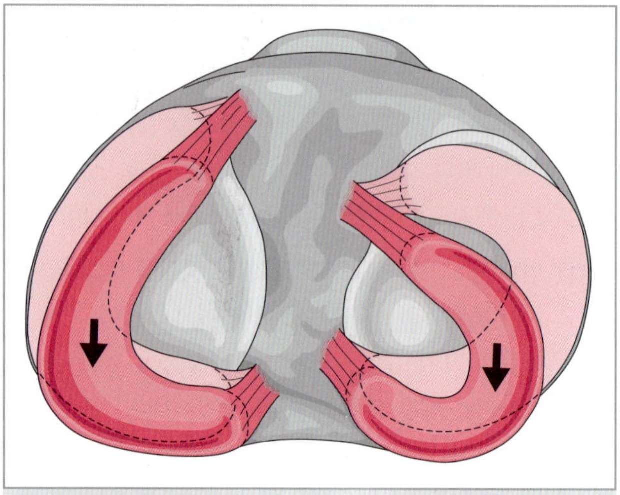

그림 9.68 굽힘 때 반달판의 변위

병리

폄의 차단

반달판 손상의 흔한 증상은 신장의 통증성 제한이다. 찢어진 반달판 부위가 넙다리정강관절의 공간 안으로 잼되어 관절의 움직임을 차단한다. 폄 결손의 정도는 다양하다. 종종 흔들기나 움직임을 통해 관절의 잠김으로부터 벗어날 수 있다.

반막모양근과 오금근도 무릎관절 폄 차단의 원인일 수 있다. 그들 근육은 폄 동안에 느슨해져 반달판의 앞쪽 이동을 허용한다.

돌림(그림 9.69)

반달판의 움직임은 넙다리뼈융기의 움직임을 따른다. 예를 들어, 정강뼈가 안쪽돌림을 할 때, 안쪽반달판은 정강뼈고원 위에서 앞쪽으로 이동하고, 가쪽반달판은 뒤쪽으로 이동한다. 정강뼈가 가쪽돌림을 할 때는 반대 현상이 일어난다.

반달판(menisci)의 기능:

- 반달판은 넙다리뼈융기와 정강뼈고원 사이의 부조화를 보상해 주고, 관절의 안정성을 증가시킨다.
- 반달판은 접점 스트레스를 감소시켜 최대 하중을 흡수하고, 압박의 힘을 원형 장력 스트레스로 바꾸어 준다: 즉, 그들이 충격을 흡수한다.
- 반달판의 앞뿔과 뒷뿔은 과도한 굽힘과 폄을 제한하고, 또 느린 돌림 움직임도 제한한다.
- 그들은 윤활액을 분산시켜 관절연골의 영양 공급을 향상시킨다.
- 그들은 고유수용기를 통해 근육 긴장에 영향을 준다.

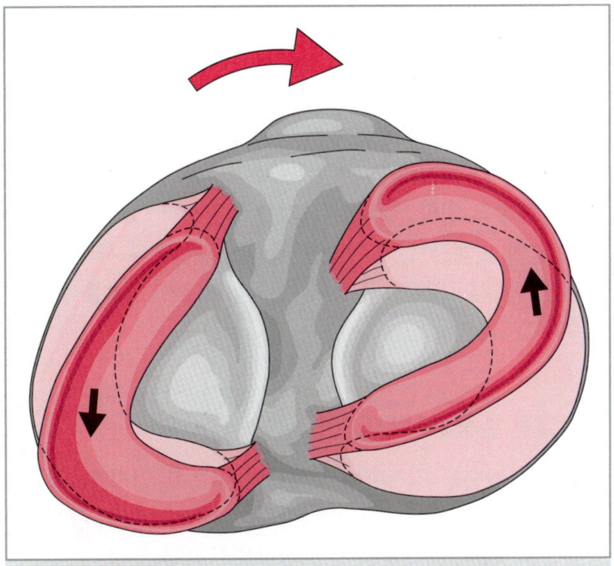

그림 9.69 정강뼈의 가쪽돌림 동안의 반달판 변위

병리

반달판 결절종

영양 문제나 과사용으로 인해 반달판바닥 부위에서 결절종이 생길 수 있다. 이들은 바깥쪽으로 성장하기 때문에 촉진이 가능할 수도 있다. 결절종은 안쪽반달판보다 가쪽반달판에서 더 많이 발생한다. 일반적인 치료는 결절종의 제거이지만, 종종 재발을 예방하기 위해 반달판바닥의 일부를 제거할 수도 있다.

반달판 손상 (그림 9.70)

반달판 병변을 검사하는 방법들이 무수히 많지만, 정확한 진단을 내리는데 부족함이 많다. 그래서 여러 검사법의 결합을 통해서만 신뢰성 있는 진단을 내릴 수 있다.

반달판 손상은 세로 파열, 가로 파열 또는 방사 파열 등과 같이 다양한 형태를 가진다. 앞뿔 피판 파열 또는 뒷뿔 피판 파열 등과 같이, 손상의 위치에 따라서도 손상의 이름이 붙여지기도 한다.

버킷 손잡이 파열: 주요 하중 영역(critical load zone)은 반달판의 중간 1/3 지점과 뒷뿔 사이의 이음부이다. 이 영역은 뒤쪽 이동과 함께 많은 압박을 흡수해야 한다. 세로 파열은 이 지점에서 일어나서, 앞쪽으로 팽창할 수 있다. 이런 결과로, 안쪽 부위(**버킷 손잡이**)가 변위되어 반달판에 큰 구멍이 생길 수 있다.

뒷뿔 피판 파열: 이것은 주요 영역의 세로 파열에서 진화되고, 관절의 안쪽 부분 쪽으로 찢어진다.

반달판절제술

오늘날 반달판의 기능이 매우 중요한 것으로 인지되기 때문에, 반달판 수복이나 부분 절제술과 같은 반달판-보전 기법이 주목을 받게 되었다. 회복의 가능성은 풍부한 혈관 영역에서 가장 좋다. 많은 연구들에 따르면, 완전 반달판 절제술보다는 부분 절단판 절제술 이후에 골관절염이 덜 발생했다는 것이다.

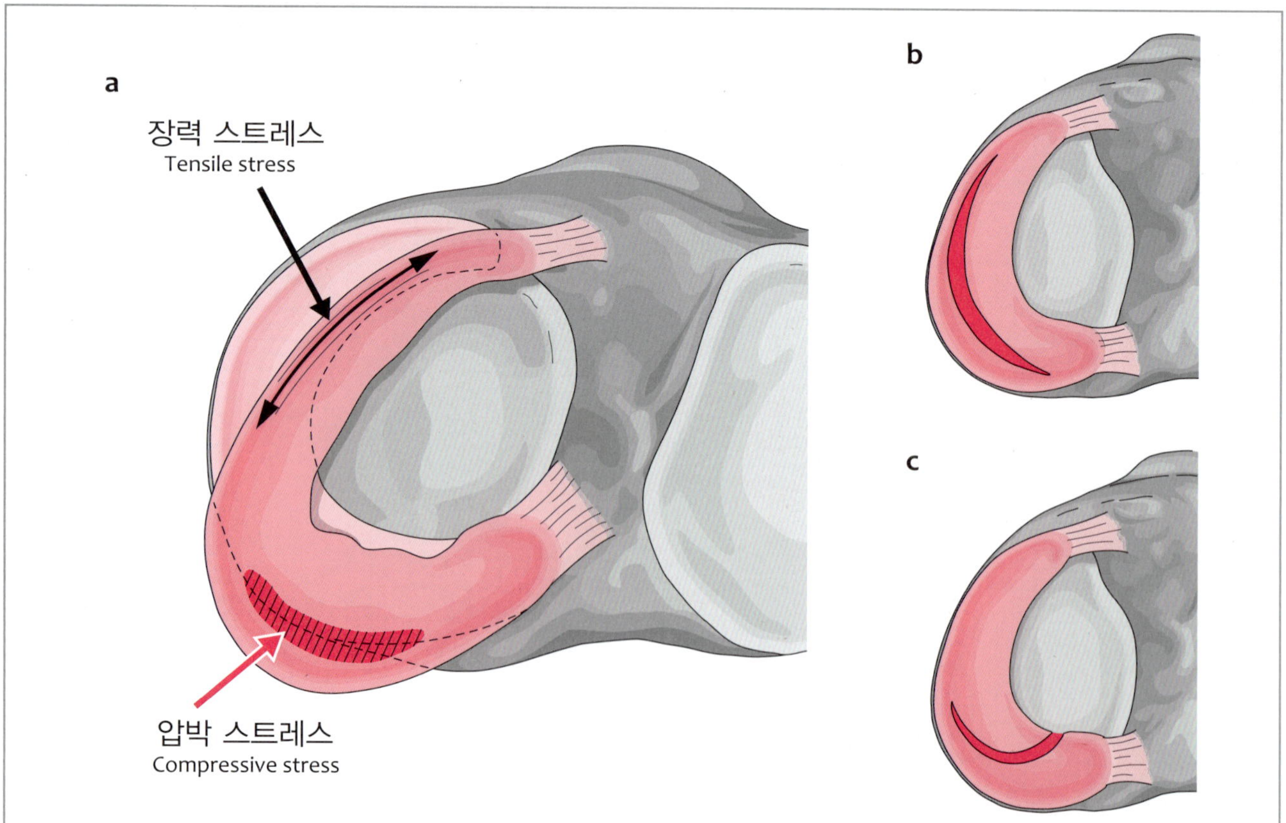

그림 9.70 (a) 안쪽반달판 손상의 주요 영역. (b) 버킷 손잡이 파열, (c) 뒷뿔의 피판 파열(flap tear)

앞십자인대(그림 9.71과 그림 9.72)

앞십자인대는 가쪽넙다리뼈융기의 뒤안쪽에 있는 난원형의 이는곳을 가지고 있다. 앞십자인대는 융기사이오목의 지붕과 나란하게 먼쪽–앞안쪽 방향으로 주행한다. 앞십자인대는 닿는곳 쪽으로 갈수록, 폭이 더 넓어져 삼각형의 닿는곳(**앞쪽 정강뼈 융기사이영역의 안쪽 융기사이결절 바로 앞쪽**)을 가진다. 앞십자인대의 닿는곳은 앞십자인대의 다른 횡단면보다 더 넓다.

앞십자인대의 섬유는 길이와 강도의 측면에서 다양하다. 기능적으로 구분될 수 있는 2개의 밴드가 존재한다: **앞안쪽 다발과 뒤가쪽 다발**. 앞안쪽 다발은 가장 위쪽에서 시작하여 정강뼈고원의 앞안쪽에 부착한다. 뒤가쪽 다발은 앞안쪽 다발보다 아래쪽에서 시작하여 더 뒤쪽에 부착한다. 이들 다발은 함께 성장하고 서로에 대해 꼬여 있다. 뒤가쪽 섬유는 앞안쪽 섬유보다 짧은 편이다. 앞쪽 섬유는 안쪽반달판의 앞쪽 반달정강인대에 연결되어 있다.

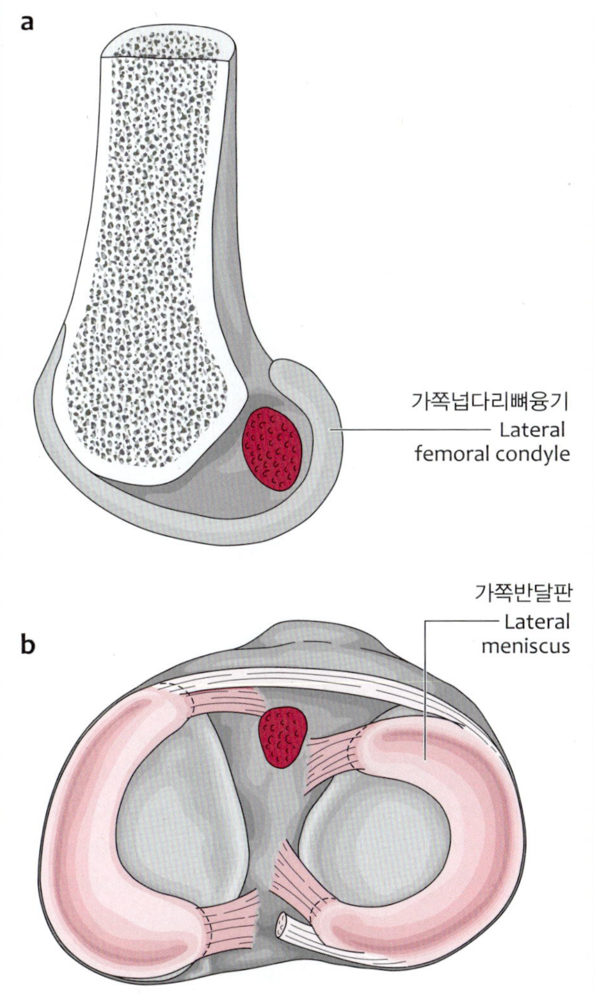

그림 9.71 앞십자인대의 부착점:
(a) 가쪽넙다리뼈융기 (안쪽에서 바라본 것). (b) 정강뼈고원

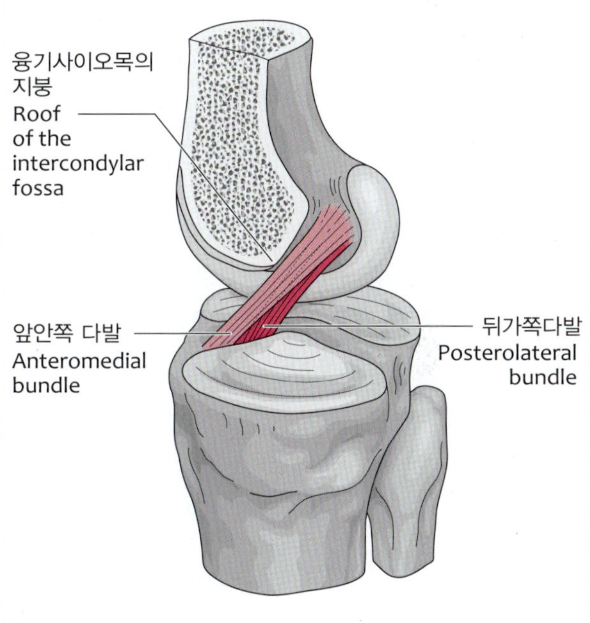

그림 9.72 앞십자인대의 경로

기능

움직임의 제한(그림 9.73)

앞안쪽 다발은 폄 시에 팽팽해지는데, 그 이유는 이 다발이 융기사이오목의 지붕(또는 넙다리뼈의 패임)을 압박하기 때문이다.

굽힘을 할 때, 앞안쪽 섬유는 뒤가쪽 섬유와 꼬이게 된다. 그 이유는 뒤가쪽 섬유가 앞안쪽 섬유 밑에서 앞쪽으로 휘어지기 때문이다. 이것이 일어나는 이유는 굽힘 움직임이 넙다리뼈에 있는 이들 섬유의 닿는곳을 앞위쪽으로 이동시키기 때문이다. 이들 섬유의 비틀림을 통해, 납작하던 섬유가 둥근 섬유로 변하고, 팽팽해진다.

부가적으로, 안쪽돌림할 때, 앞십자인대가 뒤십자인대를 둘러싸면서 팽팽해진다. 최대 가쪽돌림 때 앞십자인대가 융기사이 지붕에 부딪히게 되면서 신장된다.

안정화

앞십자인대는 정강뼈의 앞쪽 아탈구를 막는다. 즉, 앞십자인대는 정강뼈 위에서 넙다리뼈가 뒤쪽으로 활주하는 것을 막는다. 만약 1차 안정장치(곁인대)에 문제가 있으면, 앞십자인대(2차 안정장치)가 뒤십자인대와 함께 무릎관절의 안쪽 안정성과 가쪽 안정성을 지지한다.

구르기-활주 움직임의 협응

뒤십자인대와 함께, 앞십자인대가 구르기-활주 움직임의 협응에 참여한다.

▷ 9.3.10 운동축과 움직임을 참고하기 바란다.

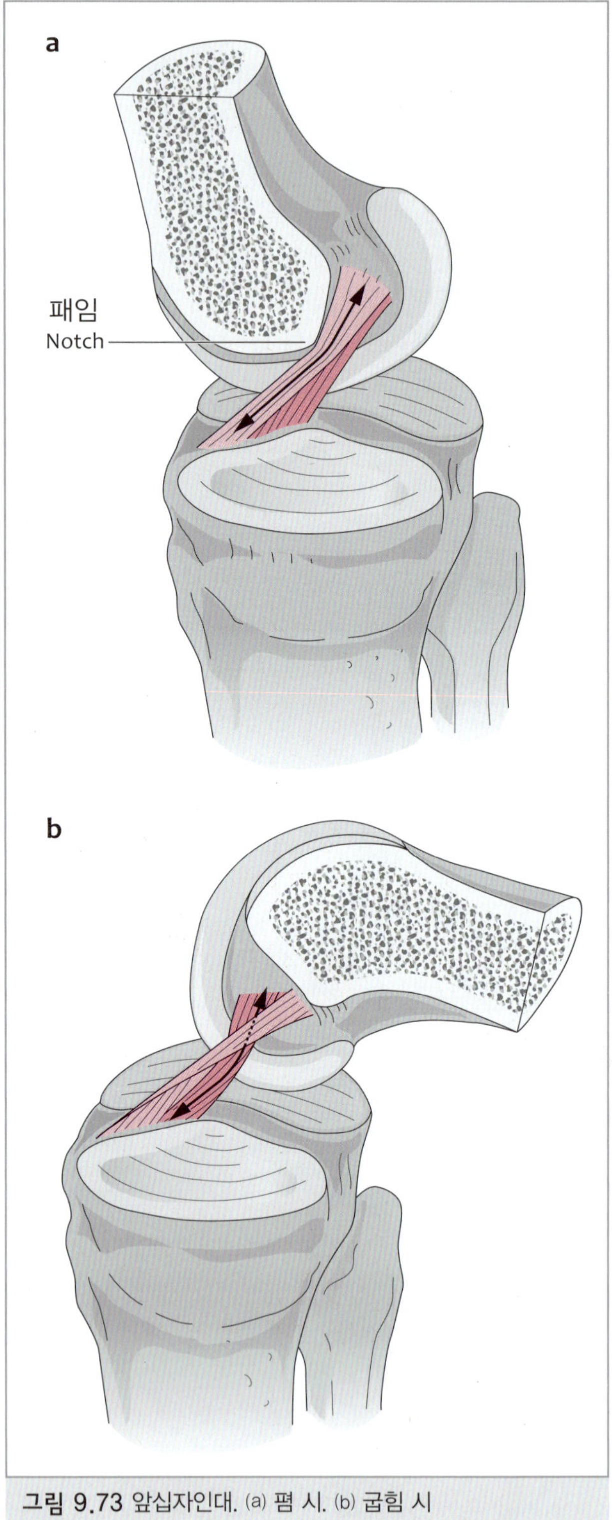

그림 9.73 앞십자인대. (a) 폄 시. (b) 굽힘 시

병리

앞십자인대의 손상과 결과(그림 9.74)

앞십자인대의 파열은 정강뼈가 앞쪽으로 전위되기 때문에, "anterior drawer(**앞쪽 서랍**)"라고 불리는 불안정을 초래한다. 이것은 구르기–활주 움직임이 변화되었음을 의미한다. 우세한 구르기 움직임의 붕괴가 일어나서, 무릎관절의 안쪽 부분과 가쪽 부분 모두에서 넙다리뼈 지지점의 병적인 뒤쪽 변위를 초래한다.

구르기 움직임과 함께, 넙다리뼈의 앞쪽 활주 움직임은 더 이상 일어나지 않고, 덜커덕거리는 움직임이 일어난다. 반달판의 뒷뿔이 활주 움직임을 천천히 감소시키는데 사용되고, 때때로 과도한 스트레스를 받는다.

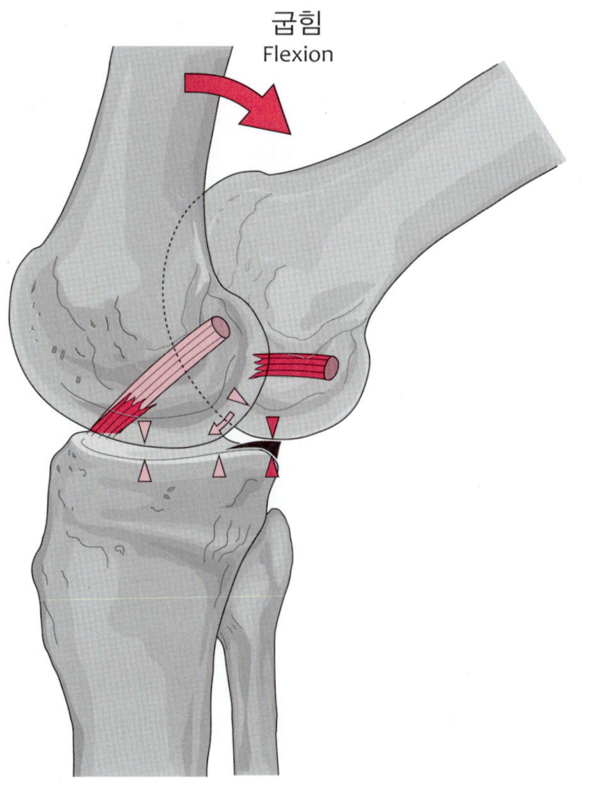

그림 9.74 앞십자인대 파열에 따른 구르기–활주 움직임의 붕괴

임상 팁

앞십자인대 파열 검사 (그림 9.75-그림 9.76)

Lachman 검사(**그림 9.75**): 이 검사는 앞십자인대 불안정의 선별검사이다. 무릎관절을 중간 정도 굽힘한 자세에서, 정강뼈를 앞쪽으로 당기는 방법이다(**앞쪽 서랍 징후**).

가쪽 피폿 이동 검사(**그림 9.76**): 이 검사를 할 때 구르기와 활주의 부조화가 일어난다면, 앞십자인대의 기능부전을 의미한다.

- 중립위에서는, 정강뼈의 변위가 보이지 않는다 (**그림 9.76a**).
- 약간 굽힘을 할 때는 넙다리뼈의 뒤쪽 구르기가 증가하고, 정강뼈는 앞쪽 서랍 자세에 머물게 된다. 엉덩정강띠가 굽힘의 가로축 보다 앞쪽으로 주행한다 (**그림 9.76b**).
- 약 40° 굽힘에서는, 엉덩정강띠가 굽힘축보다 뒤쪽에 위치하고, 정강뼈를 넙다리뼈 쪽으로 당긴다.

  이때 덜커덕거리는 움직임으로 정강뼈를 변위 위치에서 정상 위치로 이동시킨다(**그림 9.76c**).

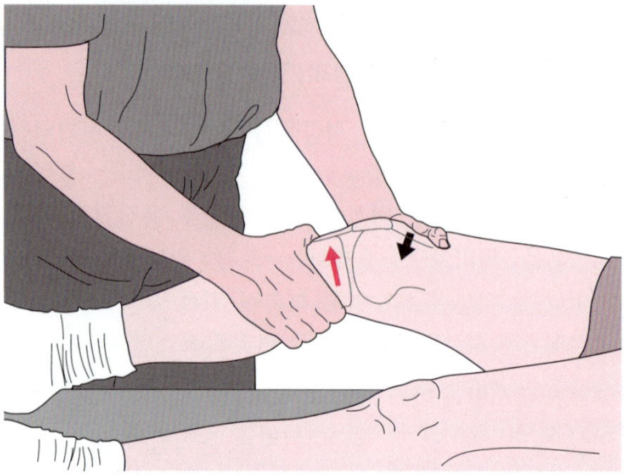

그림 9.75 Lachman 검사

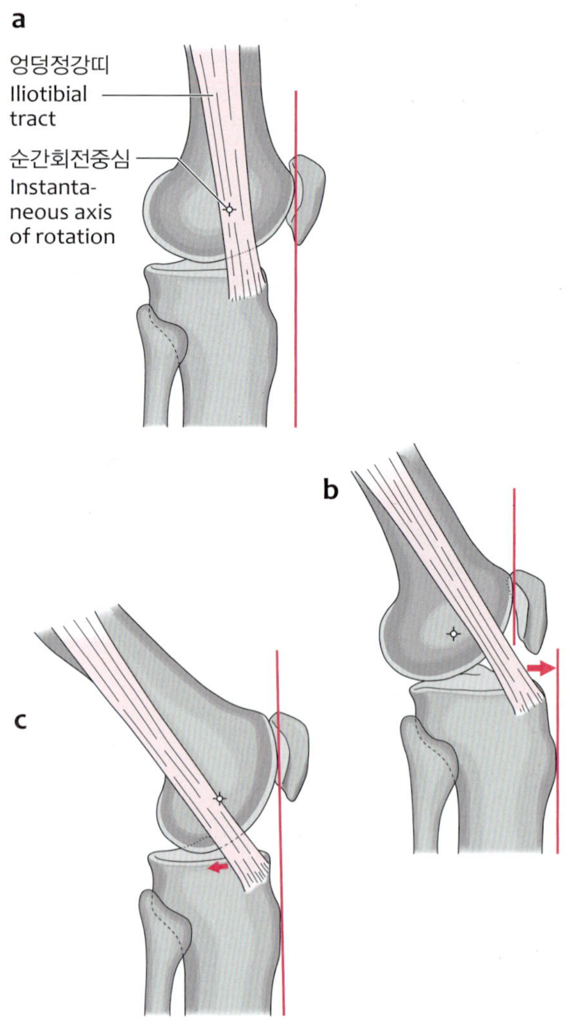

그림 9.76 앞십자인대 불안정을 위한 검사: 가쪽 피폿 이동 검사. (a) 중립위. (b) 20° 굽힘. (c) 40° 굽힘

병리

앞십자인대 수술 (그림 9.77)

종종 무릎힘줄의 중간 부위를 이용해 앞십자인대를 재건한다. 관절의 안정성과 가동성의 측면에서 볼 때, 앞십자인대의 최적 기능의 선제조건은 닿는곳의 계산이다. 인대의 일부가 존재하면 가장 좋은 경우인데, 그 이유는 인대의 경로가 해부학적 상태에 합당해야 하기 때문이다. 넙다리뼈 영역의 드릴 구멍에 작은 변화가 일어나도 앞십자인대의 장력 상태에 큰 영향을 준다.

패임 성형술(notchplasty)

드릴 구멍의 위치에 따라, 융기사이오목의 지붕(**패임**)이 지붕에 있는 이식의 충돌을 막기 위해 다듬어져야 한다. 일반적으로, 파열에 대한 좋은 저항은 수술직후에 예견될 수 있다. 그러나 6주 후에는 저항이 리모델링을 통해 명확하게 감소되고, 1년 후에는 앞십자인대가 정상 하중부하 능력의 90%에 도달하게 된다.

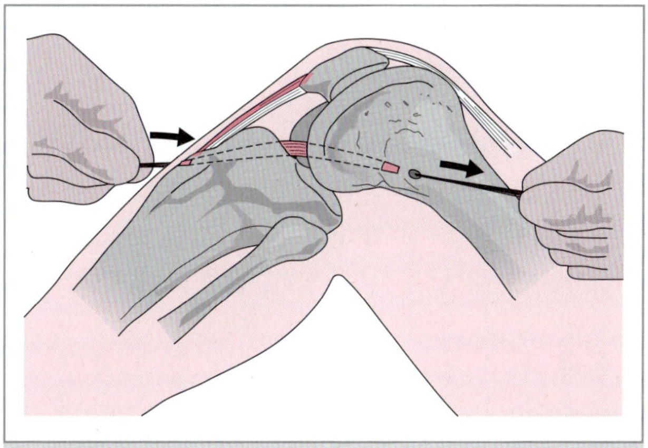

그림 9.77 무릎힘줄의 중간 부위를 이용한 앞십자인대 재건술

뒤십자인대(그림 9.78과 그림 9.79)

뒤십자인대는 안쪽넙다리뼈융기의 안쪽면에서 시작한다. 중립위일 때, 이는곳의 영역은 수평 방향을 가진다. 뒤십자인대는 먼쪽-가쪽-뒤쪽의 사선으로 주행하고, 정강뼈의 뒤쪽 융기사이영역과 뒤쪽 정강뼈 경계면에 부착한다. 뒤십자인대는 앞십자인대와 90°의 각도로 교차한다. 뒤십자인대의 길이는 앞십자인대의 3/5 정도 밖에 안된다. 뒤십자인대는 무릎관절 인대 중에서 가장 강한 인대이고, 무릎관절의 "중심 안정장치"로 알려져 있다.

뒤십자인대는 2개의 주요 다발로 구성된다: **뒤안쪽 다발**과 **앞가쪽 다발**. 뒤안쪽 다발은 정강뼈의 뒤쪽 융기사이영역에서 가장 뒤쪽에 부착한다. 앞가쪽 다발은 가쪽반달판 근처인 융기사이영역에서 가쪽에 부착한다.

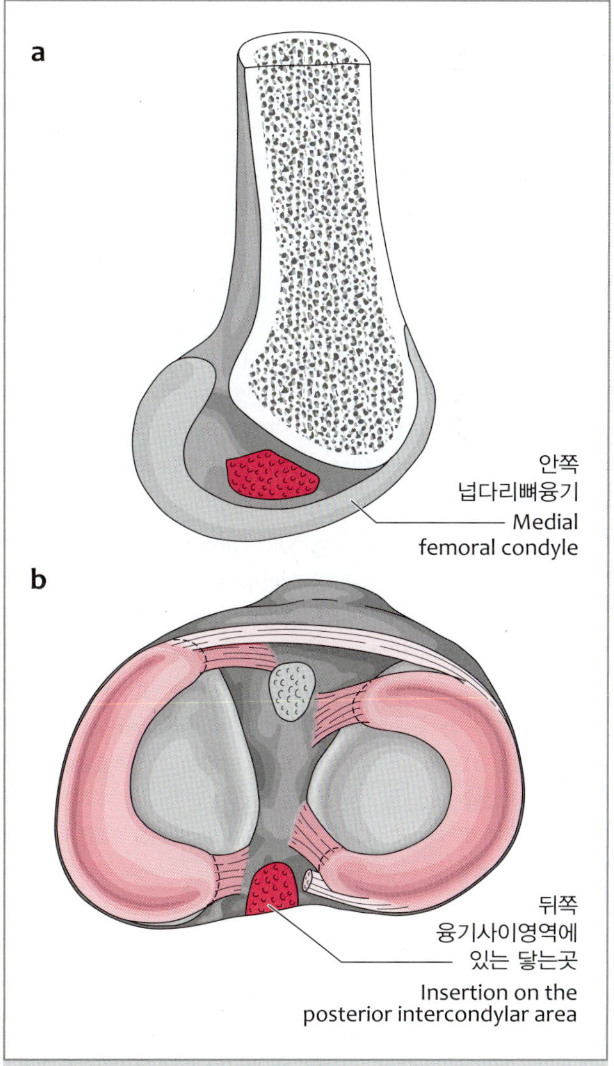

그림 9.78 뒤십자인대의 부착점:
(a) 가쪽 넙다리뼈융기 (안쪽면에서 보는 것). (b) 정강뼈고원

기능

움직임 제한

두 섬유 다발의 장력 사이에 차이가 있다: 폄 때는 뒤안쪽 다발이 주로 긴장된다. 굽힘 시, 이들 두 섬유 다발이 서로 꼬이게 되어 긴장의 증가가 일어난다(**그림 9.80**). 뒤십자인대는 앞십자인대와 함께, 안쪽돌림을 제한한다.

안정화

뒤십자인대는 정강뼈고원의 뒤쪽 변위를 막는다. 역으로 말해, 뒤십자인대는 입각기 동안 고정된 정강뼈에 대한 넙다리뼈의 앞쪽 활주를 막는다.

협응

뒤십자인대는 구르기-활주 움직임을 협응하는데 도움을 준다.

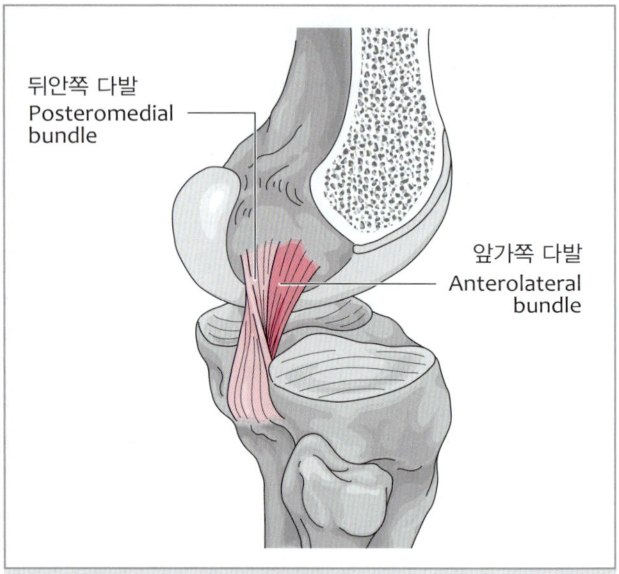

그림 9.79 뒤십자인대의 경로

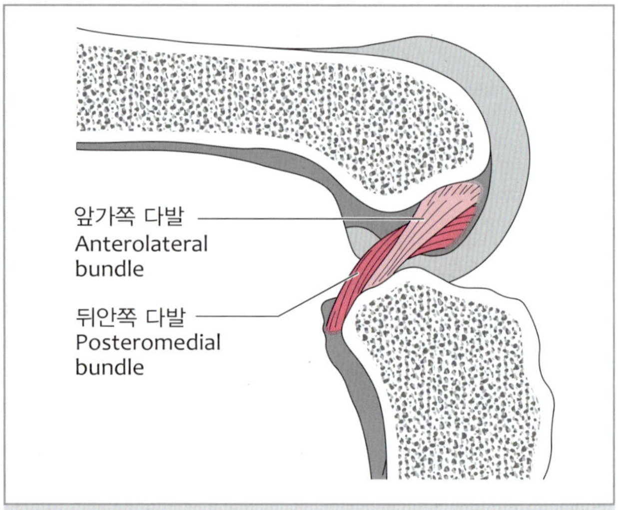

그림 9.80 굽힘 시의 뒤십자인대

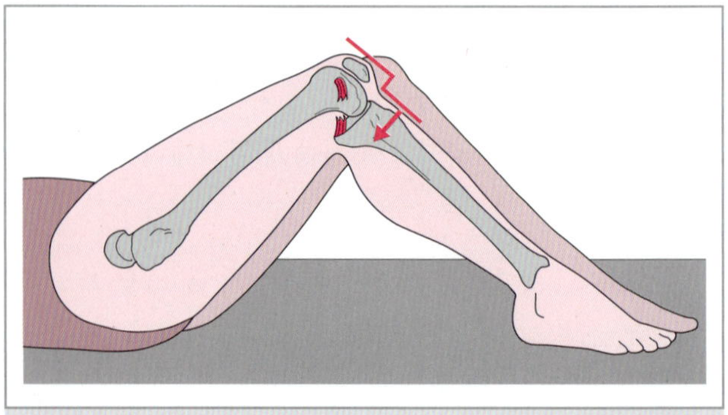

그림 9.81 뒤십자인대를 위한 안정성 검사: 중력 징후

임상 팁

뒤십자인대의 파열

뒤십자인대의 파열은 "posterior drawer(**뒤쪽 서랍**)"을 초래한다. 예를 들어, 뒤쪽 서랍은 앉은 자세 동안 뒤넙다리근에 의한 견인으로도 발생될 수 있다. 정강뼈가 중심에서 벗어나게 된다. 그 결과는 반달판 앞뿔과의 견고한 접촉에 의한 폄의 이른 종말이고, 반달판의 제한된 앞쪽 변위이다.

중력 징후 검사(**그림 9.81**)는 뒤십자인대의 안정성에 대한 정보를 제공한다. 이 검사를 수행하기 위해, 환자는 양발을 매트에 붙이고, 양쪽 무릎을 세운 자세(**90° 굽힘**)로 누워야 한다. 이때 자발적으로 뒤쪽 서랍 징후가 나타난다. 이 징후는 2개의 정강뼈거친면을 비교함으로서 알 수 있다. 그 이유는 침범된 쪽의 정강뼈거친면이 약간 뒤쪽으로 이동하기 때문이다. 만약 이것이 그런 경우라면, 뒤십자인대의 파열을 의심할 수 있다.

뒤십자인대 손상의 결과

넙다리뼈의 앞쪽 위치는 뒤십자인대를 손상시킬 수 있는데, 그 이유는 넙다리뼈와 정강뼈의 부착점이 서로 가까워지기 때문이다. 폄 자세에서 무릎을 굽힘할 때, 구르기-활주 움직임을 적절하게 수행하는데 요구되는 뒤십자인대의 장력이 부족해진다.

넙다리뼈의 앞쪽 위치 때문에, 종아리쪽곁인대의 지속적인 장력이 종아리뼈머리에 통증을 유발할 수 있다. 뒤십자인대의 유발 검사는 이것을 확진할 수 있다. 뒤십자인대의 장력은 뒤십자인대를 앞쪽으로 변위시킬 수 있다.

십자인대의 경로

시상면(그림 9.82)

각 십자인대는 독특한 경로를 가지고 있다:

- 폄 시, 그들은 가로면으로부터 약간만 경사져 있다. 앞십자인대는 가로면과 약 40°의 각도를 형성하면서 주행한다. 뒤십자인대는 가로면과 약 20°의 각도를 형성하면서 주행한다.
- 굽힘 시, 뒤십자인대의 방향은 크게 변한다. 뒤십자인대는 거의 수직으로 변하고, 앞십자인대는 이전보다 약간 큰 각도로 경사질 뿐이다.

이마면

돌림의 중간 위치와 폄된 무릎관절을 앞에서 봤을 때, 각 십자인대는 서로 교차하고 있다. 이것은 정강뼈의 안쪽돌림 때보다 더 명확하다. 그 이유는 그들이 긴장되고, 꼬여 있기 때문이다. 이럴 때, 정강뼈의 관절면과 넙다리뼈의 관절면이 더 가까워진다.

그러나 가쪽돌림 시에는, 양쪽 십자인대가 서로에 대해 나란하게 주행한다.

가로면(그림 9.83)

가로면에서 보면, 십자인대는 서로에 대해 나란하게 주행한다.

정강뼈에 있는 양쪽 십자인대의 고정점들은 시상면 상에 위치하고, 반면 넙다리뼈의 고정점들은 이마면 상에 위치한다.

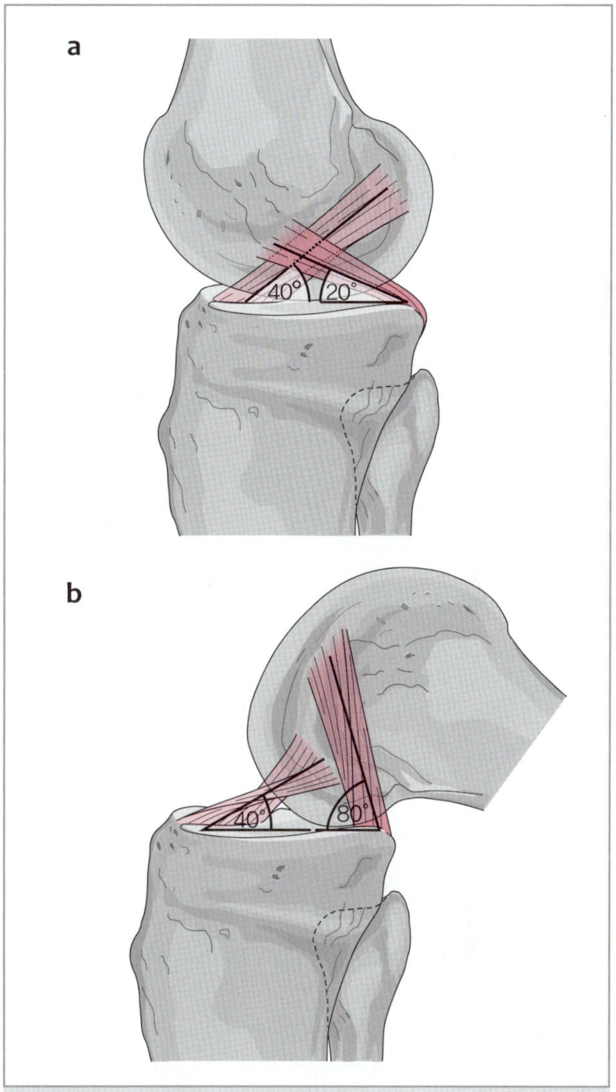

그림 9.82 십자인대의 경로(시상면): (a) 폄 시, (b) 굽힘 시

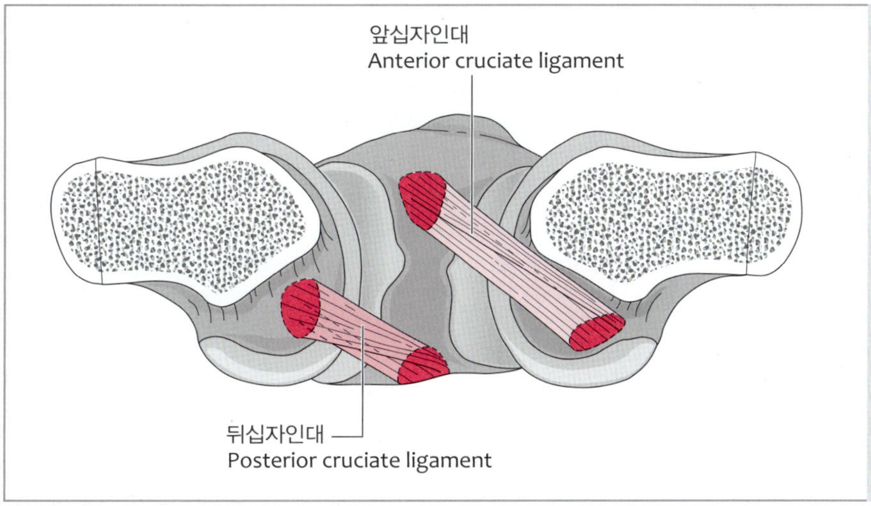

그림 9.83 가로면에서의 십자인대의 경로(먼쪽 넙다리뼈는 세로로 나누어지고, 간격이 더 벌어진다.)

9.3.4 앞쪽 기능 복합체

무릎뼈(그림 9.84)

많은 구조물이 무릎뼈에 연결되어 있고, 무릎뼈의 위치를 결정한다:

- 위쪽에서 넙다리네갈래근이 무릎뼈바닥으로 주행한다. 일부 섬유는 무릎뼈 위를 지나가고, 무릎인대 안으로 연장된다. 무릎인대는 정강뼈거친면과 무릎뼈꼭대기 사이를 연결한다.
- 넓은근이 위안쪽과 위가쪽에서 무릎뼈로 주행한다.
- 가쪽 경계와 안쪽 경계로부터, 가로지지띠가 넙다리뼈위관절융기와 정강뼈로 연결된다. 가쪽 부위에서, 엉덩정강띠의 섬유가 발견되기도 한다.
- 지지띠 아래의 깊은층(**두 번째 층**)으로서, 무릎반달인대가 무릎뼈 경계면과 반달판 사이를 연결하고 있다.

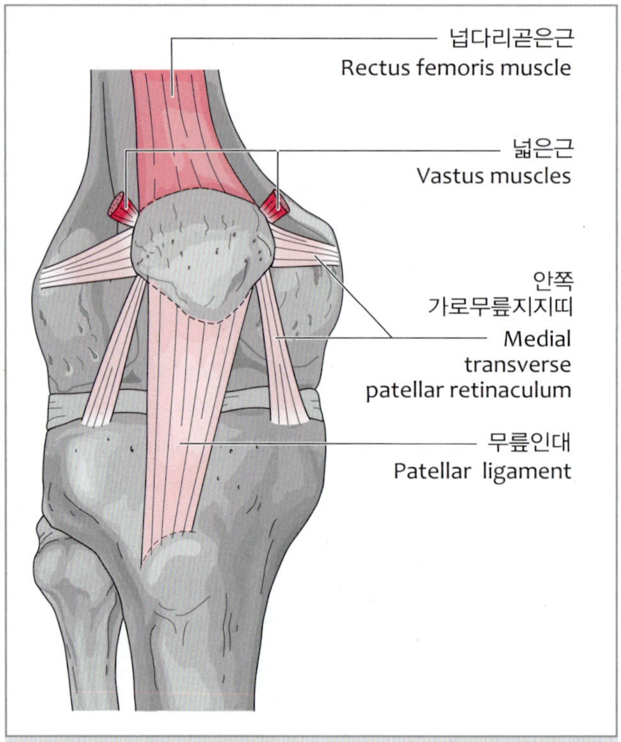

그림 9.84 무릎뼈의 연결들.

이런 부목 시스템의 힘들이 무릎뼈의 위치를 결정한다. 무릎뼈는 중심에 있을 때만, 최적의 움직임을 수행한다.

기능 (그림 9.85).

무릎뼈는 안정화 효과를 가지는데, 그 이유는 굽힘 때 넙다리뼈융기의 변위를 감소시키기 때문이다. 이것은 뒤십자인대와 뒤쪽 관절주머니 구조물에 가해지는 스트레스를 감소시킨다.

무릎뼈 위치 때문에, 무릎뼈는 넙다리네갈래근의 지레팔을 증가시킴으로서 폄근의 토크를 향상시킬 수 있다. 이것은 특히 무릎뼈 절제술 이후에 일어나는 지렛대 작용의 변화를 계산할 때 뚜렷해진다. 게다가 무릎뼈는 과도한 마찰로부터 넙다리곧은근 힘줄을 보호한다.

윤활액의 윤활 기능과 함께 두꺼운 유리연골층 때문에, 무릎넙다리관절의 마찰이 실제로 감소된다.

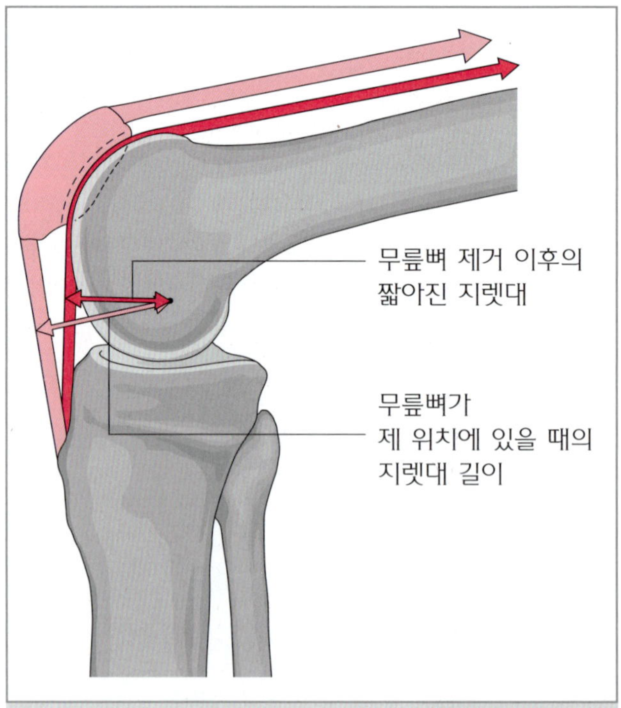

그림 9.85 무릎뼈 절제술 이후 넙다리네갈래근 지레팔의 변화

무릎인대(그림 9.86)

무릎인대는 무릎뼈꼭대기에서 정강뼈거친면까지 주행한다. 정강뼈거친면은 무릎뼈꼭대기에서 3–4개 손가락의 폭 만큼 먼쪽에 위치한 뼈 돌출부이다.

무릎인대는 약 5㎜의 두께와 3㎝의 몸쪽 너비와 2㎝의 먼쪽 너비를 가지고 있다. 이것은 몸쪽–안쪽에서 먼쪽–가쪽으로 약간 사선으로 주행한다. 무릎인대의 가쪽 부분은 안쪽 부분보다 약 2㎝ 더 깊은 곳에 안착한다.

깊은 무릎아래윤활주머니는 무릎인대, 정강뼈 및 Hoffa(무릎아래) 지방 패드 사이에 위치한다. 피부밑 무릎아래윤활주머니는 무릎인대보다 앞쪽에 위치하는 얕은 윤활주머니이다.

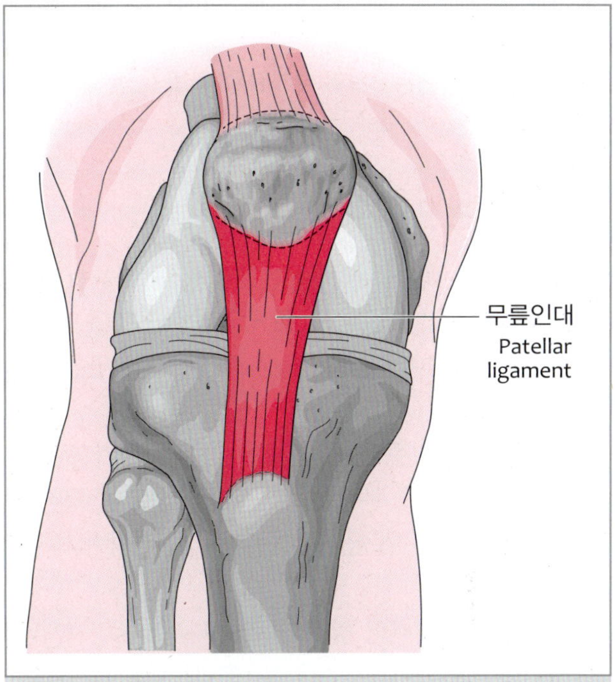

그림 9.86 무릎인대

병리

Osgood-Schlatter 질환

이것은 무균성 뼈 괴사로서, 정강뼈거친면에서 발생하고, 정강뼈거친면이 상당히 두꺼워진다.

이것은 대개 소년에게서 발생하며, 특히 계단 보행 후에 무릎관절의 스트레스 관련 통증이나 다른 유사한 스트레스로 인한 통증을 호소한다.

가쪽 무릎뼈 압박 증후군

이런 증후군의 경우, 무릎뼈가 가쪽으로 이동한다.

원인은 대개 안쪽넓은근의 위축이나 엉덩정강띠의 높은 장력과 같은 근육의 불균형이다. 환자는 언덕을 내려갈 때나 장기간 앉은 자세를 취한 후에 통증을 호소한다.

임상 팁

가쪽 압박 증후군의 치료는 근불균형을 해소하는 것이다. 예를 들어, 가쪽 구조물을 스트레칭하고 안쪽넓은근을 재활하는 방법으로 치료한다.

부가적으로, McConnell 테이핑 기법을 통해 무릎뼈를 안쪽으로 가져간다.

넙다리네갈래근(그림 9.87과 그림 9.88)

넙다리네갈래근은 5개의 부분으로 허벅지 앞쪽을 덮고 있다.

넙다리곧은근

부착점 때문에, 넙다리곧은근은 골반과 무릎관절 사이를 연결하고 있다. 이 근육은 중간넓은근에 있는 고랑 안에 위치한다. 다른 넓은근들은 고랑의 가쪽면을 형성하고 있다.

넙다리곧은근의 종말힘줄은 매우 납작하고, 가장 길다. 이 힘줄의 가장 큰 부분은 무릎뼈바닥으로 주행하고, 일부 얕은 섬유는 무릎뼈 위를 지나서 정강뼈거친면까지 도달한다.

무릎위윤활주머니의 앞쪽 잎은 넙다리곧은근 힘줄에 부착되고, 근육이 이완하거나 수축할 때 이동하게 된다.

넙다리곧은근은 자세 지지 기둥으로서 다리를 보호하는 지구력 수행력을 가지고, 많은 느린 연축섬유를 가지며, "단축되는 경향(shortening)"을 가진다.

중간넓은근

중간넓은근은 넙다리네갈래근 중에서 가장 깊은층을 형성한다. 이 근육의 섬유는 무릎위윤활주머니의 깊은층과 연결되어 있다. 다른 부분은 넙다리곧은근의 힘줄과 함께, 무릎뼈바닥에 연결된다.

무릎관절근

이 근육은 무릎위윤활주머니의 깊은층과 합병된다. 이 근육의 일부는 중간넓은근에서 나오고, 일부 섬유는 관절주머니 주름 위쪽으로 몇 cm 떨어진 지점에서 앞쪽 넙다리뼈의 이는곳과 만난다(**그림 9.61 참고**).

가쪽넓은근

가쪽넓은근은 넙다리네갈래근 중에서 가장 큰 근육이다. 이 근육은 **넓은근-볼기근 슬링**을 형성하기 위해, 거친선의 가쪽 입술에 있는 이는곳에서 큰볼기근의 섬유와 결합한다. 부가적으로, 일부 섬유는 엉덩정강띠에서 나온다.

종말힘줄은 무릎뼈바닥보다 위가쪽으로 손가락 4개의 폭 만큼 떨어진 지점에서 시작한다. 섬유의 대부분은 무릎뼈의 이런 경계면에서 끝나지만, 다른 섬유는 가쪽세로무릎지지띠로 연결된다. 섬유의 3 번째 갈래는 무릎뼈과 안쪽넓은근의 섬유를 지나서 더 안쪽과 먼쪽으로 주행한 후, 안쪽정강뼈융기에서 착지한다.

안쪽넓은근

이것은 속도와 근력을 담당하는 기능을 하고, 빠른 연축섬유를 많이 가지고 있어 "느슨해지는 경향(slackening)"을 가진다.

이 근육은 위안쪽 무릎뼈 가장자리에 부착하는 근섬유에 의해 주로 형성된다. 일부 섬유는 안쪽정강뼈융기로 연결되는 무릎지지띠 안으로 연결된다. 일부 얇은 섬유는 사선으로 주행하여 무릎뼈 위를 지나간 후, 가쪽으로 주행하여 엉덩정강띠의 닿는곳까지 도달한다.

가장 낮은 가로섬유다발은 **안쪽빗넓은근**(vastus medialis oblique muscle)으로 불린다. 이 근육은 폄근 기능이 없지만, 무릎뼈를 안쪽으로 당겨 가쪽 방향의 힘에 저항을 한다. 그리고 무릎뼈를 넙다리뼈 도르래 고랑 안에 위치하도록 작용한다. 안쪽넓은근이 위축되면, 무릎뼈를 고정하는 능력이 감소되고, 가쪽넓은근이 과도하게 작용하여 무릎뼈의 가쪽화를 초래한다.

부가적으로, 안쪽넓은근은 일부 섬유를 관절주머니로 보낸다.

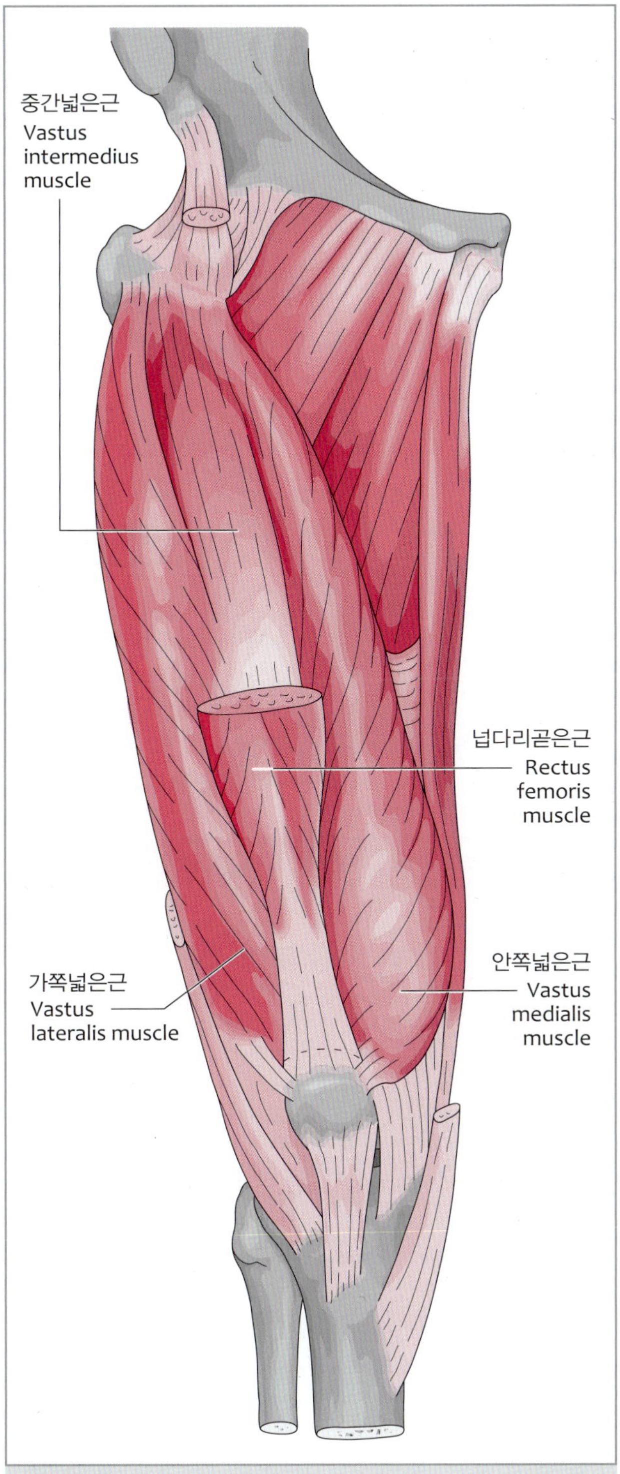

그림 9.87 넙다리네갈래근

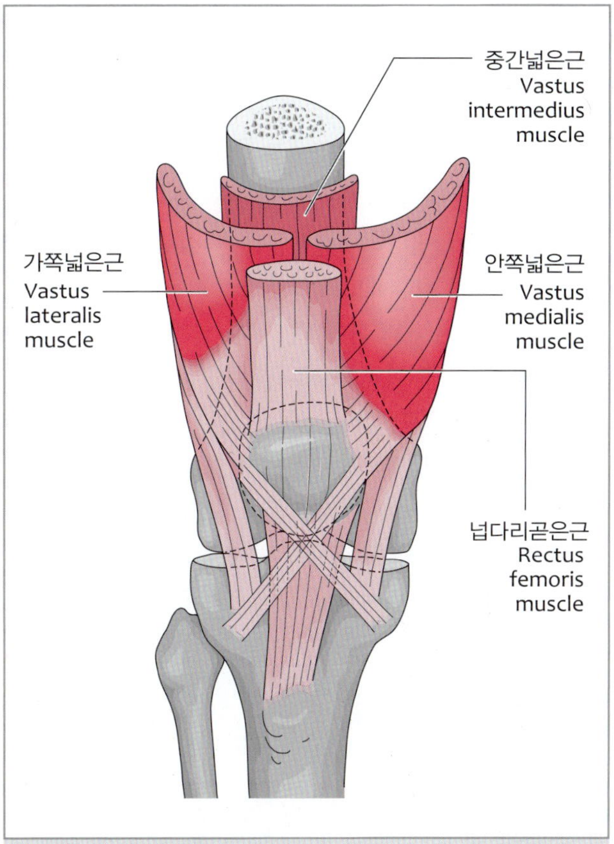

그림 9.88 넓은근의 연결

기능:

열린사슬 상태에서 기능을 할 때, 넙다리네갈래근은 정강뼈 지렛대를 앞쪽으로 이동시킨다. 이것은 무릎관절 폄에 해당한다. 이것은 정강뼈를 앞쪽으로 활주시킨다.

닫힌사슬 상태에서 기능을 할 때, 선 자세에서 무릎 굽힘을 하듯이 넙다리네갈래근은 원심성 수축을 통해 무릎 굽힘을 천천히 하도록 만든다.

한 발로 선 자세를 취할 때, 무릎 굽힘이 증가할수록, 넙다리뼈융기는 앞아래쪽으로 활주하는데, 그 이유는 다운힐 힘(**내리막으로 향하는 힘**)의 면 때문이다(**정강뼈고원이 앞쪽과 아랫방향으로 기울어져 있다**). 넙다리네갈래근은 이런 밀기(thrust) 경향에 반대 작용을 한다. 합성의 힘은 넙다리뼈융기를 뒤쪽 방향으로 민다. 부가적으로, 무릎뼈가 넙다리뼈의 도르래고랑 안으로 압박된다. 이러한 압박은 굽힘된 자세에서 특히 크다(**그림 9.89**).

신경지배: 넙다리신경

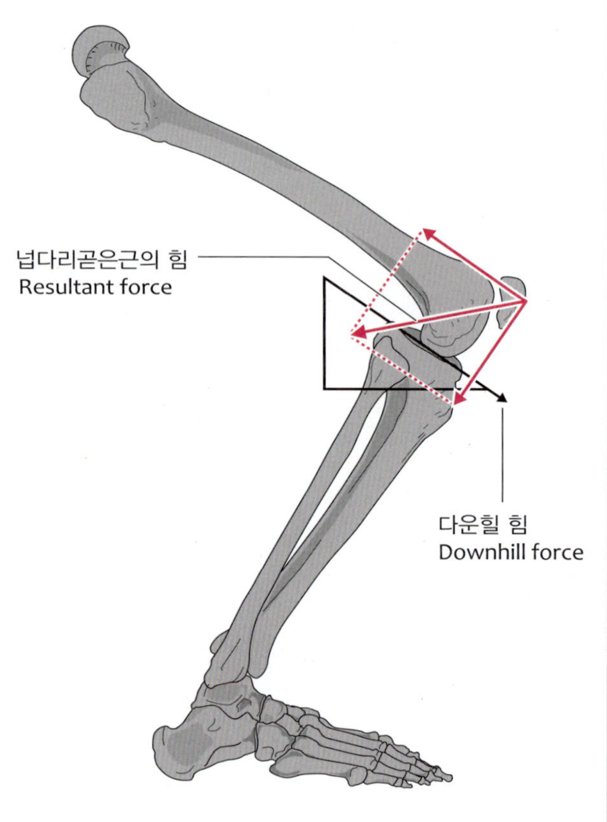

그림 9.89 굽힘 자세에서의 넙다리네갈래근의 효과

임상 팁

시진

넙다리네갈래근의 위축은 어느 정도 지속되는 손상 시에 항상 나타나고, 심지어 불편이 사라진 후에도 나타난다. 근육의 위축은 관절을 보호하는 고유수용성 피드백 기전의 문제 때문이다.

손상으로부터 관절이 보호를 받는 동안, 넙다리네갈래근이 억제되는데, 그 이유는 넙다리네갈래근의 활성이 관절에 스트레스를 주기 때문이다.

예를 들어, 약 40° 굽힘 시, 넙다리네갈래근은 정강뼈를 앞쪽으로 당긴다. 앞십자인대의 병변 이후에는 특히 이 자세를 피해야 한다.

넙다리네갈래근의 훈련

닫힌운동사슬 프로그램은 고유수용기의 훈련(**자세 감각, 운동 감각 및 힘 감각**)에 매우 효과적이다.

예를 들어, 이식이나 수술후 반달판을 보호하기 위해 움직임을 제한한다. 다음의 닫힌사슬운동(**먼쪽 분절이 고정된**)이 수행될 수 있다: 체중분포를 평가하기 위해 2 세트의 척도를 이용하면서, 무릎을 30° 굽힘한 채, 상체를 다양한 방법으로 움직인다; 2개의 작은 흔들 균형대, 와블 보드 또는 균형판 위에서 안정화 운동을 한다.

무릎의 Q각(그림 9.90)

이 각도는 ASIS에서 무릎뼈의 중간지점를 연결하는 선의 아랫방향 연장선과 무릎뼈에서 정강뼈거친면을 잇는 직선에 의해 형성된다. 남성의 경우, 각도는 약 10° 이고, 여성의 각도는 15°± 5°이다.

이 각도 때문에, 무릎뼈는 가쪽으로 탈구되는 경향을 띤다. 넙다리뼈 무릎뼈쪽 면의 가쪽 뺨과 안쪽빗넓은근의 당김 방향이 가쪽 탈구되는 경향에 반작용한다.

병리

밖굽이무릎의 경우, Q 각이 더 커진다.

그 이유는 정강뼈거친면이 가쪽으로 위치하기 때문이다. 이런 변화의 결과로, 가쪽 방향의 힘 성분이 더 커져, 가쪽넙다리뼈융기의 뺨에 대한 요구도가 증가한다.

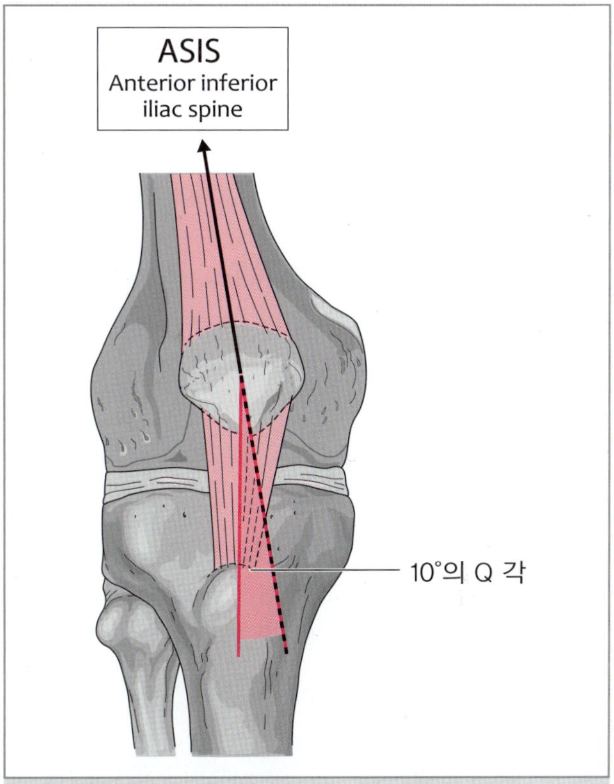

그림 9.90 **Q** 각

지방패드와 윤활주름

무릎아래 지방패드(그림 9.91)

앞쪽 융기사이영역과 무릎인대 안쪽면 사이의 공간은 큰 지방패드로 채워져 있다. 이 지방 패드는 "Hoffa의 지방패드"로도 불리고, 무릎인대의 안쪽면에 밑변을 가진 4개의 변을 가진 피라미드 모양이다. 관절을 마주보고 있는 지방패드의 면은 윤활액 코팅으로 되어 있다.

지방패드는 느슨한 결합조직 가닥을 가진 지방의 볼(ball)로 구성되어 있다. 이것은 잘 관류되고, 지방패드의 혈관은 지지띠의 혈관과 함께, 무릎인대와 앞십자인대의 관류를 제공한다. 그러므로 지방패드는 자가 이식 재건술 이후에 재혈관화의 역할을 한다. 지방패드는 고유수용기를 가지고 있고, 무릎관절 조절 기전의 일부로서 작용한다. 이것은 무릎관절 내의 압력을 균등하게 만드는 역할을 한다.

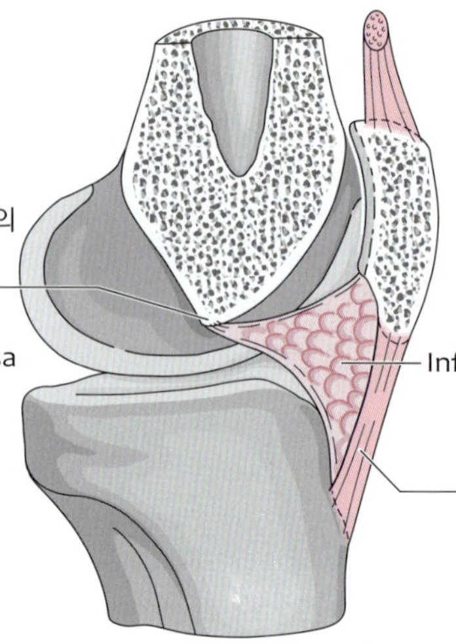

그림 9.91 무릎아래 지방패드

병리

Hoffa 질환

지방패드의 비대는 반달판 손상이나 염증 등과 같은, 다양한 무릎 질환과 관련된다. 질환이 치유되면, 대개 부종은 감소된다.

무릎이 고정되면, 지방패드가 증식되는 것으로 알려져 있다. 지방은 섬유화되고 흉터로 변할 수 있고, 이로 인해 가동성과 가소성이 소실된다. 지방패드의 중요한 기능 때문에, 지방패드의 완전 제거는 관절을 위해서 매우 좋지 않다. 그래서 부분 절제가 선호된다.

임상 팁

Hoffa 지방패드의 비대에서 나타나는 소견

환자는 치료 시 통증을 호소하고, 무릎을 젖힘할 때 통증을 호소한다. 그리고 포착의 발생을 호소한다. 무릎을 굽힘할 때 무릎인대 주변에 부종이 나타나고, 촉진 시 민감해질 수 있다.

윤활주름(그림 9.92)

윤활주름은 무릎관절을 나누는 태아 사이막의 흔적이다. 윤활주름은 지방 물질을 둘러싸고 있는 윤활막내의 사이막이다.

무릎위 윤활주름

이것은 무릎뼈의 위쪽 경계면을 따라 안쪽에서 가쪽으로 이어지는 반달모양의 윤활주름이다. 그것은 나머지 관절공간과 무릎위윤활주머니를 분리하는 사이막을 형성할 수 있다. 이런 경우, 무릎관절주머니는 무릎뼈바닥 위의 약 2㎝ 지점에서 끝난다.

무릎뼈안쪽 윤활주름

이것은 무릎뼈의 안쪽면에 있는 수직으로 주행하는 윤활주름으로서, 무릎넙다리관절을 위한 반달판 기능을 가지고 있고, 무릎아래 지방패드의 윤활막 내벽으로 합병된다.

무릎아래 윤활주름

이 섬유 가닥은 지방패드의 표면을 강화하기 위해 무릎뼈꼭대기에서 융기사이오목의 깊은 곳으로 주행한다. 이것은 십자인대의 윤활막에 부착된다.

날개주름

이것은 무릎뼈의 가쪽면에서 시작하고, 지방물질의 가쪽 경계면을 형성한다.

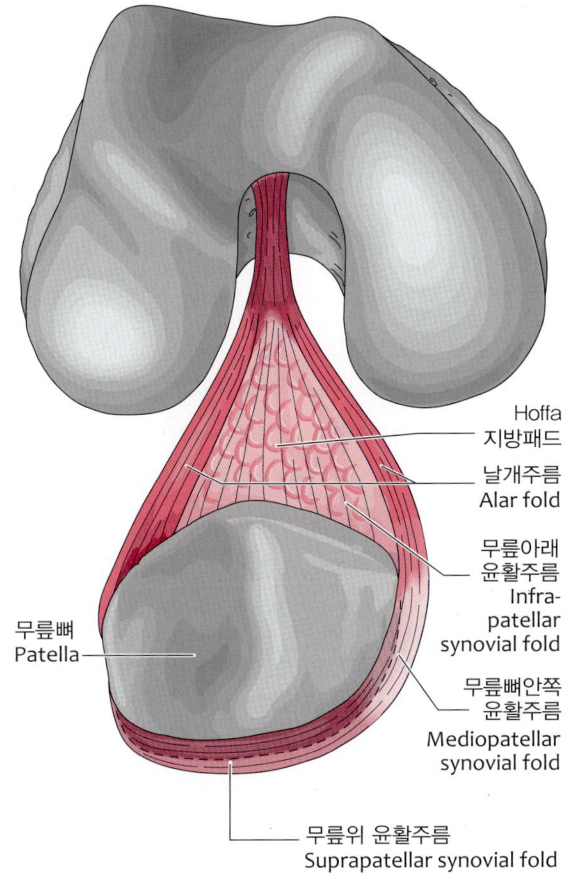

그림 9.92 윤활주름

병리

추벽 증후군

추벽 증후군 또는 안쪽선반 증후군은 윤활주름의 비대이다. 그것은 수영선수에게서 빈번하게 발생하며, 배영선수의 무릎으로 알려져 있다. 추벽 증후군의 원인은 발차기이고, 특히 안쪽무릎복합체에 손상을 가해 이들 구조물의 비후와 흉터를 일으킨다.

무릎의 굽힘 동안, 무릎뼈안쪽 윤활주름이 활시위처럼 타이트해질 수 있고, 무릎뼈의 안쪽 파셋 밑에서 잼이 일어난다. 이것은 연골을 손상시키는 압박을 초래한다. 환자는 움직임 시 통증을 호소한다. 치료는 관절경을 이용한 윤활주름의 가로절개 또는 윤활주름의 절제이다.

9.3.5 안쪽 기능 복합체

정강쪽곁인대(그림 9.93)

정강쪽곁인대는 다양한 방향으로 뻗어 있는 다양한 길이의 섬유를 가지고 있다.

세로섬유다발은 안쪽위넙다리뼈융기에서 시작하여 먼쪽과 앞쪽의 사선 방향으로 주행하고, 정강뼈의 안쪽 관절면에 착지한다. 정강쪽곁인대의 길이는 9–11㎝이고, 정강쪽 닿는곳에서 얕은 거위발에 의해 덮여 있다.
앞쪽의 섬유는 세로지지띠와 연결된다.

인대의 짧은 섬유는 긴 섬유 사이에 섞여 있고, 위넙다리뼈융기에서 안쪽반달판까지 주행하고, 반달판에서 정강뼈까지 주행한다. 경우에 따라, 이들은 각각 **반달넙다리인대**와 **반달정강인대**로 불린다.

부가적으로, 곁인대의 일부로서, 위넙다리뼈융기의 뒤쪽(**모음근결절 근처**)에서 먼쪽과 뒤쪽의 사선 방향으로 주행하여 안쪽반달판의 뒷뿔과 관절주머니로 이어지는 섬유 밴드가 존재한다. 아래쪽에서 즉, 정강뼈에서 몸쪽과 위쪽의 사선방향으로 주행하는 섬유들도 반달판과 관절주머니에 연결된다. 이들 부분은 **뒤쪽 정강쪽곁인대**로 알려져 있다. 그들은 반막모양근 힘줄과 연결되어 있고, 빗오금인대 안에 포함된다.

이는곳 영역에서의 큰모음근 섬유는 정강쪽곁인대 안으로 들어간다.

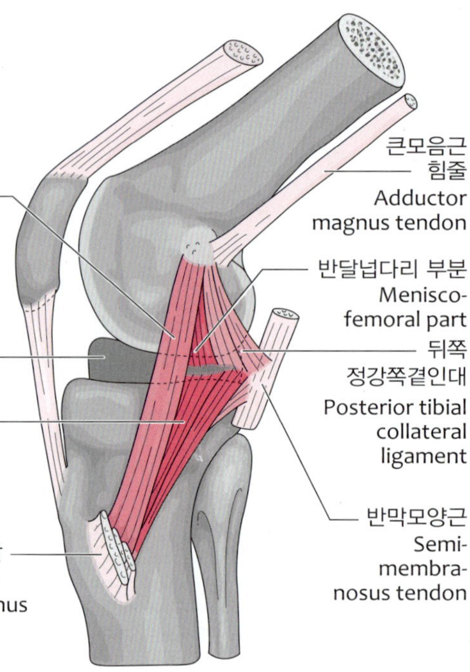

그림 9.93 정강쪽곁인대

> **임상 팁**
>
> **인대 안정성 검사**
>
> 폄 자세에서 밖굽이 스트레스를 무릎에 적용할 때, 무릎관절의 안쪽 틈이 발생해서는 안 된다.
>
> **폄이 제한되었을 때의 인대 검사**
>
> 무릎을 약 20° 굽힘과 약간의 가쪽돌림한 후, 밖굽이 스트레스를 적용할 때, 탄성의 틈이 나타나야 한다. 만약 틈이 발생하지 않으면, 제한된 폄의 원인이 감소된 인대 탄성 때문일 수 있다.

기능:

정강쪽곁인대는 중요한 고정장치이고, 밖굽이 스트레스와 가쪽돌림 스트레스에 반작용을 한다. 폄 시, 이 인대의 모든 부분이 팽팽해진다. 굽힘 시에는, 앞쪽의 긴 섬유는 이완되고, 뒤쪽의 정강쪽곁인대는 지속 팽팽해진다. 이렇게 되는 이유는 굽힘 동안 그들 섬유가 뒤쪽으로 변위되는 반달판에 연결되고, 또 반달판을 당기는 반막모양근 힘줄에 연결되기 때문이다.

정강쪽곁인대의 반달넙다리 부분과 반달정강 부분은 굽힘 동안에만 이완된다. 그러나 굽힘이 증가할수록 그들은 긴장 상태에 놓이게 되는데, 그 이유는 인대의 이는곳이 닿는곳과 더 멀어지고, 반달판이 뒤쪽으로 변위되기 때문이다.

폄 시, 이것의 고정 기능은 거위발과 반막모양근에 의해 보강된다.

안쪽 무릎지지띠(그림 9.94)

- 우리는 얕은 섬유층, 긴 세로 섬유층 및 깊은 가로 섬유층을 구분할 수 있다:
  - ○ **안쪽 세로무릎지지띠**는 안쪽넓은근 널힘줄의 먼쪽 연장부이다. 이 섬유는 안쪽정강뼈융기에서 시작하여, 그 섬유의 일부는 거위발 밑을 착지한다. 그들은 무릎인대와 곁인대 사이에 있는 앞쪽 관절주머니를 보강한다.
  - ○ **안쪽 가로무릎지지띠**는 **안쪽 무릎넙다리인대**와 **안쪽 무릎정강인대**로 나뉘어진다.
    안쪽 무릎넙다리인대는 안쪽 위넙다리뼈융기로 이어지고, **안쪽 무릎정강인대**는 안쪽정강뼈융기의 앞쪽면에 착지하고, 안쪽반달판의 앞뿔로 섬유를 보낸다.
- **기능:** 이것은 굽힘–폄 축의 앞쪽에 위치하여 앞쪽 고정장치로 작용한다. 그러나 고정의 힘은 크게 뚜렷하지 않다.

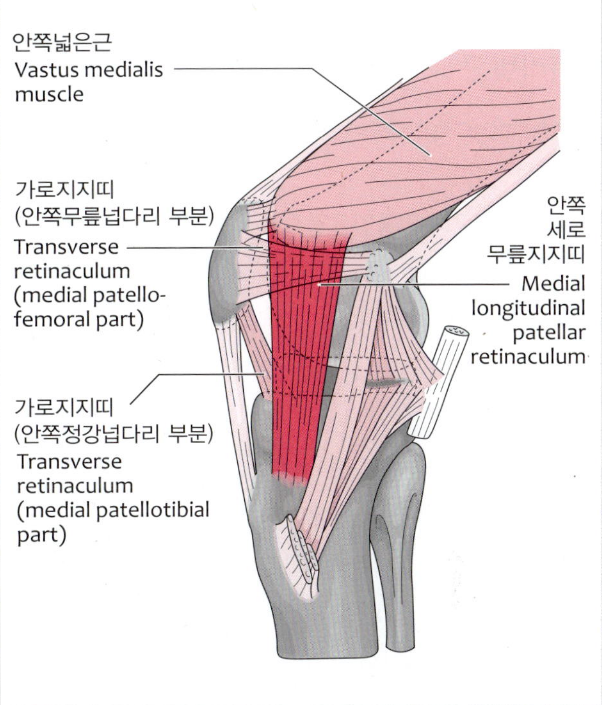

그림 9.94 안쪽무릎지지띠

거위발(그림 9.95)

넙다리빗근

- 넙다리빗근의 닿는곳은 거위발의 얕은층을 형성한다.
- 넙다리빗근의 힘줄밑윤활주머니는 넙다리빗근 힘줄의 닿는곳과 다른 힘줄의 닿는곳 사이에 위치한다.
- 신경지배: 넙다리신경

두덩정강근

- 두덩정강근의 힘줄은 넙다리빗근과 반막힘줄모양근 사이에 위치한다.
- 근육–힘줄 이음부는 허벅지 아래쪽 1/3 지점 높이에 위치한다.
- 신경지배: 폐쇄신경

반힘줄모양근

- 이것은 반막모양근에 의해 형성된 고랑 안으로 주행한다.
- 근육–힘줄 이음부는 허벅지 중간 지점에 위치한다.
- 반힘줄모양근의 닿는곳은 거위발의 가장 아래쪽 부분을 형성한다.
- 신경지배: 정강신경

거위발 윤활주머니는 거위발과 정강쪽곁인대 사이에 위치한다. 거위발의 일부 섬유는 다리의 깊은 근막 안으로 펼쳐 주행한다.

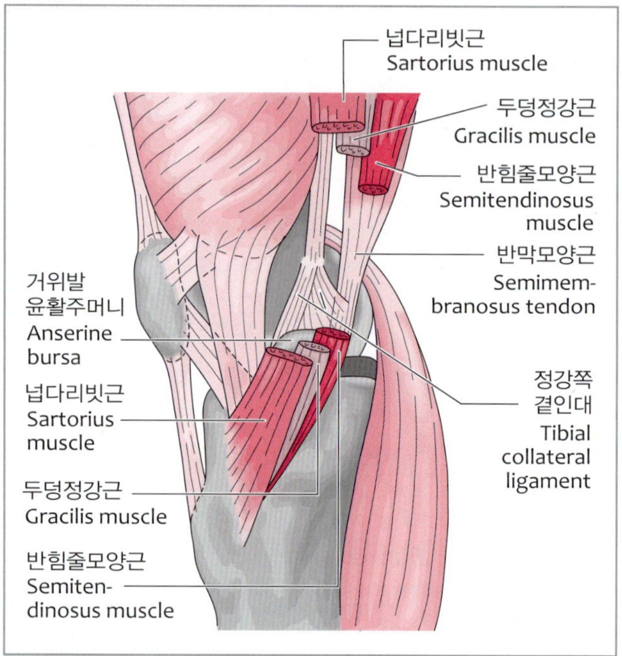

그림 9.95 얕은 거위발

거위발의 기능(그림 9.96):

- 무릎관절의 굽힘/안쪽돌림
- 안정화: 중립위일 때, 거위발의 힘줄들은 정강쪽곁인대 바로 위에 위치하고, 그들은 밖굽이 스트레스에 반작용하여 정강쪽곁인대를 보강한다. 굽힘된 자세일 때, 그들은 그들의 경로를 변경하여 정강뼈와 거의 직각을 이루는 자세로 이동한다. 골반이 고정될 때, 그들은 안쪽 정강뼈를 뒤쪽으로 움직인다. 이런 방식으로, 거위발은 앞십자인대의 시너지 요소이다. 또한 그들은 정강뼈의 가쪽돌림을 안정화시킨다.

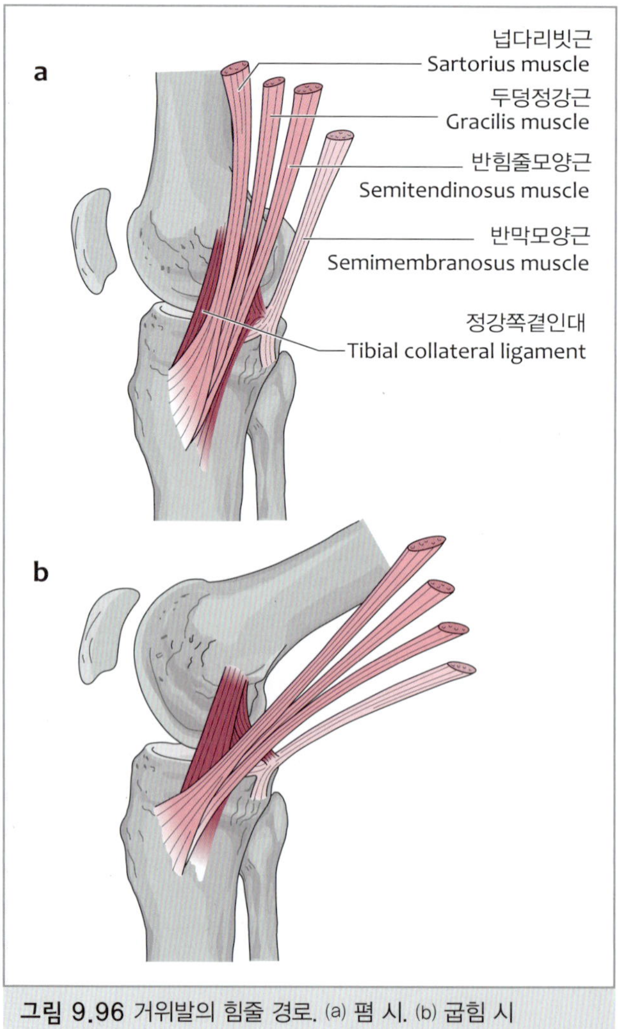

그림 9.96 거위발의 힘줄 경로. (a) 폄 시. (b) 굽힘 시

반막모양근(그림 9.97)

- 닿는곳은 5개 밴드로 나누어진다:
  1. 뒤쪽관절주머니, 안쪽반달판 뒷뿔, 그리고 안쪽관절주머니인대로 주행하는 섬유
  2. 정강뼈의 안쪽 경계에 있는 닿는곳과 직접 연결된 섬유
  3. 정강쪽곁인대(**정강뼈의 앞아래쪽으로 주행하는**)의 긴 섬유와 나란하게 주행하는 섬유
  4. 오금근 널힘줄 안으로 펼쳐지는 섬유
  5. 빗오금인대의 형성에 참여하는 가쪽 닿는곳에 착지하는 섬유

- **기능**: 이것의 주요 기능은 안정화이다:
  - 무릎이 폄되었다면, 힘줄의 가장 큰 부분이 정강쪽곁인대와 거위발 그룹과 나란하게 주행한다. 그래서 이 근육은 뒤안쪽 모서리의 안정화 근육이다.
  - 다양한 굽힘 자세에서는 이것이 정강쪽곁인대와 안쪽반달판 안으로 방사하여, 관절의 뒤안쪽 부분으로 이어진다. 심지어 정강쪽곁인대가 이완되었을 때도 그러하다.
  - 굽힘 시, 이것은 정강뼈와 직각을 이루고, 완전하게 가쪽돌림되는 것을 막아준다.
  - 이것은 정강뼈 뒤쪽을 유지함에 있어 앞십자인대의 시너지 요소이다.
- **움직임**: 굽힘/안쪽돌림
- **신경지배**: 정강신경

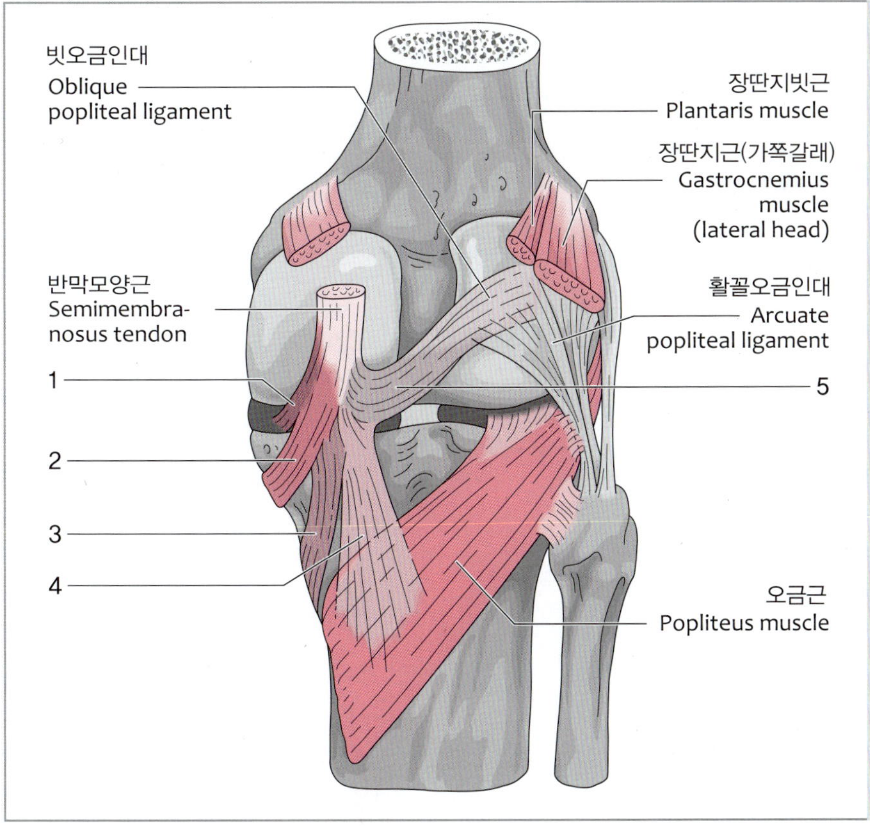

그림 9.97 반막모양근의 닿는곳

9.3.6 가쪽 기능 복합체

종아리쪽곁인대(그림 9.98)

이 인대는 가쪽위넙다리뼈융기에서 시작해 먼쪽과 아래쪽으로 주행하여 종아리뼈머리에 착지한다. 결합조직, 혈관, 오금근 힘줄 및 작은 윤활주머니 등을 들어있는 약 1㎝의 틈이 종아리쪽곁인대와 관절주머니 사이에 위치한다.

뒤쪽 섬유 요소는 활꼴오금인대와 연결하고, 짧은 종아리쪽곁인대로 간주된다.

기능:

엉덩정강띠, 오금근 힘줄, 넙다리두갈래근 힘줄 및 활꼴오금인대 등과 함께, 종아리쪽곁인대는 안굽이 불안정을 막아준다.

이 인대는 무릎관절 폄 동안 긴장된다. 약 20°의 굽힘부터, 이 인대는 이완하고, 동적 안정 장치가 더 중요하게 된다.

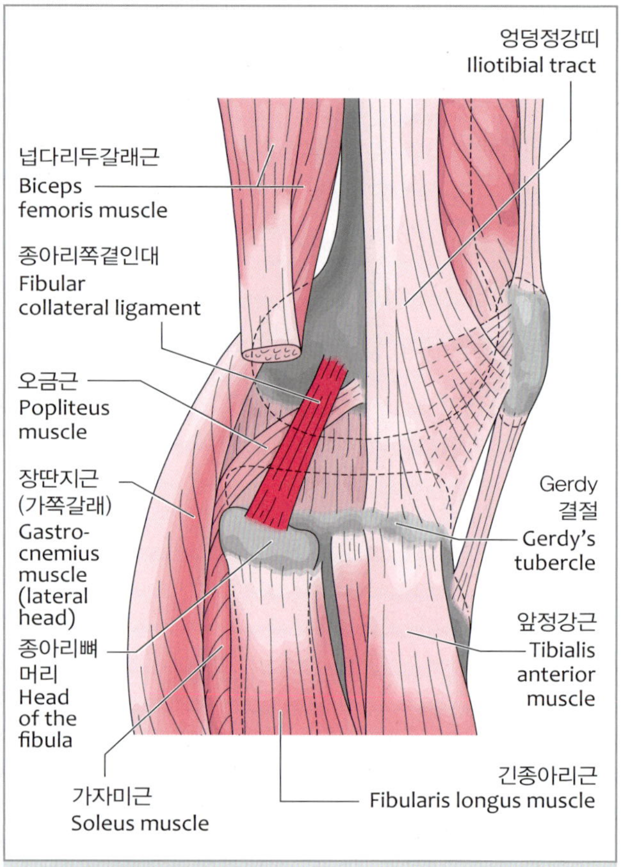

그림 9.98 종아리쪽곁인대

돌림성 안정화 측면에서의 곁인대의 경로 (그림 9.99)

중립위를 취할 때, 정강쪽곁인대의 세로섬유는 아래쪽과 앞쪽으로 주행하는 반면, 종아리쪽곁인대는 아래쪽과 약간 뒤쪽으로 주행한다. 그 결과, 측면에서 볼 때 이들 인대는 서로 교차하고 있다.

정강뼈의 가쪽돌림 동안, 정강쪽 닿는곳은 넙다리뼈의 닿는곳으로부터 더 멀리 이동하여, 인대가 팽팽해진다. 이것은 십자인대가 이완되는 자세로 무릎관절이 위치할 때, 종아리쪽곁인대가 돌림 안정성을 제공한다는 것을 의미한다.

안쪽돌림 동안, 종아리쪽곁인대의 경로는 거의 나란하게 주행한다. 그들은 이완되고, 십자인대에 의해 안정화가 제공된다.

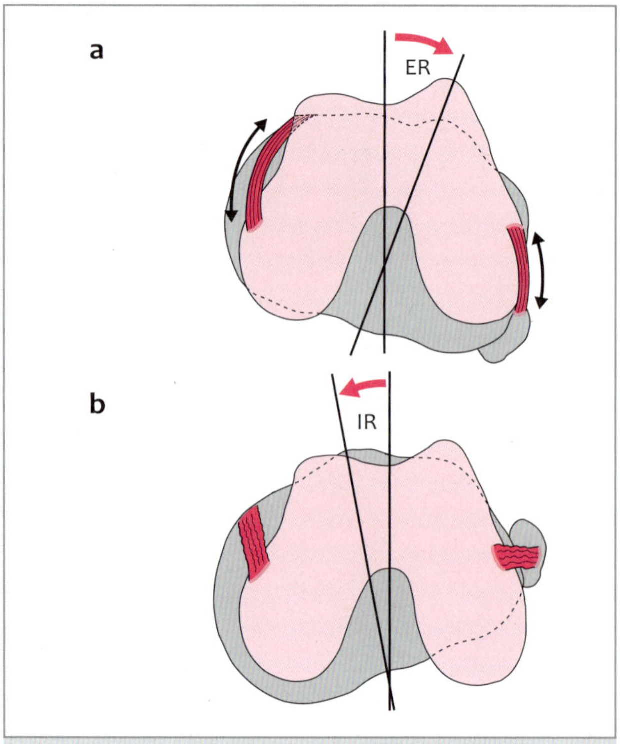

그림 9.99 가로면에서 바라본 종아리쪽곁인대의 경로. (a) 가쪽돌림. (b) 안쪽돌림

가쪽 무릎지지띠(그림 9.100)

- 이것은 얕은층 섬유와 깊은층 섬유로 구성된다:
  - ○ **가쪽 세로지지띠**는 가쪽넓은근의 섬유와 엉덩정강띠에 의해 구성된다. 닿는곳은 가쪽정강뼈융기의 앞쪽 부분(Gerdy **결절 근처**)에 위치한다.
  - ○ **가쪽 가로지지띠**는 **가쪽 무릎넙다리인대**와 **가쪽 무릎정강인대**에 의해 구성된다. 가쪽 무릎넙다리인대는 무릎뼈의 가쪽에서 위넙다리뼈융기로 주행한다. 가쪽 무릎정강인대는 아래가쪽으로 주행하여 정강뼈융기의 앞쪽까지 이어지고, 세로지지띠의 밑부분과 근처에서 착지한다. 일부 섬유는 가쪽 반달판의 앞뿔을 지나간다.
- **기능:** 이것은 무릎관절의 앞가쪽 안정화를 돕는다.

병리

무릎뼈의 가쪽화

가쪽에 위치하는 구조물들은 긴장이 증가되는 경향을 띠고, 무릎뼈와의 연결을 통해 무릎뼈를 가쪽을 당긴다. 이런 부정정렬은 무릎뼈를 가쪽융기뺨 쪽으로 압박하여, 무릎뼈뒤 압박을 증가시킨다. 시간이 경과하면, 이것은 연골 손상을 일으킨다. 만약 물리치료가 이런 불균형을 교정할 수 없다면, 세로지지띠의 분리하는 절차(**가쪽 이완술**)와 같은, 수술을 통해 가쪽 영역을 이완할 수 있다.

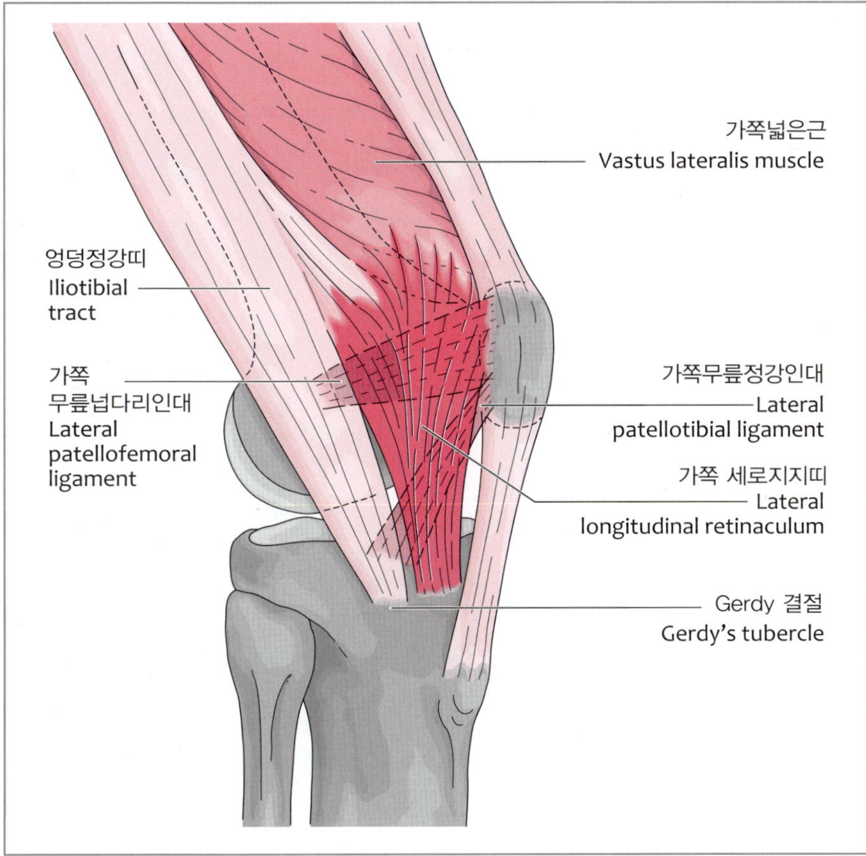

그림 9.100 가쪽 무릎지지띠

엉덩정강띠(그림 9.101)

엉덩정강띠는 가쪽관절주머니로 섬유를 보낸다. 이것은 앞쪽으로 가쪽넓은근 널힘줄과 가쪽지지띠에 넓은 연결을 형성한다. 이것은 뒤쪽으로 넙다리두갈래근과 연결한다.

대부분의 섬유는 Gerdy 결절(**엉덩정강띠 결절**)로 주행한다. Gerdy 결절에서부터, 일부 섬유는 앞정강근 널힘줄 안으로 주행한다. 무릎뼈바닥 레벨에서, 다른 섬유들은 세로지지띠와 가쪽 무릎뼈 가장자리로 주행한다.

기능:

엉덩정강띠는 앞가쪽 영역에 있는 중요한 고정 장치이다. 0–40° 무릎 굽힘 자세를 취할 때, 엉덩정강띠는 굽힘–폄 축보다 앞쪽에 위치하고, 굽힘을 방해한다. 무릎이 더 굽힘되면, 엉덩정강띠는 축의 뒤쪽으로 이동하고, 정강뼈의 앞쪽 변위를 막는다.

또한 엉덩정강띠는 가쪽 정강뼈고원이 앞쪽으로 이동하지 못하도록 막는다. 이러한 방법으로, 엉덩정강띠는 안쪽돌림을 안정화시킨다.

넙다리두갈래근(그림 9.101)

- 닿는곳은 다음과 같이 3개의 부분으로 나뉘어진다:
  - ○ 얕은층은 종아리뼈머리에 있는 주요 닿는 부위를 가진다.
  - ○ 중간층은 앞쪽으로 주행하여 종아리쪽곁인대를 지나 가쪽정강뼈융기로 주행한다.
  - ○ 깊은층은 종아리쪽곁인대에서 정강뼈까지 뒤안쪽으로 주행하는 짧은 섬유들로 구성된다.
- 온종아리신경은 넙다리두갈래근의 안쪽 가장자리에서 주행한다.

9.4 신경 구조물을 참고하기 바란다.

- **기능:**
  - ○ 넙다리두갈래근은 앞십자인대와 함께 작용하여, 무릎의 뒤가쪽 영역을 고정하고, 정강뼈의 앞쪽 변위를 막는다.
  - ○ 넙다리두갈래근은 안쪽돌림을 억제한다.
  - ○ 넙다리두갈래근은 동적으로 무릎관절을 굽힘하고 가쪽돌림한다.
- **신경지배**: 궁둥신경의 정강 부분

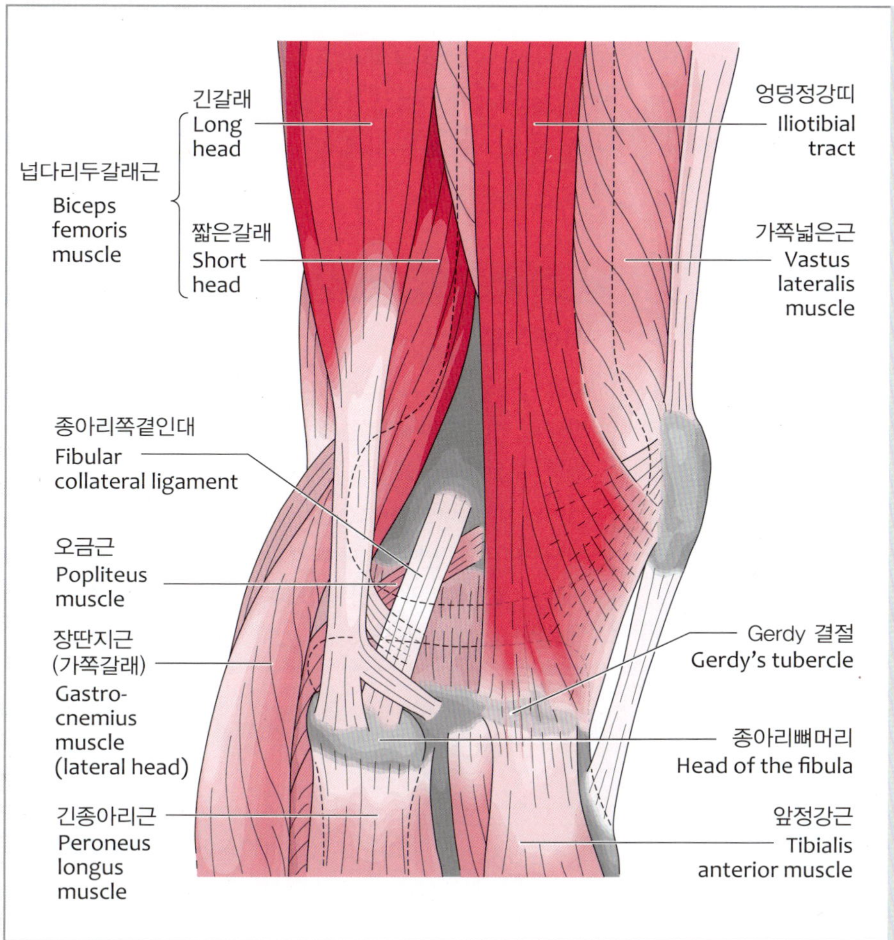

그림 9.101 엉덩정강띠와 넙다리두갈래근의 경로

9.3.7 뒤쪽 기능 복합체

빗오금인대(그림 9.102)

이 인대는 반막모양근 닿는곳의 안쪽 모서리에서 가쪽 넙다리뼈융기의 안쪽면까지 주행한다. 일부 섬유는 비스듬하게 위쪽 방향으로 주행하여 장딴지근의 이는곳 바로 밑에 착지한다.

빗오금인대는 혈관과 신경이 통과하는 많은 구멍을 가지고 있다. 이 인대는 뒤쪽관절주머니의 중요한 보강 구조물이다. 이것은 무릎관절이 폄될 때 팽팽해지고, 굽힘될 때 이완된다.

활꼴오금인대(그림 9.102)

이것은 무릎관절의 두가쪽 영역에서 2 갈래로 펼쳐지고, 오금근 힘줄의 위쪽인 종아리뼈머리에서 뒤가쪽 관절주머니로 이어진다. 그리고 빗오금인대와 섞이게 된다.

만약 장딴지갈래종자뼈(fabella)가 장딴지근 가쪽갈래의 이는곳 영역에 존재하면, 좁은 종자종아리인대가 활꼴오금인대에서 갈라져 종자뼈와 관절주머니에 부착한다.

이 인대는 관절의 뒤가쪽 영역을 고정하고, 주로 무릎의 젖힘을 보호한다.

병리

젖힌 무릎

무릎 젖힘은 뒤쪽관절주머니에 장력 스트레스가 가해지고, 반대로 반달판의 앞뿔들에게는 압박 스트레스가 가해진다. 젖힌무릎의 원인은 인대들의 전반적인 약증 이다.

그러나 만약 단지 한쪽으로만 관절이 젖힘될 수 있다면, 뒤십자인대의 안정성 검사가 수행되어야 하는데, 그 이유는 젖힌무릎이 뒤십자인대의 파열로 발생할 수 있기 때문이다.

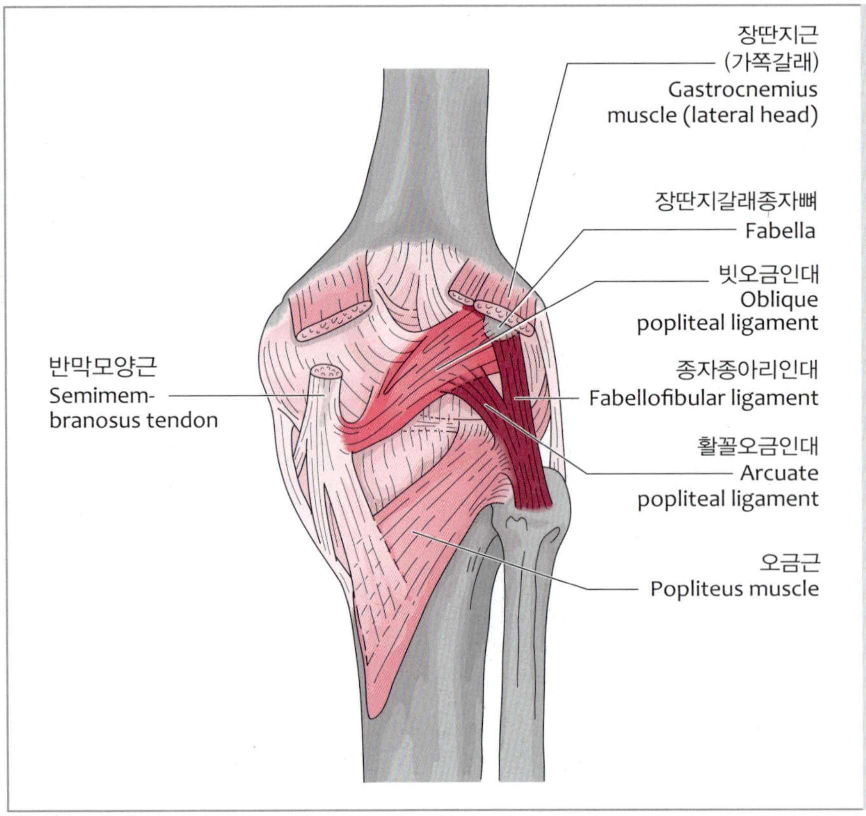

그림 9.102 빗오금인대와 활꼴오금인대

오금근(그림 9.103과 그림 9.104)

- 오금근 힘줄
  - **이는곳**: 가쪽위넙다리뼈융기에 있는 종아리쪽곁인대의 닿는곳 보다 아래쪽과 앞쪽에 위치한다.
  - **관절주머니와의 연결**: 이는곳의 일부는 관절주머니 안에 위치한다.
  - **경로**: 가쪽 융기 주위에 있는 고랑 안에서 주행하고, 종아리쪽곁인대 밑을 지난 후 교차한다. 작은 윤활주머니는 오금근 힘줄과 종아리쪽곁인대 사이에 위치한다.
  - 이것은 정강뼈의 가장자리를 지나 아래뒤쪽 방향으로 주행한다.
  - 작은 윤활주머니인 오금밑함몰은 힘줄과 정강뼈융기 사이에 위치하고, 무릎관절과 교통한다.
- 오금반달 섬유:
  - 오금근 널힘줄에서 가쪽반달판까지 연결을 형성한다.
  - 근막은 2-2.5㎝의 폭을 가진다.
  - 주요 부분은 관절주머니와 뒷뿔까지 연결된다.
  - 작은 분지는 오금근 힘줄의 바로 앞쪽에서 가쪽반달판의 바닥까지 주행한다.
  - 관절주머니와 오금밑함몰사이의 연결은 이들 두 부분 사이에서 일어난다.

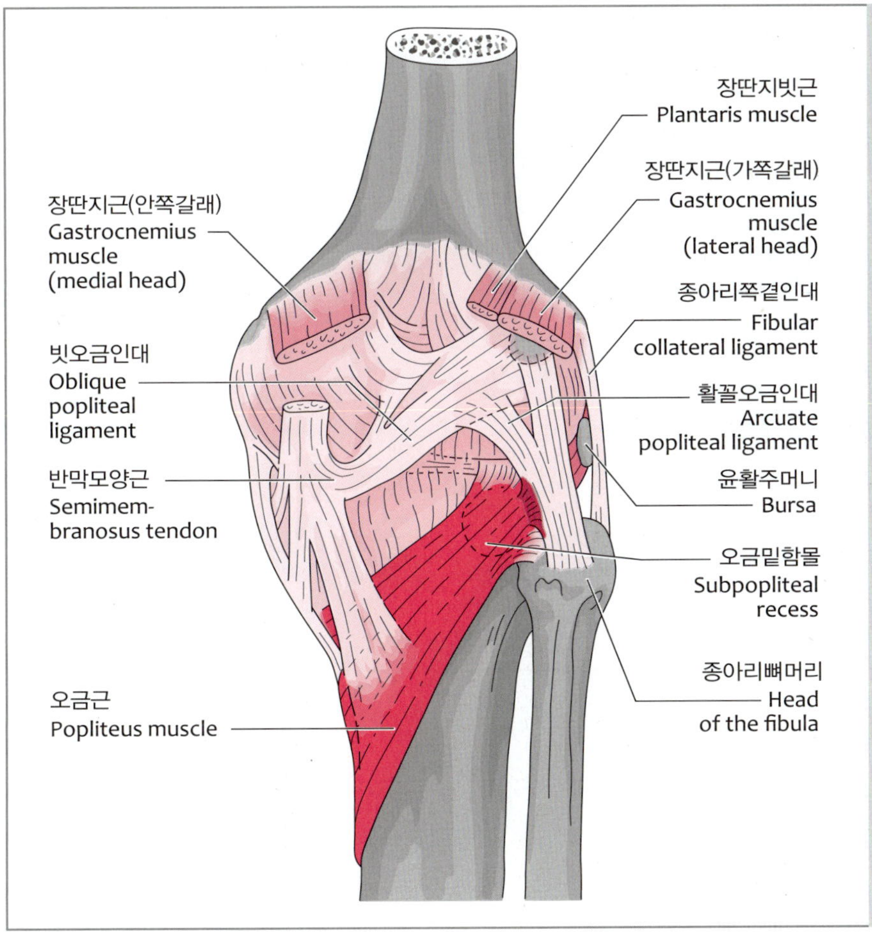

그림 9.103 오금근

- 오금종아리 섬유:
  - 2 ㎝의 길이와 폭을 가진다.
  - 이것은 2개의 부분으로 나누어진다:
    한 부분은 뒤안쪽 종아리뼈머리에서 착지하고,
    이 지점에서 활꼴오금인대 바로 밑에 위치한다.
  - 더 큰 부분은 앞쪽으로 주행하여 종아리뼈머리의 안쪽에 착지한다. 정강뼈로 주행하는 일부 섬유를 가진다.
- 관절의 바로 먼쪽에서, 오금근이 활꼴오금인대와 연결한다.
- 오금근은 오금 오목의 깊은 곳에서 비스듬하게 먼쪽과 아래쪽으로 주행하고, 장딴지근에 의해 덮여진다.

- **기능:**
  - 오금근은 무릎관절의 가장 중요한 뒤가쪽 안정 장치이다. 이것은 굽힘 동안 넙다리뼈가 앞쪽으로 활주하는 것을 막고, 안굽이 틈을 막는다.
  - 이것은 정강뼈의 가쪽돌림을 제한한다.
  - 젖힘을 막는다.
- **신경지배:** 정강신경

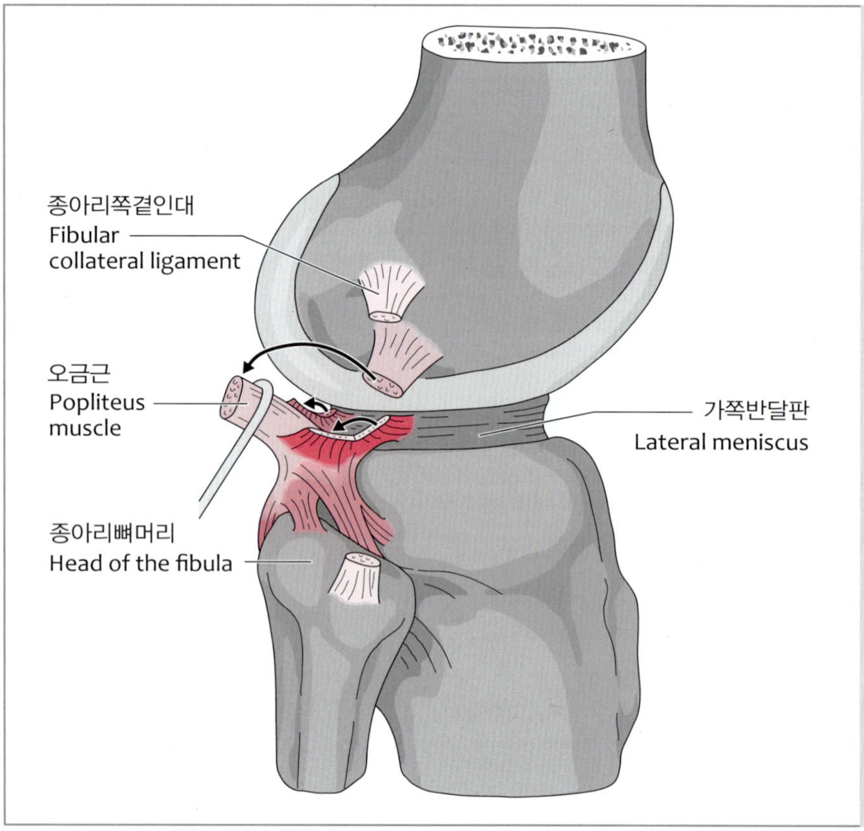

그림 9.104 뒤가쪽 모서리에서의 오금근 연결(힘줄이 나뉘어져 뒤쪽으로 접힘 ; 검은색 화살에 의해 표현됨).

장딴지근(그림 9.105)

- 이것은 2개의 갈래를 가진다: 가쪽갈래와 안쪽갈래
- 장딴지근은 이는곳에서 넙다리뼈융기의 뒤쪽 끝보다 몸쪽에 있는 관절주머니에 연결된다.
- 가자미근과 장딴지빗근과 함께, 장딴지근의 두 갈래는 종아리세갈래근을 형성하고, 아킬레스힘줄로서 발꿈치뼈에서 착지한다.
- 근육–힘줄 이음부는 종아리 중간 지점에 위치한다. 안쪽갈래가 가쪽갈래보다 약간 더 깊게 위치한다.
- **기능:**
  - ○ **안정화:** 뒤쪽관절주머니를 팽팽하게 만드는 무릎관절 뒤쪽의 중요한 고정장치이다. 오금근과 함께, 무릎의 젖힘을 막는다.
  - ○ **무릎관절:** 굽힘
  - ○ **위쪽 발목관절:** 발바닥굽힘; 선 자세에서 앞발(forefoot)이 고정되면, 장딴지근은 가자미근의 도움으로 발꿈치를 들어올릴 수 있다.
- 이것은 S1 척수분절의 기준 근육이다.
- **신경지배:** 정강신경

장딴지근갈래종자뼈(Fabella)

이것은 장딴지근 가쪽갈래의 이는곳 밑에 있는 종자뼈이다. 즉, 모든 무릎관절의 1/5에서 발견된다. 특히 젖힘된 무릎을 가진 여성에게서 발견된다. 폄의 고정 장치로서 장딴지근의 기능은 불리한 지레팔로부터 방해를 받는다. Fabella는 지레팔을 증가시킨다.

장딴지빗근(그림 9.105)

- 이것은 짧고 좁은 근육힘살을 가지고 있고, 오금 오목 안에서 긴 종말힘줄 안으로 전이된다.
- **기능:**
  - ○ 굽힘
  - ○ 굽힘 동안 혈관이 꼬이지 않도록 도움을 준다.
- **신경지배:** 정강신경

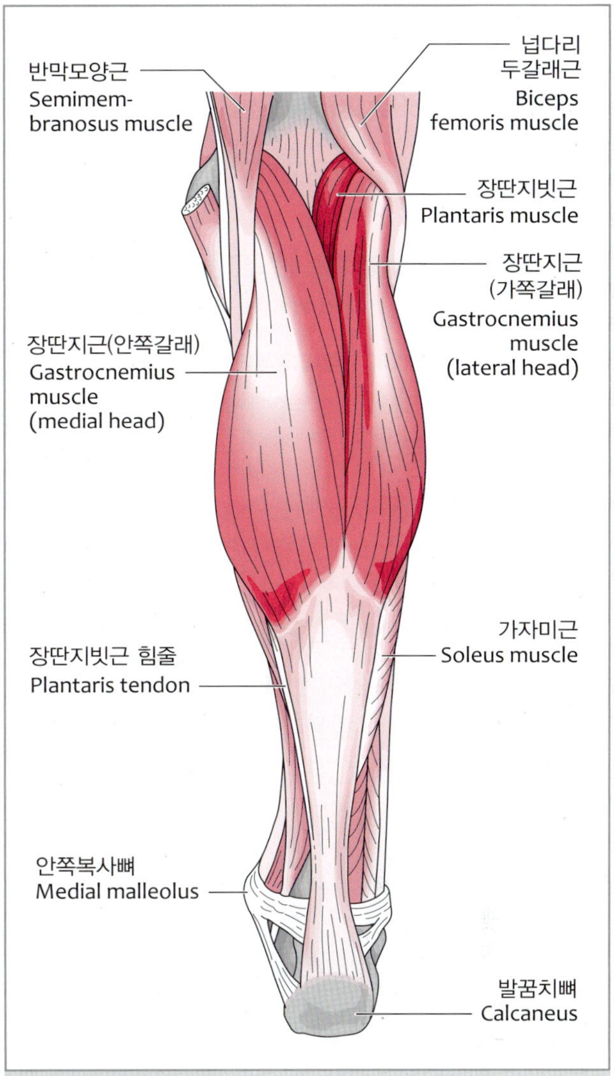

그림 9.105 장딴지근

9.3.8 혈관 공급

오금동맥(그림 9.106과 그림 9.107)

- 오금동맥은 모음근구멍 밑에 있는 넙다리동맥의 연장선이다.
- 오금 오목을 통한 경로에서, 오금동맥은 무릎관절을 위한 다음과 같은 5개의 가지를 낸다:
  - 위쪽과 아래쪽의 안쪽무릎동맥
  - 위쪽과 아래쪽의 가쪽무릎동맥
  - 중간무릎동맥
- 안쪽과 가쪽의 무릎동맥은 무릎인대와 무릎뼈에 혈액을 공급하기 위해 무릎 문합과 무릎뼈 문합을 형성한다.
- 중간무릎동맥은 앞쪽가지와 뒤쪽가지로 나뉘어진다. 이들 가지는 관절의 안쪽으로 들어가서 반달판의 앞뿔과 뒷뿔 뿐만 아니라, 정강뼈고원의 반달판 부착점과 십자인대 닿는곳 지점에 혈액을 공급한다.

무릎관절의 모든 혈관은 많은 문합으로 연결되어 있다. 이들은 관절주머니–인대 구조물의 적절한 관류를 보장하는 혈관망을 형성한다.

한편, 무수히 많은 작은 문합에도 불구하고, 기능적으로 종말 동맥인 많은 동맥가지들이 존재한다. 이것은 혈액공급의 감소로 회복이 잘 이루어지지 않음을 의미한다. 예를 들어, 중간무릎동맥인 종말 동맥은 앞십자인대에 혈액을 공급한다. 앞십자인대는 재건술로도 병변의 수복이 힘든 인대이다.

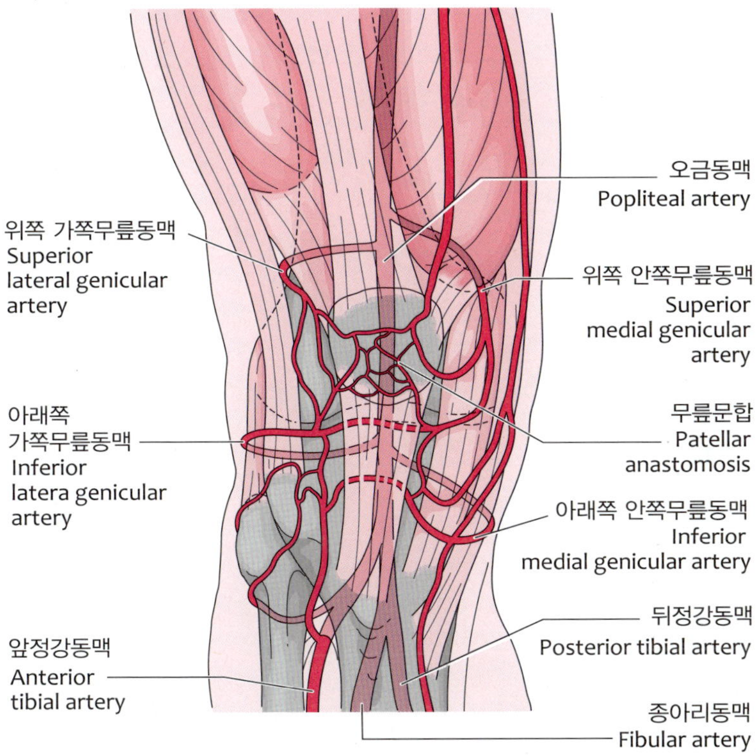

그림 9.106 무릎 부위의 혈관 공급 (앞쪽면)

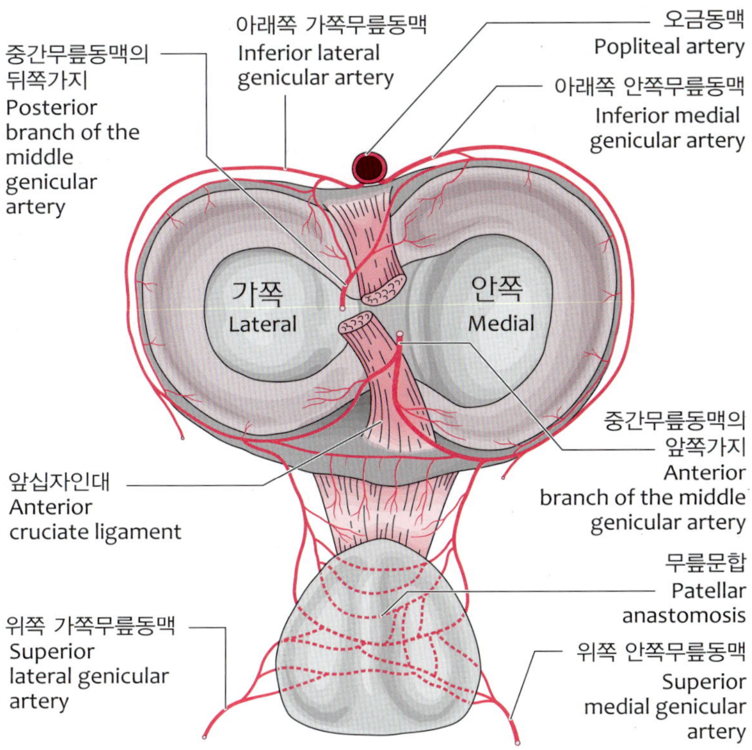

그림 9.107 무릎 영역의 혈관 공급 (가로면: 무릎뼈를 아래로 접어 내림)

오금 오목에서의 오금동맥 분지(그림 9.108)

- **경로**: 관절주머니 위의 오금 오목의 깊은 곳에서 주행하고, 오금정맥과 오금근이 함께 주행하다.
- 이것은 가자미근의 힘줄활이 통과하는 통로 바로 먼쪽에서 **앞정강동맥**, **종아리동맥**, **뒤정강동맥**으로 나누어진다.
- **앞정강동맥**은 폄근 구획 안에서 더 주행한다. 복사뼈 높이에서, 이것은 발등동맥으로 전이된다.
- 종아리동맥은 발로 가는 깊은 굽힘근 구획 안에서 주행한다. 종아리동맥은 위쪽 종아리지지띠의 먼쪽에서, 발꿈치동맥 분지로 나뉘어진다.
- **뒤정강동맥의 경로**: 정강뼈 뒤쪽을 주행하여, 종아리세갈래근 밑을 지나 안쪽복사뼈 뒤로 주행한다. 그리고 발바닥동맥 분지를 낸다.

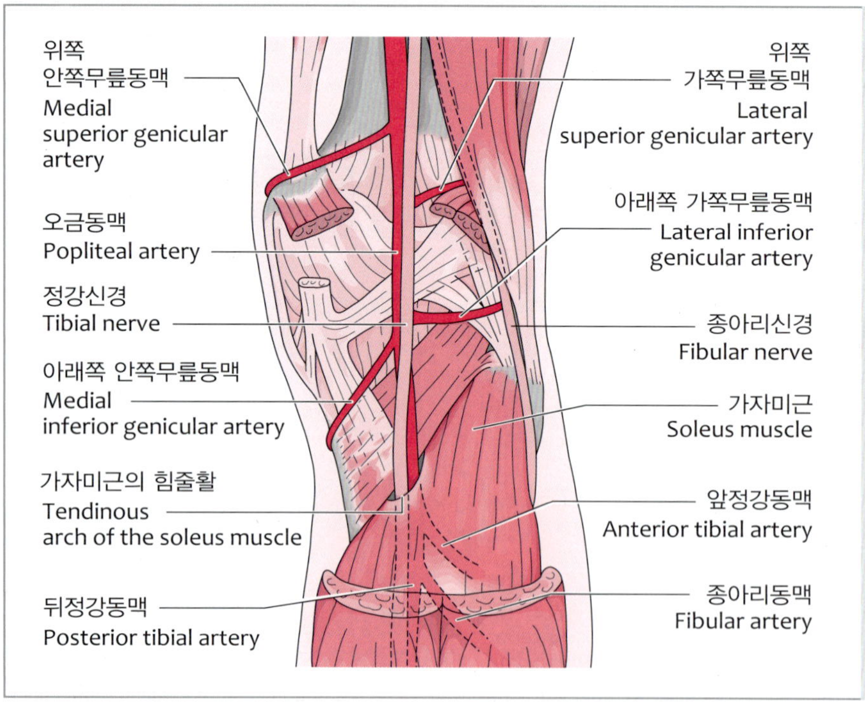

그림 9.108 오금 오목 안에 있는 오금동맥의 가지들

종아리 근막구획에서의 혈관과 신경의 경로 (그림 9.109)

종아리의 깊은 근막은 앞쪽 근육사이사이막과 뒤쪽 근육사이사이막과 함께 종아리 깊은 곳을 주행한다. 이들 근육사이사이막은 종아리뼈에 부착된다.

이것은 4개의 뼈섬유 구획을 형성한다:

- 첫 번째 구획은 종아리 근육과 얕은종아리신경을 위한 구획이다.
- 두 번째 구획은 폄근 구획으로서, 앞쪽 정강혈관과 깊은종아리신경이 주행하는 구획이다. 이것은 뼈사이막에 직접 연결되고, 앞정강근과 긴엄지폄근 사이에 있다.
- 세 번째 구획은 종아리세갈래근을 위한 얕은 굽힘근 구획이다.
- 네 번째 구획은 굽힘근 구획으로서, 종아리의 깊은 근막 일부에 의해 얕은 구획으로부터 분리된다. 종아리 혈관, 뒤쪽 정강혈관과 정강신경 등이 이 구획을 주행하고 있다. 긴발가락굽힘근과 짧은발가락굽힘근과 뒤정강근이 이 구획 안에 위치한다.

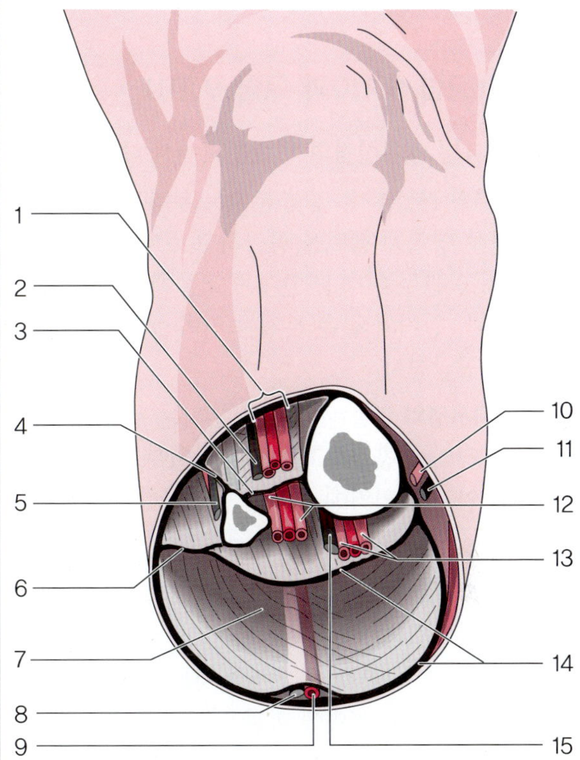

1 = 앞쪽 정강혈관(Anterior tibial vessels)
2 = 깊은종아리신경(Deep fibular nerve)
3 = 뼈사이막(Interosseous membrane)
4 = 앞쪽 근육사이사이막(Anterior intermuscular septum)
5 = 얕은종아리신경(Superficial fibular nerve)
6 = 뒤쪽 근육사이사이막(Posterior intermuscular septum)
7 = 종아리세갈래근을 위한 구획 (Compartment for the triceps surae muscle)
8 = 장딴지신경(Sural nerve)
9 = 작은두렁정맥(Small saphenous vein)
10 = 큰두렁정맥(Great saphenous vein)
11 = 두렁신경(Saphenous nerve)
12 = 종아리 혈관(Fibular vessels)
13 = 뒤쪽 정강혈관(Posterior tibial vessels)
14 = 종아리의 깊은 근막(Deep fascia of the leg)
15 = 정강신경(Tibial nerve)

그림 9.109 몸쪽 종아리의 근막 구획 안에 있는 혈관과 신경의 경로

9.3.9 신경지배

관절분지(그림 9.110과 그림 9.111)

- 관절분지는 폐쇄신경의 뒤쪽분지에서 나온다.
- **정강신경의 관절분지**: 몇몇 분지는 무릎관절의 아래안쪽 영역에 혈관을 공급하고, 2개의 분지와 함께 뒤쪽 관절주머니-인대 구조물에 혈관을 공급한다. 얼기와 같은 분지는 안쪽 무릎 영역에 혈관을 공급한다.
- **온종아리신경의 관절분지**: 일부 분지는 무릎의 등가쪽 영역에 공급하고, 또 다른 일부 분지는 무릎의 안가쪽 영역에 혈관을 공급한다.
- 넙다리신경에서 나온 관절분지는 무릎뼈의 뼈막과 앞쪽, 안쪽 및 가쪽 관절주머니-인대 구조물에 혈관을 공급한다.
- 두렁신경에서 나온 작은 관절분지는 안쪽 관절주머니 영역에 혈관을 공급한다.

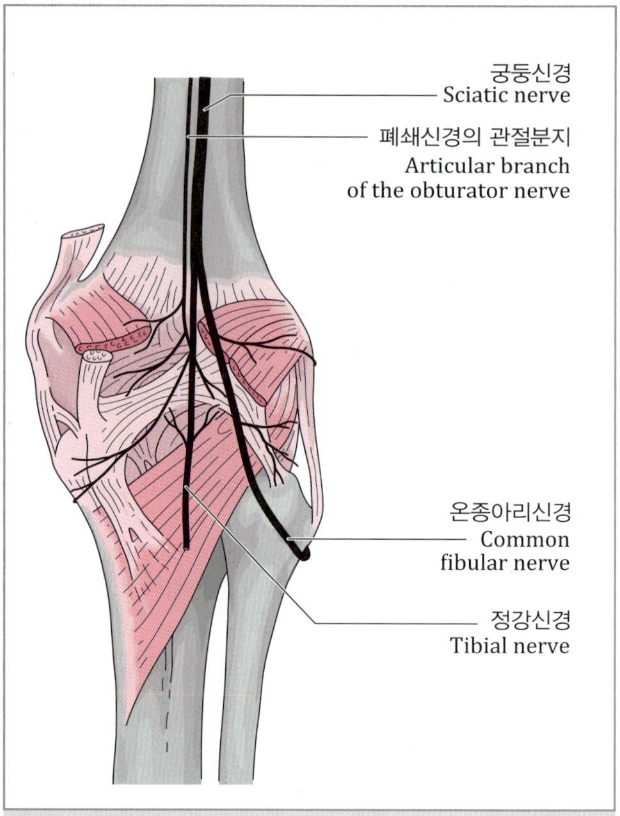

그림 9.110 무릎 뒤쪽 영역의 신경지배

무릎의 감각 신경지배

루피니 소체

이들은 움직임의 범위와 속도에 대한 신호를 보내고, 관절주머니의 내압을 증가시킨다. 그들은 섬유층에 주로 위치한다.

파시니안 소체

이들은 빠르게 정보를 모은 후 그 정보를 전달한다 (예: 움직임이 지연되거나 가속될 때). 파시니안 소체는 주로 섬유층, 지방패드, 반달판의 혈관 영역에 위치한다.

골지 소체

골지 소체는 조직의 긴장을 감지하고, 운동신경세포를 억제함으로서 손상된 구조물을 보호하고, 긴장이 증가되는 것을 막아준다. 골지 소체는 반달판과 인대에서 주로 발견되고, 또 인대와 힘줄이 관절주머니에 연결되는 지점에서 발견된다.

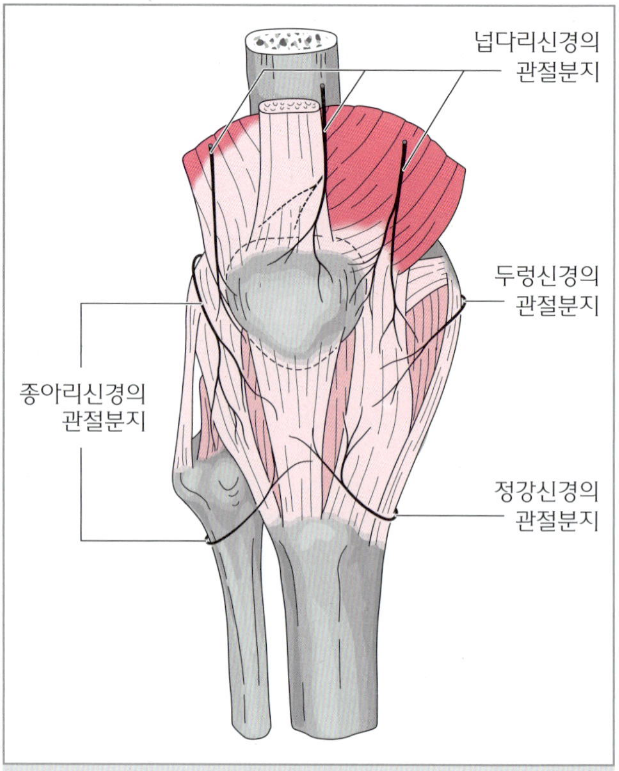

그림 9.111 무릎 앞쪽 영역의 신경지배

9.3.10 운동축과 움직임

축

굽힘/폄의 축(그림 9.112)

굽힘-폄의 움직임은 이마축을 중심으로 일어난다.

이것은 십자인대와 곁인대의 순간 교차점에 해당한다. 이 축은 일정하지 않고, 움직임과 함께 일어난다. 폄 시, 축은 안쪽위넙다리뼈융기보다 아래쪽으로 1개 손가락의 폭만큼 떨어져 있고, 굽힘할 때 뒤쪽으로 원호를 그리면서 움직인다.

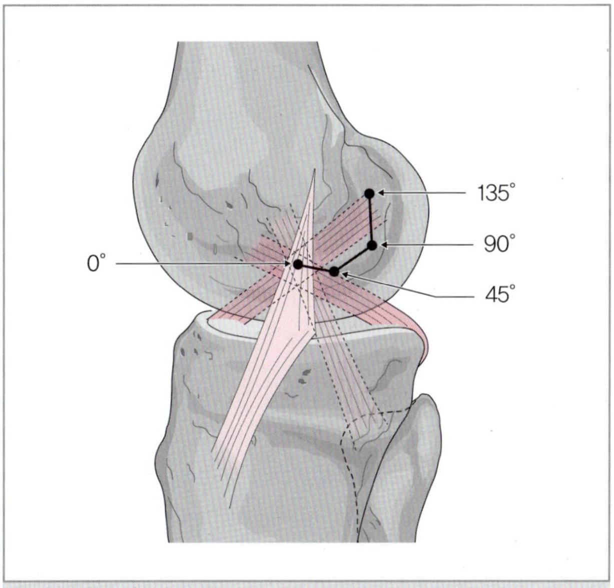

그림 9.112 다양한 무릎 자세에서의 이마축

돌림의 축(그림 9.113)

이 축은 융기사이융기의 안쪽결절을 통과한다.

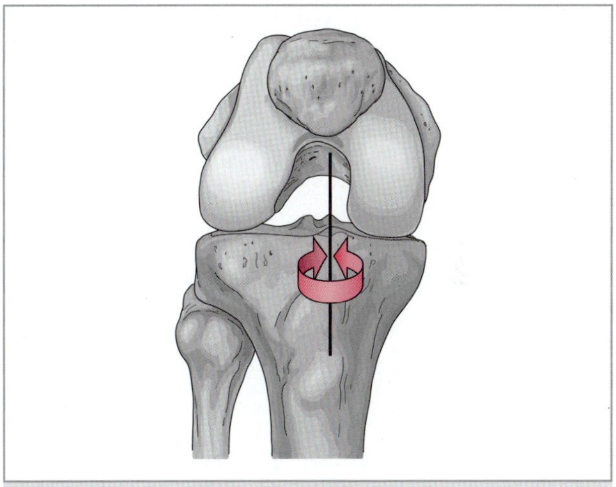

그림 9.113 돌림의 축

무릎관절의 움직임

굽힘/폄(그림 9.114-그림 9.116)

능동: 중립위로부터, 각각 140°/10°

수동: 중립위로부터, 각각 160°/15°

무릎관절 굽힘은 엉덩관절을 폄했을 때보다 엉덩관절 굽힘과 결합했을 때 더 큰 가동범위를 가진다. 넙다리곧은근은 무릎관절 굽힘에 의해 신장되지만, 최대 움직임을 허용한다. 만약 넙다리곧은근이 추가적인 엉덩관절 폄으로 더 많이 신장되는 것을 경험한다면, 무릎관절의 가동범위가 감소된다. 이것은 굽힘을 위한 기능 검사를 할 때, 엎드린 자세와 누운 자세에서 가동범위가 다를 수 있다는 것이다.

약간의 돌림 요소가 굽힘과 폄의 움직임 끝에서 나타날 수 있다. 굽힘은 종아리의 안쪽돌림에 꼭 필요하고, 폄은 가쪽돌림에 꼭 필요하다. 이것은 최대 굽힘과 최대 폄이 일어나기 위해서는, 돌림 요소의 움직임이 발생해야 한다는 의미이다.

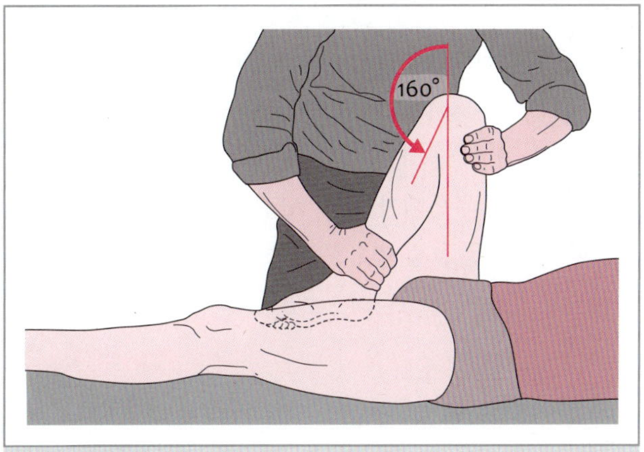

그림 9.114 누운 자세에서의 수동 굽힘

구르기-활주 움직임(그림 9.117)

굽힘과 폄 동안, 무릎관절은 구르기-활주 움직임과 같이, 십자인대와 곁인대의 상호작용에 의해 통제되는 움직임 순서를 가진다.

굽힘 시, 양쪽 관절면이 동일한 숫자의 접촉지점을 가진다. 굽힘이 증가할수록, 접촉지점은 이동한다. 넙다리뼈의 움직임 거리가 정강뼈의 움직임 거리보다 더 크기 때문에, 구르기 움직임 이외에 활주 움직임이 반드시 존재해야 한다. 그러므로 넙다리뼈의 접촉지점간의 거리는 정강뼈의 접촉지점 사이의 거리보다 더 크다. 굽힘이 시작할 때, 구르기-활주 움직임은 1:2의 비율을 가지는데, 이것은 넙다리뼈의 경로가 정강뼈의 경로보다 거의 2배임을 의미한다. 굽힘이 끝날 때 즘에는, 1:4로서 넙다리뼈의 경로는 정강뼈의 경로보다 4배 정도 된다.

가쪽돌림/안쪽돌림(그림 9.118)

능동: 중립위로부터, 각각 45°/30°
수동: 중립위로부터, 각각 50°/35°

무릎관절의 돌림 움직임은 굽힘 시에만 가능하다. 이것의 주요 이유는 폄 자세 때 발생하는 관절주머니와 인대의 긴장 때문이다. 돌림은 주로 무릎관절의 반달정강 요소에서 일어난다. 곁인대는 가쪽돌림을 억제하며, 안쪽 곁인대가 가쪽곁인대보다 가쪽돌림을 더 많이 억제한다. 십자인대는 주로 안쪽돌림을 억제한다.

가쪽반달판의 가동성이 더 크기 때문에, 돌림 동안 가쪽넙다리뼈융기가 먼 거리를 움직인다. 가쪽돌림 시, 정강뼈의 가쪽융기가 반달판 밑에서 뒤쪽으로 움직인다. 안쪽 융기가 앞쪽으로 더 짧은 거리를 이동한다. 사실, 이동이 감소되는 이유는 안쪽융기사이결절이 가쪽융기사이결절보다 높기 때문이고, 이것은 안쪽 융기의 움직임을 위한 버퍼로서 작용한다.

돌림 동안, 무릎뼈가 활주 고랑 안에 유지되는 반면, 정강뼈거친면은 돌림 쪽으로 이동한다.

돌림은 평지에 적용하고, 균형을 유지하는 중요한 움직임이다.

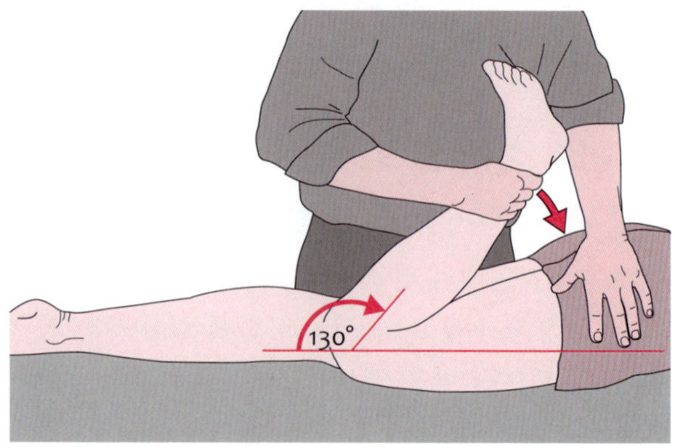

그림 9.115 엎드린 자세에서의 수동 굽힘

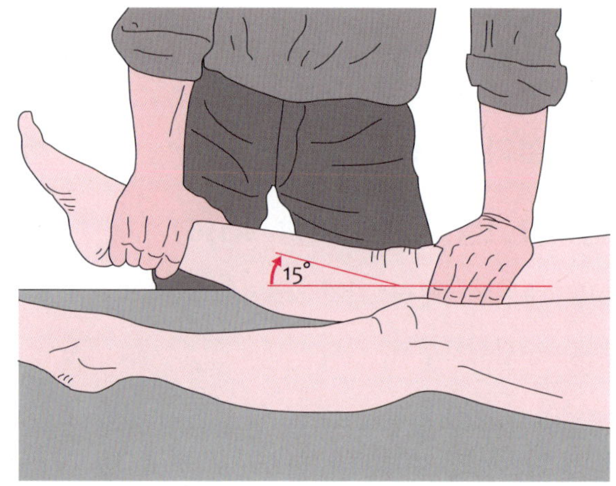

그림 9.116 수동 폄

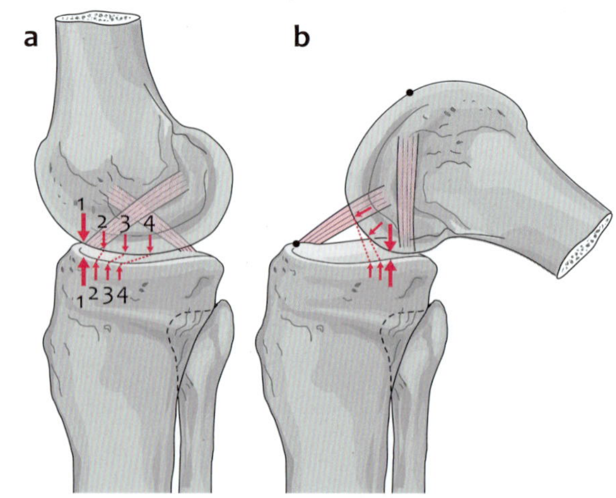

그림 9.117 구르기-활주 움직임. (a) 굽힘이 시작할 때. (b) 굽힘이 끝날 때

종말 돌림(그림 9.119)

종말 돌림은 폄의 끝지점에서 자동적으로 일어난다. 정강뼈는 고정된 넙다리뼈에 대해 가쪽으로 약 5°돌림한다. 종말 돌림은 안쪽 융기사이영역에 있는 앞십자인대의 닿는곳을 통과하는 돌림 축을 중심으로 회전한다. 정강뼈의 가쪽융기는 이 축을 중심으로 뒤쪽으로 크게 돌림하고, 안쪽융기는 앞쪽으로 매우 적게 돌림된다.

종말 돌림은 관절면 모양의 차이(**안쪽융기가 가쪽융기보다 더 길다**)와 앞십자인대 앞안쪽 다발의 긴장 때문이다. 이것을 통해, 안쪽 정강뼈고원이 가쪽넙다리뼈융기쪽으로 당겨져, 종아리의 가쪽돌림을 초래한다.

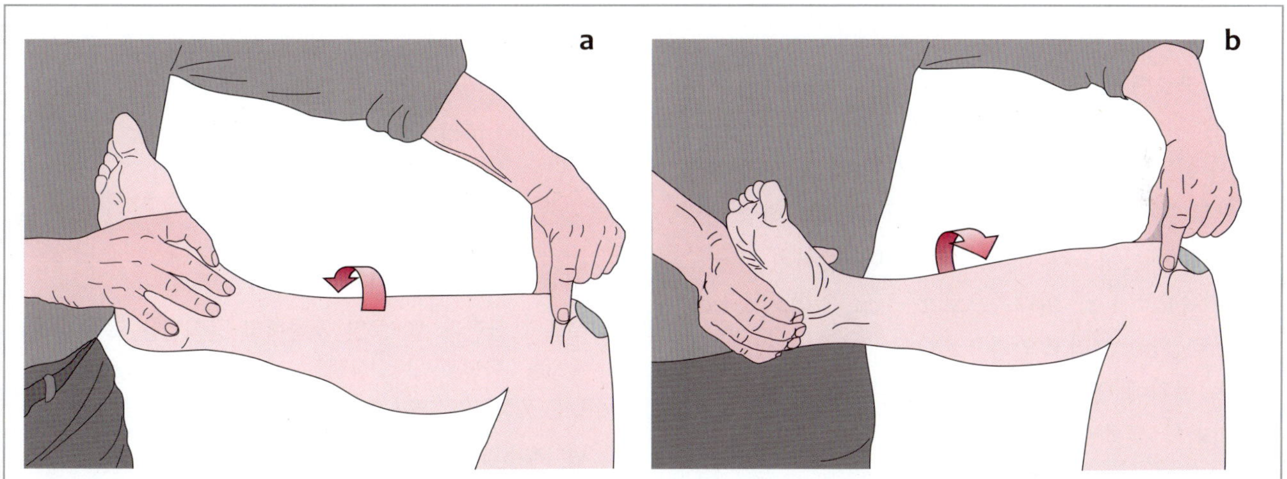

그림 9.118 수동 움직임 검사. (a) 가쪽돌림. (b) 안쪽돌림

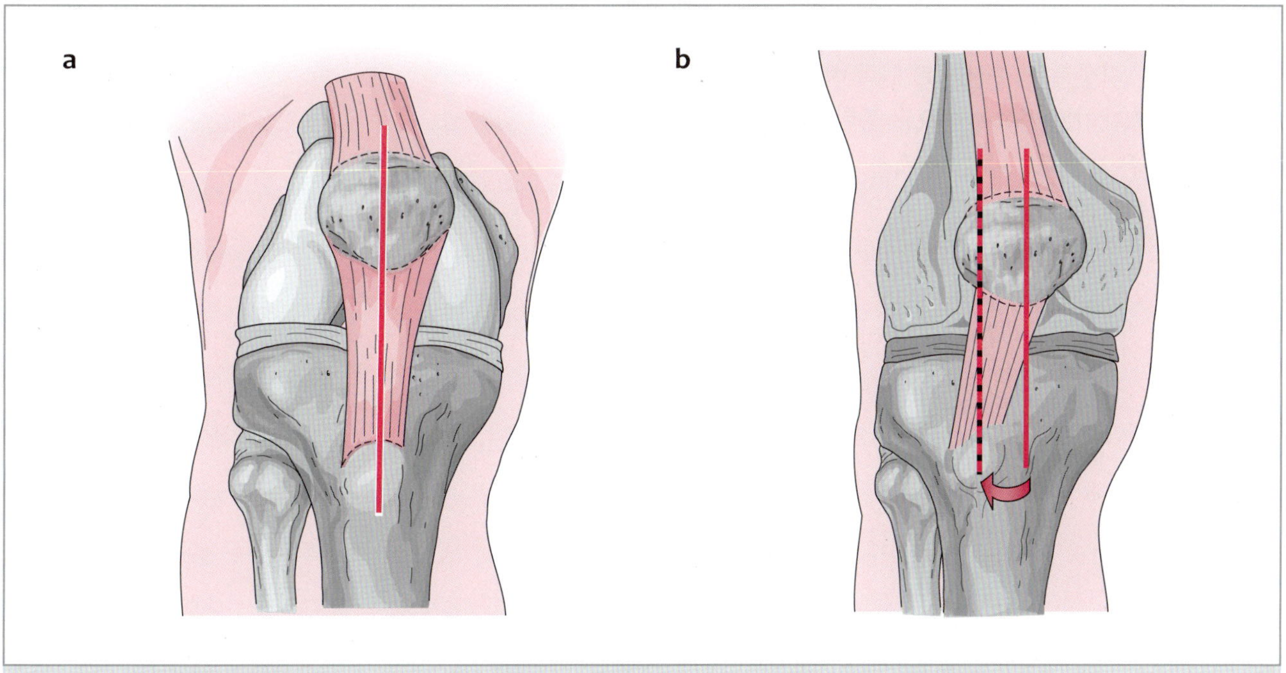

그림 9.119 정강뼈거친면을 통과하는 수직선. (a) 굽힘 시. (b) 폄할 때 정강뼈거친면의 변위 = 종말돌림

무릎넙다리관절의 움직임

무릎뼈는 넙다리뼈가 고정될 때 자유도 6으로 움직인다. 무릎뼈 움직임은 병진운동과 돌림운동으로 나누어진다.

병진운동(그림 9.120)

병진운동은 위쪽/아래쪽 방향에서의 변위와 함께, 일어나야 한다. 예를 들어, 무릎을 펴고 선 자세를 취하는 동안에는, 넙다리네갈래근이 이완되어 무릎뼈가 가장 낮은 지점에 위치한다. 넙다리네갈래근이 긴장되면, 무릎뼈가 위쪽으로 약 1–1.5㎝ 올라간다.

다른 무릎뼈의 변위는 안쪽/가쪽 방향과 앞쪽/뒤쪽 방향이다.

병진 이동의 범위를 수동으로 검사할 때, 건강한 쪽을 기준으로 양쪽을 비교하는 것이 중요하다. 왜냐하면 사람마다 이동하는 정도가 다르기 때문이다. 변위의 평균 수치는 위쪽으로 1 ㎝, 아래쪽으로 2–3 ㎝, 안쪽으로 1 ㎝, 가쪽으로 2 ㎝, 그리고 앞쪽으로 0.5 ㎝이다.

뒤쪽 변위에 대한 검사는 움직이는 동안 수행되거나, 넙다리뼈의 무릎뼈쪽 관절면에 대한 압박 검사로 수행된다.

돌림운동(그림 9.121)

돌림 운동은 **시상축**을 중심으로 일어나는 움직임이다. 여기에서 시상축은 무릎뼈의 중심을 통과하는 축이다. 무릎뼈바닥은 시상축을 중심으로 안쪽 방향으로 돌림하고, 무릎뼈꼭대기는 가쪽 방향으로 돌림한다.

두 번째 축은 **세로축**으로서, 이 축을 중심으로 무릎뼈가 뒤가쪽과 뒤안쪽으로 돌림한다.

세 번째 축은 **이마축**이며, 이 축을 중심으로 무릎뼈바닥이 뒤쪽으로 움직이고, 반대로 무릎뼈꼭대기는 앞쪽으로 움직인다. 돌림운동의 정도는 매우 작다. 무릎을 굽힐 때와 무릎을 폄할 때 이들 움직임에 대한 검사를 수행한다.

돌림운동은 단독으로 일어나지 못하고, 짝운동으로 일어난다. 굽힘 동안, 무릎뼈는 양쪽 넙다리뼈융기 사이의 관절면 위에서 먼쪽으로 활주하고, 약 8 ㎝의 거리를 주행한다. 이런 이동의 경로가 일어나기 위해서는 무릎위윤활주머니와 깊은 무릎아래윤활주머니가 펼쳐져야 한다. 그리고 부가적으로, 최소 가쪽화와 시상축을 중심으로 한 돌림이 일어나야 하고, 무릎뼈바닥이 넙다리뼈융기에 가까워져야 한다.

임상 팁

기능 검사 (그림 9.122)

무릎의 굽힘과 폄 동안 무릎뼈의 움직임을 촉진한다. 촉진을 하면서, 비정상적인 병진운동이나 돌림운동과 같은 움직임이 일어나는지를 살펴본다.

넙다리뼈의 무릎뼈쪽 관절면에 대한 병진운동을 검사한다: 몸쪽–먼쪽, 안쪽–가쪽, 그리고 앞쪽–뒤쪽. 이들 검사는 활주하는 관절의 능력과 무릎뼈에 부착된 근육과 힘줄의 긴장 정도에 대해 어느 정도 알 수 있다. 그 이유는 이들이 무릎뼈 위치와 움직임의 질에 영향을 주기 때문이다.

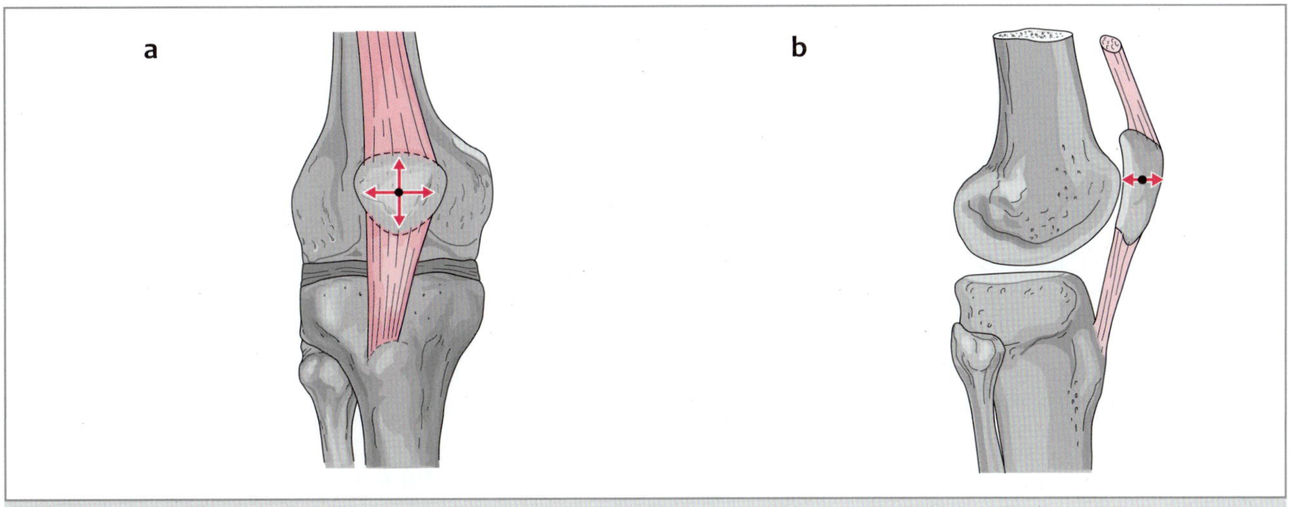

그림 9.120 무릎뼈의 병진 움직임. (a) 위쪽–아래쪽 이동과 안쪽–가쪽 이동. (b) 앞쪽과 뒤쪽으로 이동

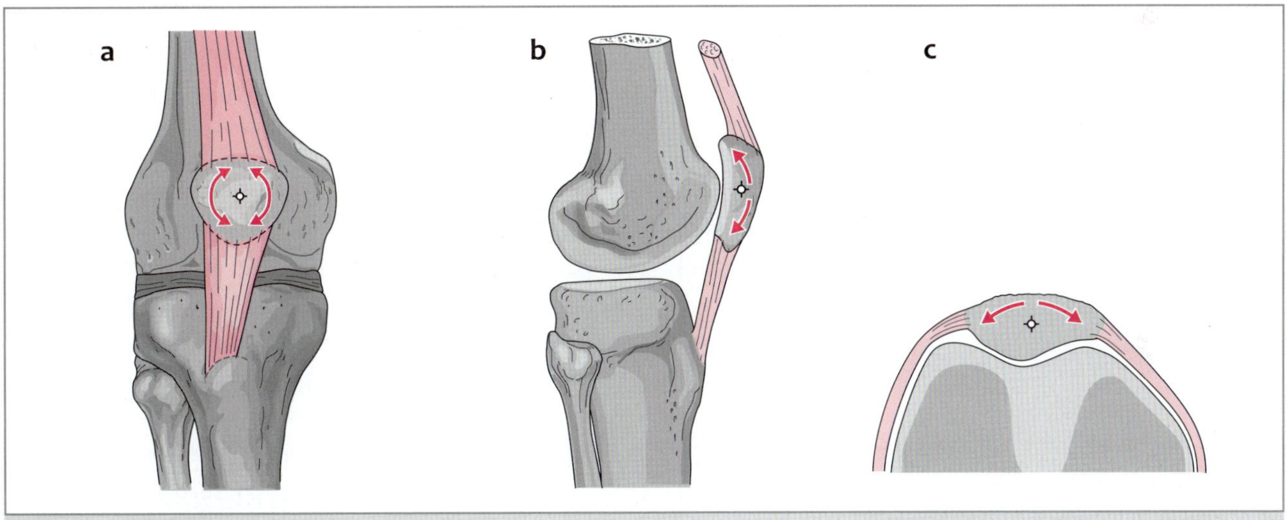

그림 9.121 무릎뼈의 돌림 움직임. (a) 시상축. (b) 이마축. (c) 세로축

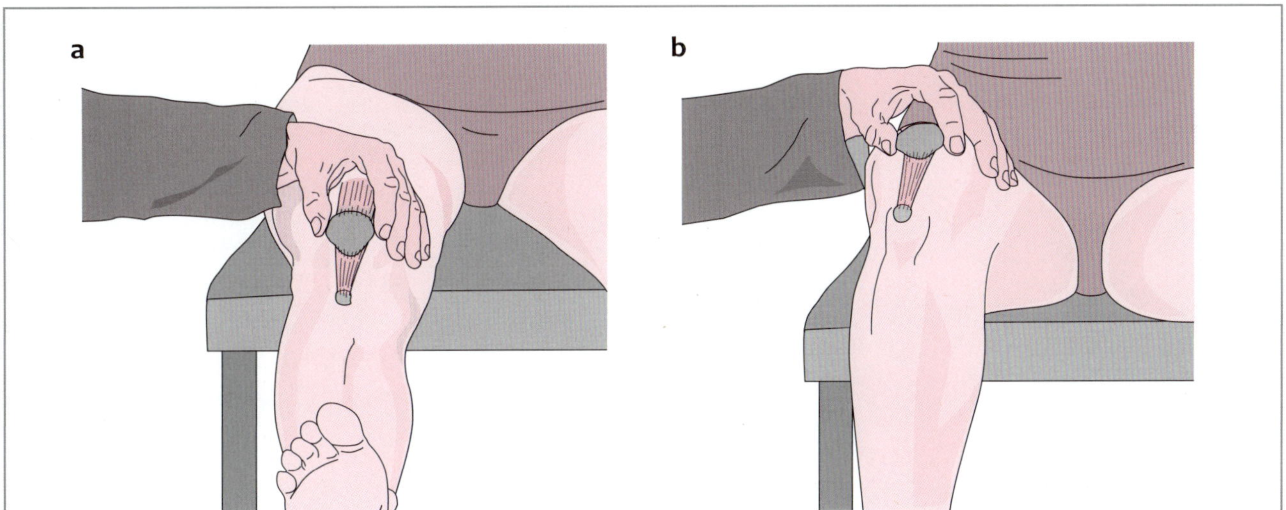

그림 9.122 무릎뼈 움직임의 촉진. (a) 최대 폄에서 (b) 최대 굽힘으로

9.3.11 생체역학

종아리의 축

시상면

중력선은 큰뼈돌기의 중심, 무릎관절 중심보다 약간 뒤쪽, 위쪽 발목관절보다 약간 앞쪽을 통과한다.

병리

젖힌무릎

중력선은 앞쪽으로 변위된다. 젖힌무릎의 최종 자세를 취할 때, 넙다리뼈융기는 뒤쪽 활주 요소의 증가를 보이고, 정강뼈의 앞쪽 서랍 방향에서 불안정을 유지한다.

이마면(그림 9.123)

다리의 역학적 세로축은 엉덩관절, 무릎관절 및 위쪽 발목관절의 중심을 통과한다. 넙다리뼈몸통의 축은 다리의 세로축로부터 가쪽으로 6°편위되어 있다. 종아리에서, 세로축과 정강뼈몸통의 축이 일치한다.

넙다리뼈몸통의 축은 정강뼈몸통의 축과 174°의 각을 형성한다.

만약 다리의 세로축이 기준에 해당된다면, 관절연골은 균등하게 부하되고, 인대의 긴장도 정상이다. 부가적으로, 안정화 근육이 평형상태를 유지한다.

병리

안굽이무릎 (그림 9.124a)

무릎관절이 다리의 세로축보다 가쪽에 위치하고, 넙다리-정강뼈의 각도가 증가한다. 안쪽 관절 복합체가 압박되어, 안쪽 관절면의 파괴를 초래한다. 가쪽 관절 복합체의 경우, 융기들이 멀어지고, 종아리쪽곁인대와 관절주머니의 가쪽 부분이 스트레스를 받게 된다. 엉덩정강띠와 넙다리두갈래근도 스트레스를 받는다. 중력선은 발의 안쪽 경계면으로 떨어져 발활의 감소를 초래한다.

밖굽이무릎 (그림 9.124b)

무릎관절이 다리의 세로축보다 안쪽에 위치하고, 넙다리-정강뼈의 각도가 작아진다. 가쪽 관절 복합체가 과부하된다. 정강쪽곁인대, 관절주머니의 안쪽 부위, 그리고 거위발 등이 신장된다. 중력선은 발의 가쪽 경계면으로 떨어져, 발의 가쪽면이 과부하된다.

임상 팁

안굽이무릎을 치료하는 주요 원리는 넙다리근막긴장근과 넙다리두갈래근을 강화하는 훈련 프로그램을 통해 무릎을 부하 라인 쪽으로(안쪽으로) 이동시키는 것이다. 부가적으로, 발활의 변화가 중요한데, 그 이유는 발 안쪽에 가해지는 하중의 증가가 안쪽 무릎 부위에 더 큰 압박을 가하기 때문이다. 그러므로 이런 변형의 교정은 몸쪽과 먼쪽으로 모두 고려하는 접근법으로 수행되어야 한다.

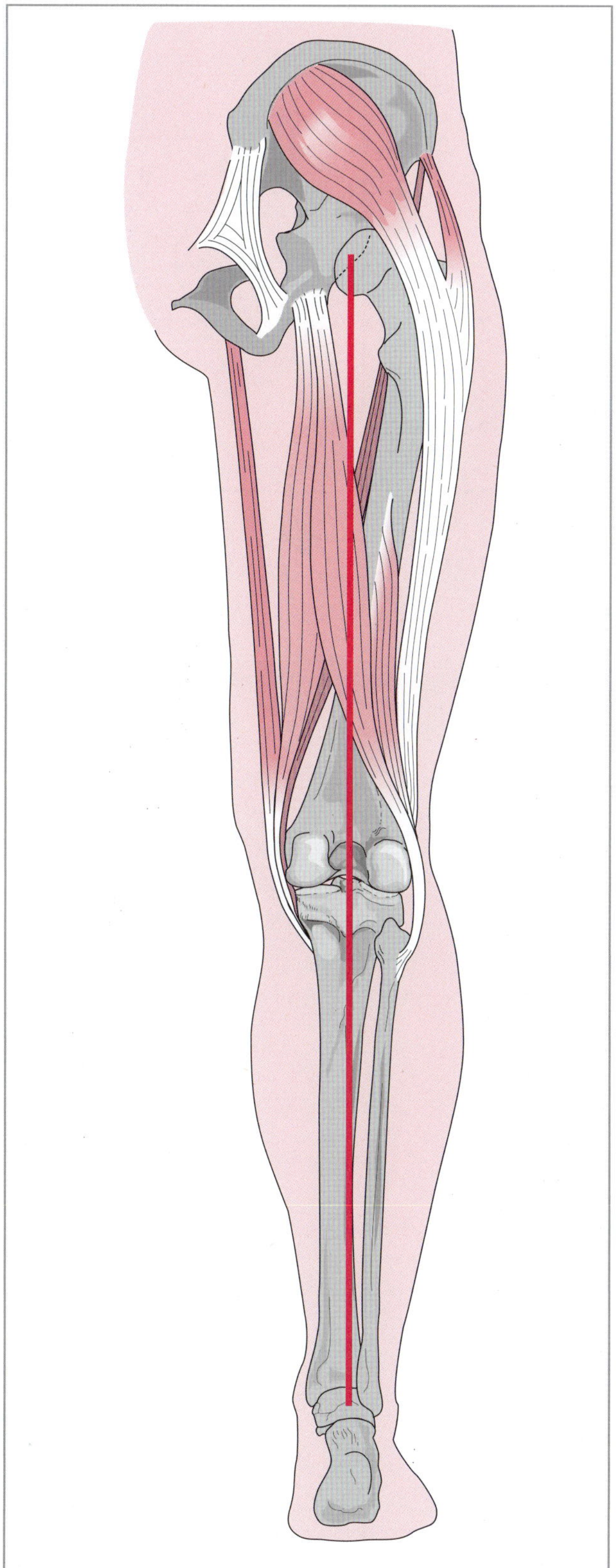

그림 9.123 다리 세로축의 정상 경로

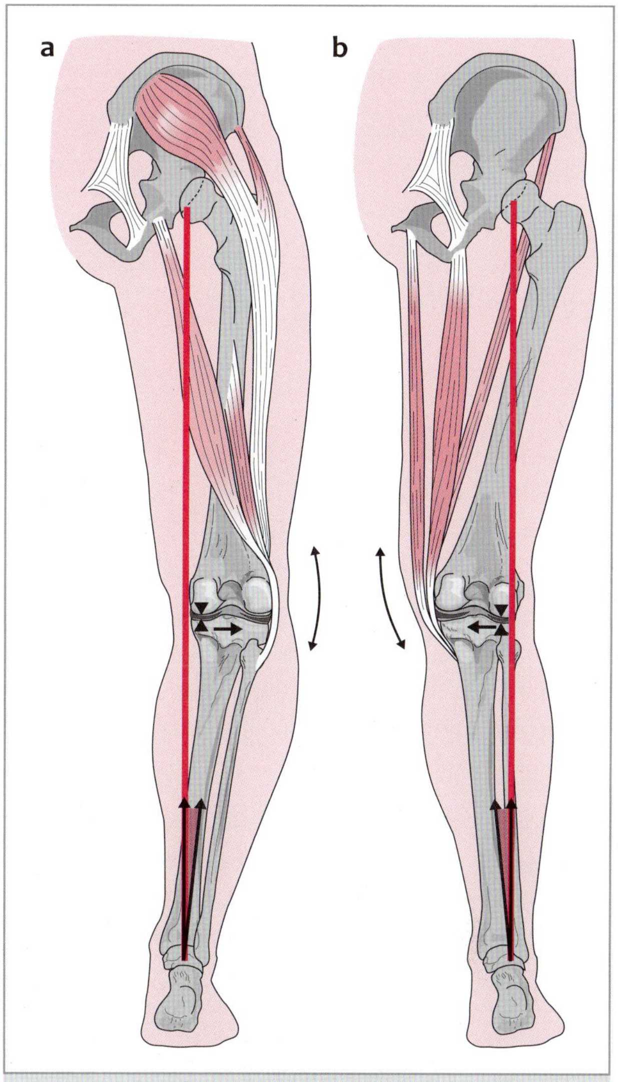

그림 9.124 정상 세로선으로부터의 편위.
(a) **안굽이무릎.** (b) **박굽이무릎**

가로면 (그림 9.125)

몸쪽 정강뼈와 먼쪽 정강뼈의 가로축은 서로의 관계에 의해 평가된다. 그들은 30°의 각을 형성한다. 이 각도는 발의 해부학적 세로축이 시상면으로부터 가쪽으로 30°의 각도를 형성하는 발에서 관찰될 수 있다.

이 각도는 정강뼈 비틀림에 의해 형성된다.

정강뼈 비틀림은 몸쪽 정강뼈 내에서 주로 일어나며, 가쪽으로 비틀린다.

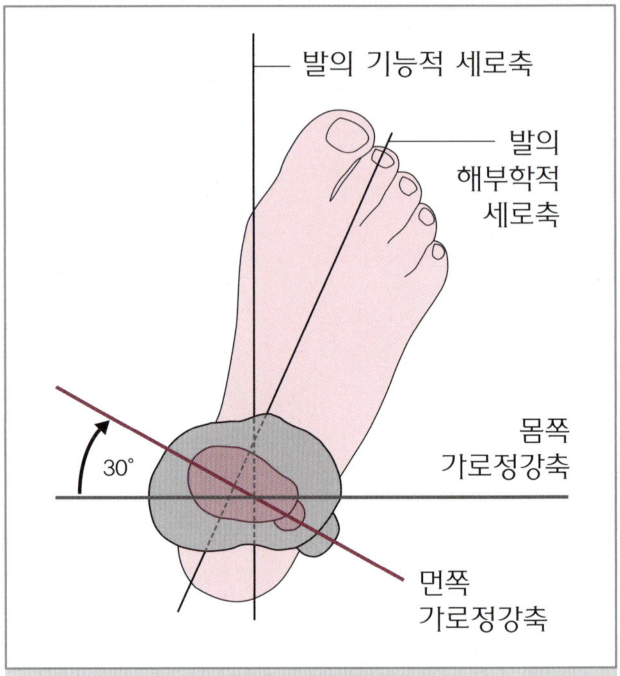

그림 9.125 정강뼈 비틀림: 가로정강축과 다른 축과의 관계

임상 팁

가쪽으로 증가된 정강뼈 비틀림은 발의 기능적 세로축의 방향을 가쪽으로 향하도록 만든다. 이런 문제를 가진 사람의 보행 패턴은 매우 심한 가쪽돌림을 보인다.

만약 무릎뼈 위치를 평가했을 때 무릎뼈가 앞쪽에 위치한다면, 그 원인은 정강뼈의 증가된 가쪽 비틀림일 것이다. 발의 밀기는 엄지발가락의 안쪽 가장자리에서 일어난다. 시간이 경과하면 과사용을 하게 되어 통증이 발생할 것이다.

전형적인 보상은 엉덩관절을 안쪽으로 돌림하는 것이다. 엉덩관절의 안쪽돌림은 무릎관절에 전단력을 가하게 되는데, 그 이유는 허벅지가 안쪽으로 돌림할 때 종아리가 가쪽으로 돌림되기 때문이다. 여기에서도 다시, 과부하와 통증이 발생한다.

무릎뼈뒤쪽 압박

무릎넙다리관절의 하중은 근육-인대의 힘과 중력의 힘 합성 벡터로 이루어진다. 체중 이외에, 수직 장력과 수평 장력 뿐만 아니라, 다양한 힘의 지렛팔이 작용한다. 그래서 무릎뼈에 부착된 모든 구조물이 관절 압박에 대한 영향력을 가진다.

움직임(그림 9.126)

넙다리뼈에 대한 무릎뼈의 접촉 압박력은 무릎이 폄되었을 때 가장 작고, 굽힘이 증가할수록 커진다.

쭈그려 앉기를 할 때 아래와 같은 현상이 일어난다:

- 약간 굽힘하면(10–50°), 무릎뼈뒤의 힘 (retropatellar force)이 급격하게 증가하지만, 압박이 최대치에 도달하지 않는다.
- 굽힘이 증가하면, 압박이 더 커진다. 만약 중력중심이 약간 뒤쪽에 위치하면, 하중 지렛팔이 길어질수록, 더 큰 힘이 소비되고, 압박이 체중의 10 배까지 상승할 수 있다.
- 관절 압박은 하중 지렛팔이 짧아지는 중력중심의 앞쪽 변위에 의해 크게 감소된다.

50° 굽힘 시 중력중심이 뒤쪽으로 작용하기 때문에, 압박이 2400 N에 이를 수 있다. 중력중심이 앞쪽으로 이동하는 순간, 압박은 860 N으로 감소된다.

건강한 무릎뼈는 높은 압박을 견딜 수 있다. 그러나 무릎뼈 형태의 변화, 나쁜 높이 조절, 그리고 무릎뼈에 작용하는 구조물의 장력 방향의 변화 등이 압박에 나쁜 영향을 준다.

병리

무릎넙다리통증증후군

이형성증과 같은 무릎뼈의 해부학적 변화, 다리 축의 부정정렬, 인대성 느슨함, 그리고 근육불균형 등이 무릎넙다리관절에 불균형의 스트레스를 초래할 수 있다.

증상으로는, 무릎뼈 파셋을 촉진할 때 압통, 깊은 관절통증(**특히, 계단 보행, 쭈그려 앉기 자세, 그리고 장기간의 앉기 자세 이후**), 그리고 갑자기 힘이 빠지는 증상 등이 있다.

연골연화증

치료되지 않고, 하중 감소가 기대되지 않는 연골의 마모는 연골연화증을 초래할 수 있다. 앞에서 설명된 무릎넙다리관절 통증의 증상 이외에, 재발성 관절 삼출물이 발생하는데, 그 이유는 연골의 괴사로부터 윤활염이 발생하기 때문이다.

그래서 다음의 악순환 고리가 일어난다:

압박의 상승 → 연골의 연화 현상 → 연골괴사에 의한 파괴 물질 유리 → 만성 윤활염 → 윤활액의 구성 변화 → 연골 영양 공급의 방해 → 연골세포 사망.

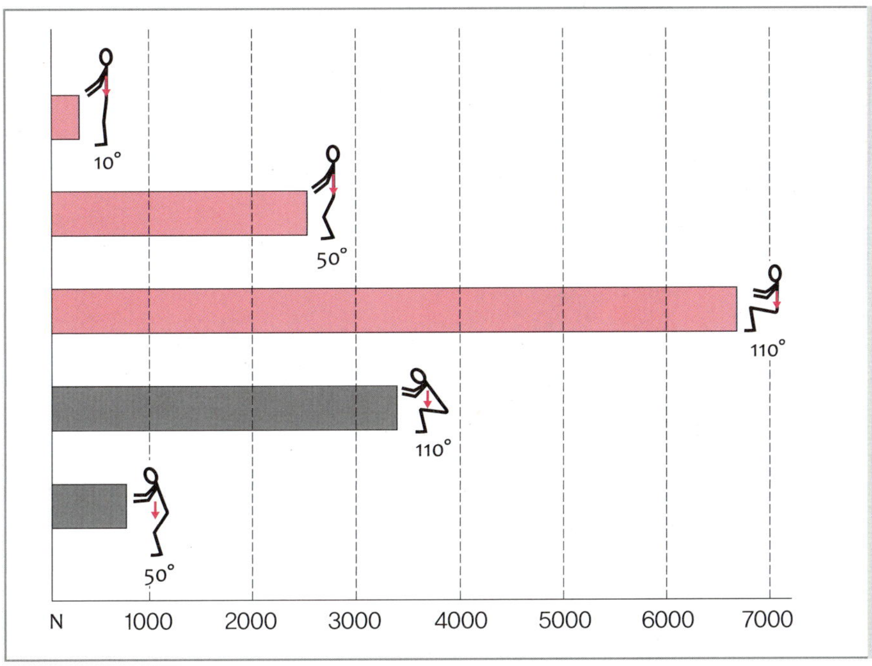

그림 9.126 무릎뼈뒤 압박의 변화. 빨간색 막대 = 뒤쪽으로 작용하는 중력중심; 회색 막대 = 앞쪽으로 작용하는 중력중심.

힘을 흡수하는 관절면(그림 9.127)

무릎뼈와 넙다리뼈 관절면의 일부가 힘을 흡수하는데 작용한다. 힘 흡수 관절면은 실제 접촉하는 면적보다 약간 더 작고, 힘의 전달에 사용되는 관절면의 일부는 관절의 위치에 좌우된다.

움직임 동안의 접촉면

- 중립위를 취할 때, 무릎뼈의 먼쪽 부분 (**무릎뼈꼭대기 바로 몸쪽 부분**)만이 넙다리뼈와 접촉한다.
- 굽힘이 증가하면, 무릎뼈뒤 접촉 면적이 위쪽으로 이동하는 반대, 넙다리뼈의 접촉 영역은 아래쪽으로 이동한다. 90° 굽힘에서는, 접촉 면적이 무릎뼈바닥 높이에 위치하고, 넙다리뼈의 접촉 영역은 먼쪽 끝부위이다.
- 굽힘이 90°을 초과하면, 무릎뼈는 융기사이오목 위에 놓인다. 무릎뼈 파셋의 가장 가쪽 부분만이 융기와 접촉하고, 무릎뼈 능선이 융기사이오목 안으로 들어간다.

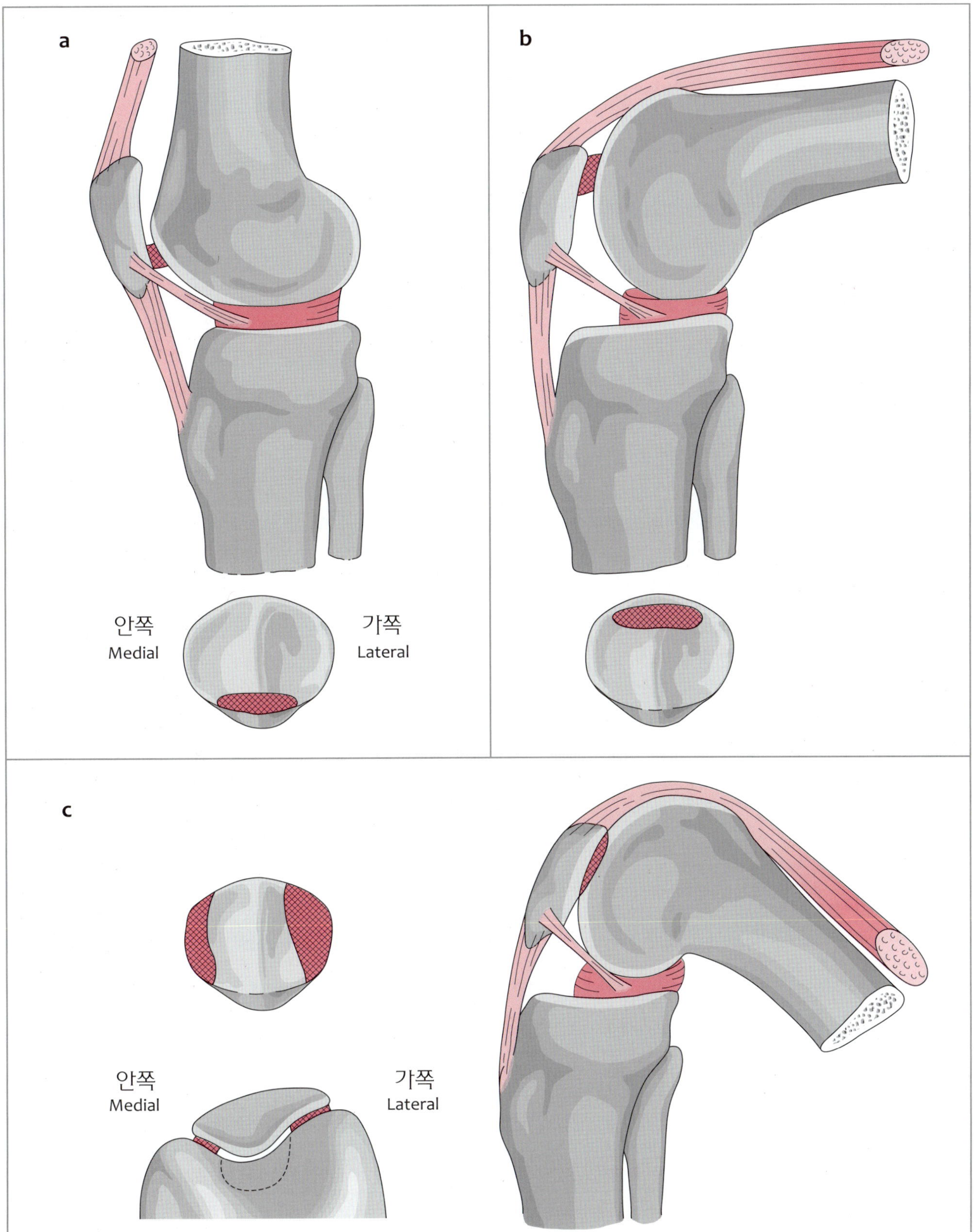

그림 9.127 무릎뼈뒤 힘-흡수 관절면. 빨간색 영역 = 접촉면. (a) 중립위. (b) 90° 굽힘. (c) 120° 굽힘

9.4 신경 구조물

9.4.1 궁둥신경의 종말분지

- 오금 오목의 위쪽 영역에서, 궁둥신경은 반막모양근과 넙다리두갈래근 사이를 주행한다.
- 오금 오목 안에서, 궁둥신경은 온종아리신경과 정강신경이라는 2개의 종말분지를 낸다. 그러나 이들 신경은 이미 궁둥신경의 신경몸통에서 다발로 이루어져 있다.

온종아리신경(L4-S2; 그림 9.128)

- 온종아리신경은 넙다리두갈래근의 안쪽 경계면을 따라 먼쪽으로 주행하고, 종아리뼈머리를 앞쪽 방향으로 감아 돈다.
- 이런 방향 전환 이후, 온종아리신경은 종아리의 가쪽 구획 안으로 들어간다. 가쪽 구획은 긴종아리근의 2개 이는곳 사이에 위치한다.
- 가쪽 구획은 종아리의 뒤쪽 근육사이사이막을 통과해 굽힘근 그룹을 경계짓고, 앞쪽 근육사이사이막을 통과해 폄근 그룹을 경계짓는다.
- 이 구획 내에서, 온종아리신경은 깊은종아리신경과 얕은종아리신경으로 나뉘어진다.

병리

압박 손상에 의한 종아리신경 마비

단독 종아리신경 마비의 가장 흔한 원인은 종아리뼈머리에서의 압박 손상이다. 신경이 뼈 위로 통과하기 때문에, 신경 손상이 쉽게 일어날 수 있다.

다리 교차하기, 무의식 또는 신체 핸디캡을 가진 사람의 부적절한 자세, 수술대 위에서의 자세, 또는 스플린트나 캐스트에 의한 압박 등이 손상의 원인이 될 수 있다.

종아리신경 마비의 경우, 감각은 종아리의 가쪽과 발등에 분포된다. 운동 결손은 발등굽힘근의 문제(**발처짐**), 긴발가락폄근 문제, 종아리 근육 문제 등을 갖는다.

발을 능동으로 발등굽힘할 수 없기 때문에, 발처짐과 높은 계상 보행이 발생한다.

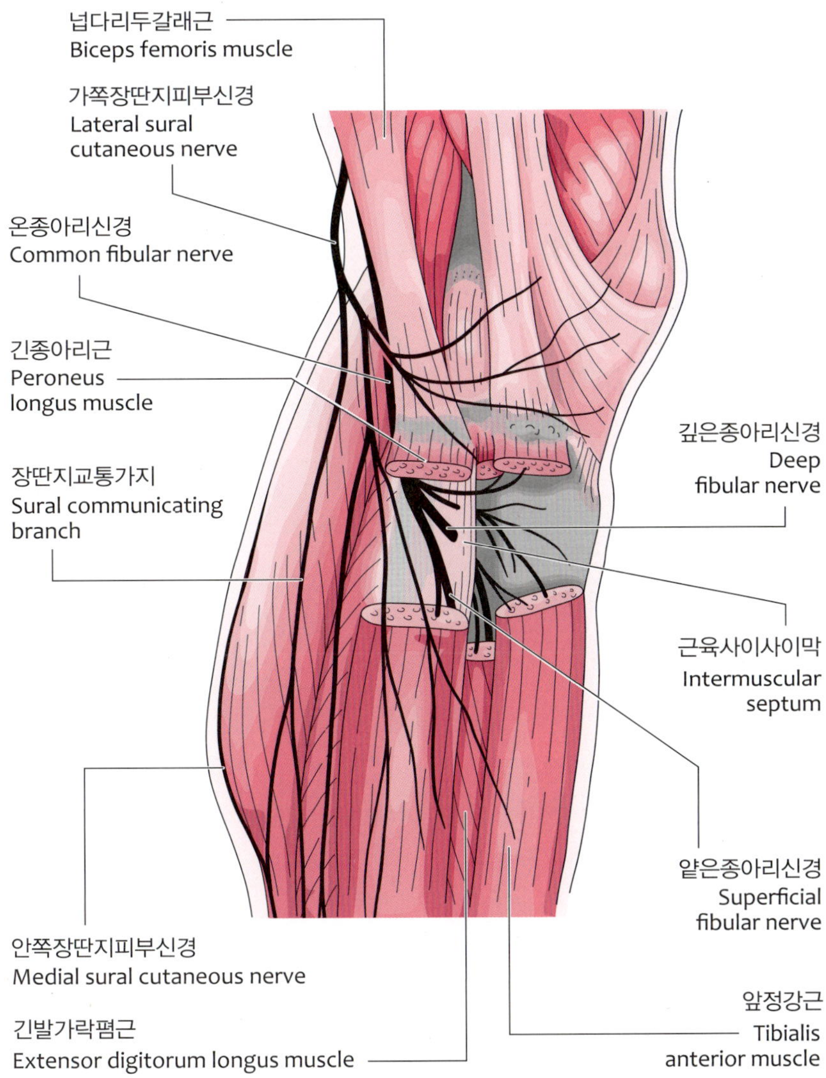

그림 9.128 온종아리신경의 가지

깊은종아리신경(그림 9.129와 그림 9.130)

- 이것은 운동신경으로서, 앞쪽 근육사이사이막을 통과한 후, 종아리의 폄근을 지배한다.
- 이것은 먼쪽으로 앞정강근과 긴엄지폄근 사이의 뼈사이막으로 이어진다.
- 그런 다음, 이 신경은 위쪽 폄근지지띠 밑을 통과하고, 가쪽분지와 안쪽분지로 나누어진다.
- 깊은종아리신경은 발가락과 발의 폄근과 엄지발가락과 두 번째 발가락 사이의 피부를 지배한다.

얕은종아리신경(그림 9.129와 그림 9.130)

- 얕은종아리신경은 긴발가락폄근과 긴종아리근의 사이를 통과한다.
- 얕은종아리신경은 가쪽복사뼈의 위쪽으로 손 폭의 크기만큼 떨어진 지점에서, 안쪽발등 쪽으로 주행하는 **안쪽 발등피부신경**과 가쪽발등 쪽으로 주행하는 **중간발등피부신경**으로 나누어진다.
- 이것은 종아리 근육과 앞쪽 종아리와 발등의 큰 피부 영역을 지배한다.

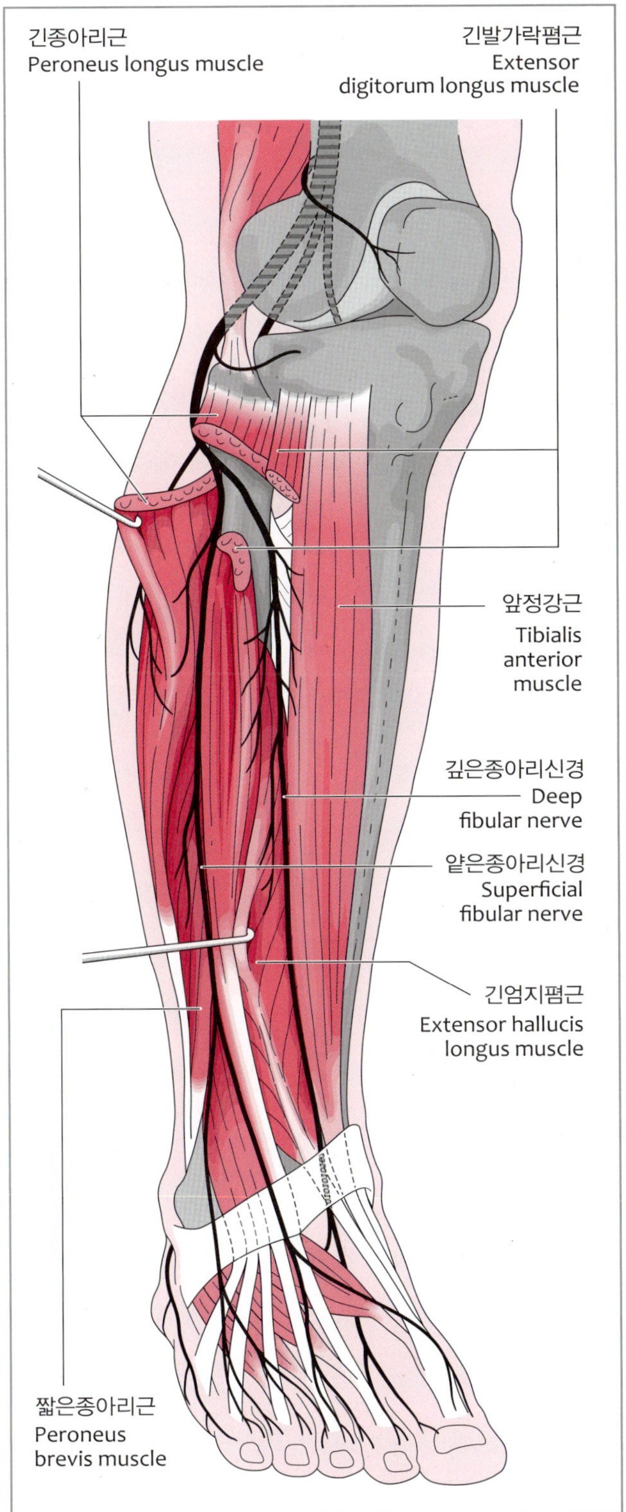

그림 9.129 얕은종아리신경과 깊은종아리신경의 경로

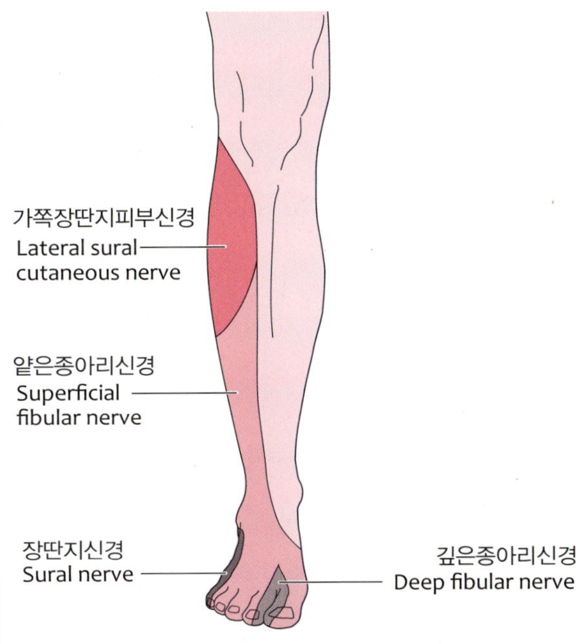

그림 9.130 종아리신경에 의해 피부 지배

정강신경(L4-S3; 그림 9.131과 그림 9.132)

- 정강신경은 오금 오목을 통과하여 세로방향으로 주행한다.
- 오금 오목 안에서, 정강신경은 근육가지(**장딴지근과 가자미근을 지배하는**)와 안쪽장딴지피부신경으로 나누어진다.
- 정강신경은 장딴지근 갈래 밑을 지나가 가자미근 힘줄활로 간다. 여기에서 이 신경은 긴발가락굽힘근과 긴엄지굽힘근 사이를 주행하는 곳에서 종아리의 깊은 굽힘근 구획 안으로 들어간다.
- 정강신경은 이들 힘줄과 함께 안쪽복사뼈 쪽으로 이어진다. 그리고 안쪽복사뼈의 뒤쪽을 감아 돌아간다.
- 정강신경은 안쪽복사뼈의 먼쪽에서 안쪽발바닥신경과 가쪽발바닥신경으로 나뉘어진다.
- 이것은 종아리세갈래근, 뒤정강근, 2개의 긴 굽힘근 뿐만 아니라, 발꿈치의 피부와 발바닥의 큰 피부 영역을 지배한다.

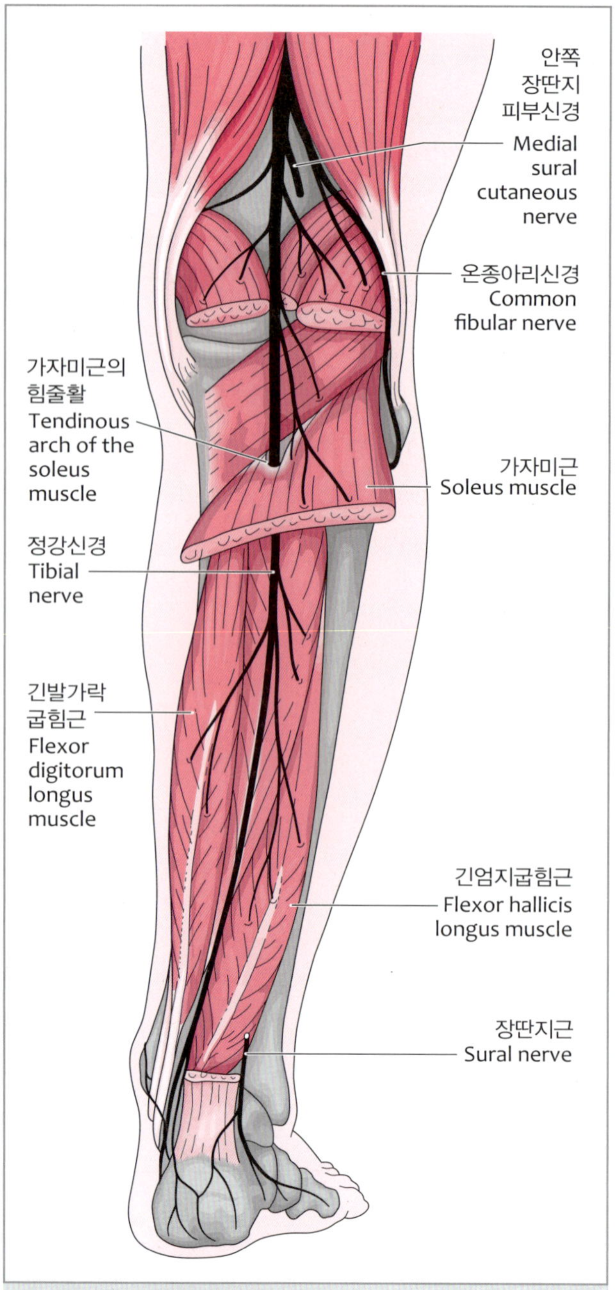

그림 9.131 정강신경의 경로

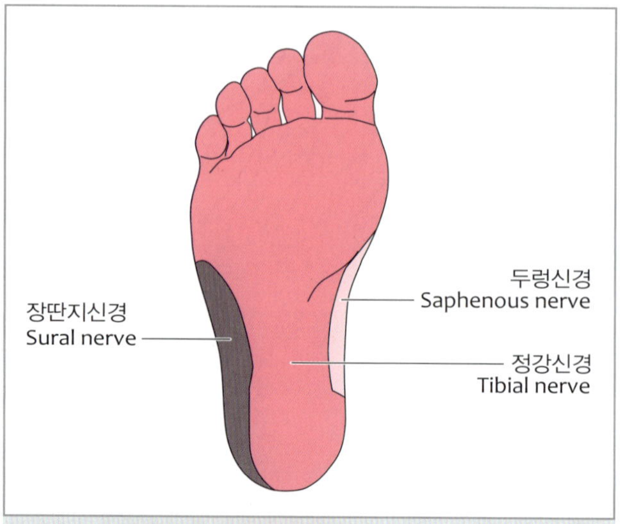

그림 9.132 발바닥면의 신경지배

장딴지신경(그림 9.132–그림 9.134)

- 정강신경은 오금 오목 안에서 감각신경가지인 **안쪽장딴지피부신경**을 낸다. 이 신경은 장딴지근의 2개 갈래 사이에서 먼쪽으로 얕게 주행한다.
- 온종아리신경은 오금 오목 안에서 **가쪽장딴지피부신경**을 낸다. 이 신경은 가쪽복사뼈까지 종아리 가쪽을 따라 주행한다.
- 가쪽장딴지피부신경은 장딴지신경을 형성하기 위해 아킬레스힘줄 레벨에서 **장딴지교통가지**에 의해 **안쪽장딴지피부신경**과 연결된다.
- 그런 다음 장딴지신경은 아킬레스힘줄의 가쪽 가장자리를 따라 발의 가쪽 경계면까지 더 멀리 주행한다.
- 장딴지신경은 등가쪽 종아리와 발의 가쪽 경계면의 피부를 지배한다.

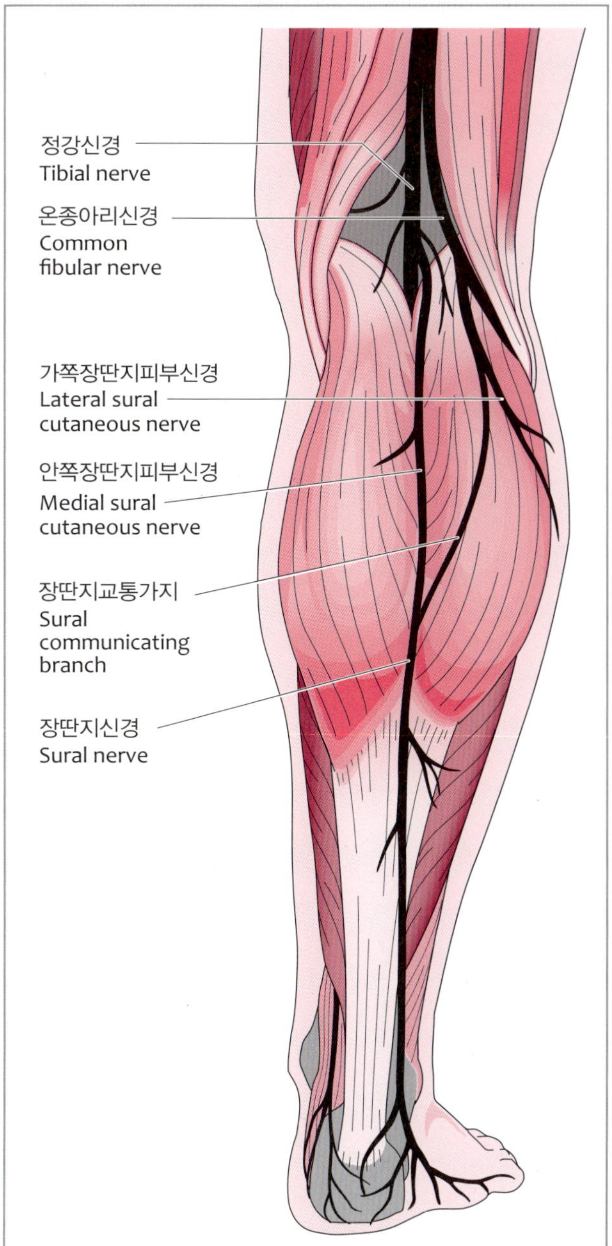

그림 9.133 장딴지신경의 경로

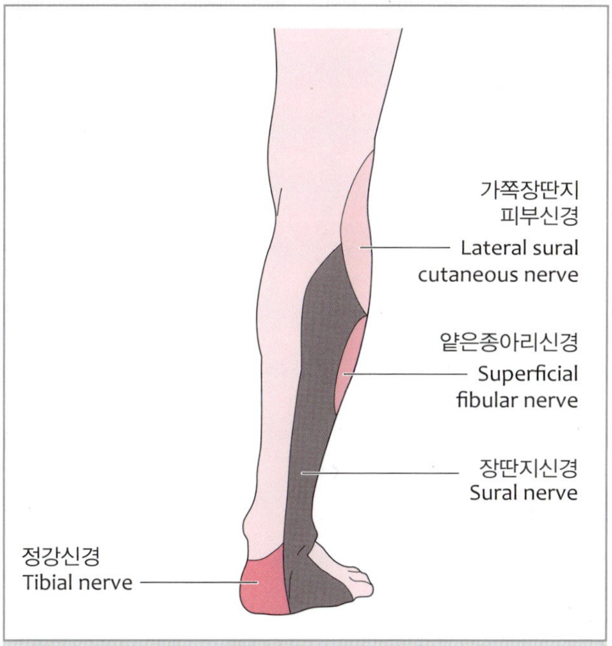

그림 9.134 장딴지신경에 의한 피부 지배

10장

발과 발목

Foot and Ankle

10. 발과 발목 / Foot and Ankle

학생들은 발목관절의 명명법에 대한 차이점을 확인해야 할 것이다. 해부학자들이 개별 관절의 구조물과 기능에 대해 거의 대부분 동의를 하지만, 기능적 단위로서 발목관절을 어떻게 보는지에 대해서는 다른 견해가 있음을 이해하는 것이 중요하다. 많은 미국 해부학자들은 **발목관절**(ankle joint)을 단순히 발등굽힘과 발바닥굽힘을 하는 **목말다리관절**(talocrural joint)로서 생각하고 있고, 다른 움직임은 발의 다른 관절의 기능으로 생각하고 있다(Moore 등 2014).

반대로, 이 책에서 채택하고 있는 독일 해부학자들의 개념은 발목관절을 기능적으로 **위쪽발목관절**과 **아래쪽발목관절**로 나누고 있다(Graumann 2004).

위쪽발목관절은 위에서 설명된 고유의 **발목관절**인 목말다리관절이다. 이것은 10.3에서 설명될 것이다.

아래쪽발목관절은 뒤쪽의 목말밑관절(**목말발꿈치관절**)과 앞쪽의 목말발꿈치발배관절로 나누어진다.

이것은 10.5 목말뒷발목관절(talotarsal joint)에서 설명될 것이다. 발과 발목의 복잡한 복합 움직임을 가시화는데 이들 모형을 사용하는 것에 몇 가지 이점이 있다(Graumann 2004, Kelikian과 Sarrafian 2011, Moore 등 2014).

10.1 발과 발목 구조물의 촉진

10.1.1 발과 발목의 안쪽 영역

안쪽복사뼈

이것은 발의 안쪽 영역에서 쉽게 확인할 수 있는 뼈돌출부위이고, 구조물의 촉진에 대한 중요한 가이드로서 작용한다.

목말받침돌기(그림 10.1)

발꿈치뼈의 목말받침돌기는 안쪽복사뼈의 끝에서 아래쪽으로 손가락 1½ 폭만큼 떨어져 위치한다. 목말관절(talar joint)의 공간은 목말받침돌기의 위쪽 가장자리에 위치한다. 수동으로 발을 안쪽이나 가쪽으로 기울임으로서, 관절공간을 확인할 수 있는데, 그 이유는 발을 가쪽으로 기울일 때 틈이 커지기 때문이다. 목말받침돌기는 긴발가락굽힘근이 지나가는 세로 방향의 고랑을 가지고 있다.

발배뼈(그림 10.2)

목말받침돌기에서 먼쪽과 아래쪽 방향으로 이동하면, **발배뼈거친면**이라는 뚜렷한 돌출 부위를 촉진할 수 있다. 뒤정강근의 힘줄은 뒤위쪽으로부터 발배뼈로 주행하고, 가이드로서 유용하다. 발배뼈는 손가락 1개의 폭을 가진다.

목말발꿈치관절(그림 10.3)

앞정강근힘줄과 안쪽쐐기뼈의 사이와 종아리보다 앞쪽으로 손가락 1개의 폭만큼 떨어진 곳에서, 우리는 발배뼈의 몸쪽 경계를 확인할 수 있다. 검사자는 수동으로 안쪽번짐과 가쪽번짐하여 관절공간을 확인할 수 있다.

입방쐐기관절(그림 10.4)

발배뼈의 먼쪽 경계에는 안쪽쐐기뼈와 관절을 이루는 관절공간이 있다. 쐐기뼈를 안쪽으로 기울이면서 아래안쪽으로 접근했을 때 관절공간을 가장 잘 촉진할 수 있다.

1번 발목발허리관절(그림 10.5)

먼쪽으로 이동하여 방향과 위치의 기준점이 되는 첫 번째 발허리뼈바닥을 촉진한다. 안쪽쐐기뼈까지의 관절공간은 발허리뼈바닥보다 몸쪽에 위치한다. 첫 번째 발허리뼈를 견인하면 관절공간이 넓어져 쉽게 촉진할 수 있다.

앞정강근힘줄의 경로는 관절의 촉진에 도움을 준다. 왜냐하면 힘줄이 관절공간의 바로 오른쪽에 위치하기 때문이다.

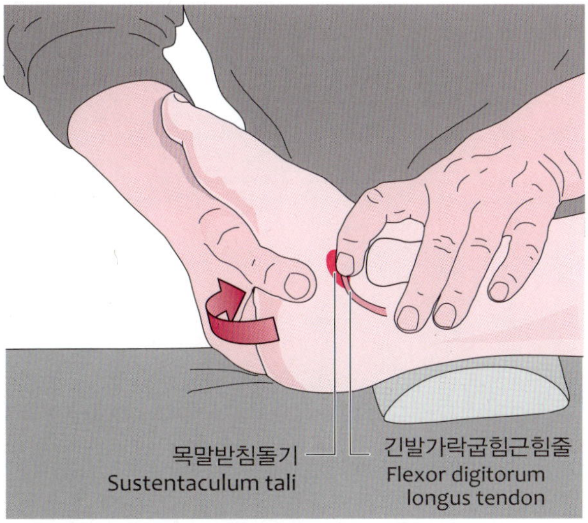

그림 10.1 목말받침돌기의 촉진

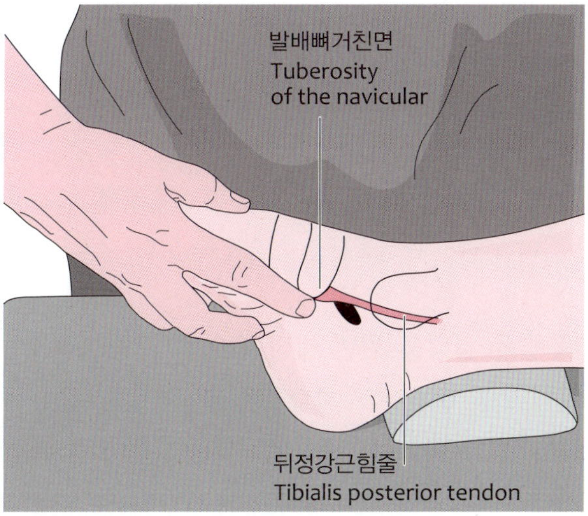

그림 10.2 발배뼈거친면의 촉진

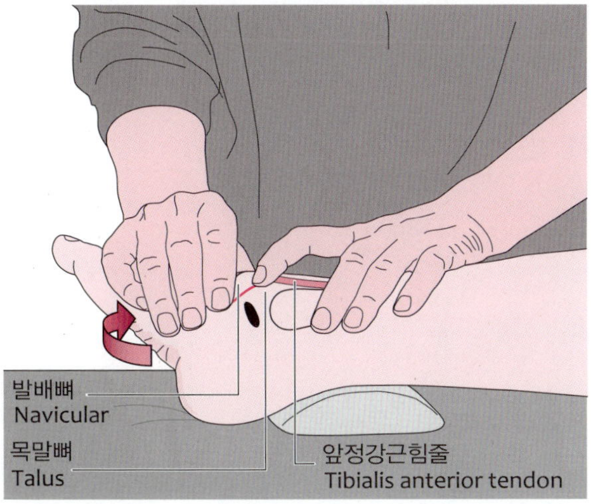

그림 10.3 발배뼈와 목말뼈머리 사이의 관절공간 촉진

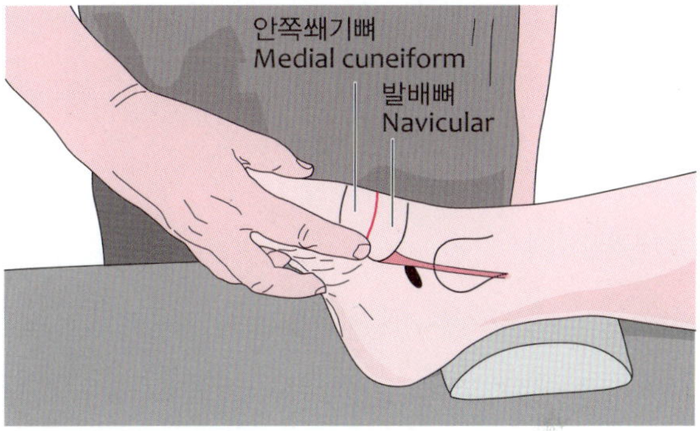

그림 10.4 발배뼈와 안쪽쐐기뼈사이의 관절공간 촉진

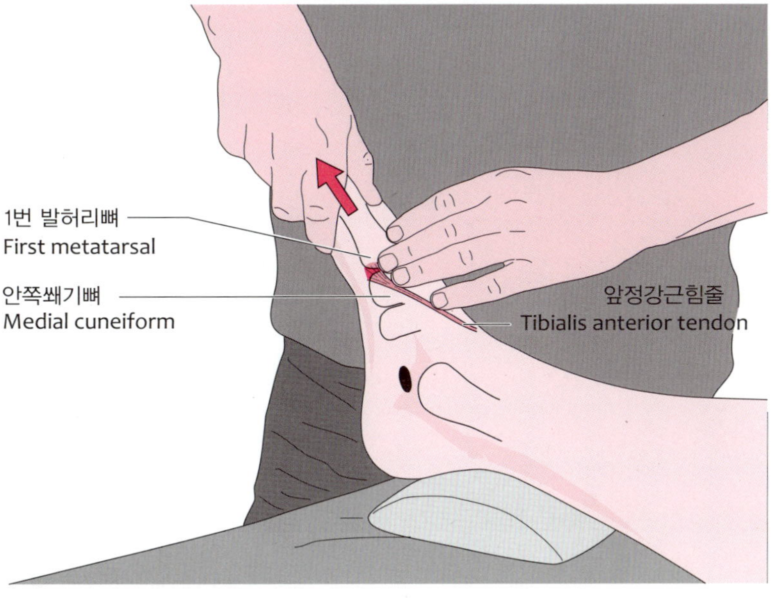

그림 10.5 안쪽쐐기뼈와 1번 발허리뼈바닥 사이의 관절공간 촉진

1번 발허리발가락관절(그림 10.6)

발가락의 폄에 의해 생긴 주름으로부터 몸쪽으로 약 1 ㎝ 떨어진 지점에서 1번 발허리뼈와 몸쪽마디뼈사이의 관절공간을 촉진해 본다.

발가락의 먼쪽 부위를 잡고 견인을 적용하면, 관절공간이 넓어져 쉽게 관절공간을 촉진할 수 있다.

안쪽발목 영역을 위한 방향 가이드(그림 10.7)

수동으로 발가락을 최대 발등굽힘한 후, 장부구멍의 바로 앞쪽인 발가락의 등쪽을 가로질러 집게손가락, 가운데손가락 및 반지손가락을 배치한다. 반지손가락은 목말뼈머리의 폭에 해당하고, 가운데손가락은 발배뼈에 해당하고, 집게손가락은 안쪽쐐기뼈에 해당한다.

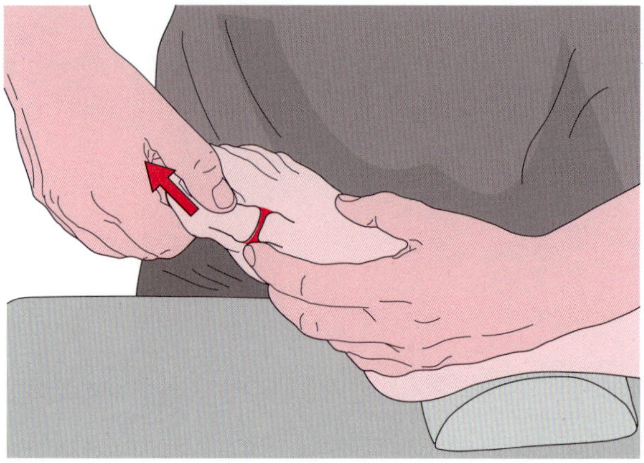

그림 10.6 1번 발허리뼈와 몸쪽마디뼈 사이의 관절공간 촉진

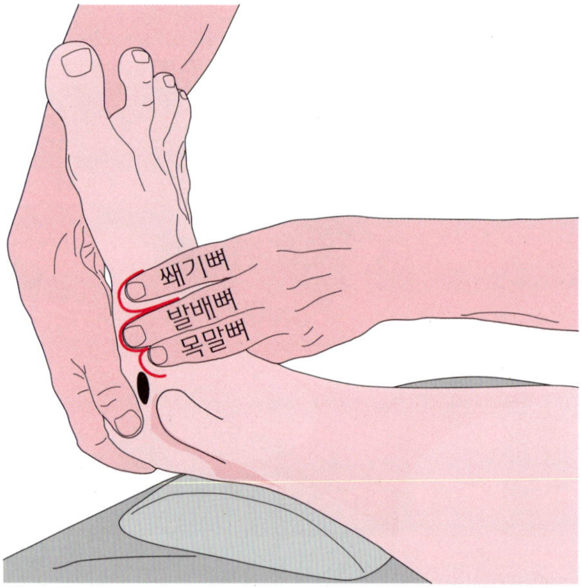

그림 10.7 안쪽발목뼈를 위한 방향 가이드

바닥쪽발꿈치발배인대(그림 10.8)

이 인대는 앞쪽의 목말받침돌기에서 발배뼈의 아래쪽 가장자리까지 주행하고, **스프링인대**로 알려져 있다. 이 인대의 팽팽한 안쪽 가장자리만 촉진이 가능하다.

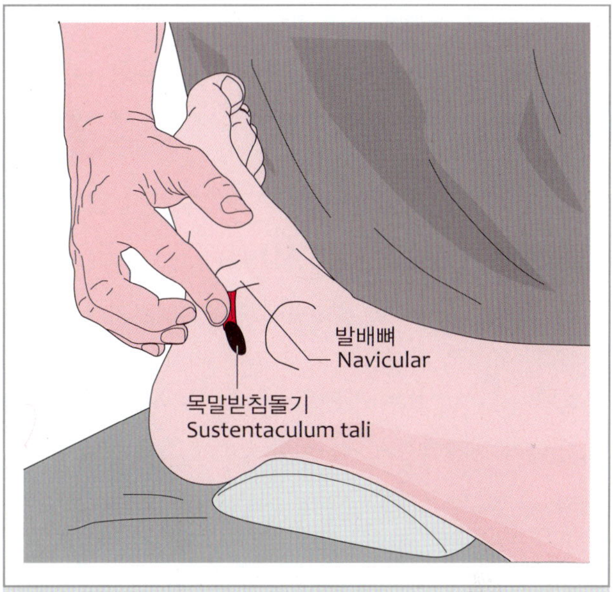

그림 10.8 바닥쪽발꿈치발배인대의 촉진

세모인대(그림 10.9)

세모인대는 부채꼴 모양으로 펼쳐져 있고, 일부만 촉진이 가능한데, 그 이유는 지지띠 밑에 위치하기 때문이다. 이것은 4개의 부분으로 구성된다: 2개 부분은 목말뼈에 붙어 있고, 1개 부분은 발배뼈에 연결되어 있고, 나머지 1개 부분은 발꿈치뼈에 연결되어 있다.

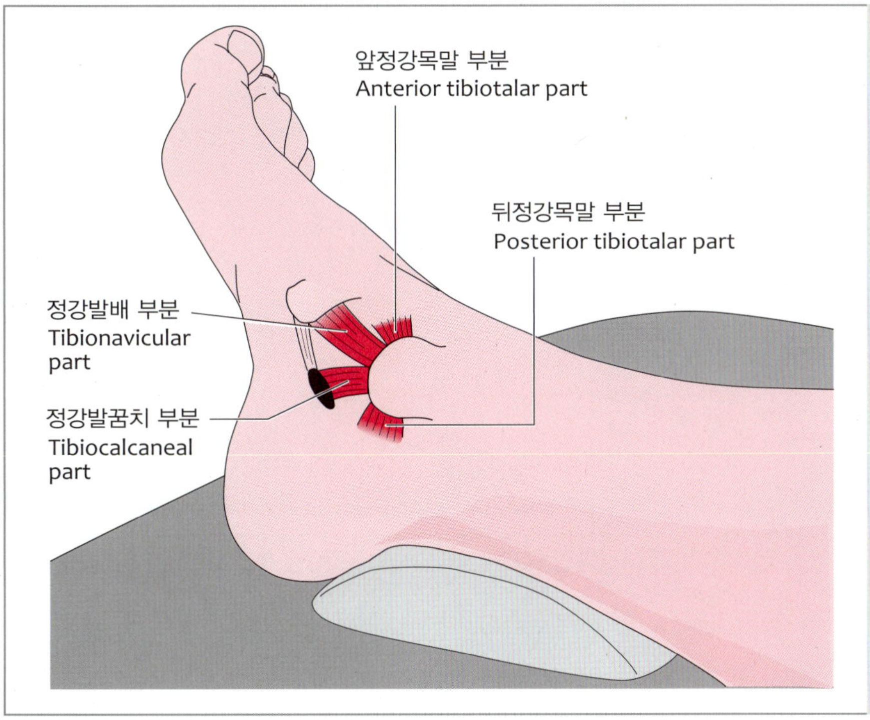

그림 10.9 세모인대의 촉진

앞정강목말 부분(그림 10.10)

이 인대는 안쪽의 안쪽복사뼈에서 목말뼈목으로 주행한다. 인대를 긴장시키기 위해 발을 수동으로 발바닥굽힘하면, 쉽게 촉진할 수 있다.

정강발배 부분(그림 10.11)

이 부분은 발배뼈의 등쪽면에서 발배뼈거친면으로 주행한다. 이것은 뒤정강근 바로 밑에 위치한다. 수동으로 가쪽번짐시키면 촉진이 쉬워지는데, 그 이유는 이 자세 때 인대가 팽팽해지기 때문이다.

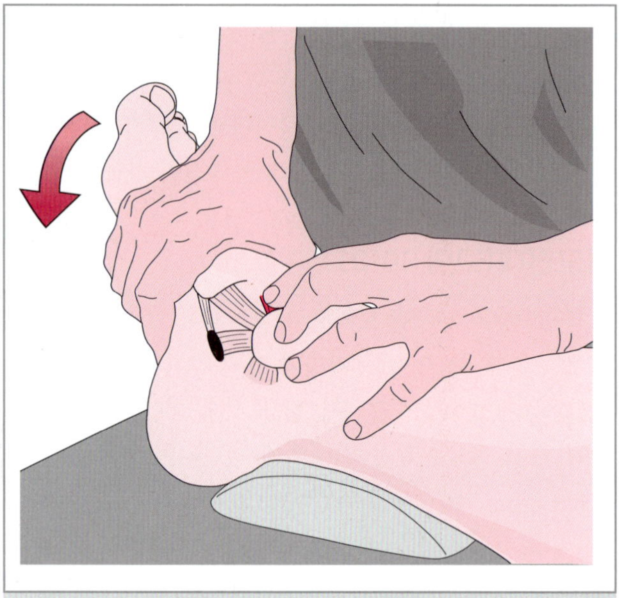

그림 10.10 세모인대의 정강목말 부분 촉진

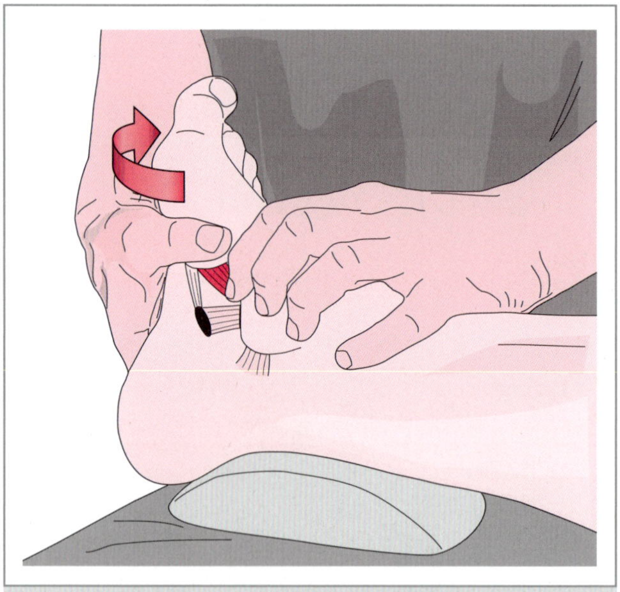

그림 10.11 세모인대의 정강발배 부분 촉진

정강발꿈치 부분(그림 10.12)

이 부분은 목말받침돌기를 주행하고, 굽힘근지지띠에 의해 완전히 덮여 있다. 수동으로 가쪽번짐시키면 인대가 팽팽해져 촉진이 쉬워진다.

뒤쪽 정강목말 부분(그림 10.13)

세모인대의 뒤쪽 정강목말 부분은 뒤쪽 목말뼈돌기의 안쪽 결절까지 이른다. 이것은 짧고, 거의 가로방향으로 주행한다. 수동으로 발등굽힘했을 때 이 부위가 팽팽해진다.

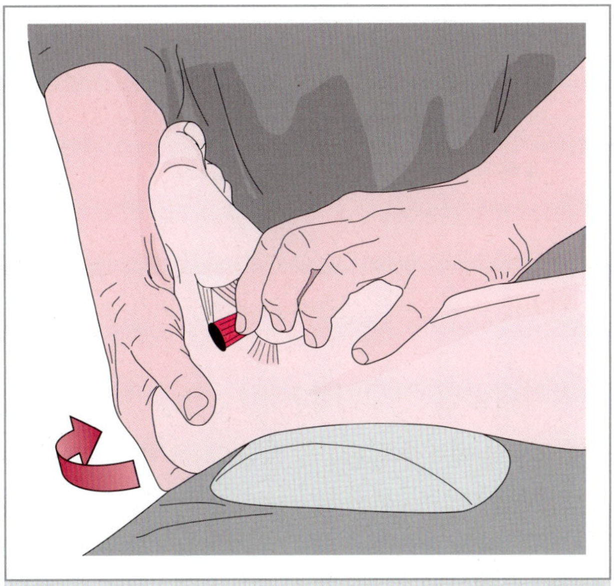

그림 10.12 세모인대의 정강발꿈치 부분 촉진

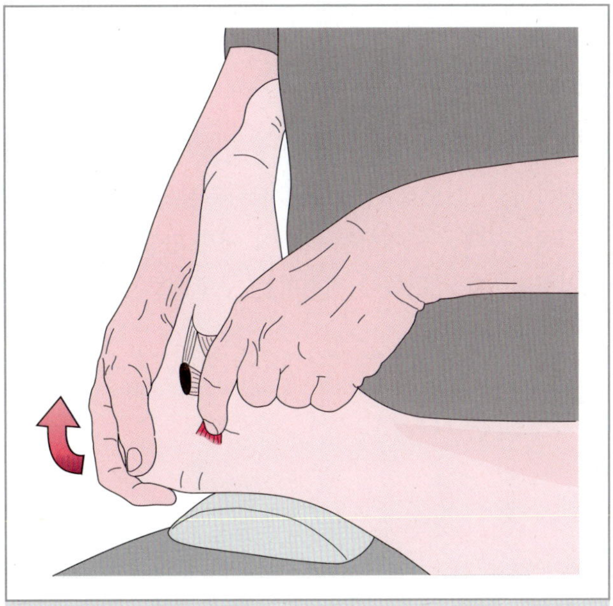

그림 10.13 세모인대의 뒤쪽 정강목말 부분 촉진

뒤정강근(그림 10.14)

뒤정강근힘줄은 안쪽복사뼈의 뒤쪽면을 돌아 앞쪽 방향으로 주행한다. 이것은 목말받침돌기의 위쪽을 주행하여 발배뼈거친면 쪽으로 향한다. 발바닥굽힘과 뒤침하면, 힘줄이 도드라져 쉽게 촉진할 수 있다.

발바닥 안으로 들어간 힘줄은 더 이상 촉진될 수 없는데, 그 이유는 많은 구조물들에 의해 덮여 있기 때문이다.

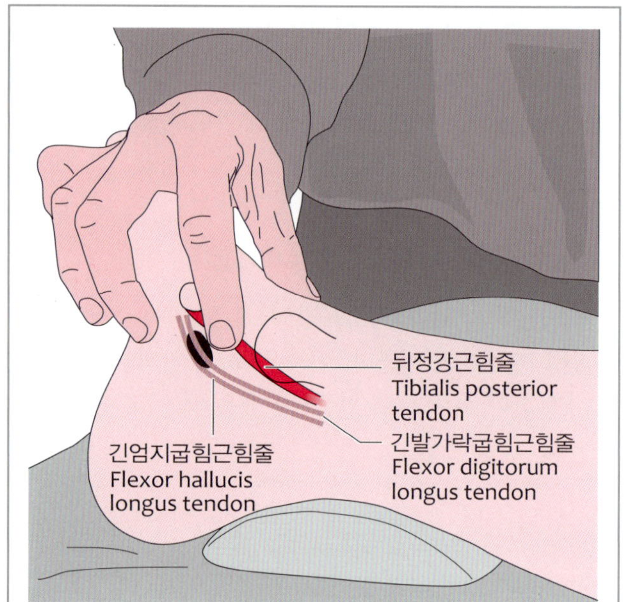

그림 10.14 뒤정강근힘줄의 촉진

긴발가락굽힘근(그림 10.15)

힘줄은 안쪽복사뼈 뒤쪽을 지난 후, 안쪽복사뼈 앞쪽으로 주행한다. 목말받침돌기는 이 힘줄이 통과하는 세로 방향의 고랑을 가진다. 이것은 발가락을 굽힘할 때 쉽게 촉진될 수 있다.

더 먼쪽 힘줄 부위의 촉진은 불가능한데, 그 이유는 이 힘줄이 발바닥 깊은 곳을 주행하기 때문이다.

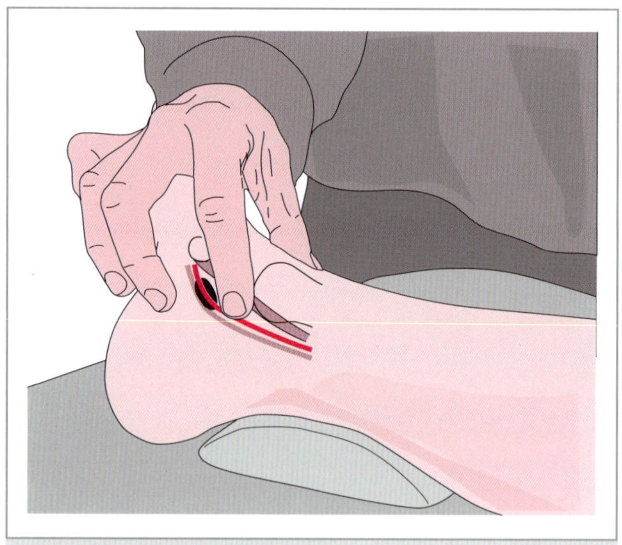

그림 10.15 긴발가락굽힘근의 촉진

긴엄지굽힘근

긴엄지굽힘근의 힘줄은 목말받침돌기 밑의 깊은 곳을 주행한다. 그러므로 이 영역에서는 촉진이 불가능하다.

안쪽복사뼈 근처에서는 촉진이 쉽게 가능하다. 엄지를 굽힘하면, 가장 뒤쪽에 위치하는 구조물로서 쉽게 확인이 가능하다.

뒤정강동맥

검사자는 안쪽복사뼈의 뒤쪽과 아킬레스힘줄 사이에서 뒤정강동맥의 맥박을 느낄 수 있다. 뒤정강동맥은 긴발가락굽힘근과 긴엄지굽힘근 사이를 주행한다.

안쪽복사뼈 영역에서 힘줄의 경로를 배우는데 도움을 주는 이름은 앞쪽에서 뒤쪽 순으로 다음과 같다 (출처: Dos Winkel; **그림 10.16**):

- Tom = 뒤정강근 (**t**ibialis p**o**sterior **m**uscle)
- Dick = 긴발가락굽힘근 (flexor **di**gitorum longus muscle)
- and = 뒤정강동맥, 정강신경(posterior tibial **a**rtery, tibial **n**erve)
- Harry = 긴엄지굽힘근(flexor **ha**llucis longus muscle)

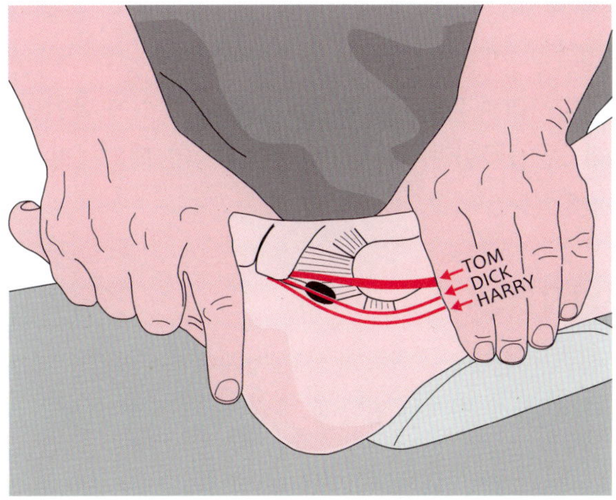

그림 10.16 촉진: 안쪽복사뼈 영역에서 힘줄의 경로를 배우는데 도움을 주는 이름들

10.1.2 발등

발목관절의 관절공간(그림 10.17)

몸쪽에서 접근하여, 손가락끝을 정강뼈 가장자리 앞쪽에 배치한다. 발을 발바닥굽힘하면, 목말뼈의 넓은 도르래가 촉진 손가락 쪽으로 움직인다. 발등굽힘할 때는 목말뼈도르래가 다시 사라질 것이다.

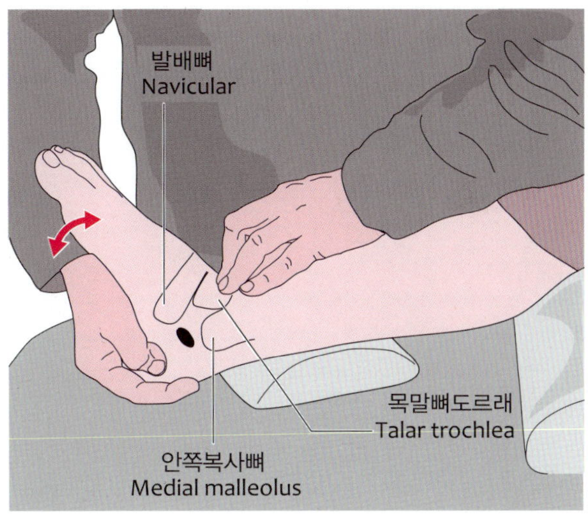

그림 10.17 위쪽발목관절(목말다리관절)의 관절공간 촉진

앞정강근(그림 10.18)

힘줄은 발등의 안쪽면에서 튀어나와 있다. 이것은 발목발허리관절의 관절공간을 주행하고, 쉽게 확인될 수 있다. 발등굽힘과 뒤침을 할 때 힘줄이 팽팽해져 쉽게 촉진될 수 있다.

긴엄지폄근(그림 10.19)

힘줄은 앞정강근힘줄의 바로 가쪽에서 촉진될 수 있다. 이것은 엄지를 폄할 때 매우 잘 확인될 수 있다.

발등동맥(그림 10.20)

발등동맥은 긴엄지폄근과 긴발가락폄근 사이에 위치한다. 이것은 피부 바로 밑에 위치하기 때문에 쉽게 맥박을 느낄 수 있다.

사람의 12–15%에서는 발등동맥의 맥박을 느낄 수 없다.

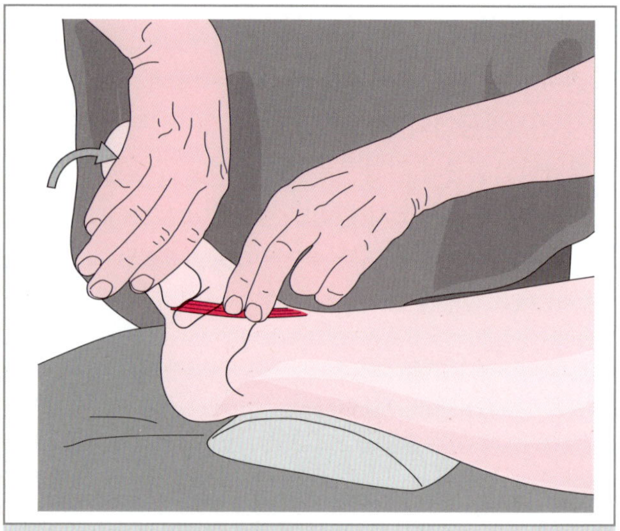

그림 10.18 앞정강근힘줄의 촉진

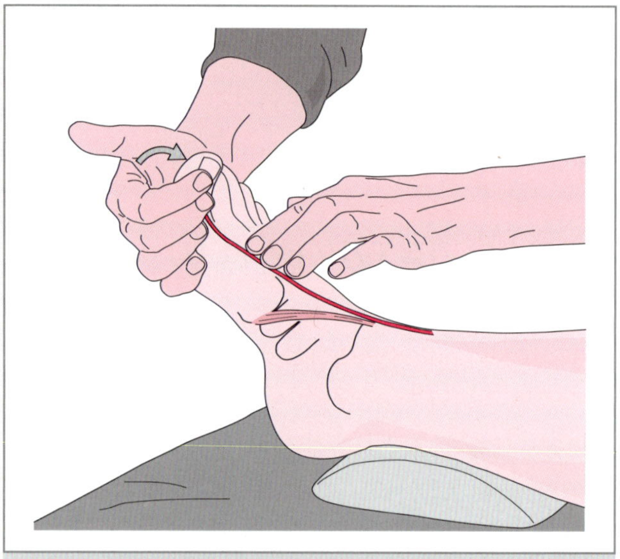

그림 10.19 긴엄지폄근힘줄의 촉진

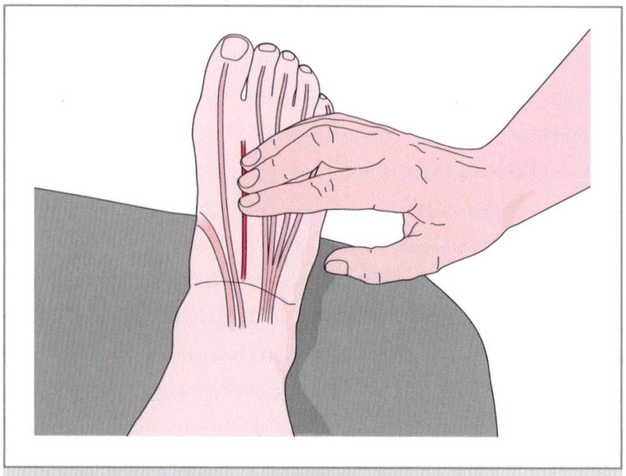

그림 10.20 발등동맥의 맥박 촉진

긴발가락폄근(그림 10.21)

이 근육의 힘줄은 가장 가쪽에 위치하고, 폄근지지띠 밑에서 4개의 밴드로 나누어져, 먼쪽마디뼈까지 이른다. 만약 개별 발가락의 폄에 저항을 가하면, 개별 힘줄이 두드러지게 나타난다.

기타 관절(그림 10.22)

발등의 관절들을 촉지하는 것은 매우 어렵다. 그러므로 위치에 대한 도움이 필요하다:

- 안쪽쐐기뼈와 중간쐐기뼈 사이의 관절은 첫 번째 발허리뼈와 두 번째 발허리뼈 사이의 공간에 의해 발견될 수 있다. 중간쐐기뼈가 안쪽쐐기뼈와 가쪽쐐기뼈 보다 작은데, 그 이유는 두 번째 발허리뼈가 가장 길기 때문이다.
- 두 번째와 세 번째 발허리뼈사이의 공간은 중간쐐기뼈와 가쪽쐐기뼈사이의 관절을 찾는 기준점으로 작용한다.
- 발배뼈와 입방뼈 사이의 관절공간과 가쪽쐐기뼈와 입방뼈 사이의 관절공간을 찾기 위해, 세 번째와 네 번째 발허리뼈 사이의 공간을 통과하는 선을 연장한다.
- 발허리뼈를 따라 먼쪽에서 몸쪽으로 촉진함으로서 발목발허리관절을 찾는다. 발목뼈와 관절공간은 발허리뼈바닥의 바로 몸쪽에 위치한다. 발허리뼈에 견인을 적용하면, 관절공간이 넓혀져 더 쉽게 촉진된다.

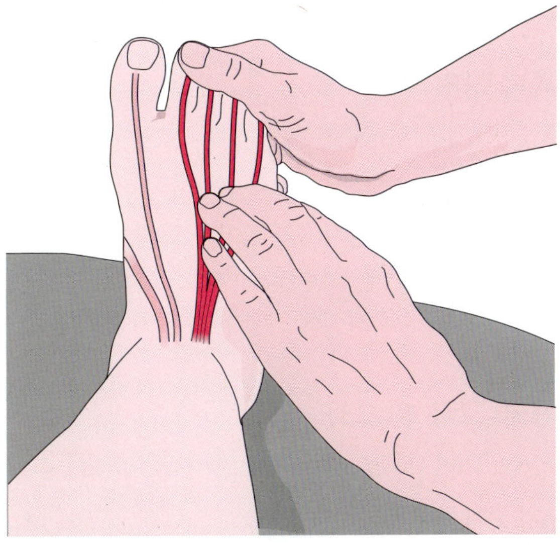

그림 10.21 긴발가락폄근의 촉진

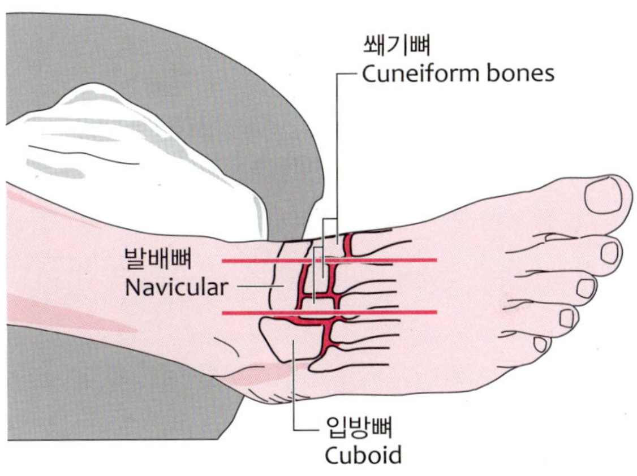

그림 10.22 중간발(**midfoot**)의 관절 촉진

10.1.3 발과 발목의 가쪽 영역

가쪽복사뼈

가쪽복사뼈는 안쪽복사뼈보다 더 뒤쪽과 더 먼쪽에 위치한다. 이것 때문에, 발목의 장부구멍이 아래가쪽으로 15° 경사져 있다. 검사자가 엄지와 집게손가락으로 양쪽 복사뼈를 잡을 때, 이런 경사 각도가 더 두드러진다. 그리고 양쪽 복사뼈 사이에 가상의 선을 그려본다.

발목굴(그림 10.23)

가쪽복사뼈의 앞쪽과 목말뼈목의 가쪽에 하나의 오목부위가 존재한다.

발목굴은 먼쪽으로 짧은발가락폄근을 포함하고 있다. 발목굴에서 발꿈치뼈가 더 잘 촉진될 수 있다. 발꿈치뼈와 입방뼈 사이의 관절선은 아래쪽과 약간 먼쪽으로 주행한다.

두갈래인대의 일부가 관절공간의 등쪽 위를 지나간다(**그림 10.24**). 만약 입방뼈를 위쪽으로 경사시켜 두갈래인대를 팽팽하게 만들면, 두갈래인대가 더 쉽게 촉진된다. 두갈래인대의 다른 부분이 발배뼈 쪽으로 주행하기 때문에, 촉진 손가락이 안쪽발등 쪽으로 약간 이동할 필요가 있다.

목말뼈목의 가쪽면은 두갈래인대보다 안쪽에 위치한다. 이 부위의 깊은곳은 목말발꿈치 뼈사이인대이며, 촉진하기 매우 어렵다.

입방뼈

첫 번째 발허리뼈바닥은 가쪽으로 더 멀리 뻗어 있고, 그것의 1/3만이 입방뼈와 접촉한다. 위치 설정의 다른 도움 구조물은 짧은발가락폄근과 주위 조직이고, 이것은 가쪽발등 위에 있는 비후조직처럼 보이고, 종종 푸른 광택을 띤다. 이 비후조직 밑에서 입방뼈를 촉진한다.

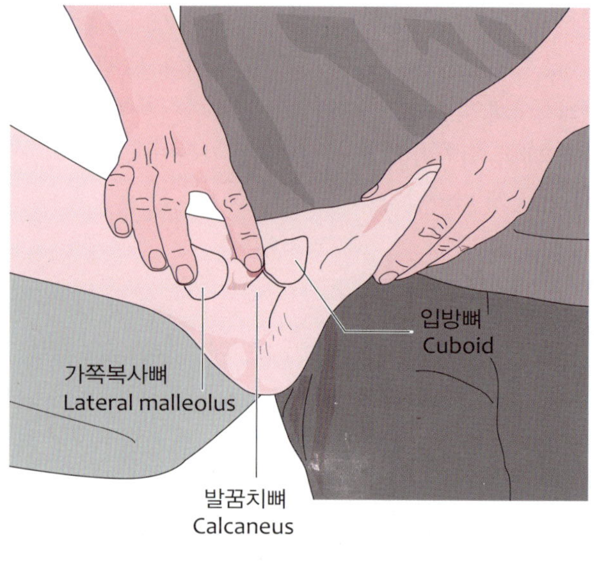

그림 10.23 발목굴의 촉진

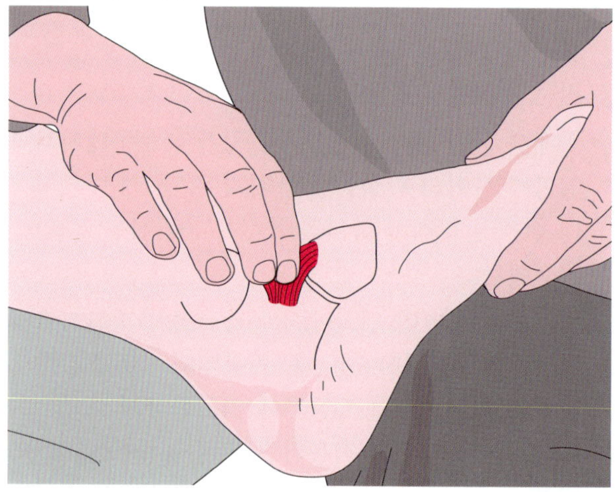

그림 10.24 두갈래인대의 촉진

앞정강종아리인대(그림 10.25)

이 인대는 가쪽복사뼈 바로 앞에서 촉진될 수 있다. 이것은 목말뼈목으로 주행한다. 발바닥굽힘과 안쪽번짐이 이 인대를 팽팽하게 만들고, 이 자세에서 더 쉽게 촉진된다.

발꿈치종아리인대(그림 10.26)

이 인대는 가쪽복사뼈끝의 아래쪽에서 뒤쪽과 약간 아래쪽으로 발꿈치뼈 까지 뻗어 있다. 이 인대는 수동 안쪽번짐으로 팽팽해진다.

뒤정강종아리인대(그림 10.27)

이 인대는 가쪽복사뼈에서 수평으로 주행하여 뒤쪽 목말뼈함몰의 가쪽결절까지 이어진다. 이 인대는 안쪽번짐과 발등굽힘으로 팽팽해진다.

임상 팁

이들 인대에 스트레스를 가함으로서 검사를 할 때, 인대의 불안정으로 과도한 틈이 생길 수 있고, 또 촉진할 때 인대의 긴장(**팽팽함**)이 사라진다.

반대로, 인대가 찢어졌을 때는 가쪽복사뼈와 목말뼈를 잇는 인대 구조물을 촉진할 수 없을 것이다.

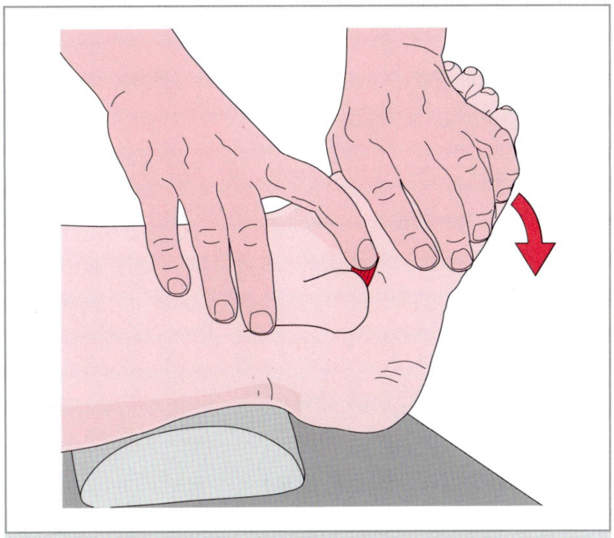

그림 10.25 앞정강종아리인대의 촉진

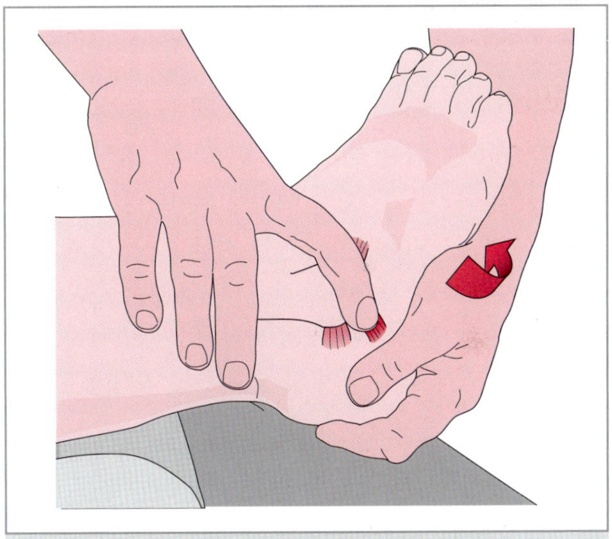

그림 10.26 발꿈치종아리인대의 촉진

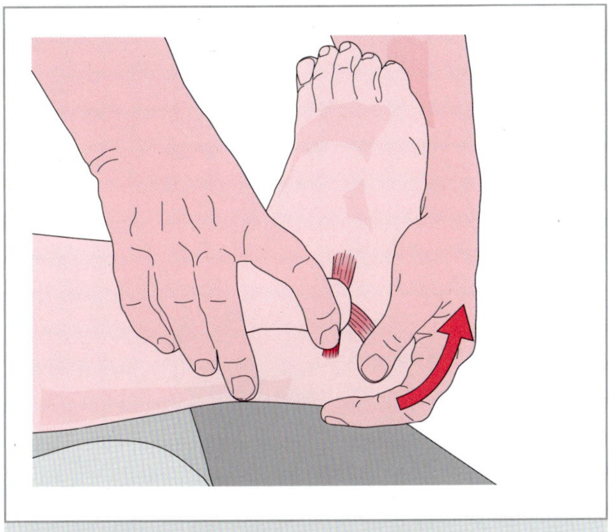

그림 10.27 뒤정강종아리인대

종아리도르래(그림 10.28)

가쪽복사뼈 가쪽끝의 아래쪽과 약간 앞쪽의 발꿈치뼈에서 돌출부위가 촉진된다.

종아리도르래는 2개의 종아리근힘줄을 분리한다.

짧은종아리근힘줄은 도르래 위쪽을 지나가고, 긴종아리근힘줄은 도르래 아래쪽을 지나간다. 지지띠가 이들 근육을 도르래에 유지시킨다. 그리고 이들 힘줄은 힘줄말이집에 의해 둘러싸여 있다. 그러므로 이 영역에서 힘줄을 촉진하는 것이 쉽지 않다.

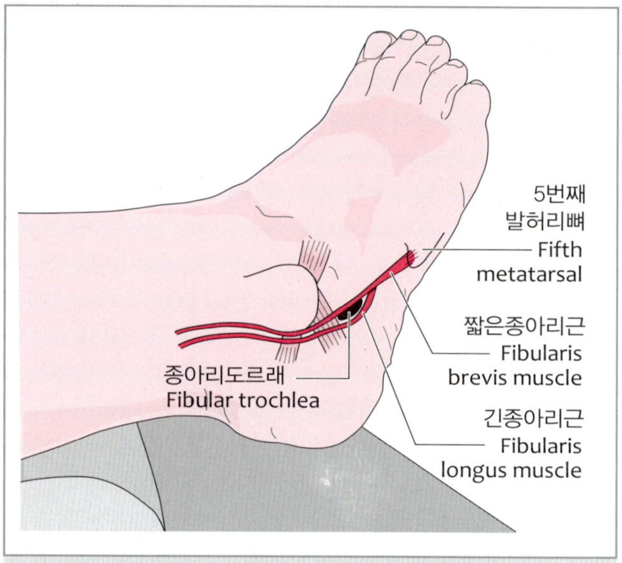

그림 10.28 종아리도르래와 종아리근힘줄 경로의 촉진

짧은종아리근(그림 10.29)

가쪽복사뼈 영역에서, 짧은종아리근힘줄은 고랑 안으로 주행한다. 그 다음의 주행은

얕게 주행하여 5번째 발허리뼈결절 쪽으로 간다.

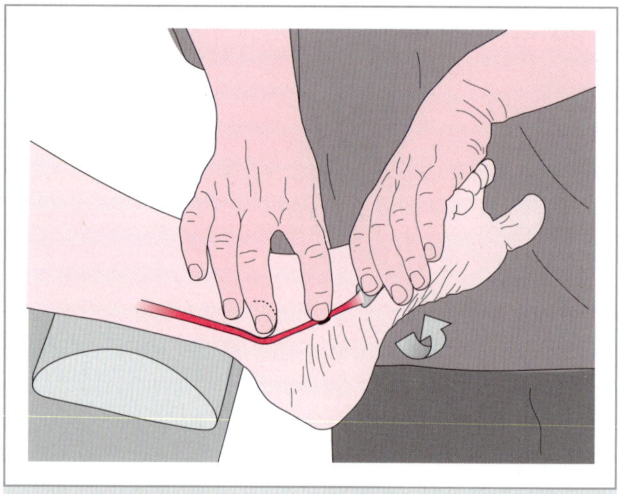

그림 10.29 짧은종아리근힘줄의 촉진

긴종아리근(그림 10.30)

가쪽복사뼈를 감아 도는 경로를 볼 때, 긴종아리근힘줄은 짧은종아리근힘줄보다 위쪽에 위치한다. 긴종아리근힘줄이 종아리도르래 아래쪽을 지난 후, 입방뼈 밑을 통과해 발바닥으로 주행하기 때문에, 쉽게 촉진될 수 있다. 이 힘줄이 발허리뼈바닥의 바닥쪽과 입방뼈에 부착하고 물렁조직에 의해 덮여 있기 때문에, 촉진이 불가능하다.

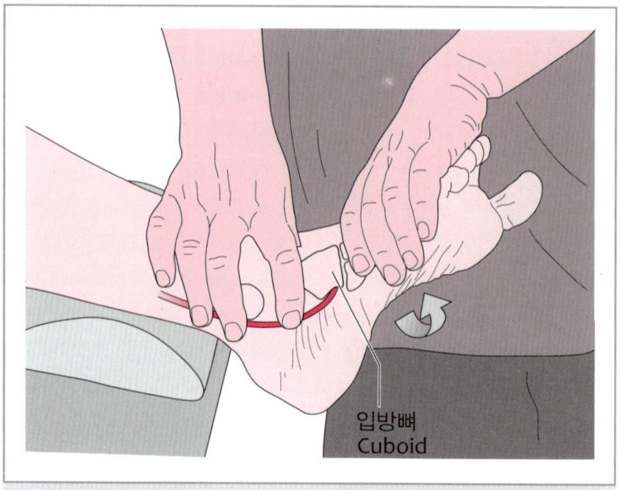

그림 10.30 긴종아리근힘줄의 촉진

10.1.4 발꿈치

아킬레스힘줄(그림 10.31과 그림 10.32)

아킬레스힘줄은 여러 지점에서 촉진된다:

- 종아리 중간부위인 근육힘줄이음부에서 촉진을 시작한다. 섬유 방향과 횡단으로 촉진해 본다. 발바닥굽힘하여 근육을 긴장시키면, 그 이음부를 더욱 명확하게 알 수 있다.
- 다음의 촉진 부위는 발꿈치뼈거친면의 닿는곳으로부터 몸쪽으로 2–3개 손가락의 폭 만큼 떨어진 지점이다. 섬유 방향과 횡단으로 이 부위를 검사하고, 또 힘줄 조직과 나란하게 세로 방향으로 촉진해 본다. 꺼칠꺼칠한 부위가 있는지 또는 함몰 부위나 압통 부위가 있는지를 체크한다. 이 지점은 쉽게 찢어질 수 있는 아킬레스힘줄 부위이다.

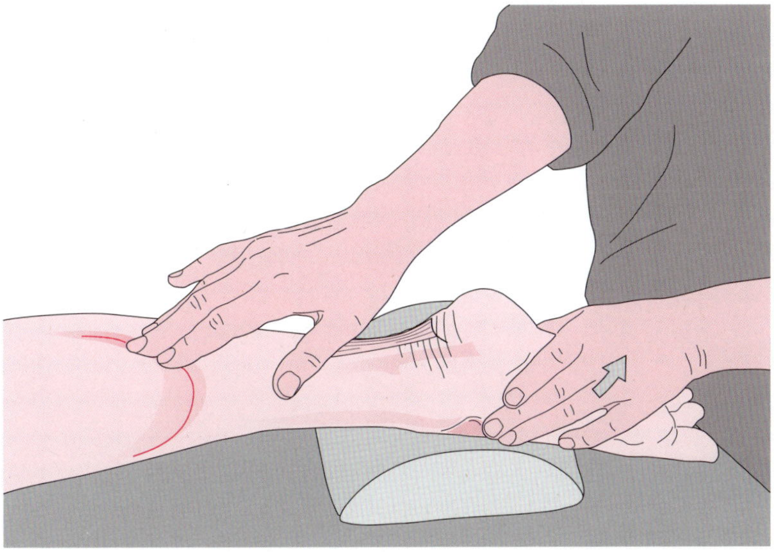

그림 10.31 장딴지근의 근육힘줄이음부 촉진

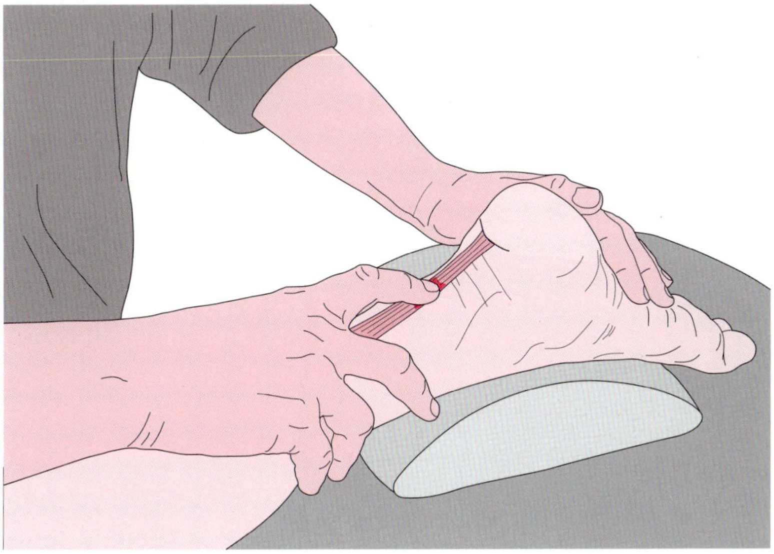

그림 10.32 쉽게 손상되는 아킬레스힘줄 부위의 촉진

- 아킬레스힘줄의 안쪽 경계와 가쪽 경계를 따라 세로 방향으로 촉진해 본다(그림 10.33).
- 그러나 발꿈치뼈거친면의 닿는곳은 섬유 방향으로 횡단하면서 촉진해야 한다.

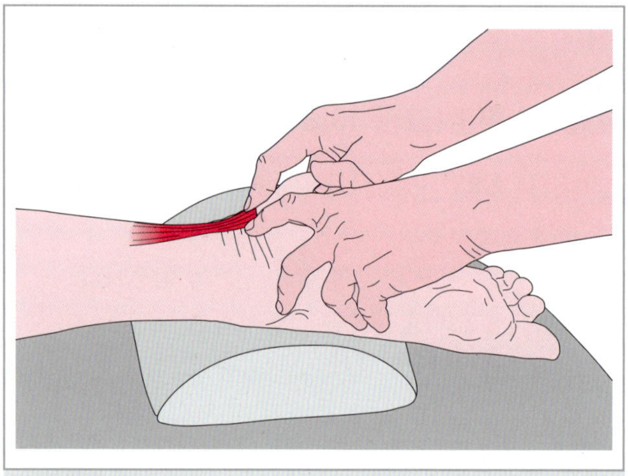

그림 10.33 아킬레스힘줄의 안쪽 경계와 가쪽 경계의 촉진

임상 팁

파열

아킬레스힘줄의 부분 또는 완전 파열이 일어날 때, 찢어진 면은 매끈하지 않고, 힘줄 부위의 마모를 보인다. 그 이외에 촉진 시 통증이 발생한다.

완전 아킬레스힘줄 파열을 가진 환자는 종아리에 타격을 받은 것 같고, 통증과 팍하는 소리를 경험한다. 즉각적인 문제나 타격이 장딴지 근육에서 발생한다.

발꿈치윤활주머니

닿는곳 부근에 2개의 윤활주머니가 존재한다.

발꿈치힘줄의 윤활주머니는 아킬레스힘줄과 발꿈치뼈 사이에 존재하고, **피부밑 발꿈치윤활주머니**는 피부와 아킬레스힘줄 사이에 존재한다.

병리

윤활주머니염

양쪽 윤활주머니는 작은 신발이나 딱딱한 발꿈치 카운터(heel counter)를 신었을 때, 또는 킥 손상이나 다른 비슷한 원인으로 자극될 수 있다.

10.1.5 바닥쪽면(그림 10.34)

발바닥에 발생한 애벌뼈의 형성은 발의 정상적인 구르기를 방해할 것이다.

이들 애벌뼈(가골)는 육안으로도 확인될 수 있고, 촉진을 하면 딱딱하고 거친 부위처럼 느껴진다.

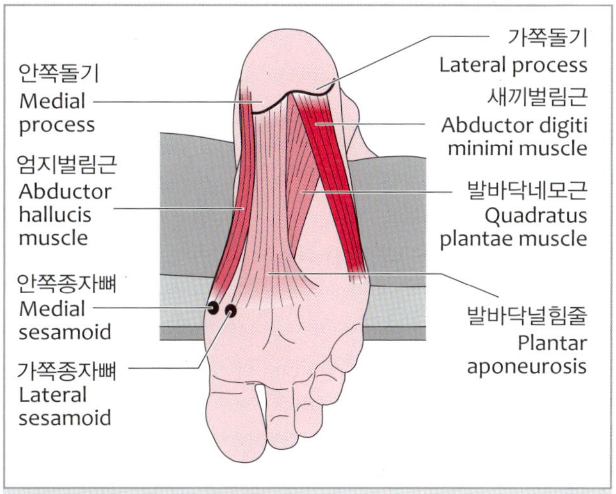

그림 10.34 발바닥의 촉진

발꿈치뼈거친면

발꿈치뼈거친면의 바닥쪽에는 2개의 돌출 부위가 존재한다: 안쪽돌기와 가쪽돌기. 이들 돌출부를 촉진하는 것이 중요한데, 그 이유는 발바닥근막과 발가락벌림근의 이는 곳이 이 부위에 있기 때문이다.

발바닥널힘줄(그림 10.35)

이것은 강한 근막판으로서, 발바닥의 가운데 부분을 촉진할 때 매우 팽팽하게 느껴지고, 안쪽이나 가쪽으로 이동하면 조금 더 부드러워진다. 발바닥널힘줄은 발가락 쪽으로 V 자 형태로 펼쳐져 주행한다.

사마귀, 혹, 또는 민감 부위가 있는지를 찾기 위해, 발바닥 전체를 길이 방향과 가로 방향으로 촉진해 본다. 이와 같이, 이완 상태나 긴장 상태 모두에서 긴장의 변화를 평가해 본다.

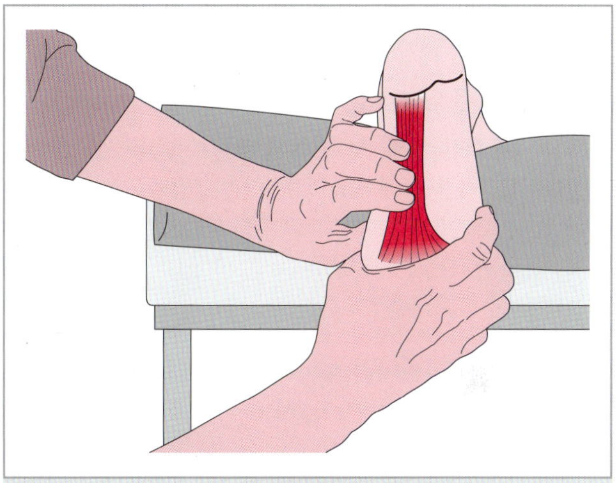

그림 10.35 발바닥널힘줄의 촉진

병리

사마귀

발바닥 사마귀는 작은 크기의 각화된 부위이다. 그들은 체중부하가 증가되는 발바닥 영역에서 주로 발생하고, 체중부하시 심한 통증이 발생한다.

엄지벌림근(그림 10.36)

이 근육의 힘살은 발바닥널힘줄 바로 인접 부위인 발의 안쪽 경계면에서 촉진될 수 있다. 특히, 엄지발가락을 벌림하도록 주문하고 저항을 가했을 때 잘 촉진된다.

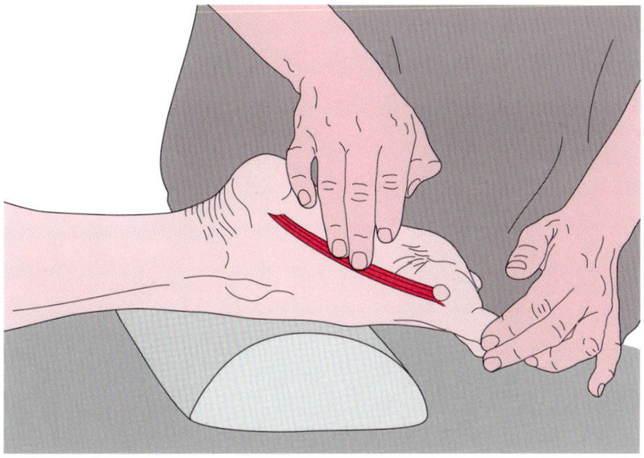

그림 10.36 엄지벌림근의 촉진

새끼벌림근(그림 10.37)

이것은 발의 가쪽 가장자리를 경계하고, 발바닥널힘줄의 인접 부위까지 주행한다. 발가락을 벌렸을 때 좁은 근육 힘살이 쉽게 촉진될 수 있다.

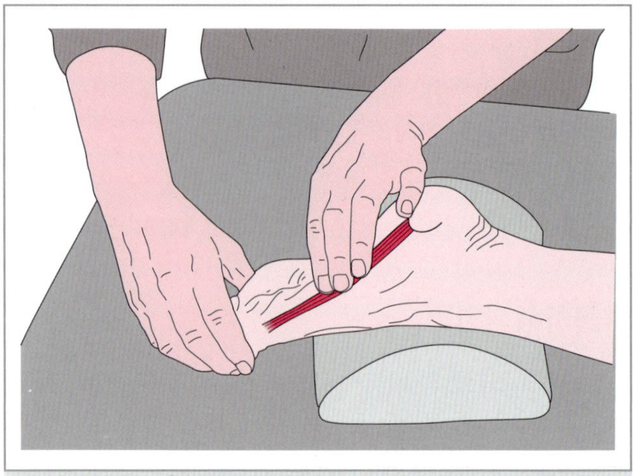

그림 10.37 새끼벌림근의 촉진

발허리뼈머리(그림 10.38)

애벌뼈의 형성과 통증이 있는지를 확인하기 위해 발허리뼈머리의 바닥쪽면을 평가한다.

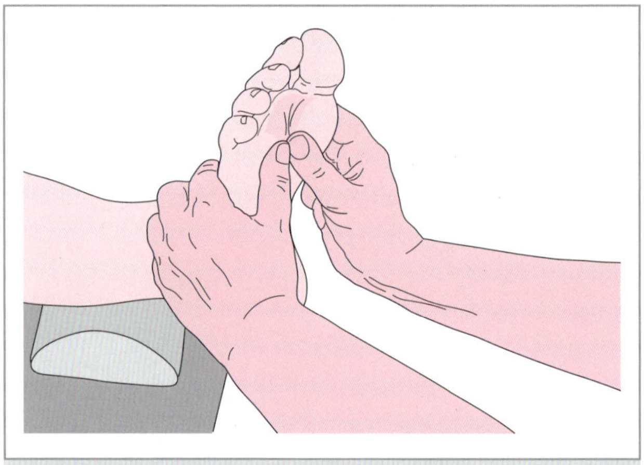

그림 10.38 두 번째 발허리뼈머리와 세 번째 발허리뼈머리의 촉진

병리

마당발(편평족, splayfoot)

마당발의 경우, 두 번째 발허리뼈머리와 세 번째 발허리뼈머리 위에 비후되고 딱딱한 것이 촉진될 수 있다. 가로활의 처짐 때문에, 발허리뼈머리가 지면과 너무 많이 접촉되고 많은 압박을 받아서 애벌뼈가 형성될 수 있다.

가장 두드러진 영역–첫 번째 발허리뼈머리와 첫 번째 발허리발가락관절–에 밖굽이엄지가 발생할 수 있다.

종자뼈

첫 번째 발허리뼈머리의 바닥쪽면에 위치하는 것이 정상이다. 종자뼈는 2개로 이루어져 있으며, 짧은엄지굽힘근의 안쪽갈래와 가쪽갈래 안에 위치한다.

병리

종자뼈염

종자뼈에 가해지는 하중 의존성 압박 민감도는 힘줄의 과신장으로 인해 종자뼈에 발생하는 질환(**종자뼈염**)을 의미한다. 발 밀기 과정 동안 종자뼈를 완화하기 위해, 패딩으로 된 삽입물을 민감한 부위 밑에 적용한다.

마당발

발허리뼈의 벌어짐은 발허리뼈머리의 안쪽면에 부종을 일으킬 수 있다. 압박과 마찰의 결과로, 윤활주머니염이 발생할 수 있고, 통증이 매우 심한 편이다.

Morton 신경종(그림 10.39)

이것은 세 번째 발허리뼈머리와 네 번째 발허리뼈머리 사이에서 발생하는 두꺼운 흉터조직이고, 세 번째 고유 바닥쪽발가락신경이 압박을 받는다.

압박의 결과로서, 미세손상이 바닥쪽발가락신경에서 발생하고, 반복된 병변에 반응하여 신경종이 발생한다. 작은 신발을 신고 보행할 때 주로 호소가 일어나는데, 그 이유는 발허리뼈머리가 서로 압박되기 때문이다. 통증유발검사로서, 좌우의 힘을 적용해 앞발 부위를 압박한다.

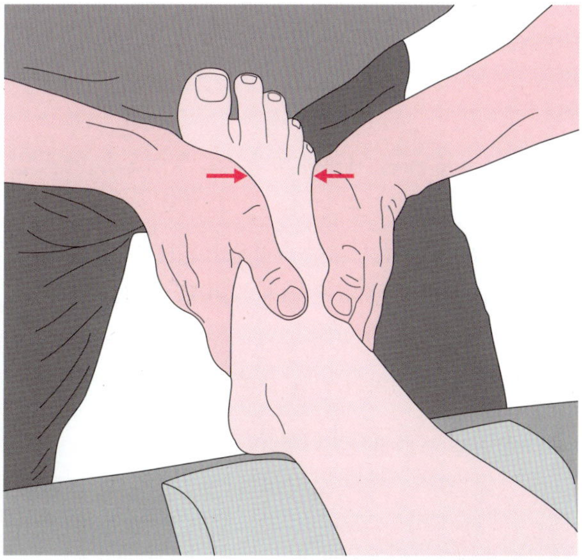

그림 10.39 Morton 신경종이 의심되는 것을 확인하기 위해 발허리뼈머리를 압박한다.

▷ **10.15 발과 발목의 신경 구조물을 참고하기 바란다.**

10.2 X선 영상

10.2.1 앞뒤 촬영(그림 10.40)

중립위(발을 지면 위에서 앞쪽으로 향하도록 하고 앉은 자세나 선 자세)에서 표준 방사선 촬영이 수행된다.

발목의 앞뒤 촬영은 장부구멍 안에 있는 목말뼈의 위치에 대한 좋은 개요를 제공한다. 목말밑뼈들의 중첩 때문에, 더 먼쪽 부위를 평가할 수 없다.

관절 자세를 평가하기 위해, 다음의 각도를 결정한다:

- **가쪽 먼쪽 정강뼈각도**: 약 92°. 이 각도는 정강뼈몸통의 축과 목말뼈도르래 끝에 놓인 선에 의해 형성된다. 이것은 거의 직각에 가깝다.
- **종아리뼈각도**: 도르래 라인은 정강쪽 복사뼈 관절면을 지나가는 선과 각도를 형성한다. 이 각도는 아래쪽으로 열려 있다.

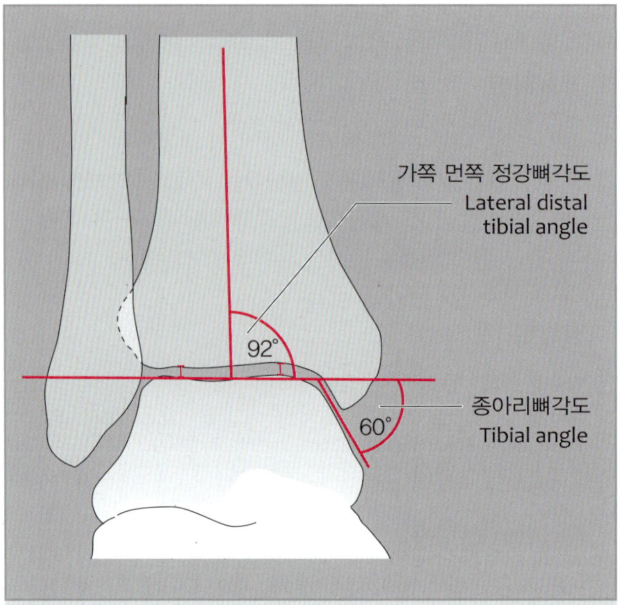

그림 10.40 X 선 영상: 앞뒤 촬영

기타 평가

- **관절공간의 폭**: 약 3 mm의 폭을 가짐.
- **발목 장부구멍의 형태**: 종아리뼈의 끝은 정강뼈의 끝보다 먼쪽으로 1-1.5cm 더 튀어나와 있다.
- 관절면은 매끈하고 샤프한 편이다.
- 정상 배열의 뼈잔기둥이 있다.

10.2.2 가쪽 촬영(그림 10.41)

평가

- 위쪽발목관절(목말다리관절):
  - ○ 관절공간의 폭: 3–4 ㎜
  - ○ 목말뼈도르래의 경로와 먼쪽 정강뼈의 경로: 매끈하고 일정하다.
- 목말뼈의 위치:

  목말뼈–지면 각도: 20–25°. 목말뼈의 목과 머리를 통과하는 세로축이 앞쪽의 지면으로 뻗어 있다.
- 아래쪽발목관절(목말밑관절과 목말발꿈치발배관절):
  - ○ 발목관의 시진: 둥글거나 난원형.
  - ○ 목말뼈와 발배뼈 사이의 관절공간: 약 2 ㎜.
- 발꿈치뼈의 위치:
  - ○ 발꿈치뼈–지면 각도: 약 40°.
    발꿈치뼈의 세로축이 지면과 각도를 형성하고, 앞쪽으로 열려 있다.
  - ○ 거친면–관절 각도: 30–40°.
    이 각도는 뒤쪽으로 열려 있고, 발꿈치뼈거친면의 위쪽 가장자리와 목말밑관절공간을 통과하는 선에 놓인 접선 사이에서 형성된다.

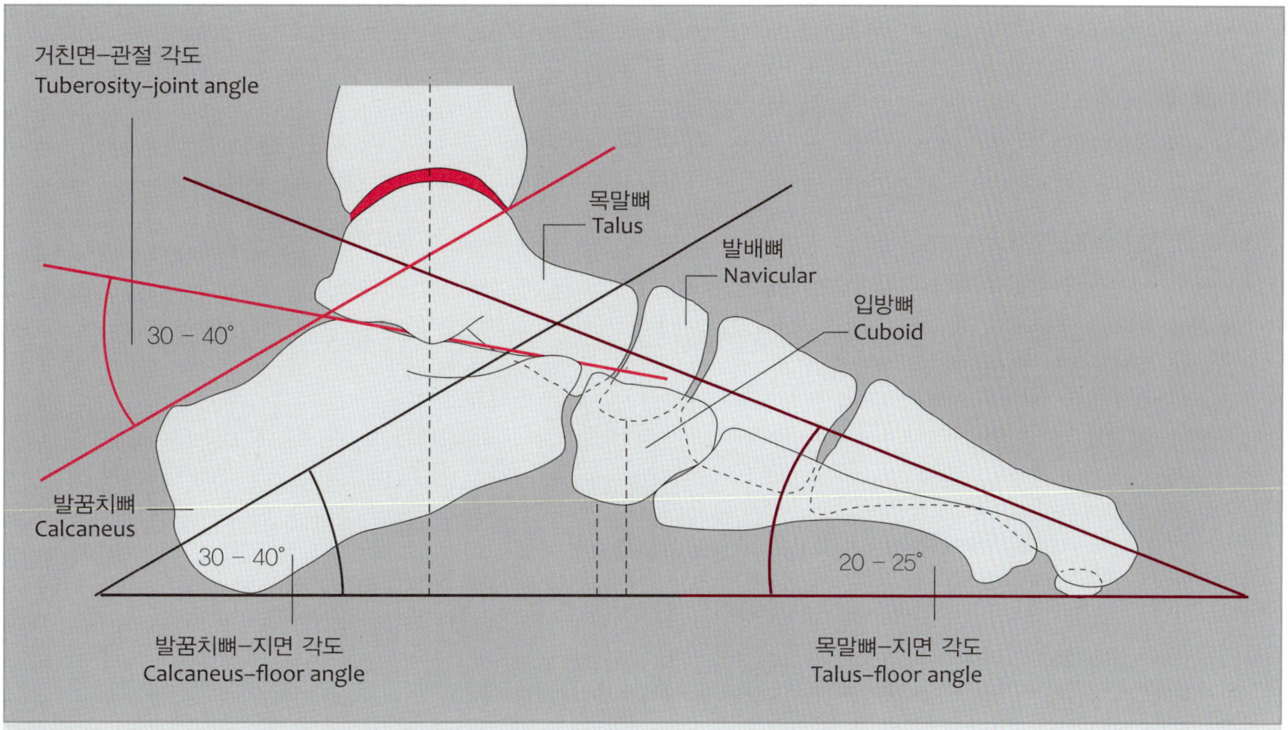

그림 10.41 X 선 영상: 가쪽 촬영

10.2.3 등쪽–바닥쪽 촬영 (그림 10.42)

이 촬영은 중간발과 발가락 부위를 잘 보여준다.

다음의 각도는 뼈들의 위치에 대한 정보를 제공한다:

- **목말뼈축과 발꿈치뼈축 사이의 각도**: 20–30°. 목말뼈목의 축은 발꿈치뼈의 세로축과 각도를 형성한다. 이 각도는 먼쪽으로 열려 있다.
- **발허리뼈사이 각도**: 8° 미만. 첫 번째 발허리뼈의 세로축과 두 번째 발허리뼈의 세로축이 형성하는 각도이고, 8° 이상 되어서는 안된다 (**그림 10.147 참고**).
- **첫 번째 MPT의 밖굽이 각도**: 20° 미만. 이 각도는 첫 번째 발허리뼈의 세로축과 첫 번째 몸쪽마디뼈의 세로축 사이에서 형성되며, 먼쪽으로 열려 있다.

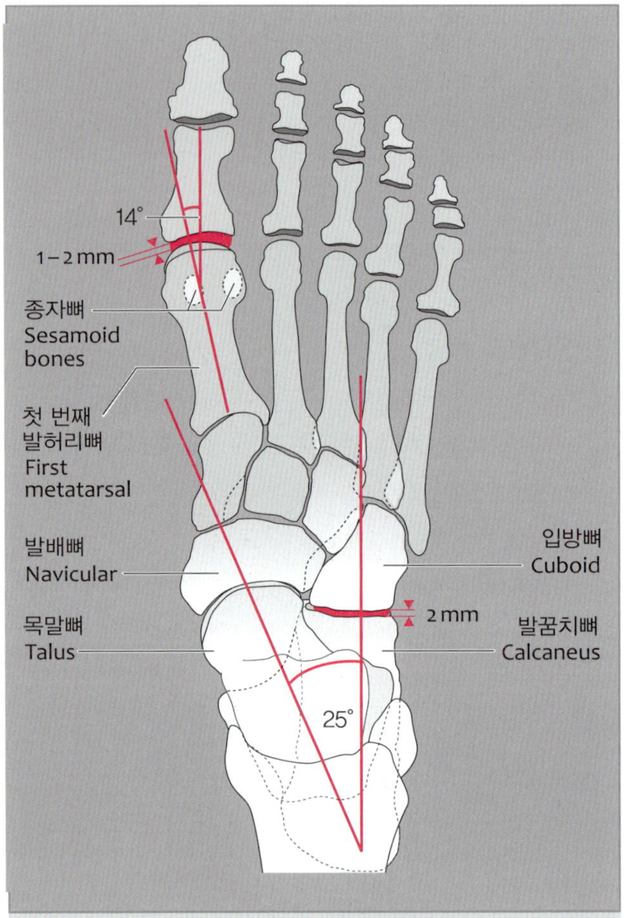

그림 10.42 X 선 영상: 등쪽–바닥쪽 촬영

기타 평가

- 발목뼈사이관절, 발허리뼈사이관절, 발목발허리관절, 발허리발가락관절 및 마디뼈사이관절 등의 **관절공간 폭**.
- **종자뼈**는 발허리뼈머리 레벨의 압박 부위이다. 안쪽종자뼈는 중간 쪽으로 약간 이동되어 있고, 가쪽종자뼈는 세로축으로부터 멀리 떨어져 위치한다.

10.2.4 스트레스면 촬영 (그림 10.43과 그림 10.44)

만약 인대의 파열이 의심되면, 스트레스면 촬영을 이용해 위쪽발목관절의 틈을 평가한다.

이런 기법은 최근에 덜 이용되는데, 그 이유는 초음파와 MRI가 손상 구조물에 스트레스를 약하게 주기 때문이다.

목말뼈경사의 평가

앞뒤 촬영을 할 때는 종아리를 약간 안쪽돌림하면, 장부구멍을 잘 볼 수 있다. 검사자는 발꿈치를 고정하고 목말뼈를 뒤침한 다음, 먼쪽 종아리를 가쪽으로 밀어서 목말뼈와 종아리 사이의 경사를 관찰한다.

정상 경사 각도: 5°. 이 각도는 과가동성일 때 증가된다. 좌우를 비교하는 것이 중요하다.

> **병리**
>
> 경사각도의 크기는 앞정강종아리인대의 찢어짐에 대한 정보를 제공한다. 이 인대가 찢어지면, 경사각도는 약 10° 된다.
>
> 만약 경사각도가 15° 이상이면, 발꿈치종아리인대와 뒤정강종아리인대의 손상을 의심할 수 있다. 또한 종아리목말의 간격이 증가되면, 목말뼈의 경사가 뚜렷해진다.

앞쪽 안정성의 평가

가쪽 촬영을 위해, 작은 풋스툴 위에 발꿈치를 지지하고, 정강뼈가 뒤쪽으로 움직이도록 정강뼈에 앞쪽 압박을 가한다. 가쪽 촬영의 X 선 상에서, 정강뼈에 대한 목말뼈의 앞쪽 이동을 평가한다. 즉, 정강뼈의 뒤쪽 경계면과 목말뼈도르래 사이의 거리를 측정한다.

정상 변위: 양측으로 2–4 ㎜. 만약 결합조직에 약증이 있으면, 이들 간격이 더욱 뚜렷해진다.

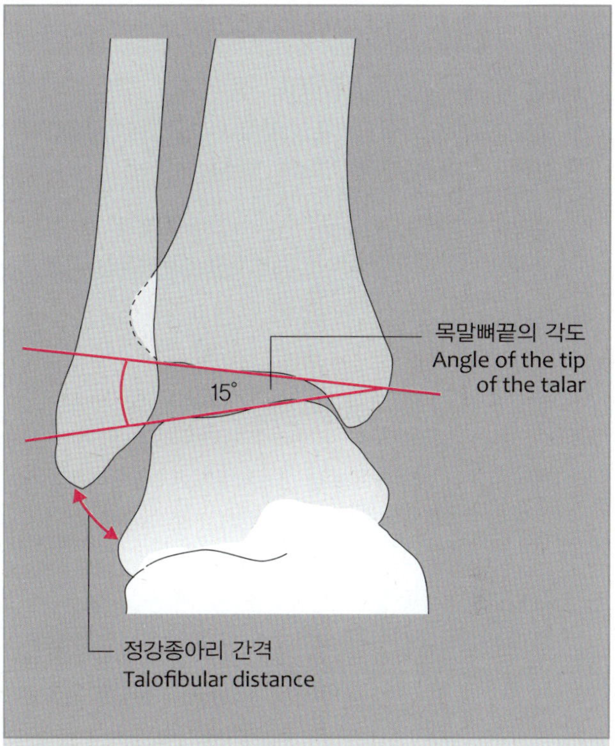

그림 10.43 X 선 영상: 앞뒤 스트레스면 촬영

병리

(그림 10.44—그림 10.46)

1. 150 N의 스트레스 힘을 이용하여 30초 동안 목말뼈 변위가 7 ㎜ 이상이면, 인대의 파열을 의미한다.

2. 목말뼈의 안쪽 탈구로 인한 **인대결합의 분리**는 관절공간의 안쪽면에서 볼 수 있는데, 그 이유는 그것이 3 ㎜ 이상 커졌기 때문이다.

3. **골절:**

- **발꿈치뼈 골절(그림 10.45)**: 거친면–관절 각도가 변하는데, 발꿈치뼈의 붕괴로 인해 각도가 더 작아진다.
- **Weber의 골절 분류**: 관절공간의 레벨에 골절 라인이 있다(Weber B); 인대결합 위에 골절 라인이 있다(Weber C)
- **목말뼈목의 골절**: 목말뼈목을 통과하는 골절 라인. 혈액공급이 나쁘고 골절 치유가 어렵기 때문에, 이 골절은 예후가 좋지 않다.
- 행진골절인 발허리뼈골절
- 다섯 번째 발허리뼈바닥의 박리골절. 이것은 대개 심한 비틀림 손상에 의해 일어난다.
- 발가락골절

4. **만성 다중관절염.** 방사선 징후로는 관절공간의 좁아짐, 가장자리 겉질뼈의 침식, 연골밑 낭종 등이 있고, 말기 소견으로는 가쪽돌린휜발증이나 밖굽이엄지 등이 있다. 이것은 주로 발허리뼈머리, 다섯 번째 MTP, 첫 번째 마디뼈사이관절에 영향을 준다.

5. **밖굽이엄지(엄지외반증)(그림 10.46).**
첫 번째 마디뼈의 밖굽이 각도는 20° 이상이다.
첫 번째와 두 번째 발허리뼈의 발허리뼈사이각도는 10° 이상이고, 이것은 벌림(**발산**)을 의미한다.
첫 번째 발허리뼈머리는 종자뼈에 대해 안쪽으로 변위된다.

부속 발목뼈

대개 이들은 부분적으로 발달된 골화중심을 가진다. 이들 뼈는 일정하지 않고, 골절과 구분되어야 한다.

예는 다음과 같다:

- **부속 발배뼈**(os tibiale externum): 발배뼈의 안쪽면에 있음.
- **부속 세모뼈**(os trigonum): 목말뼈의 뒤쪽돌기에 있음.
- **부속 샅뼈**(os perineum): 입방뼈의 등쪽–가쪽 가장자리에 있음.

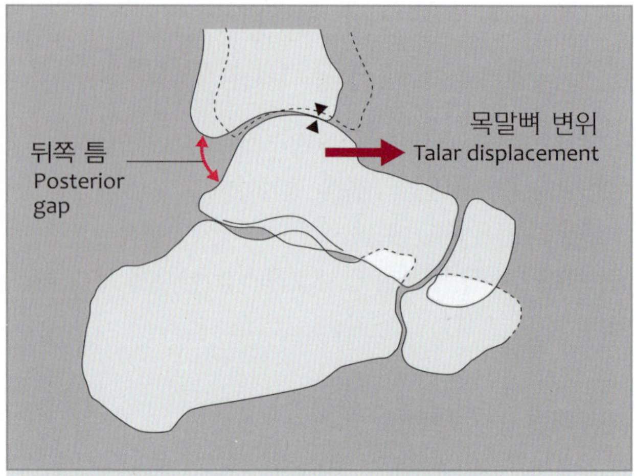

그림 10.44 X 선 영상: 가쪽 스트레스면 촬영

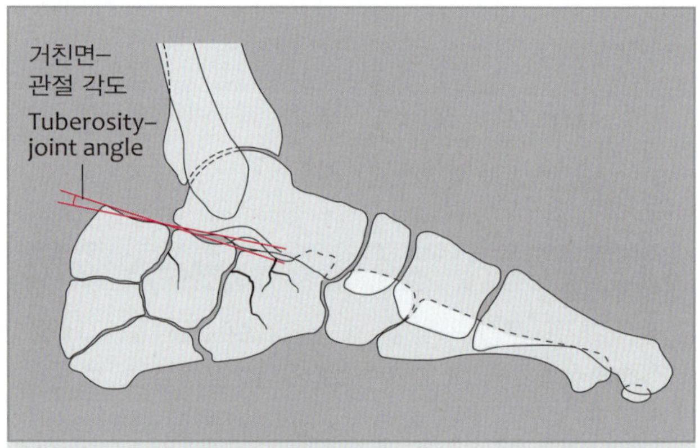

그림 10.45 X 선 영상: 발꿈치뼈 골절 시 거친면–관절 각도의 변화

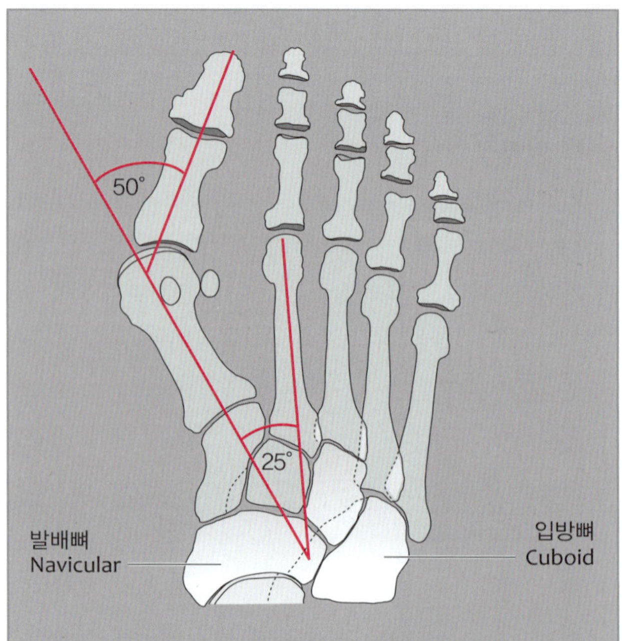

그림 10.46 X 선 영상: 밖굽이엄지의 변화

10.2.5 MRI (그림 10.47)

현대 영상 기법인 MRI는 인대 병변의 평가뿐만 아니라 뼈연골 병변(**플레이크 골절**)을 찾는데 매우 중요한 역할을 한다. 그 이유는 이들이 전통적 방사선 기법으로 확인될 수 없기 때문이다.

인대 손상은 불연속과 비후로 확인될 수 있지만, 이들 징후가 항상 나타나지 않는다.

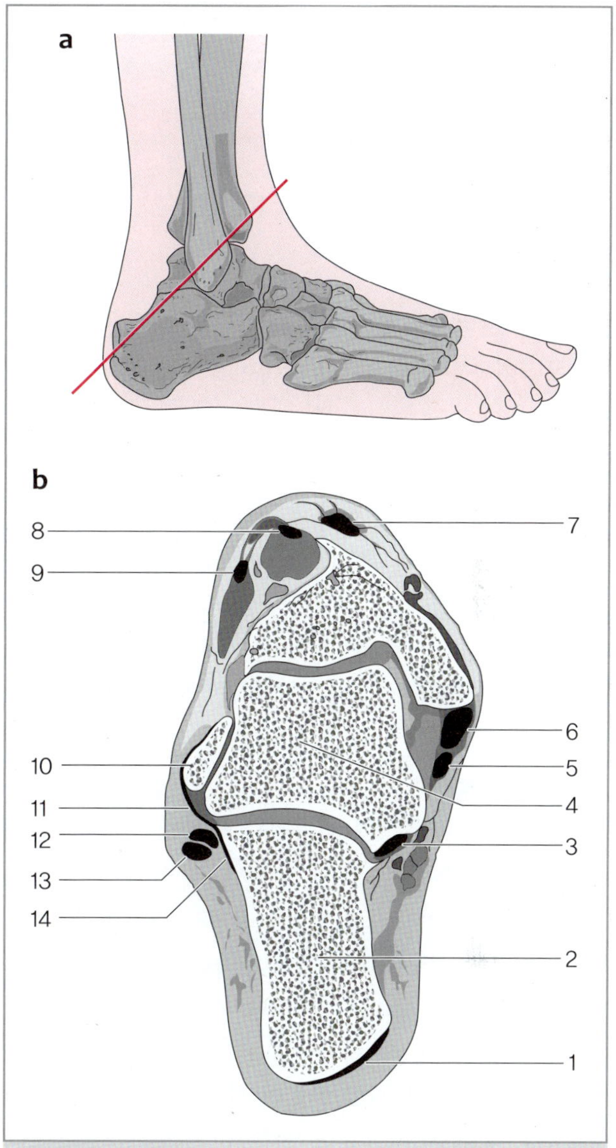

그림 10.47 MRI.
(a) 사선축. (b) 발꿈치종아리인대 레벨에서의 절단면.

1. 발꿈치힘줄(아킬레스힘줄) (Calcaneal[Achilles] tendon)
2. 발꿈치뼈(Calcaneus)
3. 긴엄지굽힘근힘줄(Flexor hallucis longus tendon)
4. 목말뼈(Talus)
5. 긴발가락굽힘근힘줄(Flexor digitorum longus tendon)
6. 뒤정강근힘줄(Tibialis posterior tendon)
7. 앞정강근힘줄(Tibialis Anterior tendon)
8. 긴엄지폄근힘줄(Extensor hallucis longus tendon)
9. 긴발가락폄근힘줄(Extensor digitorum longus tendon)
10. 가쪽복사뼈(Lateral malleolus)
11. 발꿈치종아리인대(몸쪽 부분) (Calcaneofibular ligament)
12. 짧은종아리근힘줄(Fibularis brevis muscle tendon)
13. 긴종아리근힘줄(Fibularis longus muscle tendon)
14. 발꿈치종아리인대(먼쪽 부분) (Calcaneofibular ligament)

10.3 발목관절(목말다리관절)

10.3.1 뼈 구조물과 관절면

목말뼈(그림 10.48–그림 10.50)

목말뼈몸통

- **목말뼈도르래**는 목말뼈몸통의 위쪽면에 위치한다. 목말뼈몸통은 뒤쪽보다 앞쪽이 약 0.5 ㎝ 더 넓은 편이다.

  이것은 3개의 관절면을 가지고 있다:

  ○ **목말뼈도르래의 위쪽 파셋**은 정강뼈와 관절을 이루고, 볼록한 형태이다. 목말뼈몸통의 중앙에는 고랑이 있는데, 이것은 뒤안쪽에서 앞가쪽으로 약간 사선으로 뻗어 있다. 가쪽 경계면은 원호를 그리면서 안쪽으로 주행하고, 안쪽 경계면보다 가쪽 경계면이 더 긴 편이다.

  ○ **안쪽 복사뼈 파셋**은 거의 납작한 편이다. 이것은 정강뼈의 복사뼈 관절면과 관절을 이룬다. 관절면은 시상면으로부터 위가쪽으로 30°경사져 있다.

  ○ **가쪽 복사뼈 파셋**은 종아리뼈와 관절을 이루고, 오목한 형태이다. 이것은 뾰족한 지점이 아래쪽으로 향하는 삼각형 모양이다.

  관절면의 방향: 위쪽 면은 시상면 상에 위치하고, 아래쪽 면은 거의 가로면 상에 위치하고, 가쪽돌기 위에 위치한다.

  ○ 가쪽복사뼈의 뒤쪽 가장자리에 작은 능선이 있고, 이것은 관절면을 다른 파셋(Fawcett 파셋)으로 나눈다. Fawcett 파셋은 뒤정강종아리인대를 위한 접촉점으로 발생한다.

  10.4 정강종아리관절을 참고하기 바란다.

- **목말뼈의 뒤쪽돌기**: 목말뼈몸통의 뒤쪽 끝단. 긴엄지굽힘근힘줄을 위한 고랑은 뒤쪽돌기를 안쪽융기사이결절과 가쪽결절로 나눈다.

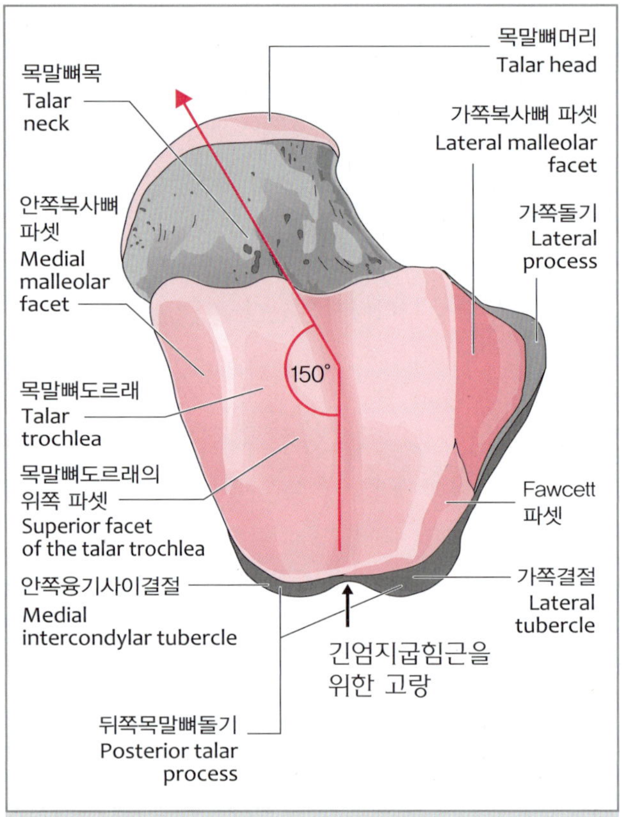

그림 10.48 목말뼈, 목말뼈목 각도(위쪽면)

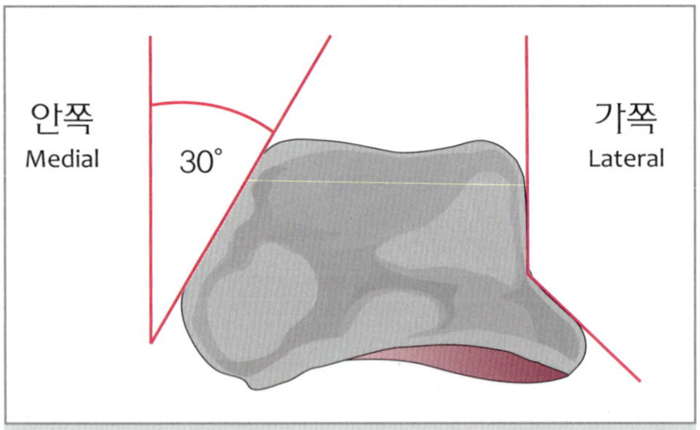

그림 10.49 오른쪽 목말뼈에 대한 복사뼈 파셋의 관절면 위치(뒤쪽면)

목말뼈목

- 목말뼈목을 통과하는 축은 앞안쪽으로 향하고, 도르래고랑과 150°의 안쪽 각을 형성한다.
- 목말뼈목은 목말뼈몸통을 통과하는 가로선에서 아래쪽 방향으로 30°의 각도(**경사 각도**)로 기울어져 있다.
- 이것의 바닥쪽면은 목말뼈고랑과 발꿈치뼈고랑과 함께 발목관(tarsal canal)을 형성한다 (**그림 10.78 참고**).

목말뼈머리

이것은 연골로 덮여 있고, 발배뼈와 발꿈치뼈를 위한 관절면을 형성한다.

▷ **10.5 목말뒷발목관절을 참고하기 바란다.**

병리

박리뼈연골염 (그림 10.51)

목말뼈에서 박리뼈연골염이 가장 많이 발생하는 곳은 안쪽가장자리의 말단이다. 증상은 부종, 통증성 차단, 움직임 시 소리 발생 등이다.

가벼운 경우에는, 고정과 스트레스 감소와 같은 보존적 치료 방법이 적절하다. 유리체 형성과 같은 심한 경우에는, 연골밑뼈의 절단과 같은 손상된 부위를 제거하는 수술적 치료법이 적절하다.

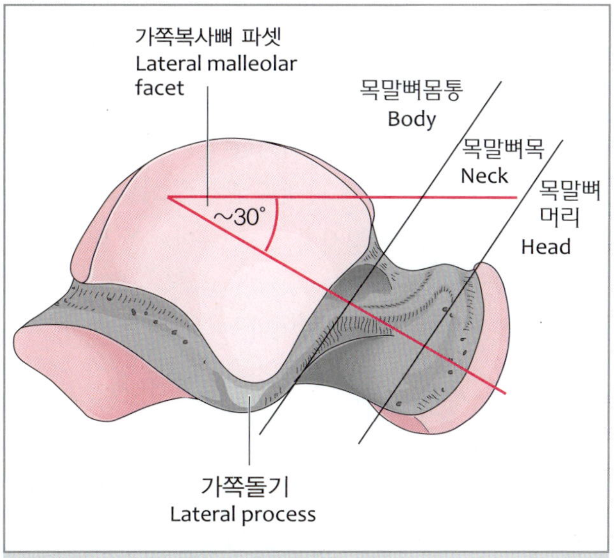

그림 10.50 목말뼈 경사각도(가쪽면)

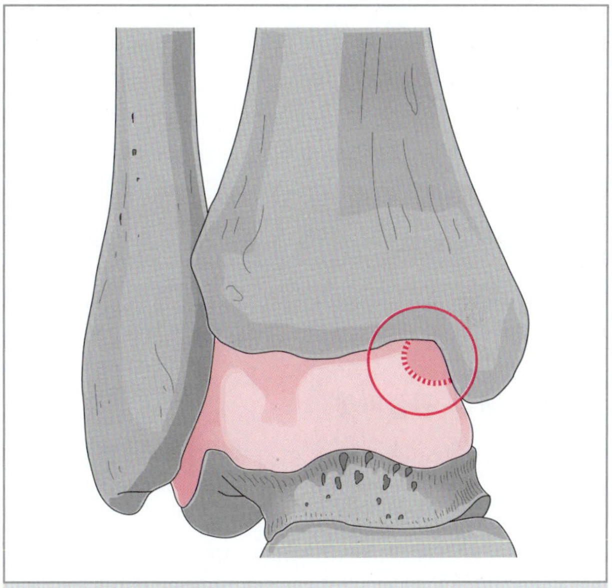

그림 10.51 목말뼈의 박리뼈연골염

정강뼈(그림 10.52와 그림 10.53)

안쪽복사뼈의 관절 파셋

- 안쪽복사뼈의 안쪽면에 위치한다.
- 목말뼈의 안쪽복사뼈 파셋과 관절을 이룬다.
- 아래안쪽으로 30° 경사져 있고, 목말뼈의 관절면에 해당한다.
- 관절면은 약간 오목한 편이다.
- 위쪽의 파셋은 정강뼈의 인접한 연골로 덮인 관절면과 합병된다.

정강뼈의 아래쪽 파셋

- 목말뼈도르래의 위쪽 파셋과 관절을 이루고, 약 1/3이 더 작다.
- 사각형의 오목한 형태이다.
- 중앙 부위의 능선은 목말뼈도르래의 고랑과 만난다.

복사뼈고랑

- 뒤쪽면에 있는 세로 방향의 고랑이다.
- 뒤정강근, 긴발가락굽힘근, 긴엄지굽힘근 등이 주행하는 뼈섬유성 관을 위해 바닥을 형성한다.

종아리뼈(그림 10.52와 그림 10.53)

가쪽복사뼈의 관절파셋

- 가쪽복사뼈의 안쪽면에 위치한다.
- 목말뼈와 관절을 이룬다.
- 파셋은 삼각형이다. 처음에는 시상면 방향으로 관절면이 이루어져 있지만, 아래쪽 부위의 관절면은 거의 수평으로 이루어져 있다.

가쪽복사뼈오목

- 가쪽복사뼈의 관절파셋보다 뒤쪽에 위치하는 함몰부위이다.
- 뒤정강종아리인대와 관절주머니의 이는곳으로 작용한다.

종아리근힘줄을 위한 고랑

- 가쪽복사뼈의 바깥면에 위치하고, 종아리근힘줄이 이곳을 지나간다.
- 힘줄이 감아 도는 지점에 연골로 덮인 관절면을 가지고 있다.

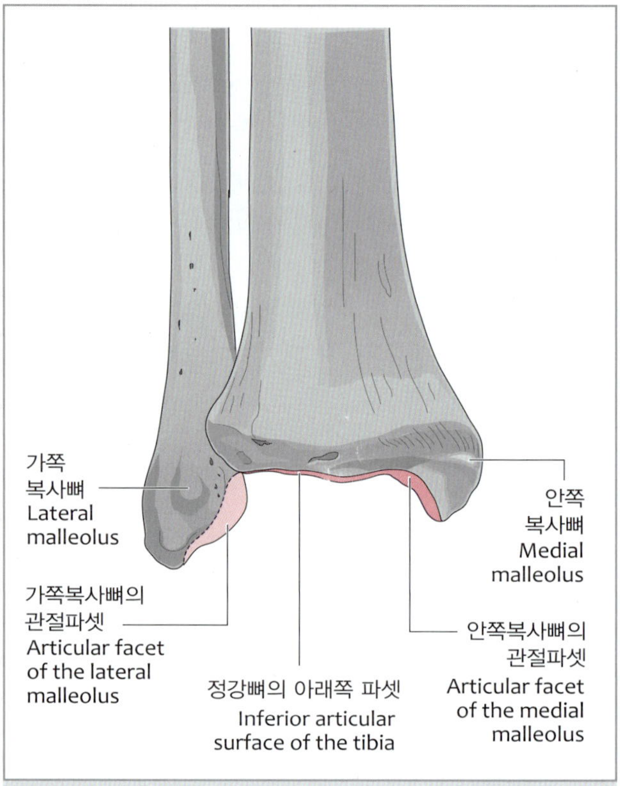

그림 10.52 정강뼈와 종아리뼈의 먼쪽 끝단(앞쪽면)

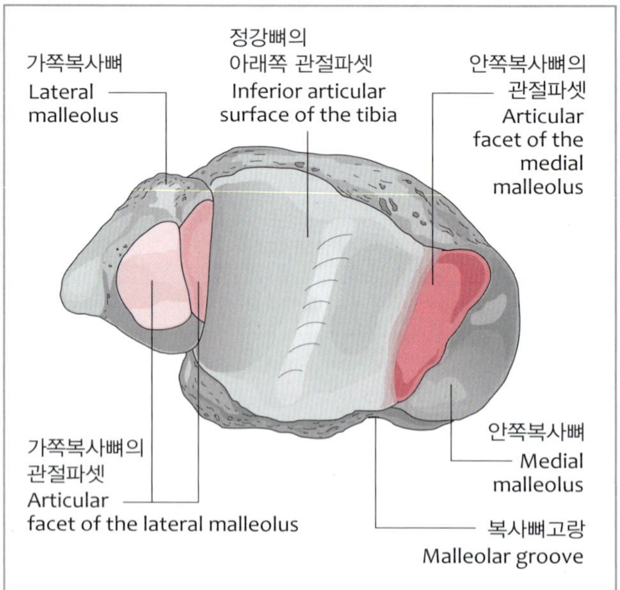

그림 10.53 먼쪽정강뼈와 종아리에 있는 관절면(아래쪽면)

10.3.2 해면뼈의 건축학적 측면 (그림 10.54)

뒤쪽 정강뼈의 뼈잔기둥은 앞쪽으로 뻗어 있는 약간 오목한 활을 형성한다. 뼈잔기둥의 활(arch)은 발배뼈와 입방뼈, 1–3번 발허리뼈 뿐만 아니라, 목말뼈의 몸통, 목 및 머리를 통해 계속 이어진다.

앞쪽 정강뼈의 뼈잔기둥은 목말뼈몸통의 등쪽 부분과 발꿈치뼈거친면 쪽으로 이어지는 약간 오목한 곡선을 그린다.

발꿈치뼈의 경우, 압박성 뼈잔기둥은 발목굴에서 입방뼈 쪽인 앞아래쪽 방향의 사선으로 주행한다.

아킬레스힘줄에 의해 발생된 견인성 뼈잔기둥은 발꿈치뼈거친면의 뒤아래쪽에서 시작한다.

부가적으로, 긴발바닥쪽인대의 견인 효과 때문에, 뒤위쪽 방향인 사선으로 뻗는 합성 궤적이 일어나고, 뼈잔기둥은 발바닥쪽에서 앞쪽과 약간 위쪽 방향으로 뻗으면서 입방뼈와 4–5번 발허리뼈까지 이른다.

중간발꿈치뼈 영역의 작은 영역에는 뼈잔기둥이 존재하지 않는다.

중간발 영역의 다발은 발배뼈와 안쪽쐐기뼈에서 가쪽으로 주행하여, 세로 밴드와 교차한다.

발허리뼈는 3개의 뼈잔기둥 경로를 가진다:

- 세로 경로
- 발허리뼈바닥과 발허리뼈머리 양쪽 모두에는, 사선의 크리스–크로스하는 다발이 안쪽–몸쪽에서 가쪽–먼쪽으로 주행하고, 또 안쪽–먼쪽에서 몸쪽–가쪽으로 주행한다.
- 바닥 영역을 주행하는 가로 밴드는 극소수이다.

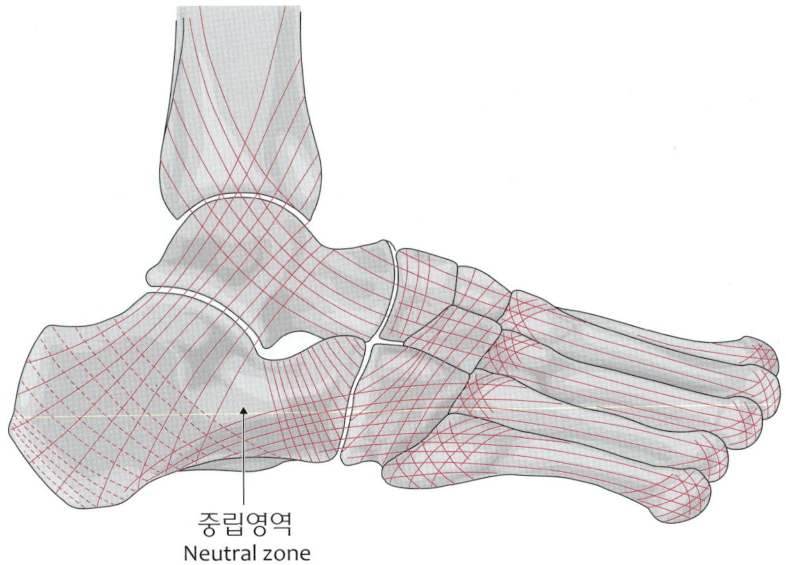

그림 10.54 뼈잔기둥의 경로. 실선은 압박성 뼈잔기둥이고, 점선은 견인성 뼈잔기둥이다.

10.3.3 관절주머니(그림 10.55와 그림 10.56)

관절주머니의 윤활막과 섬유층은 뼈-연골 경계면 영역에 부착되어 있다. 예외 부위는 목말뼈목의 닿는곳인데, 그 이유는 관절주머니의 윤활막과 섬유층 모두가 더 먼쪽에 부착되기 때문이다.

앞쪽, 뒤쪽, 뒤안쪽 및 등가쪽 부분의 윤활막은 관절공간 안으로 들어가는 주름(**윤활주름**)을 형성한다.

관절주머니는 특히 앞쪽 영역에서 함몰(**오목**, recess) 부위를 가진다. 대부분의 관절주머니 함몰은 폄근 힘줄의 말이집과 아래쪽 폄근지지띠에 의해 덮여 있다.
섬유층은 앞쪽보다 뒤쪽이 더 두꺼운 편이다.

곁인대는 관절주머니의 앞쪽 부분과 가쪽 부분 안으로 들어간다.

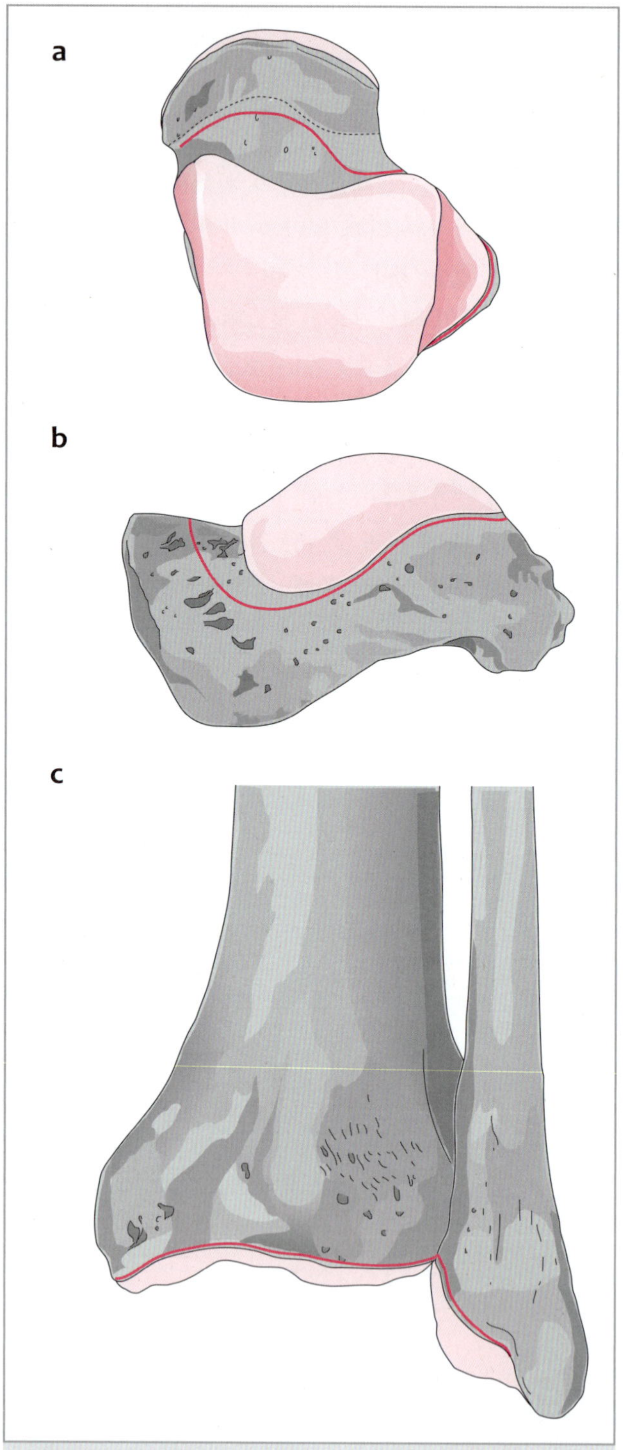

그림 10.55 관절주머니의 닿는곳. (a) 목말뼈: 위쪽면. (b) 목말뼈: 안쪽면. (c) 정강뼈와 종아리뼈의 먼쪽 끝단: 뒤쪽면.

병리

삼출 (그림 10.57)

위쪽발목관절(**목말다리관절**)의 삼출은 폄근힘줄의 인접 부위인 앞쪽 영역의 뚜렷한 팽윤으로 인지된다. 복사뼈의 윤곽은 더 이상 뾰족하지 않고 뭉툭해진다.

임상 팁

삼출액은 전체 관절 공간을 채우고, 관절주머니를 신장한다. 이것 때문에 인대가 손상될 때, 관절이 안정된 것처럼 보일 수 있다.

심한 통증 때문에, 이 단계 때 안정성 검사를 실행할 수 없다. 그러므로 부종을 감소하고 삼출을 역행하기 위해 작은 근육 움직임 수행과 다리 거상하기와 같은 방법을 채택해야 하고, 또 48시간 이후에 안정성 검사를 수행해야 한다.

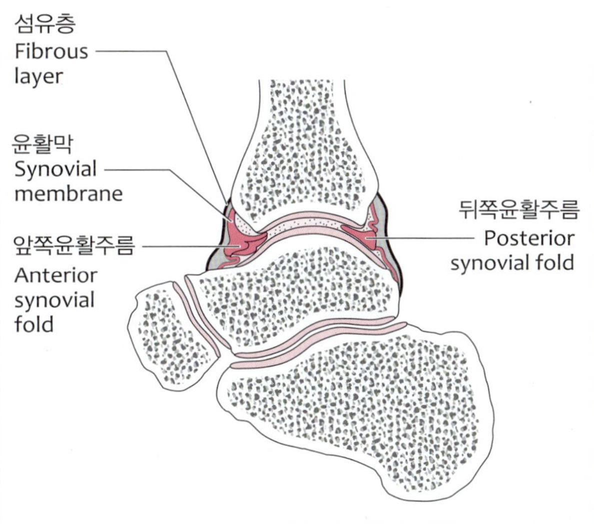

그림 10.56 위쪽발목관절의 윤활주름

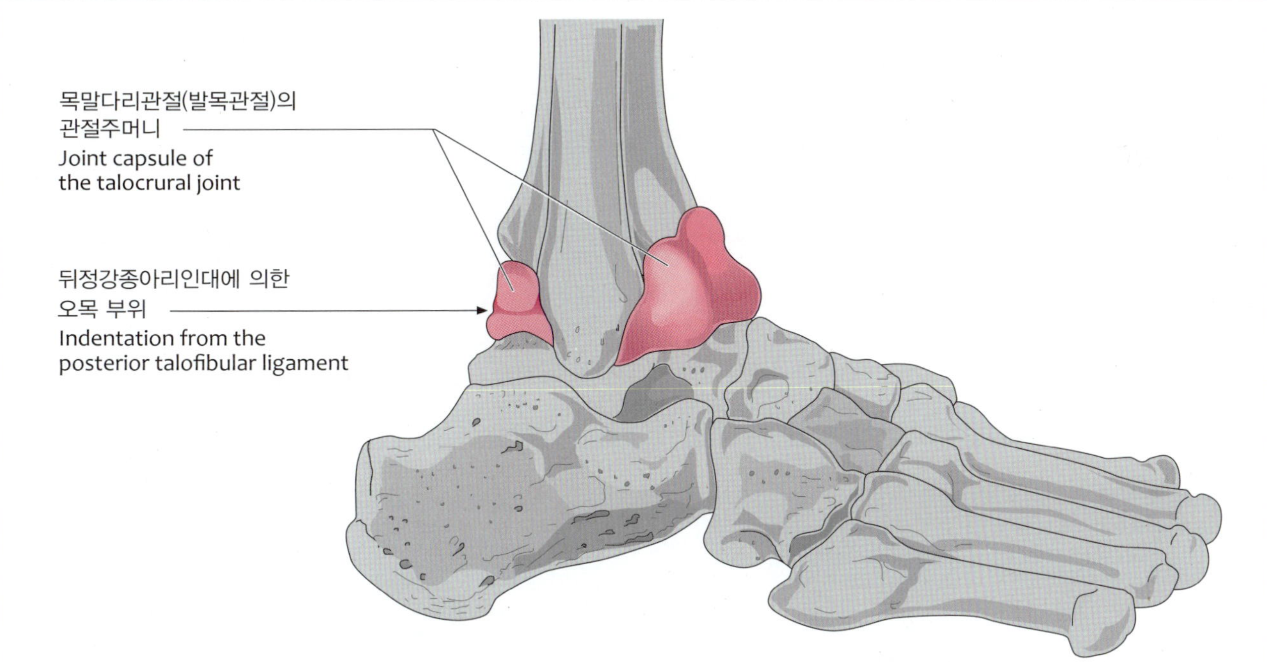

그림 10.57 위쪽발목관절의 삼출에 의한 관절주머니의 팽윤

10.3.4 인대

발목관절의 안쪽 인대 (그림 10.58과 그림 10.59)

형태 때문에, 이 인대는 세모인대로 불리고, 일부 중첩되기도 하지만 4개의 섬유 다발로 구성된다.

발꿈치뼈와 발배뼈에 연결된 인대는 위쪽발목관절(목말다리관절)과 아래쪽발목관절(목말밑관절과 목말-발꿈치-발배관절) 위를 지나간다. 정강목말 연결 섬유는 위쪽발목관절만 고정한다.

세모인대의 정강발꿈치 부분

이 인대는 안쪽복사뼈끝에서 목말받침돌기까지 이어져 있고, 바닥쪽 발꿈치발배인대에 연결된다. 이 인대는 수직 경로를 가지고 있고, 얕은층 인대 중에서 가장 강한 인대이다. 이 인대는 아래쪽이 더 넓은 편이고(복사뼈 부위는 1 cm이고, 닿는곳 부위는 1.5 cm이다), 약 2-3 cm의 길이와 3 mm의 두께를 가진다.

세모인대의 정강발배 부분

이것은 안쪽복사뼈의 앞쪽 가장자리에서 발배뼈의 위쪽 면과 안쪽면까지 이어져 있다.

부가적으로, 섬유들이 바닥쪽 발꿈치발배인대 안으로 들어간다. 앞쪽 섬유는 더 깊은 쪽 앞정강목말 부분을 거의 덮고 있다.

세모인대의 앞정강뒷발목 부분

깊은층 섬유는 관절주머니 위를 직접 덮고 있고, 관절주머니와 합병한다. 그들은 안쪽복사뼈의 앞쪽 부분에서 뒤쪽 목말뼈목까지 거의 수평으로 주행한 후, 관절주머니의 닿는곳 라인까지 이어진다.

반대로 얕은층 섬유는 안쪽 목말뼈목 까지 가파르게 아래쪽으로 주행한다.

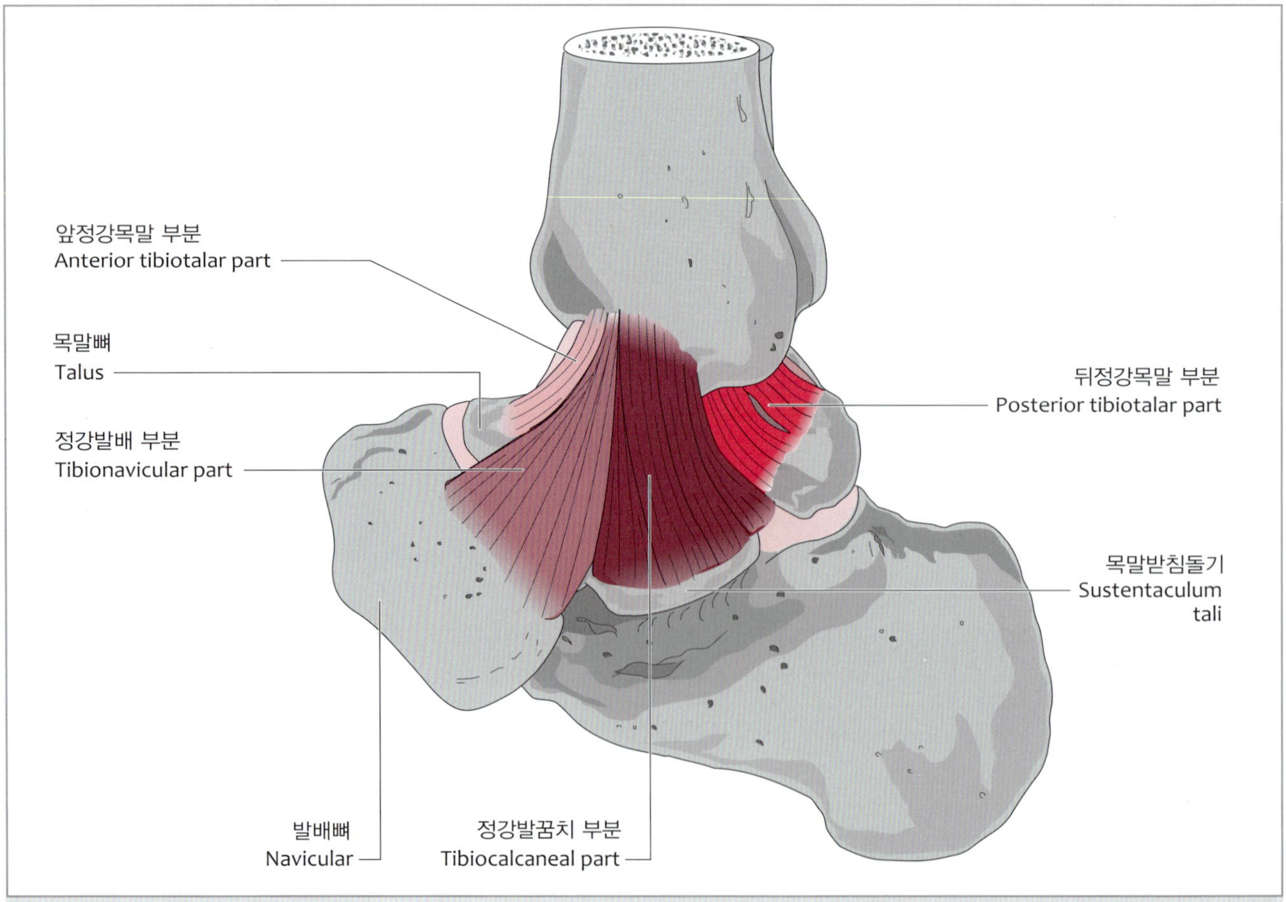

그림 10.58 정강쪽곁인대

세모인대의 뒤정강뒷발목 부분

깊은층 섬유는 안쪽복사뼈의 뒤쪽면에서 뒤쪽목말뼈 돌기의 안쪽결절에 있는 관절주머니까지 아래뒤쪽 방향으로 주행한다. 그들은 관절주머니 위에 직접 위치하고, 약 1.5 ㎝의 길이와 폭을 가지고 있다. 이것은 두께가 1 ㎝이기 때문에, 전체 안쪽 인대 복합체 중에서 가장 두껍고 강한 인대이다.

반대로, 얕은층 섬유밴드는 깊은층 섬유만큼 두껍지 않지만 긴 편인데, 그 이유는 안쪽융기사이결절의 뒤쪽 끝단까지 이어지기 때문이다.

인대의 기능.

이들은 목말뼈의 안쪽면을 안정화시키고, 목말뼈의 가쪽 이동을 방해한다. 이 인대의 앞쪽 부분과 뒤쪽 부분은 각각 목말뼈의 앞쪽 움직임과 뒤쪽 움직임을 제한한다.

뒤정강목말인대의 깊은층과 세모인대의 정강발꿈치인대는 발등굽힘을 제한한다. 앞정강목말인대와 정강발배인대의 얕은층 섬유는 발바닥굽힘을 제한하고, 세모인대의 정강발꿈치 부분은 발꿈치뼈의 가쪽번짐을 제한한다.

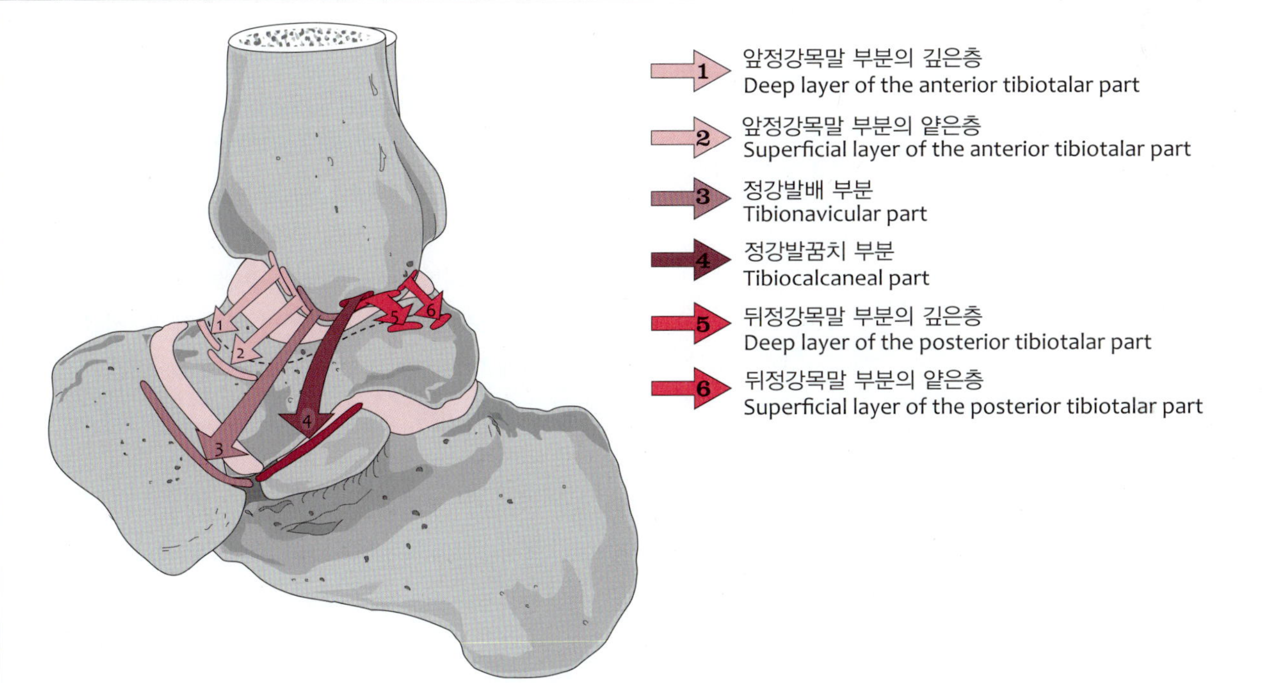

그림 10.59 정강쪽곁인대의 닿는곳

발목관절의 가쪽 인대 (그림 10.60-그림 10.63)

가쪽인대는 임상적으로 매우 흥미로운 인대인데, 그 이유는 쉽게 손상되기 때문이다.

앞목말종아리인대(그림 10.60)

인대의 길이는 약 1.5-2 cm이다. 위쪽 섬유가 아래쪽 섬유보다 크고 강하다. 작은 혈관이 위쪽 섬유와 아래쪽 섬유 사이의 틈을 통해 주행한다.

인대는 가쪽복사뼈의 관절파셋보다 앞아래쪽에서 시작한다. 위쪽 섬유는 앞정강종아리인대와 연결하고, 아래쪽 섬유는 발꿈치종아리인대와 연결한다.

인대의 닿는곳은 목말뼈몸통이고, 관절주머니의 닿는곳 바로 옆이다. 그래서 인대와 관절주머니가 섞이게 된다.

중립위를 취할 때, 이 인대의 경로는 거의 수평 방향이다. 이 인대는 발바닥굽힘에 의해 신장되고, 위쪽-가쪽-뒤쪽에서 아래쪽-안쪽-앞쪽 방향으로 주행한다.

발꿈치종아리인대(그림 10.61)

이 인대의 길이는 약 3 cm이고, 두께는 3 mm이다. 이것은 가쪽복사뼈 관절파셋의 아래쪽 가장자리에서 시작하여 발꿈치뼈의 바깥면에 있는 거친 영역(**거친면**)까지 뒤아래쪽으로 주행한다. 발꿈치뼈거친면은 종아리뼈도르래보다 뒤쪽과 약간의 위쪽에 위치한다.

종아리근힘줄은 발꿈치종아리인대 위를 가로지른다. 종아리근과 인대 사이에 활주면이 존재한다. 인대의 일부 섬유가 힘줄말이집을 휘감기 때문에, 종아리근이 긴장될 때 인대가 긴장되는 이유를 알 수 있다.

발꿈치종아리인대는 목말뒷발목관절 위를 가로지르고, 가쪽 목말발꿈치인대에 의해 이것과 분리된다. 이 두 인대 사이에 지방조직이 발견된다.

이 인대는 발꿈치뼈의 밖굽이 자세, 가쪽번짐 및 발등굽힘에 의해 긴장된다.

뒤목말종아리인대(그림 10.62)

이 인대는 매우 강한 인대로, 종아리뼈에서 목말뼈까지 이어져 있다. 이 인대는 수평 방향으로 주행하고, 길이는 약 3 cm이고, 두께 5-8 mm이다. 종아리뼈의 이는곳은 복사뼈오목의 아래쪽과 뒤쪽이다. 섬유는 매우 다양한 방향으로 주행한다. 짧은 섬유는 목말뼈의 가쪽복사뼈 파셋에 인접한 작은 고랑 안에 부착한다. 긴 섬유는 목말뼈 뒤쪽돌기의 가쪽결절에 부착한다. 여기에서부터 얕은층 섬유는 발의 안쪽면 쪽으로 주행하고, 슬링을 형성하기 위해 세모인대의 뒤정강목말 부분의 긴 섬유와 연결한다. 아래쪽 섬유는 긴엄지굽힘근 힘줄을 위한 터널 바닥을 형성한다.

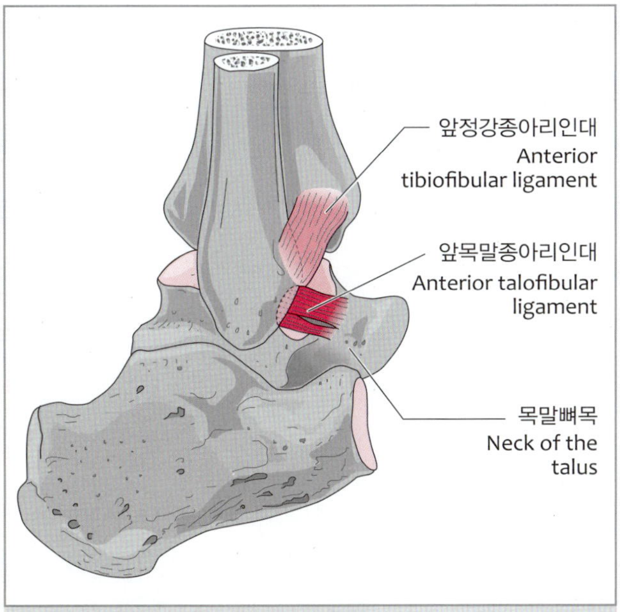

그림 10.60 앞목말종아리인대

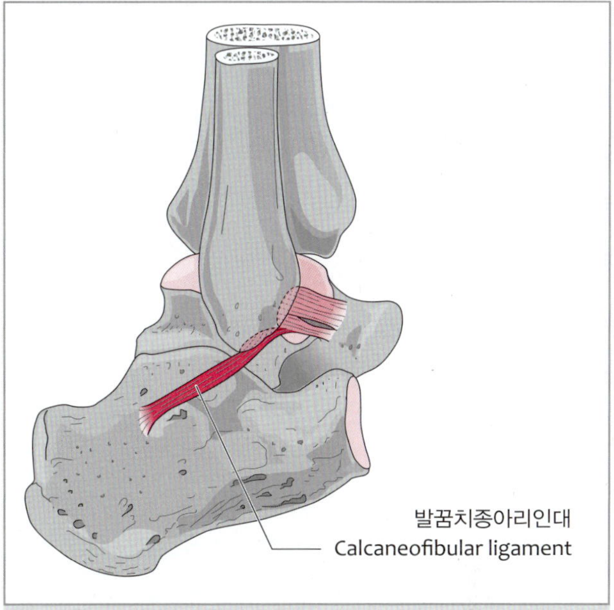

그림 10.61 발꿈치종아리인대

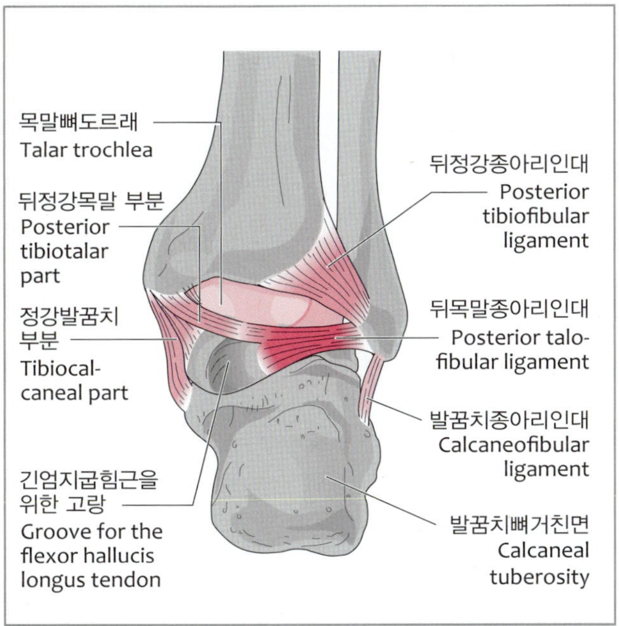

그림 10.62 뒤목말종아리인대

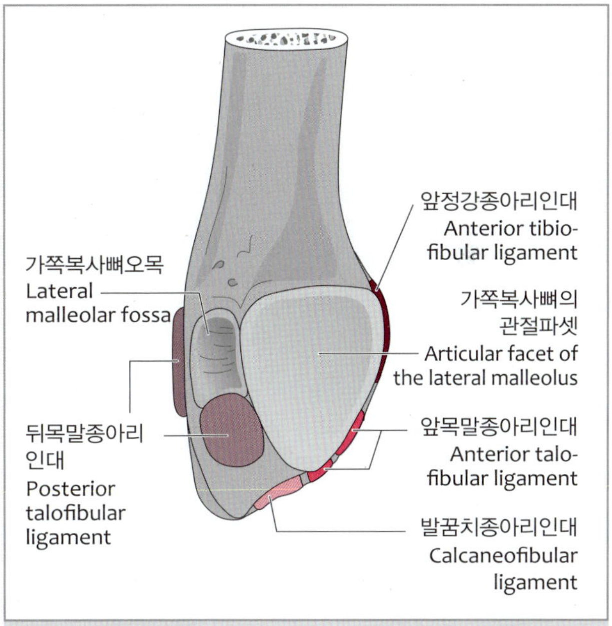

그림 10.63 먼쪽 종아리뼈의 안쪽면에 있는 인대 닿는곳

인대의 기능:

- **앞목말종아리인대**는 발바닥굽힘에 의해 긴장된다. 특히, 이 인대는 발가락끝 서기를 안정화시킨다. 그 이유는 이 인대가 목말뼈의 안쪽 경사와 과도한 앞쪽 변위를 막기 때문이다. 만약 발이 고정되면, 이 인대는 종아리뼈의 뒤쪽 변위와 가쪽돌림을 막아 준다.
- **뒤목말종아리인대**는 발등굽힘에 의해 긴장되고, 목말뼈의 뒤쪽 변위와 종아리의 앞쪽 변위를 제어한다. 부가적으로, 이것은 종아리뼈의 안쪽돌림을 제한한다.
- **발꿈치종아리인대**는 위쪽발목관절과 아래쪽발목관절의 가쪽면을 고정한다. 이 인대는 발등굽힘에 의해 팽팽해지고, 안쪽번짐 자세와 발바닥굽힘에 의해 이완된다. 발꿈치뼈의 밖굽이 자세일 때는, 발꿈치종아리인대와 정강뼈와 발꿈치뼈 사이의 안쪽 인대도 팽팽해진다. 이들 인대가 팽팽해지는 이유는, 밖굽이 경사가 발꿈치뼈에 있는 발꿈치종아리인대의 닿는곳을 안쪽으로 이동시키고, 목말받침돌기에 있는 세모인대 정강발꿈치 부분의 닿는곳을 아래쪽으로 이동시키기 때문이다(그림 10.64).

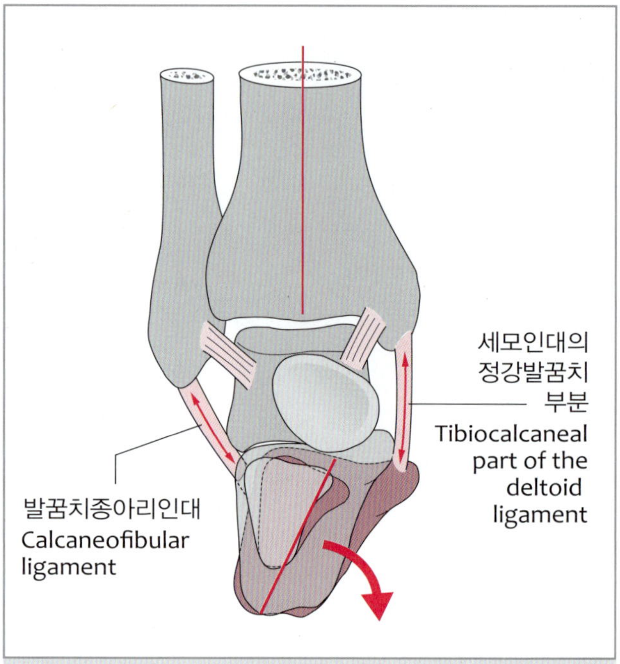

그림 10.64 밖굽이 자세에서 발꿈치뼈 배치에 의한 인대의 타이트니스(오른발의 앞쪽면)

병리

뒤침 외상 (그림 10.65)

뒤침 시 거의 발생하는 비틀림 외상의 경우는, 목말종아리인대가 먼저 찢어진다. 심한 과신장으로 인해, 발꿈치종아리인대도 손상되고, 종아리근 힘줄의 말이집 파열도 함께 일어난다. 목말뼈가 안쪽으로 경사지고, 발꿈치뼈가 아래안쪽으로 이동하고, 종아리뼈끝으로부터 분리된다. 부가적으로, 목말받침돌기와 목말뼈 사이에 압박이 발생하고, 이것이 세모인대의 정상발꿈치 부분을 이완시킨다.

보존적인 치료 방법으로는 Aircast 스플린트나 특수한 신발을 이용하는데, 이것은 발이 뒤침되는 것과 관절의 틈 발생을 막아준다. 수술적인 방법으로, 인대를 봉합하는 것이다. 만약 봉합수술이 불가능하다면, 짧은종아리근 힘줄을 이용한 힘줄고정술이 수행될 수 있다.

수복 기간 동안, 수술의는 인대의 자연스런 경로를 확보해준다.

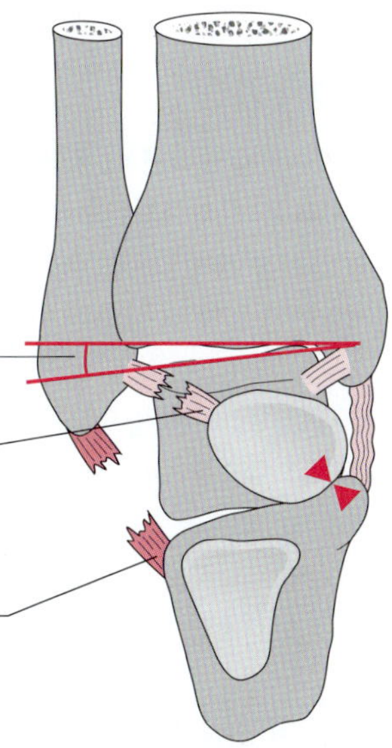

그림 10.65 안쪽 영역의 압박으로 인한 가쪽인대의 파열 시 나타나는 목말뼈의 경사

▷ 10.6 발목관절의 안정화를 참고하기 바란다.

임상 팁

인대의 검진

인대 파열의 경우, 장부구멍을 고정하고 목말뼈를 안쪽으로 경사시킴으로서 목말뼈의 관절 틈을 검사한다. 이 검사를 수행할 때, 좌우 측을 비교하는 것이 중요하다. 왜냐하면 인대의 긴장과 이완의 측면에서 볼 때, 목말뼈가 경사질 수 있는 정도가 사람마다 다를 수 있기 때문이다. 추가적인 검사는 앞쪽으로 움직일 수 있는 목말뼈의 능력(뒤쪽으로 움직이는 종아리의 능력)에 대한 정보를 제공해 준다. 앞목말종아리인대가 파열된 경우에는, 종아리가 뒤쪽으로 이동될 수 있으며, 이것은 좌우측을 비교했을 때 잘 확인된다(**그림 10.66**).

뒤침 외상의 치료

뒤침 외상의 치료로서, 종아리근의 근력 강화가 매우 중요한데, 그 이유는 이들 근육이 뒤침을 억제할 수 있기 때문이다. 여기에서 강조하는 것은 협응 치료이다. 예를 들어, 와블 보드와 같은 가동 표면을 이용한 협응 치료이다.

▷ **10.6 발목관절의 안정화와 10.15 발과 발목의 신경구조물을 참고하기 바란다.**

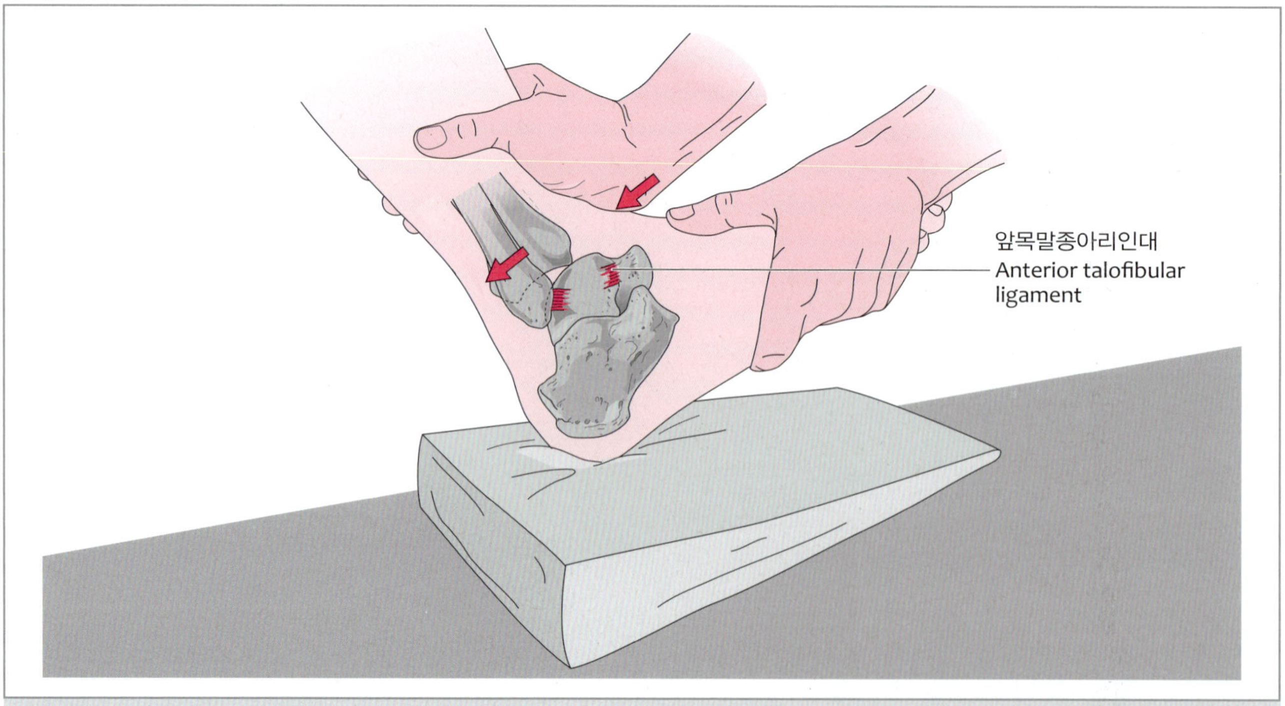

그림 10.66 앞목말종아리인대를 위한 안정성 검사

10.3.5 운동축과 움직임

축(Axis)

많은 축을 이용해 목말다리관절의 움직임은 설명할 수 있다. 그러나 발의 형태에 따라 많은 차이점이 존재한다.

임상 목적에 알맞는 축(**그림 10.67**)은 목말뼈에 위치하고, 안쪽복사뼈끝보다 약 아래쪽으로 5 ㎜ 떨어져 있고, 가쪽복사뼈끝보다 아래쪽으로 3 ㎜와 앞쪽으로 8 ㎜ 떨어져 있다.

축은 앞쪽-안쪽-먼쪽에서 뒤쪽-가쪽-몸쪽으로 주행하는 사선의 축이다. 이마면에서 볼 때, 이것은 정강뼈몸통과 80-82°의 각도를 형성한다(**그림 10.68**).

가로면에서 보면, 이것은 이마면과 약 20°의 각도를 형성한다. 이때 각도는 안쪽으로 열려 있다.

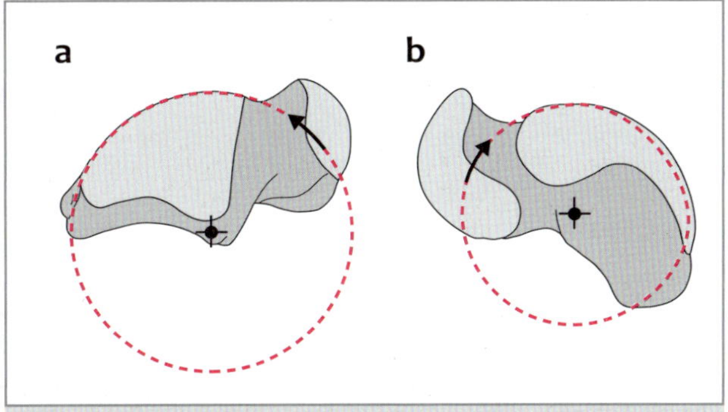

그림 10.67 발등굽힘 시의 시상면에서의 목말다리관절(위쪽발목관절) 운동축. (a) 가쪽면. (b) 안쪽면

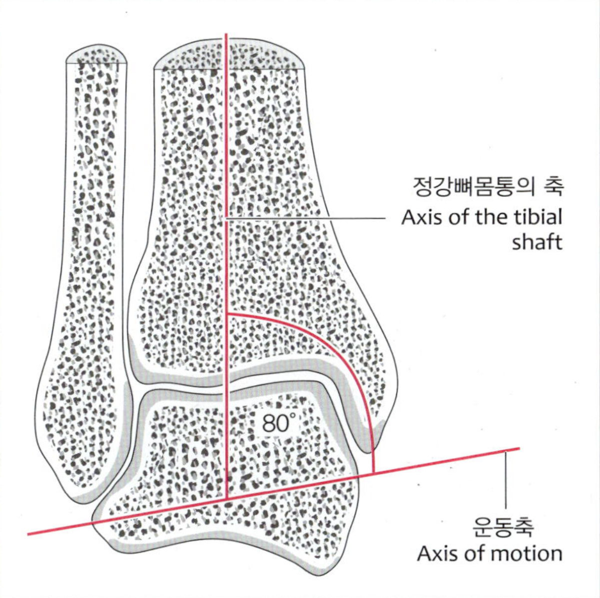

그림 10.68 이마면에서 본, 목말다리관절 운동축의 방향

움직임

발등굽힘/발바닥굽힘(그림 10.69)

능동: 중립위로부터 각각 20°/40°

발등굽힘 시, 목말뼈는 원호를 그리면서 뒤쪽으로 활주하고, 발바닥굽힘 시 목말뼈는 앞쪽으로 활주한다.

발등굽힘과 발바닥굽힘 동안 발을 전체적으로 고려할 때, 움직임은 더 크게 보일 것이다. 여기에 제시된 값은 목말뼈와 종아리 사이의 움직임만을 고려한 것이어서, 전체적으로 고려한 움직임보다 현저하게 작다.

수동: 중립위로부터 각각 30°/50°(**그림 10.70**). 발을 바닥에 고정하면, 가동성은 적어도 10° 이상 더 커질 것이다.

양쪽 움직임이 끝나는 지점에서의 탄성은 팽팽한데, 그 이유는 움직임이 인대에 의해 제한되기 때문이다.

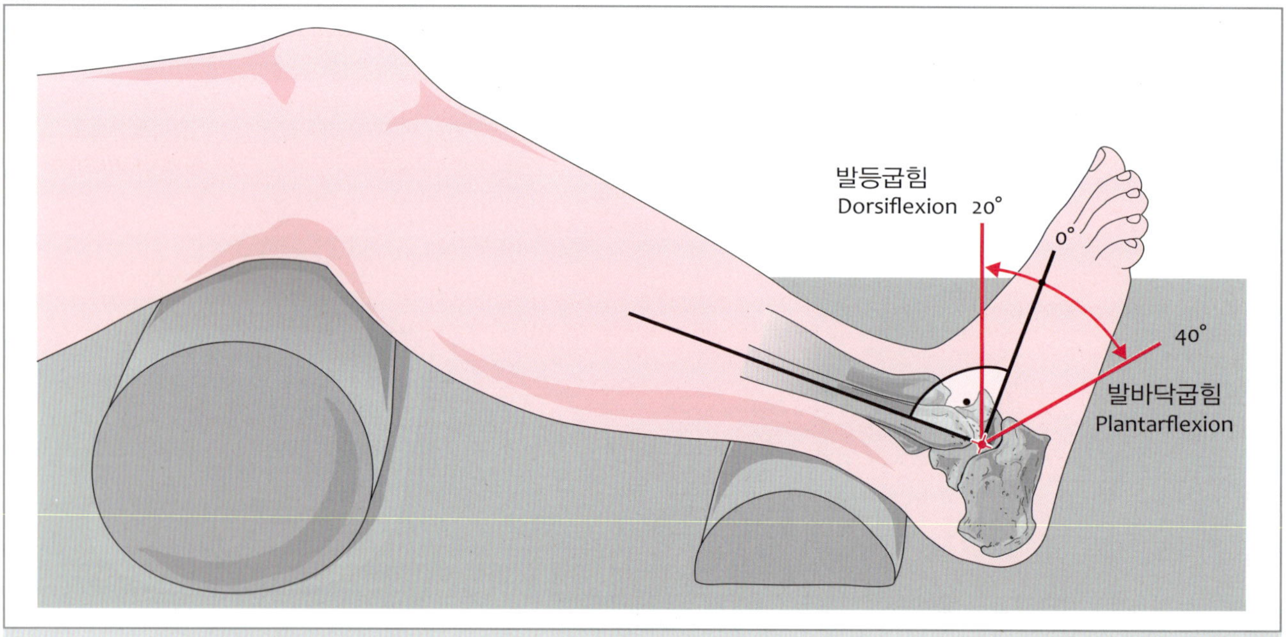

그림 10.69 위쪽발목관절(목말다리관절)의 움직임: 발등굽힘과 발바닥굽힘.

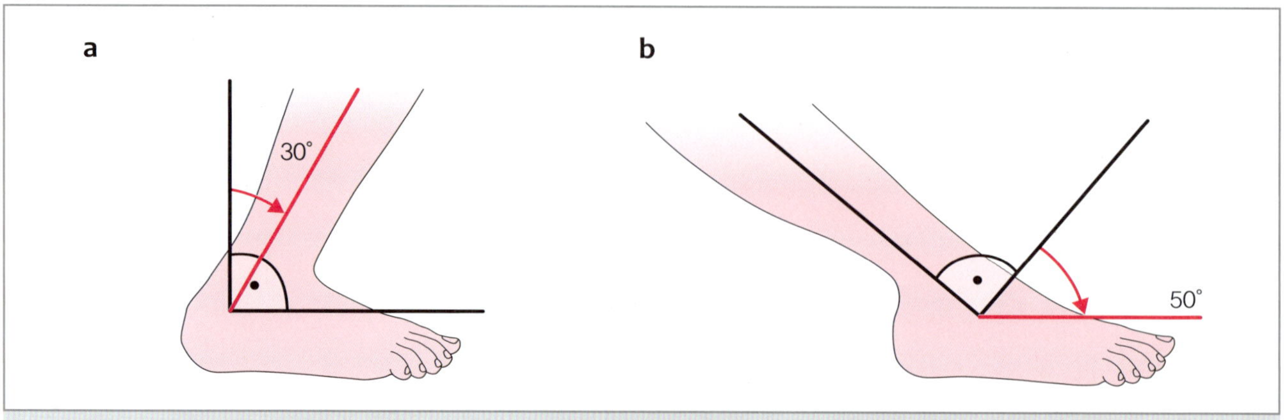

그림 10.70 먼쪽 끝을 고정했을 때의 목말다리관절의 수동 움직임. (a) 발등굽힘과 (b) 발바닥굽힘

임상 팁

발등굽힘의 측정

발등굽힘을 측정할 때, 장딴지근의 신장으로 인한 가동성의 제한을 고려해야 한다. 그러므로 발목관절의 측정은 무릎을 굽힘한 채(**장딴지근을 단축시키는**)로 수행되어야 한다.

복합 움직임

목말뼈도르래 가쪽 가장자리의 곡률반경은 원을 그린다. 안쪽가장자리는 위쪽보다 앞쪽에서 더 작은 곡률반경을 보인다. 그래서 목말뼈도르래는 안쪽으로 수렴되는 원뿔을 그린다(**그림 10.71**). 해부학적 특징 때문에, 목말뼈도르래의 가쪽 부분은 안쪽 부분보다 더 먼 거리를 이동한다.

그러나 도르래의 움직임은 작은 돌림 요소를 가지고 있다. 발등굽힘시, 목말뼈는 종아리에 대해 약 5° 정도 가쪽으로 돌아간다. 반대로 발바닥굽힘 시에는 안쪽으로 목말뼈가 돌아간다.

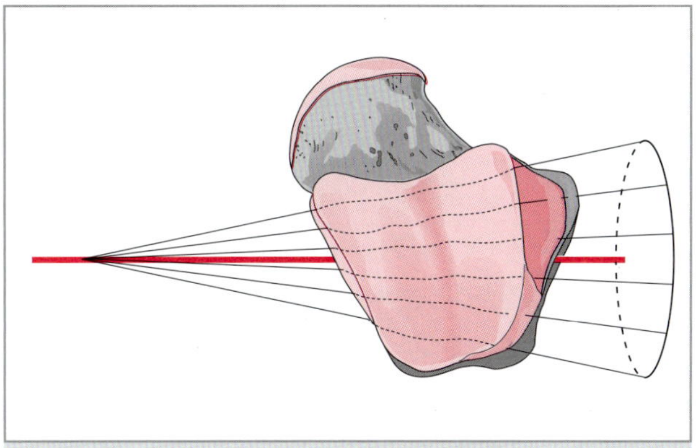

그림 10.71 목말뼈도르래가 원뿔 형태로 표현됨.

잠김 자세

잠김 자세는 발등굽힘이다. 도르래의 넓은 앞쪽 부분이 장부구멍 안에 쐐기처럼 박힌다. 이것을 통해, 양쪽 복사뼈의 간격이 벌어지고, 인대결합 영역에서처럼, 목말뼈와의 인대성 연결이 스트레스를 받게 된다.

안정 자세

위쪽발목관절과 주변 구조물을 위한 가장 이완된 자세는 약 10°의 발바닥굽힘이다.

10.4 정강종아리관절

10.4.1 정강종아리관절의 뼈구조물과 관절면

- 이것은 정강뼈와 종아리뼈사이의 먼쪽 연결을 형성한다.
- 정강뼈의 **종아리뼈패임**은 종아리뼈와 인대결합을 형성한다. 이것은 연골로 덮여 있지 않고 약간 오목한 형태를 띤다.
- 이들 뼈 사이에 위쪽발목관절(**목말다리관절**)의 윤활주름이 존재한다.
- 종아리뼈는 종아리뼈패임에 상응하는 관절면을 가지고 있지 않다. 그래서 종아리몸통(fubular diaphysis)의 작은 단면과 접촉한다.

10.4.2 정강종아리관절의 인대(그림 10.72)

앞정강종아리인대

이것은 직사각형의 인대로서, 위안쪽에서 아래가쪽인 사선 방향으로 주행한다. 이것은 작은 관절파셋을 형성하는 목말뼈도르래의 앞쪽 가장자리 위로 뻗어간다.

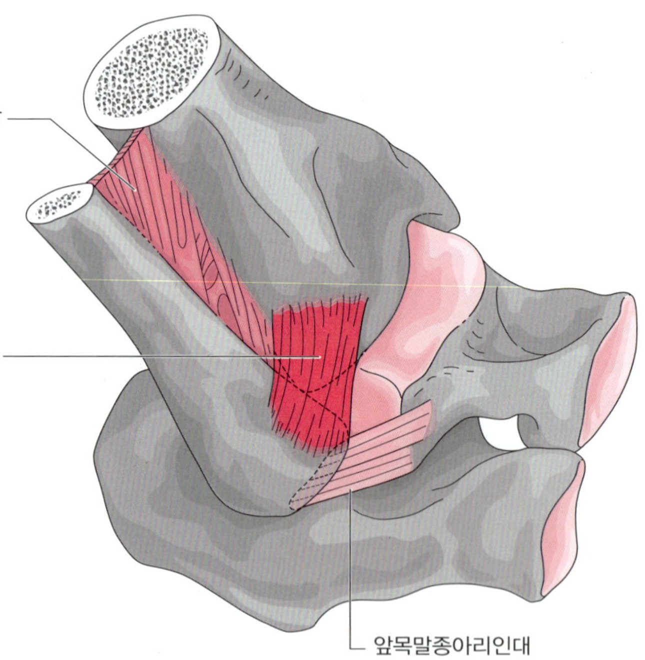

그림 10.72 앞정강종아리인대(위가쪽면)

뒤정강종아리인대(그림 10.73)

이것은 깊은층 섬유와 얕은층 섬유로 나누어진다.

깊은층 섬유의 일부는 종아리뼈패임의 뒤안쪽 경계면에서 가쪽복사뼈오목의 뒤아래쪽 경계면까지 수평 방향으로 주행하고, 나머지 일부는 위안쪽에서 아래가쪽으로 주행한다. 가장 깊은층 섬유는 Fawcett 파셋으로 불리는 삼각형 파셋이 있는 목말뼈도르래의 뒤가쪽 가장자리와 접촉한다.

얕은층 섬유는 종아리뼈패임의 뒤위쪽 경계면에서 가쪽복사뼈의 뒤쪽 가장자리까지 약간 사선으로 주행한다. 이들 섬유는 위쪽발목관절의 관절주머니와 뒤목말종아리인대의 위쪽 부분과 먼쪽으로 연결한다.

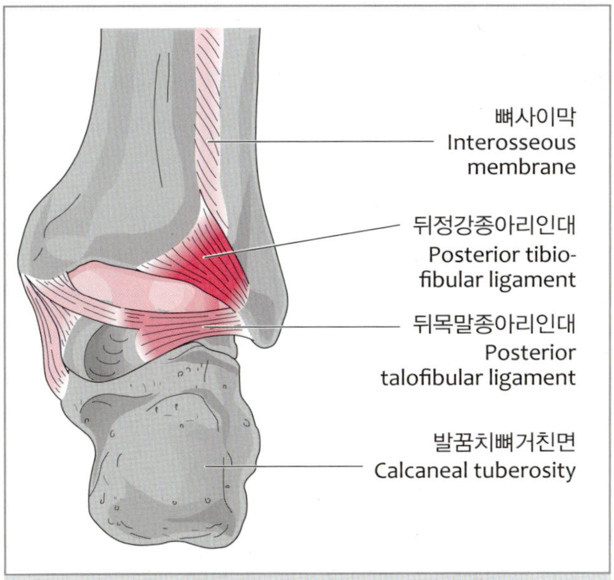

그림 10.73 뒤정강종아리인대의 위쪽 섬유(뒤쪽면)

10.4.3 종아리의 뼈사이막 (그림 10.74)

뼈사이막은 정강뼈의 뼈사이 경계면에서 이에 상응하는 종아리뼈 경계면까지 사선으로 이어진 팽팽한 결합조직 밴드로 구성된다. 다른 섬유는 반대 방향으로 위의 섬유와 교차한다.

위쪽 부분에는, 뒤쪽에서 앞쪽으로 통과하는 앞정강동맥과 앞정강정맥을 위한 큰 구멍이 존재한다. 먼쪽 부분에는 작은 구멍이 있는데, 이것은 뒤쪽에서 앞쪽으로 종아리 혈관이 통과한다.

뼈사이막은 정강뼈와 종아리뼈를 고정하는 중요한 기능을 하는데, 이것은 많은 발 근육의 이는곳으로 작용한다.

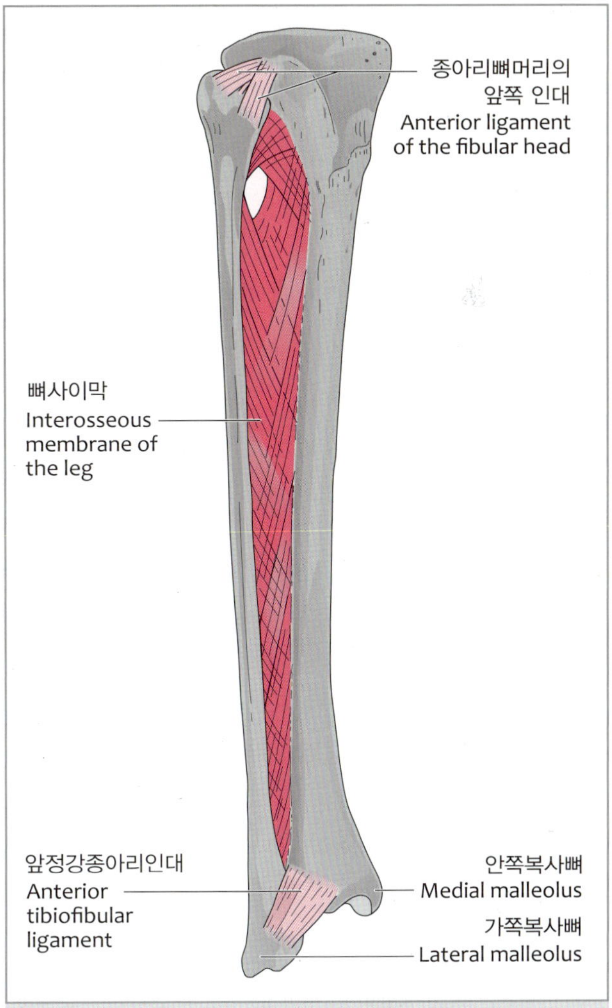

그림 10.74 종아리의 뼈사이막(앞가쪽면)

10.4.4 위정강종아리관절의 뼈구조물과 관절면(그림 10.75)

몸쪽 정강뼈

- 정강뼈의 종아리 관절파셋은 약간 볼록하다.
- 관절면은 뒤쪽–가쪽–아래쪽 방향으로 향한다.
- 이것은 가쪽정강뼈고원 밑에 위치한다.

몸쪽 종아리뼈

- 종아리뼈의 관절파셋은 약간 오목하다
- 관절면은 위쪽–안쪽–앞쪽으로 향한다. 활주 운동을 위한 관절면은 시상면으로부터 60°의 각도를 형성하고, 뒤쪽으로 열려 있다.

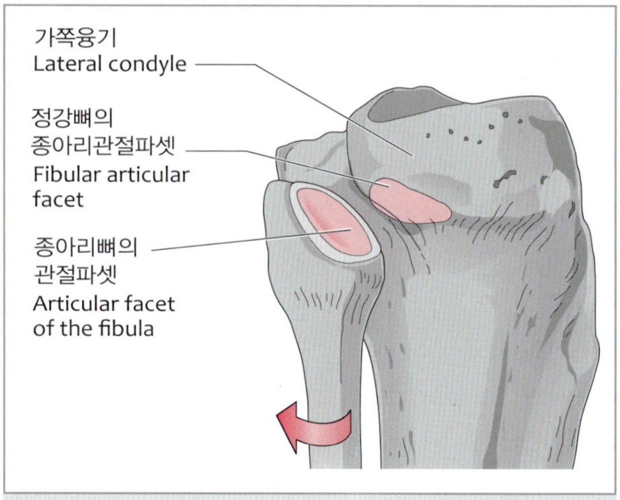

그림 10.75 위쪽정강종아리관절(뒤가쪽면, 종아리뼈가 가쪽돌림되어 있다.)

10.4.5 위정강종아리관절의 관절주머니

관절주머니는 팽팽하고, 함몰 부위가 없다. 관절주머니는 오금밑함몰과 교통한다.

▷ 9.3 무릎관절을 참고하기 바란다.

10.4.6 위정강종아리관절의 인대(그림 10.76)

이 인대는 2 부분으로 나누어진다. 몸쪽 섬유는 짧고 무릎관절의 관절주머니와 합병된다. 그들은 종아리뼈끝에서 정강뼈 쪽으로 거의 수평 방향으로 주행한다. 오금근의 몇몇 섬유는 이 인대의 몸쪽 부분 안으로 주행한다.

긴 섬유는 정강뼈에서 아래가쪽 방향인 사선 방향으로 주행하여, 종아리뼈머리의 앞아래쪽에 부착한다.

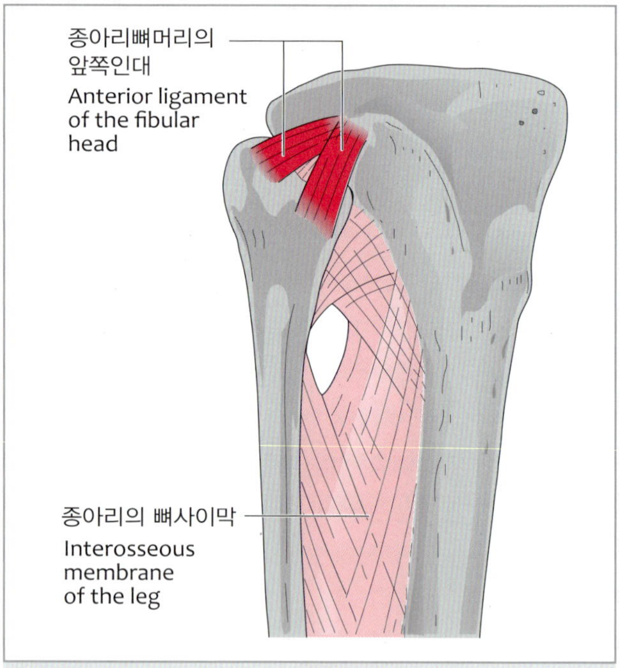

그림 10.76 종아리뼈머리의 앞쪽 인대

종아리뼈머리의 뒤쪽 인대

이 인대는 얇고 종아리뼈머리의 뒤쪽에서 가쪽정강뼈융기까지 위안쪽 방향으로 주행한다.

10.4.7 위정강종아리관절의 축

여기에서는 운동축을 결정할 수 없다.

이 관절의 활주 운동은 위안쪽, 앞가쪽, 뒤위쪽 및 아래쪽 방향으로 일어난다.

10.4.8 정강종아리 연결의 역학

정강종아리 연결은 관절 복합체로 고려되어야 한다. 그 이유는 이동(shift)이 인대결합에서만 일어나기 때문이다. 발의 움직임은 강제적인 3차원 복합 움직임을 일으킬 수 있다.

발등굽힘 동안, 먼쪽 정강종아리관절에서 다음의 요소들을 관찰할 수 있다(**그림 10.77**):

- **가쪽 종아리뼈 병진운동**: 목말뼈의 형태가 장부구멍의 간격을 더 넓히기 때문.
- **위쪽 종아리뼈 병진운동**: 목말뼈도르래의 넓은 앞쪽 부분이 종아리뼈를 몸쪽으로 변위시킨다. 순수한 몸쪽 병진운동은 몸쪽 관절에 압박을 초래할 수 있다. 그 이유는 정강뼈가 지붕처럼 종아리뼈 위쪽으로 돌출하기 때문이다. 그러므로 몸쪽 움직임은 항상 뒤쪽 병진운동과 복합되어 일어난다.
- **안쪽으로 회전된 종아리뼈의 형태에서의 뒤쪽 종아리뼈 병진운동**: 앞정강종아리인대가 종아리뼈의 바깥면에 부착하고, 또 깊고 강한 뒤정강종아리인대가 안쪽면에 부착하기 때문에, 이들 인대가 팽팽해지면 종아리뼈가 안쪽으로 회전하게 된다.

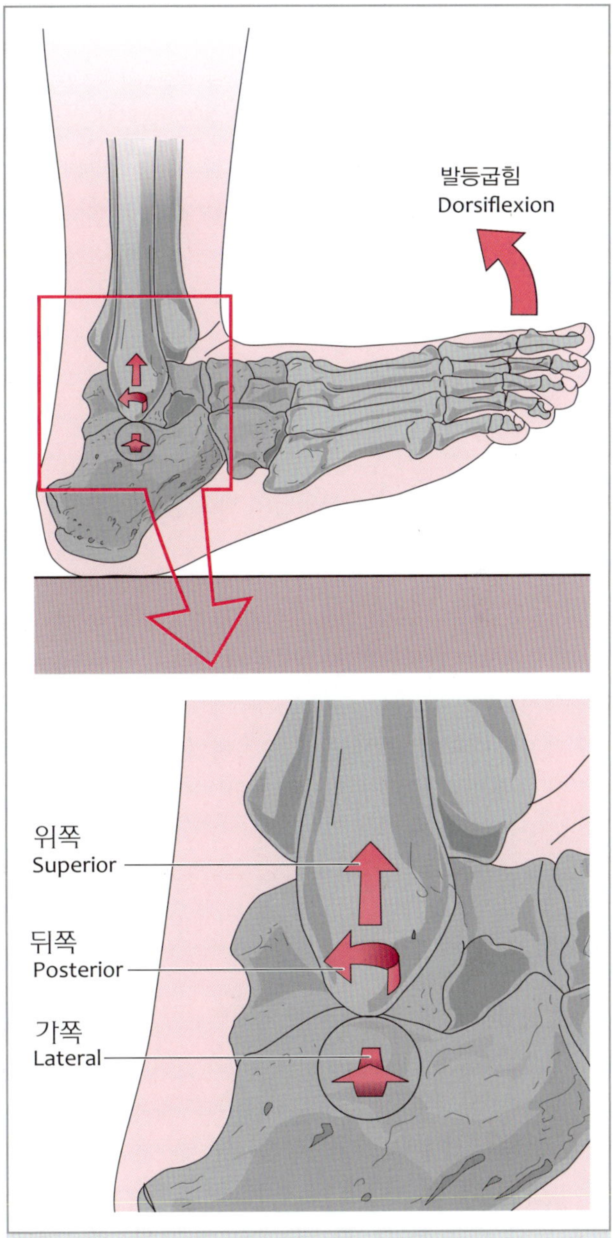

그림 10.77 발등굽힘시 종아리뼈의 병진운동

종아리뼈의 병진운동 범위는 1–2 ㎜ 정도로 매우 작은 편이다. 장부구멍의 넓이 변화는 1.4 ㎜로 알려져 있다 (Seiler 1999).

발바닥굽힘 시, 상호움직임이 일어난다.

10.5 목말발목관절

해부학적으로, 아래쪽발목관절은 **뒤쪽 챔버와 앞쪽 챔버**로 알려진 2개의 관절로 구성된다. 2개의 챔버는 관절주머니 뿐만 아니라, 발목굴과 발목관에 의해 완전히 분리되어 있다. 그러나 그들은 하나의 기능적 단위를 형성한다.

10.5.1 목말밑관절의 뼈구조물과 관절면

목말밑관절은 아래쪽발목관절의 뒤쪽 챔버를 형성한다.

목말뼈(그림 10.78)

- **뒤발꿈치뼈 관절파셋**은 목말뼈의 아래쪽 몸통에 위치한다.
- 관절파셋은 앞뒤방향으로 오목하다. 그리고 안가쪽 방향의 관절면은 납작한 편이어서, 약간의 안장관절처럼 보인다.
- 관절면을 통과하는 세로축은 앞가쪽 방향으로 향하고, 목말뼈도르래의 앞쪽 경계면과 30–40°의 각도를 형성한다.
- 관절면의 앞쪽 가장자리는 **목말뼈고랑**의 뒤쪽 경계면을 나타낸다.

발꿈치뼈(그림 10.79)

- **발꿈치뼈의 뒤목말뼈 관절파셋**은 목말뼈파셋과 관절을 이룬다.
- 앞뒤 방향으로 볼록한 관절면은 약간의 안장관절처럼 보인다.
- 관절면을 통과하는 세로축은 목말뼈의 축(**뒤안쪽에서 앞가쪽으로 주행하는**)과 동일하게 주행한다.
- 뒤쪽 관절면은 발꿈치뼈의 위쪽면과 65–75°의 각도를 형성한다(**그림 10.81**).
- 관절면 바로 앞쪽에는 **발꿈치뼈고랑**이 위치한다. 이것은 앞가쪽인 사선 방향으로 주행하고, 발목관의 바닥을 형성한다. 발목관은 **발목굴**처럼 가쪽에서 끝난다.

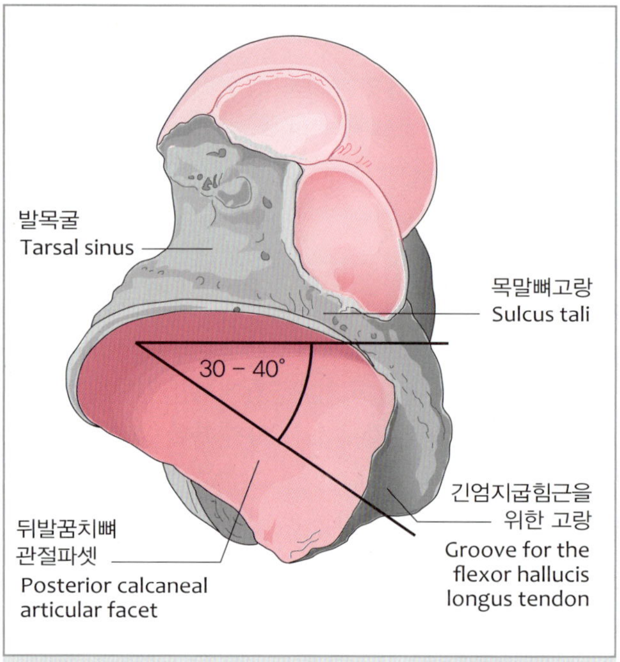

그림 10.78 목말밑관절: 목말뼈에 있는 관절파셋(오른쪽 목말뼈의 아래쪽면)

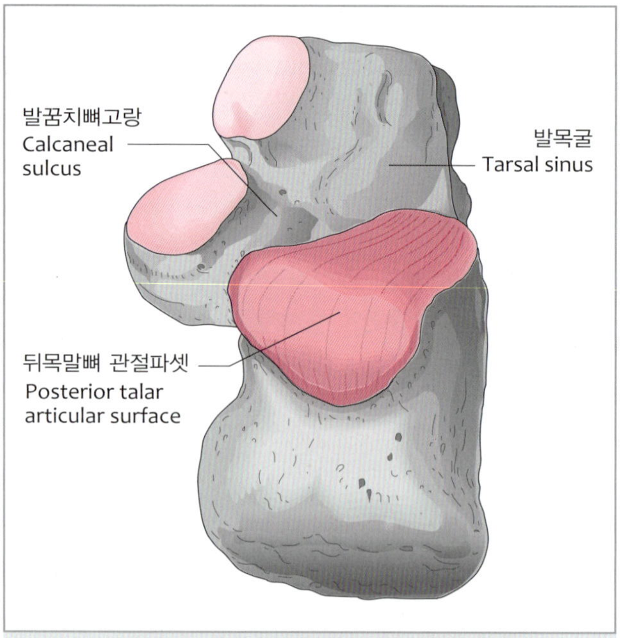

그림 10.79 목말밑관절: 발꿈치뼈에 있는 관절면(오른쪽 발꿈치뼈의 위쪽면)

10.5.2 목말발꿈치발배관절의 뼈구조물과 관절면

이 관절은 아래쪽발목관절의 앞쪽 챔버를 형성한다. 바닥쪽발꿈치발배인대(**스프링인대**)뿐만 아니라, 목말뼈, 발꿈치뼈 및 발배뼈가 서로 관절을 이룬다.

목말뼈(그림 10.80)

- 목말뼈의 아래쪽 목에 있는 **발꿈치뼈를 위한 중간 관절면**은 발꿈치뼈와 관절을 이루고, 약간 볼록하다.
- 목말뼈의 앞아래쪽 머리에 있는 **발꿈치뼈를 위한 앞쪽 관절파셋**은 발꿈치뼈와 관절을 이루고, 발배뼈를 위한 관절면 만큼은 아니지만, 양쪽 방향으로 볼록하다.
- **발배뼈를 위한 관절면**은 목말뼈머리 앞쪽에 위치한다. 이것은 발배뼈와 관절을 이루고, 아래쪽 부분은 스프링인대와 관절을 이룬다. 이 관절면은 양쪽 방향으로 볼록하다.

발꿈치뼈(그림 10.81)

- 이것은 가장 큰 발목뼈이다.
- 이것의 세로축은 앞쪽과 약간의 위쪽과 가쪽으로 향한다.
- **앞쪽목말뼈 관절면**은 앞위쪽으로 향하고 있고, 볼록하다.
- 목말받침돌기에 있는 **중간목말뼈 관절면**은 발꿈치뼈 안쪽면에서 발코니처럼 생긴 부분이다.
  - 이것은 오목하다.
  - 관절면의 뒤가쪽 경계면은 발꿈치뼈고랑의 앞안쪽 경계면을 형성한다.
- 연골로 덮인 관절면은 이들 두 관절면 사이의 전이 영역에서 좁아진다. 위쪽면에서 보면 연골로 덮인 부위는 신발의 바닥처럼 생겼다.

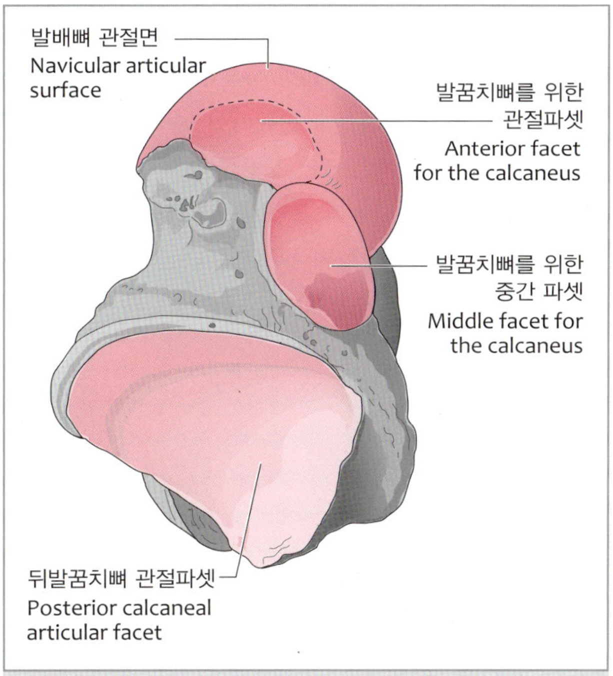

그림 10.80 오른쪽 목말뼈에 있는 관절면(아래쪽면)

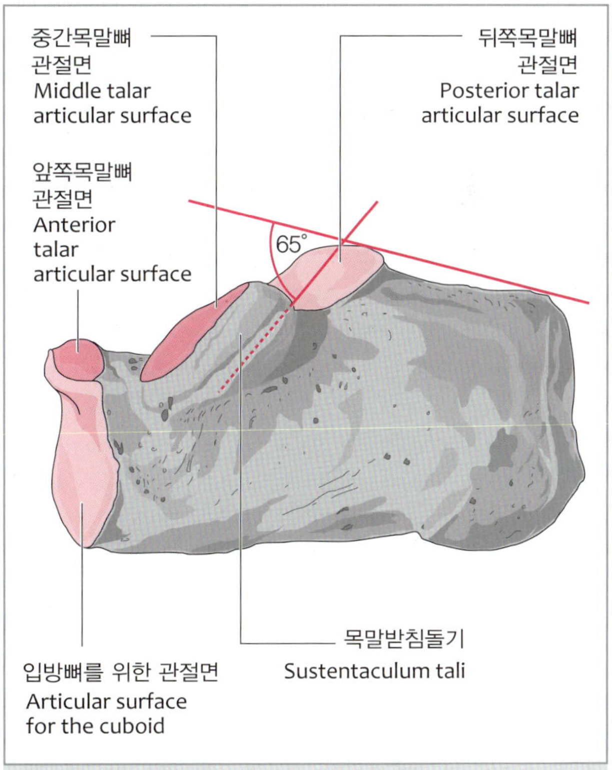

그림 10.81 오른쪽 발꿈치뼈에 있는 관절면과 경사 각도 (안쪽면)

발배뼈(그림 10.82)

- 발배뼈거친면은 발배뼈의 안쪽면에 있는 돌출부위로서, 아래쪽 방향으로 튀어나와 있다. 이것은 뒤정강근을 위한 닿는곳으로 작용한다.
- 발배뼈의 뒤쪽관절면(**목말뼈를 위한**)은 양쪽 방향으로 오목한 난원형의 관절면이다. 이것은 목말뼈의 관절면보다 좁은 편이다.

바닥쪽발꿈치발배인대 (스프링인대; 그림 10.82)

이 인대는 목말받침돌기의 앞쪽가장자리에서 발배뼈의 바닥쪽면까지 이어지고, 마름모 형태이다. 이것은 스프링인대로 알려져 있다. 이것은 목말뼈머리의 아래쪽 부분을 위한 관절면으로서 작용하며, 두꺼운 연골로 덮여 있다. 윤활막에 의해 덮여진 지방 패드가 이 인대의 앞가쪽 부위에 위치한다.

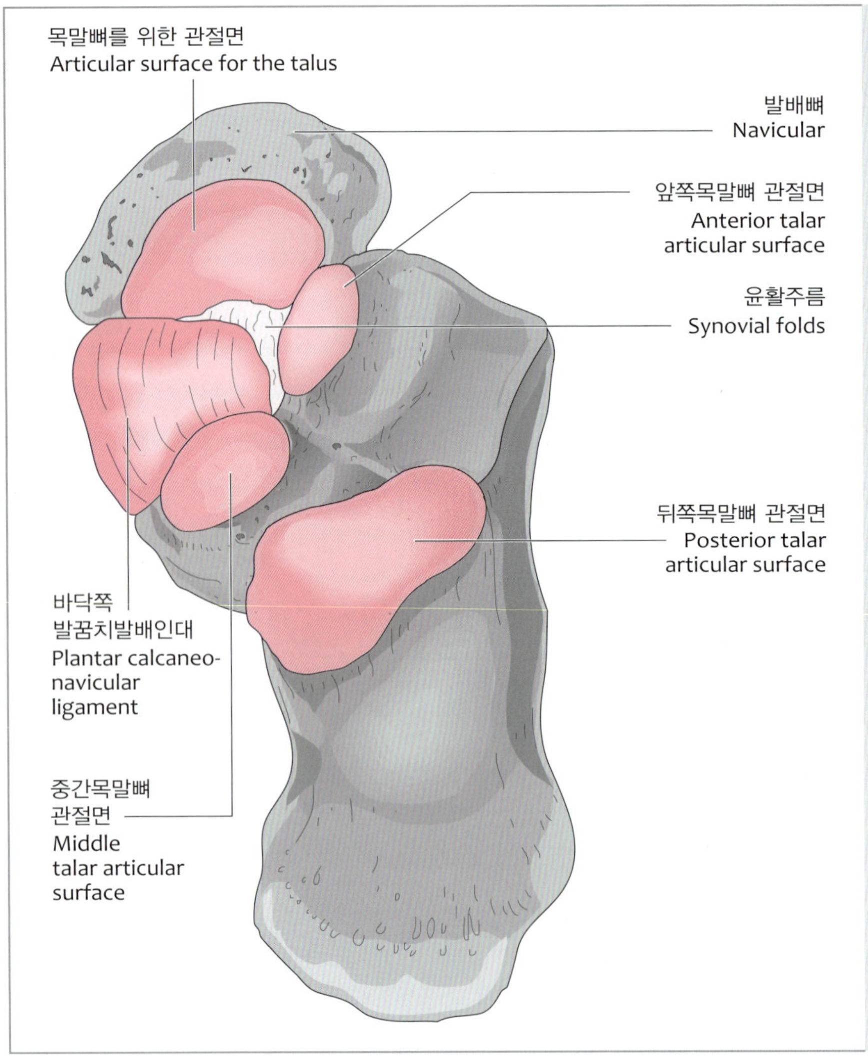

그림 10.82 오른쪽 아래쪽발목관절의 관절면(뒤쪽면: 목말뼈는 제거됨)

10.5.3 관절주머니

아래쪽발목관절의 2개 챔버는 서로 분리되어 있다.

닿는곳(그림 10.83)

목말뼈에 있는 닿는곳과 발배뼈에 있는 닿는곳은 뼈-연골 경계면 근처에 위치한다.

발꿈치뼈에 있는 닿는곳은 연골로 덮인 관절면이지만, 두께는 0.5 ㎜를 초과하지 않는다.

스프링인대의 연골로 코팅된 부분은 앞쪽 챔버의 관절주머니 안에 위치한다.

뒤쪽 챔버의 가쪽관절주머니는 위쪽발목관절(**목말다리관절**)의 관절주머니와 교통한다. 관절주머니는 특히 교통 지점에서 뒤쪽으로 팽출된 부위를 가지고 있다.

> **병리**
>
> **삼출 (그림 10.84)**
>
> 목말밑관절에 삼출이 발생한 경우, 가쪽복사뼈의 뒤쪽과 아래쪽 영역에 부종이 발생한다.
>
> 앞쪽 챔버가 손상되면, 비후된 가로줄이 발배뼈의 몸쪽 부위까지 나타난다.

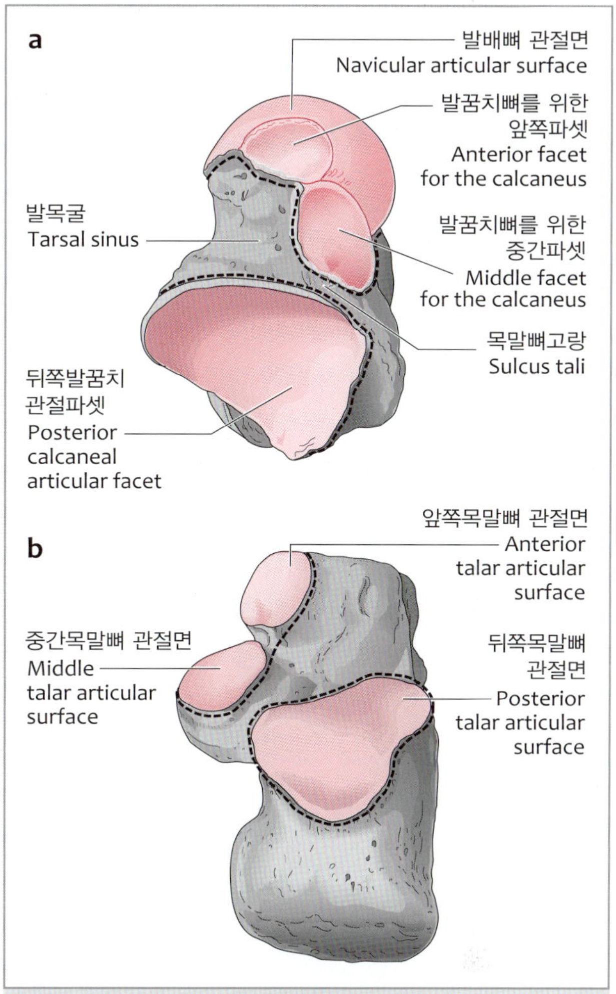

그림 10.83 관절주머니의 닿는곳.
(a) 오른쪽 목말뼈(아래쪽면). (b) 오른쪽 발꿈치뼈(위쪽면)

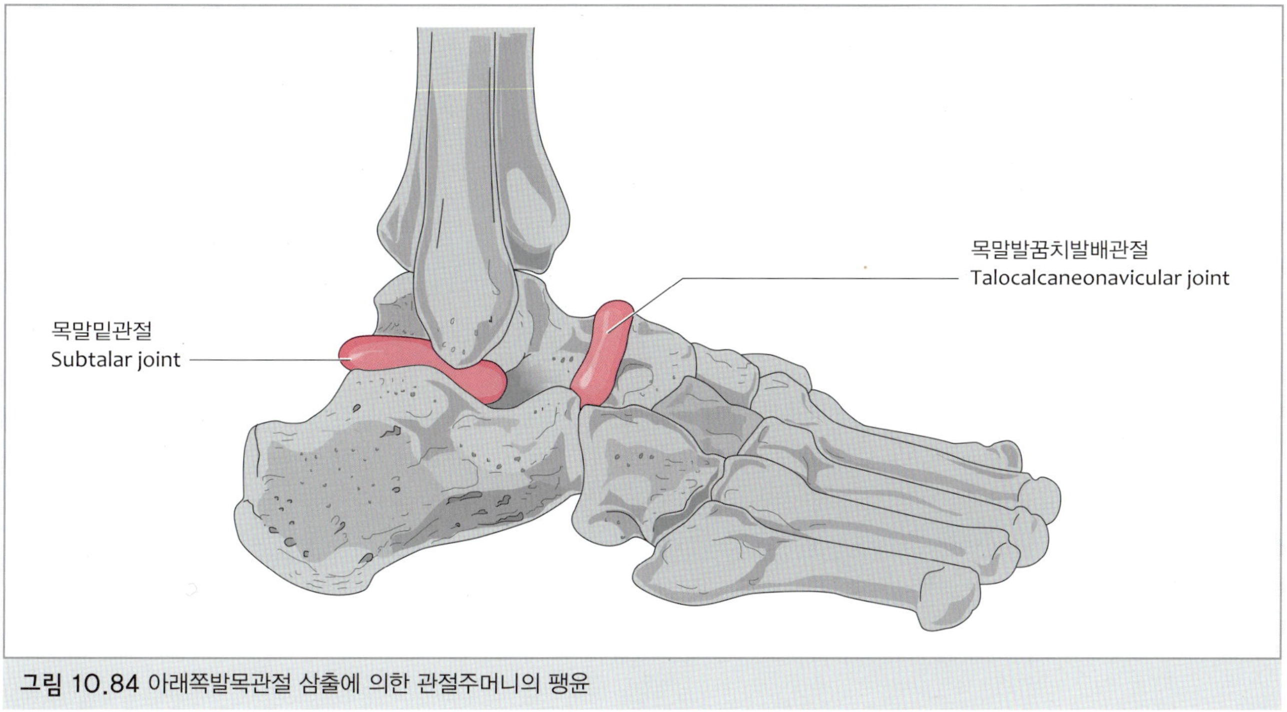

그림 10.84 아래쪽발목관절 삼출에 의한 관절주머니의 팽윤

10.5.4 인대

목말발꿈치뼈사이인대 (그림 10.85와 그림 10.86)

이 인대는 2개 부분으로 구성되어 있으며, 아래쪽발목관절 중에서 가장 강한 인대이다. 이 인대의 2 부분은 발의 십자인대로 알려져 있는데, 그 이유는 그들의 경로 때문이고, 아래쪽발목관절의 안정화에 중요한 역할을 한다.

발목관인대

이것은 납작한 인대이다. 발꿈치뼈에 있는 이 인대의 닿는곳은 뒤쪽 챔버 관절주머니의 닿는곳 바로 앞쪽에 위치한 발꿈치뼈고랑 안에 위치한다. 이 인대는 위안쪽 방향인 사선으로 목말뼈고랑 안에 있는 목말뼈의 안쪽 부분까지 이어진다.

인대의 길이는 3 ㎝이고, 넓이는 5–6 ㎜, 두께는 2 ㎜이다.

목말뼈목의 인대

이것은 길이가 2 ㎝, 폭이 1 ㎝, 두께가 3 ㎜인 매우 강한 인대이다. 발꿈치뼈에 있는 닿는곳은 짧은발가락폄근의 닿는곳 보다 안쪽 부위인 발꿈치뼈목의 작은 결절에 있는 앞안쪽 발목굴 안에 위치한다. 이것은 위쪽, 앞쪽 및 안쪽으로 목말뼈목의 앞가쪽에 있는 결절로 주행한다.

목말뼈목인대와 발꿈치종아리인대는 거의 같은 방향으로 주행한다.

발등굽힘 시, 인대의 경로는 더욱 가파르게 주행하여 수직에 가깝게 되고, 발바닥굽힘 시에는 조금 더 수평으로 주행한다.

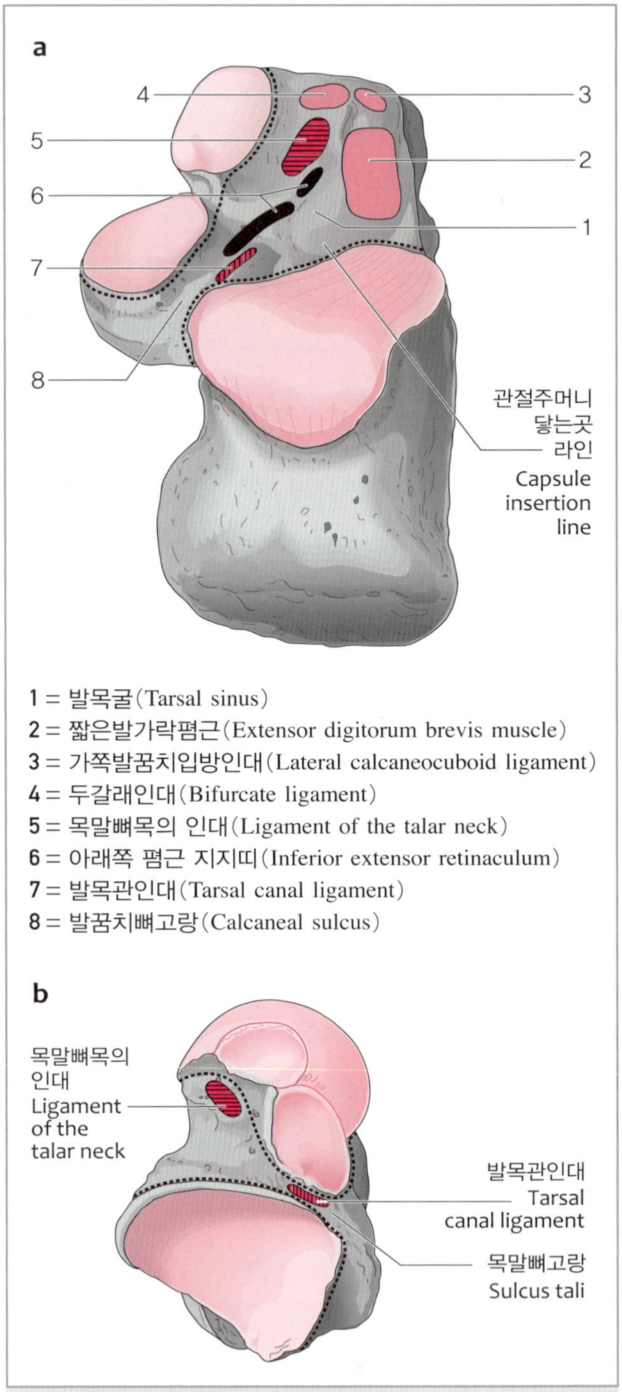

그림 10.85 목말발꿈치뼈사이인대의 닿는곳. (a) 오른쪽 발꿈치뼈. (b) 오른쪽 목말뼈

가쪽목말발꿈치인대(그림 10.87)

인대는 짧고 납작하다. 이것은 목말뼈의 가쪽돌기에서 관절주머니 닿는곳 인접 부위인 발꿈치뼈의 바깥면까지 뒤아래쪽 방향으로 이어지고, 발꿈치종아리인대와 거의 나란하게 주행한다.

안쪽 목말발꿈치인대(그림 10.88)

이것은 짧고 강한 인대로서, 뒤쪽 목말뼈돌기의 안쪽 결절에서 목말받침돌기의 위쪽 가장자리까지 앞아래 방향으로 이어진다.

뒤목말발꿈치인대(그림 10.88)

이 인대도 짧고 납작한 인대로서, 뒤쪽 목말뼈돌기의 안쪽결절에서 발꿈치뼈거친면의 위안쪽 관절면으로 이어진다.

깊은층 섬유는 긴엄지굽힘근의 섬유성 지붕과 연결한다. 목말뼈 닿는곳에서, 이들 섬유는 뒤목말발꿈치인대와 연결한다.

인대의 기능:

- 목말발꿈치뼈사이인대: 양쪽 부분은 안쪽번짐과 가쪽번짐의 움직임 모두에서 긴장된다. 긴장되는 동안, 발목관인대는 가쪽번짐을 더 많이 제한하는 반면, 목말뼈목의 인대는 안쪽번짐을 더 많이 제한한다.
- 가쪽목말발꿈치인대는 발꿈치종아리인대와 함께, 발꿈치뼈의 가쪽 경사를 제한한다.
- 안쪽목말발꿈치인대는 발목관의 안쪽 경사를 차단한다.
- 뒤목말발꿈치인대는 뒤쪽 관절 복합체를 안정화시키고, 발등굽힘으로 긴장된다.

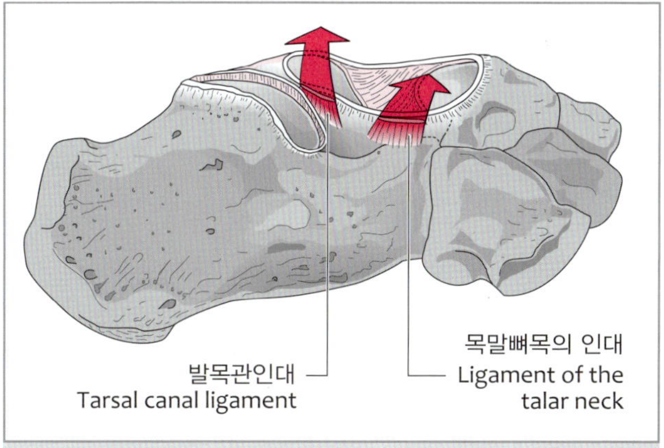

그림 10.86 인대의 경로 방향

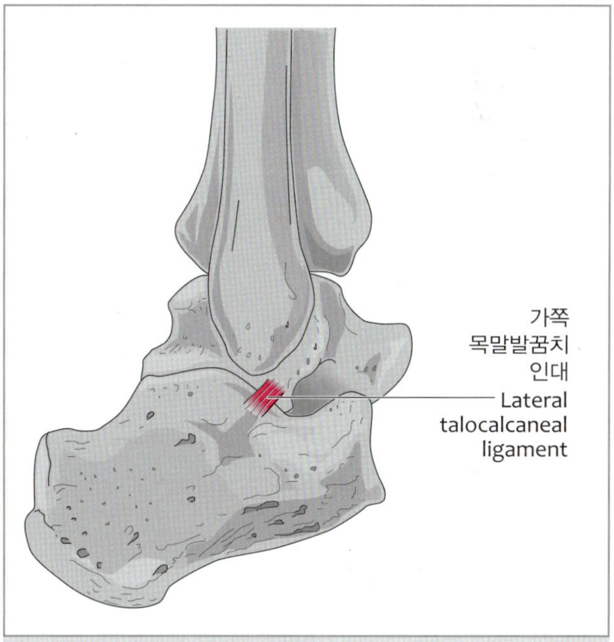

그림 10.87 가쪽목말발꿈치인대

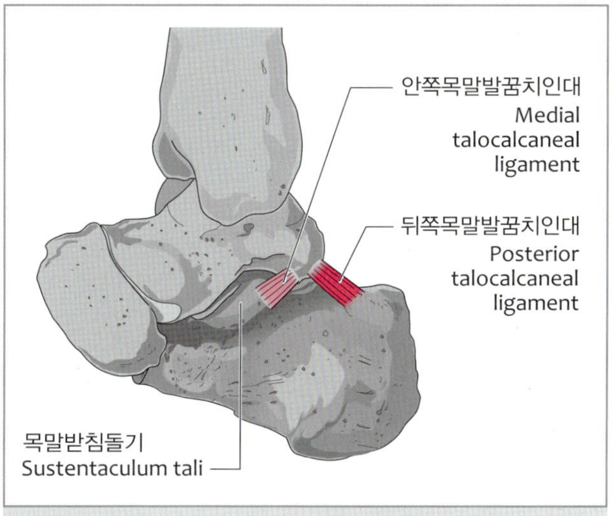

그림 10.88 안쪽목말발꿈치인대와 뒤쪽목말발꿈치인대

10.5.5 축과 움직임

축

아래쪽발목관절에서의 운동축 경로는 관절면의 윤곽, 그들의 방향 및 안정화 인대에서 시작한다. 복잡한 관절 복합체 때문에 축의 위치를 찾는 것이 매우 어렵다. 위의 고려사항을 보다 정확하게 분석함으로서, 3개의 2차 축을 설정할 수 있다:

세로축(그림 10.89와 그림 10.90)

이 축은 발꿈치뼈를 세로 방향으로 통과한다. 뒤침/엎침이 이 축을 중심으로 일어난다.

수직축(그림 10.89와 그림 10.90)

이 축은 관절면과 직각으로 주행한다. 벌림과 모음이 이 축을 중심으로 일어난다.

이마축(그림 10.89와 그림 10.90)

이것은 안쪽에서 가쪽으로 발꿈치뼈를 통과해 주행한다. 폄과 굽힘의 움직임이 이 축을 중심으로 일어난다.

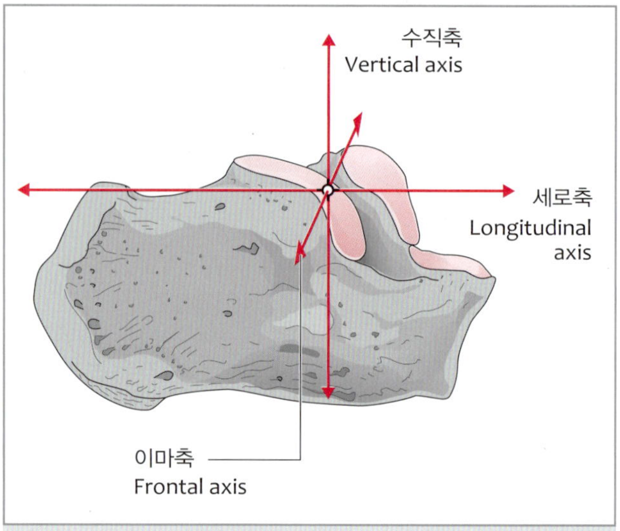

그림 10.89 목말밑관절의 축(가쪽면)

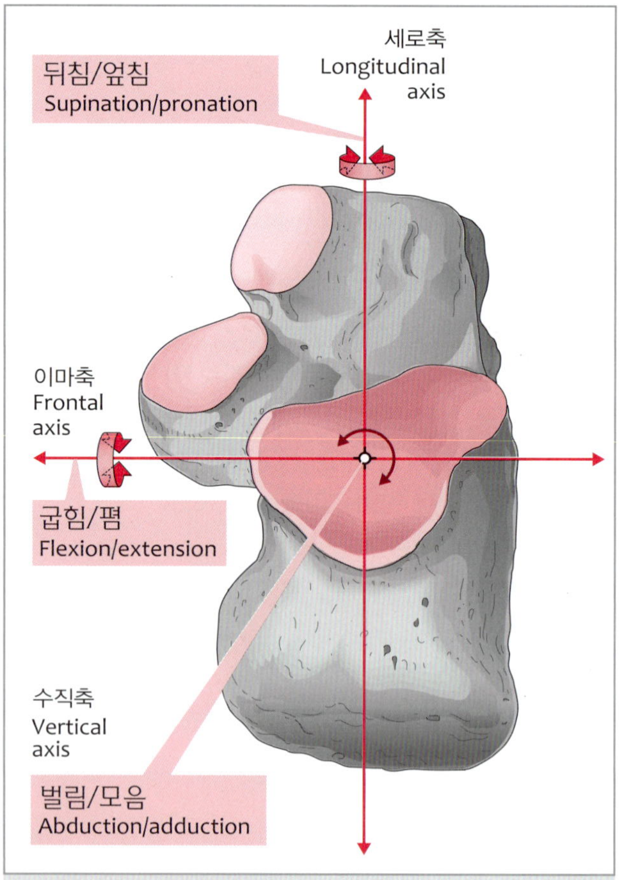

그림 10.90 목말밑관절의 축(위쪽면)

안쪽번짐/가쪽번짐의 축 (그림 10.91과 그림 10.92)

기본 축은 위의 3개 축이 결합되어 이루어진다. 이것은 발꿈치뼈의 뒤가쪽 모서리를 통과해 안쪽 부위의 발목관을 지나, 위안쪽 영역의 목말뼈목을 관통한다.

그러므로 이 축의 경로는 뒤쪽–가쪽–아래쪽에서 앞쪽–안쪽–위쪽으로 이어진다. 이것은 가로면과 40°± 10°의 각을 형성하고, 시상면과 23°± 10°의 각을 형성한다.

이 축을 중심으로 일어나는 움직임은 안쪽번짐/가쪽번짐이다. 발배뼈와 발꿈치뼈가 목말뼈와 반대되는 방향으로 이 축을 중심으로 회전한다.

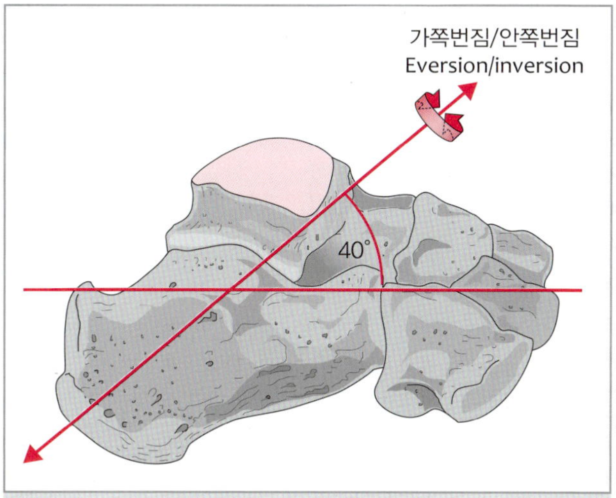

그림 10.91 목말밑관절의 1차 축(가쪽면)

움직임

아래쪽발목관절의 앞쪽 챔버와 뒤쪽 챔버는 기능적 단위를 형성한다. 모든 움직임은 다음과 같이 3개 요소의 결합이다.

- **굽힘/모음/벌림** = 안쪽번짐.
  한쪽에 대한 발꿈치뼈의 복합 움직임과 다른 쪽에 대한 발배뼈의 복합 움직임은 오른손 나사 법칙과 비슷하다. 이것은 발꿈치의 안굽이 자세와 같다.
- **폄/벌림/모음** = 가쪽번짐.
  이 복합 움직임은 발꿈치의 밖굽이 자세와 같다.

이런 복합 움직임은 보행 동안 불규칙한 지면에 발이 적응하는데 필수적이다. 발의 모든 관절은 발의 비틀림 움직임에 참여한다.

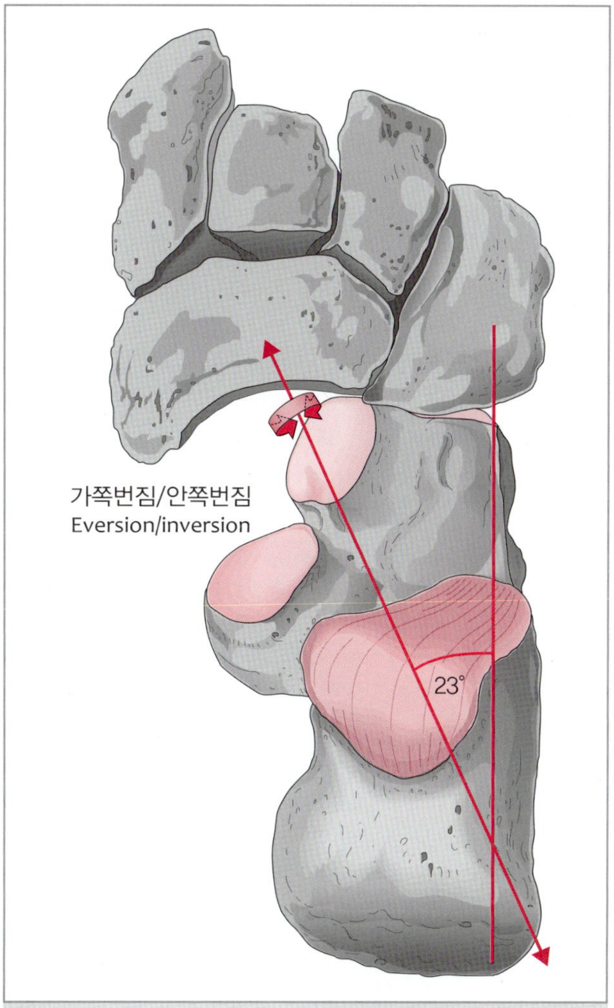

그림 10.92 목말밑관절의 1차 축(위쪽면)

안쪽번짐(그림 10.93과 그림 10.94)

가동범위: 20–30°

특히, 다음의 움직임 요소가 일어난다:

- 발꿈치뼈가 앞아래쪽 방향으로 활주하는데, 이것은 굽힘와 같다.
- 발꿈치뼈가 안쪽으로 회전한다. 이것은 모음과 같다.
- 발꿈치뼈가 위안쪽으로 회전한다. 이것은 뒤침과 같다.
- 발배뼈가 비슷한 방법으로 움직인다. 아래안쪽 방향의 원호 움직임이 일어난다.

안쪽번짐을 제한하는 요소

안쪽번짐은 예를 들어, 발꿈치종아리인대와 목말발꿈치뼈사이인대의 가쪽 부분과 같이, 축보다 가쪽에 위치하는 구조물에 의해 제한된다.

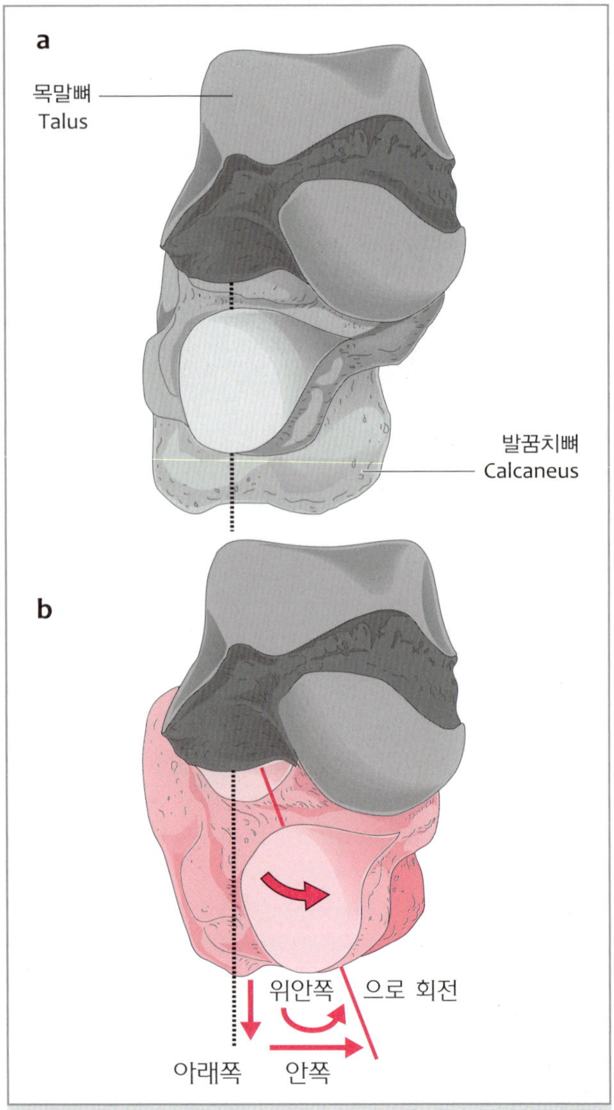

그림 10.93 목말뼈와 반대되는 발꿈치뼈의 위치. (a) 중립위(0°). (b) 안쪽번짐.

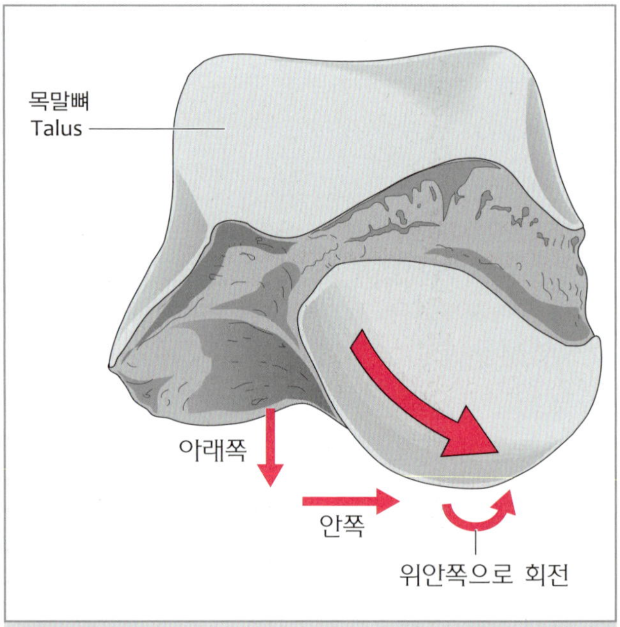

그림 10.94 안쪽번짐 시 목말뼈에 반대되는 발배뼈의 활주운동

가쪽번짐(그림 10.95와 그림 10.96)

가동범위: 10–20°

특히, 다음의 움직임 요소가 일어난다:

- 발꿈치뼈가 뒤위쪽 방향으로 활주하는데, 이것은 폄과 같다.
- 발꿈치뼈가 가쪽으로 회전한다(벌림)
- 발꿈치뼈가 위가쪽으로 회전한다. 이것은 엎침의 요소이다.
- 발배뼈가 비슷한 방법으로 움직인다. 위가쪽 방향의 원호 움직임이 일어난다.

안쪽번짐을 제한하는 요소

가쪽번짐은 발목관인대와 세모인대의 정강발배 부분과 정강발꿈치 부분과 같이, 축보다 안쪽에 위치하는 구조물에 의해 제한된다.

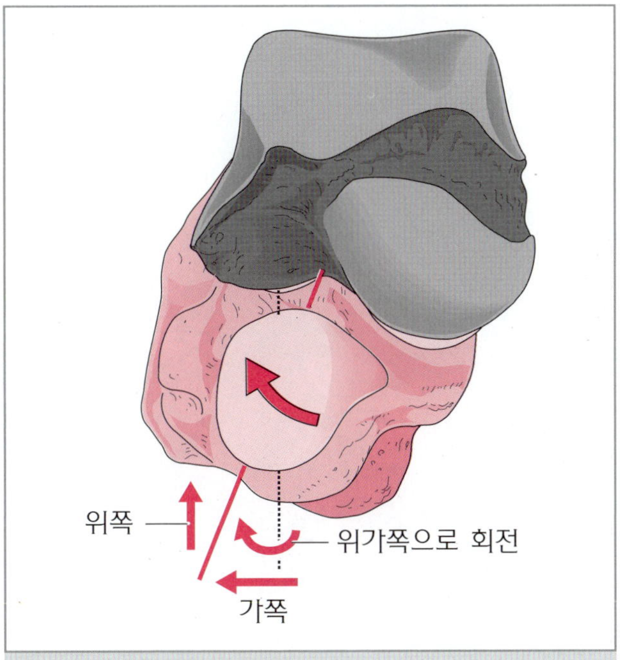

그림 10.95 목말뼈에 반대되는 발꿈치뼈의 가쪽번짐

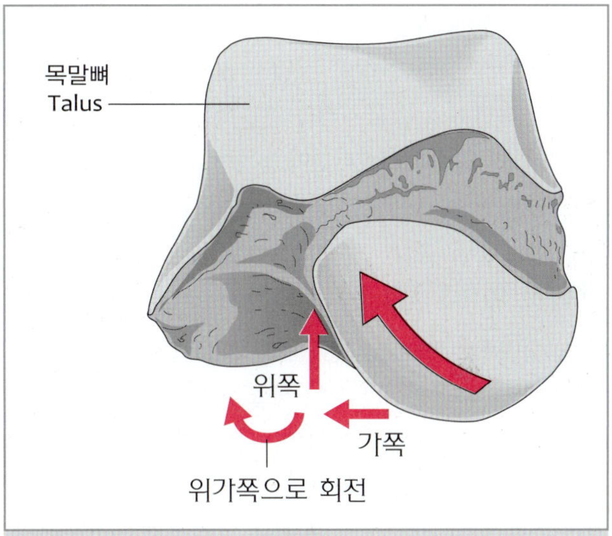

그림 10.96 가쪽번짐 시 목말뼈에 반대되는 발배뼈의 활주운동

10.6 발목관절의 안정화

발목관절의 양쪽 부분은 수동 요소와 능동 요소에 의해 안정화된다.

10.6.1 수동 안정화

좌우 안정성(그림 10.97)

좌우 안정성은 장부구멍의 뼈 구조물과 정강종아리인대에 의해 확보된다.

곁인대는 복사뼈와 목말뼈를 연결하고 위쪽발목관절을 안정화시키는 인대라는 점에서 효율적인 지지를 제공한다. 위쪽발목관절과 아래쪽발목관절은 정강뼈와 발꿈치뼈 사이의 인대 연결과 종아리뼈와 발꿈치뼈 사이의 인대 연결, 그리고 세모인대의 정강발배인대에 의해 지지를 받는다. 목말뼈와 발꿈치뼈를 연결하는 인대들은 아래쪽 발목관절만 안정화시킨다. 이런 점에서, 강력한 목말발꿈치뼈사이인대가 매우 중요한 역할을 한다.

앞뒤 안정성(그림 10.98)

앞쪽 변위와 뒤쪽 변위의 측면에서 가장 불안정한 영역은 위쪽발목관절이다. 안정화를 지지하는 뼈 구조물이 없기 때문에, 인대가 안정화 역할을 제공한다. 앞목말종아리인대와 뒤목말종아리인대, 그리고 세모인대의 앞정강목말 부분과 뒤정강목말 부분이 고정장치로 작용한다. 앞쪽 복사뼈–목말뼈 연결은 목말뼈의 앞쪽 이동을 차단한다(또는 종아리의 뒤쪽 이동을 차단한다).

뒤쪽 복사뼈–목말뼈 연결은 목말뼈의 뒤쪽 이동을 차단한다(또는 종아리의 앞쪽 이동을 차단한다).

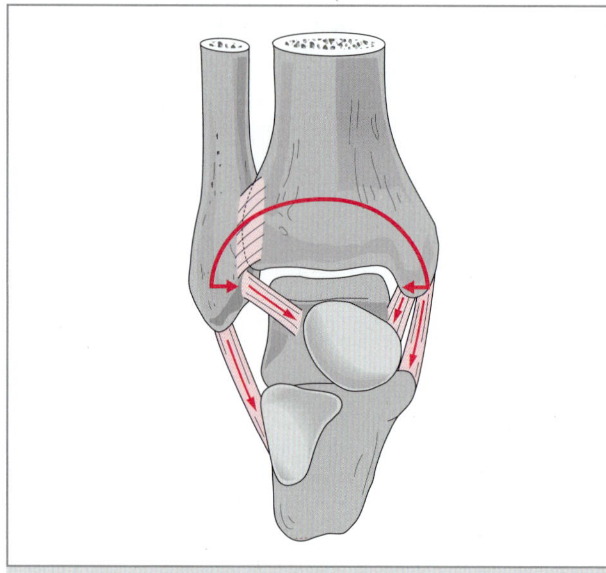

그림 10.97 발목관절의 수동 좌우 안정성

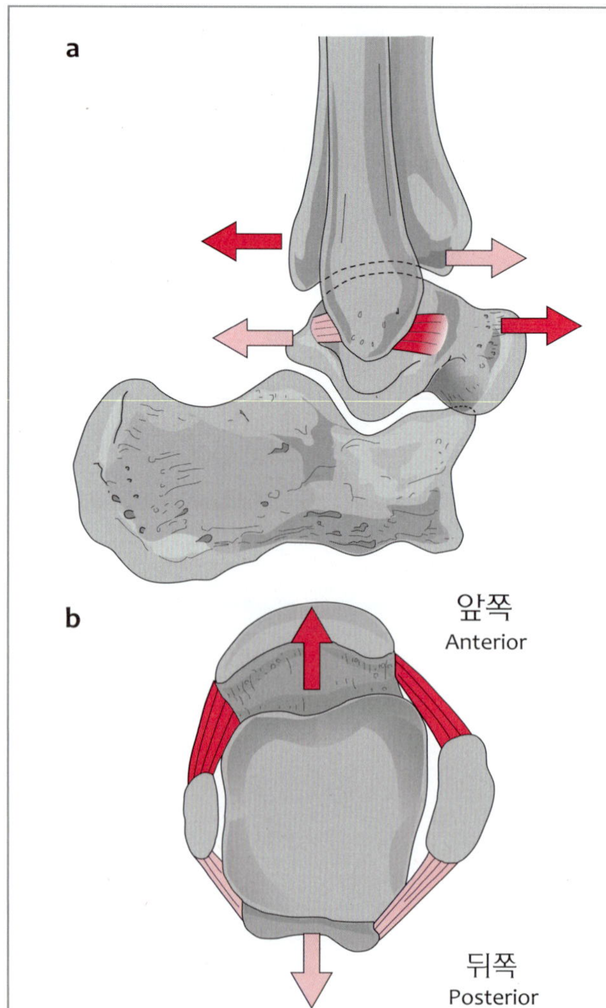

그림 10.98 앞뒤 방향에서 위쪽발목관절(목말다리관절)의 안정성. (a) 가쪽면. (b) 뒤쪽면

10.6.2 동적 안정화

위쪽발목관절(**목말다리관절**)의 동적 안정화는 하중(**예, 보행 시의 체중 이동**)과 다양한 근육 활성에 의해 보장된다. 그러나 만약 관절주머니와 인대에서 반사 기전이 온전하다면, 근육 활성의 협응이 유일하게 작용할 수 있다.

뒤안쪽 안정화

뒤정강근(그림 10.99)

- 이 근육은 종아리 뼈사이막 뒤쪽면의 깊은 곳을 주행한다.
- 이것은 안쪽복사뼈 위에 있는 긴발가락굽힘근 밑을 가로지른다(chiasma crurale).
- 뒤정강근의 힘줄은 복사뼈의 뒤쪽을 감아 돈 후 앞아래쪽 방향으로 주행한다.
- 이것은 세모인대의 정강목말 부분과 정강발꿈치 부분 위로 이어기고, 약간 더 먼쪽인 바닥쪽 발꿈치발배인대의 닿는곳 위를 지나간다.
- 그런 다음, 굽힘근지지띠가 힘줄 위로 넓게 퍼지는 목말받침돌기 위를 지나간다.
- 발배뼈에 부착하기 직전에, 3개의 닿는곳으로 나누어진다:
  - **앞쪽 섬유**는 힘줄의 이전 경로 중에서 가장 강한 연속체를 형성하고, 발배뼈거친면과 안쪽쐐기뼈의 바닥쪽에 부착한다. 부가적으로, 섬유는 쐐기발꿈치관절의 관절주머니 안으로 들어간다.
  - **중간 섬유**는 발바닥의 깊은 곳을 주행하고, 중간쐐기뼈와 가쪽쐐기뼈에 부착한다. 그리고 일부 섬유는 입방뼈와 4 – 5번째 발허리뼈바닥에 부착한다.
  - **뒤쪽 섬유**는 목말받침돌기의 앞쪽 경계면에 부착한다.

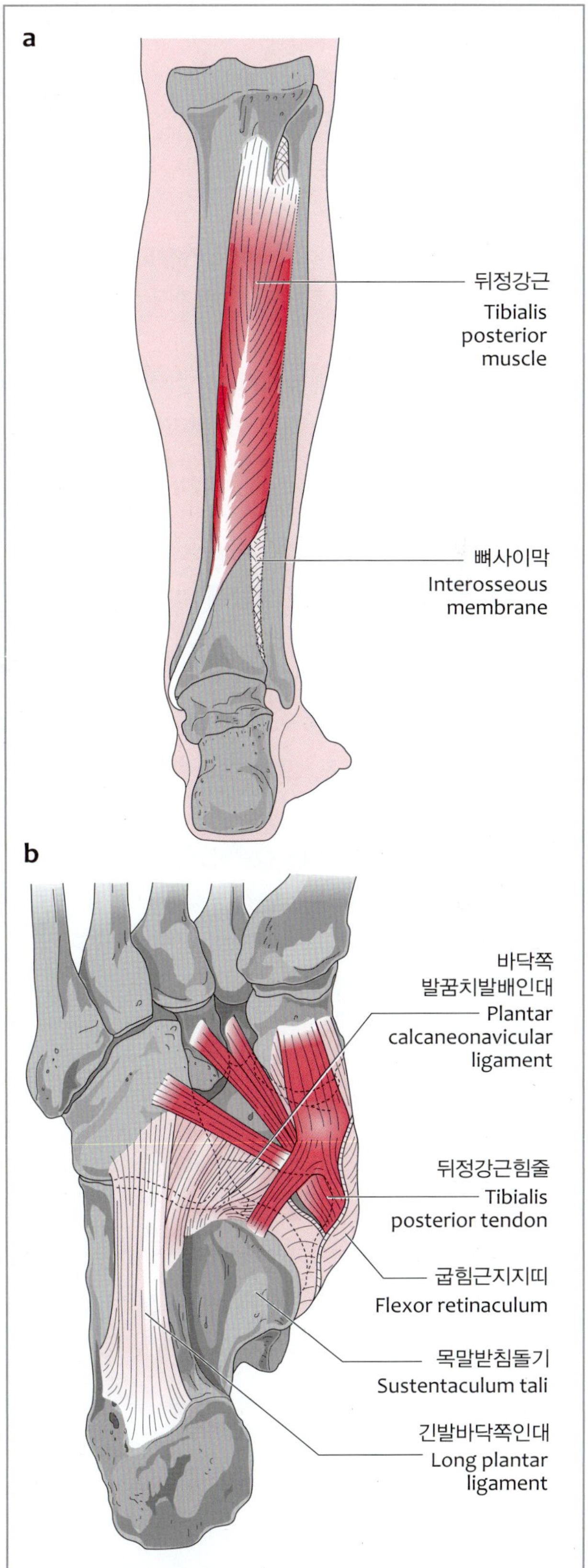

그림 10.99 뒤정강근의 경로.
(a) **종아리 영역**. (b) **발바닥 영역**

긴발가락굽힘근(그림 10.100)

- 힘줄은 안쪽복사뼈 위에서 뒤정강근힘줄(chiasma crurale)을 가로지른다.
- 이것은 목말뼈의 뒤쪽 영역과 목말밑관절 위를 지나간다.
- 그런 다음, 목말받침돌기(**고랑을 가진**) 위를 지나간 후, 아래가쪽 방향으로 휘어져 발바닥으로 들어간다.
- 발의 안쪽 가장자리 레벨에서, 긴엄지굽힘근힘줄 위를 가로지른다(chiasma plantare).
- 그런 직후, 이것은 4개의 개별 종말힘줄로 나누어진다.
- 힘줄이 분리되는 부위에서, 힘줄은 긴엄지굽힘근과 연결된다. 그래서 양쪽 굽힘근에 의해 움직임이 쌍으로 일어난다.
- 발바닥 영역에서, 가장 가쪽에 있는 힘줄은 발바닥네모근의 닿는곳으로 작용한다.
- 4개의 힘줄은 더 먼쪽으로 주행하여, 벌레근의 닿는곳으로 작용한다.
- 발바닥 영역에서, 이 힘줄들은 짧은발가락굽힘근(**얕은 층으로 주행하는**)과 함께 주행한다.
- 긴발가락굽힘근의 힘줄은 몸쪽마디뼈 레벨에서 짧은발가락굽힘근 힘줄을 관통하여 먼쪽마디뼈바닥에 착지한다.

긴엄지굽힘근(그림 10.100)

- 힘줄은 목말밑관절을 뒤쪽으로 가로지르고, 목말받침돌기 밑을 지나간다.
- 곧 이어, 힘줄은 **발바닥교차**(chiasma plantare)로서 발가락굽힘근 힘줄 밑으로 가로지른다.
- 이것은 나머지 경로를 통해 안쪽 발바닥 영역에 남는다.
- 힘줄은 먼쪽마디뼈바닥에서 착지한다.

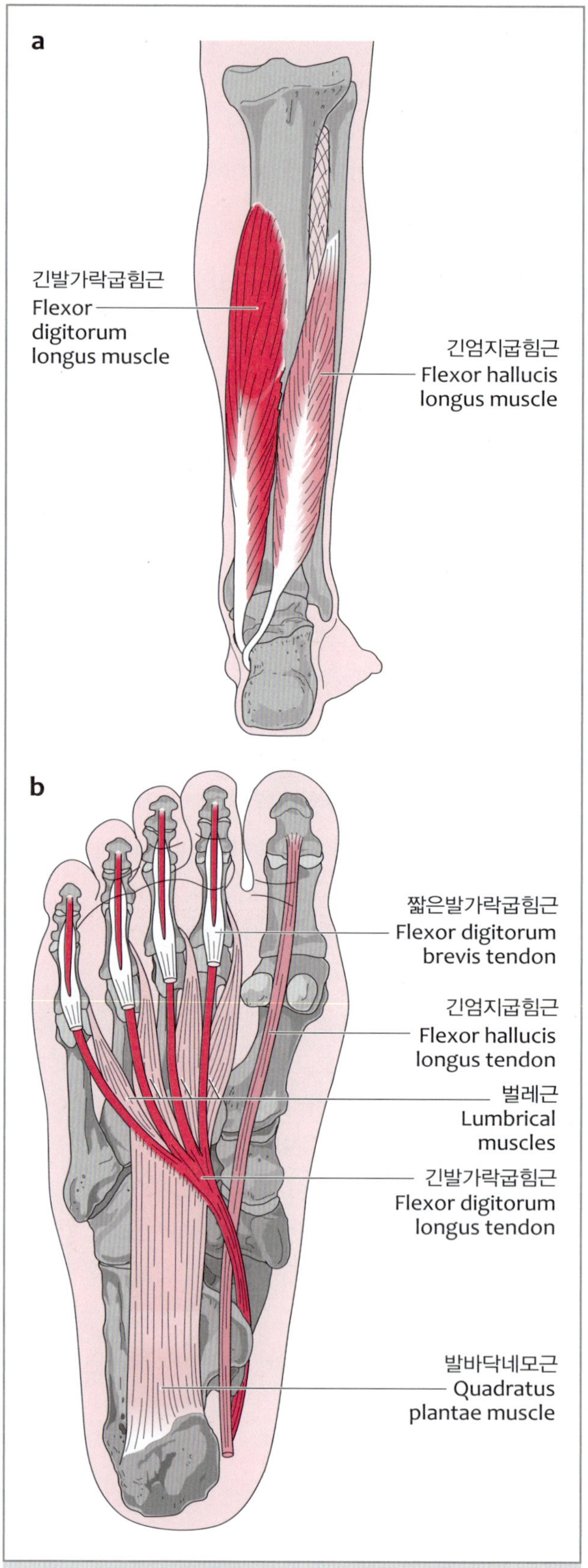

그림 10.100 긴발가락굽힘근과 긴엄지굽힘근의 경로. (a) 종아리 영역. (b) 발바닥 영역

뼈 영역에서의 힘줄 경로(그림 10.101)

복사뼈관은 결합조직막에 의해 여러 구획으로 나누어지고, 각 구획에는 하나의 힘줄이 주행한다. 앞쪽에서 뒤쪽의 순서는 뒤정강근힘줄, 긴발가락굽힘근힘줄, 그리고 긴엄지굽힌근 힘줄이다.

뒤정강근의 힘줄은 안쪽복사뼈와 가장 가깝게 주행한다. 긴엄지굽힘근의 힘줄은 안쪽복사뼈 뒤쪽으로 주행하는 힘줄 중에서 가장 큰 힘줄이다. 긴엄지굽힘근 힘줄을 위한 고랑이 목말뼈의 뒤쪽 부분에서 발견된다. 이 지점에서, 힘줄은 앞쪽으로 급격하게 방향을 튼다.

힘줄말이집들이 이들 3개의 힘줄을 감싸고 있다. 뒤정강근의 힘줄말이집은 안쪽복사뼈의 위쪽에서 시작하여 발배뼈거친면의 닿는곳 직전에 끝난다. 긴발가락굽힘근의 힘줄말이집은 긴엄지굽힘근 힘줄말이집처럼, 안쪽복사뼈 바로 위에서 시작하여 발바닥교차(chiasma plantare)까지 이어진다.

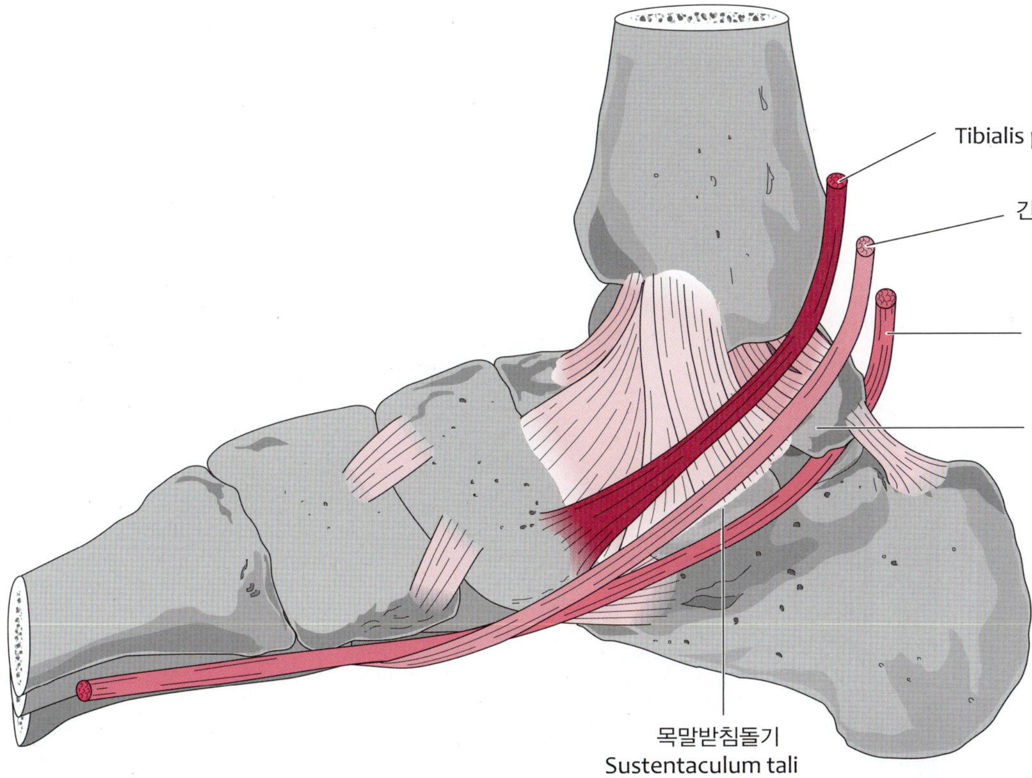

그림 10.101 뒤정강근, 긴발가락굽힘근 및 긴엄지굽힘근 등의 힘줄 경로

굽힘근지지띠(그림 10.102)

이것은 굽힘근 힘줄, 뒤정강근 힘줄, 신경혈관 다발 등을 보호하는 장치이다. 굽힘근지지띠는 종아리의 깊은 근막 성분이다. 얕은층은 강한 편이고, 안쪽정강뼈 관절면과 발꿈치뼈거친면 사이의 아킬레스힘줄 쪽으로 퍼져나간다.

깊은층은 짧다. 이것은 안쪽복사뼈에서 목말뼈 안쪽 관절면으로 이어지고, 뒤정강근과 긴발가락굽힘근의 힘줄을 감싼다. 섬유 부분은 목말뼈의 안쪽면에서 안쪽발꿈치뼈로 주행하고, 긴엄지굽힘근힘줄을 감싼다.

이들 두 층은 복사뼈관을 형성하고, 이 관을 통해 위의 힘줄과 혈관 및 신경 다발이 먼쪽으로 주행한다.

근육의 기능:

- 발의 뒤안쪽 영역의 안정화
- 발활의 안정화.
  10.13 생체역학을 참고하기 바란다.
- 발바닥굽힘
- 발의 모음과 뒤침
- 먼쪽 관절에서 굽힘근에 의한 발가락의 굽힘

뒤안쪽 고정근의 신경지배: 정강신경

뒤가쪽 안정화

긴종아리근(그림 10.103)

- 이것은 종아리의 가쪽 영역을 주행한다.
- 종아리의 아래쪽 1/3 지점에서,
  이것은 긴 종말힘줄 안으로 합병된다.
  이 지점에서 이 근육은 짧은종아리근의 꼭대기에 위치한다.
- 첫 번째 좁은 지점이 복사뼈 뒤쪽에 위치하는데,
  그 이유는 여기에서 **위쪽종아리 지지띠**가
  양쪽 종아리근 힘줄이 통과하는 터널을 형성하기 때문이다. 가쪽복사뼈가 터널의 바닥으로 작용하는 고랑을 형성한다.
- 지지띠를 지난 후, 힘줄은 거의 직각으로 방향을 바꾸어 앞쪽으로 주행한다.
- 그 다음, 힘줄은 **아래쪽종아리 지지띠**가 형성하는 두 번째 터널 안으로 주행한다.
- 이 지지띠는 가쪽발꿈치뼈의 돌출 부위인 종아리도르래에 고정된다.
  이 도르래는 두 개의 종아리근힘줄을 분리하여,
  긴종아리근힘줄이 짧은종아리근힘줄보다
  아래쪽으로 주행하도록 한다.

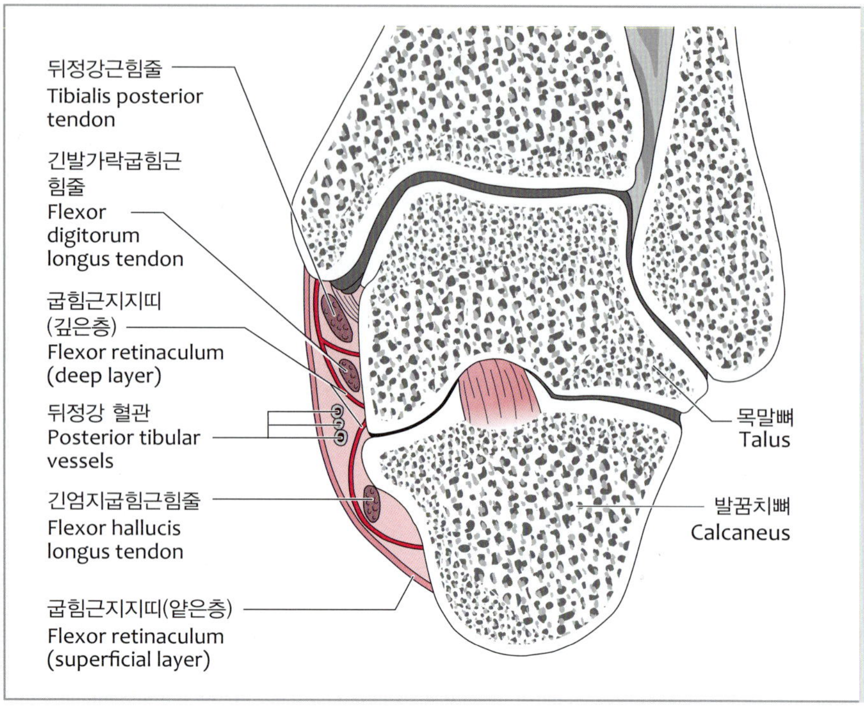

그림 10.102 안쪽복사뼈관 안에서 굽힘근지지띠와 신경의 경로

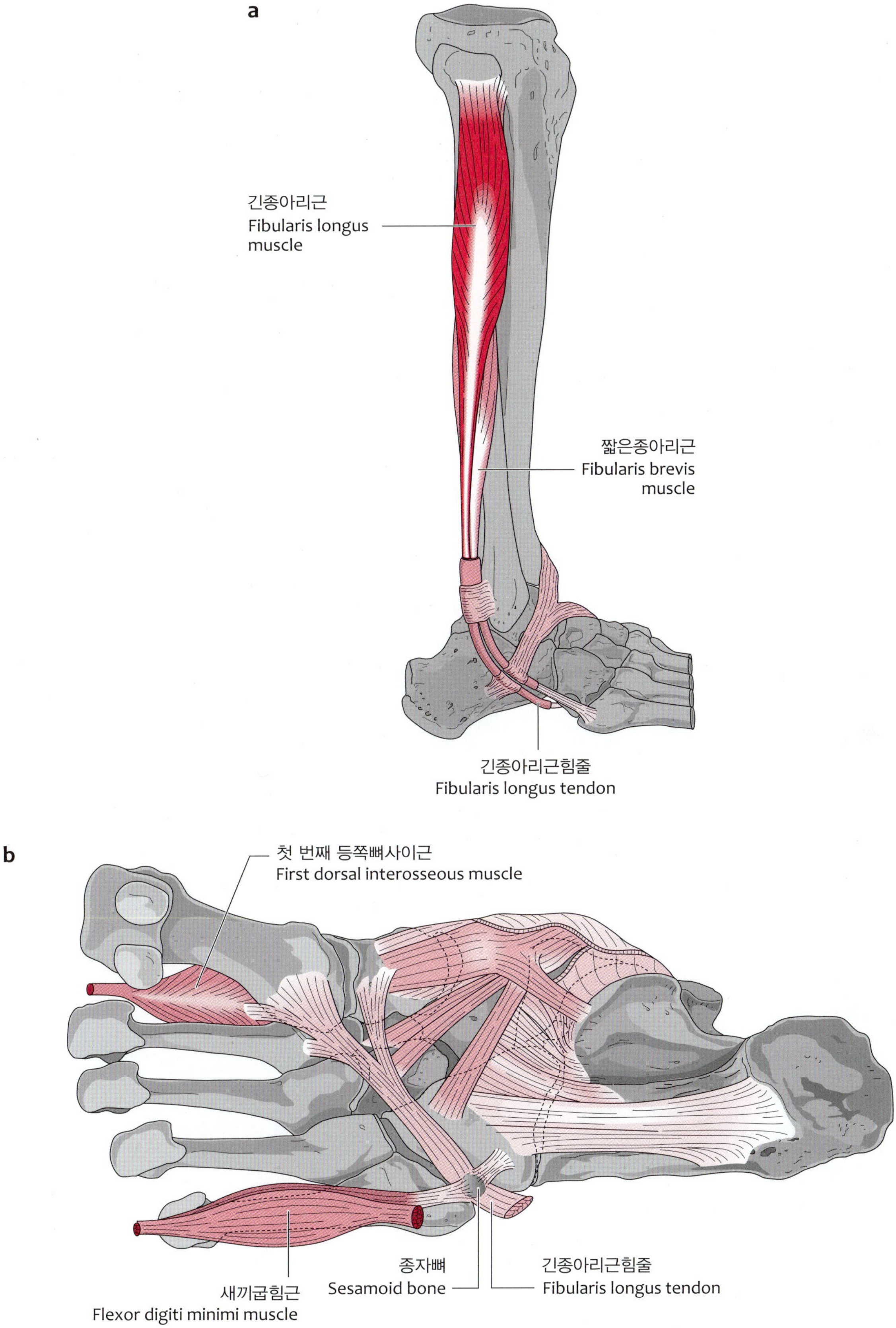

그림 10.103 긴종아리근힘줄의 경로. (a) 종아리 영역. (b) 발바닥 영역

- 입방뼈 레벨에서, 힘줄은 두 번째로 방향을 바꾼다. 이것은 발바닥 영역 쪽으로 주행하고, 고랑(**긴종아리근힘줄을 위한 고랑**) 안으로 들어간다. 여기에서 긴종아리근힘줄은 긴발바닥쪽인대와 같은 인대성 구조물을 지나간 후, 뼈섬유성 관으로 들어간다.
- 고랑의 몸쪽인 **입방뼈거친면**은 연골층으로 덮여 있고, 힘줄을 위한 받침대로 작용한다.
- 힘줄이 방향을 바꾸는 지점에 종자뼈가 있고, 이 종자뼈는 가끔 긴종아리근 힘줄 안에 위치하기도 한다. 만약 종자뼈가 힘줄 안에 위치한다면, 종자뼈는 입방뼈와 다섯 번째 발허리뼈바닥로 가는 작은 인대에 의해 고정된다. 거기에서 힘줄은 새끼굽힘근과 합병한다.
- 닿는곳은 안쪽쐐기뼈와 첫 번째와 두 번째 발허리뼈바닥의 안쪽에 위치한다. 부가적으로, 힘줄의 가장 안쪽 부분은 첫 번째 등쪽뼈사이근과 합병한다.

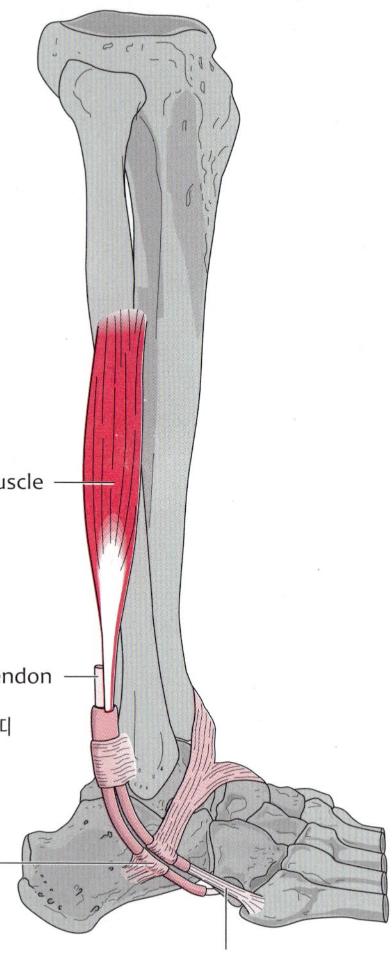

그림 10.104 짧은종아리근

짧은종아리근(그림 10.104)

- 짧은종아리근은 긴종아리근 아래에 위치하고, 자신의 힘줄을 위한 고랑을 형성한다.
- 종말힘줄은 위쪽종아리 지지띠 직전에 시작한다.
- 긴종아리근힘줄과 함께, 이것은 발꿈치종아리인대를 가로지르는 지점인 가쪽복사뼈를 감아돈 후 앞쪽으로 주행한다.
- 힘줄은 종아리도르래 위쪽으로 주행하고, 다섯 번째 발허리뼈바닥에서 착지한다.

근육의 기능:

- 발의 뒤쪽과 가쪽 영역의 안정화
- 가쪽번짐으로부터 동적 보호
- 발바닥굽힘, 벌림 및 엎침
- 긴종아리근힘줄을 통해 세로발활과 가로발활을 긴장시킨다.

10.13 생체역학을 참고하기 바란다.

신경지배: 얕은종아리신경

병리

안쪽번짐 외상

안쪽번짐 외상은 수용기를 손상시켜 고유수용성 결손을 초래한다. 이런 외상의 결과로, 관절이 기능적으로 불안정해진다.
대개 종아리근 힘줄이 갑작스런 안쪽번짐으로부터 보호해 준다. 외상으로 인한 갑작스런 과신장이 힘줄과 주변 힘줄말이집에 미세외상을 일으켜, 그들이 더 이상 기능하지 못하도록 만든다. 예로, 반응시간이 지연되고, 반복 외상을 당했을 때 관절이 고정될 수 없게 된다.

종아리근 힘줄의 탈구

뒤쪽 영역에서 힘줄이 주행하는 복사뼈고랑이 너무 좁게 때문에, 힘줄의 탈구가 일어난다.

만약 움직임이 갑자기 일어나면, 고정된 지지띠 내에서 힘줄이 앞쪽으로 변위될 수 있다. 이것은 대개 발등굽힘과 엎침 때 일어난다.

힘줄말이집(그림 10.105)

2개의 종아리근힘줄은 복사뼈 영역에서 힘줄말이집에 의해 둘러싸여 있다. 복사뼈의 몸쪽에서는, 힘줄말이집이 2개의 힘줄을 한꺼번에 둘러싸고 있지만, 복사뼈 밑에서는 2개의 힘줄을 하나씩 나누어 감싸고 있고, 이들 힘줄말이집이 입방뼈까지 이어진다.

위쪽종아리 지지띠와 아래쪽종아리 지지띠 (그림 10.105)

이들은 힘줄을 위한 채널을 형성한다. 가쪽복사뼈의 몸쪽에서는, 2개 힘줄을 위한 하나의 챔버가 존재한다. **위쪽종아리 지지띠**는 정강뼈의 위가쪽면에 부착된 팽팽한 널힘줄 고리이다. 이것은 위쪽에서 굽힘근지지띠와 연결된다.

복사뼈의 먼쪽에서는, **아래쪽종아리 지지띠**가 2개의 분리된 힘줄 채널을 형성한다. 이것은 발꿈치뼈에 고정되어 있고, 2개 종아리근힘줄 사이에 있는 종아리도르래(**발꿈치뼈에 위치하는**)에 부착되고, 발목굴의 가장 바깥 가장자리에 부착된다. 거기에서 이것은 발등 위에 있는 아래쪽 폄근 지지띠와의 연결을 형성한다.

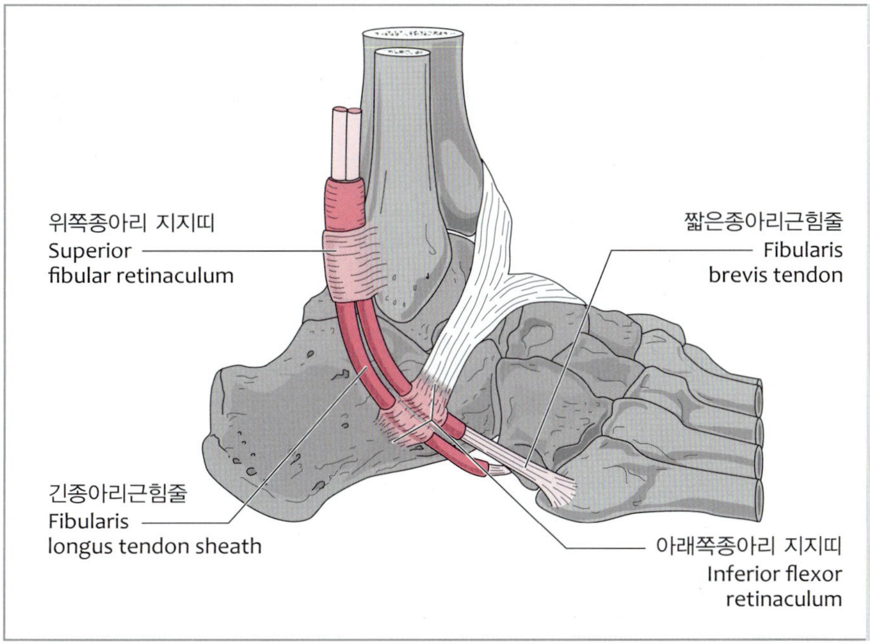

그림 10.105 종아리근의 힘줄말이집과 지지띠

뒤쪽 안정화

장딴지근(그림 10.106)

▷ 9.3 무릎관절을 참고하기 바란다.

가자미근(그림 10.107)

- 이것은 장딴지근 밑부분에 위치한다.
- 이것은 넓은 이는곳을 가지고 있다.
- 종아리뼈갈래와 정강뼈 안쪽가장자리에 있는 이중 이는곳으로부터, 이것은 섬유활(가자미근 힘줄활)을 형성한다. 이 섬유활을 통해 뒤정강동맥과 정강신경이 깊은굽힘근구획 안으로 들어간다.
- 가자미근의 안쪽면과 가쪽면이 중간 부분보다 더 먼쪽에서 아킬레스힘줄로 전이된다. 전이되는 지점은 발꿈치뼈에 있는 아킬레스힘줄의 닿는곳보다 손의 폭만큼 위쪽에 있는 지점이다.

장딴지빗근(그림 10.107)

- 힘줄은 장딴지근 밑을 지나가고, 종아리의 아래쪽 1/3에서는 아킬레스힘줄의 안쪽으로 주행한다.
- 아킬레스힘줄과 함께, 이것은 발꿈치뼈거친면의 안쪽에 착지한다.

▷ 9.3 무릎을 참고하기 바란다.

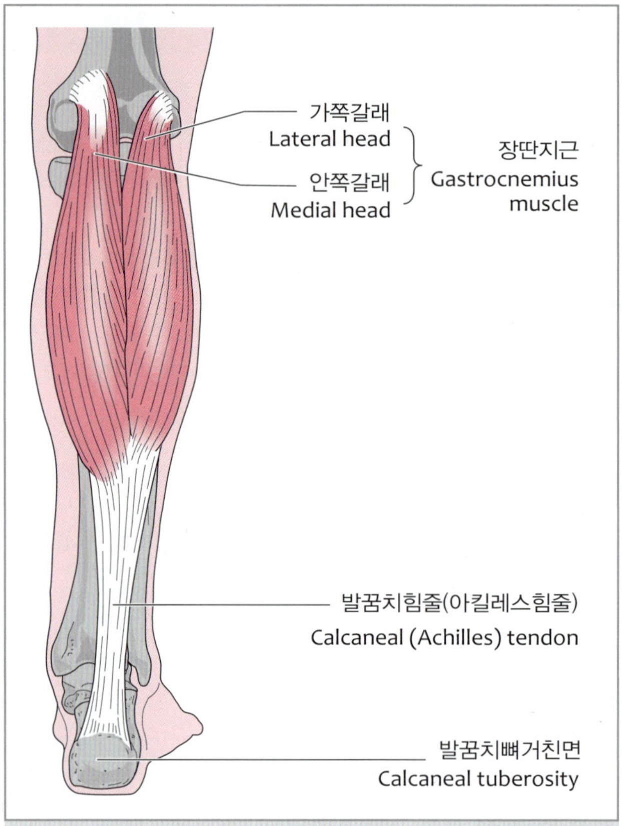

그림 10.106 장딴지근

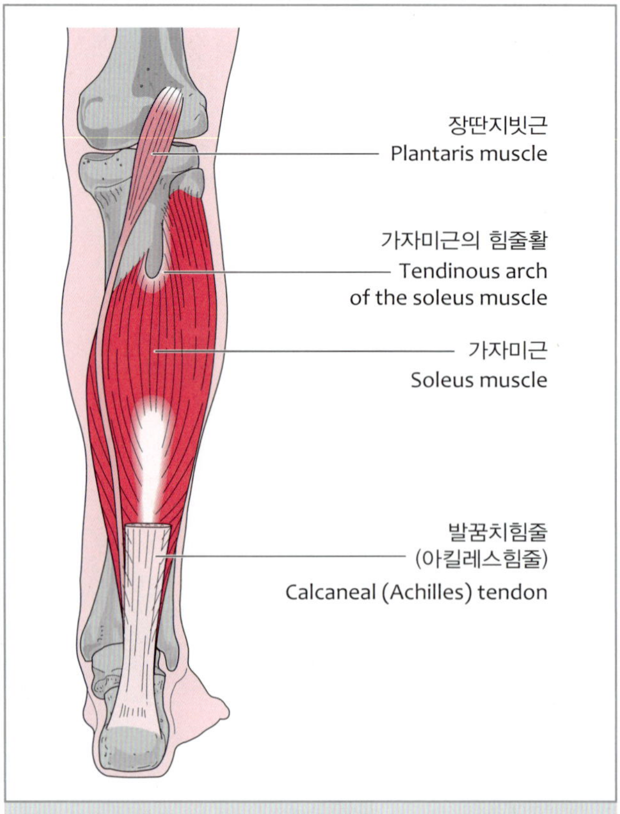

그림 10.107 가자미근과 장딴지빗근

발꿈치(아킬레스)힘줄

- 이것은 종아리세갈래근의 공동 종말힘줄이다.
- 이것은 복사뼈 레벨에서 좁아지고, 닿는곳에서 다시 넓어진다.
- 닿는곳의 넓이는 2 ㎝이다.
- 장딴지근의 섬유가 힘줄 내에서 뒤쪽으로 주행하고, 가자미근의 섬유는 힘줄 내에서 앞쪽으로 주행한다.
- 닿는곳 위쪽으로 12–15 ㎝ 지점에서 섬유들이 꼬여, 안쪽으로 주행하는 섬유는 발꿈치뼈거친면의 가쪽에 부착하고, 가쪽으로 주행하는 일부 섬유는 발꿈치뼈거친면의 안쪽에 부착한다. 부가적으로, 뒤쪽 섬유는 앞쪽에서 주행하고, 반대로 앞쪽의 섬유는 뒤쪽에서 주행한다.
- **발꿈치힘줄 윤활주머니**는 힘줄의 안쪽면과 발꿈치뼈거친면의 위쪽 가장자리 사이에 위치한다. 다른 윤활주머니인, **피부밑 발꿈치윤활주머니**는 발꿈치힘줄과 피부 사이의 닿는곳 부위에 위치한다 (그림 10.108).

종아리세갈래근의 기능:

- 3개의 강력한 부분에 의해 몸이 위쪽발목관절의 앞쪽으로 기울어지지 않는다.
- **발바닥굽힘:** 이들 근육은 몸을 들어올려 발가락 서기를 취할 수 있게 한다.
- 이것은 안쪽번짐을 일으키는데, 그 이유는 닿는곳이 축보다 위안쪽에 위치하기 때문이다. 9.3 무릎관절을 참고하기 바란다.

종아리세갈래근의 신경지배: 정강신경

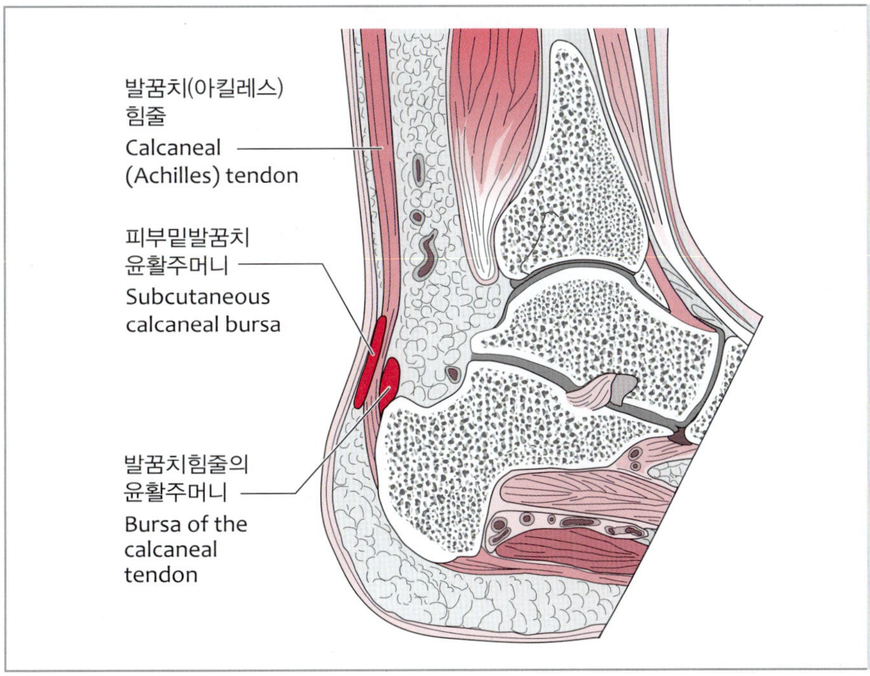

그림 10.108 발꿈치윤활주머니

병리

아킬레스힘줄 파열 (그림 10.109)

가장 흔하게 파열되는 부위는 힘줄 닿는곳으로부터 위쪽으로 2–6 ㎝ 되는 지점이다. 관류의 측면에서 볼 때, 이 부위는 중요한 부위인데, 그 이유는 위쪽에서 내려오는 혈관 시스템과 아래쪽에서 올라오는 혈관 시스템 사이의 경계 지점이기 때문이다.

부가적으로, 이 부위는 보행 때 가장 크게 스트레인을 받는 부위이다. 반복적인 미세외상이 조직 파괴를 일으키고, 갑작스런 발등굽힘이나 발의 밀기 동작이 최종적으로 힘줄을 파열시킨다.

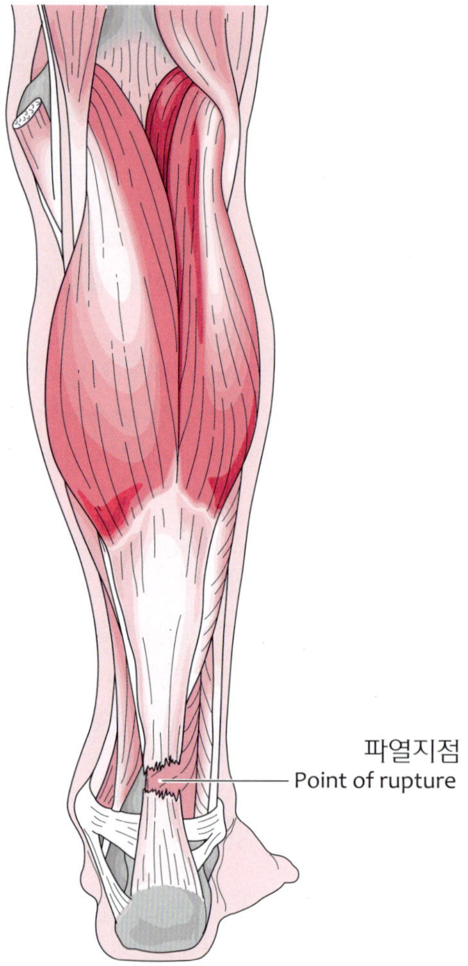

그림 10.109 아킬레스힘줄 파열

앞쪽 안정화

앞정강근(그림 10.110)

- 근육은 안쪽 영역에서 위쪽 폄근지지띠 밑을 지나간 후, 더 먼쪽에 있는 아래쪽 폄근지지띠 밑을 지나간다.
- 근육의 힘줄은 발의 안쪽가장자리 쪽으로 향한다.
- 첫 번째 발목발허리관절 1-2 ㎝ 직전의 지점에서, 힘줄은 2개의 힘줄로 나누어진다.
  한쪽 힘줄은 발허리뼈바닥의 안쪽과 바닥쪽 면으로 이어지고, 다른 힘줄은 안쪽쐐기뼈의 안쪽면에 착지한다.
- 발목발허리관절 레벨에서, 힘줄은 거의 수직 방향으로 휘어지며, 관절주머니와 합병한다.

긴엄지폄근(그림 10.111)

- 복사뼈 레벨에서, 힘줄은 위쪽 폄근지지디띠 밑의 깊은곳과 앞정강근의 가쪽을 주행한다.
- 힘줄은 아래쪽 폄근지지띠 밑에서 자신 만의 분리된 구획을 가진다.
- 그 후, 힘줄은 얕게 주행하여 발등으로 이어지고, 엄지의 먼쪽마디뼈 쪽으로 향한다.
- 몸쪽마디뼈바닥에 작은 안쪽 분지가 종종 존재한다.

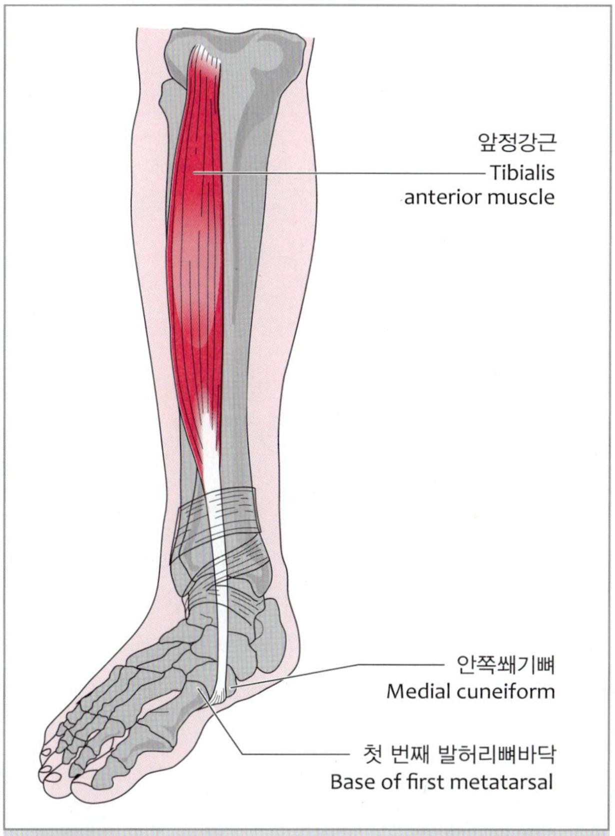

그림 10.110 앞정강근

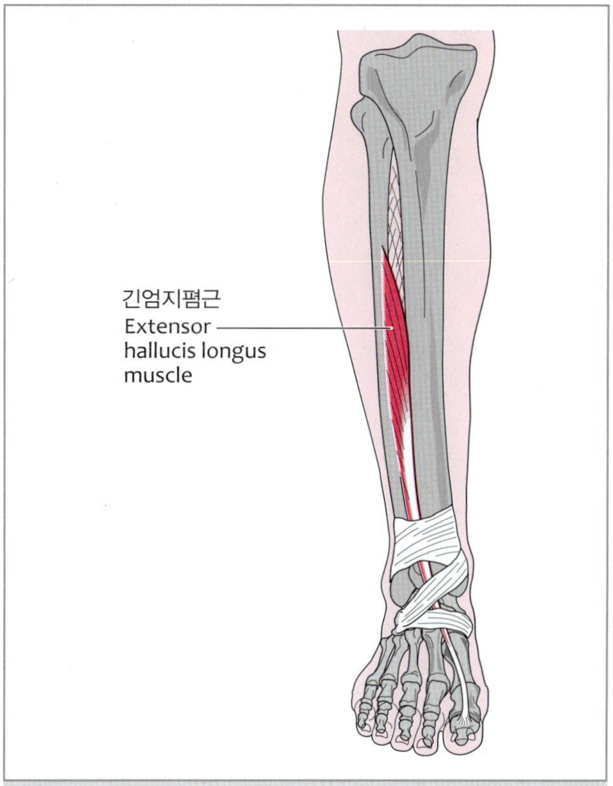

그림 10.111 긴엄지폄근

긴발가락폄근(그림 10.112)

- 이것은 위쪽 폄근지지띠와 아래쪽 폄근지지띠 밑을 지나간다.
- 위쪽 폄근지지띠 밑에서, 힘줄은 2개의 부분으로 나누어진다. 각 부분은 아래쪽 폄근지지띠 밑에서 다시 2개의 부분으로 나누어진다.
  결과적으로 이 근육의 힘줄은 총 4개 종말힘줄로 나누어진다.
- 몸쪽마디뼈 레벨에서, 짧은발가락폄근 힘줄이 긴발가락폄근 힘줄과 결합하기 위해 가쪽으로 주행한다.
- 힘줄은 몸쪽마디뼈를 덮는 등쪽 널힘줄에서 종지한다(**그림 10.113**). 여기에서부터, 힘줄의 중간부분은 중간마디뼈로 이어지고, 나머지 2개의 힘줄 부분은 먼쪽마디뼈바닥으로 이어진다. 먼쪽마디뼈에서 공동 닿는곳을 형성한다.
- 긴발가락폄근은 등쪽널힘줄을 통해 뼈사이근에 연결된다.
- 다섯 번째 발허리뼈바닥에 부착되는 5번째 종말힘줄인 분지가 나온다(**3 종아리근**).

폄근 그룹의 기능:

- 이들 근육은 위쪽발목관절(**목말다리관절**)의 **앞쪽 안정화**를 위해 인대를 지지한다.
- **발등굽힘**: 예를 들어, 보행의 유각기 동안, 몸쪽이 고정되면, 근육이 발목을 발등굽힘한다. 반대로, 입각기 때 발이 고정되면, 근육이 종아리를 펴시켜, 발의 발등굽힘을 일으킨다.
- **앞정강근 힘줄**: 이것은 **뒤침**을 일으키는데, 왜냐 하면, 닿는곳이 세로축보다 안쪽에 위치하기 때문이다. 이 경우, 뒤침이 긴엄지폄근에 의해 지지된다.
- 한편, 긴발가락폄근의 대부분은 엎침을 지지한다.
- 발가락 폄근은 모든 발가락 관절에 **폄**을 일으킨다. 또한 그들은 발가락 폄을 통해 발바닥널힘줄을 긴장시킴으로서 세로발활에 안정화 효과를 준다. 10.13 생체역학을 참고하기 바란다.

폄근의 신경지배: 긴종아리신경

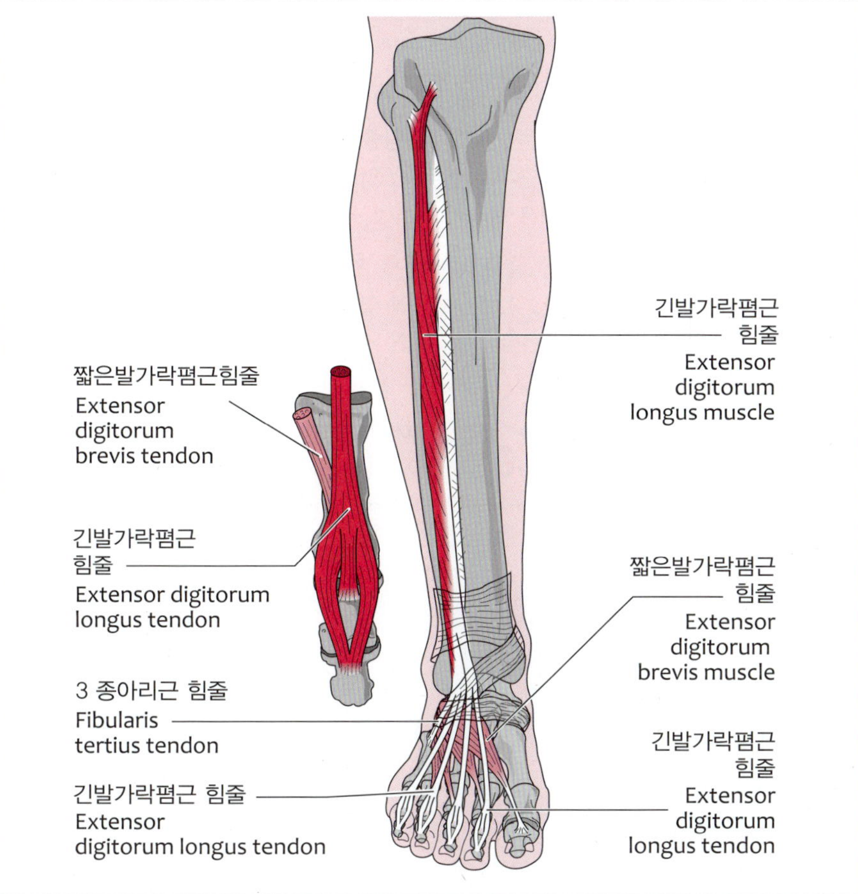

그림 10.112 긴발가락폄근

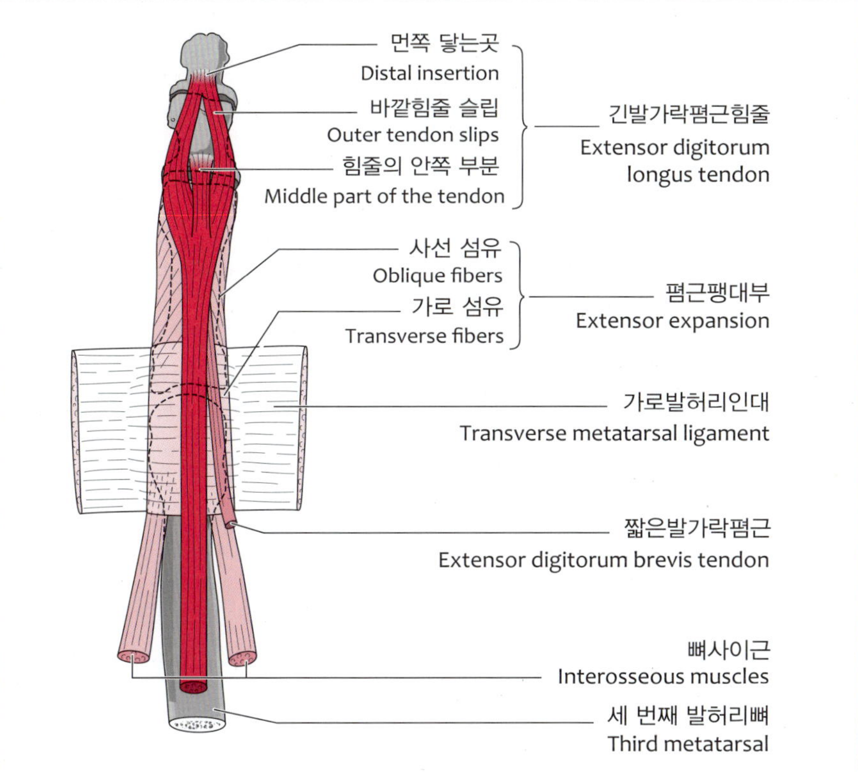

그림 10.113 긴발가락폄근의 종말힘줄

위쪽 폄근지지띠와 아래쪽 폄근지지띠 (그림 10.114)

위쪽 폄근지지띠는 복사뼈로부터 몸쪽으로 손가락 1개의 폭만큼 떨어진 곳에서 시작하고, 그 폭은 약 3개 손가락의 폭만큼 크다. 그것은 정강뼈의 안쪽면에서 종아리뼈의 앞쪽면까지 이어진다. 이것은 긴 폄근과 앞정강근을 종아리에 고정시킨다.

아래쪽 폄근지지띠는 십자 모양으로 배열되어 있으며, 2개의 주요 부분으로 구성된다. 몸쪽 부분은 안쪽복사뼈에서 시작해 발목굴까지 아래가쪽 방향으로 주행하고, 가쪽복사뼈에 작은 분지를 낸다. 먼쪽 부분은 발배뼈거친면과 발목굴을 연결한다. 작은 부분은 안쪽쐐기뼈에서 시작해 2번째 발허리뼈까지 이어진다. 이들 모든 부분은 힘줄을 보호하는 섬유띠로 작용한다.

힘줄말이집

힘줄들은 폄근지지띠 밑에서 정강구획, 중간구획 및 종아리구획 안으로 주행하고, 윤활말이집에 의해 둘러싸여 있다. 그들은 다양한 길이를 가진다. 예를 들어, 앞정강근은 위쪽 폄근지지띠의 몸쪽에서 시작해 아래쪽 폄근지지띠 위쪽 부분의 먼쪽에서 끝난다. 한편, 긴엄지폄근 힘줄말이집은 매우 긴 편이고, 첫 번째 발허리뼈바닥 레벨에서 끝난다.

병리

앞정강근 증후군 (앞쪽구획증후군)

이것은 앞정강근힘줄이 주행하는 앞쪽구획의 압박 증후군과 관련된다. 앞쪽구획은 뼈와 폄근지지띠에 의해 경계를 이루기 때문에, 힘줄의 팽창이 불가능하다.

예를 들어, 과사용이 부종의 발생과 함께 염증을 일으킬 수 있다. 이 부위에 혈액을 공급하는 모세혈관이 손상될 수 있다. 정강구획 안에 있는 근육의 허혈성 괴사를 초래할 수 있다.

환자는 앞정강 부위에 심한 통증과 발등굽힘의 약증을 호소한다.

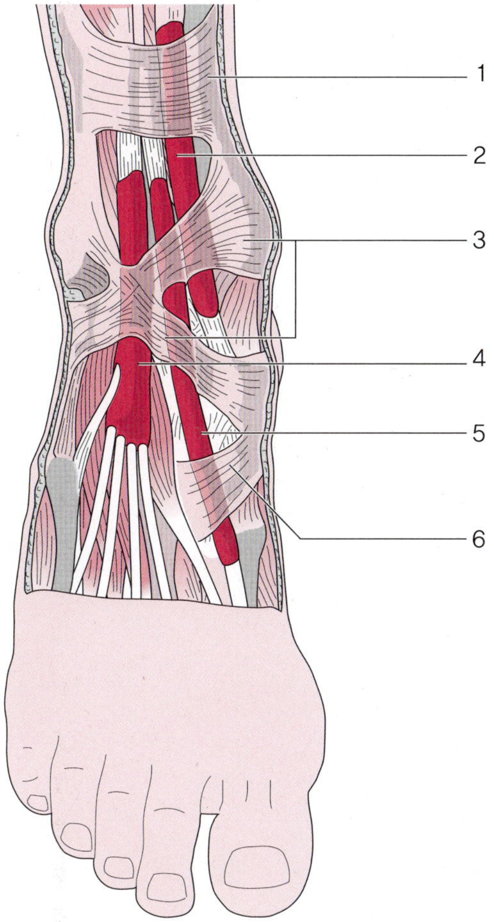

1 = 위쪽 폄근지지띠(Superior extensor retinaculum)
2 = 앞정강근 힘줄말이집(Tendon sheath of tibialis anterior)
3 = 아래쪽 폄근지지띠(Inferior extensor retinaculum)
4 = 긴발가락폄근 힘줄말이집(Tendon sheath of extensor digitorum longus)
5 = 긴엄지폄근 힘줄말이집(Tendon sheath of extensor hallucis longus)
6 = 아래쪽 폄근지지디의 분지(Offshoot of the inferior extensor retinaculum)

그림 10.114 발등에 있는 지지띠와 힘줄말이집

10.7 보행 동안의 발목관절

10.7.1 보행 동안의 근전도 근육활동

관절주머니와 인대에 있는 기계적 수용기는 종아리와 발의 근육 활동에 도움을 주어, 고르지 못한 지면 위에 발을 안정화시킨다.

그림 10.115는 어려움 없이 보행에 필요한 근육 활동의 개요를 제공한다(Sarrafian 1993).

10.7.2 가동범위

보행 때 이용되는 가동범위는 관절의 최대 움직임에 도달하지 않는다. 단지 50%만 이용된다.

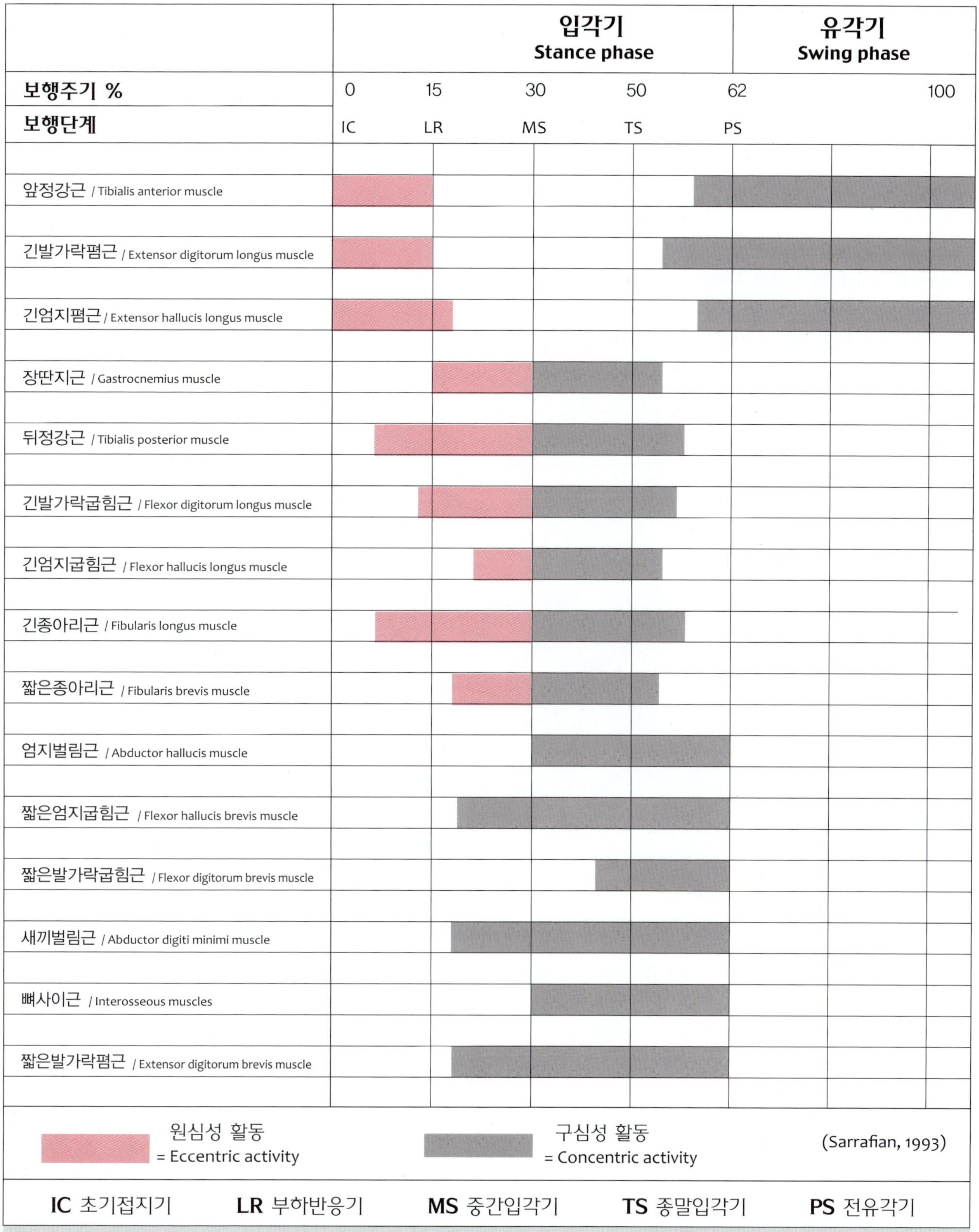

그림 10.115 보행 동안 종아리 근육의 활동

임상 팁

보행분석 (그림 10.116)

관절 위치를 평가할 때 명심해야 할 것은 환자가 보행을 할 때 가동범위의 향상을 곧바로 이용할 수 없다는 것이다. 심지어 집중 치료가 환자가 가졌던 뚜렷한 움직임 결손을 향상시켰다 하더라도, 그 효과를 바로 이용할 수 없을 것이다.

예: 발바닥굽힘이 10°로 측정되고, 환자는 전유각기 때 단지 7–10° 만 이용할 것이다. 이것에도 불구하고, 환자는 이 단계보다 가동범위를 적절하게 수행할 수 없고, 무릎을 앞쪽으로 전진시킴으로서 보상작용을 한다. 이렇게 되는 이유는 여러 요소 때문일 것이지만, 환자는 특정의 움직임 내성을 필요로 할 것이다.

보행 때 필요한 가동범위는 7°일 것이다.

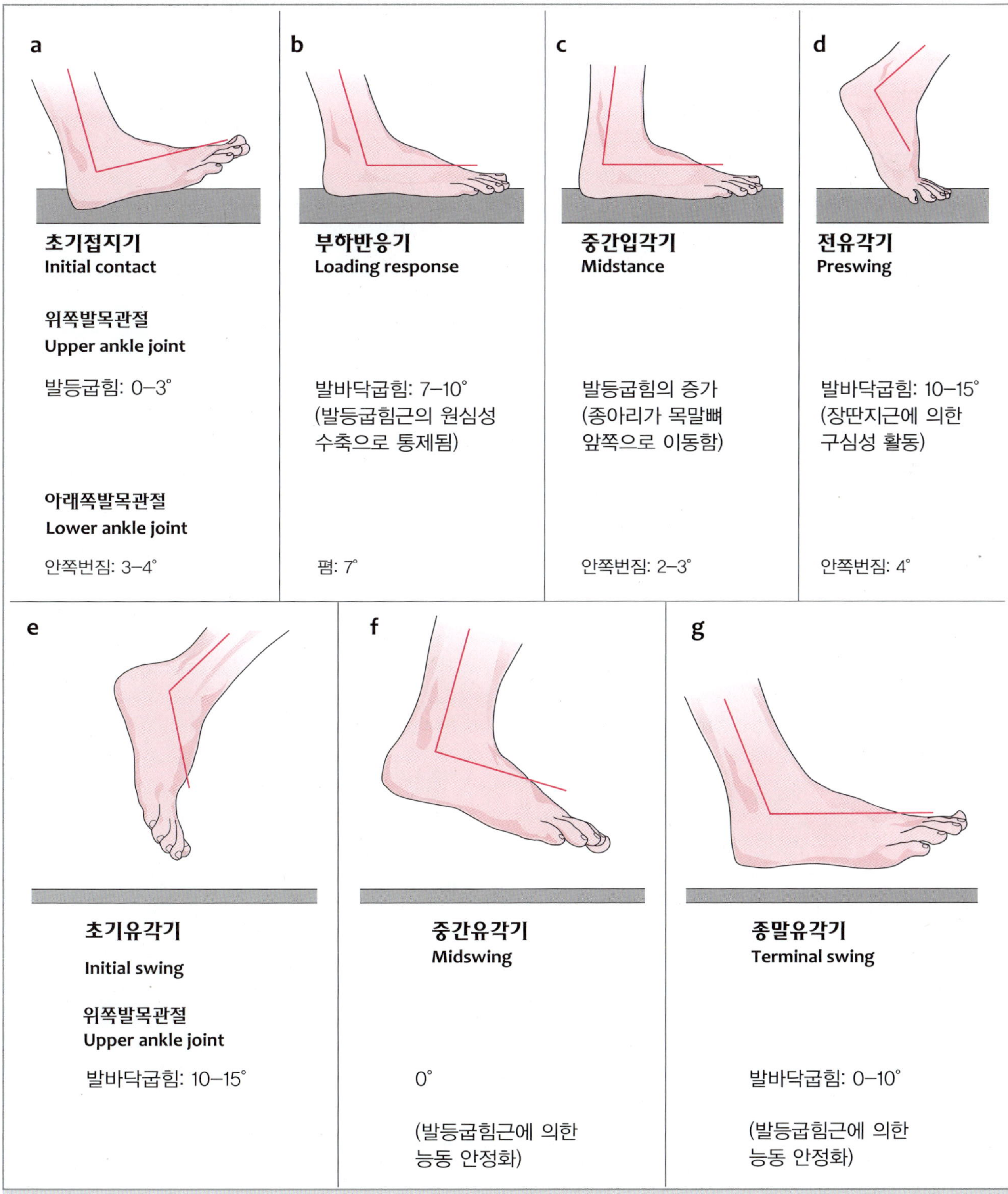

그림 10.116 발목관절의 가동범위. (**a–d**) 입각기. (**e–g**) 유각기

10.8 발꿈치입방관절

10.8.1 뼈구조물과 관절면

발꿈치뼈(그림 10.117)

- 발꿈치뼈의 앞쪽 부분은 깔대기 형태이다. 위쪽 부분은 먼쪽으로 돌출되어, 아래쪽으로 경사진 지붕처럼 생겼다. 이 지붕의 안쪽 부분은 앞쪽 목말뼈 관절면이다.
- **입방뼈를 위한 관절면**은 목말뼈의 앞쪽 부위에 위치한다.
- 관절면은 안장모양이고 안쪽–가쪽으로 볼록하고, 수직 방향으로 오목하다.

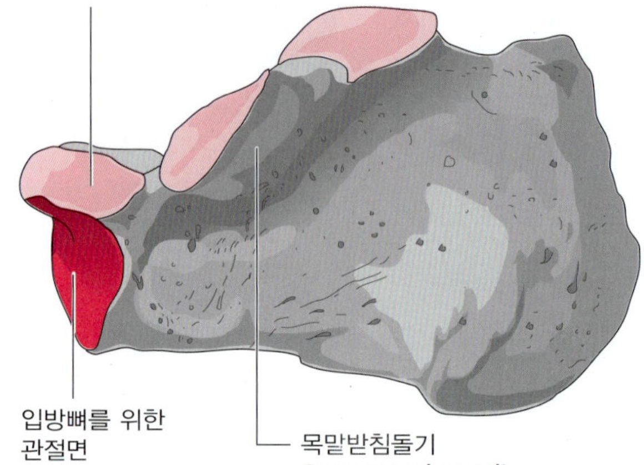

그림 10.117 오른쪽 발꿈치뼈, 안쪽면

입방뼈(그림 10.118)

- 발의 가쪽면에 위치하고, 발꿈치뼈보다 먼쪽에 위치한다.
- 이것은 삼각형 모양으로 안쪽면이 넓고, 가쪽면이 좁다.
- 몸쪽 입방뼈에 있는 관절면은 **발꿈치뼈와 관절**을 이룬다.
- 이 관절면은 약간 안장모양으로서, 발꿈치뼈의 관절면에 상응한다.

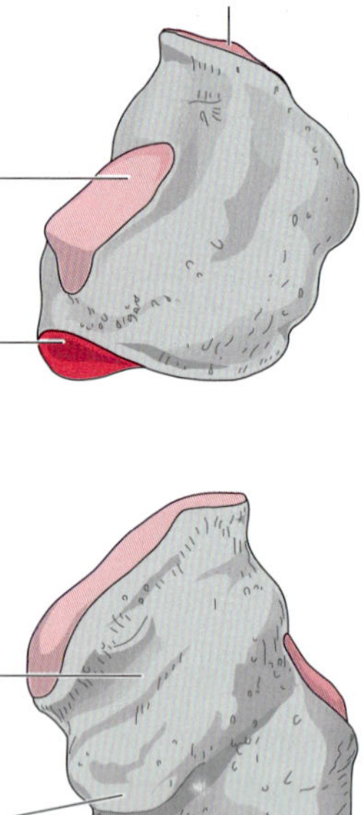

그림 10.118 오른쪽 입방뼈. (a) 위쪽면. (b) 아래쪽면

10.8.2 관절주머니

관절주머니는 뼈–연골 경계에 부착하고, 관절주머니 위쪽을 주행하는 인대와 합병한다.

10.8.3 인대

두갈래인대(그림 10.119)

이 인대는 발배뼈, 입방뼈 및 발꿈치뼈를 하나의 기능적 단위로 연결하고, Chopart 관절의 주요 인대이다.

인대는 다음과 같은 2부분으로 구성되며, V자 형태를 만든다.

가쪽발꿈치발배인대

이 인대는 앞쪽 목말뼈 관절면 바로 가쪽에 있는 발목굴의 앞안쪽 모서리에서 시작한다. 닿는곳의 폭은 약 1 ㎝이다. 이 인대는 위쪽, 앞쪽 및 안쪽으로 주행하여 발배뼈의 뒤쪽면에 부착한다.

인대의 길이는 2–3 ㎝이다. 깊은층 섬유는 짧은 편이고, 얕은층 섬유는 긴 편이고, 폭은 1 ㎝이다.

발꿈치입방인대

이것은 “V”자의 가쪽 부분을 형성한다. 이것의 길이는 1 ㎝, 폭은 0.5 ㎝ 이다. 인대는 발꿈치발배인대의 닿는곳보다 바로 가쪽에 부착하고, 가쪽입방뼈 쪽으로 안쪽과 수평 방향으로 주행한다.

가쪽 발꿈치입방인대(그림 10.120)

이 인대는 위쪽 부분과 아래쪽 부분으로 분리된다. 위쪽 부분은 좁은 편이다. 아래쪽 부분은 매우 넓은 편이고 바닥쪽면에 도달한다. 인대는 관절의 가쪽면에 있는 관절주머니를 강화한다.

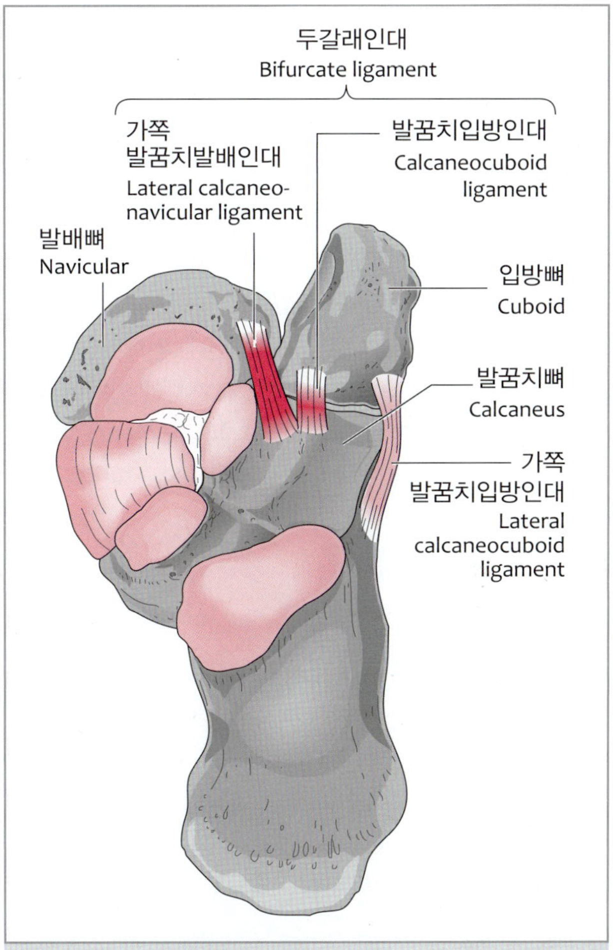

그림 10.119 두갈래인대

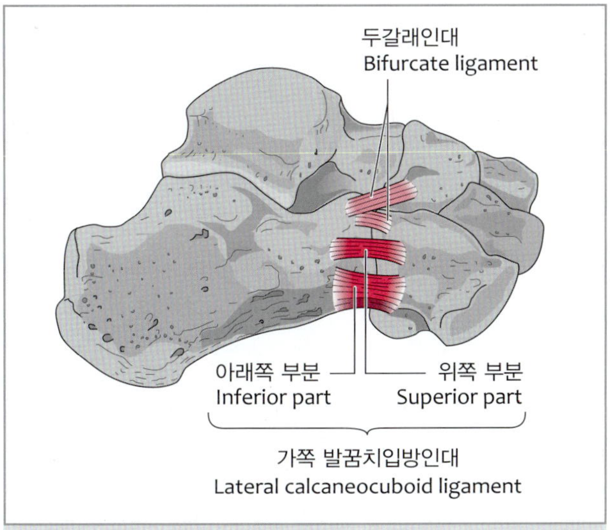

그림 10.120 가쪽 발꿈치입방인대

바닥쪽발꿈치입방인대(그림 10.121)

길고 얕은 섬유는 발꿈치뼈거친면의 안쪽돌기와 가쪽돌기에서 시작해 발허리뼈바닥과 입방뼈까지 도달한다. 이 섬유는 두 번째 – 다섯 번째 발목발허리관절의 관절주머니-인대 구조물 안으로 들어간다. 섬유들은 뒤쪽에서 앞쪽으로 곧게 주행한 후, 긴종아리근 힘줄 위를 가로지른다. 이 섬유는 **긴발바닥쪽인대**로 알려져 있다.

인대의 짧은 섬유는 긴발바닥쪽인대 밑에 위치한다. 그들은 관절주머니와 연결하고, 발꿈치뼈와 입방뼈 사이의 관절공간 위를 주행한다. 이 부분은 몸쪽에서 먼쪽으로 부채처럼 펼쳐진다. 이것은 바닥쪽 발꿈치입방인대의 연속이다.

인대의 기능:

- 엎침 움직임은 **두갈래인대**를 긴장시킨다.
- 모음으로 일어날 때처럼, **발꿈치입방인대**가 관절의 가쪽 틈을 막아준다.
- **바닥쪽 발꿈치입방인대**는 입방뼈의 뒤침이나 발꿈치뼈의 뒤침으로 긴장된다. 이 것은 발활의 안정화에 큰 역할을 한다.

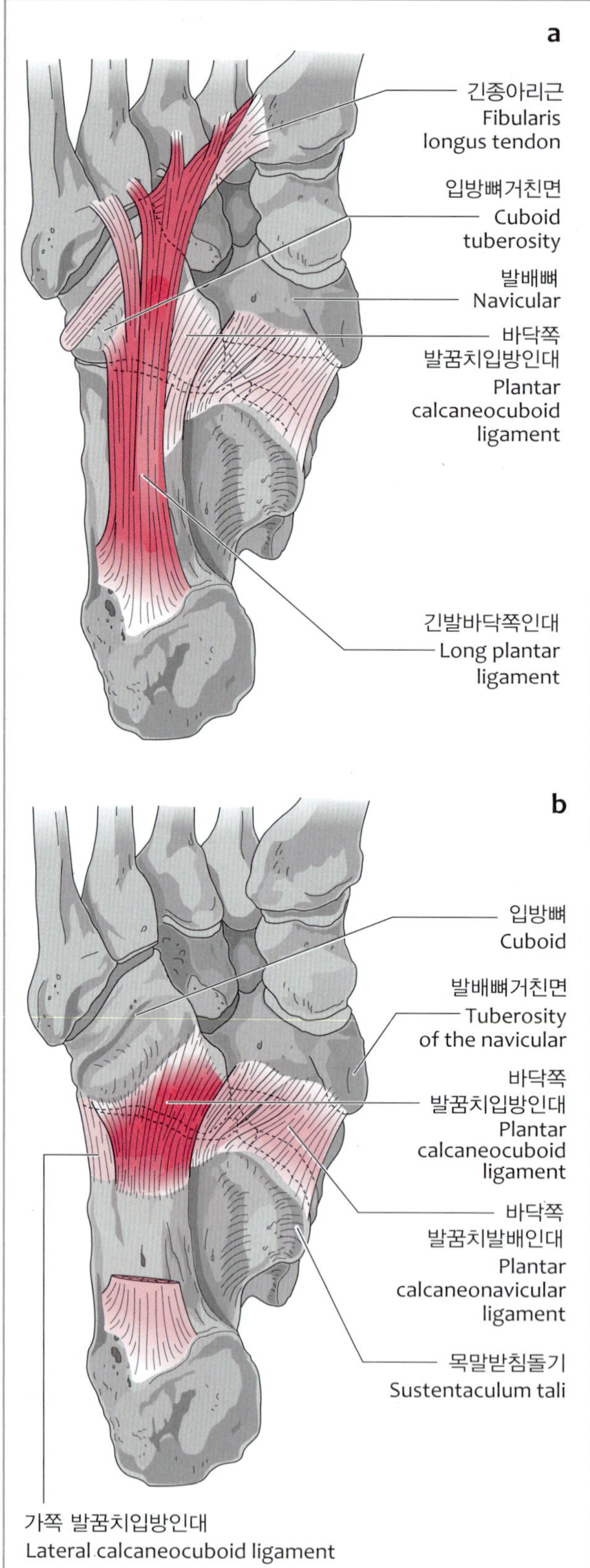

그림 10.121 바닥쪽 발꿈치입방인대. (a) 긴발바닥쪽인대, 얕은 섬유. (b) 깊은 섬유

10.8.4 축과 움직임

세로축(그림 10.122)

이 축은 발꿈치뼈와 입방뼈의 코(**입방뼈의 바닥쪽–안쪽면의 돌출 부위**)를 통해 대각선으로 뻗는다. 이 축의 방향은 뒤쪽–아래쪽–가쪽에서 앞쪽–위쪽–안쪽이고, 가로면과 15°의 각도를 형성하고, 시상면과 9°의 각도를 형성한다. 엎침과 뒤침이 이 축을 중심으로 일어난다. 움직임의 정도는 실질적인데, 그 이유는 앞발과 뒤발이 서로에 대해 비틀여 있다(**그림 10.142**).

사선축(그림 10.122)

이 축은 위안쪽에서 아래가쪽으로 가파르게 주행하고, 발배뼈와 입방뼈의 코를 통과한다. 축은 가로면과 50°의 각도를 형성하고 있다. 이 축을 중심으로 폄/벌림과 굽힘/모음의 복합 움직임이 일어날 수 있다.

움직임

나사처럼 나선형의 복합 움직임이 이들 양 축을 중심을 일어나지만, 목말밑관절에서 반대로 일어난다. 발목관절에서처럼, 복합 움직임은 폄/벌림/뒤침과 굽힘/모음/뒤침이다.

가쪽의 발꿈치입방관절과 안쪽의 목말발꿈치관절은 위에서 봤을 때 **"S"** 자 모양의 관절(Choprat **관절 또는 가로발목관절**)을 형성한다. 이들 관절은 함께 작용하는 기능적 단위를 형성한다.

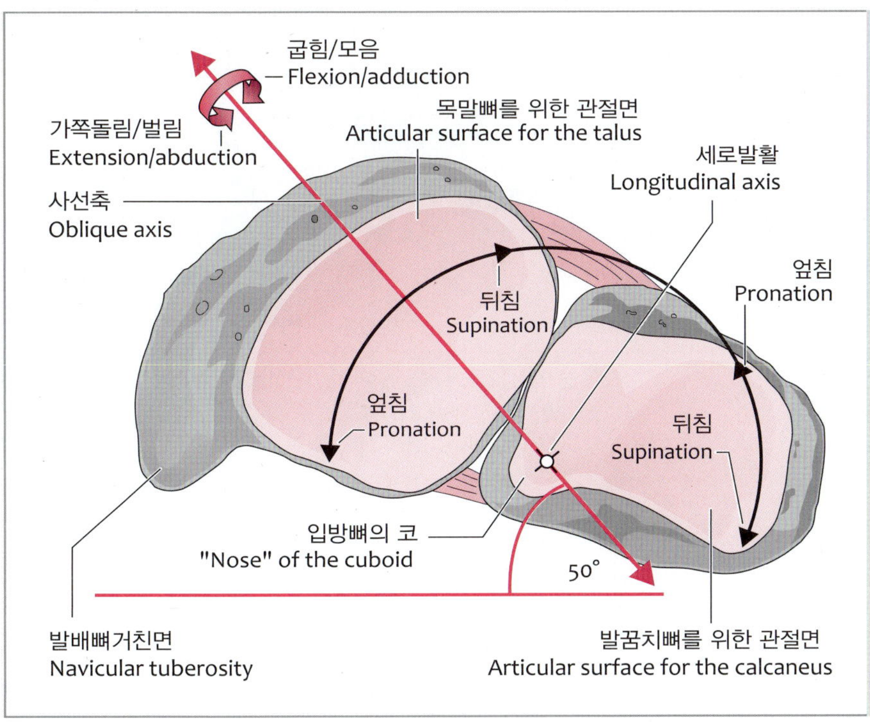

그림 10.122 Chopart 관절의 운동축과 움직임

10.9. 목말뒷발목관절

10.9.1 쐐기발배관절과 입방발배관절

안쪽쐐기뼈(그림 10.123a)

- 동의어: 첫 번째 쐐기뼈
- 이것은 3개의 쐐기뼈 중에서 가장 큰 뼈이다.
- 몸쪽면에는 발배뼈를 위한 오목한 관절파셋이 있다.

중간쐐기뼈(그림 10.123b)

- 동의어: 두 번째 쐐기뼈
- 이것은 3개의 쐐기뼈 중에서 가장 작은 뼈이다.
- 이것은 뚜렷한 쐐기 모양이고, 발등 쪽에 바닥이 있고, 뾰족한 쪽은 바닥쪽을 향한다.
- 이것은 몸쪽 끝단에 있는 바닥쪽면을 가진 삼각형 관절파셋을 보여준다.

가쪽쐐기뼈(그림 10.123c)

- 동의어: 세 번째 쐐기뼈
- 이것은 쐐기 형태이다.
- 몸쪽면에는 발배뼈를 위한 오목한 관절 파셋이 존재한다.

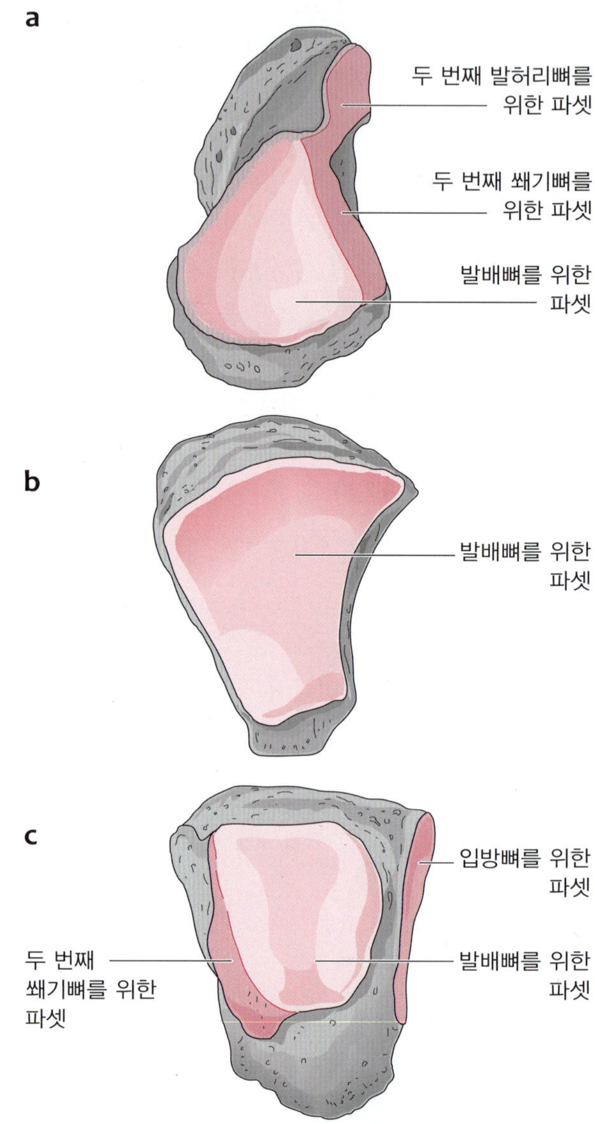

그림 10.123 몸쪽관절 파셋. (a) 첫 번째 쐐기뼈. (b) 두 번째 쐐기뼈. (c) 세 번째 쐐기뼈

발배뼈(그림 10.124)

- 발배뼈의 먼쪽에 수직 능선에 의해 나누어지는 3개의 관절파셋이 존재한다.
- 안쪽파셋은 관절면 중에서 가장 큰 면적이다. 이것은 거의 사각형이고 볼록한 형태를 띤다.
- 중간파셋은 바닥쪽으로 향하는 뾰족한 부위를 가진 삼각형이다. 이것은 3개의 파셋 중에서 가장 약한 볼록한 형태를 띤다.
- 난원형의 파셋은 가쪽 경계면에 위치하고, 볼록한 형태이다.
- 입방뼈를 위한 작은 파셋이 가쪽면에 위치한다.

입방뼈(그림 10.125)

- 이것은 발배뼈를 위한 안쪽과 먼쪽면에 작은 파셋을 가진다.
- 이것보다 먼쪽에는 세 번째 쐐기뼈를 위한 파셋이 존재한다.

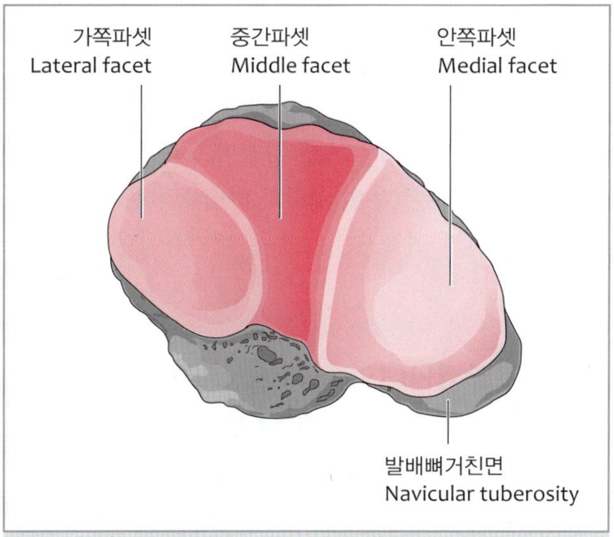

그림 10.124 발배뼈에 있는 먼쪽 관절면

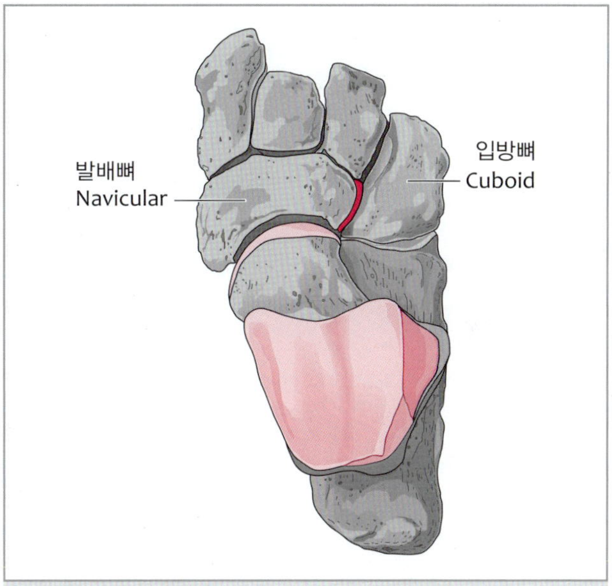

그림 10.125 입방발배관절

10.9.2 쐐기발배관절과 입방발배관절의 관절주머니와 인대

관절주머니 닿는곳은 개별 관절면의 뼈-연골 경계면이다. 관절주머니는 주위 인대와 타이트하게 짜여 있다. 쐐기발배관절의 관절공간은 종종 쐐기사이관절의 관절공간과 교통한다.

등쪽쐐기발배인대와 바닥쪽쐐기발배인대 (그림 10.126과 그림 10.127)

각 쐐기뼈는 등쪽과 바닥쪽의 쐐기발배인대에 의해 발배뼈와 연결된다. 이들 인대는 관절주머니와 엮여 있다. 등쪽 인대는 매우 얇은 편이다. 안쪽 인대는 3개의 인대 중에서 가장 강한 편이다.

안쪽 바닥쪽 인대는 매우 짧은 섬유이고, 가장 강한 편이다. 가쪽 인대는 사선 방향으로 주행하고, 가장 긴 섬유를 함유하고 있다. 섬유의 일부는 뒤정강근의 힘줄과 결합한다.

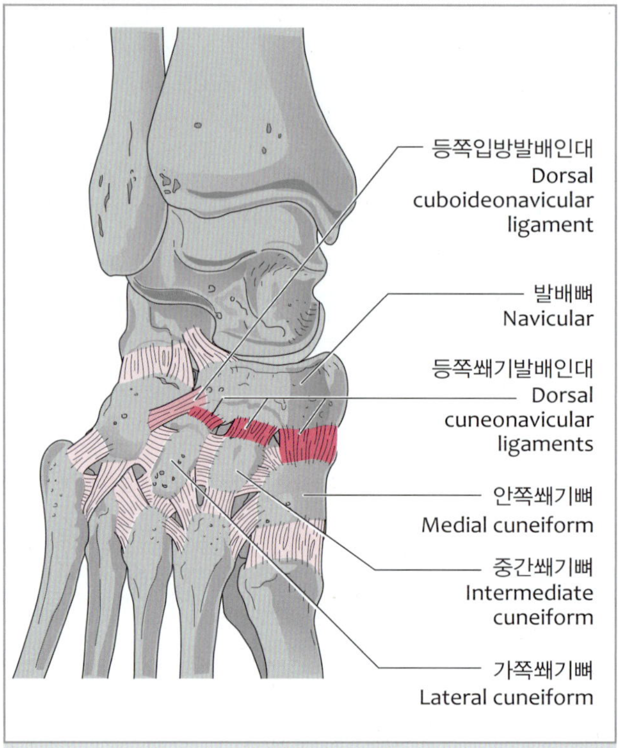

그림 10.126 등쪽 쐐기발배인대와 등쪽 입방발배인대

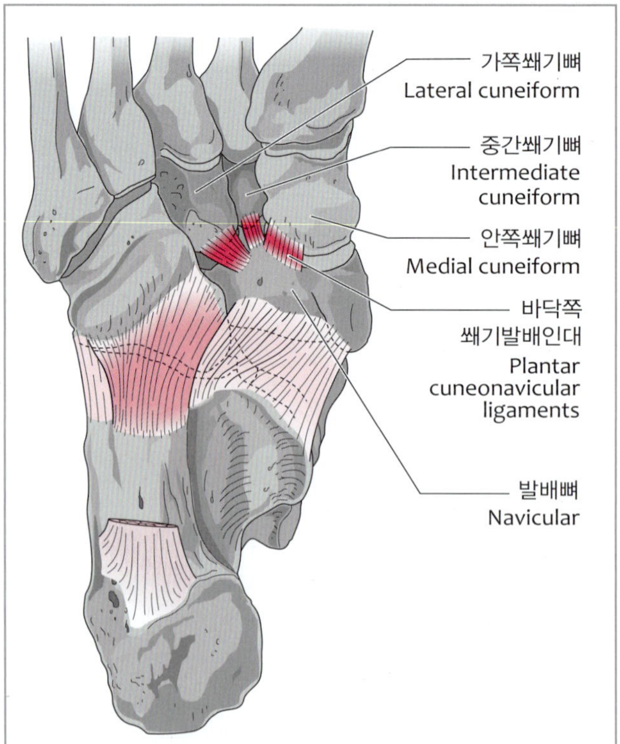

그림 10.127 바닥쪽쐐기발배인대

등쪽입방발배인대와 바닥쪽입방발배인대 (그림 10.126과 그림 10.128)

등쪽 인대 연결은 매우 좁은 편이다. 이것은 두갈래인대의 앞쪽을 주행한다.

바닥쪽 인대 밴드는 부채처럼 펼쳐져 있고, 그들이 입방뼈 쪽으로 주행할 때 좁아지고, 발배뼈에 넓은 바닥을 가지고 있다.

인대의 기능:

인대는 여러 관절에서 시작하고, 안정된 틀을 형성한다. 동시에 이들 인대(**바닥쪽 인대**)는 발활의 구조물을 지지한다.

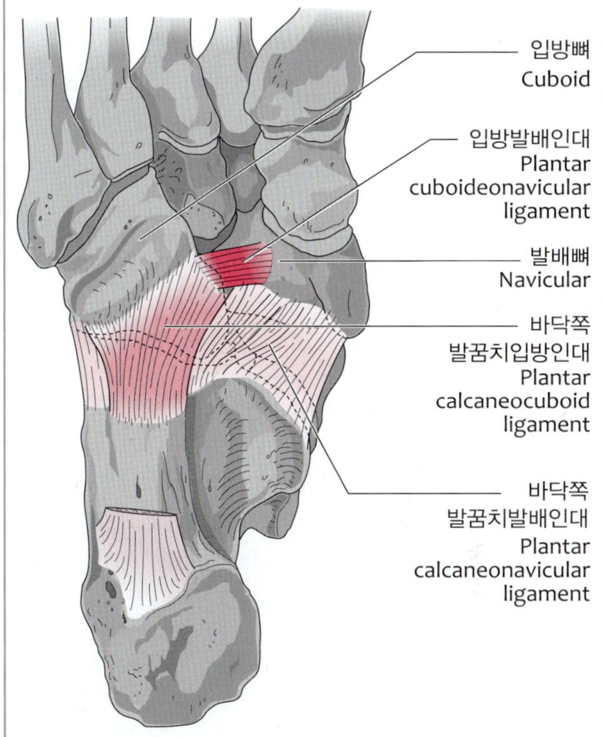

그림 10.128 바닥쪽 입방발배인대

10.9.3 쐐기발배관절과 입방발배관절의 축과 움직임

▷ 10.10 발목발허리관절과 발허리사이관절을 참고하기 바란다.

10.9.4 쐐기입방관절과 쐐기사이관절의 뼈구조물과 관절면

가쪽쐐기뼈(그림 10.129a와 그림 10.130)

- 이것은 커다란 가쪽 관절면을 가지고 있고, 관절면 중 3/4은 입방뼈와 관절을 이루고, 나머지 1/4은 네 번째 발허리뼈바닥과 관절을 이룬다.
- 발목뼈에 의해 형성된 대각선 활 때문에, 가쪽쐐기뼈는 입방뼈 위에 놓여 있고, 또 이것 때문에 관절선의 경로가 등쪽–가쪽에서 바닥–안쪽으로 향한다.

입방뼈(그림 10.129b)

세 번째 쐐기뼈를 위한 관절면이 안쪽면에 위치한다.

쐐기뼈(그림 10.130)

- 서로를 마주보고 있는 쐐기뼈의 관절면들은 연골로 덮여 있다.
- 첫 번째 쐐기뼈와 두 번째 쐐기뼈 사이의 관절면 경로는 등쪽에서 바닥쪽으로 향한다. 두 번째 쐐기뼈와 세 번째 쐐기뼈 사이의 관절면은 가로발활 때문에 더욱 사선 방향으로 향한다.

임상 팁

활주 가동술

발배뼈와 세 번째 쐐기뼈에 대한 입방뼈의 가동술에서는, 활주의 방향이 관절면의 경로와 일치되어야 한다. 예를 들어, 바닥쪽 방향의 활주는 정확히 말해 바닥쪽–안쪽 방향의 활주이다.

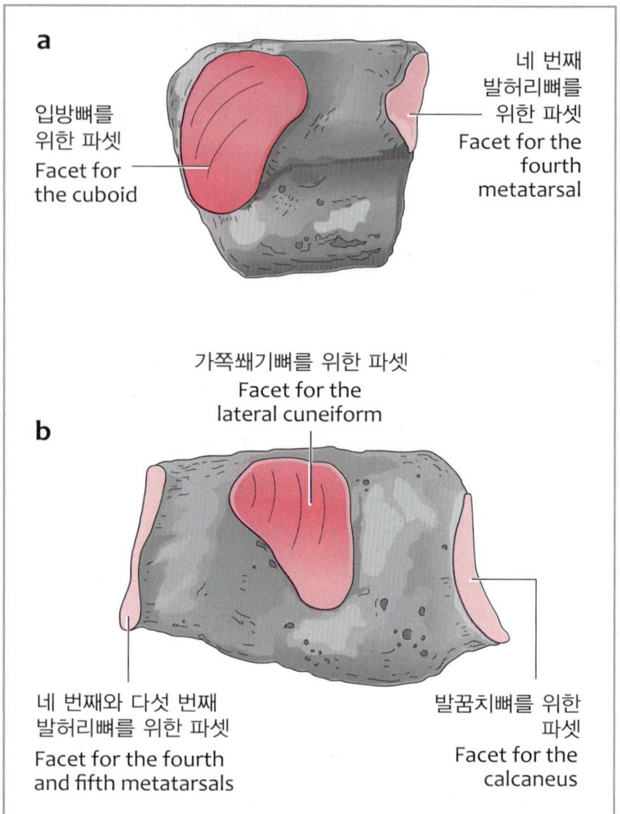

그림 10.129 쐐기입방관절의 관절면.
(a) 가쪽쐐기뼈. (b) 입방뼈

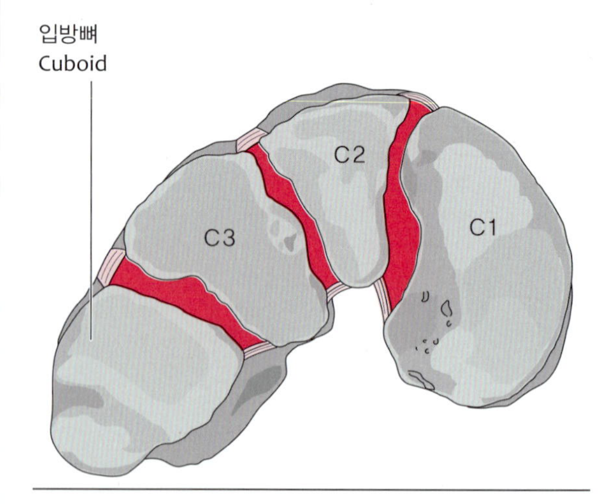

그림 10.130 쐐기입방관절과 쐐기사이관절

10.9.5 쐐기입방관절과 쐐기사이관절의 관절주머니와 인대

쐐기사이관절의 관절주머니는 인대와 함께 매우 팽팽하여 움직임을 거의 허용하지 않는다. 그러므로 이들 관절 단위는 반관절로 간주된다.

등쪽쐐기입방인대와 바닥쪽쐐기입방인대 (그림 10.131과 그림 10.137)

등쪽 연골은 쐐기뼈에서 입방뼈로 부채처럼 펼쳐져 있다. 바닥쪽 인대는 관절주머니를 보강하고, 짧은 편이다.

입방쐐기뼈사이인대

이것의 이는곳은 입방뼈를 위한 관절파셋의 먼쪽이고, 닿는곳은 입방뼈의 거친 안쪽면이다.

등쪽쐐기사이인대와 바닥쪽쐐기사이인대 (그림 10.131과 그림 10.137)

이 인대들은 발의 등쪽과 바닥쪽에서 쐐기뼈를 연결한다.

쐐기사이뼈사이인대

이들은 쐐기뼈 사이에서 가로 연결을 형성한다. 그들은 마주하는 관절파셋의 바로 먼쪽과 몸쪽에 착지한다.

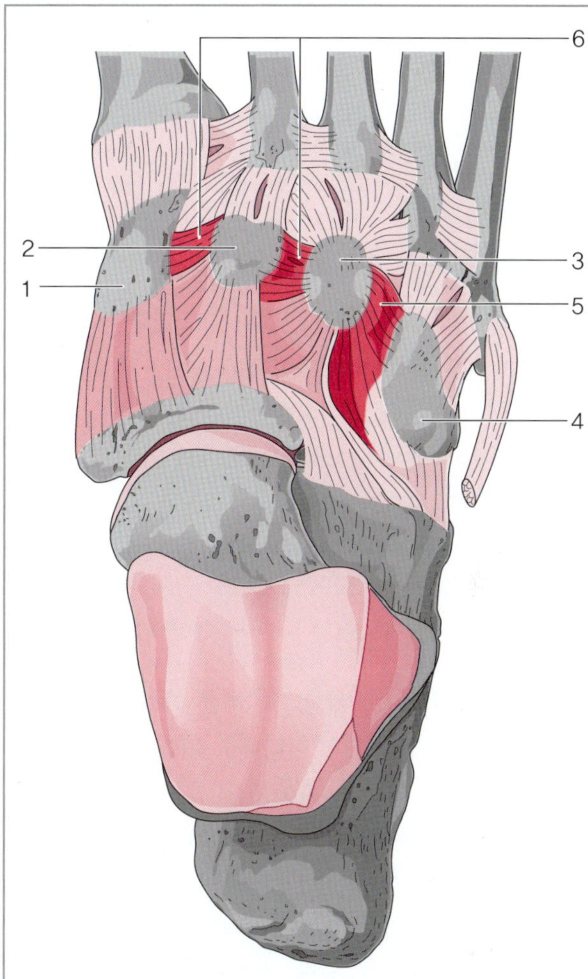

1 = 안쪽쐐기뼈(Medial cuneiform)
2 = 중간쐐기뼈(Intermediate cuneiform)
3 = 가쪽쐐기뼈(Lateral cuneiform)
4 = 입방뼈(Cuboid)
5 = 등쪽쐐기입방인대(Dorsal cuneocuboid ligament)
6 = 등쪽쐐기사이인대(Dorsal intercuneiform ligaments)

그림 10.131 등쪽쐐기입방인대와 등쪽쐐기사이인대

10.9.6 쐐기입방관절과 쐐기사이관절의 축과 움직임

▷ 10.10 발목발허리관절과 발허리사이관절을 참고하기 바란다.

10.10 발목발허리관절과 발허리사이관절

10.10.1 뼈구조물과 관절면

입방뼈(그림 10.132)

- 이것의 먼쪽에는 2개의 관절파셋이 있다.
- 가쪽파셋은 삼각형이고, 안쪽파셋보다 큰 편이다. 이것은 다섯 번째 발허리뼈바닥과 관절을 이룬다.
- 안쪽파셋은 네 번째 발허리뼈바닥과 관절을 이룬다.
- 이것의 형태는 약간 볼록한 편이다.

쐐기뼈(그림 10.133)

- 안쪽쐐기뼈는 첫 번째 발허리뼈를 위한 먼쪽 파셋과 두 번째 발허리뼈를 위한 작은 가쪽파셋을 가지고 있다.
- 중간쐐기뼈는 두 번째 발허리뼈바닥과 관절을 이룬다.
- 가쪽쐐기뼈는 세 번째 발허리뼈바닥을 위한 먼쪽 파셋을 가지고 있다. 가쪽파셋은 네 번째 발허리뼈와 입방뼈와 접촉한다. 안쪽파셋은 중간쐐기뼈와 두 번째 발허리뼈와 접촉한다.

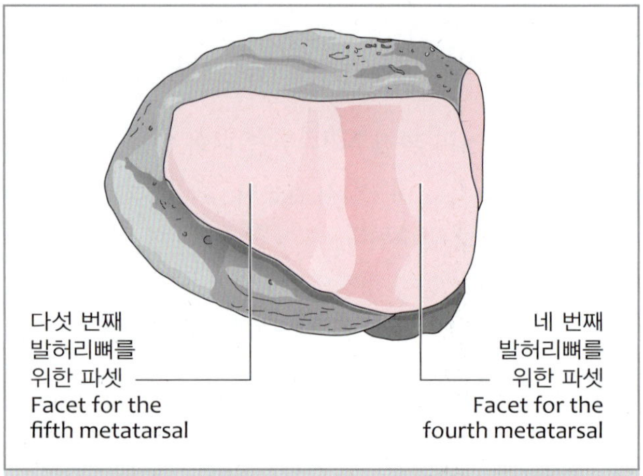

그림 10.132 입방뼈에 있는 먼쪽 관절면

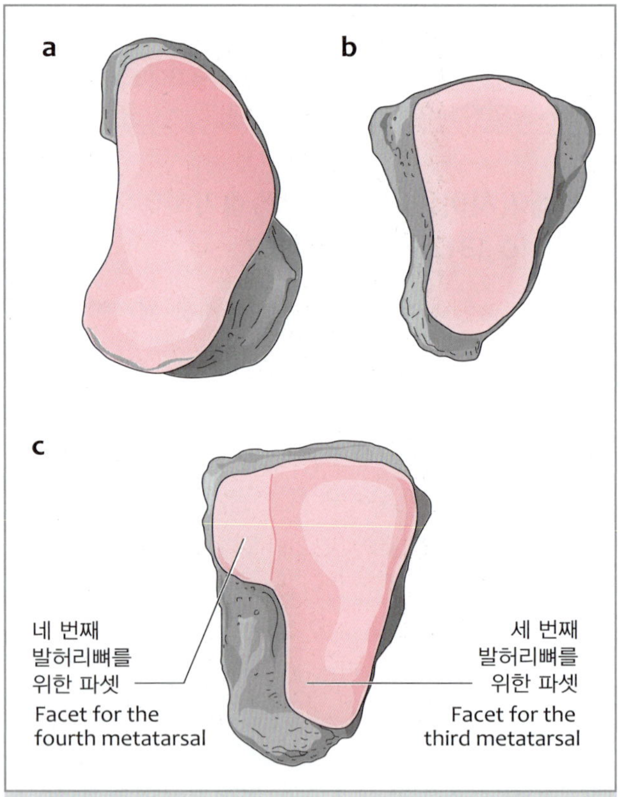

그림 10.133 먼쪽 관절면.
(a) 안쪽쐐기뼈, (b) 중간쐐기뼈, (c) 가쪽쐐기뼈

발허리뼈(그림 10.134와 그림 10.135)

- 첫 번째 발허리뼈는 두 번째 발허리뼈보다 짧은 편이다.
- 두 번째, 세 번째, 네 번째 발허리뼈의 바닥은 쐐기모양이다.
- 첫 번째, 두 번째 세 번째 발허리뼈는 쐐기뼈를 위한 몸쪽 관절면을 형성한다.
- 네 번째와 다섯 번째 발허리뼈는 입방뼈와 관절을 이룬다.
- 두 번째 발허리뼈바닥은 안쪽쐐기뼈와 가쪽 쐐기뼈 사이에 끼워져 있고, 몸쪽에 있는 중간쐐기뼈와 만난다.
- 이런 잠김 시스템 때문에, 두 번째 발허리뼈는 중간발의 뼈들 중에서 가장 안정된 뼈이다.
- 위쪽에서 봤을 때, 다섯 번째 발허리뼈와 입방뼈 사이의 관절선은 몸쪽–가쪽에서 먼쪽–안쪽으로 주행하는 사선 경로를 가진다.
- 만약 관절선이 첫 번째 발허리뼈를 따라 그려지고, 다섯 번째 발허리뼈를 나타내는 관절선과 연결된다면, 교차점이 두 번째 발허리뼈와 세 번째 발허리뼈 사이에 위치한다.
- 첫 번째 발허리뼈와 두 번째 발허리뼈 사이를 제외하고는, 발허리뼈바닥의 측면은 발허리뼈사이관절을 위한 관절면을 가진다.
- 첫 번째 발허리뼈바닥은 아래안쪽 가장자리에서 앞정강근의 닿는곳을 위한 결절을 가진다.

임상 팁

발허리뼈에 견인을 적용했을 때, 관절의 사선 경로를 고려해야 한다. 예를 들어, 첫 번째 발목발허리관절에 대한 견인은 첫 번째 발허리뼈바닥을 먼쪽–안쪽 방향으로 당김으로 이루어져야 한다.

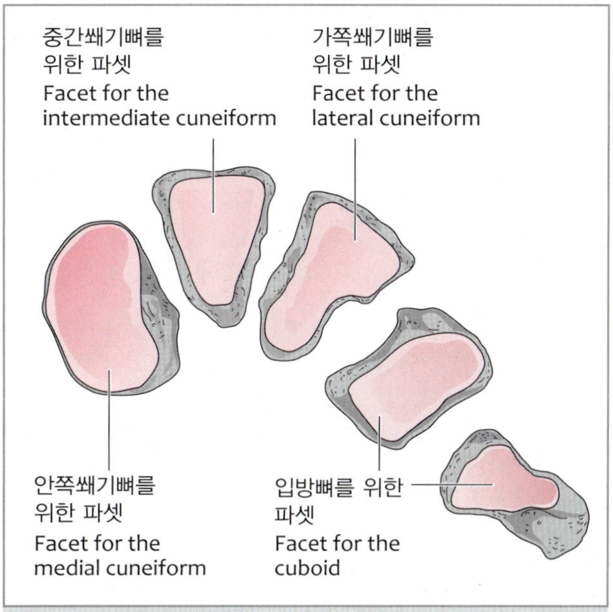

그림 10.134 첫 번째에서 다섯 번째 발허리뼈에 있는 관절면

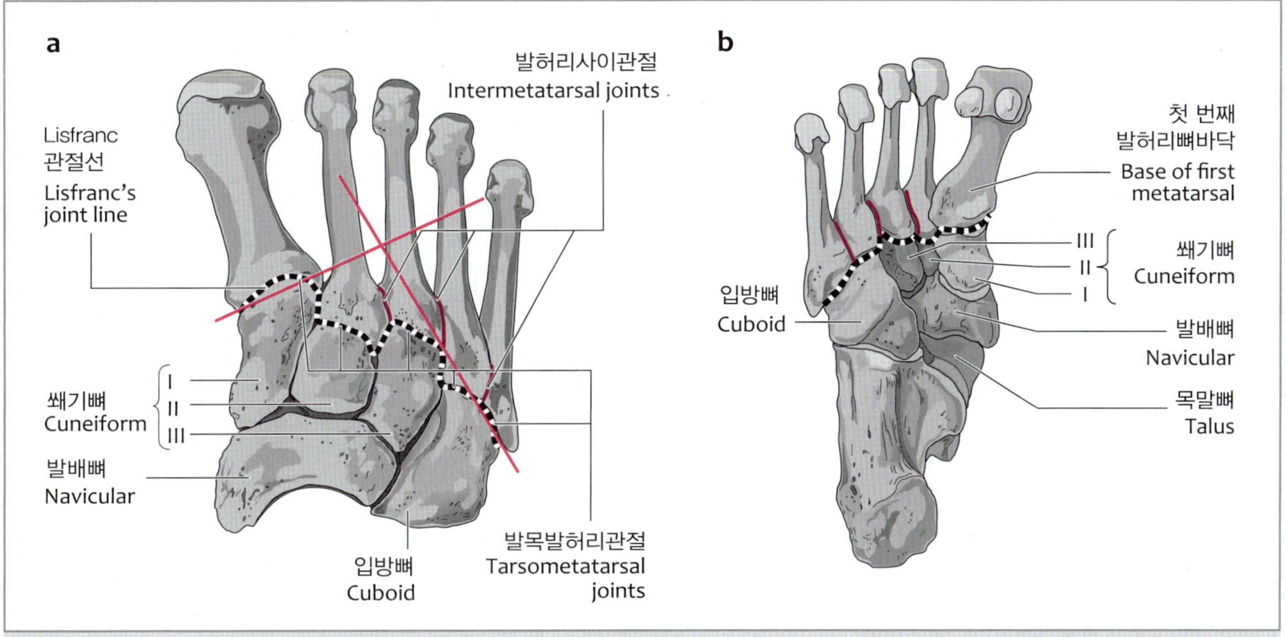

그림 10.135 발허리뼈 연결. (a) 등쪽면. (b) 바닥쪽면

10.10.2 관절주머니와 인대

발목발허리관절은 3개의 독특한 관절을 형성한다. 각 관절은 하나의 관절주머니에 의해 둘러싸여 있다. 이들 중, 두 번째와 세 번째 발목발허리관절은 네 번째와 다섯 번째처럼 하나의 관절공간을 형성한다. 첫 번째, 세 번째 및 네 번째 발허리사이관절은 해당 발목발허리관절과 연결되어 있다. 주변의 관절주머니가 팽팽하기 때문에, 뚜렷한 움직임이 일어나지 않는다.

등쪽발목발허리인대와 바닥쪽발목발허리인대 (그림 10.136과 그림 10.137)

이들 인대 연결은 등쪽과 바닥쪽에 있는 관절주머니를 보강한다.

안쪽 등쪽인대 연결은 가장 강한 편이고, 두 번째 발허리 인대 연결이 안쪽쐐기뼈, 중간쐐기뼈 및 가쪽쐐기뼈로 이어지기 때문에 가장 넓은 편이다. 네 번째 발허리뼈에서 나오는 인대의 섬유는 가쪽쐐기뼈와 입방뼈로 주행한다.

바닥쪽면에서, 뒤정강근힘줄의 일부와 긴발바닥쪽인대의 일부가 이들 인대와 결합되어 있다.

등쪽발허리인대와 바닥쪽발허리인대 (그림 10.136과 그림 10.137)

발허리뼈바닥 사이의 관절 연결은 바닥쪽 인대와 등쪽 인대에 의해 안정화된다. 바닥쪽 인대가 등쪽 인대보다 강한 편이다.

쐐기발허리뼈사이인대(그림 10.138)

이것은 Lisfranc 인대로 불리며, 첫 번째 인대는 안쪽쐐기뼈와 두 번째 발허리뼈 사이의 바닥면을 주행한다. 닿는곳은 쐐기뼈의 가쪽면과 두 번째 발허리뼈의 안쪽 바닥면에 위치한다.

뼈사이인대는 중간쐐기뼈와 가쪽쐐기뼈 사이와 두 번째 발허리뼈와 세 번째 발허리뼈 사이를 주행한다.

발허리뼈사이인대

이들 인대는 3개의 매우 짧은 인대로서, 발허리뼈들을 서로 연결한다. 그들은 발허리사이관절의 안정성에 매우 중요한 역할을 한다.

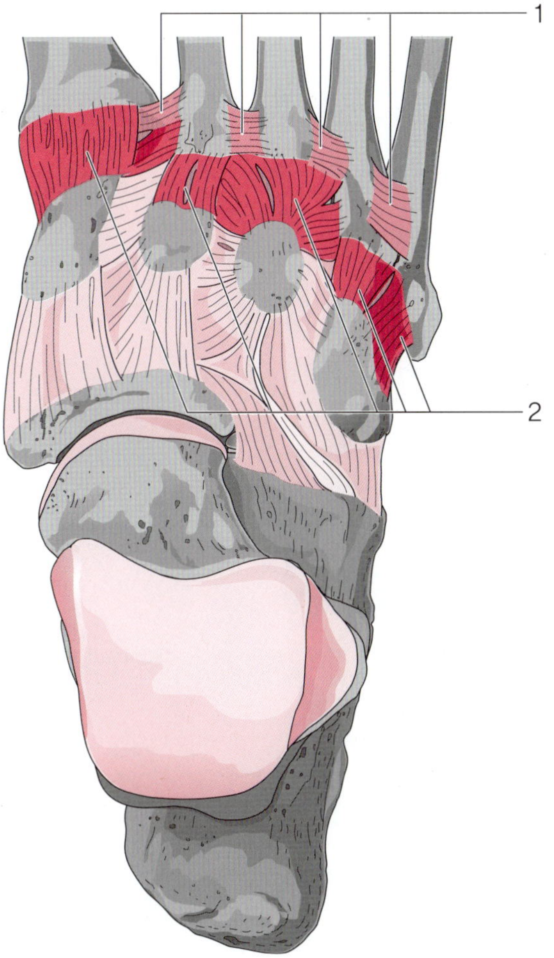

1 = 등쪽발허리인대(Dorsal metatarsal ligament)
2 = 등쪽발목발허리인대(Dorsal tarsometatarsal ligament)

그림 10.136 등쪽발목발허리인대와 등쪽발허리인대

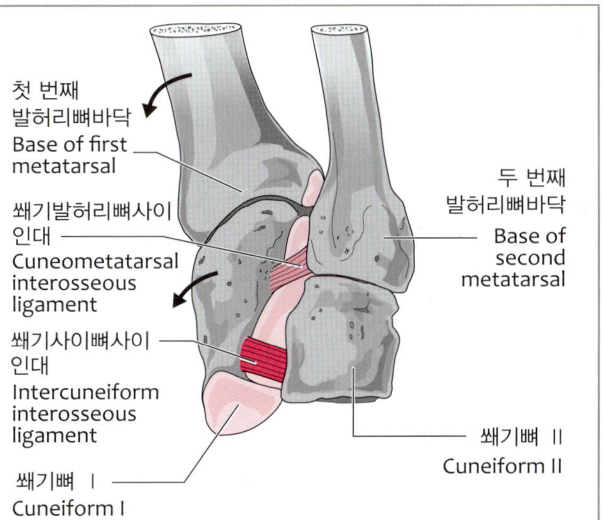

그림 10.138 쐐기발허리인대와 쐐기사이뼈사이인대(첫 번째 발허리뼈와 안쪽쐐기뼈는 바깥쪽으로 경사져 있다: 바닥쪽면)

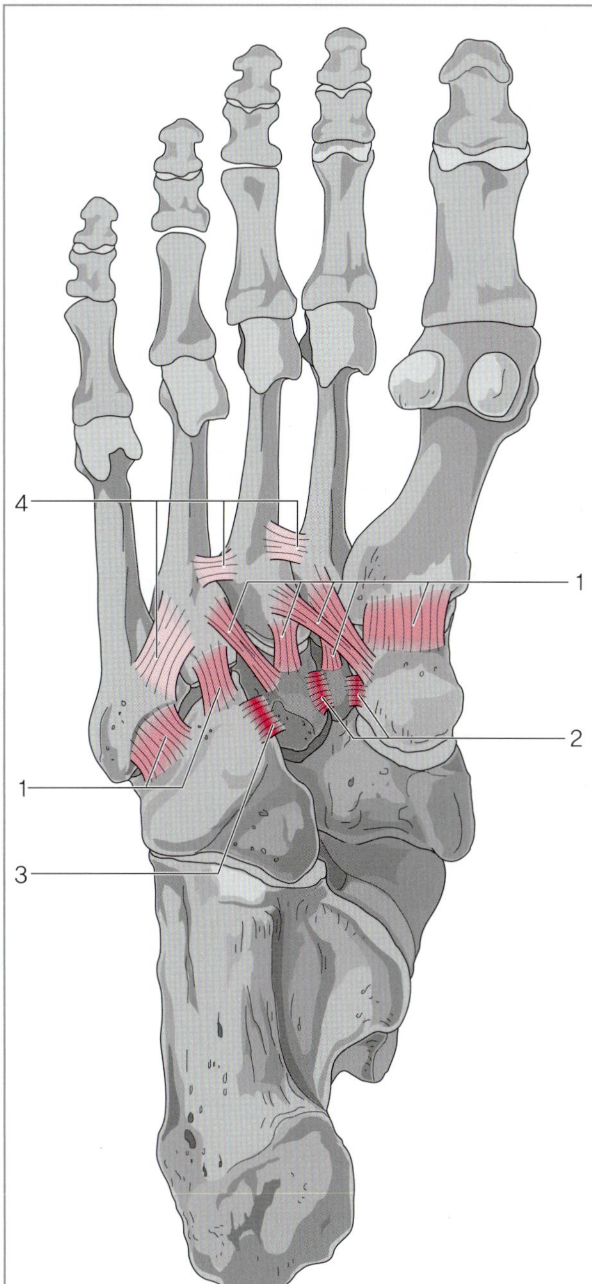

1 = 바닥쪽발목발허리인대(Plantar tarsometatarsal ligaments)
2 = 바닥쪽쐐기사이인대(Plantar intercuneiform ligaments)
3 = 바닥쪽쐐기입방인대(Plantar cuneocuboid ligament)
4 = 바닥쪽발허리인대(Plantar metatarsal ligaments)

그림 10.137 발목발허리관절에서의 바닥쪽 인대 연결

10.10.3 뒷발목관절과 발목발허리관절의 운동축과 움직임

이 관절 복합체에서도, 축을 정확하게 표현하기 어렵다. 여기에서는 단지 절충된 축만을 제시할 것이다.

세로축(그림 10.139)

세로축은 거의 발의 중간선에 해당하며, 두 번째 발가락과 세 번째 발가락 사이를 통과한다. 그리고 세로축은 뒤쪽으로 연장되어 발꿈치의 중간 지점을 통과한다.

엎침과 뒤침의 움직임이 세로축을 중심으로 일어난다.

시상축

시상축이 개별 관절에도 존재하며, 이 축을 중심으로 굽힘과 폄이 일어난다.

관련된 관절이 반관절이기 때문에, 제한된 가동성에도 불구하고, 전체 움직임은 뒤침/모음/굽힘과 엎침/벌림/폄 쪽으로 발 형태를 변화시키는데 기여하고, 보행 동안 지면에 발이 적응할 수 있도록 만든다.

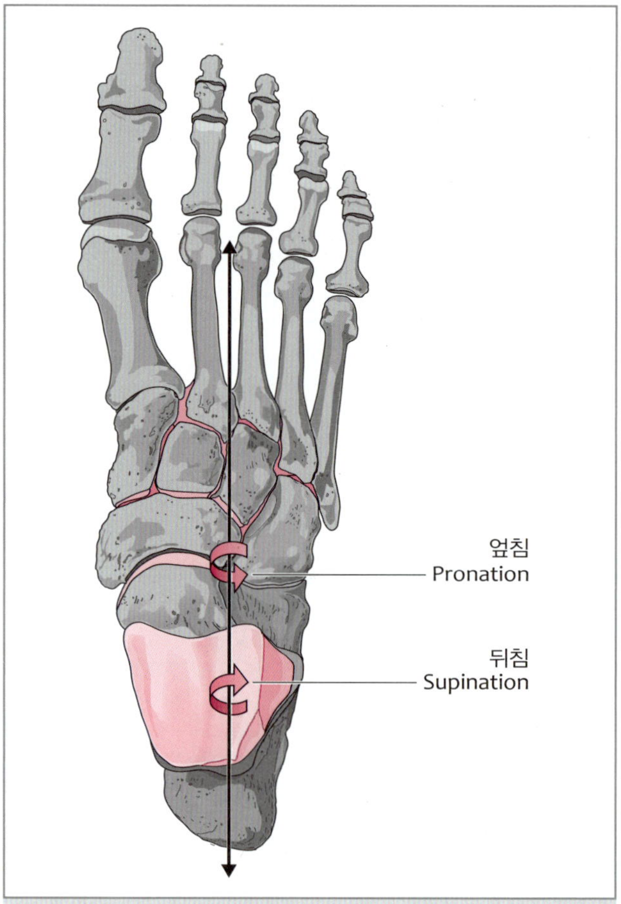

그림 10.139 엎침과 뒤침의 축

뒤침/엎침(그림 10.140)

가동범위

능동: 중립위로부터 각각 40°/25°

수동: + 10°

뒷발과 비교해 앞발의 비틀림 움직임과 관련된 정확한 정보를 얻기 위해, 뒷발을 고정한다.

그 다음, 엎침을 평가하기 위해, 발의 바깥쪽 가장자리를 들어올린다. 뒤침을 평가하기 위해, 발의 안쪽 가장자리를 들어올린다(**그림 10.140**).

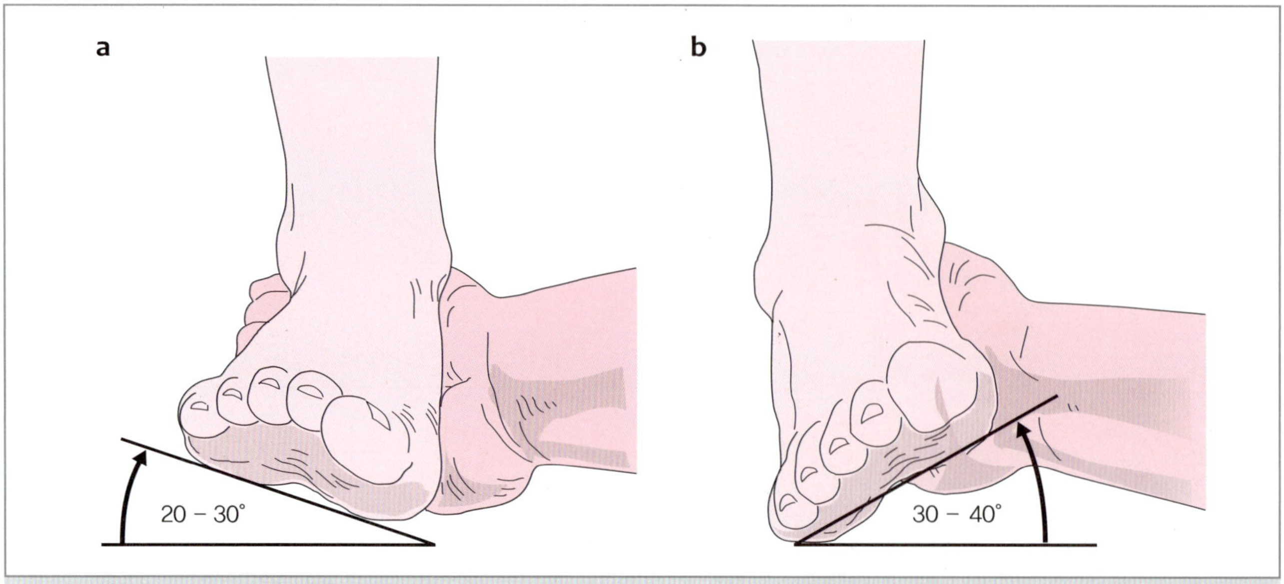

그림 10.140 뒷발목관절(**tarsal joiont**)의 움직임. ⒜ 발꿈치를 고정한 상태의 능동 엎침. ⒝ 발꿈치를 고정한 상태의 능동 뒤침

발의 비틀림 움직임은 환자가 발가락끝으로 서기 자세를 취할 때 특히 잘 관찰될 수 있다. 앞발이 고정되고, 앞발을 축으로 발바닥 전체가 회전을 하는데, 이것은 특히 발꿈치뼈에서 잘 보여진다(**그림 10.141**).

굽힘/폄

위쪽발목관절은 80°까지 발바닥굽힘하고, 30–40°까지 발등굽힘한다.

가동범위(그림 10.142)

개별 관절의 움직임은 측정불가능하다.
그림 10.142에 주어진 데이터는 Quzounian과 Shereff의 분석(1989)에서 나온 것이다. 이들 수치는 평균값이다.

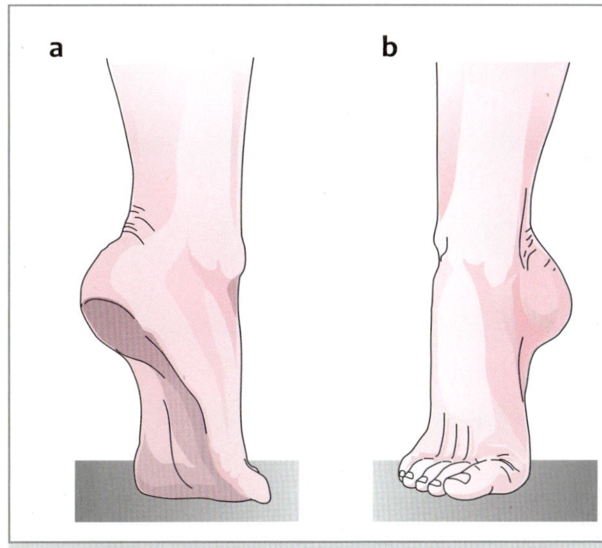

그림 10.141 (a,b) 발가락서기 동안 앞발에 대해 뒷발을 회전하기

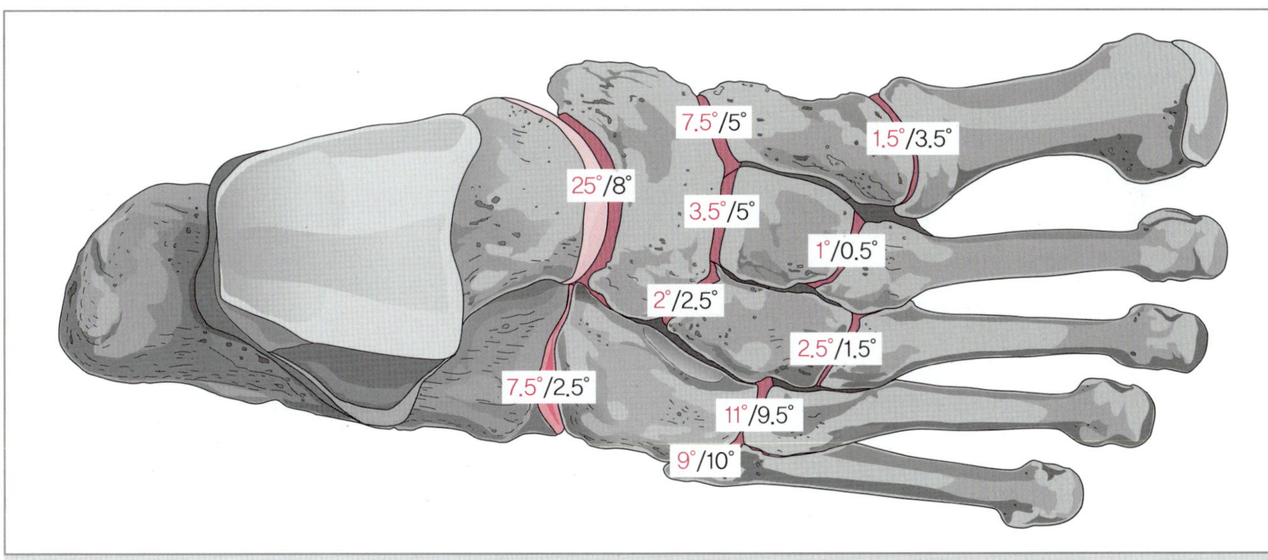

그림 10.142 뒷발목관절의 가동범위. 빨간색: 엎침과 뒤침. 검은색: 굽힘과 폄

10.11. 발허리발가락관절과 마디뼈사이관절

10.11.1 발허리발가락관절과 마디뼈사이관절의 뼈구조물과 관절면

발허리뼈(그림 10.143)

- 발허리뼈머리는 볼록한 원통형 관절면이고, 바닥쪽 방향으로 뻗어 있다.
- 첫 번째 발허리뼈머리는 2개의 바닥쪽 고랑을 가지고 있는데, 여기에서 종자뼈가 활주한다.
- MTP 관절 사이에 작은 윤활주머니가 있다. 발의 안쪽 가장자리에는 윤활주머니가 발허리뼈머리 위에 존재한다.

종자뼈(그림 10.144)

- 종자뼈는 첫 번째 MTP 관절의 관절주머니의 양쪽 측면과 곁인대에 부착된다.
- **안쪽종자뼈**는 엄지벌림근의 힘줄과 짧은엄지벌림근의 안쪽갈래 안에 위치한다.
- 안쪽종자뼈는 첫 번째 발허리뼈의 세로축으로부터 치우쳐 위치한다.
- 짧은엄지벌림근의 가쪽갈래와 엄지모음근은 **가쪽종자뼈** 쪽으로 향한다.
- 긴엄지굽힘근의 힘줄은 두 종자뼈 사이를 주행한다.
- 종자뼈는 폄과 굽힘 사이에서 거의 50° 경로로 주행하며, 이것은 1–1.5 ㎝에 해당한다. 굽힘 시 종자뼈는 첫 번째 발허리뼈의 머리와 목이 잇는 전이 지점 근처에 위치하고, 폄 시에는 먼쪽으로 이동한다.

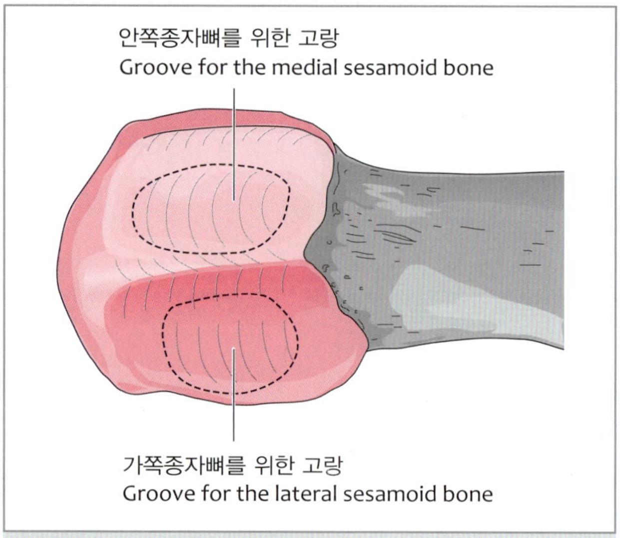

그림 10.143 첫 번째 발허리뼈머리(바닥면)

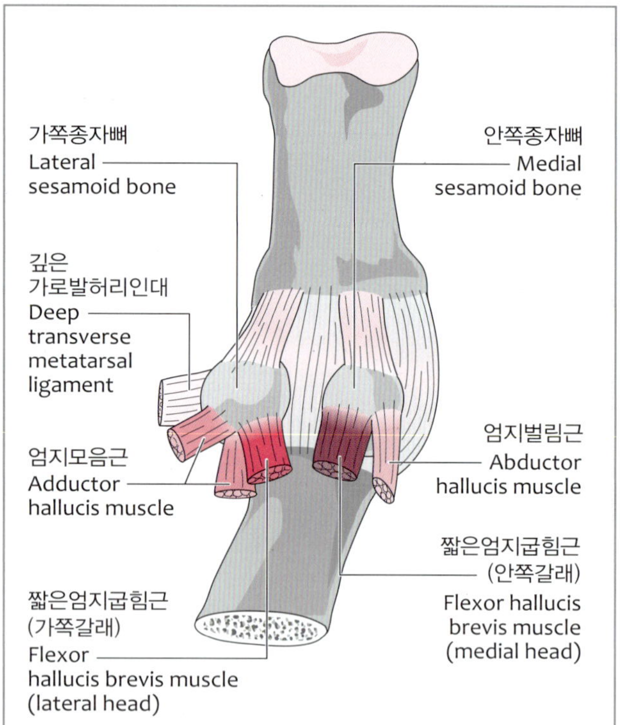

그림 10.144 종자뼈와의 연결

마디뼈(그림 10.145)

- 몸쪽마디뼈바닥은 발허리뼈머리를 위한 관절면을 가지고 있다.
- 관절면은 약간 오목한 편이다.
- 몸쪽마디뼈바닥의 난원형 관절 소켓은 섬유연골판에 의해 넓어진다(**그림 10.149 참고**).
- 각 마디뼈머리에 있는 실패 모양의 관절면은 볼록한 형태를 띤다.
- 마디뼈머리 중앙 부위의 바닥면에는 고랑이 있고, 굽힘 시 다음 마디뼈바닥과 접촉을 한다.
- 바닥에는, 고랑과 잘 맞는 돌출된 쐐기모양의 관절면이 존재하고, 볼록한 형태이다.
- 먼쪽마디뼈머리는 버섯처럼 생긴 팽대부가 있다.
- 엄지발가락은 한 개의 마디뼈사이관절만 가진다.

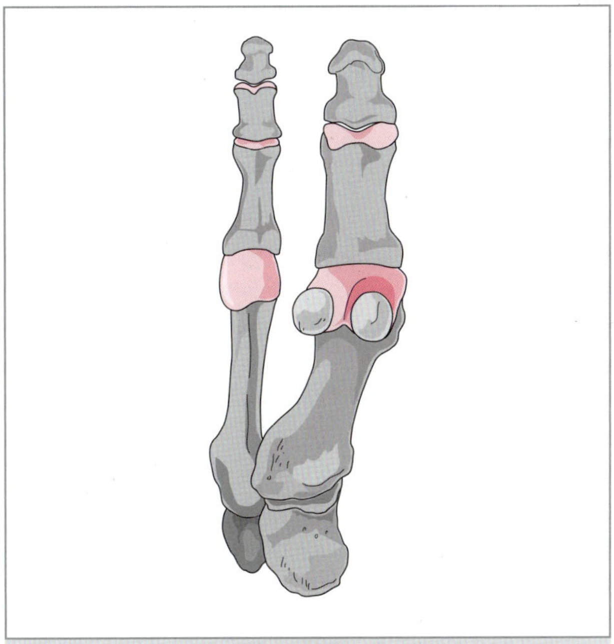

그림 10.145 마디뼈 관절의 관절면(바닥쪽면)

경사각도(그림 10.146)

첫 번째 발허리뼈의 세로축은 지면으로부터 18-25°의 각도를 형성한다. 경사는 첫 번째 발허리뼈 쪽으로 감소하고 단지 5°의 각도만 가진다.

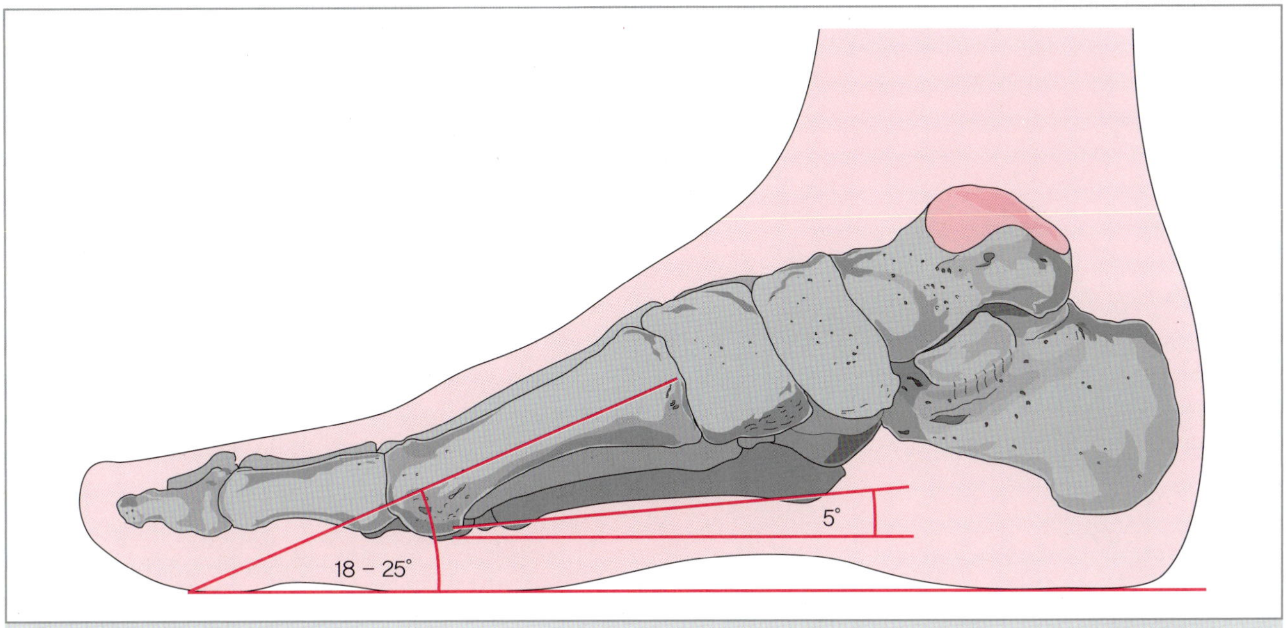

그림 10.146 발허리뼈의 경사각도

발허리사이각도(그림 10.147)

엄지발가락에 대한 첫 번째 발허리뼈의 가로면상 중립위가 매우 중요한데, 그 이유는 이 부위에서 앞발의 빈번한 변화(마당발)가 일어나기 때문이다.

첫 번째 발허리뼈를 통과하는 세로축과 두 번째 발허리뼈를 통과하는 세로축은 서로에 대해 8° 미만의 각도를 형성한다.

첫 번째 발허리발가락관절의 밖굽이 각도 (그림 10.147)

이것은 발허리뼈의 세로축과 몸쪽마디뼈의 세로축이 형성하는 각도로 결정된다. 그것은 10–20°보다 더 커서는 안된다.

병리

밖굽이엄지 (그림 10.148)

이것은 첫 번째 MTP 관절의 아탈구 형태에서 엄지발가락 축의 가쪽 편위와 관련된다.
진단은 첫 번째 마디뼈의 밖굽이 각도를 측정함으로써 명확해진다. 이러한 경우는 밖굽이 각도가 20° 이상이다.
10.13 생체역학을 참고하기 바란다.

마당발

한편, 발허리사이각도의 증가는 마당발을 의미하고, 종종 밖굽이엄지로 진행한다.

발허리뼈가 벌어지기 때문에, 첫 번째 발허리뼈머리가 안쪽으로 팽창하게 되고, 신발에 의해 압박을 받게 된다. 이런 결과로 첫 번째 발허리뼈머리의 피부밑 윤활주머니가 반복적으로 자극을 받게 되어 심한 통증이 발생한다.

10.13 생체역학을 참고하기 바란다.

행군골절 또는 피로골절

이것은 발허리뼈를 사선이나 가로 방향으로 나누는 미세한 틈이 생기는 것이다. 커다란 굽힘 스트레스 때문에 두 번째 발허리뼈가 가장 많이 침범된다.

이런 골절은 장시간의 행군 이후에 발에서 발견된다.

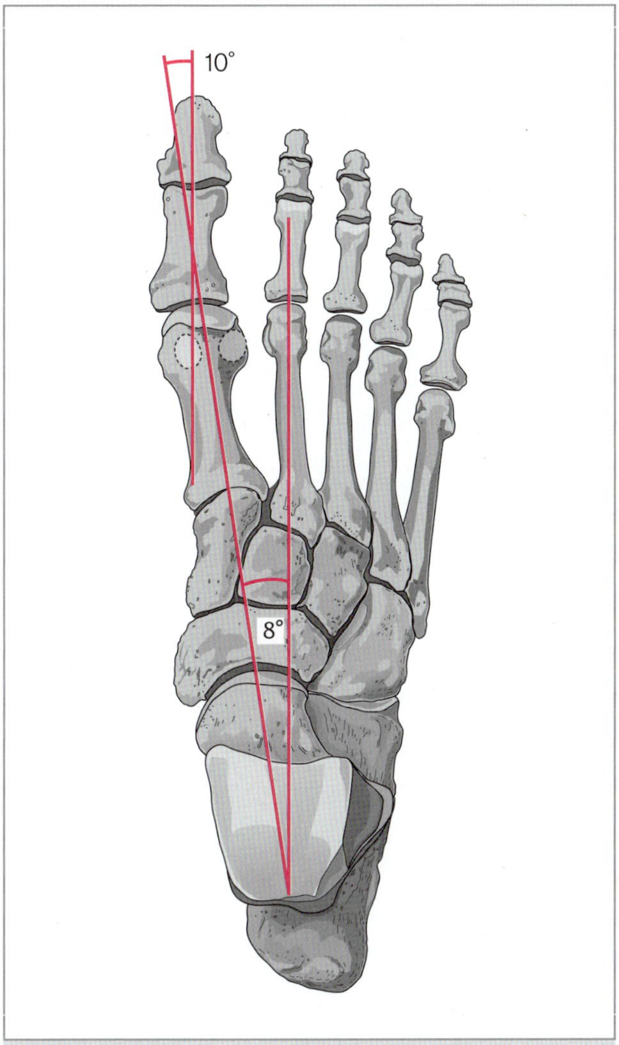

그림 10.147 발허리사이 각도와 첫 번째 발허리발가락관절의 밖굽이 각도

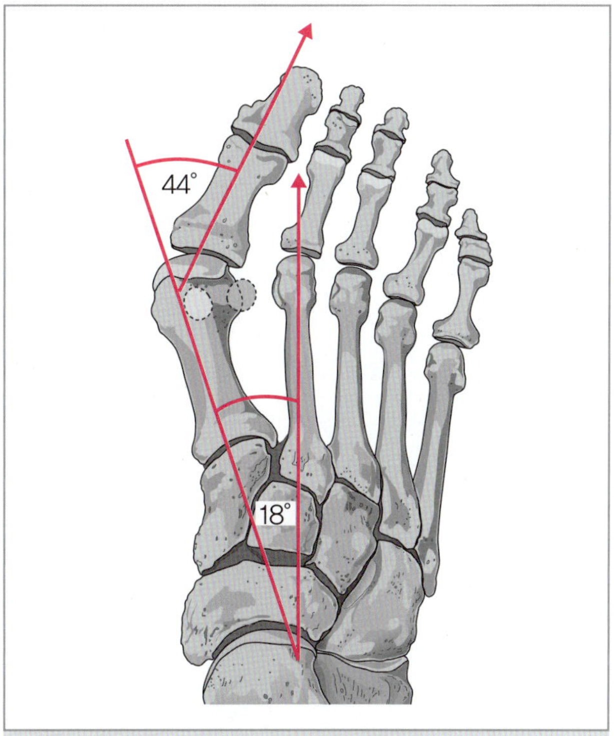

그림 10.148 밖굽이엄지에서의 발허리사이 각도의 변화와 첫 번째 발허리발가락관절 밖굽이 각도의 변화

10.11.2 발허리발가락관절과 마디뼈사이관절의 관절주머니와 인대

관절주머니는 상대적으로 넓은 편이고, 광범위한 움직임을 허용한다. 관절주머니의 바닥면은 섬유연골판에 의해 보강되고, 등쪽은 등쪽 발가락널힘줄에 의해 보강된다. 그리고 측면은 곁인대에 의해 보강된다.

가쪽곁인대와 안쪽곁인대(그림 10.149)

이들 곁인대의 경로는 사선 방향인 몸쪽-등쪽에서 먼쪽-바닥쪽으로 주행한다. 그러므로 그들은 굽힘 때 긴장되고, 폄 때 이완된다.

바닥쪽인대(그림 10.149와 그림 10.150)

바닥쪽인대는 관절의 바닥쪽인 섬유연골판에 위치한다. 이런 경우, 이것은 마디뼈바닥에 고정되고, 관절주머니와 합병된다. 굽힘근 힘줄과 연결되는 연결 부위도 있다.

깊은가로발허리인대(그림 10.150)

이것은 강한 인대로서 발허리뼈머리들을 연결한다. 각 분절은 바닥쪽인대에 고정된다. 엄지모음근 가로갈래의 일부가 이것에서 시작된다.

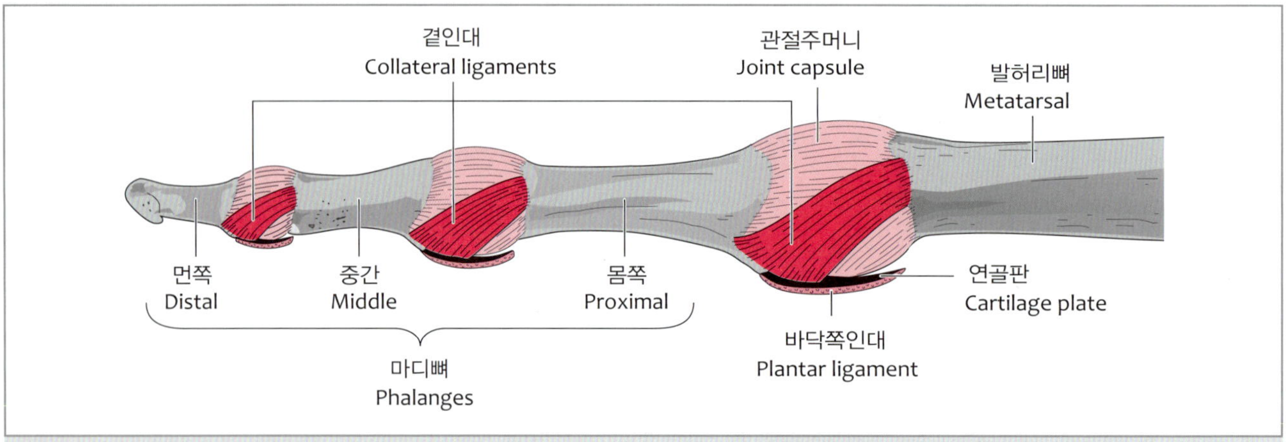

그림 10.149 곁인대와 바닥쪽인대(두번째 발가락의 안쪽면)

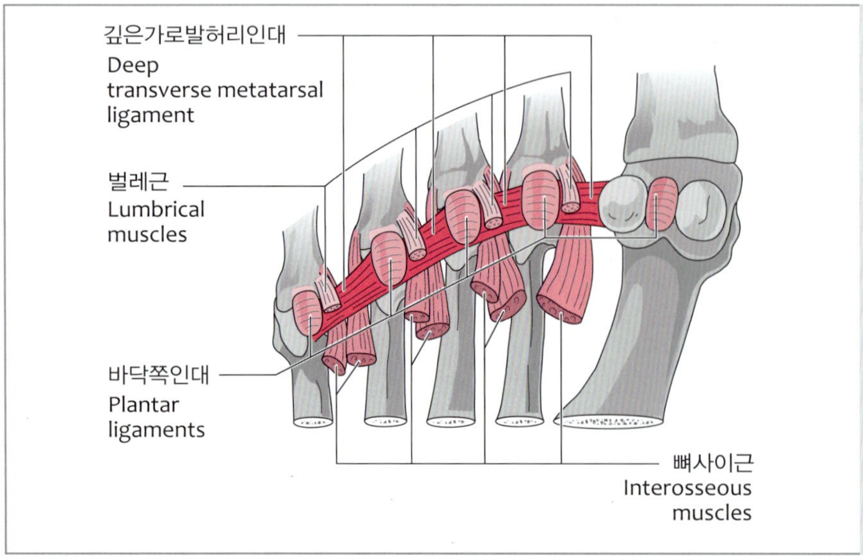

그림 10.150 깊은가로발허리인대와 바닥쪽인대(바닥쪽면)

10.11.3 축과 움직임

각 관절 분절의 운동축은 몸쪽 관절 파트너에 위치하고, 굽힘과 폄을 위해서는 이마면을 통과하고, 벌림과 모음을 위해서는 수직면을 통과한다.

MTP 관절에서는 굽힘, 폄 및 좌우 움직임이 가능하다.

마디뼈사이관절은 경첩관절로서, 굽힘과 폄의 움직임만 수행할 수 있다.

- 엄지발가락의 MTP 관절(**그림 10.151**):
  - ○ **능동 굽힘/폄**: 중립위로부터 각각 45°/70°
  - ○ **능동 벌림/모음**: 중립위로부터 각각 10°/5°
- 마디뼈사이관절(**엄지**): 능동 굽힘/폄: 60°/5°
- 다른 발가락의 MTP 관절(**그림 10.152**):
  - ○ **능동 굽힘/폄**: 40°/70°
  - ○ **벌림/모음**: 최소
- 몸쪽마디뼈사이관절: 능동 굽힘/폄: 35°/0°
- 먼쪽마디뼈사이관절: 능동 굽힘/폄: 60°/30°

보행 시 발가락의 움직임(그림 10.153)

발꿈치들기와 발가락들기 사이의 단계에서는, 발가락이 최대 폄으로 밀기를 한다. 엄지는 최대 가동범위인 90°까지 폄된다.

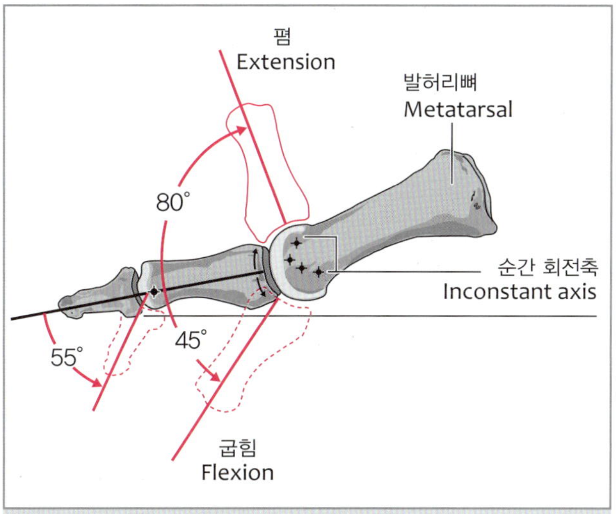

그림 10.151 엄지발가락의 굽힘과 폄의 범위

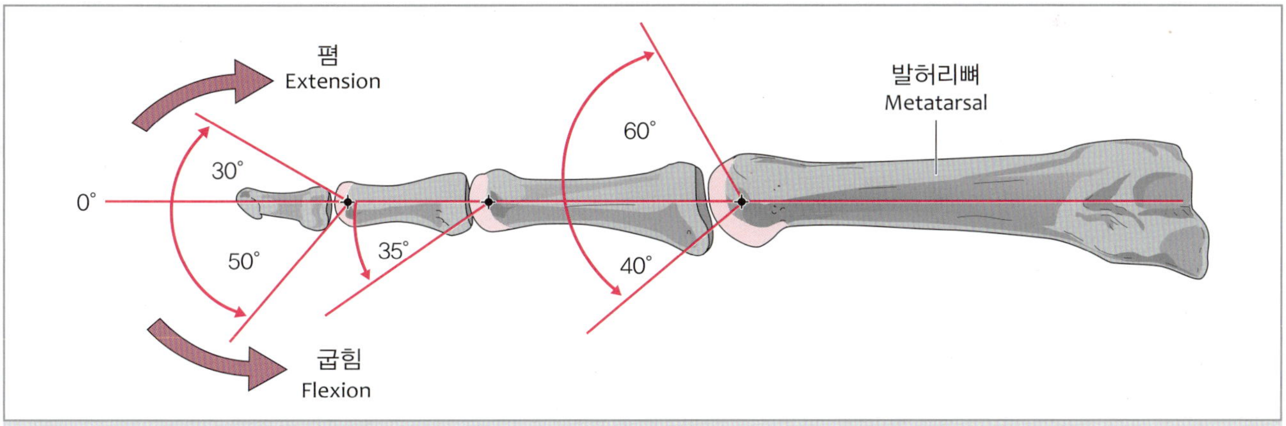

그림 10.152 발가락 굽힘과 폄의 범위

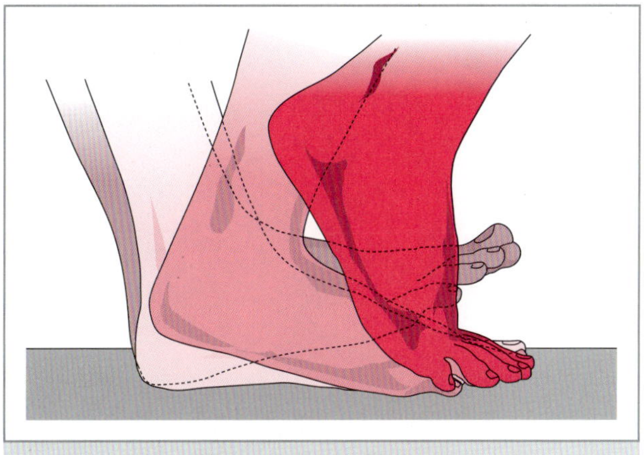

그림 10.153 보행할 때의 발가락 움직임

10.12 근육

10.12.1 발등굽힘근(그림 10.154)

- 앞정강근
- 긴발가락폄근
- 긴엄지폄근
- 3 종아리근

▷ **10.6 발목관절의 안정화를 참고하기 바란다.**

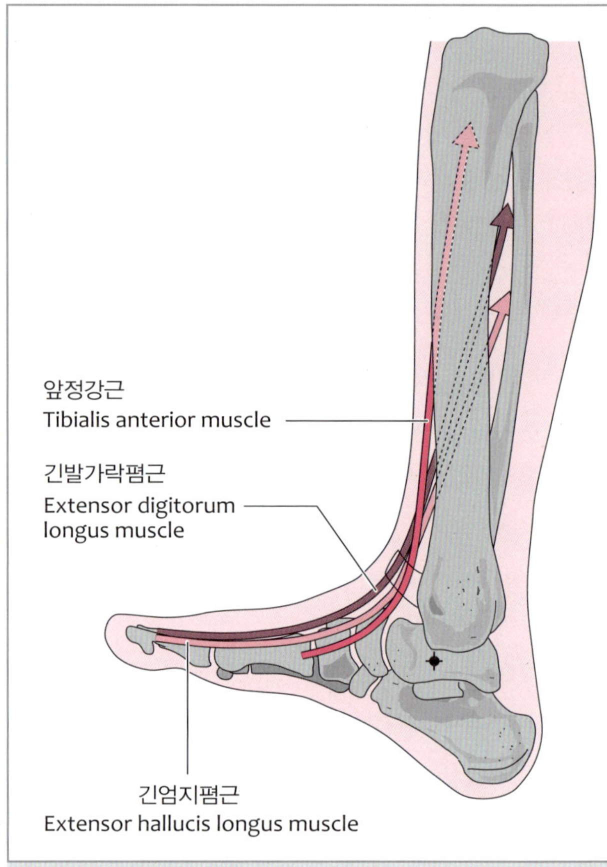

그림 10.154 발등굽힘근

10.12.2 발바닥굽힘근(그림 10.155)

- 종아리세갈래근
- 뒤정강근
- 긴발가락굽힘근
- 긴엄지굽힘근
- 긴종아리근
- 짧은종아리근

▷ **10.6 발목관절의 안정화를 참고하기 바란다.**

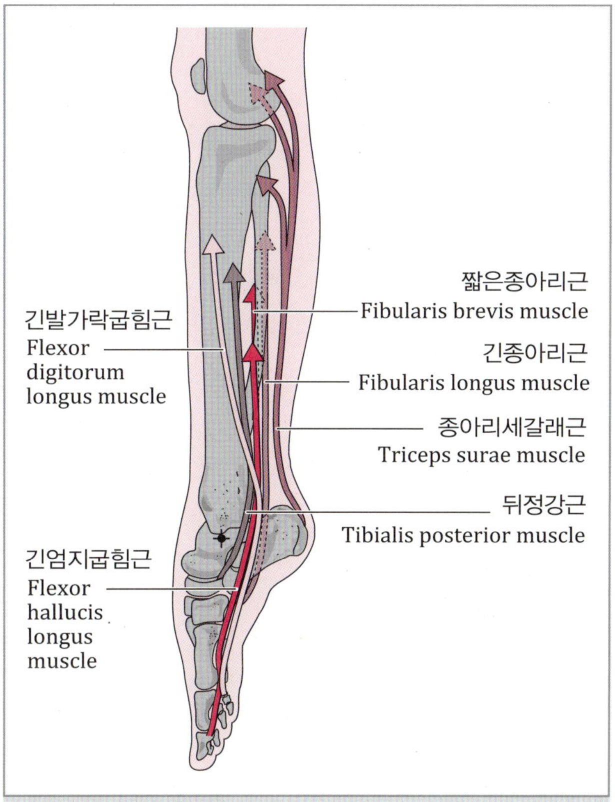

그림 10.155 발바닥굽힘근

10.12.3 엎침근/벌림근(그림 10.156)

짧은종아리근

짧은종아리근은 앞발의 벌림과 동시에 다섯 번째 발허리뼈와 발의 바깥 가장자리를 올림한다. 짧은종아리근은 다섯 번째 발허리뼈를 당기고, 그 다음 입방뼈를 당기고, 최종적으로 발배뼈와 발꿈치뼈를 당긴다. 발꿈치뼈의 뒤쪽 이동으로 인해 발목굴이 좁아진다.

긴종아리근

긴종아리근은 앞발을 가쪽으로 움직이고, 안쪽쐐기뼈와 첫 번째 발허리뼈와의 연결을 통해 발의 안쪽가장자리를 내림한다.

긴발가락폄근

위의 양쪽 근육은 긴발가락폄근에 의해 지지된다.

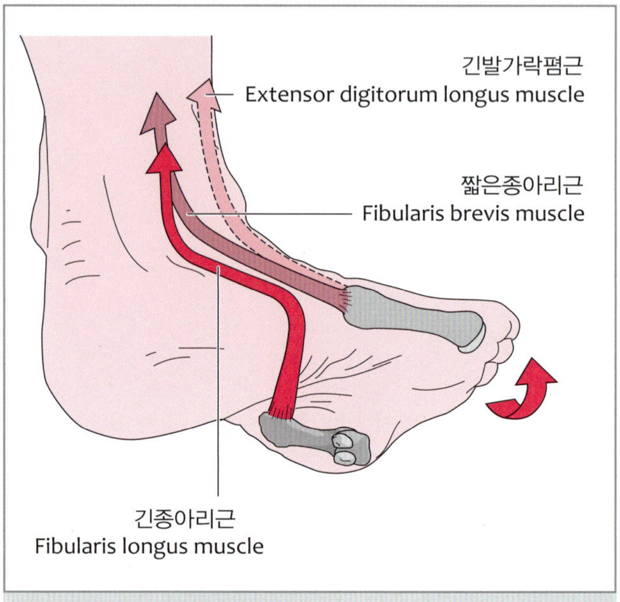

그림 10.156 발의 엎침근/벌림근

10.12.4 뒤침금/모음근(그림 10.157)

앞정강근

짧은종아리근은 앞발의 벌림을 일으키고, 안쪽쐐기뼈와 첫 번째 발허리뼈사이의 인대 연결을 통해 발의 안쪽 가장자리를 들어올린다. 앞발은 이런 움직임을 따른다.

뒤정강근

뒤정강근은 발배뼈를 안쪽으로 당겨 주로 모음근 요소를 지지한다. 발배뼈는 입방뼈를 당기고, 최종적으로 발꿈치뼈를 당긴다. 결과적으로 발목굴이 넓어진다.

종아리세갈래근

이것은 뒷발로부터 뒤침을 지지한다. 발꿈치의 밖굽이 자세 때문에, 대부분의 근육들이 뒤침-엎침 축보다 안쪽에 위치한다.

긴발가락굽힘근과 긴엄지굽힘근

이들 근육은 앞발로부터 모음과 뒤침을 지지한다.

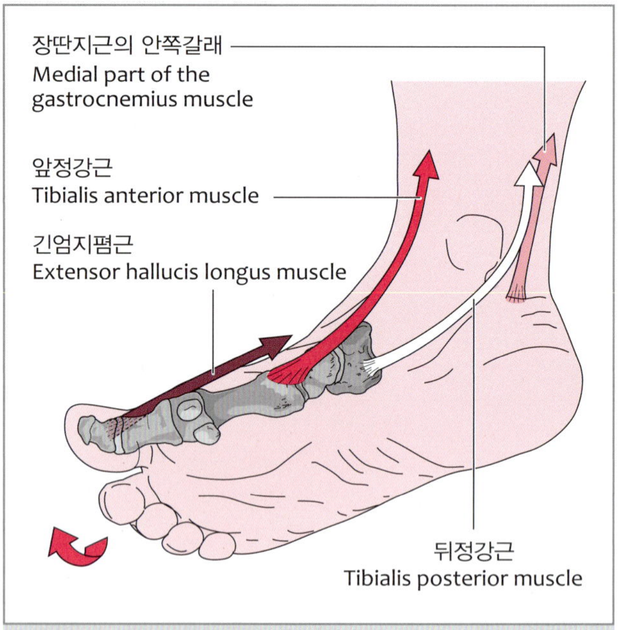

그림 10.157 발의 뒤침근/모음근

10.12.5 발등 근육

짧은발가락폄근(그림 10.158)

- 이는곳은 인대의 닿는곳과 아래쪽 폄근지지띠와 밀접한 관계에 있는 발목굴 안에 위치한다.
- 앞쪽으로 가면, 강력한 근육 힘살이 발달해 있고, 이것은 가쪽발등영역 위에서 물렁조직 고리를 형성한다.
- 짧은발가락폄은 중간발허리뼈 영역에서 3개의 종말힘줄로 전이한다.
- 가쪽에서 접근하면, 3개의 힘줄이 긴발가락폄근의 힘줄로 방사한다.

짧은엄지폄근(그림 10.158)

- 이것은 짧은발가락폄근의 일부이다.
- 짧은엄지폄근은 이는곳 레벨에서 목말발꿈치뼈사이인대와 연결된다.
- 이 근육은 긴엄지폄근 힘줄 안으로 주행하여 등쪽 발가락팽대부에 연결된다.
- **기능:** 이것은 모든 발가락관절의 폄을 일으킨다.
- **신경지배:** 깊은종아리신경

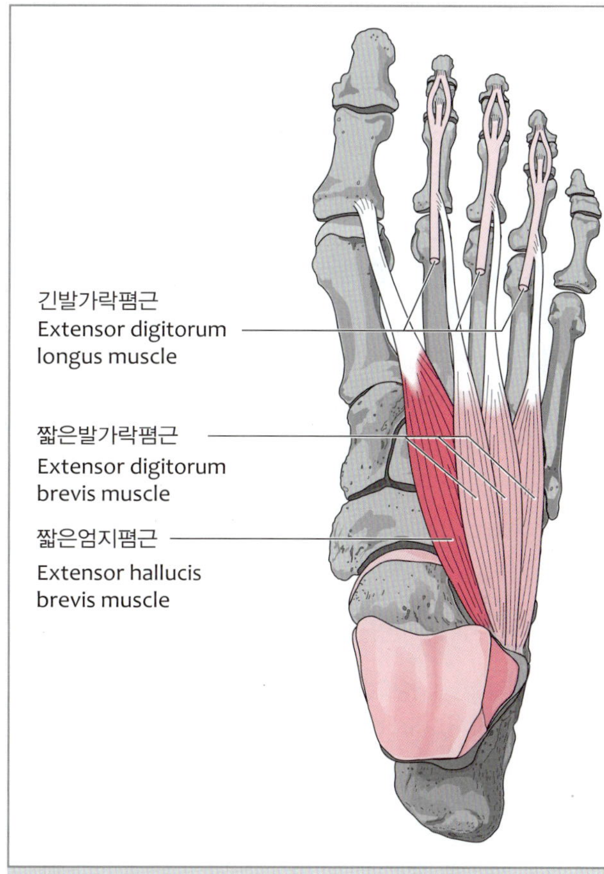

그림 10.158 짧은발가락폄근과 짧은엄지폄근

10.12.6 발바닥 근육

짧은발가락굽힘근(그림 10.159)

- 발바닥널힘줄 바로 밑에 위치한다.
- 이것은 중앙근육구획 안에서 주행한다.
- 이것은 발꿈치뼈거친면에서 중간마디뼈까지 주행한다.
- 근육은 발허리뼈바닥 레벨에서 종말힘줄로 전이하는 4개의 두꺼운 힘살을 가지고 있다.
- 각 힘줄은 몸쪽마디뼈 레벨에서 틈(slit)을 생성하고, 긴 굽힘근의 해당 힘줄은 먼쪽마디뼈까지 주행하는 한편, 짧은발가락굽힘근의 힘줄은 중간마디뼈까지 주행한다(**그림 10.100b 참고**).
- **기능:** 몸쪽마디뼈와 중간마디뼈의 발가락 굽힘과 세로발활의 긴장
- **신경지배:** 안쪽발바닥신경

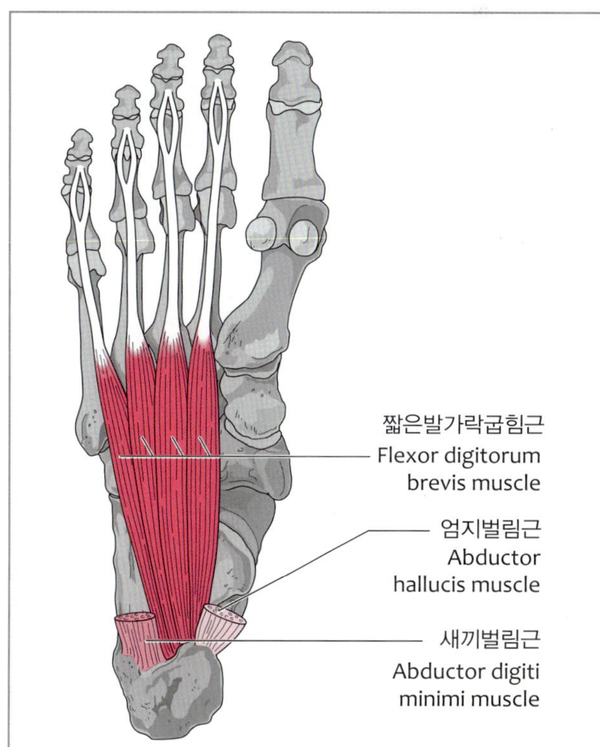

그림 10.159 짧은발가락굽힘근

발바닥네모근(그림 10.160)

- 이것은 짧은발가락굽힘근 밑에 위치한다.
- 이것은 발꿈치뼈에 넓은 이는곳을 가지고 있고, 일부는 긴발바닥쪽인대로부터 나온다.
- 이 근육은 뼈에 붙는 닿는곳을 가지지 않는다. 근육은 긴발가락굽힘근 힘줄의 가쪽면에 부착한다.
- **기능:** 이것은 발가락을 굽힘할 때 긴발가락굽힘근을 지지한다. 이것은 사선 방향으로 주행하는 힘줄의 일부를 세로방향으로 당김으로써 긴발가락굽힘근의 효과를 향상시킨다.
- **신경지배:** 가쪽발바닥신경

벌레근(그림 10.160)

- 4개의 근육은 긴발가락굽힘근의 4개 종말힘줄의 안쪽면에서 시작한다.
- 깊은가로발허리인대 레벨에서 인대와 근육 사이에 윤활주머니가 있다.
- 벌레근은 MTP의 관절주머니와의 연결을 형성하고, 더 먼쪽인 등쪽 발가락평대부까지 이어진다.
- **기능:** MTP의 굽힘, 그리고 발가락의 나머지 관절의 약한 폄
- **신경지배:** 첫 번째와 두 번째 벌레근: 안쪽발바닥신경. 세 번째와 네 번째 벌레근: 가쪽발바닥신경

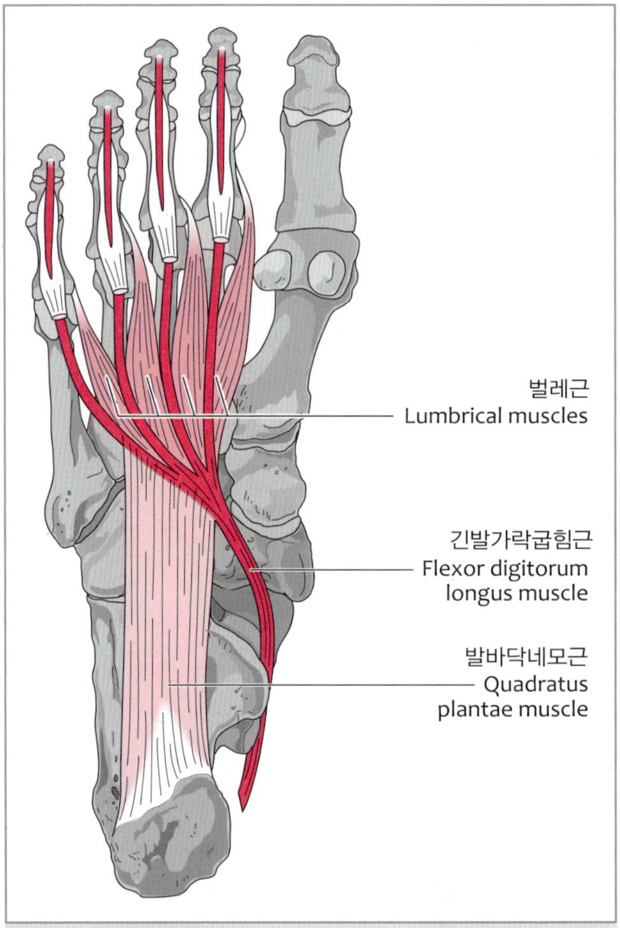

그림 10.160 발바닥네모근과 벌레근

등쪽뼈사이근과 바닥쪽뼈사이근(그림 10.161)

- 이들은 깊은층 근육에 속하고, 발허리사이공간 안에 위치한다.
- 이 근육들은 발허리뼈의 양쪽 측면과 바닥쪽 인대에서 시작하고, 등쪽 발가락폄대부와 몸쪽마디뼈의 측면 가장자리까지 이어진다.
- 3개의 바닥쪽 근육 갈래와 4개의 등쪽 근육 갈래가 있다.
- **기능:** MTP의 **굽힘:** 바닥쪽 근육은 발가락을 두 번째 발가락 쪽으로 움직인다(모음). 등쪽 근육은 발가락을 벌림한다.
- **신경지배:** 가쪽발바닥신경

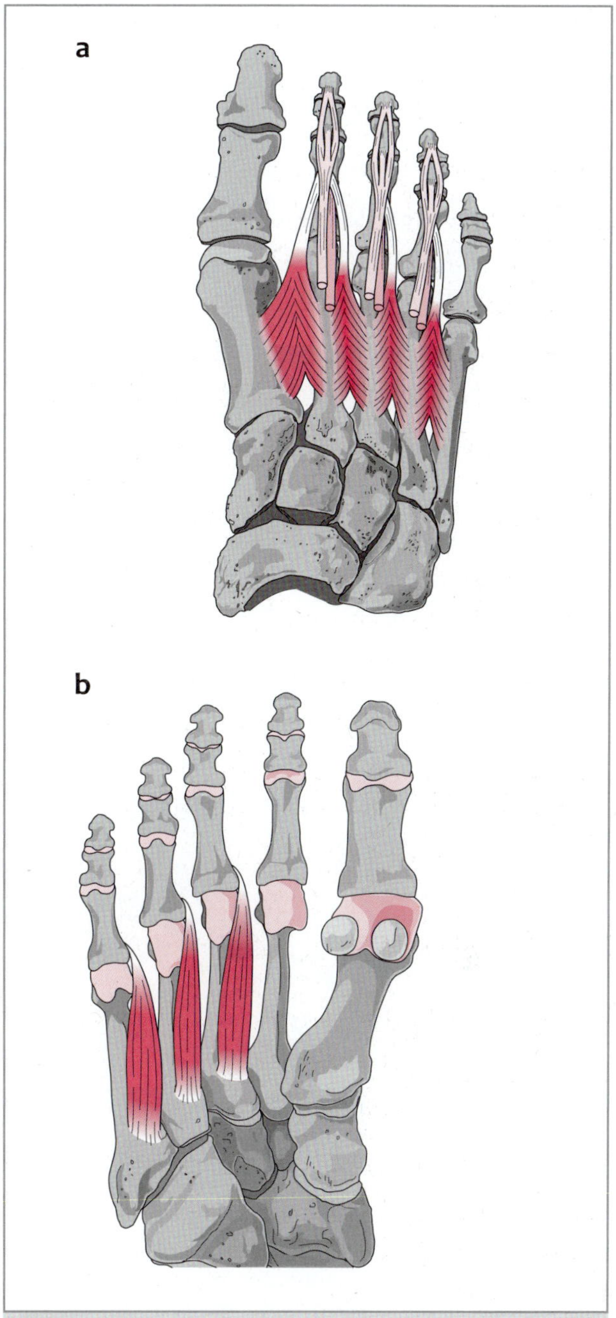

그림 10.161 (a) 등쪽뼈사이근. (b) 바닥쪽뼈사이근

10.12.7 엄지 근육

엄지벌림근(그림 10.162)

- 이것은 얕은층 근육에 속한다.
- 이것은 발의 안쪽 경계를 주행하고, 발바닥널힘줄의 경계를 형성한다.
- 안쪽종자뼈는 힘줄 닿는곳 안에 위치한다.
- 이것은 엄지 MTP 관절의 관절주머니-인대 구조물에 연결하고, 몸쪽마디뼈에 부착한다.
- **기능:** 엄지의 벌림, 엄지 MTP의 굽힘, 세로발활의 긴장
- **신경지배:** 안쪽발바닥신경

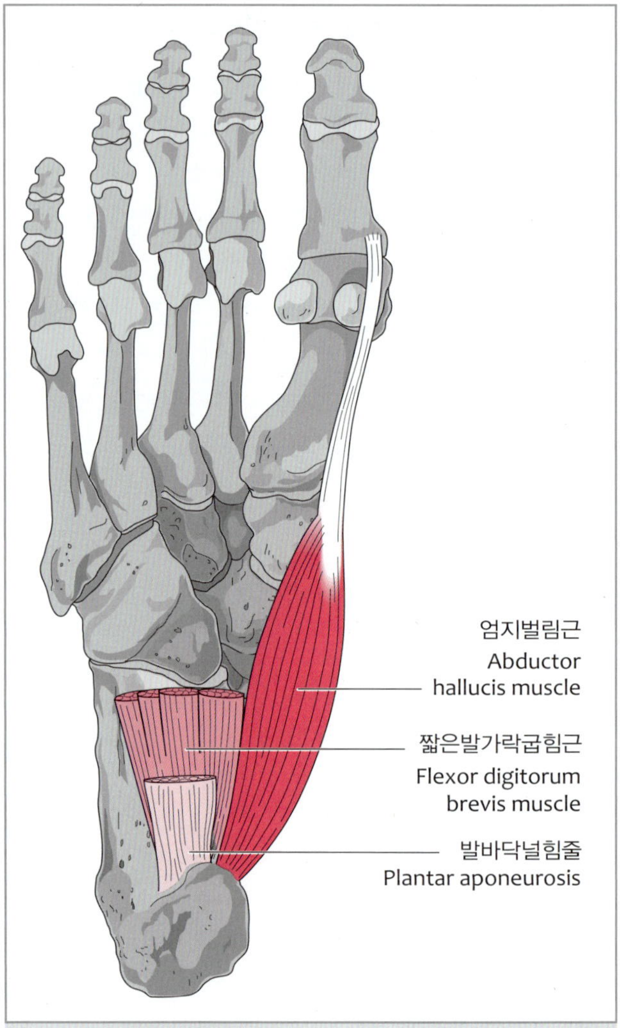

림 10.162 엄지벌림근

짧은엄지굽힘근(그림 10.163)

- 이것은 발 근육의 세 번째 층에 속한다.
- 이것은 엄지벌림근과 엄지모음근에 의해 일부 덮여 있다.
- 근육은 두 개의 갈래로 나누어진다:

  안쪽갈래는 안쪽종자뼈까지 이어져 있고, 가쪽갈래는 가쪽종자뼈까지 이어져 있다.
- 이 근육은 엄지의 몸쪽마디뼈에 부착하고, 엄지의 MTP 관절의 관절주머니와 합병한다.
- 긴엄지굽힘근의 종말힘줄은 2개의 닿는곳 사이를 주행한다.
- **기능:** 첫 번째 MTP 관절의 굽힘과 세로발활의 긴장
- 신경지배: 안쪽발바닥신경의 안쪽갈래와 가쪽발바닥신경의 가쪽갈래

엄지모음근(그림 10.163)

- 이것은 긴발가락굽힘근과 짧은발가락굽힘근 밑에 위치한다.
- 이것은 두 개의 갈래로 나누어진다:

  빗갈래는 입방뼈에서 나와서 세로 방향으로 주행한다.
  가로갈래는 세 번째, 네 번째, 다섯 번째 발허리뼈머리에서 첫 번째 MTP 관절까지 가로 연결을 형성한다.
- 양쪽 갈래는 가쪽종자뼈와 첫 번째 MTP 관절의 관절주머니-인대 구조물에 연결된다.
- **기능:** 엄지의 모음. 빗갈래는 MTP 관절의 굽힘에 도움을 준다. 가로갈래는 가로발활의 긴장에 중요한 역할을 한다.
- 신경지배: 가쪽발바닥신경

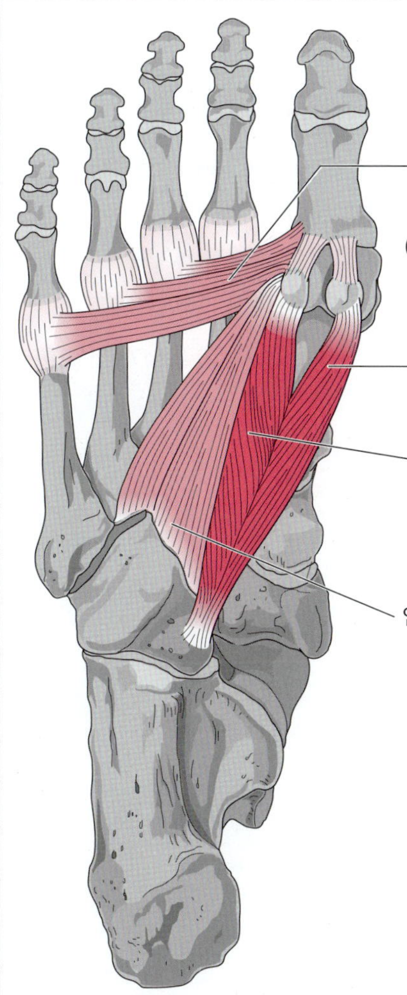

그림 10.163 짧은엄지굽힘근과 엄지모음근

10.12.8 새끼발가락의 근육

새끼벌림근(그림 10.164)

- 이것은 발의 가쪽경계를 얕게 주행하고, 발바닥널힘줄과 결합한다.
- 이것은 발꿈치뼈거친면의 가쪽돌기에서 다섯 번째 몸쪽마디뼈바닥까지 주행한다.
- **기능:** 새끼발가락의 벌림, 새끼발가락 MTP의 굽힘, 그리고 세로발활의 긴장
- **신경지배:** 가쪽발바닥신경

새끼굽힘근(그림 10.165)

- 이것은 다섯 번째 발허리뼈바닥과 다섯 번째 몸쪽마디뼈사이의 연결을 형성한다.
- 이것은 긴 발바닥쪽 인대와의 연결을 가진다.
- **기능:** 다섯 번째 발가락 MTP의 굽힘
- **신경지배:** 가쪽발가락신경

새끼맞섬근(그림 10.165)

- 이것은 다섯 번째 발허리뼈와 다섯 번째 몸쪽마디뼈를 연결한다.
- 이것은 새끼굽힘근의 가쪽을 주행하고, 그것과 섞여 있다.
- **기능:** 다섯 번째 발허리뼈를 바닥쪽 방향으로 당긴다.
- **신경지배:** 가쪽발바닥신경

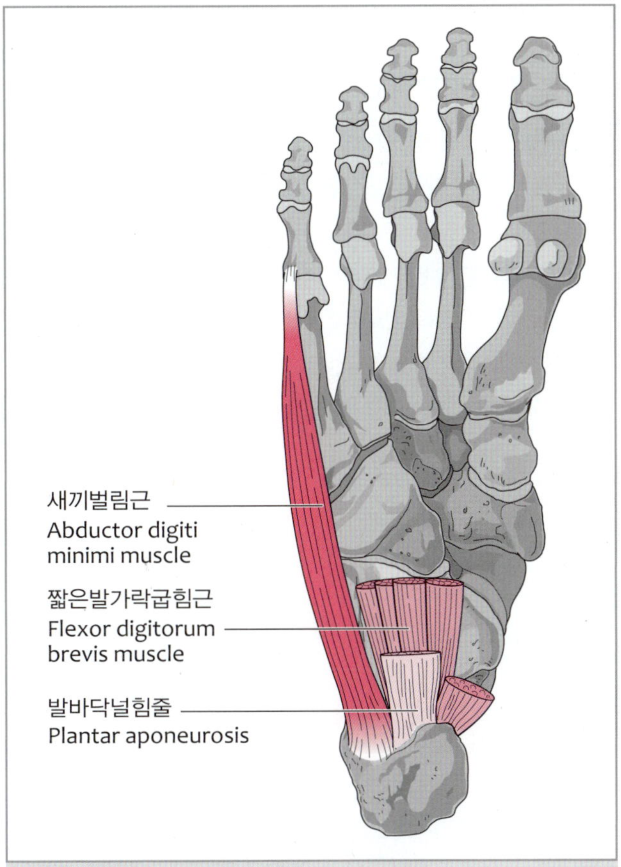

그림 10.164 새끼벌림근

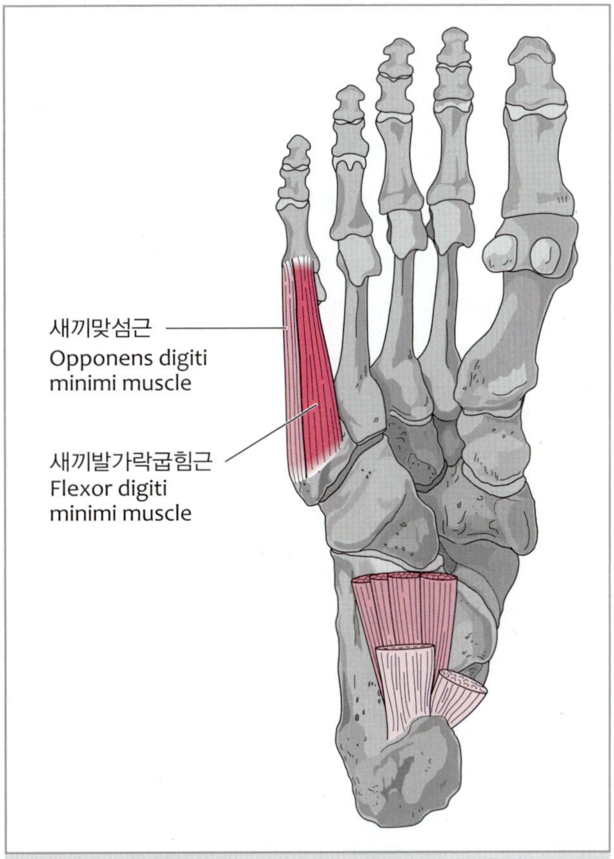

그림 10.165 새끼굽힘근과 새끼맞섬근

10.13 생체역학

10.13.1 발활

세로발활(그림 10.166)

발활의 안쪽 부분에는 첫 번째 발허리뼈머리와 발꿈치뼈의 안쪽돌기가 지면과 접촉한다. 발배뼈는 지면으로부터 1.5–2 ㎝로 가장 멀리 떨어져 있다.

발의 가쪽경계면의 뒤쪽 접촉점은 발꿈치뼈의 가쪽돌기이고, 앞쪽 접촉점은 네 번째 발허리뼈머리와 다섯 번째 발허리뼈머리이다. 입방뼈가 지면으로부터 가장 멀리 떨어진 거리는 5 ㎜이다.

발에 가해지는 체중은 발활의 접촉면을 압박하여 뼈들을 서로 멀어지게 만든다. 발활의 최소한 감소는 생리적인 현상이다. 발활 밑을 주행하는 구조물(**바닥쪽면**)들이 발활의 감소를 막아준다.

세로발활의 긴장

바닥쪽인대(그림 10.167)

인대는 발활의 안정화에 중요한 역할을 하는데, 그 이유는 인대 구조물만이 일정한 하중을 이겨낼 수 있기 때문이다.

발목뼈와 연결된 바닥쪽의 모든 인대들은 세로발활을 긴장시킨다. 바닥쪽 발꿈치발배인대와 바닥쪽 발꿈치입방인대가 특별히 중요하다. 그 이유는 이들 인대의 긴 섬유가 긴 거리에 걸쳐 발활을 긴장시키기 때문이다.

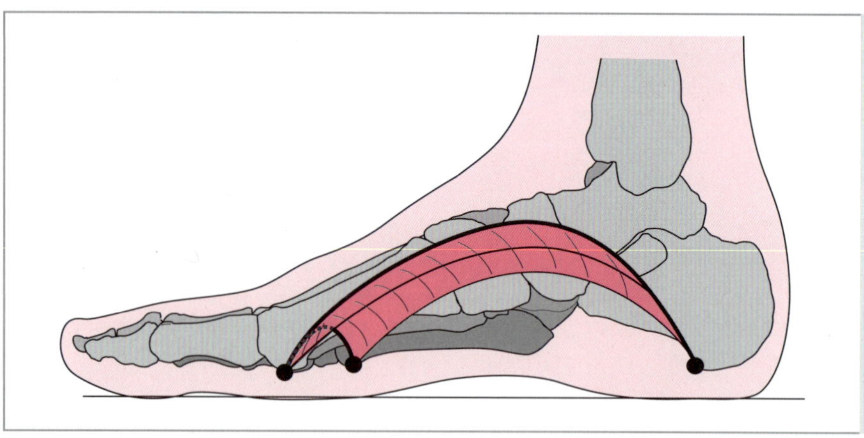

그림 10.166 발의 세로발활

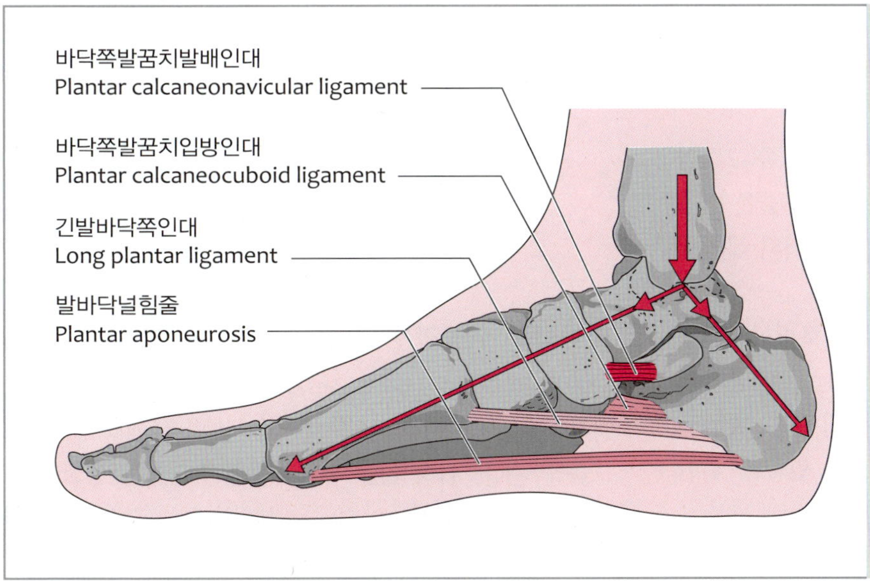

그림 10.167 발바닥쪽인대

발바닥널힘줄(그림 10.168)

이것은 타이트한 근막판으로서, 중간, 안쪽 및 가쪽 부분으로 나누어진다.

중간 부분은 가장 두껍고 팽팽한 부위이다. 몸쪽 고정점은 발꿈치뼈거친면의 안쪽돌기에 위치한다. 널힘줄은 먼쪽으로 갈수록 넓어진다. 발바닥널힘줄은 발허리뼈 레벨에서 **세로 근막**으로 끝난다.

세로 근막은 4개로 나누어지고, 얕은가로발허리인대 안으로 합병한다. 가로방향으로 주행하는 **가로근막**이 중간발허리뼈 레벨에서 세로 근막과 연결된다. 그들은 깊은층의 일부와 함께, 긴발가락굽힘근의 힘줄을 위한 고리인대를 형성한다.

근육사이사이막은 발바닥널힘줄 중간 부분의 가장자리에서 깊게 이어지고, 먼쪽으로 주행하는 구획을 형성한다. 중간 구획 안에는 짧은발가락굽힘근, 발바닥네모근, 엄지모음근 및 긴발가락굽힘근의 힘줄이 존해한다.

가쪽 부분은 몸쪽 영역이 두껍고, 먼쪽으로 갈수록 얇아진다. 그것은 발꿈치뼈거친면 안쪽돌기의 가쪽에서 시작하여 입방뼈 쪽으로 이어지고, 먼쪽으로 주행하여 다섯 번째 발허리뼈바닥으로 펼쳐진다. 가쪽 부분은 새끼굽힘근, 새끼맞섬근 및 새끼벌림근을 위한 가쪽 구획을 형성한다.

안쪽 부분의 몸쪽은 얇고, 먼쪽은 두껍다. 이것은 엄지벌림근과 안쪽 구획을 덮는 근막을 형성하고, 짧은엄지굽힘근이 주행한다.

이들 세 부분 사이에 고랑들이 존재한다: **가쪽 바닥고랑과 안쪽 바닥고랑**. 가쪽고랑은 크고, 중간 부분에서 나온 일부의 얕은층 섬유에 의해 덮여 있다. 신경혈관 다발이 이 고랑 내에서 먼쪽 방향으로 주행한다.

기능:

- 이것은 발활을 긴장시킨다.
- 이것은 그들을 둘러싸는 사이막을 타이트하게 만듦으로서 바닥쪽의 지방 패드를 안정화시킨다.
- 그것은 구획 내를 주행하는 근육을 보호한다.

발바닥을 주행하는 근육

짧은 바닥쪽 근육—**짧은발가락굽힘근, 짧은엄지굽힘근, 엄지벌림근 및 새끼벌림근**—은 세로발활을 긴장시키는데 도움을 준다. 뒤정강근, 긴엄지굽힘근, 긴발가락굽힘근, 짧은종아리근과 긴종아리근도 세로발활을 긴장시키는데 도움을 준다.

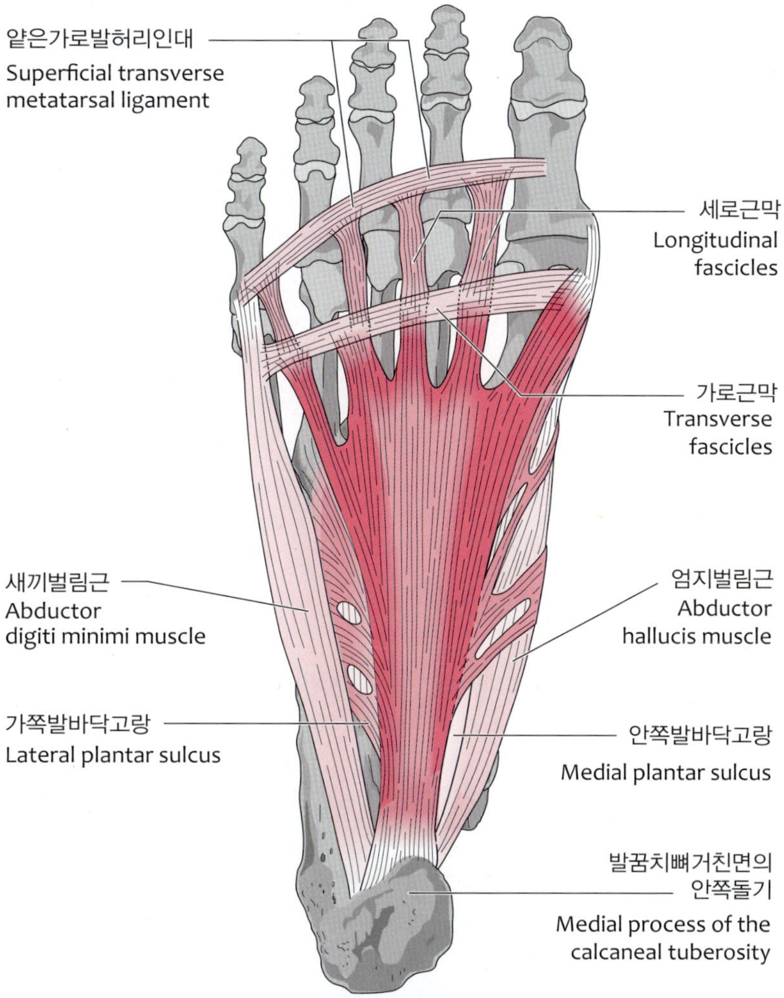

그림 10.168 발바닥널힘줄

뒤정강근(그림 10.169)

이것은 발배뼈의 바닥쪽에 부착하고, 또 지면으로부터 가장 먼 거리에 있는 발목뼈에 부착한다. 그러므로 이것은 발활의 주춧돌을 들어올린다.

Tillmann(1977)은 바닥쪽에 있는 종말힘줄의 경로를 고려할 때, 종말힘줄의 힘들이 가로성분과 세로성분으로 나누어질 수 있고, 또 세로 힘 성분이 가로 힘 성분보다 더 컸음을 확인했다.

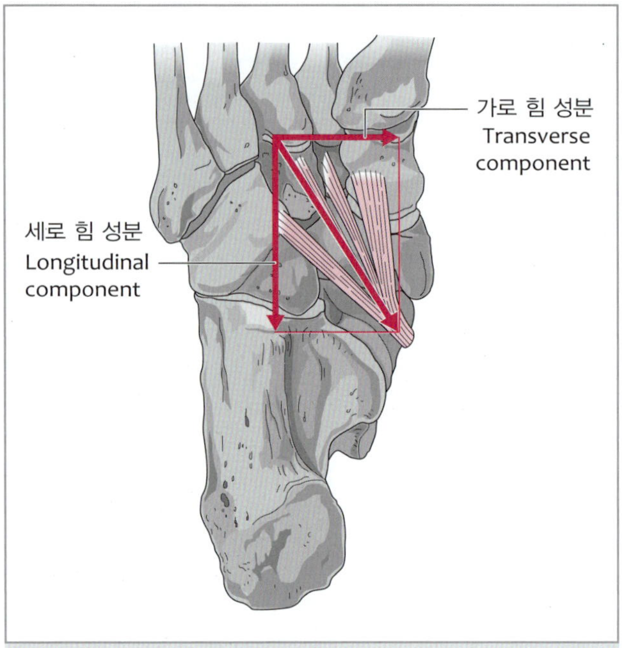

그림 10.169 안정화 성분의 측면에서 뒤정강근의 종말힘줄에 가해지는 힘을 분해한다.

발가락 폄근(그림 10.170)

긴발가락폄근, 긴엄지폄근, 짧은발가락폄근과 짧은엄지폄근은 세로발활의 안정성에 간접적인 효과를 준다. 예를 들어, 엄지의 폄근은 굴절(deflection)을 일으킨다–엄지발가락을 들어올림으로서, 발바닥널힘줄의 발허리뼈 닿는곳을 긴장시킨다.

그래서 발활이 긴장하고 올라간다. 이런 효과 때문에, 종말입각기와 전유각기 때 세로발활이 안정화된다.

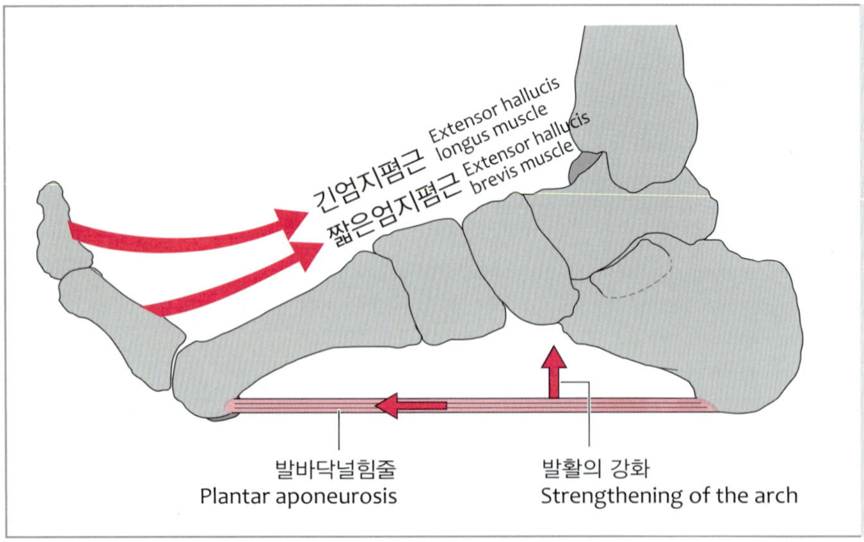

그림 10.170 세로발활에 대한 발가락폄근의 효과

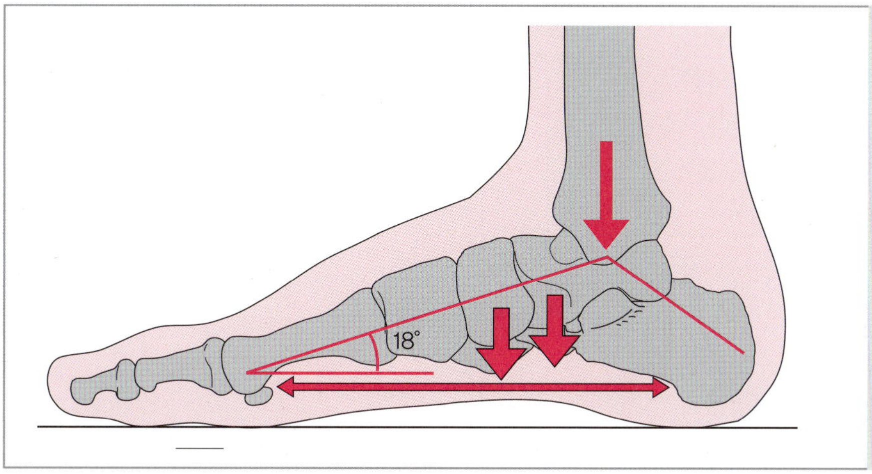

그림 10.171 내려앉은 세로발활(평발 변형)

임상 팁

내려앉은 세로발활(평발 변형) (그림 10.171)

평발에서는 다음과 같은 것이 발견된다:

- 발허리뼈의 경사각도가 뚜렷하게 감소된다. 발의 안쪽 영역에서의 각도는 25°가 아니라, 18° 미만으로 떨어진다(**그림 10.146 참고**).
- 발배뼈가 바닥쪽으로 변위된다. 발배뼈와 지면 사이의 간격이 손가락 두 개의 폭만큼이 아니라, 손가락 1개의 폭 만큼 감소된다. 발배뼈가 내려앉기 때문에, 발꿈치뼈와 첫 번째 발허리뼈가 서로 멀어진다. 바닥쪽 발꿈치발배인대, 발바닥널힘줄, 그리고 긴 발바닥쪽 인대가 긴장된다. 그들은 촉진 시 매우 민감해진다.
- 목말뼈가 바닥쪽과 안쪽으로 이동된다. 이것 때문에, 뒷발(hindfoot)이 경사진 자세를 취하게 된다. 종아리의 측연선은 발꿈치뼈의 중간 영역이 아닌, 발꿈치뼈의 안쪽 영역에서 지면과 만난다. 뒷발은 밖굽이자세를 취한다(**그림 10.172**).
- 목말뼈의 안쪽 변위의 결과로서, 앞발이 벌림으로 편위된다. 목말뼈목의 축은 첫 번째 발허리뼈내의 라인처럼, 계속 세로방향으로 떨어진다. 밖굽이엄지의 경우, 이들 라인이 각을 형성한다(**그림 10.173**).
- 목말뼈 편위의 결과로서, 장부구멍의 안쪽돌림이 일어난다.

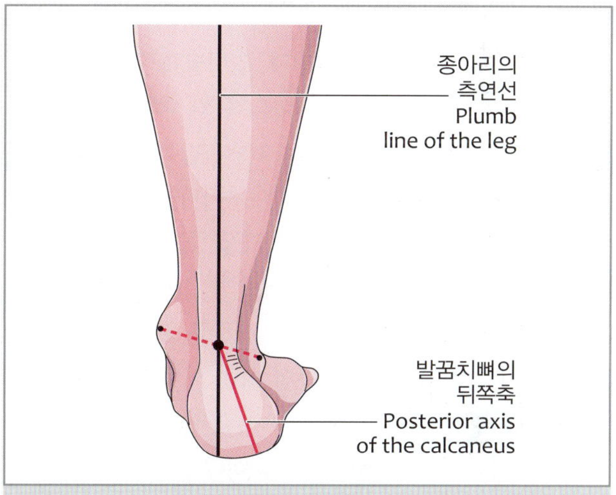

그림 10.172 밖굽이평발에서 뒷발의 경사 자세(오른발의 등쪽면)

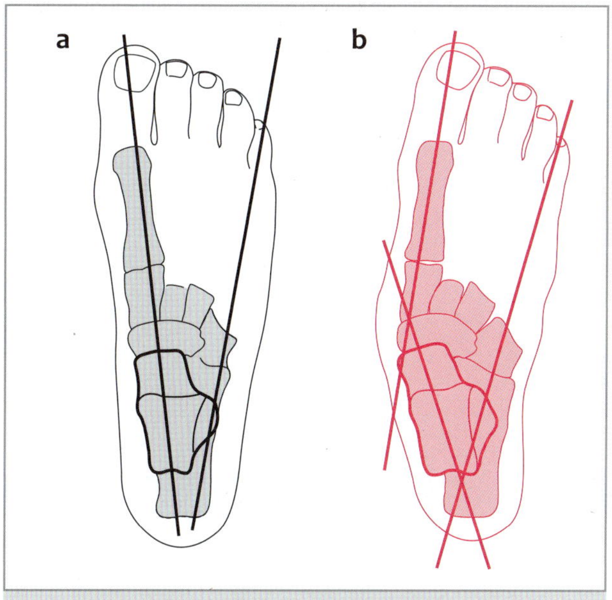

그림 10.173 앞발의 자세. (a) 축의 정상 관계. (b) 평발에서의 벌림 편위

가로발활

빔 형태의 뼈 구조물이 발활을 형성한다. 그들은 바닥쪽과 가로 방향으로 주행하는 인대들에 의해 안정화된다.

중간발 발활(midfoot arch; 그림 10.174)

중간발 영역의 발활 구조는 쐐기뼈 레벨에서 명확하게 보여질 수 있다. 그 이유는 이들 뼈가 쐐기 모양이고, 적절한 아치를 형성하기 때문이다. 여기에서의 주춧돌은 중간쐐기뼈이다. 그러나 이런 발활은 입방뼈와 물렁조직을 통해 가쪽면에서만 지면과 접촉한다.

약간 몸쪽의 발배뼈가 쐐기뼈 대신에 발활의 안쪽 부분을 형성한다.

바닥쪽 인대(**예: 쐐기입방인대, 입방발배인대, 쐐기사이인대**)는 발활을 긴장시킨다. 바닥쪽 뼈사이인대는 안정화 효과를 가지는데, 그 이유는 그들이 발목뼈를 연결하여 관절면이 가까워지도록 만들기 때문이다.

긴종아리근이 중간발 영역에서 가장 중요한 안정화 근육이다. 이 근육은 바닥쪽 종말힘줄의 경로를 통해 세로 힘 성분과 가로 힘 성분을 모두 가지고 있다. 힘의 분산 때문에, 가로 힘 성분은 세로 힘 성분 보다 약간 더 큰 편이다(**그림 10.175**).

뒤정강근(tibialis posterior muscle)은 특히 발배뼈 레벨에서 발활을 지지하지만, 이것의 효과는 세로 긴장보다 가로 긴장을 덜 지지한다.

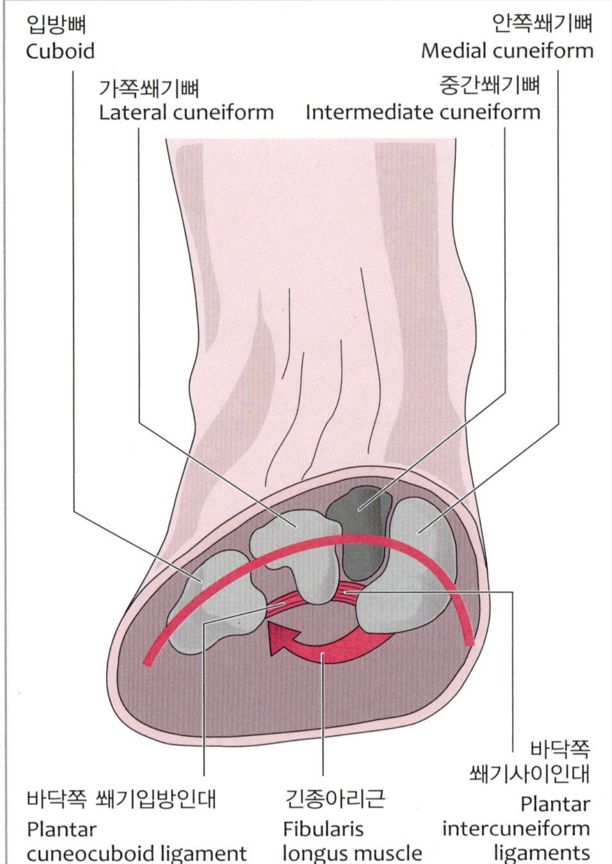

그림 10.174 발의 가로발활: 중간발활

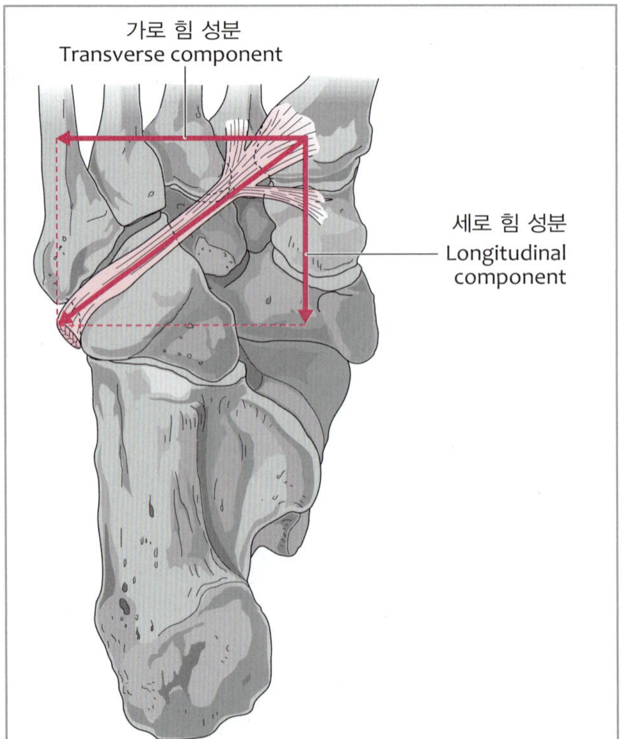

그림 10.175 안정화 성분의 측면에서 긴종아리근의 종말힘줄에 가해지는 힘을 분해한다.

앞발 발활(forefoot arch; 그림 10.176)

앞발 영역의 발활은 중간발 영역의 발활보다 높지 않다. 두 번째 발허리뼈머리가 지면으로부터 가장 멀리 떨어져 있다. 첫 번째와 다섯 번째 발허리뼈의 바닥은 발활을 위한 측면 지지를 제공한다.

비록, 인대들이 중간발 영역보다 강하지 않지만, 앞발의 인대들도 발활의 긴장을 담당한다. 발바닥널힘줄의 가로 근막은 깊은가로발허리인대를 지지한다.

가로발활의 가장 중요한 고정근은 엄지모음근의 가로갈래이다. 발활을 가장 명확하게 긴장시키는 근육의 섬유는 다섯 번째 발허리뼈에서 안쪽으로 주행하는 근육들이다.

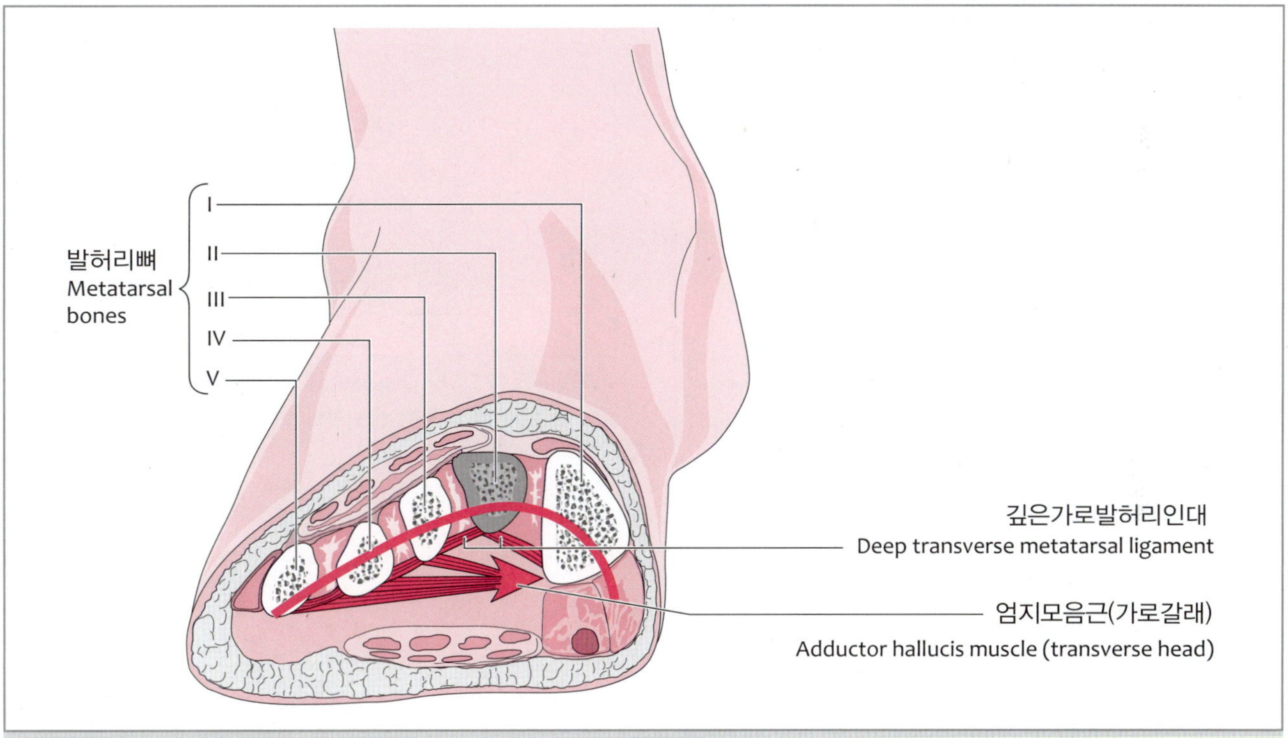

그림 10.176 발의 가로발활: 앞발활

병리

마당발(그림 10.177)

마당발은 과도한 체중과 부적절한 신발 사용 이외에, 지속적인 결합조직의 약증으로 초래되는 정적 변형과 관련된다.

가로발허리 부위의 발활은 중간발활 영역에서 아래로 처진다. 발허리뼈가 옆으로 벌어지는 것은 특히 첫 번째 발허리뼈와 다섯 번째 발허리뼈에서 뚜렷하다. 이것 때문에, 앞발이 넓어지고, 발의 안쪽과 가쪽면에서 신발이 발허리뼈머리에 압박 스트레스를 가하게 된다. 굳은살이 이들 지점에서 형성되고, 또 두 번째와 세 번째 발허리뼈머리 밑의 바닥면에서도 굳은살이 발생한다.

MTP 관절의 압박 때문에, 그들이 자극을 받게 되고, 염증이 발생한다(**발허리뼈통증**). 압박하중에 의한 통증은 보행의 발 밀기 단계에서 특히 심해진다.

밖굽이엄지 (그림 10.178)

이것은 엄지 MTP 관절의 가쪽 아탈구이고, 대개 마당발과 결합된다.

첫 번째 발허리뼈의 축 편위로 인해, 근육의 균형이 파괴된다. 발가락을 당기는 힘줄 닿는곳의 방향이 변한다. 벌림근은 벌림 축에 대해 가쪽으로 이동하여 모음근이 된다. 굽힘근과 폄근의 힘줄도 가쪽으로 재위치하여, MTP 관절에서 가쪽 이동을 강화한다.

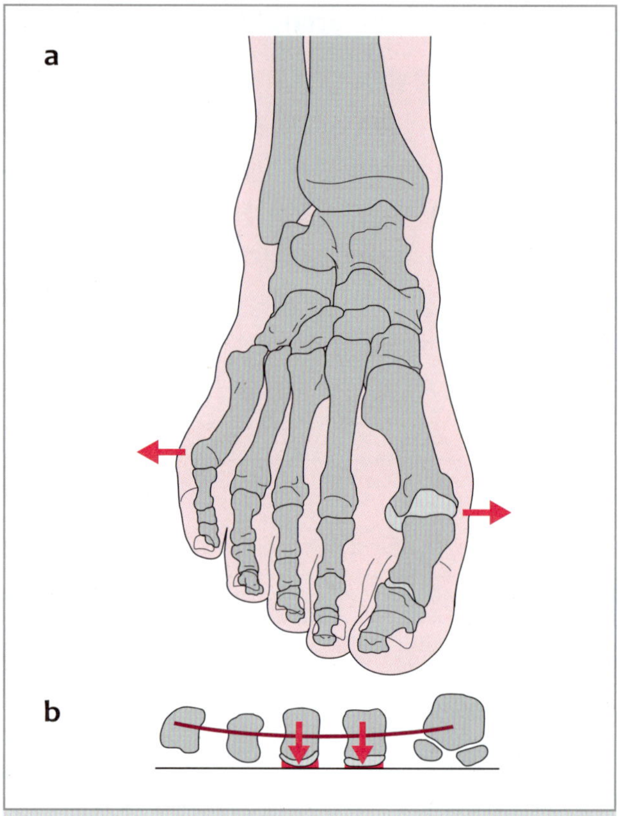

그림 10.177 마당발(**splayfoot**). (a) 앞발의 넓어짐. (b) 두 번째 와 세 번째 발허리뼈머리에 가해진 압박 스트레스.

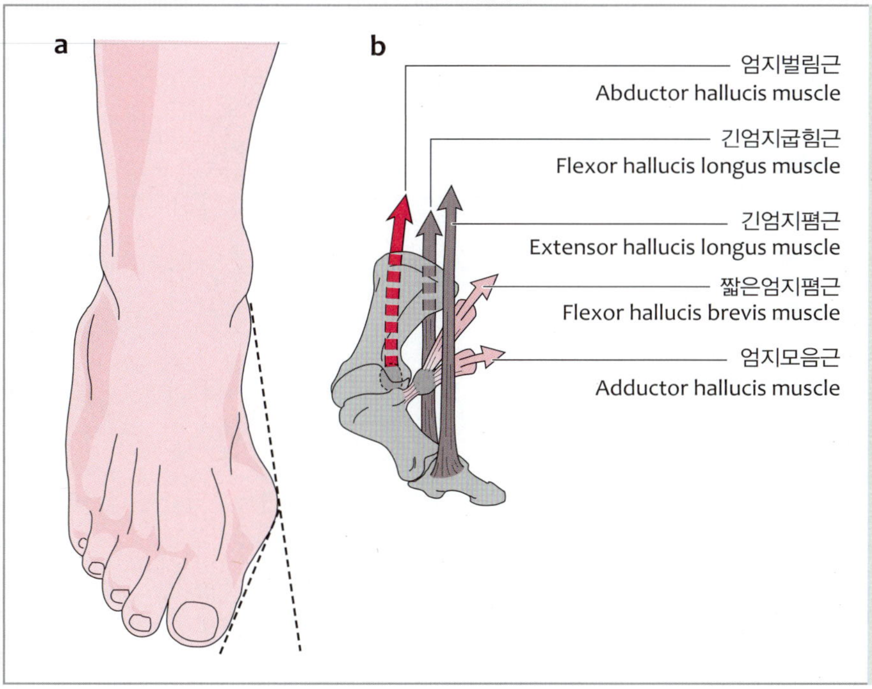

그림 10.178 밖굽이엄지. (a) 오른쪽 엄지의 가쪽편위. (b) 왼쪽 엄지의 변화된 근육 당김선 방향

10.13.2 발의 정역학

선 자세에서의 압력 분포

체중은 오른쪽과 왼쪽의 발목관절(**목말다리관절**)로 분포되고, 그 다음 좌우 목말뼈로 이어지고, 뒤쪽으로 발꿈치뼈거친면과 앞쪽으로 앞발로 전달된다. 발꿈치는 약 체중의 60%, 중간발은 8%, 그리고 앞발은 32%를 받는다.

족압의 정확한 측정은 센서가 달린 힘판으로 가능하다. 컴퓨터의 도움으로, 족압은 다양한 색깔이나 등고선과 비슷한 선으로 나타난다. 측정에 따르면, 높은 족압수치가 발꿈치와 앞발의 영역에 나타난다(**그림 10.179**).

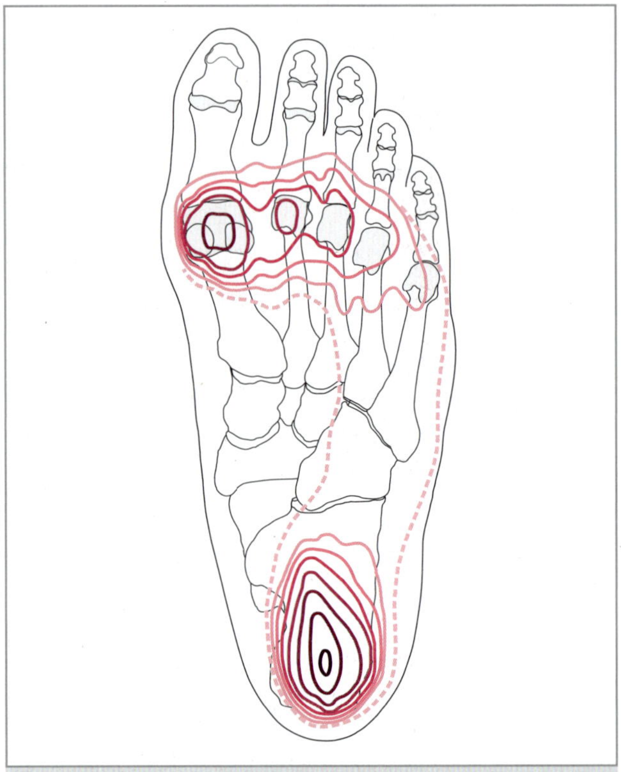

그림 10.179 정상 오른쪽 발의 체중부하

체중부하 표면(그림 10.180)

하중을 그래프로 나타내는 **포도그램**(podogram)을 이용해 발바닥의 체중부하 표면 범위에 대한 증거를 얻는 것이 가능하다. 하나의 방법은 힘판을 고무매트(**매트 위에 스탬프 잉크로 찍히는 종이 시트를 갈려 놓음**) 밑에 배치하는 것이다. 그런 다음, 힘판 위에 발 전체를 배치하도록 주문한다. 체중 이동의 결과로서, 지지 면적의 종이에 색깔을 적용한다. 즉, 무거운 체중분포 영역은 가벼운 체중의 영역보다 무거운 색깔을 적용한다.

이제 검사자는 발꿈치 자국의 폭과 앞발의 폭 사이의 관계를 평가할 수 있다. **협곡의 폭**은 발 중에서 가장 하중이 좁게 부하되는 영역이다. 검사자는 포도그램의 도움으로, 병리적 발 형태를 진단할 수 있다. 예를 들어, 평발은 넓은 협곡을 가지고, 발활이 높은 발은 매우 좁은 협곡을 가진다. 그리고 마당발은 넓은 앞발을 가진다.

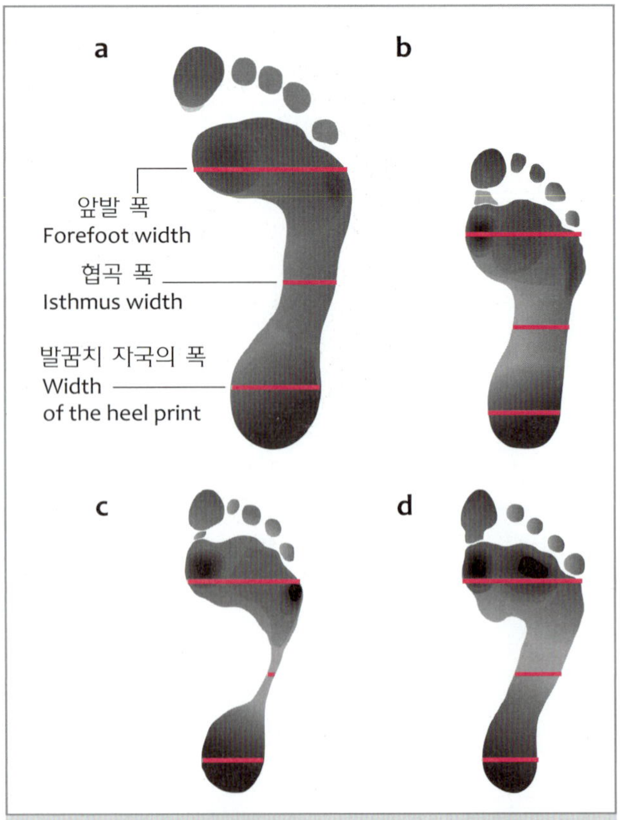

그림 10.180 쪽압. (a) 정상 발. (b) 평발. (c) 높은 발활의 발. (d) 마당발

신체중력중심(그림 10.181)

선 자세를 취할 때, 중력중심의 수직 투사는 양쪽 발 사이에서 발배뼈의 앞쪽 1-2 ㎝에 위치한다.

중력중심은 동요(흔들림)하고, 이 지점을 주변으로 4 ㎜ 영역 내에서 모든 방향으로 이동할 수 있다. 이러한 흔들림은 서기 초반 때 뚜렷하지만, 시간이 지나면 작아지고 일정해진다.

중력중심의 위치 변화는 시각, 안뜰계 및 고유수용성 감각을 통해 중추신경계로 전달된다. 예를 들어, 동요의 범위는 눈을 감았을 때 더 커진다.

안정성은 아동기 때 증가하고, 노령기 때 다시 감소한다. 동요의 크기는 마비 환자에서 더 커진다.

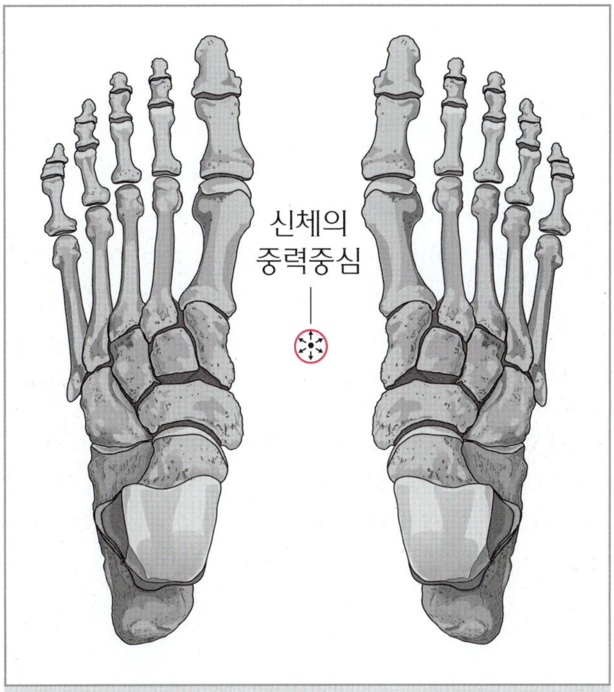

그림 10.181 신체 중력중심의 투사

평형과 근육 활동

균형 상태를 설정하는데 근육의 작용이 요구된다. 안쪽 이동이나 가쪽 이동을 하면, 첫 번째 반응은 엉덩관절 영역에서 일어나고, 모음근과 벌림근이 참여한다. 그러나 발 영역에서는 종아리 근육 - 특히 짧은종아리근 - 이 중요한 역할을 한다.

Okada(1983)는 근전도를 통해 중력중심의 투사 측면에서 근육 작용에 상호의존성이 있음을 발견했다. 만약 중력중심이 뒤쪽으로 이동하면, 앞정강근이 활성화한다. 그러나 만약 중력중심이 앞쪽으로 움직이면, 장딴지근, 가자미근 및 엄지벌림근의 활성화가 증가한다.

보행 동안의 힘 분포

초음파는 압박을 받을 때 약간의 세로발활 변화만 보여준다(Hennig 1985). 하중의 결과로서, 목말뼈는 안쪽으로 회전하여 가쪽번짐을 초래한다. 이것 때문에, 발활이 감소되는 것처럼 보인다.

보행 동안, 개별 최대 하중이 족압 그래프에 나타날 수 있다. 보행주기에서 측정되는 가장 높은 수치는 초기접지기 때 발꿈치 영역에서 나타나고, 또 종말입각기 때 앞발 영역에서 나타나다(**그림 10.182**). 보행의 마지막 단계 때, 압박이 엄지발가락에 가해진다. 압박 하중의 측정값이 체중의 48%에 이른다.

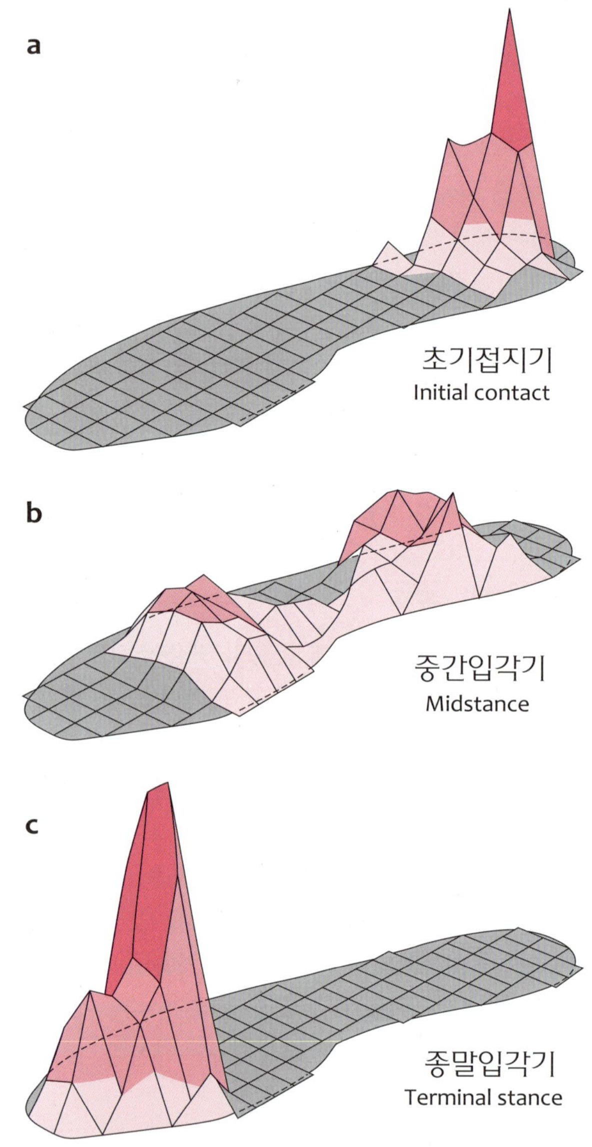

그림 10.182 발꿈치에서 발가락까지의 족압을 나타낸 그림. (a) 초기접지기. (b) 중간입각기. (c) 종말입각기

발바닥의 압력

발바닥의 건축학(그림 10.183)

피부밑층의 두께는 약 1.8–2 ㎝이다. 바깥층은 많은 콜라겐 섬유와 두꺼운 혈관망을 가진 섬유층이다. 강한 결합조직 사이막은 피부밑층을 가로지르고, 지방조직을 가진 챔버를 형성한다. 이들 사이막은 부분적으로 U 형태나 나선형으로 배열된다. 그들은 발의 근막과 뼈대를 피부에 연결한다. 더 안쪽에 있는 챔버는 더 커지고, 섬유는 더 탄력적이다.

발바닥이 압박을 받을 때, 발은 평상시 두께의 절반(0.9–1 ㎝)까지 압박된다.

그것은 압박을 받을 때 조직이 더 팽팽해진다는 점에서 특별한 쿠션의 특성을 가진다.

기능:

- 발바닥의 특별한 구조 때문에, 부하된 뼈대 지점에 작용하는 힘은 연장된 접촉 면적 위에 분배된다.
- 챔버들은 충격 흡수에 기여한다. 왜냐하면 그들은 변하고 탄성을 만들어내고, 또 그들 안에 있는 지방조직이 이동하기 때문이다.
- 팽팽한 챔버의 결과로서, 발꿈치는 역학적으로 높은 안정성을 이룬다.

유아의 발바닥 지방패드는 매우 큰 편이지만, 초기 아동기 때 사라진다.

맨발로 걷는 아프리카 사람은 안쪽 발 영역에 2.5–3 ㎝의 두꺼운 쿠션을 가지고 있다. 이런 두꺼운 쿠션 때문에, 그들은 평발을 가진 것처럼 보이지만, X 선 상에서는 발활의 구조가 완전하게 정상이다.

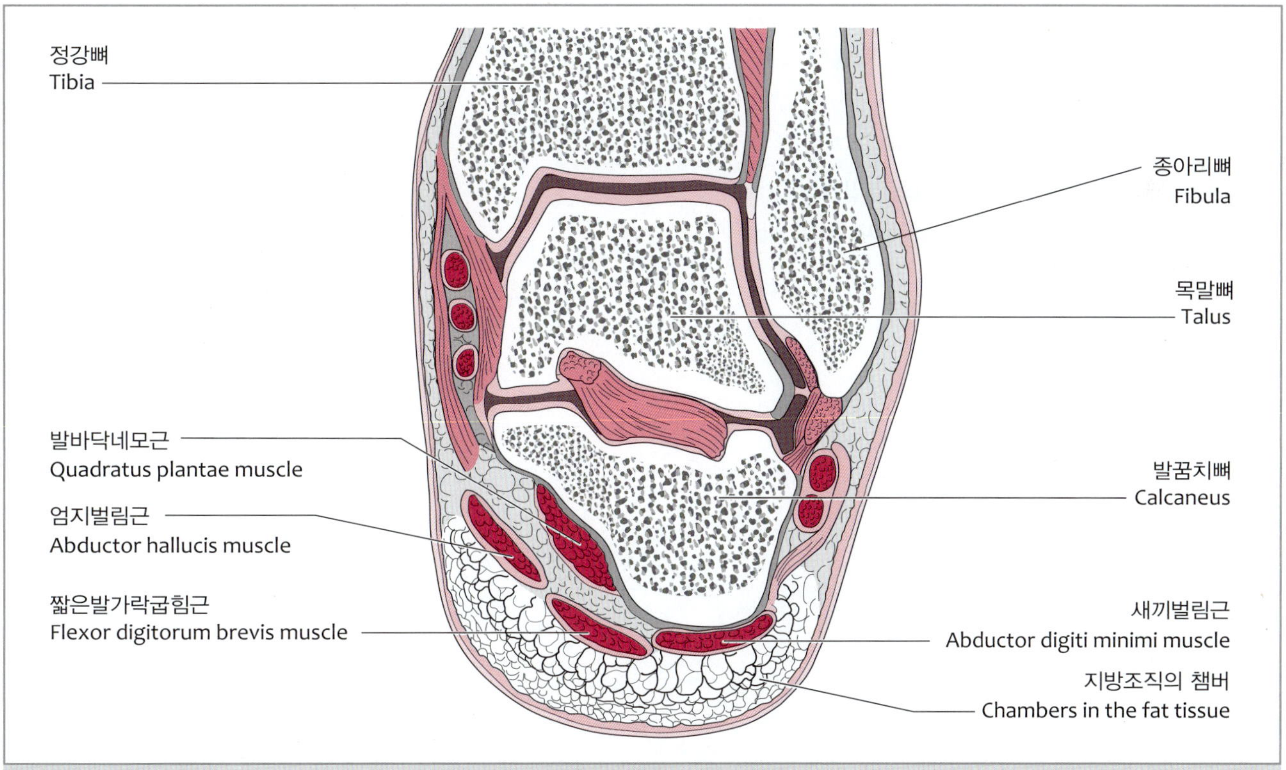

그림 10.183 발꿈치 영역에서의 발바닥 쿠션(오른쪽 뒷발을 통과하는 이마면, 뒤쪽면)

10.14 혈관 공급

오금 영역의 아래쪽에서 오금동맥이 뒤정강동맥과 앞정강동맥으로 나누어진다.

뒤정강동맥(그림 10.184)

- 이 동맥은 뒤쪽 종아리를 주행한다.
- 이것은 가자미근힘줄을 통과해 깊은굽힘근구획까지 이어진다.
- 이 동맥은 정강뼈의 뒤쪽면을 따라 뒤정강근과 긴발가락굽힘근 사이를 주행한다.
- 안쪽복사뼈 레벨에서, 이 동맥은 **안쪽복사 분지**를 낸다.
- 그것은 안쪽복사뼈의 아래쪽을 주행하여 발바닥 안으로 들어간다.
- 이것은 **가쪽 발바닥동맥(가쪽발바닥고랑 안을 주행하는)**과 **안쪽 발바닥동맥(안쪽발바닥고랑 안을 주행하는)**으로부터 깊은발바닥활을 형성한다.
- 이것은 발가락을 위한 **바닥쪽 발가락동맥**으로 끝난다.
- 이 동맥은 장딴지근과 모든 발바닥 근육 뿐만 아니라, 아래쪽발목관절(**목말밑관절과 목말뒷발목관절**)의 발바닥 부분과 다른 발 관절에 혈액을 공급한다.

종아리동맥(그림 10.184)

- 이것은 오금오목에서 아래쪽으로 약 손가락 1개의 폭만큼 떨어진 지점에서 뒤정강동맥에서 나온다.
- 그것은 뒤정강근과 긴엄지굽힘근 사이의 뒤쪽 종아리뼈 끝에서 주행한다.
- 이것은 가쪽복사뼈와 위쪽발목관절과 아래쪽발목관절의 가쪽 부분에 혈액을 공급하는 **가쪽복사뼈 분지**로서 끝난다.
- 또한 이것은 깊은 굽힘근과 종아리 근육에 혈액을 공급한다.

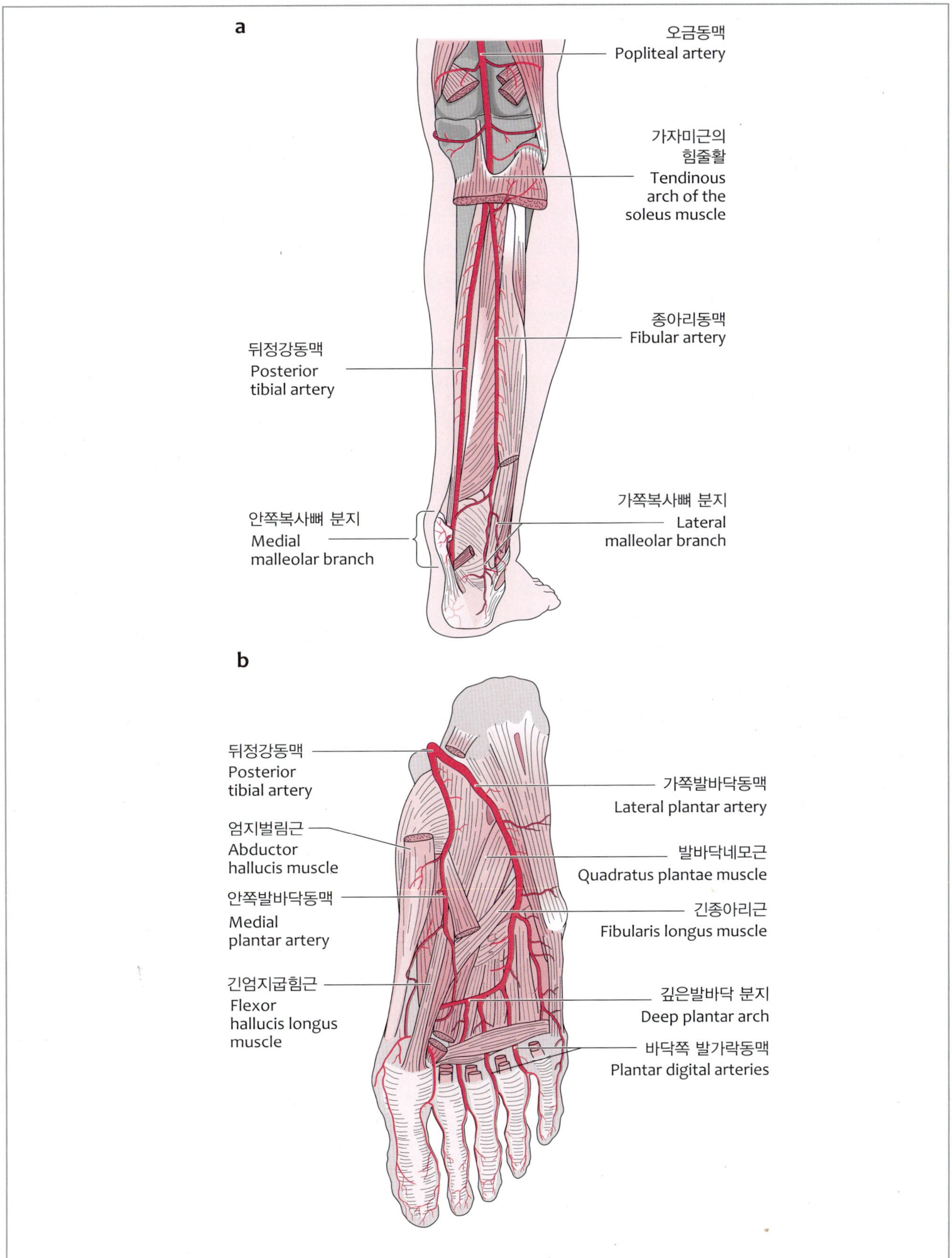

그림 10.184 뒤정강동맥과 종아리동맥. (a) 뒤쪽 종아리에서의 경로. (b) 발바닥 영역에서의 경로

앞정강동맥(그림 10.185)

- 이것은 뼈사이막의 몸쪽 구멍을 통해 주행한다.
- 이것은 폄근구획까지 더 먼쪽으로 주행한다.
- 위쪽 폄근지지띠와 아래쪽 폄근지지띠 사이에서, 이것은 안쪽복사뼈와 가쪽복사뼈로 가는 **앞쪽 복사뼈분지**를 낸다.
- 폄근지지띠를 지난 후, 이것은 **가쪽발목동맥**과 **발등동맥**으로 나누어진다. 발등동맥은 긴엄지폄근과 앞정강근 사이의 발등을 얕게 주행한다.
- 발허리뼈바닥 레벨의 발등에서, 이것은 활꼴동맥을 형성한다. **활꼴동맥**은 가쪽발목동맥과 연결된다.
- 이것은 발가락 레벨에서 **등쪽 발가락동맥**을 형성한다.
- 이것은 종아리의 폄근에 혈액을 공급하고, 모든 발 관절의 등쪽으로 가는 동맥분지를 낸다.

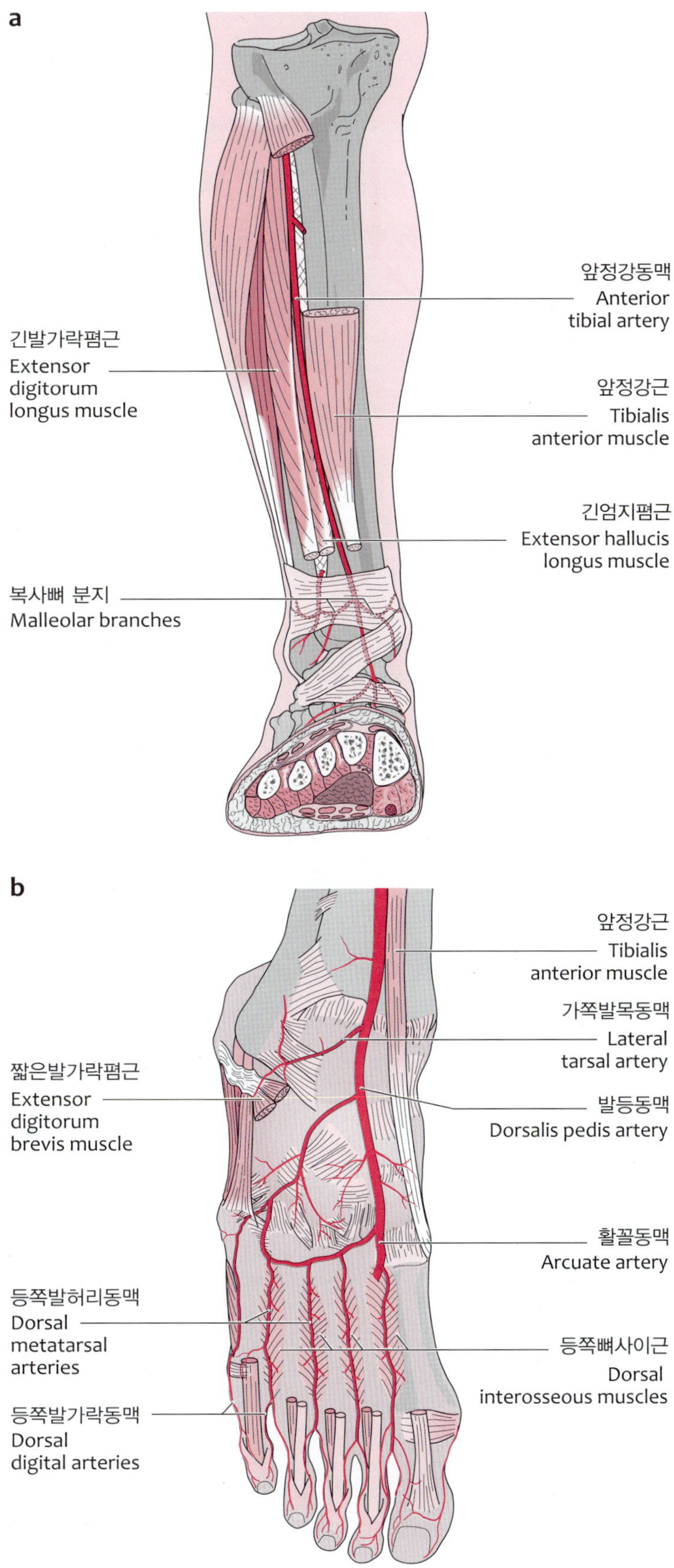

그림 10.185 앞정강동맥의 경로. (a) 종아리 영역. (b) 발등 영역

10.15 발과 발목의 신경 구조물

10.15.1 발과 발목의 신경지배

목말다리관절과 목말뒷발목관절 (그림 10.186)

- **두렁신경**은 관절분지를 통해 위쪽발목관절의 안쪽면 일부를 지배한다.
- **장딴지신경**은 위쪽발목관절의 뒤쪽 부분과 아래쪽발목관절(**목말밑관절**과 **목말-발꿈치-발배 관절**)의 아래가쪽 부분을 지배한다. 이것은 발목굴을 지배한다.
- 복사뼈 레벨에서, **깊은종아리신경**은 뒤쪽의 관절분지와 발배뼈의 앞쪽과 가쪽의 관절분지로 나누어진다.
- **정강신경**은 앞쪽의 관절분지와 안쪽의 관절분지로 나누어진다.

발바닥쪽의 관절주머니와 인대를 포함한 관절의 나머지 부분은 안쪽발바닥신경과 가쪽발바닥신경에 의해 지배를 받는다. 발등쪽의 관절주머니와 인대는 얕은종아리신경과 깊은종아리신경에 의해 지배를 받는다.

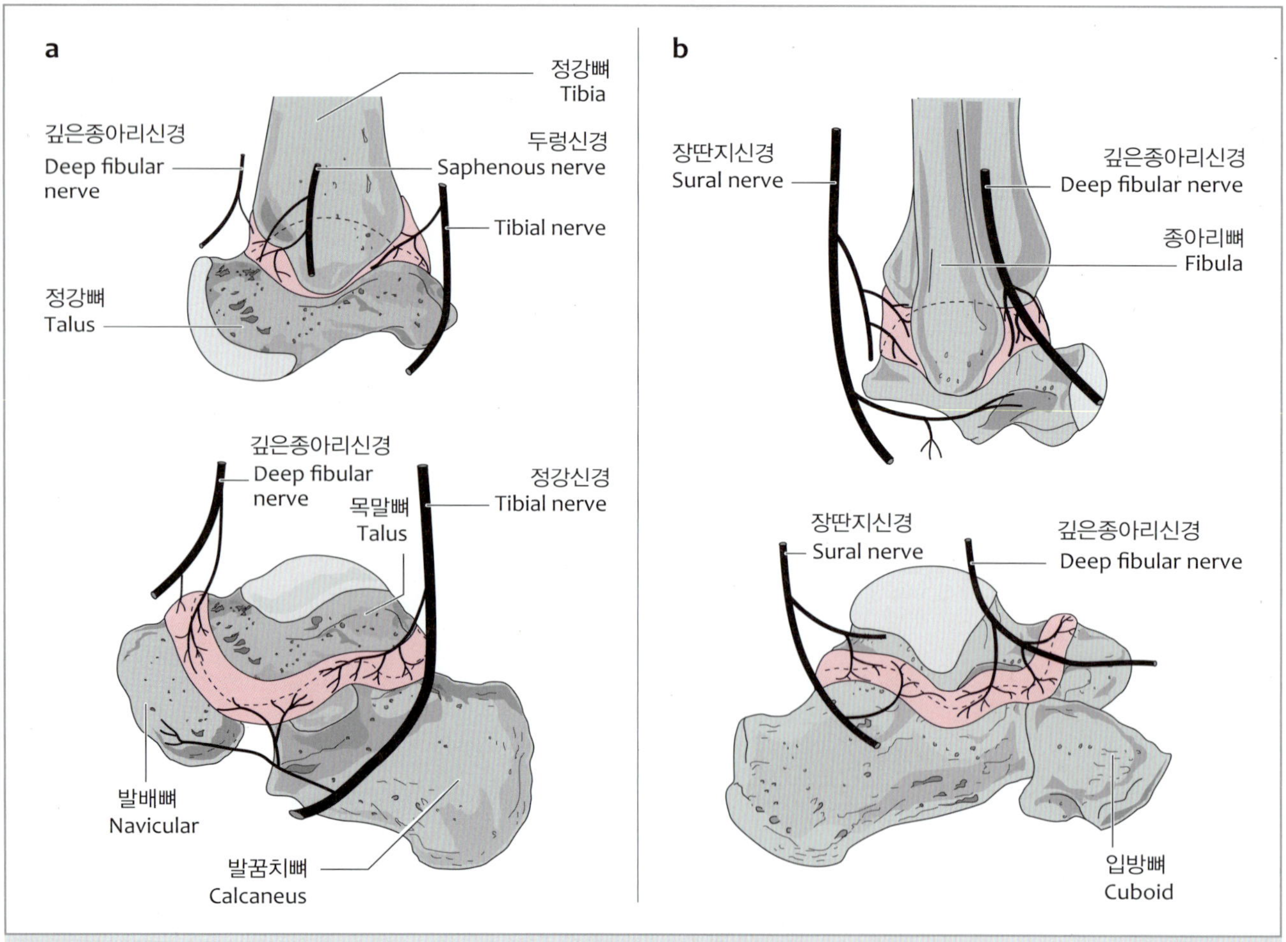

그림 10.186 신경지배. (a) 위쪽발목관절과 아래쪽발목관절(안쪽면). (b) 위쪽발목관절과 아래쪽발목관절(가쪽면)

10.15.2 발과 발목의 신경 경로

깊은종아리신경(그림 10.187과 그림 10.188)

- 이것은 앞쪽근육사이사이막을 관통한다.
- 이 신경은 뼈사이막에 있는 앞정강근과 긴엄지폄근 사이를 먼쪽으로 주행한다.
- 이 신경은 앞정강동맥과 나란하게 폄근지지띠 밑을 지나 아래쪽으로 주행하여 발등의 앞쪽면 쪽으로 이어진다.
- 이것은 첫 번째 발가락과 두 번째 발가락 사이의 공간을 감각지배하기 위해 피부로 가는 신경분지와 나누어진다.
- 이것은 종아리의 폄근 그룹, 짧은엄지폄근, 짧은발가락폄근을 지배한다.

얕은종아리신경(그림 10.187과 그림 10.188)

- 이것은 긴종아리근 밑에 위치한다.
- 이 신경은 짧은종아리근의 앞쪽 경계를 따라 더 먼쪽으로 주행한다.
- 이것은 종아리근의 근육분지와 종아리의 피부분지를 낸다.
- 가쪽복사뼈 위에서, 이 신경은 2개의 분지를 낸다:
  - **안쪽발등피부신경**은 폄근지지띠 위를 지난 후 발등까지 이어지고, 엄지의 안쪽면과 두 번째 발가락과 세 번째 발가락 사이의 공간을 지배한다.
  - **중간 발등피부신경**은 폄근지지띠 위를 지나간 후, 발등의 가쪽면으로 이어져 발등 부위의 피부와 세 번째 발가락의 가쪽 절반, 네 번째 발가락 및 다섯 번째 발가락의 피부를 지배한다.

장딴지신경

이것은 복사뼈고랑 안에서 아킬레스힘줄의 가쪽에 위치하는 작은두렁혈관과 동반한다. 이것은 발꿈치의 가쪽면과 새끼발가락의 바깥면을 지배하는 피부분지를 낸다.

▷ 9.4 신경 구조물을 참고하기 바란다.

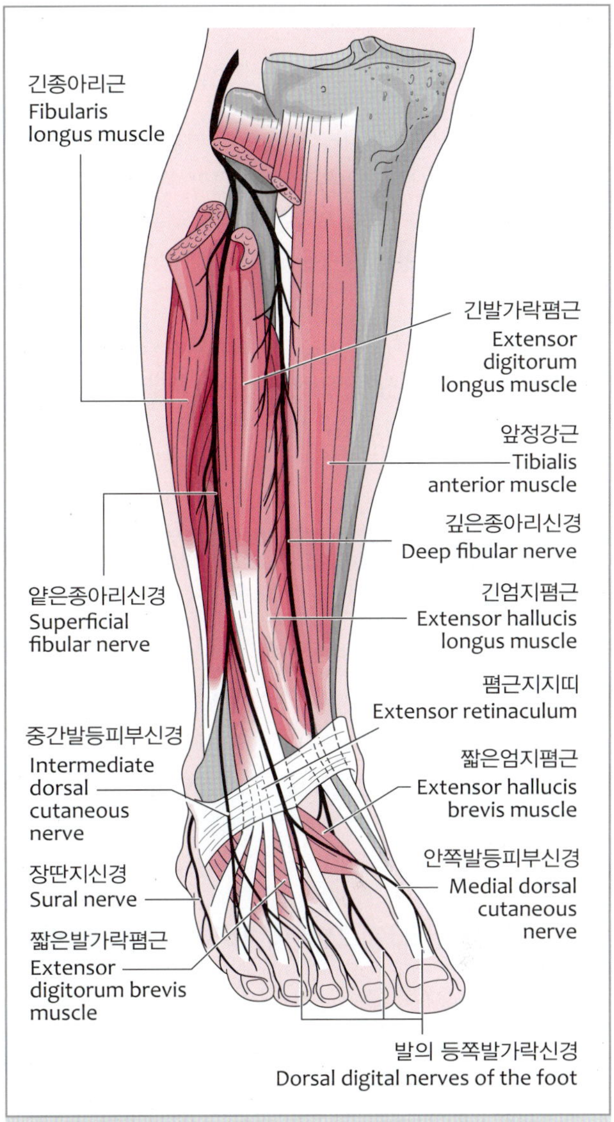

그림 10.187 깊은종아리신경과 얕은종아리신경

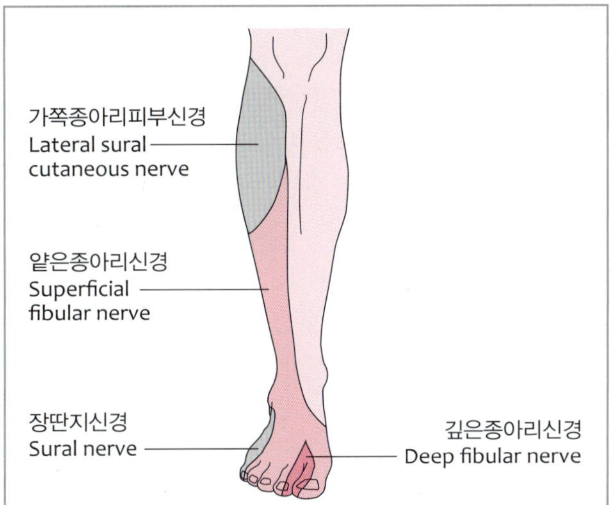

그림 10.188 종아리신경에 의한 피부 지배

임상 팁

뒤침 외상

뒤침 외상에서 일어나듯이 발의 가쪽 가장자리가 안쪽으로 비틀릴 때, 얕은종아리신경이 빠르게 과신장되어 손상을 입게 된다. 이것은 신경전도속도의 지연을 초래한다. 고유수용성 운동을 수행할 때 반드시 이것을 기억해야 한다.

안정화의 위협에 대한 반응 능력이 손상되기 때문에, 빈번하게 비틀림 손상이 재발할 수 있다. 훈련 프로그램을 계획할 때, 이런 사실을 반드시 고려해야 한다.

병리

앞발목굴 증후군

이 증후군은 폄근지지띠 밑의 좁은 공간 때문에 발생한다. 깊은종아리신경이 발등까지 먼쪽으로 주행한다.

환자는 첫 번째 뼈사이발허리공간 위에서 통증과 과민을 호소한다. 짧은발가락폄근의 마비가 발생할 수 있다.

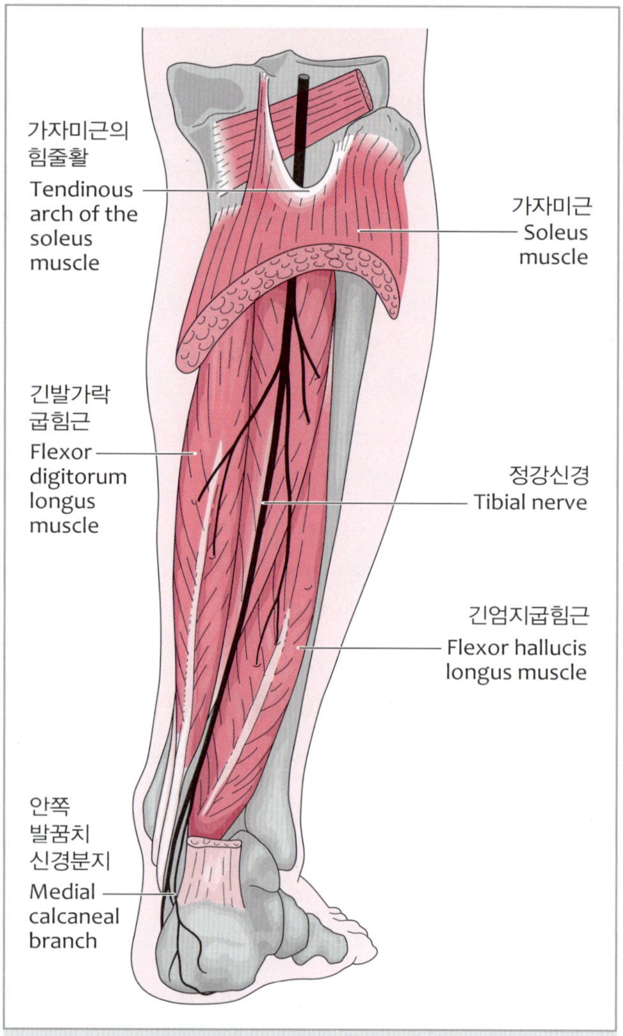

그림 10.189 종아리에서의 정강신경 경로

정강신경(L4-S3; 그림 10.189-그림 10.191)

- 이것은 긴발가락굽힘근과 긴엄지굽힘근 사이의 장딴지근 밑을 지나가고, 먼쪽으로 주행하며, 이들 근육을 지배한다.
- 정강신경은 안쪽복사뼈 쪽으로 이들 근육의 힘줄과 함께 주행한다.
- 이것은 안쪽복사뼈 위에서 발바닥 뒤쪽과 발꿈치의 피부를 지배하는 안쪽 피부분지를 내고, 짧은발가락굽힘근을 지배하는 운동분지를 낸다.
- 그런 다음, 이것은 굽힘근지지띠 밑을 통과하여 안쪽복사뼈를 감아돈 후, 발바닥 쪽으로 주행한다.
- 긴발가락굽힘근과 함께, 이 신경은 엄지벌림근 밑에서 발바닥으로 향하고, 뼈섬유관에서 2개의 큰 분지로 갈라진다.

가쪽발바닥신경(그림 10.190과 그림 10.191)

- 이것은 짧은발가락굽힘근과 발바닥네모근 사이를 주행하여 발의 가쪽가장자리로 향한다.
- 이것의 **깊은분지**는 세 번째와 네 번째의 벌레근과 발바닥네모근을 지배한다.
- 이것의 얕은분지는 뼈사이근, 엄지모음근 및 짧은 작은 발가락 근육들을 지배한다.
- 또한 이것은 발바닥 가쪽 영역의 피부와 네 번째 발가락의 바닥쪽 가쪽 절반과 다섯 번째 발가락의 바닥쪽 전체의 피부를 지배한다.

안쪽발바닥신경(그림 10.190과 그림 10.191)

- 이것은 엄지벌림근과 긴발가락굽힘근 사이로 주행한다.
- 이것은 4개의 분지로 나누어진다. 즉, 첫 번째 발가락에서 네 번째 발가락까지.
- 이것은 첫 번째와 두 번째의 벌레근과 엄지발가락의 작은 근육(**엄지모음근까지 포함해서**)을 지배하고, 발바닥의 중간 부위와 안쪽 부위의 피부와 첫 번째 발가락에서 네 번째 발가락의 바닥쪽의 피부를 지배한다.

구획

신경혈관 구조물(**뒤정강동맥과 뒤정강정맥, 정강신경**)은 종아리의 깊은굽힘근구획 안에서 그들의 힘줄과 함께 먼쪽으로 주행한다. 종아리 영역에서의 이들 신경혈관 다발은 긴엄지굽힘근과 긴발가락굽힘근 사이에 위치한다. 그들의 경로는 안쪽복사뼈의 뒤쪽 영역에서 얕게 주행한다.

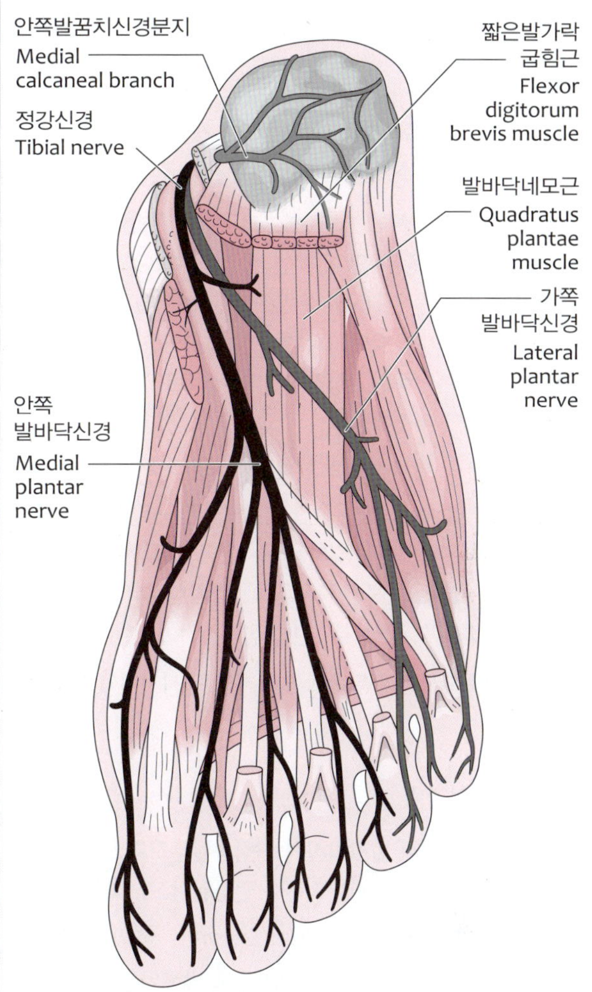

그림 10.190 발바닥 부위에서의 정강신경 경로

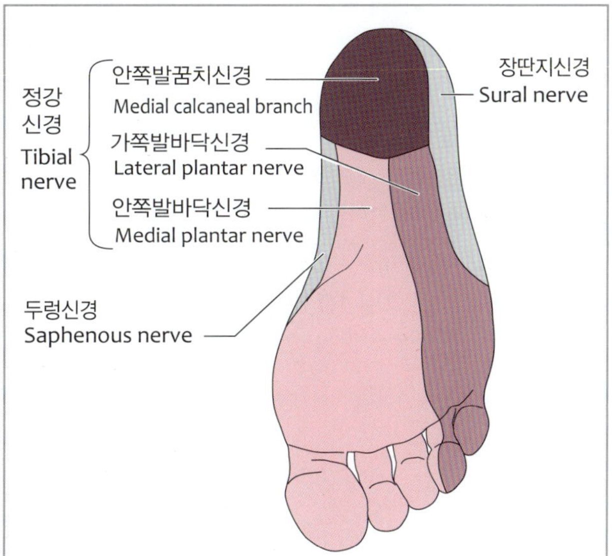

그림 10.191 발바닥 피부의 신경지배

병리

뒤발목굴 증후군

이 증후군은 안쪽복사뼈 뒤에 있는 정강신경이 굽힘근지지띠에 압박되기 때문에 일어난다.

관절 영역의 외상적 병변(**예, 염좌**)도 원인이 될 수 있다. 거짓 신경종의 한 형태인 굽힘근지지띠 밑의 조직 증식의 증가도 원인이 될 수 있다. 환자는 발바닥신경이 지배하는 영역에서 발바닥의 통증성 감각이상과 무감각을 호소한다. 검진 동안, 정강신경의 경로를 따라 압박에 대한 민감성이 뚜렷해진다.

어떤 경우에는, 발가락의 수동 폄과 발목의 강한 엎침으로도 증상이 발생할 수 있다. 온전한 발가락 굽힘근과 함께, 짧은 발바닥 근육의 마비가 일어날 수 있고, 갈고리발가락을 초래할 수 있다. 전기생리적으로, 감각신경의 전도속도 지연이 발생하고, 장시간의 먼쪽 잠복기가 발생한다.

치료는 안쪽복사뼈의 뒤쪽에 있는 굽힘근지지띠의 분할로 이루어진다.

Morton 신경종

이것은 정강신경의 발가락사이 감각종말분지의 단독 손상이다. 원인으로서 마당발이 종종 언급된다.

환자는 발허리뼈머리 레벨인 발바닥 중간지점에서 세 번째 발가락과 네 번째 발가락으로 방사되는 작열통을 호소한다. 이것은 먼저 체중부하로 발생하지만, 나중까지 지속된다.

검진 동안, 발허리뼈머리를 압박할 때 통증이 유발된다. 두 번째와 세 번째 발가락신경의 분포 영역에서 감각 손상이 발생한다.

치료적으로 볼 때, 마당발은 보조 삽입물로 치료될 수 있고, 비체중부하가 일시적으로 요구된다. 만약 이런 방법으로도 증상이 가라앉지 않으면, 신경종을 제거해야 한다.

10.1.5 바닥쪽면, **그림 10.39**를 참고하기 바란다.

저서 목록(Bibliography)

[1] American Academy of Craniomandibular Disorders. Craniomandibular Disorders: Guidelines for Evaluation, Diagnosis and Management. Chicago, IL: Quintessence Publishing Co. Inc.; 1990

[2] Andersson G, McNeill T. Lumbar Spine Syndromes. Heidelberg, Germany: Springer; 1989

[3] Arlen A. Biometrische Röntgenfunktionsdiagnostik der HWS. Manuelle Medizin; vol 5. Heidelberg: Fischer; 1979:123

[4] Bankart ASB. The pathology and treatment of recurrent dislocation of the shoulder joint. Br J Surg 26:23–39

[5] Basmajian JV. Muscles Alive. Baltimore, MD: Williams & Wilkins; 1974

[6] Benzel EC. The Cervical Spine. Philadelphia, PA: Lippincott Williams & Wilkins; 2012

[7] Bergmann G, Deuretzbacher G, Heller M, et al. Hip contact forces and gait patterns from routine activities. J Biomech 2001;34:859–871

[8] Bergmann G, Graichen F, Rohlmann A. Hip joint loading during walking and running, measured in two patients. J Biomech 1993;26:969–990

[9] Bigliani LV, Ticker JB, Flatow EL, Soslowsky LJ, Mow VC. The relationship of acromial architecture to rotator cuff disease. Clin Sport Med 1991;10:823–838

[10] Bogduk N. Clinical and Radiological Anatomy of the Lumbar Spine. Edinburgh, UK: Churchill Livingstone; 2012

[11] Bogduk N, Marstand A. The cervical zygapophysial joints as a source of neck pain. Spine 1988;13:610–617

[12] Brown BJ, Tatlow WF. Radiographic studies of the vertebral arteries in cadavers. J Radiol 1963;81:80–88

[13] Brügger A. Die Erkrankungen des Bewegungsapparates und seines Nervensystems. Munich, Germany: Urban & Fischer; 1977

[14] Butler DS. Mobilisation of the Nervous System. Oxford, UK: Elsevier; 1991

[15] Carl HD, Swoboda B. Effectiveness of arthroscopic synovectomy in rheumatoid arthritis. Z Rheumatol 2008;67:485–490

[16] Chaitow L. Palpation and Assessment Skills. Edinburgh, UK: Churchill Livingstone; 2009

[17] Chaitow L, DeLany J. The Upper Body. Edinburgh, UK: Elsevier Churchill Livingstone; 2008. Clinical Application of Neuromuscular Techniques; vol 1

[18] Chaitow L, DeLany J, Donnerholt J. The Lower Body. Edinburgh, UK: Churchill Livingstone; 2011. Clinical Application of Neuromuscular Techniques; vol 2

[19] Cole BJ, Sekiya JK. Surgical Techniques of the Shoulder, Elbow, and Knee in Sports Medicine. Philadelphia, PA: WB Saunders; 2013

[20] Cook CE, Hegedus EJ. Orthopedic Physical Examination Tests: An Evidence-Based Approach. Upper Saddle River, NJ: Prentice Hall; 2011

[21] Davies AM, Grainger AJ, James SJ, eds. Imaging of the Hand and Wrist. Berlin, Germany: Springer; 2013

[22] De Klejn A, Nienwenhuyse AC. Schwindelanfälle und Nystagmus bei einer bestimmten Stellung des Kopfes. Acta Otolaryngol (Stockh) 1917;11:155

[23] DeStefano L. Greenman's Principles of Manual Medicine. Philadelphia, PA: Lippincott-Raven Publishers; 2010

[24] Di Giacomo G, Pouliart N, Costantini A, de Vita A, eds. Atlas and Functional Shoulder Anatomy. Berlin, Germany: Springer; 2008

[25] Doyle JR. Anatomy of the finger flexor tendon sheath and pulley system. J Hand Surg 1988;13:473–484

[26] Drake R, Vogl W, Mitchell A. Anatomy for Students. Philadelphia, PA: Elsevier; 2005

[27] Dvorak J, Panjabi MM. Functional anatomy of the ligaments. Spine 1987;12:183–189

[28] Ellmann H. Diagnosis and treatment of incomplete rotator cuff tears. Clin Orthop Relat Res 1990;354:64–74

[29] Fabrizius J, Davidsen HG, Hanset AT. Cardiac function in funnel chest. Dan Med Bull 1957;4:251–257

[30] Fagerson TL. The Hip Handbook. Boston, MA: Butterworth-Heinemann Ltd; 1998

[31] Fielding JW. Normal and selected abnormal motion of the cervical spine from the second to the seventh cervical vertebra based on cineroentgenography. J Bone Joint Surg 1964;46a:1779–1781

[32] Fortin JD, Kissling RO, O'Connor BL, Vilensky JA. Sacroiliac joint innervation and pain. Am J Orthop 1999;28:687–690

[33] Frisch H, Wagner M. Systematic Musculoskeletal Examination. Berlin, Germany: Springer; 2012

[34] Froimson HJ. Keyhole tenodesis of biceps origin at the shoulder. Clin Orthop 1975;112:245–249

[35] Genda E, Horii E. Theoretical stress analysis in wrist joint – neutral position and functional position. J Hand Surg 2000;25:292–295

[36] Genda E, Horii E, et al. Load transmission through the wrist in the extended position. J Hand Surg 2008;33:182–188

[37] Giles LGF. Clinical Anatomy and Management of Thoracic Spine Pain. Vol 2. Oxford, UK: Elsevier; 2000

[38] Giles LGF, Singer K. Clinical Anatomy and Management of Cervical Spine Pain. Oxford, UK: Elsevier; 1998

[39] Gobbi A, Espregueira Mendes J, Nakamura N, eds. The Patellofemoral Joint. Berlin, Germany: Springer; 2014

[40] Gould JS. The Handbook of Foot and Ankle Surgery: An Intellectual Approach to Complex Problems. London, UK: JP Medical Ltd; 2013

[41] Graumann W, Sasse D. Bewegungsapparat. Stuttgart: Schattauer; 2004. Compact Lehrbuch Anatomie in 4 Bändern; vol 2

[42] Gray H. Anatomy for Students. Edinburgh, UK: Churchill Livingstone; 2004

[43] Gray H. Gray's Anatomy of the Human Body. Edinburgh, UK: Churchill Livingstone; 2008

[44] Greenman PE. Principles of Manual Medicine. 3rd ed. Philadelphia, PA: Lippincott Williams & Wilkins; 2004

[45] Greenspan A. Orthopedic Imaging: A Practical Approach. Philadelphia, PA: Lippincott Williams & Wilkins; 2004

[46] Gschwend N, Raemy H, Nittner H, Ivosević-Radovanović D. Long-term results of endoprosthetic joint replacement and synovectomy. Handchir Mikrochir Plast Chir 1986;18:135–149

[47] Gyot J. Atlas of Human Limb Joints. Berlin, Germany: Springer; 1981

[48] Hanke P. Das Hanke-Konzept, Physiotherapeutische Behandlung auf entwicklungsphysiologischer Grundlage. Schwartbuck, Germany: Verlag für Vitaltherapien; 2001

[49] Hall JE. Guyton and Hall: Textbook of Medical Physiology. London, UK: WB Saunders; 2010

[50] Harden RN, Swan M, King A, Costa B, Barthel J. Treatment of complex regional pain syndrome: functional restoration. Clin J Pain 2006;5:420–424

[51] Hawkins RJ, Bokor DJ. Clinical evaluation of shoulder problems. The Shoulder 1990;149–177

[52] Helsmoortel J, Hirth T, Wührl P. Visceral Osteopathy: The Peritoneal Organs. Seattle, WA: Eastland Press; 2010

[53] Hicks JH. The mechanics of the foot II. The plantar aponeurosis and the arch. J Anat (Lond) 1954;88:25–31

[54] Hill HA, Sachs MD. The grooved defect of the humeral head: a frequently unrecognized complication of dislocation of the shoulder joint. Radiol 1940;35:690–700

[55] Hill JA. Epidemiologic perspective on shoulder injuries. Clin Sports Med 1983;2:241–246

[56] Hollister A, Giurintono DJ. Thumb movements, motions and moments. J Hand Ther 1995;8:106–114

[57] Hoppenfeld S. Physical Examination of the Spine and Extremities. Upper Saddle River, NJ: Prentice Hall; 1976

[58] Iannotti J, Parker R. The Netter Collection of Medical Illustrations: Musculoskeletal System. Vol 6. London, UK: WB Saunders; 2013

[59] Idler RS. Anatomy and biomechanics of the digital flexor tendons. Hand Clin 1985;1:3–12

[60] Inman VT. The Joints of the Ankle. Baltimore, MD: Williams & Wilkins; 1976

[61] Irnich D. Myofascial Trigger Points: Comprehensive Diagnosis and Treatment. Edinburgh, UK: Churchill Livingstone; 2013

[62] Isberg A. Temporomandibular Joint Dysfunction. London, UK: Taylor & Francis Ltd; 2001

[63] Jayson M. The Lumbar Spine and Back Pain. Edinburgh, UK: Churchill Livingstone; 1992
[64] Kahle W, Frotscher M. Nervous System and Sensory Organs. Stuttgart: Thieme; 2010. Color Atlas and Textbook of Human Anatomy; vol 3
[65] Kaltenborn F, Vollowitz E. Extremities. Orthopedic Physical Therapy & Rehabilitation; 2014. Manual Mobilisation of the Joints; vol 1
[66] Kaltenborn F, Vollowitz E. The Spine. Orthopedic Physical Therapy & Rehabilitation; 2012. Manual Mobilisation of the Joints; vol 2
[67] Kapandji IA. The Spinal Column, Pelvic Girdle and Head. Edinburgh, UK: Churchill Livingstone; 2008. Physiology of the Joints; vol 3
[68] Kapandji IA, Hoebke J. Funktionelle Anatomie der Gelenke. Stuttgart: Thieme; 2009
[69] Kaufmann RA, Pfaeffle HJ, Blankenhorn BD, Stabile K, Robertson D, Goitz R. Kinematics of the midcarpal and radiocarpal joint in flexion and extension: an in vitro study. J Hand Surg 2006;31:1142–1148
[70] Kelikian A, Sarrafian S. Sarrafian's Anatomy of the Foot and Ankle. Philadelphia, PA: Lippincott, Williams & Wilkins; 2011
[71] Klein-Vogelbach S. Therapeutic Exercises in Functional Kinetics: Analysis and Instruction of Individually Adaptable Exercises. Berlin, Germany: Springer; 1991
[72] Kostopoulos D, Rizopoulos K. The Manual of Trigger Point and Myofascial Therapy. Thorofare, NJ: Slack Inc; 2001
[73] Krämer J. Intervertebral Disk Disease: Causes, Diagnosis, Treatment and Prophylaxis. Stuttgart: Thieme; 2008
[74] Lang J. Clinical Anatomy of the Cervical Spine. Stuttgart: Thieme; 1993
[75] Lefèvre S, Knedla A, Tennie C, et al. Synovial fibroblasts spread rheumatoid arthritis to unaffected joints. Nat Med 2009;15:1414–1420
[76] Leroux JL, Codine P, Thomas E, Pocholle M, Mailhe D, Blotman F. Isokinetic evaluation of rotational strength in normal shoulders and shoulders with impingement syndrome. Clin Orthop Relat Res 1994;(304):108–115
[77] Leroux JL, Thomas E, Bonnel F, Blotman F. Diagnostic value of clinical tests for shoulder impingement syndrome. Rev Rhum Engl Ed 1995;62:423–428
[78] Lysell E. Motion in the cervical spine. Acta Orthop Scand 1969;123:5–61
[79] Magee D. Orthopedic Physical Assessment. Philadelphia, PA: Elsevier Saunders; 2014
[80] Mameren H van. Motion Patterns in the Cervical Spine [thesis]. Maastricht, The Netherlands: University of Maastricht;1988
[81] Matthews LS. Load bearing characteristics of the patella-femoral joint. Acta Orthop Scand 1977;48:511–516
[82] Maquet P. Biomechanics of the Knee. Berlin, Germany: Springer; 1976
[83] McKenzie R, May S. The Lumbar Spine: Mechanical Diagnosis and Therapy. Waikanae, New Zealand: Spinal Publications; 2003
[84] Milne N. Composite motion in cervical disc segments. Clin Biomech 1993;8:193–202
[85] Moeller T, Reif E. Pocket Atlas of Radiographic Anatomy. Stuttgart: Thieme; 2010
[86] Moeller T, Reif E. Head and Neck. Stuttgart, Germany: Thieme; 2013. Pocket Atlas of Sectional Anatomy; vol 1
[87] Moeller T, Reif E. Thorax, Heart, Abdomen and Pelvis. Stuttgart, Germany: Thieme; 2013. Pocket Atlas of Sectional Anatomy; vol 2
[88] Moeller T, Reif E. Spine, Extremities, Joints. Stuttgart, Germany: Thieme; 2007. Pocket Atlas of Sectional Anatomy; vol 3
[89] Moore K, Dalley A, Agur A. Clinically Oriented Anatomy. Baltimore, MD: Lippincott, Williams & Wilkins; 2014
[90] Morrey BF. The Elbow and its Disorders. Oxford, UK: Elsevier Ltd; 2008
[91] Moseley IF, Goldie I. The arterial pattern of the rotator cuff of the shoulder. J Bone Joint Surg 1963;45:780–789
[92] Müller W. The Knee: Form, Function and Ligament Reconstruction. Berlin, Germany: Springer; 2012
[93] Mumenthaler M, Mattle M. Fundamentals of Neurology. Stuttgart, Germany: Thieme; 2006
[94] Nachemson A. The load on lumbar discs in different positions of the body. Clin Orthop 1966;45:107
[95] Nachemson A. Lumbar intradiscal pressure. In: Jayson, M. The Lumbar Spine and Back Pain. London, UK: Pitman; 1985
[96] Nakamura R, Linscheid RL, Miura T, eds. Wrist Disorders. Berlin, Germany: Springer; 2013
[97] Nash LL Jr, Moe JH. In vivo measurements of intradiscal pressure. J Bones Joint Surg 1964;46:1077–1092
[98] Nash LL Jr, Moe JH. A study of vertebral rotation. J Bone Joint Surg 1969;51:223–229
[99] Neer CS II. Shoulder Reconstruction. Philadelphia, PA: WB Saunders; 1990:73–77
[100] Netter FH. Atlas of Human Anatomy. Philadelphia, PA: WB Saunders; 2014
[101] Nordin M, Frankel V. Basic Biomechanics of the Musculoskeletal System. Philadelphia, PA: Wolters Kluwer Health; 2014
[102] Oatis C. Kinesiology: The Mechanics and Pathomechanics of Human Movement. Philadelphia, PA: Lippincott Williams & Wilkins; 2008
[103] Özkaya N, Nordin, M., Goldsheyder, D., Leger, D. Fundamentals of Biomechanics. Berlin, Germany: Springer; 2012
[104] Palmer AK, Werner FW. The triangular fibrocartilage complex of the wrist; anatomy and function. J Hand Surg 1981;6:153–162
[105] Panjabi MM. Three-dimensional movements of the upper cervical spine. Spine 1988;13:726
[106] Pauwels F. Atlas zur Biomechanik der gesunden und kranken Hüfte. Berlin, Germany: Springer 1973
[107] Pécina M, Krmpotić-Nemanić J, Markwietz AD. Tunnel Syndromes: Peripheral Nerve Compression Syndromes. Boca Raton, FL: CRC Press Inc; 2001
[108] Perry J. Anatomy and biomechanics of the shoulder in throwing, swimming, gymnastics, and tennis. Clin Sports Med 1983;2:247–270
[109] Perry J. Anatomy and biomechanics of the foot and function in the sacroiliac joint in throwing, swimming, gymnastics, and tennis. Spine 1983;15:130–136
[110] Pitkin J. Biomechanics of Life. Berlin, Germany: Springer; 2011
[111] Platzer W. Locomotor System. Stuttgart: Thieme; 2008. Color Atlas and Textbook of Human Anatomy; vol 1
[112] Porter RW. Lumbar Spine Disorders. Singapore: World Scientific Publishing Ltd; 1995
[113] Rockwood CA, Matsen FA, eds. The Shoulder. Vol 1 and 2. Philadelphia, PA: Saunders; 2009
[114] Rohlmann A, Graichen F, Weber U, Bergmann G. Monitoring in vivo implant loads with a telemeterized internal spinal fixation device. J Spine 2000;25:2981–2986
[115] Rohlmann A, Neller S, Bergmann G, Graichen F, Claes L, Wilke HJ. Effects of an internal fixator and a bone graft on intersegmental spinal motion and intradiscal pressure in the adjacent regions. J Eur Spine 2001;10:301–308
[116] Rothmann RH, Parker WW. The vascular anatomy of the rotator cuff. Clin Orthop 1965;41:176–186
[117] Sahrmann S. Movement System Impairment Syndromes of the Extremities, Cervical and Thoracic Spines. CV St. Louis, MO: Mosby Co; 2010
[118] Schildt-Rudloff K. Thoraxschmerz. Berlin, Germany: Ullstein & Mosby; 1994
[119] Schmidt HM, Lanz U. Chirurgische Anatomie der Hand. Stuttgart, Germany: Thieme; 2003
[120] Schmidt HM, Lanz U. Surgical Anatomy of the Hand. Stuttgart, Germany: Thieme; 2011
[121] Schünke M, Schulte E, Ross LM. Thieme Atlas of Anatomy. Head and Neuroanatomy. Stuttgart, Germany: Thieme; 2010
[122] Schünke M, Schulte E, Schumacher U, Ross LM. Thieme Atlas of Anatomy. General Anatomy and Musculoskeletal System. Thieme Atlas of Anatomy. General Anatomy and Musculoskeletal System. Stuttgart, Germany: Thieme; 2010
[123] Schünke M, Schulte E, Ross LM. Thieme Atlas of Anatomy. Neck and Internal Organs. Stuttgart, Germany: Thieme; 2010
[124] Shacklock M. Clinical Neurodynamics: A New System of Neuromusculoskeletal Treatment. Philadelphia, PA: Elsevier Saunders; 2005
[125] Shen FH, Smartzis D, Fessler RG. Textbook of Cervical Spine. Philadelphia, PA: Saunders; 2014
[126] Sherk H. The Cervical Spine. Philadelphia, PA: Lippincott-Raven Publishers; 1994

[127] Shibutani N. Three dimensional architecture of the acetabulum labrum - a scanning electron microscopic study. J Jpn Orthop Assoc 1988;62:321-329

[128] Short WH, Werner FW, Green JK, Masaoka S. Biomechanical evaluation of the ligamentous stabilizers of the scaphoid and lunate. J Hand Surg 2002;27:991-1002

[129] Skirven TM, Osterman AL, Fedorczyk J, Amardio PC. Rehabilitation of the Hand and Upper Extremity. Elsevier Mosby, Philadelphia; 2011

[130] Snyder SJ, Karzel RP, Del Pizzo W, Ferkel RD, Friedman MJ. SLAP lesions of the shoulder. Arthroscopy 1990;6:274-279

[131] Sohier R. La Kinésithérapie de la hanche. La Hestre, Belgium: Kiné-Sciences; 1974

[132] Sokolow C, Saffar P. Anatomy and histology of the scapholunate ligament. J Hand Clin 2001;17:77-81

[133] Stoller DW. Stoller's Orthopedics and Sports Medicine: The Shoulder. Philadelphia, PA: Lippincott William & Wilkins; 2014

[134] Strobel M, Stedtfeld H-W. Diagnostic Evaluation of the Knee. Berlin, Germany: Springer; 1990

[135] Taylor JR. The development and adult structure of lumbar intervertebral discs. J Man Med 1990;5:43-47

[136] Taylor TK, Little K. Intercellular matrix of the intervertebral disk in ageing and in prolapse. Nature 1965;208-384

[137] Thompson JC, et al. Netter's Concise Orthopaedic Anatomy. Philadelphia, PA: Saunders WB; 2009

[138] Travell J, Simons D. The Upper Extremities. Philadelphia, USA: Lippincott William & Wilkins; 1998. Myofascial Pain and Dysfunction: The Trigger Point Manual; vol 1

[139] Travell J, Simons D. The Lower Extremities. Philadelphia, USA: Lippincott William & Wilkins; 1998. Myofascial Pain and Dysfunction: The Trigger Point Manual; vol 2

[140] Trumble T, Budoff J, Cornwall R. Core Knowledge in Orthopaedics: Hand, Elbow, Shoulder. Philadelphia, PA: Mosby & Elsevier; 2006

[141] Upledger JE. Craniosacral Therapy. Seattle, WA: Eastland Press; 1983

[142] Van den Berg F. Das Bindegewebe des Bewegungsapparates verstehen und beeinflussen. Stuttgart, Germany: Thieme; 1999. Angewandte Physiologie; vol 1

[143] Vleeming A, et al. Relation between form and function in the sacroiliac joint. Spine 1990;15:130-136

[144] White A, Panjabi MM. The basic kinematics of the human spine. A review of post and current knowledge. Spine 1978;3:12-20

[145] White A, Panjabi MM. Clinical Biomechanics of the Spine. Philadelphia, PA: Lippincott-Raven Publishers; 1990

[146] Wiberg G. Roentgenographic and anatomic studies on the patellar joint. Acta Orthop Scand 1974;12:319-410

[147] Wilke HJ, et al. Biomechanical comparison of calf and human spines. J Orthop Res 1996;14:500-503

[148] Wilke HJ, et al. New in vivo measurements of pressures in the intervertebral disc in daily life. Spine 1999;24(8):755-762

찾아보기(Index)

ㅊ

ㅋ

ㅌ

ㅍ

ㅎ